Veronika H...

Inhalt

Stephan Illing · Martin Claßen

Klinikleitfaden Pädiatrie

Klinikleitfaden Pädiatrie

9. Auflage

Herausgeber:
Dr. med. Stephan Illing, Stuttgart
Dr. med. Martin Claßen, Bremen

Weitere Autoren:
Dr. med. Marcus R. Benz, München; Prof. Dr. med. Markus Bettendorf, Heidelberg; Prof. Dr. med. Günther Dannecker, Seelow; Dr. med. Marc Dupont, Bremen; Dr. med. Henning Giest, Berlin; Dr. med. Jürgen Grulich-Henn, Heidelberg; Prof. Dr. med. Georg-Christoph Korenke, Oldenburg; Prof. Dr. med. Dr. h. c. Ertan Mayatepek, Düsseldorf; Prof. Dr. med. Hermann L. Müller, Oldenburg; Dr. med. Ulrich Mutschler, Hildesheim; Dr. med. Kerstin Porrath, Bremen; Dr. med. Herbert Renz-Polster, Vogt; PD Dr. med. Stephanie Spranger, Bremen; Dr. med. Frank Uhlemann, Stuttgart; PD Dr. med. Lutz T. Weber, München; Rüdiger Wentzell, Neuss; Prof. Dr. med. Thomas Wirth, Stuttgart

ELSEVIER
URBAN & FISCHER

URBAN & FISCHER München

Zuschriften an: Elsevier GmbH, Urban & Fischer Verlag, Hackerbrücke 6, 80335 München
E-Mail: medizin@elsevier.de

Wichtiger Hinweis für den Benutzer
Die Erkenntnisse in der Medizin unterliegen laufendem Wandel durch Forschung und klinische Erfahrungen. Herausgeber und Autoren dieses Werkes haben große Sorgfalt darauf verwendet, dass die in diesem Werk gemachten therapeutischen Angaben (insbesondere hinsichtlich Indikation, Dosierung und unerwünschter Wirkungen) dem derzeitigen Wissensstand entsprechen. Das entbindet den Nutzer dieses Werkes aber nicht von der Verpflichtung, anhand weiterer schriftlicher Informationsquellen zu überprüfen, ob die dort gemachten Angaben von denen in diesem Werk abweichen und seine Verordnung in eigener Verantwortung zu treffen.
Für die Vollständigkeit und Auswahl der aufgeführten Medikamente übernimmt der Verlag keine Gewähr.
Geschützte Warennamen (Warenzeichen) werden in der Regel besonders kenntlich gemacht (®). Aus dem Fehlen eines solchen Hinweises kann jedoch nicht automatisch geschlossen werden, dass es sich um einen freien Warennamen handelt.

Bibliografische Information der Deutschen Nationalbibliothek
Die Deutsche Nationalbibliothek verzeichnet diese Publikation in der Deutschen Nationalbibliografie; detaillierte bibliografische Daten sind im Internet über http://www.d-nb.de/ abrufbar.

Begründer der Reihe: Dr. Arne Schäffler, Ulrich Renz
Planung: Inga Schickerling, München
Lektorat: Petra Schwarz, München
Redaktion: Susanne C. Bogner, Dachau
Herstellung: Sibylle Hartl, Valley
Satz: abavo GmbH, Buchloe/Deutschland; TnQ, Chennai/Indien
Druck und Bindung: CPI, Ulm
Umschlaggestaltung: SpieszDesign, Neu-Ulm
Titelfotografie: © Colourbox

ISBN Print   978-3-437-22254-2
ISBN e-Book 978-3-437-16912-0

Aktuelle Informationen finden Sie im Internet unter **www.elsevier.de** und **www.elsevier.com**

Vorwort

Die Pädiatrie ist ein spannendes Fach – vielfältig, herausfordernd und anregend. Die Möglichkeit der Entschlüsselung und Zuordnung von Krankheiten mit modernen Methoden, insbesondere aber mit den Erkenntnissen der Molekulargenetik, hat in vielen Bereichen die Komplexität des Wissens erheblich erhöht. Die verbesserten Möglichkeiten führen dazu, dass man viele Diagnosen exakt stellen und zum Teil auch differenzierte Behandlungsmöglichkeiten anbieten kann.

Der Umfang des Wissens und der bekannten Daten zu vielen Erkrankungen hat auch dazu geführt, dass niemand mehr einen Überblick über alle Subdisziplinen und fachspezifischen Inhalte haben kann. Die Behandlung seltener Krankheiten wird immer mehr in wenigen Zentren zusammengefasst. Andererseits präsentieren sich die Patienten vor Diagnosestellung oft mit unspezifischen Symptomen in allgemeinen pädiatrischen Praxen und Abteilungen. Zudem sind bei vielen genetisch bedingten und infektiologischen Erkrankungen multiple Organsysteme betroffen. Insofern wird bei aller Subspezialisierung eine breite pädiatrische Grundausbildung weiterhin unabdingbar sein. Auch die Organspezialisten müssen ihr Wissen über die gesamte Pädiatrie immer wieder auffrischen.

Für beide Ziele – das Erlernen und das Bereitstellen aktueller Informationen aus allen Fachgebieten – erweist der *Klinikleitfaden Pädiatrie* sowohl dem pädiatrischen Anfänger als auch dem Fortgeschrittenen gute Dienste. Wir haben es uns zum Ziel gesetzt, möglichst viele praktisch anwendbare Informationen komprimiert zusammenzustellen.

Die Möglichkeiten der neuen Medien sind dabei ebenfalls berücksichtigt, da der *Klinikleitfaden Pädiatrie* auch als elektronische Version für das Smartphone oder den Tablet-Computer angeboten wird.

Für die aktuelle Auflage konnten wieder neue Autoren gewonnen werden, die einzelne Kapitel ganz aktuell neu überarbeitet haben. Auch die bewährten Autoren haben ihre Kapitel auf den allerneuesten Stand gebracht.

Wir hoffen, dass dieses Werk im Alltag in den Kliniken dazu beiträgt, rasch gute diagnostische und therapeutische Lösungen für die vielfältigen und vielgestaltigen Probleme bei Kindern und Jugendlichen zu finden. Wir wünschen allen Lesern und Anwendern viel Freude bei der Arbeit in der Pädiatrie.

Stuttgart/Bremen, im September 2013
Dr. med. Stephan Illing
Dr. med. Martin Claßen

Danksagung

Wir bedanken uns bei all denen, die an der Entstehung der 9. Auflage mit Rat und Tat beteiligt waren. Besonders erwähnt seien Frau Petra Schwarz vom Lektorat Medizin der Elsevier GmbH, Urban & Fischer Verlag, München, und Frau Susanne C. Bogner, Dachau. Die Zusammenarbeit hat wieder exzellent funktioniert – Danke dafür!

Für die Neubearbeitung einer Reihe von Abbildungen danken wir Frau Susanne Adler, Lübeck.

Frau Dr. Irmela Heinrichs, Davos (Schweiz), danken wir für die kritische Durchsicht des Textes.

Entscheidende Impulse für Verbesserungen und Ergänzungen haben wir von unseren Lesern und von den Mitarbeitern unserer Kliniken erhalten. Vielen Dank dafür und bitte weiter so!

Stuttgart/Bremen, im September 2013
Dr. med. Stephan Illing
Dr. med. Martin Claßen

Adressen

Herausgeber

Dr. med. Stephan **Illing,** Klinikum Stuttgart, Olgahospital, Pädiatrie 3, Pulmologie und Allergologie, Bismarckstr. 8, 70176 Stuttgart

Dr. med. Martin **Claßen,** Klinikum Links der Weser gGmbH, Klinik für Kinder- und Jugendmedizin, Senator-Weßling-Str. 1, 28277 Bremen

Weitere Autoren

Dr. med. Marcus R. **Benz,** Dr. von Haunersches Kinderspital der LMU, Abt. Pädiatrische Nephrologie, Lindwurmstr. 4, 80337 München

Prof. Dr. med. Markus **Bettendorf,** Universitätsklinikum Heidelberg, Kinderheilkunde I, Pädiatrische Endokrinologie und Diabetologie, Im Neuenheimer Feld 430, 69120 Heidelberg

Prof. Dr. med. Günther **Dannecker,** Feldweg 1, 15306 Seelow

Dr. med. Marc **Dupont,** Klinikum Bremen-Ost gGmbH, Klinik für Kinder und Jugendpsychiatrie, -psychotherapie und -psychosomatik, Züricher Str. 40, 28325 Bremen

Dr. med. Henning **Giest,** St. Joseph Krankenhaus, Klinik für Kinderchirurgie und -urologie im Josephinchen, Wüsthoffstr. 15, 12101 Berlin Tempelhof

Dr. med. Jürgen **Grulich-Henn,** Universitätsklinikum Heidelberg, Kinderheilkunde I, Pädiatrische Endokrinologie und Diabetologie, Im Neuenheimer Feld 430, 69120 Heidelberg

Prof. Dr. med. Georg-Christoph **Korenke,** Klinikum Oldenburg gGmbH, Zentrum für Kinder- und Jugendmedizin, Klinik für Neuropädiatrie und Stoffwechselerkrankungen, Rahel-Straus-Str. 10, 26133 Oldenburg

Prof. Dr. med. Dr. h. c. Ertan **Mayatepek,** Universitätsklinikum Düsseldorf, Klinik für Allgemeine Pädiatrie, Neonatologie und Kinderkardiologie, Moorenstr. 5, 40225 Düsseldorf

Prof. Dr. med. Hermann L. **Müller,** Klinikum Oldenburg gGmbH, Zentrum für Kinder- und Jugendmedizin, Klinik für Allgemeine Kinder- und Jugendheilkunde, Hämatologie/Onkologie, Rahel-Straus-Str. 10, 26133 Oldenburg

Dr. med. Ulrich **Mutschler,** Klinikum Hildesheim GmbH, Kinderzentrum, Senator-Braun-Allee 33, 31135 Hildesheim

Dr. med. Kerstin **Porrath,** Klinikum Links der Weser gGmbH, Klinik für Kinder- und Jugendmedizin, Senator-Weßling-Str. 1, 28277 Bremen

Dr. med. Herbert **Renz-Polster,** Rohrmoss 10, 88267 Vogt

PD Dr. med. Stephanie **Spranger,** Praxis für Humangenetik, St.-Jürgen-Str. 1, 28205 Bremen

Dr. med. Frank **Uhlemann,** Klinikum Stuttgart, Olgahospital, Pädiatrie 3, Zentrum für angeborene Herzfehler, Bismarckstr. 8, 70176 Stuttgart

PD Dr. med. Lutz T. **Weber,** Dr. von Haunersches Kinderspital der LMU, Abt. Pädiatrische Nephrologie, Lindwurmstr. 4, 80337 München

Rüdiger **Wentzell,** Städtische Kliniken Neuss, Lukaskrankenhaus GmbH, Klinik für Kinder und Jugendliche, Preußenstr. 84, 41464 Neuss

Prof. Dr. med. Thomas **Wirth,** Klinikum Stuttgart, Olgahospital, Orthopädische Klinik, Bismarckstr. 8, 70176 Stuttgart

Nach der 8. Auflage ausgeschiedener Autor

Dr. med. Jan-Hendrik **Nürnberg,** Bremen (Kapitel 7 „Herz und Kreislauf")

Abbildungsnachweis

Der Verweis auf die jeweilige Abbildungsquelle befindet sich bei allen Abbildungen im Werk am Ende des Legendentextes in eckigen Klammern. Alle nicht besonders gekennzeichneten Grafiken und Abbildungen © Elsevier GmbH, München.

[L106]	Henriette Rintelen, Velbert
[L157]	Susanne Adler, Lübeck
[L190]	Gerda Raichle, Ulm
[F474]	Oakley, Brit. Med. J. 297, 817–819, 1988
[F475]	Benz et al.: Hämaturie und Proteinurie im Kindesalter, in: Monatsschrift Kinderheilkunde (2009)·152: 238–247
[F476]	Modifiziert nach Rees L, Webb NJA, Brogan PA: Pediatric Nephrology (Oxford Specialist Handbooks in Pediatrics), 1st Edition, Oxford University Press, 2007, ISBN 978–0198569411
[M552]	Prof. Dr. med. Dr. h. c. Ertan Mayatepek, Direktor der Klinik für Allgemeine Pädiatrie, Neonatologie und Kinderkardiologie, Universitätsklinikum Düsseldorf
[T531]	Prof. Dr. med. Günther Dannecker, Seelow
[T532]	Dr. med. Henning Giest, Kinderchirurgie und -urologie im Josephinchen, Zentrum für Kinder- und Jugendmedizin, St. Joseph Krankenhaus Berlin Tempelhof
[T548]	Prof. Dr. med. Christoph Bührer, Klinik für Neonatologie, Charité Universitätsmedizin Berlin, im Auftrag von: Deutsche Diabetes Gesellschaft, Deutsche Gesellschaft für Kinder- und Jugendmedizin e. V., Deutsche Gesellschaft für Gynäkologie und Geburtshilfe, Gesellschaft für Neonatologie und pädiatrische Intensivmedizin e. V., AWMF-Leitlinie „Betreuung von Neugeborenen diabetischer Mütter", 2010
[T549]	Rüdiger Wentzell, Klinik für Kinder und Jugendliche, Lukaskrankenhaus GmbH, Städtische Kliniken Neuss
[T550]	Dr. med. Markus R. Benz, Dr. von Haunersches Kinderspital der LMU, München
[T551]	Prof. Dr. med. Markus Bettendorf, Pädiatrische Endokrinologie und Diabetologie, Kinderheilkunde I, Zentrum für Kinder- und Jugendmedizin, Universitätsklinikum Heidelberg
[T552]	Prof. Dr. med. Thomas Wirth, Orthopädische Klinik, Olgahospital, Klinikum Stuttgart
[V089]	Laerdal Medical GmbH, Puchheim
[W802]	Copyright European Resuscitation Council – www.erc.edu – 2013/009
[X322]	Wabitsch, M., & Kunze, D.: Leitlinien für Diagnostik, Therapie und Prävention der Adipositas im Kindes- und Jugendalter (S2-Leitlinie Version 2011)

Benutzerhinweise

Der Klinikleitfaden ist ein Kitteltaschenbuch. Das Motto lautet: kurz, präzise und praxisnah. Medizinisches Wissen wird komprimiert dargestellt. Im Zentrum stehen die Probleme des klinischen Alltags. Auf theoretische Grundlagen wie Pathophysiologie oder allgemeine Pharmakologie wird daher weitgehend verzichtet.

- Vorangestellt: Tipps für die tägliche Arbeit und Arbeitstechniken.
- Im Zentrum: Fachwissen nach Krankheitsbildern bzw. Organsystemen geordnet – wie es dem klinischen Alltag entspricht.
- Zum Schluss: Praktische Zusatzinformationen.

Wie in einem medizinischen Lexikon werden gebräuchliche Abkürzungen verwendet, die im Abkürzungsverzeichnis erklärt werden.

Um Wiederholungen zu vermeiden, wurden viele Querverweise eingefügt. Sie sind mit einem Pfeil ▶ gekennzeichnet.

● Wichtige Zusatzinformationen sowie Tipps

⚡ Notfälle und Notfallmaßnahmen

❗ Warnhinweise

Internetadressen: Alle Websites wurden vor Redaktionsschluss im Juli 2013 geprüft. Das Internet unterliegt einem stetigen Wandel – sollte eine Adresse nicht mehr aktuell sein, empfiehlt sich der Versuch über eine übergeordnete Adresse (Anhänge nach dem „/" weglassen) oder eine Suchmaschine. Der Verlag übernimmt für Aktualität und Inhalt der angegebenen Websites keine Gewähr.

Die angegebenen Arbeitsanweisungen ersetzen weder Anleitung noch Supervision durch erfahrene Kollegen. Insbesondere sollten Arzneimitteldosierungen und andere Therapierichtlinien überprüft werden – klinische Erfahrung kann durch keine noch so sorgfältig verfasste Publikation ersetzt werden.

Abkürzungen

Symbole

®	Handelsname
↑	hoch, erhöht
↓	tief, erniedrigt
▶	siehe (Verweis)
→	vgl. mit, daraus folgt

A

Aa.	Arterie, Arterien
AABR	Automatisierte Hirnstamm-audiometrie
Abb.	Abbildung
ACC	Acetylcystein
ACE	Angiotensin II converting enzyme
ACTH	Adrenokortikotropes Hormon
ADH	Antidiuretisches Hormon
AEP	Akustisch evozierte Potenziale
Ätiol.	Ätiologie
AFP	Alpha-Fetoprotein
AGS	Adrenogenitales Syndrom
AHF	angeborene/r Herzfehler
AIDS	Acquired Immunodeficiency Syndrome
AK	Antikörper
ALG	Antilymphozytenglobulin
ALL	Akute lymphoblastische Leukämie
allg.	allgemein/e/er/es
ALTE	apparent life-threatening event
amb.	ambulant/e/r/s
AML	Akute myeloische Leukämie
Amp.	Ampulle
AMV	Atemminutenvolumen
ANA	Antinukleäre Antikörper
angeb.	angeboren/e
Angio	Angiografie, Angiogramm
ANS	Atemnotsyndrom des Neugeborenen
ant.	anterior
ANV	Akutes Nierenversagen
a. p.	anterior-posterior
AP	Alkalische Phosphatase
APC	Aktiviertes Protein C
ARDS	Adult respiratory distress syndrome
art.	arteriell
AS	Aminosäure
ASD	Vorhofseptumdefekt
ASL	Antistreptolysintiter
ASS	Azetylsalizylsäure
AT(III)	Antithrombin (III)
aut.-dom.	autosomal-dominant
aut.-rez.	autosomal rezessiv
AV	Atrioventrikular, atrioventrikulär
a.-v.	arteriovenös
AZ	Allgemeinzustand
AZV	Atemzugvolumen

B

BAL	Bronchoalveoläre Lavage
bakt.	bakteriell
BB	Blutbild
BCG	Bacillus Calmette Guerin
BE	Broteinheit; base excess
BEL	Beckenendlage
BERA	brainstem evoked response audiometry, Hirnstamm-audiometrie
bes.	besonders/e
BGA	Blutgasanalyse
BH_4	Tetrahydrobiopterin
BHR	Bauchhautreflex
Bili	Bilirubin
BNS	Blitz-Nick-Salaam(-Krämpfe)
BPD	Bronchopulmonale Dysplasie
BSG	Blutsenkungsgeschwindigkeit
BtM, BtMG	Betäubungsmittel, -gesetz
BWK	Brustwirbelkörper
BWS	Brustwirbelsäule
BZ	Blutzucker
bzgl.	bezüglich

C

C	Celsius
C.	Candida
C 1	Zervikalsegment 1
Ca^{2+}	Kalzium
Ca	Karzinom
CAP	Ambulant erworbene (community acquired) Pneumonie

CCT	Kraniales Computertomogramm	DMD	Muskeldystrophie Duchenne
		DNA	Desoxyribonukleinsäure
CDG	congenital disorders of glycosylation, angeborene Erkrankungen der Glukosylierung	Dos.	Dosen pro Tag
		DPT	Diphtherie-Pertussis-Tetanus
		Drg.	Dragee/s
		DSA	Digitale Subtraktionsangiografie
CED	Chronisch entzündliche Darmerkrankung/en		
		DSD	Disorders of Sex Development
CF	Zystische Fibrose (Mukoviszidose)	DT	Diphtherie – Tetanus
		dTGA	Transposition der großen Arterien
Ch	Charrière		
CHE	Cholinesterase	DTI	Dauertropfinfusion
charakt.	charakteristisch/e/r/s		
chir.	chirurgisch/e/r/s	E	
chron.	chronisch		
CK	Kreatinkinase	EBK	Eisenbindungskapazität
CKD	chronic kidney disease, chronische Nierenerkrankung	EBV	Epstein-Barr-Virus
		ECHO	Entero cytopathogenic human orphan (virus)
Cl⁻	Chlorid		
CLL	Chronisch lymphatische Leukämie	ECMO	Extrakorporale Membranoxygenierung
CML	Chronisch myeloische Leukämie	E. coli	Escherichia coli
		ECR	Extrazellularraum
CMV	Zytomegalievirus	ED	Einzeldosis
CNI	Chronische Niereninsuffizienz	EDTA	Äthylendiamintetraessigsäure, Edetinsäure
CP	Zerebralparese		
CPAP	Kontinuierlicher positiver Atemwegsdruck	EEG	Elektroenzephalogramm
		EK	Erythrozytenkonzentrat(e)
CPP	Kranieller Perfusionsdruck	EKG	Elektrokardiogramm
CRMO	chronisch rezidivierende multifokale Osteomyelitis	ELISA	Enzyme linked immunosorbent assay
CRP	C-reaktives Protein	E'lyte	Elektrolyte
CT	Computertomogramm	EMG	Elektromyogramm
CTG	Kardiotokografie	entzündl.	entzündlich/e/r/s
Cu²⁺	Kupfer	EP	Evozierte Potenziale
		EPH	edema, proteinuria, hypertonus
D			
		Epid.	Epidemiologie
d	Tag	ERCP	Endoskopisch retrograde Cholangiopankreatografie
DCM	Dilatative Kardiomyopathie		
DD	Differenzialdiagnose	Erkr.	Erkrankung/en
Def.	Definition	erw.	erworben/e
dekomp.	dekompensiert	Erw.	Erwachsene/r
DHPR	Dihydropteridinreduktase	Ery(s)	Erythrozyt(en)
Diab. insip.	Diabetes insipidus	ESPGHAN	Europäische Gesellschaft für pädiatrische Gastroenterologie, Hepatologie und Ernährung
Diab. mell.	Diabetes mellitus		
diagn.	diagnostisch/e/r/s		
Diagn.	Diagnostik	ESWL	
diast.	diastolisch/e/r/s	evtl.	eventuell
DIC	Disseminierte intravaskuläre Gerinnung	exspir.	exspiratorisch/e/r/s
		ext.	externa
Diff.-BB	Differenzialblutbild	EZ	Ernährungszustand

F

F	Faktor
Fe	Eisen
FFP	Fresh frozen plasma
FG	Frühgeborene/s
FISH	Fluoreszenz-in-situ-Hybridisierungen
FiO$_2$	Sauerstoffkonzentration in der Einatemluft
FK	Fremdkörper
FKDS	Farbkodierte Dopplersonografie
FSGS	Fokal-segmentale Glomerulosklerose
FSH	Follikelstimulierendes Hormon
FSME	Frühsommermeningoenzephalitis
FUO	Fever of unknown origin, Fieber unbekannter Ursache

G

GA	Gestationsalter
GBM	Glomeruläre Basalmembran
ges.	gesamt
GFR	Glomeruläre Filtrationsrate
GG	Geburtsgewicht
GH	Growth Hormon
GI	Gastrointestinal
GIT	Gastrointestinaltrakt
GN	Glomerulonephritis
GnRH	Gonadotropin Releasing Hormon
GOT	Glutamat-Oxalacetat-Transaminase
G6PD	Glucose-6-phosphat-dehydrogenase
GPT	Glutamat-Pyruvat-Transaminase
γ-GT	γ-Glutamyl-Transferase
GvHD	graft-versus-host-disease

H

h	Stunde
HAV	Hepatitis-A-Virus
Hb	Hämoglobin
HBV	Hepatitis-B-Virus
HCG	Humanes Choriongonadotropin

HCO^{3-}	Bicarbonat
HDL	High density lipoprotein
HF	Herzfrequenz
Hg	Quecksilber
HHV	Humanes Herpesvirus
HI	Herzinsuffizienz
HIB	Haemophilus influenzae B
HIV	Human immunodeficiency virus
Hkt	Hämatokrit
HLA	Human leukocyte antigen
HLHS	hypoplastisches Linksherzsyndrom
HMSN	Hereditäre motorische und sensible Neuropathien
HOCM	Hypertrophe obstruktive Kardiomyopathie
HP	Helicobacter pylori
HPA	Hyperphenylalaninämie
HSV	Herpes-simplex-Virus
HTX	Herztransplantation
HUS	Hämolytisch-urämisches Syndrom
HWI	Harnwegsinfekt
HWS	Halswirbelsäule
HWK	Halswirbelkörper
HWZ	Halbwertszeit
HZV	Herzzeitvolumen

I

i. A.	im Allgemeinen
i. c.	intrakutan
ICD	International Classification of Diseases
ICP	Intrakranieller Druck oder Infantile Zerebralparese
ICR	Interkostalraum, Intrazellularraum
i. d. R.	in der Regel
I. E.	Internationale Einheit
I:E	Inspirationszeit zu Exspirationszeit
Ig	Immunglobulin
IGRA	Interferon Gamma release Assay
i. m.	Intramuskulär
IMV	Intermittierende mandatorische Ventilation
Ind.	Indikation
Inj.	Injektion
inf.	inferior

INH	Isoniazid		klass.	klassisch/e/r/s
INR	international normalized ratio		klin.	klinisch/e/r/s
insbes.	insbesondere		KM	Knochenmark
Insuff.	Insuffizienz		KMPI	Kuhmilchproteinintoleranz
int.	interna		KMT	Knochenmarktransplantation
i. o.	Intraossär		KO	Komplikation
i. P.	im Plasma		KOF	Körperoberfläche
IPPV	Intermittierende positive Druckbeatmung		Komb.	Kombination
IQ	Intelligenzquotient		komb.	kombiniert/e/r/s
i. S.	im Serum		Konz.	Konzentration(en)
ISTA	Aortenisthmusstenose		körperl.	körperlich/e/r/s
i. t.	Intrathekal		Kps.	Kapsel(n)
I/T-Quotient	Immature/Total-Quotient = Anteil unreifer Leukozyten an den Gesamtleukozyten		Krea	Kreatinin
			KU	Kopfumfang
ITP	Idiopathische thrombozytopenische Purpura		L	
i. U.	im Urin		l	Liter
IUATLD	International Union against Tuberculosis and Lung Disease		L	Lumbalsegment
			LA	Linker Vorhof
			LDL	Low density lipoprotein
			LDH	Laktatdehydrogenase
			Leuko(s)	Leukozyt(en)
i. v.	intravenös		LGA	Large for gestational age
IVIG	Intravenöse(s) Immunglobulin(e)		LH	Luteinisierendes Hormon
			LHRH	Luteinisierendes Hormon Releasing Hormon
IVP	Intravenöses Pyelogramm		li.	linke/r/s
			Lig.	Ligamentum
J			Lj.	Lebensjahr
J.	Jahr/e		LK	Lymphknoten
Jgl.	Jugendliche/r		LKG	Lippen-Kiefer-Gaumen
JIA	Juvenile idiopathische Arhritis		LM	Lebensmonat/e
			LP	Lumbalpunktion
JRA	Juvenile rheumatoide Arthritis		LSB	Linksschenkelblock
			Lsg.	Lösung
			LT	Lebenstag
K			Lufu	Lungenfunktion
			LV	Linker Ventrikel
K⁺	Kalium		LWK	Lendenwirbelkörper
kap.	kapillär		LWS	Lendenwirbelsäule
KBR	Komplementbindungsreaktion			
			M	
kcal	Kilokalorien			
kg	Kilogramm		M.	Morbus; Musculus
KG	Krankengymnastik		männl.	männlich/e/r/s
kg KG	Kilogramm Körpergewicht		max.	maximal/e/r/s
KH	Kohlenhydrate		MCD	Minimale zerebrale Dysfunktion
KI	Kontraindikation			
kindl.	kindlich/e/r/s		MCGN	Minimal-Change-Glomerulonephritis
KJ	Kilojoule			
KK	Kleinkind		MCL	Medioklavikularlinie

MCT	Mittelkettige Triglyzeride	NSAR	nichtsteroidale Anti-rheumatika
MCU	Miktionszysturogramm		
MCV	Mittleres korpuskuläres Volumen	NSE	Neuronenspezifische Enolase
		NVK	Nabelschnurvenenkatheter
MER	Muskeleigenreflexe	NW	Nebenwirkung
metab.	metabolisch/e/r/s		
mg	Milligramm	O	
µg	Mikrogramm		
MG	Molekulargewicht	O_2	Sauerstoff
Mg^{2+}	Magnesium	OA	Oberarzt
Mhn	Morbus haemolyticus neonatorum	OAE	Otoakustische Emissionen
		o. B.	ohne Besonderheit
MIC	Minimal-invasive Chirurgie	o-GTT	oraler Glucosetoleranztest
Min.	Minute/n	OP	Operation(en); Original-packung
mind.	mindestens		
Mio.	Million(en)	P	
ml	Milliliter		
MM	Muttermilch	p. a.	posterior-anterior
MMC	Meningomyelozele	$PaCO_2$	Arterieller Kohlendioxid-partialdruck
MMR	Masern, Mumps, Röteln		
Mon.	Monat/e	PAH	Pulmonal-arterielle Hypertonie
MOTT	mycobacterium other than tuberculosis		
		PaO_2	Arterieller Sauerstoff-partialdruck
MPGN	Membranoproliferative Glomerulonephritis		
		PAPVD	Partielle Lungenvenen-fehlmündung
MPS	Mukopolysaccharide		
MRT	Magnetresonanztomogramm	Pat.	Patient/en/in
MS	Multiple Sklerose	pathol.	pathologisch
MTX	Methotrexat	PCD	Primäre ziliäre Dyskinesie
MZ	Mahlzeit	PCM	Paracetamol
		PCR	Polymerase Chain Reaction
N		PDA	Persistierender Ductus arteriosus Botalli
N.	Nervus		
n	normal	PE	Probeexzision
Na^+	Natrium	PEEP	Positiver endexspiratorischer Atemwegsdruck
NAK	Nabelarterienkatheter		
NEC	Nekrotisierende Enterokolitis	PFC	Persistierende fetale Zirkulation
neg.	negativ/e/r/s		
neurol.	neurologisch/e/r/s	PFO	Persistierendes Foramen ovale
NG	Neugeborenes	PG	Prostaglandin
NH_3	Ammoniak	PH	Pulmonaler Hochdruck
NHL	Non-Hodgkin-Lymphom(e)	Phe	Phenylalanin
NLG	Nervenleitgeschwindigkeit	PI	Pankreasinsuffizienz
NMH	Niedermolekulare Heparine	PIP	Positiver Inspirationsdruck
NNH	Nasennebenhöhlen	PKU	Phenylketonurie
NNR	Nebennierenrinde	plämo	playmobil
NO	Stickstoffmonoxid	P. m.	Punctum maximum
notw.	notwendig	PN	Pyelonephritis
NS	Nephrotisches Syndrom	PNS	Peripheres Nervensystem
NSAID	Nichtsteroidale antiinflamma-torische Medikamente	p. o.	per os
		PO_4^{3-}	Phosphat

pos.	positive/e/r/s	S	
post.	posterior		
postop.	postoperativ	s	Sekunden
p. p.	post partum	S	Sakralsegment
PPHN	Persistierende pulmonale	SaO₂	Arterielle Sauerstoffsättigung
	Hypertension des NG	s. c.	subkutan
präop.	präoperativ	SD	Standarddeviation,
Progn.	Prognose		Standardabweichung
PSARP	Posteriore sagittale	sek.	sekundär/e/r/s
	Anorektoplastik	SGA	small for gestational age
PSH	Purpura Schoenlein-Henoch	Sgl.	Säugling(e)
PSR	Patellarsehnenreflex	SHT	Schädel-Hirn-Trauma
PTLD	posttransplant lympho-	SIADH	Syndrom der inadäquaten
	proliferative disease		ADH-Sekretion
PTH	Parathormon	SIDS	Sudden infant death
PTT	Partielle Thrombinzeit		syndrome
		SIMV	Synchronisierte intermittie-
Q			rende mandatorische
			Ventilation
Q_p	Durchblutung Lungenkreis-	SK	Schulkinder
	lauf	SLE	Systemischer Lupus
Q_s	Durchblutung Systemkreislauf		erythematodes
		Sono	Sonografie, Sonogramm
R		spez.	spezifisch/e/r/s
		SS	Schwangerschaft
RA	Rechter Vorhof	SSEP	Somatosensorisch evozierte
RAAS	Renin-Angiotensin-		Potenziale
	Aldosteron-System	SSW	Schwangerschaftswochen
RAST	Radioallergosorbent-Test	Staph.	Staphylococcus
re.	rechte/r/s	stat.	stationär/e
reduz.	reduziert/e/er	stdl.	stündlich
RES	Retikuloendotheliales System	sTfR	löslicher Transferrinrezeptor
respir.	respiratorisch/e/r/s	sup.	superior
Reti(s)	Retikulozyt(en)	SVT	supraventrikuläre Tachy-
rezidiv.	rezidivierend/e		kardie
RF	Rheumafaktor	Sy.	Syndrom
RG	Rasselgeräusch	syst.	systolisch/e/r/s
Rh	Rhesusfaktor		
R-L	Rechts-Links(-Shunt)	T	
RM	Rückenmark		
RMP	Rifampicin	T	Temperatur
Rö	Röntgen	T₃, T₄	Trijodthyronin, Thyroxin
RPGN	Rapid-progressive	Tab.	Tabelle
	Glomerulonephritis	TB	Tuberkulose
RR	Blutdruck nach Riva Rocci	TBG	Thyroxin bindendes Globulin
RS	Respiratory syncytial (Viren)	Tbl.	Tablette
RSB	Rechtsschenkelblock	tcpCO₂	Transkutaner Kohlendioxid-
RTA	Renal-tubuläre Azidose(n)		partialdruck
rtPA	Gewebsplasminogen-	tcpO₂	Transkutaner Sauerstoff-
	Aktivator		partialdruck
RV	Residualvolumen oder rechter	tcSAO₂	Transkutane Sauerstoff-
	Ventrikel		sättigung

TEOAE	Transitorische evozierte otoakustische Emissionen
TGA	Transposition der großen Gefäße
tgl.	täglich/e/r/s
Ther.	Therapie
therap.	therapeutisch/e/r/s
Thrombo(s)	Thrombozyt(en)
TOF	Fallot-Tetralogie
TORCH	Serologisches Screening auf angeborene Infektionen: Toxoplasma, Others, Rubella, Zytomegalie, Herpes
tox.	toxisch
TPHA	Treponema pallidum Hämagglutinationshemmtest
TPN	Totale parenterale Ernährung
TPO	Thyreoidale Peroxidase
Tr.	Tropfen
TRAK	TSH-Rezeptor-Antikörper
TRH	Thyreotropin Releasing Hormon
TSH	Thyroidea stimulierendes Hormon
Tu	Tumor
TX	Transplantation
typ.	typisch/e/r/s
TZ	Thrombinzeit

U

u.	und
u./o.	und/oder
UFH	Unfraktioniertes Heparin
UGT	Urogenitaltrakt
uncharakt.	uncharakteristisch/e/r/s
UNHS	Universelles Neugeborenen-Hörscreening
unspez.	unspezifisch/e/r/s
Unters.	Untersuchung
UTS	Ullrich-Turner-Syndrom

V

Vv.	Vena, Venae

v. a.	vor allem
V. a.	Verdacht auf
VC	Vitalkapazität
VEP	Visuell evozierte Potenziale
VES	Ventrikuläre Extrasystole/n
VIP	Vasoactive intestinal peptide
Vit.	Vitamin
VLCFA	Very long chain fatty acids, sehr langkettige Fettsäuren
VLDL	Very low density lipoprotein
Vol.	Volumen
VSD	Ventrikelseptumdefekt
VT	Ventrikuläre Tachykardie
VUR	Vesikoureteraler Reflux
vWF	Von-Willebrand-Faktor
vWS	Von-Willebrand-Jürgens-Syndrom
VZV	Varicella-Zoster-Virus

W

weibl.	weiblich/e/r/s
Wdh.	Wiederholung
WHO	World Health Organization
Wo.	Woche(n)
WPW	Wolff-Parkinson-White-Syndrom
WS	Wirbelsäule

X

X-chrom. dom.	X-chromosomal dominant
X-chrom. rez.	X-chromosomal rezessiv

Z

Z. n.	Zustand nach
Zn^{2+}	Zink
ZMK	Zahn-Mund-Kiefer
ZNS	Zentrales Nervensystem
z. T.	zum Teil
ZVD	Zentraler Venendruck
ZVK	Zentraler Venenkatheter

Inhaltsverzeichnis

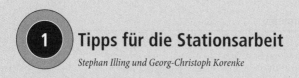

1 Tipps für die Stationsarbeit

Stephan Illing und Georg-Christoph Korenke

1.1 Hinweise für die tägliche Arbeit

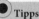

Stephan Illing

1.1.1 Anamnese

Prinzip
- Krankheitsbezogene Anamnese sofort u. genau erheben!
- Akute Erkr./aktuelles Problem zuerst erfragen u. klären.
- Ausführliche Sozial- u. Familienanamnese evtl. später nachholen, aber nicht vergessen.

Wichtige Fragen
- Bekannte Grunderkr. (Krampfleiden, Allergien, Herzfehler), daraus können sich Modifikationen der Behandlung ergeben.
- Unverträglichkeiten von Medikamenten.
- Letzte Ther. vor Aufnahme: Medikamente, Dosierung, seit wann, wie konsequent, mit welchen Beobachtungen?
- Impfungen u. Kinderkrankheiten: wichtig, wenn Ansteckungsmöglichkeiten in der Klinik bestehen o. plötzliche Zusammenlegungen anstehen.
- Ernährungsgewohnheiten bzw. -besonderheiten (bes. bei Sgl.).

Tipps
- Bei diesen Punkten ist es immer schlecht, nur einfach „siehe altes Krankenblatt" o. Ä. zu vermerken. Dieses ist oft nicht sofort verfügbar o. man kämpft sich rückwärts durch zahlreiche Krankengeschichten, um die Frage dann doch nicht beantwortet zu finden!
- Nicht alles als Unsinn darstellen, was bisher an Behandlung vorgenommen wurde. Dies schafft kein Vertrauen.
- Bei Jgl. möglichst Anamnese auch ohne Eltern (nach)erheben; kann ergiebiger sein.
- Bei KK sind Angaben z. B. über Schmerzen o. Empfindungen vorsichtig zu interpretieren. Vieles, auch Entferntes, wird in den „Bauch" verlagert!

Vollständige Anamnese Die vollständige u. nach der Aufnahme komplettierte Anamnese enthält folgende Punkte (die nicht in allen Fällen von Bedeutung sind u. erhoben werden müssen):
- Angaben zur akuten Erkr. (Beginn, Symptome, Ther., Verlauf).
- Damit in Zusammenhang stehende Vorerkr. (z. B. frühere Asthmaanfälle, Krampfanfälle etc.).
- Andere Vorerkr. o. chron. bzw. angeb. Leiden.
- Bei kleineren Kindern bzw. wenn für die aktuelle Erkr. von Bedeutung:
  - SS: Krankheiten, Unfälle, Blutungen, Medikamente, Alkohol, Nikotin, Drogen, OP, Stärke von Kindsbewegungen.
  - Geburt: KO, Vakuumextraktion, Forceps, Sectio primär o. sek., Nabelschnurarterien-pH, APGAR-Werte, Kopfumfang.
  - Neonatalzeit: Muskeltonus, Trinkschwäche (gestillt?), Apnoe, Entlassungstag aus Geburtsklinik.
- Familienanamnese: u. a. Konsanguinität, Fehlgeburten, Geschwistervergleich, neurol. o. muskuläre Erkr., plötzliche Todesfälle, Narkosezwischenfälle.

1

- Sozialanamnese.
- Eigene Entwicklungsanamnese (Sitzen, Laufen, Sprechen, Zähne mit wie viel Mon./J.).
- Impfungen u. a. Vorsorgemaßnahmen.
- Ernährungsanamnese (nur bei Sgl. u. KK bis 3. Lj. sowie bei chron. Krankheiten mit Notwendigkeit einer Diät).
- „Kinderkrankheiten" (gehabt, Verlauf).

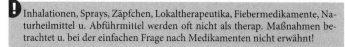 Inhalationen, Sprays, Zäpfchen, Lokaltherapeutika, Fiebermedikamente, Naturheilmittel u. Abführmittel werden oft nicht als therap. Maßnahmen betrachtet u. bei der einfachen Frage nach Medikamenten nicht erwähnt!

1.1.2 Umgang mit Eltern

Grundprinzipien
! Eltern sind keine Gegner, man soll sie auch nicht dazu machen!
- Eltern können u. dürfen die Erkr. ihres (Klein-)Kinds sehr subjektiv sehen.
- „Unwichtige", „unwissenschaftliche" o. „dumme" Fragen gibt es nicht.
- Fragen der Eltern immer ernst nehmen. Aus den spontanen Fragen lassen sich die Hauptsorgen u. die Sicht der Eltern auf die Erkr. erkennen.

Aufklärungspflicht   Eltern (und natürlich auch Kinder, erst recht Jgl.) müssen über alle relevanten Umstände der Erkr., über Diagn. u. Ther. aufgeklärt werden („Aufklärungspflicht").
- Vollständige u. geduldige Aufklärung erspart häufig Ärger u. Rückfragen, die meist mehr Zeit in Anspruch nehmen.
- Schriftliche Einwilligungserklärung beider Eltern vor Narkose, OP, Transfusion, Endoskopie u. a. mit speziellen Risiken behafteten diagn. o. therap. Eingriffen (LP). Bei Notfalleingriffen reicht die Unterschrift eines Elternteils. Offene Fragen klären u. dies auch dokumentieren. Auch dokumentieren, dass keine offenen Fragen bestehen. Kopie des Dokuments an die Eltern.
- Gesprächsinhalt muss stichwortartig dokumentiert sein. Dies ist wichtiger als die Einwilligungserklärung an sich. Sonst Umkehr der Beweislast, d. h., der Arzt muss nachweisen, dass er die Risiken tatsächlich auch angesprochen hat.

Eltern am Telefon
- Angaben (Zeit des Anrufs, Name, Alter des Kinds, Symptome etc.) kurz auf Zettel notieren. Nachhaken, Symptome schildern lassen, nicht mit Fachbezeichnung benennen. Fieber wann u. wie gemessen, Messung wiederholen, Fehlerquellen ausschalten.
- Niemals telefonische Ferndiagnose stellen! Bei Krankheitssymptomen Kind bringen lassen. Bei telefonischen Anfragen bei banalen o. nicht dringlichen Problemen an niedergelassenen Kinderarzt verweisen.
- Bei zweifelhaften bzw. bedrohlichen Symptomen **sofort** vorstellen lassen, dann auch der Pforte/Ambulanzschwester Bescheid sagen.
! **Immer** Vorstellung in der Klinik **anbieten** (auch wenn es einem selbst lästig ist!).

1.1.3 Wichtige Entscheidungen bei der Aufnahme

- **Nahrung:** Karenz? Umstellung? Bes. Diät? Jeweils schriftliche Anordnung!
- **Monitor:** Überwachung notw., welches Gerät?
- **Sedierung:** Notw., sinnvoll o. aber für weitere Diagn. schädlich? Wenn sinnvoll, womit, wie oft wiederholen, worauf achten?
- **Mitaufnahme der Eltern:** Medizinische Ind.? Soziale Ind.? Wunsch der Eltern selbst? Anwesenheit eines Elternteils für das Kind förderlich o. schädlich?
- **Intensiv- o. Normalstation:** Schwer kranker o. instabiler Pat.?
- **Notfalluntersuchungen o. Routine:** Blutentnahme, Sono etc. wirklich sofort (nachts, feiertags) nötig o. beim nächsten Routinetermin?
- **Isolierung:** Wegen eigener Gefährdung o. Ansteckung von Mitpat.?
- **Venöser Zugang:** bei allen Erkr., bei denen akute Verschlechterung droht; vor antibiotischer Behandlung; falls weitere Blutentnahmen kurzfristig nötig sind. Oft ist es günstig, die Anfangsblutentnahmen durch einen venösen Zugang vorzunehmen u. dann abzustöpseln. Dem Kind u. sich wird der zweite Stich erspart.
- **Einwilligung:** Könnten OP o. Unters. anstehen, die der elterlichen Einwilligung bedürfen? Entweder vorab Einwilligung **beider** Eltern besorgen o. zumindest Telefonnummer notieren.

1.1.4 Probleme in Ambulanz und Nachtdienst

! Notfallwegweiser hintere Umschlaginnenseite.

Notfallambulanz
- Kinderkliniken sind Anlaufstellen für alle möglichen, oft banalen Probleme.
- Aus der großen Zahl „unnötiger" Vorstellungen müssen die schwer kranken Kinder zuverlässig „ausgesiebt" werden.
- Nicht mit Eltern schimpfen, sondern Grundfragen stellen: Warum kommen Sie? Warum kommen Sie jetzt?
- Als Anfänger lieber großzügiger aufnehmen, v. a. Sgl. Ambulante Kinder sind weg u. können nicht nachuntersucht werden.
- Sgl., v. a. < 6 Mon., sollten immer vom Erfahrenen angeschaut werden.
- Komplette körperl. Unters. durchführen bei allen Kindern < 2 J. u. später bei allen unklaren Fällen.
- Dokumentation nicht vergessen (stichwortartig, aber vollständig): Vorstellungsgrund, Unters.-Befund, Empfehlung bzw. Ther.-Vorschlag.
- Können Eltern ihr (leicht krankes o. gesundes) Kind offensichtlich nicht versorgen, z. B. weil sie angetrunken sind o. unter Drogeneinfluss stehen, kann v. a. bei Sgl. eine stat. Aufnahme aus „sozialer Ind." sinnvoll sein.

Verweigerung der stationären Aufnahme ▶ 1.4.1.

Eltern wollen ein Kind unnötigerweise stationär aufnehmen lassen Immer prüfen, welche nachteiligen Folgen die Verweigerung der Aufnahme für das Kind haben kann (Misshandlung, Vernachlässigung?). Nachts u. ad hoc lassen sich soziale Probleme nicht lösen, u. in der Klinik ist das Kind meist sicher. Vor allem bei Sgl. muss diesem Wunsch nach „unnötiger" Aufnahme nicht selten entsprochen werden. In solchen Fällen ist dann von der Station der Sozialdienst einzuschalten, um Probleme u. Hilfsmöglichkeiten auszuloten.

Elternlos abgegebene bzw. aufgenommene Kinder

- Meist handelt es sich um SK, die im Rahmen akut aufgetretener Erkr. aufgenommen werden. Versuchen, die Eltern zu benachrichtigen, dem Kind dies auch mitteilen. Möglichst die ankommenden Eltern zum Kind begleiten u. sie nicht allein hinschicken, damit aus den Spannungen der Situation nicht Missverständnisse u. Anschuldigungen erwachsen, weil z. B. das Kind die bisher veranlassten Maßnahmen falsch deutet.
- Neugeborene Findelkinder, irgendwo aufgefundene o. anderweitig gestrandete gesunde Kinder werden von den Findern meist direkt o. über die Polizei in Kinderkliniken gebracht. Außer der behutsamen körperl. Unters. keine unnötige Diagn. vornehmen. Die Kinder brauchen liebevolle Zuwendung u. gute Überwachung. Jeder, der nach dem Kind fragt o. es besuchen will, darf dies nur in Begleitung von Arzt o. Schwester, nachdem er sich ausgewiesen u. seine Beziehung zum Kind offengelegt hat. Gerade solche Kinder erwecken oft das Interesse vieler Personen!

1.1.5 Rezepte

In der Ambulanz müssen oft Rezepte ausgestellt werden, gelegentlich auch bei Entlassung. Rezepte sind Dokumente, an die bes. Sorgfaltspflichten geknüpft sind.

Tipps für die Rezeptur

- Im Krankenblatt u. Arztbrief vermerken, was rezeptiert wurde, o. Rezept kopieren!
- Ausreichende Mengen rezeptieren, ausrechnen, wie viel gebraucht wird. Mengenangabe in Zahlen, möglichst übereinstimmend mit Packungsgröße, sonst gibt es Nachfragen.
- Sowohl im Arztbrief als auch auf Rezepten nur Substanzname angeben (Generikum, keine Handelsnamen!).
- BtM werden bei Kindern selten gebraucht, daher sind spezielle BtM-Rezepte kaum nötig.
- Bestandteile eines Rezepts (▶ Tab. 1.1).

Tab. 1.1 Bestandteile des Rezepts	
Anschrift des Ausstellenden, meist fester Eindruck o. Stempel	Kinderklinik „Happy Playmo" Chefarzt Dr. P. Kunia Schönleinallee 33, Henochhausen
Formel „Rp": Nicht mehr vorgeschrieben. Datum ist wichtig!	Rp.
1. Rezeptur: 1 Originalpackung	Paracetamol-Supp. 250 mg 10 St.
2. Rezeptur: Bei Antibiotika immer, sonst möglichst mit Signaturangabe, d. h. gewünschter Dosierung. Weil 1 Packung nicht für 10 d reicht, gleich 2!	Cefuroxim Saft 2 × 100 ml S.: 2 × 7,5 ml
Patient/in: Name u. Adresse	Pat. Sandra Kümmel, geb. 8.9.10 Anschrift
Unterschrift: Wenn sie nicht mit dem Namen im Kopf übereinstimmt, am besten daneben in Druckschrift	Unterschrift

1.2 Befunderhebung

Stephan Illing und Georg-Christoph Korenke

1.2.1 Körpermaße

Stephan Illing

Allgemeines
- Länge, Gewicht u. KU grundsätzlich mit altersspez. Perzentilen im Somatogramm vergleichen (▶ Tab. 1.2).
- Länge ist in einer Gruppe von Kindern normal verteilt, Gewicht nicht. Die 50. Längenperzentile entspricht der mittleren Länge, die 50. Gewichtsperzentile aber nicht dem mittleren Gewicht.
- Verzögertes intrauterines Wachstum kann in den ersten 2 Lj. aufgeholt werden. Danach entwickeln sich die meisten Kinder entlang ihrer „eigenen" Perzentile.

Diagn. erforderlich:
- bei im zeitlichen Verlauf festgestellten Abweichungen von der „eigenen" Perzentile ≥ 2 Standardabweichungen (z. B. von 50. zu 10. Perzentile),
- bei Werten > 97. o. < 3. Perzentile (▶ 10.2.1, ▶ 10.2.2),
- bei starken Abweichungen der Perzentilen für Länge, Gewicht u. KU voneinander (z. B. Länge u. Gewicht 97., KU 3. Perzentile).

Tab. 1.2 Zunahme von Gewicht, Länge und Kopfumfang (KU) vor Pubertätseintritt

Alter	0–3 Mon.	3–12 Mon.	1–2 J.	2–9 J.
Gewicht	25 g/d	15 g/d	2,5 kg/J.	2 kg/J.
Länge	3 cm/Mon.	2 cm/Mon.	12,5 cm/J.	7,5 cm/J.
KU	2 cm/Mon.	0,5–1 cm/Mon.	2,5 cm/J.	0,5 cm/J.

Länge
- Durchschnittliche Geburtslänge 50 cm.
- Doppelte Geburtslänge mit 4 J., dreifache mit 13 J., zu erwartende Endlänge ▶ 10.2.1.

Gewicht
- Durchschnittliches GG 3,3 kg, bis zu 10 % Gewichtsverlust in den ersten Lebenstagen ist normal, GG soll nach ca. 10 d wieder erreicht sein.
- Doppeltes GG mit 4–5 Mon., 3-faches mit 1 J., 4-faches mit 2 J.
- Zur Beurteilung von Adipositas ▶ 5.7.

Kopfumfang
- Durchschnittlicher KU (± 2 cm) bei Geburt 35 cm, mit 6 Mon. 44 cm, mit 1 J. 47 cm.
- Zunahme des KU erlaubt genauere Beurteilung des Hirnwachstums als z. B. Fontanellengröße.

1.2.2 Kindliche Entwicklung

Stephan Illing und Georg-Christoph Korenke

Fontanellen u. Nasennebenhöhlen (▶ Abb. 1.1). Bei Geburt sind bis zu 6 Fontanellen vorhanden, je 1 ant. u. post. u. je 2 an Keilbein u. Mastoidfortsatz. Von klin. Bedeutung sind jedoch nur die vordere u. die hintere.

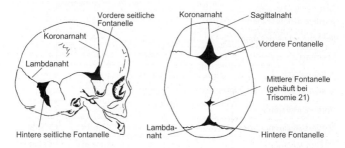

Abb. 1.1 **Fontanellen** [L157]

Ant. Fontanelle: Durchschnittlicher Durchmesser 2–3 cm, schließt sich zwischen 9. u. 18. Mon. Bei vorzeitigem Verschluss denken an: Kraniostenose (verfrühter Verschluss einer o. mehrerer Schädelnähte), Mikrozephalie (▶ 12.1.2, ▶ 25.2).
Bei verzögertem Verschluss denken an: Hydrozephalus (▶ 12.8), chron. erhöhten Hirndruck (▶ 12.8), subdurales Hämatom, Hypothyreose (▶ 10.3.2), Rachitis (▶ 5.6.1), kleidokraniale Dysostose (angeb. Knorpelverknöcherungsstörung), andere metab. Knochenerkr.

 Kann bei FG, auch bei türkischen/asiatischen Kindern sehr groß sein bzw. weit in die Stirn reichen!

Post. Fontanelle: Durchschnittlicher Durchmesser 0,5–1 cm, schließt sich bis 3. Mon. (kann auch bei Geburt schon geschlossen sein). Ursachen für verzögerten Verschluss wie bei ant. Fontanelle, verzögerter Verschluss auch bei FG.
Schädelnähte: Schließen sich normal mit ca. 2 J. Bei vorzeitigem Verschluss → Kraniosynostose, Mikrozephalie (▶ 12.1.2, ▶ 25.2). Bei klaffenden Schädelnähten → chron. erhöhter Hirndruck (▶ 12.8).
Nasennebenhöhlen: Werden erst im Lauf der Kindheit belüftet (→ röntgenologisch sichtbar) u. damit klin. relevant.

- Kiefer- u. Siebbeinhöhlen mit ca. 6 Mon.
- Keilbeinhöhlen nach dem 3. Lj.
- Stirnhöhlen zwischen 6. u. 8. J., selten vor 5. J.
- Mastoidfortsatz: Zwischen Geburt u. 3. J. wird zelluläre Struktur zunehmend erkennbar → Mastoiditis vor dem 2. J. selten.

Entwicklung des Gebisses
(▶ Tab. 1.3).

Tab. 1.3 Altersangaben für den Durchbruch von Milch- bzw. permanentem Gebiss

	Milchgebiss (Mon.)		Permanentes Gebiss (J.)	
	Oberkiefer	Unterkiefer	Oberkiefer	Unterkiefer
Mittlere Schneidezähne	6–10	5–8	7–8	6–7
Seitliche Schneidezähne	8–12	7–10	8–9	7–8
Eckzähne	16–20	16–20	11–12	9–11
1. Prämolaren	11–18	11–18	10–11	10–12
2. Prämolaren	20–30	20–30	10–12	11–13
Vordere Molaren	–	–	5½–7	5½–7
Mittlere Molaren	–	–	12–14	12–13
Hintere Molaren	–	–	17–30	17–30

Physiologische Sprachentwicklung
(▶ Tab. 1.4).

Tab. 1.4 Physiologische Sprachentwicklung

Alter	Sprachentwicklung
1.–6. Wo.	Schreiperiode: Schreie u. Kontaktlaute, die Hunger, Unzufriedenheit, Schmerz, Wohlbehagen, Freude ausdrücken
6. Wo.–6. Mon.	1. Lallperiode (undifferenzierte Lautproduktion): vom lustbetonten „Gurren" zu isolierten Silben (ba-ba-ba- etc.) nach eigenen u. fremden, visuellen, akustischen u. sozialen Stimuli
6.–9. Mon.	2. Lallperiode (physiologische Echolalie): Bildung der „Muttersprache" durch Lautdifferenzierung, Betonungs- u. Intonationsmuster
8.–9. Mon.	Erstes Sprachverständnis (akustischer Reiz als „Symbolverständnis")
9.–12. Mon.	Bewusste Laut- u. Silbennachahmung, erste „sinnvolle" Wörter, Assoziation zwischen lautlicher Äußerung u. Gesten, Personen, Tieren, Gegenständen, Situationen
13.–15. Mon.	Entstehung präzisierter Wortbedeutungen (des Symbolbewusstseins)
12.–18. Mon.	Einwortsätze; Abbau von Lallmonologen; 15(–50) Wörter
18.–24. Mon.	Zweiwortsätze, Wortaggregate, Beginn des 1. Fragealters, agrammatische Aussagesätze; bis 300 Wörter
Im 3. Lj.	Mehrwortsätze, Gebrauch von Ein- u. Mehrzahl, bis 1.000 Wörter
Ende 4. Lj.	Spracherwerb in Grundzügen abgeschlossen; überwiegend grammatikalisch richtige Mehrwortsätze; bis 2.000 Wörter

Meilensteine der kindlichen Entwicklung

Zu Motorik, Handfunktion u. Sehen ▶ Tab. 1.5, zu Hören u. Verständnis, Sprache, Selbstständigkeit, Sozialisation ▶ Tab. 1.6.

Tab. 1.5 Meilensteine der kindlichen Entwicklung (1)

Alter	Motorik	Handfunktion	Sehen
Geburt	Extremitätenbewegung	Greifreflex	Verfolgt Lichtquelle mit Augen
3 Mon.	Kopfkontrolle	Aktives Loslassen, spielt mit Fingern	Lächelt reaktiv, verfolgt Personen
6 Mon.	Aktives Drehen	Greift nach Gegenständen	Differenziert Bekannte/Fremde, betrachtet Umgebung
9 Mon.	Sitzt ohne Hilfe	Transferiert Gegenstände, Beginn Daumenopposition	Reagiert auf Spiegelbild, verfolgt fallende Gegenstände
12 Mon.	Steht allein, geht an Möbeln entlang	Gute Opposition, zeigt gezielt	Konvergenzreaktion auf Objekt
15 Mon.	Geht allein, ändert Richtung	Zieht Spielzeug hinterher, stellt Dinge übereinander	Fokussiert mit beiden Augen
18 Mon.	Trägt beim Gehen Gegenstände	Kritzelt, kann Form in Loch stecken	Freut sich am Buch-betrachten
2 J.	Rennt	Wirft Ball, baut Turm	Erkennt Bilder
3 J.	Springt, steht auf einem Fuß, treppauf alternierend	Schraubt Deckel zu, knöpft auf, fädelt Perlen auf	Erkennt Formen
4 J.	Fährt Dreirad, hüpft	Schneidet mit Schere, zeichnet Menschen	Erkennt Zahlen/Buchstaben
5 J.	Treppab alternierend, schießt Fußball	Schließt Schnallen, zeichnet Häuser	Erkennt einige geschriebene Wörter, erkennt Farben
6 J.	Kann im Wechselschritt hopsen	Schreibt eigenen Namen	Liest erste Wörter/Sätze

Tab. 1.6 Meilensteine der kindlichen Entwicklung (2)

Alter	Hören und Verständnis	Sprache	Selbstständigkeit	Sozialisation
Geburt	Startle-Reflex (Zusammenzucken nach Klatschen)	Schreit	Vollständig abhängig	Durch Hochnehmen zu beruhigen
3 Mon.	Lokalisiert Geräusche mit Augen	Andere Geräusche als Schreien	Erwartet, hochgenommen zu werden	Lächelt, freut sich über Zuwendung

1

Tab. 1.6 Meilensteine der kindlichen Entwicklung (2) *(Forts.)*

Alter	Hören und Verständnis	Sprache	Selbstständigkeit	Sozialisation
6 Mon.	Erkennt Stimmen, dreht sich nach Geräuschen	Plappert zu Erwachsenen	Breitet Arme aus, um hochgenommen zu werden, trinkt aus gehaltenem Becher	Differenziert Bekannte/Fremde
9 Mon.	Kennt seinen Namen, hört auf Unterhaltung	Sagt „Mama", „Papa"	Hält Becher mit Hilfe	Verfolgt weggenommene Objekte, fremdelt
12 Mon.	Versteht einfache Wörter	2 o. 3 deutliche Wörter	Isst mit den Fingern	Zeigt Gefühle, macht „winke, winke"
15 Mon.	Freut sich über Reime	Versucht zu singen	Hält gegebenen Becher alleine, benutzt Löffel ungeschickt	Möchte dauernde Aufmerksamkeit von erwachsener Bezugsperson
18 Mon.	Folgt einfachen Aufforderungen	Kann 2 Objekte benennen, sagt 2 Wörter zusammen	Vollständige Becherkontrolle, benutzt Löffel geschickt	Skepsis gegenüber Gleichaltrigen, spielt alleine
2 J.	Kennt Körperteile, hört einfachen Geschichten zu	3- bis 4-Wort-Sätze, wiederholt Wörter bis zur Beantwortung	Hilft beim An- u. Ausziehen, tagsüber sauber	Spielt neben anderen, beobachtet gerne
3 J.	Folgt doppelten Aufforderungen, versteht „größer, später"	6-Wort-Sätze, beginnt Unterhaltung	Isst alleine mit Löffel/Gabel, wirft Spielzeug weg, tagsüber trocken	Spielt mit anderen, setzt dabei eigene Interessen durch
4 J.	Versteht „morgen, gestern", kennt Geld	Wiederholt Fragen, benutzt beschreibende Worte	Zieht sich alleine aus, zieht Strümpfe/Schuhe an	Spielt gut mit anderen Kindern, beginnt abzugeben
5 J.	Versteht „nächste Woche", ist Argumenten zugänglich	Schildert zurückliegende Ereignisse in der richtigen Reihenfolge	Wäscht sich selbst, benutzt Messer, zieht sich alleine an	Bleibt tagsüber bei Fremden, versteht „gewinnen" u. „verlieren"
6 J.	Folgt komb. Aufforderungen, kennt „Geburtstag", „Weihnachten"	Gebraucht richtige Grammatik, wiederholt Gedanken bis zum Verstehen	Bürstet u. kämmt sich die Haare, erledigt kleine Aufträge in der Nachbarschaft	Hat 1 o. 2 gute Freunde, empfindet Gefühle anderer

Verzögerung der kindlichen Entwicklung

Zu Ind. zur weiteren Diagn. bei kindl. Entwicklungsverzögerung ▶ Tab. 1.7.

Tab. 1.7 Indikationen zur weiteren Diagnostik bei Entwicklungsverzögerung

Alter	Störung
3 Mon.	Kein Fixieren/Verfolgen, keine Blickwendung nach Geräuschen, auffällige/asymmetrische Muskelhypotonie/-hypertonie
6 Mon.	Kein Greifen, kein Vokalisieren
1 J.	Kein Stehen, kein gezielter Einsatz von Doppelsilben
1½ J.	Kein freies Laufen
2 J.	Keine Sprachentwicklung, fehlendes Verständnis einfacher Aufforderungen

1.2.3 Klinische Untersuchung

Stephan Illing und Georg-Christoph Korenke

Prinzip

- **Außer in Notfällen:** Sich dem Kind langsam nähern, ohne seine persönliche Sphäre zu sehr zu verletzen! Es spielerisch in die Unters. einbeziehen, ohne jedoch albern zu sein.
- Niemals etwas versprechen, was man nicht halten kann (etwa: „Du wirst nicht gestochen", „Morgen darfst du wieder heim" etc.). Lieber keine o. unklare Aussage als eine falsche! Kinder (auch kleine) verzeihen keine Lügen!

Untersuchungsgang

Im Prinzip nach Schema, aber nicht starr „von Kopf bis Fuß", v.a. nicht bei KK, denn nach der Racheninspektion o. Ä. lässt sich bei schreiendem Kind der Bauch meist nicht mehr palpieren. Immer gründliche u. vollständige körperl. Unters. bei Aufnahme o. Vorstellung in der Notfallambulanz, v.a. bei allen fiebernden Kindern.

Allgemeinzustand

Für einen ausreichenden AZ sprechen:
- **Drama** (Geschrei, Tränen): Je mehr Mimik u. Lärm, desto undramatischer der Zustand.
- **Interesse:** Spielende Kinder sind meist nicht schwer krank. Apathie ist ein Alarmzeichen.
- **Bewegung** (Krabbeln, Klettern, Laufen): Ein auf eigenen Füßen sich bewegendes Kind ist meist in ausreichendem AZ. **Cave:** auf dem Arm der Eltern hängende Kinder (hohes Fieber? Exsikkose?).
- ! **Hunger:** wichtig beim Sgl. Ein mehr als eine Mahlzeit auslassender Sgl. ist krank.

Allgemeine Beurteilung

- **Größe, Gewicht u. KU:** Perzentilenkurven ▶ 29, DD Kleinwuchs ▶ 10.2.1, Adipositas ▶ 5.7.

- **Fieber** (▶ 6.1.1).
- **Vigilanz:** Trübe? Intermittierendes „Wegschwimmen"? Übererregbar? Schreckhaft? Unruhig? Schläfrig? DD Koma ▶ 3.3.

Hautkolorit:
  - Zyanose: zentral → einschließlich Zunge, z. B. bei Vitien, bei älteren Kindern auch bei Intoxikationen, O_2-Mangel anderer Ursache. Peripher → Auskühlung, O_2-Mangel, Sepsis etc. (DD bei NG ▶ 4.1.3; Sgl., KK ▶ 6.3.1).
  - Ikterus? (Sgl. DD ▶ 4.1.1, Kinder DD ▶ 13.1.6).
  - Blässe: Anämie, Zentralisation, Atopie.
  - Blassgraues Kolorit (▶ 4.1.2).
- **Exsikkose** (▶ 9.2.1): halonierte Augen, Apathie, trockene Schleimhäute, „stehende Hautfalten"; bei Sgl. bes. wichtig, bei älteren Kindern seltener u. weniger deutlich.
- **Geruch:** Nach Azeton bei Hunger/Katabolismus; typ. Veränderungen bei Infektion; bei Leber- u. Nierenversagen. NG: atyp. Geruch als Hinweis auf Stoffwechseldefekte (▶ 11.1).
- **Ödeme:** NS (▶ 8.3.1), Hypalbuminämie, Überinfusion, kardiale Dekompensation. DD bei NG ▶ 7.3.

Kopf und Hals

Schädel: KU, Asymmetrie. Fontanellen: Größe, schon geschlossen < 6 Mon. bzw. noch offen > 18. Mon., Niveau, Spannung (erhöht bei Hirndruck, z. B. Meningitis). **Cave:** Bei Meningitis besteht nicht immer eine in typ. Weise gespannte Fontanelle! Schädelnähte: vorzeitig o. verspätet geschlossen, atyp. weit.

Meningismus: Je kleiner das Kind, desto unzuverlässiger! Bei jedem fiebernden Kind, bei allen unklaren neurol. Zeichen, bei Kopfschmerzen prüfen!
- Nackensteifigkeit: Schmerzen beim passiven Anheben des Kopfs in Rückenlage (▶ Abb. 1.2). DD: bei Tonsillitis/Lymphadenitis colli oft scheinbare Nackensteifigkeit.
- „Kniekuss" ist nicht möglich: Kind wird in Kniekehlen u. im Nacken gefasst, passive Beugung, bis Gesicht/Stirn die Knie berühren.
- Weiterer Hinweis: Kind will seitlich liegen; opisthotone Kopfhaltung (▶ 6.3.2).

Augen:
- Pupillen: Größe, Form, Lichtreaktion (asymmetrisch als Herdzeichen, z. B. bei Trauma o. Tu, vermindert als Hirndruckzeichen).
- Konjunktiven: Konjunktivitis bei NG u. jungen Sgl. durch Chlamydien (▶ 6.4.4).

Ohren:
- Ohrform: äußere Form als Hinweis auf Syndrome (▶ 25.2).
- Bei atyp. Reaktion auf Ansprache o. Geräusche an Hörstörung denken (▶ 21.11).
- Otoskopie (▶ 21.1).

Mundhöhle u. Rachen: Haltung des Kinds bei Racheninspektion ▶ Abb. 1.3.
- **Mundhöhle, Rachen:** Soor? Tonsillen vergrößert? Belegt? Schleimhäute (Farbe, trocken?).

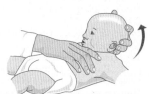

Abb. 1.2 Meningismus (Prüfung beim Säugling) [L157]

- **Zunge:** Gerötet? Belegt? Vergrößert, z. B. bei Syndromen (▶ 25.2).
- **Zähne:** Welche vorhanden? Anzahl u. Stellung altersgerecht, Pflegezustand, Karies.

LK: DD ▶ 6.1.2.

Schilddrüse: Struma (DD ▶ 10.3.1). Häufig übersehen, v. a. bei Jgl.!

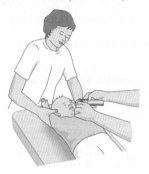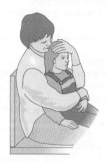

Abb. 1.3 Haltung des Säuglings (li.) und des Kinds (re.) bei Racheninspektion [L157]

Thorax

- **Form:** Einziehungen bei akuter Dyspnoe. Bei NG ANS (▶ 4.5.1). Deformierung bei Vitien, chron. Obstruktion, Skoliose, bei neurol. Erkr.
- **Mamillen:** Bei NG → Infektion? Mamillensekretion bei NG physiologisch. Entwicklungsstadien, Thelarche. Großer Mamillenabstand bei X0-Sy. (▶ 25.4.5).

Herz und Kreislauf

- **Auskultation** ▶ 7.2.1.
- **Puls:** Regelmäßig? Frequenz? Auffallend schwach? Femoralis- bzw. Fußpulse?
- **Blutdruck:** Hypertonus bei Kindern wird oft lange übersehen! DD ▶ 7.12.1.

Lunge

- **Atemgeräusch:** Seitengleich? Einseitig abgeschwächt bei Pneumonie, Aspiration, Atelektase (▶ 14.2.1); generell abgeschwächt bei „stiller Obstruktion" → Notfall (▶ 14.1)! Trockene RG (z. B. Giemen, Brummen) bei Bronchitis, Asthma (▶ 14.4.3). Inspiratorisches, supraglottisch entstehendes Atemgeräusch bei Stridor (▶ 14.1.2). Lokal o. einseitig verschärftes Atemgeräusch bei Pneumonie o. Fremdkörpern.

! Bronchialatmen beim jungen Sgl. normal, nicht mit Pneumonie verwechseln!

Atemfrequenz ▶ Tab. 29.2.

Perkussion: Gedämpft bei Erguss, Pneumonie, hypersonor bei Pneumothorax.

Abdomen

- **Inspektion:** Form, z. B. gebläht, eingefallen, ausladend. Hernien?
- **Palpation:** Abwehrspannung, Druckschmerz, vermehrte Flüssigkeit, schwappendes Gefühl bei Aszites?

1

- **Leber:** Größe (DD ▶ 13.1.7), Konsistenz. Hepatomegalie kann bei Obstruktion u. tief stehenden Zwerchfellen vorgetäuscht sein.
- **Milz:** normal nur bei tiefer Inspiration tastbar, sonst vergrößert (DD ▶ 17.3.2).
- ! Bei Leukosen oft stark vergrößerte Milz, die bei normaler Palpation gar nicht erfasst wird, weil man den Finger schon auf der Milz aufsetzt u. daher den Rand nicht bemerkt.
- **Nierenlager:** Druckschmerz im Nierenlager ist unzuverlässiger Hinweis auf HWI.
- **Darmgeräusche:** fehlend, lebhaft, klingend (▶ 13.1, ▶ 13.4.1).

Genitale
- **Mädchen:** Infektionen, Fehlbildungen, Fremdkörper. Hinweise auf Misshandlung? Grad der Pubertätsentwicklung (▶ 10.2.4).
- **Jungen:** Fehlbildungen? Hoden deszendiert? Phimose bis zum ca. 6. Lj. physiologisch! Hinweise auf Misshandlung (▶ 1.4.4)? Grad der Pubertätsentwicklung (▶ 10.2.4).

Extremitäten
Gelenkschwellungen, Bewegungseinschränkungen, Verletzungen.
- **Gelenke:** Frei beweglich? Beweglich? Überwärmt?
- **Muskulatur:** Tonus? Symmetrie?
- **Hüftunters.:** bei Sgl. evtl. Sono veranlassen (▶ 23.1.4).
- **Fingernägel:** Trommelschlägel bei Hypoxämie (CF ▶ 14.6, Vitien ▶ 7.5, selten andere chron. Lungenerkr.).

Haut
Exantheme (DD ▶ 6.1.3), Ekzeme o. andere chron. Hauterkr. (▶ 19), Nävi, „Mongolenflecken".
- **Turgor:** stehende Hautfalten bei Exsikkose.
- **Petechien:** Schoenlein-Henoch (▶ 16.6), ITP (▶ 17.4.3); Stauung im Gesicht bei Husten (Pertussis).
- **Hämatome:** Hämorrhagische Diathese, Sepsis, Leukose, Misshandlung? Bei KK ab ca. 10 Mon. bis 2 J. sehr häufig Hämatome an der Stirn durch normale Stürze, bei KK bis ca. 5 J. auch fast immer Hämatome an der Vorderseite der Unterschenkel.

Neurologische Untersuchung
Die neurol. Unters. von Kindern besteht zuerst aus Verhaltensbeobachtung (schon während der Anamnese), dann aus der körperl. Untersuchung. Günstig ist es, die neurol. Unters., die die Kooperation des Pat. erfordert, vor der internistischen Unters. durchzuführen.
Aufgrund der raschen Entwicklung des Nervensystems unterscheiden sich die Unters. im NG-, Sgl.-, KK- u. SK-Alter deutlich voneinander. In jedem Alter muss die Unters. von Muskeltonus, Muskeleigenreflexen u. Pyramidenbahnzeichen, Koordination, Feinmotorik u. Hirnnervenfunktion durchgeführt werden.

Besonderheiten der Untersuchung von Neugeborenen und Säuglingen
Physiologische Reflexe des 1. Lj.: Beurteilung: Nichtauslösbarkeit o. Persistenz von NG-Reflexen über den angegebenen Zeitraum hinaus o. das verzögerte Auftreten von Sprung- u. Stehbereitschaft spricht für eine abklärungsbedürftige Bewegungsstörung. Zeitliches Auftreten ▶ Abb. 1.4.

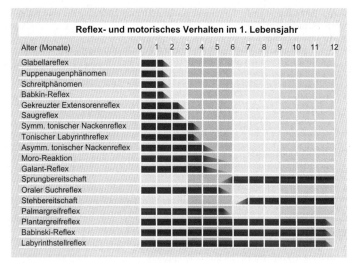

Abb. 1.4 Reflexe im 1. Lebensjahr [L157]

Untersuchung von Klein- und Schulkindern

Muskeleigenreflexe

Prinzip: Muskeldehnung führt monosynaptisch zu Muskelkontraktion.

- **Unters.:** Muskel vordehnen, die Ansatzsehne dann kurz mit Reflexhammer (bei Sgl. mit dem Finger) beklopfen. Untersuchen: Bizepssehnen- (BSR, C_{5-6}), Radiusperiost- (RPR, C_{5-6}), Trizepssehnen- (TSR, C_{6-8}), Patellarsehnen- (PSR, L_{2-4}), Achillessehnenreflex (ASR, L_5-S_2). Trömner-Reflex (C_7-Th_1: Anschlag der Fingerkuppen des Pat. mit Fingerkuppen des Untersuchers führt zu Beugung von Fingerendgliedern u. Daumen. Steigerung ist Hinweis auf Pyramidenbahnläsion).
- **Interpretation:** Auf Stärke der Reflexantwort u. Seitendifferenz achten. Große physiologische Varianz. Ist der Reflex:
  - Nicht auslösbar: oft fälschlicherweise bei Verspannung. Überwindung evtl. durch Bahnung, z. B. durch Jendrassik-Handgriff (Finger beider Hände vor Brust ineinander verhaken u. auseinanderziehen). Schädigung des 2. Motoneurons o. des peripheren Nervs (z. B. spinale Muskelatrophie, Polyneuropathie), Myopathie.
  - Gesteigert: Verbreiterung der Auslösezone (z. B. PSR ist auch distal des Lig. patellae auslösbar) u./o. anhaltende Kloni. Schädigung des 1. Motoneurons (z. B. Spastik bei infantiler Zerebralparese, ▶ 12.12).

Fremdreflexe

Prinzip: Stimulation von Exterorezeptoren der Haut führt polysynaptisch zu Muskelkontraktion.

- **Bauchhautreflex** (Th_{7-9} oberhalb Nabel, Th_{10-12} Nabel u. unterhalb):
  - Auslösung: mit Reflexhammer von lateral nach medial in 3 Etagen bestreichen.
  - Reflex: gleichseitige Bauchmuskelkontraktion.

– Pathologie: Fehlen → Pyramidenbahnzeichen, Schädigung des thorakalen Spinalmarks.
- **Kremasterreflex** (L_{1-2}):
  – Auslösung: medialen Oberschenkel mit Reflexhammergriff bestreichen.
  – Reflex: Heben des gleichseitigen Hodens.
  – Pathologie: Fehlen → Pyramidenbahnzeichen, Schädigung des thorakolumbalen Spinalmarks.
- **Analreflex** (S_{3-5}):
  – Auslösung: Perianalregion mit einem Spatel bestreichen.
  – Reflex: gleichseitige Schließmuskelkontraktion.
  – Pathologie: Fehlen → Schädigung von Conus medullaris o. Cauda equina.

Pyramidenbahnzeichen
- **Babinski:** lateralen Fußrand bestreichen.
- **Gordon:** tiefer Druck auf Wadenmuskulatur.
- **Oppenheim:** Muskulatur medial der Tibiakante kräftig bestreichen.
Führen alle zu tonischer Dorsalextension der Großzehe u. Spreizung der Zehen.
- **Strümpel:** Passive Hüft- u. Kniebeugung führt zu Dorsalextension des Fußes.

Hirnstammreflexe
- **Pupillenreaktion auf Licht:** Spontanweite u. An-/Isokorie beobachten, dann direkte u. konsensuelle Lichtreaktion prüfen.
  – Beidseitig lichtstarre Pupillen → Läsion von Mittelhirnhaube, Vierhügelplatte.
  – Einseitig lichtstarre Pupille → Okulomotoriusläsion o. Optikusläsion.
- **Kornealreflex:** mit Wattefaden Kornea berühren → Augenschluss.
- **Ziliospinalreflex** (psychosensorischer Pupillenreflex): Schmerzhaftes Kneifen von Schulter o. Nacken → reflektorische Pupillenerweiterung.
- **Trigeminus-Schmerzreaktion:** Heftiger Schmerzreiz im Gesicht → Verziehen der Gesichtsmuskulatur.
- **Okulozephaler Reflex** (OCR, Puppenkopfphänomen): Kopf zwischen beide Hände nehmen, mit Daumen Augenlider hochhalten, Kopf abwechselnd nach re. u. li. drehen → jeweils konjugierte Augenbewegung zur Gegenseite.
  – Diskonjugiert: Zu adduzierendes Auge bleibt in Mittelstellung stehen, während anderes Auge abduziert wird (Mittelhirn-Sy.).
  – Erloschen: Beide Bulbi bleiben in Mittelstellung (Bulbärhirn-Sy.).
- **Vestibulookulärer Reflex:** kann noch bei erloschenem OCR auslösbar sein. Kaltspülung des Gehörgangs → Nystagmus zur Gegenseite.
- **Pharyngeal-/Trachealreflex:** Absaugen → Reaktion (Husten/Grimassieren).

Muskeltonus
Prüfung bei passiver Bewegung der Extremitäten bzw. beim Traktions- u. Halteversuch des Körperstamms. Auf Muskelhypotonie u. -hypertonie (▶ 12.1.3) achten.

Motorik und Kraftprüfung
- **Untere Extremität:** Aufstehen vom Boden, hierbei auf **Gowers-Zeichen** achten → beim Aufstehen Abstützen u. Hochklettern mit den Händen auf Knien u. Oberschenkeln; ein- u. beidbeiniges Hüpfen, Zehenspitzen- u. Hackengang, Treppensteigen (treppauf schwieriger bei Muskelschwäche, treppab schwieriger bei Koordinationsstörung).
- **Obere Extremität:** Handdruck, Fingerhakeln, Arme gegen Druck über Senkrechte, nach vorne, nach hinten heben lassen, „Schubkarrelaufen".
- Muskelkraft ▶ Tab. 1.8.

Tab. 1.8 Einteilung der Muskelkraft: Kraftgrade		
Kraftgrad	Beurteilung	Befund
Status 5	Normal	Bewegung auf dem vollen Bewegungsweg, gegen die Schwerkraft, gegen max. Widerstand
Status 4	Gut	Bewegung auf dem vollen Bewegungsweg, gegen die Schwerkraft, gegen leichten Widerstand
Status 3	Schwach	Bewegung auf dem vollen Bewegungsweg, gegen die Schwerkraft, ohne Widerstand
Status 2	Sehr schwach	Eingeschränkter Bewegungsweg, Ausgleich der Schwerkraft
Status 1	Anspannung	Nur statische Muskelanspannung, keine Bewegung
Status 0	Keine Kraft	Keine Muskelkontraktion möglich

Sensibilität

- **Berührung** (▶ Abb. 1.5): mit Wattetupfer prüfen.
- **Schmerz:** Spitz-stumpf-Diskriminierung mit spitz abgebrochenem Holzspatel prüfen.
- **Temperatur:** mittels mit heißem o. kaltem Wasser gefüllter Reagenzgläser prüfen.
- **Tiefensensibilität:** Vibration (schwingende Stimmgabel auf Knochenpunkte, z. B. Außenknöchel, aufsetzen), Graphästhesie (geschriebene Zahlen erkennen), 2-Punkt-Diskrimination, Gelenkstellung.

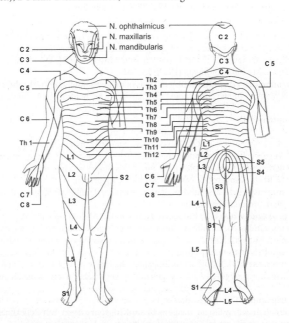

Abb. 1.5 Segmentale Innervation der Haut [L157]

Koordination

Auf Sitzen, Stand u. Gang achten. Unters. ab 4.–6. Lj. durchführbar.

- **Romberg-Standversuch:** mit offenen, dann geschlossenen Augen, waagerecht nach vorne gehobenen Armen u. eng zusammenstehenden Füßen auf der Stelle stehen. Beurteilung: Schwanken nach Augenschluss bei spinaler, vestibulärer Funktionsstörung, Absinken eines Arms bei Schädigung des 1. u./o. 2. Motoneurons.
- **Unterberger-Tretversuch:** mit geschlossenen Augen u. waagerecht nach vorne gehobenen Armen 50 × auf der Stelle treten. Beurteilung: Drehung bis 45° physiologisch, > 45° Hinweis auf homolaterale Läsion von Kleinhirn o. Labyrinth.
- **Monopedales Stehen u. Hüpfen:** 5-Jährige können 10–12 s auf einem Bein stehen bzw. 9–10 × hüpfen. 7–8-Jährige entsprechend > 20 s stehen bzw. > 20 × hüpfen.
- **Gangbild:** Strichgang (Seiltänzergang), Zehen- u. Hackengang.
- **Diadochokinese:** Wechsel von Pronation u. Supination der Hand.
- **Finger-Nase-Versuch:** mit geschlossenen Augen Zeigefingerspitze in weitem Bogen langsam auf Nasenspitze tippen.
- **Knie-Schienbein-Versuch:** mit geschlossenen Augen Ferse auf Tibia hinabfahren.
- **Finger-Folge-Versuch:** Zeigefingerspitze des Pat. muss schnellen Bewegungen der Zeigefingerspitze des Untersuchers folgen.
- **Finger-Abzähl-Versuch:** Zeigefinger, Mittelfinger, Ringfinger u. kleiner Finger tippen abwechselnd auf den opponierten Daumen.

Hirnnerven

Bei Hirnnervenausfällen ist Kenntnis von Kerngebieten u. Verlauf wichtig zur Lokalisation möglicher Ursachen. Immer gezielt auf Ausfälle begleitender Hirnnerven achten. Kerngebiete der Hirnnerven sind Mittelhirn (III, IV), Pons (V, VI, VII, VIII) u. Medulla oblongata (IX, X, XI, XII).

- **Nn. olfactorii (I):** wechselseitig ein Nasenloch verschließen, Riechsubstanzen (z. B. Vanille, Pfefferminz) anbieten. Parese: ein- o. beidseitige Anosmie nach SHT.
- **N. opticus (II):**
  - Visus: fixieren, verfolgen, Bilder, Sehtafeln.
  - Gesichtsfeld: Kind sitzt Untersucher gegenüber, fixiert dessen Augen. Ein Auge wechselseitig abdecken. Untersucher bewegt einen Finger von außerhalb des Gesichtsfelds nach innen, bis Finger gesehen wird.
  - Licht- u. Konvergenzreaktion: wechselseitig prüfen.
  - Augenspiegeln des Fundus: Stauungspapille, Papillenabblassung, Retinapigmentverschiebungen?
- **N. oculomotorius (III):** Bulbus in Adduktion u. Abduktion nach oben u. unten blicken lassen, Pupillenweite beachten u. Lichtreaktion prüfen. Parese: gelähmtes Auge nach unten außen, ggf. durch Ptosis abgedeckt, ggf. Mydriasis u. Akkommodationslähmung.
- **N. trochlearis (IV):** Bulbusmotilitätsprüfung (siehe N. III). Parese: Kopfschiefhaltung zu gesunder Seite, gelähmtes Auge höher u. etwas medial, gelähmtes Auge kann in Adduktion nicht gesenkt werden.
- **N. trigeminus (V):** Kornealreflex (s. o.), Sensibilität, Masseterreflex (bei leicht geöffnetem Mund Finger waagerecht auf Kinnspitze legen, mit Reflexhammer kurz auf den Finger in Kinnmittellinie klopfen → Unterkieferanhebung),

Mundöffnung gegen Widerstand. Parese: Sensibilitätsstörung, bei einseitiger Pterygoideus-Lähmung weicht Unterkiefer zur gelähmten Seite ab.
- **N. abducens (VI):** Bulbusmotilitätsprüfung (siehe N. III). Parese: Kopf zur Seite des gelähmten Auges gedreht, gelähmtes Auge adduziert.
- **N. facialis (VII):** Stirnrunzeln, Augen zukneifen, Pfeifen, Zähne zeigen; Geschmacksprüfung (Zucker-, Kochsalz-, Chinin-Lsg., Zitronensaft).
  - Periphere Parese: Parese der gesamten Gesichtsmuskulatur, je proximaler die Schädigung, desto mehr Funktionsbeeinträchtigung von Geschmack u. Tränensekretion; Hyperakusis.
  - Zentrale Parese: Gesichtsmuskelparese unter Aussparung des M. frontalis. Keine zusätzlichen Ausfälle.
- **N. vestibulocochlearis (VIII):**
  - N. cochlearis: Flüstersprache, bei Hörstörung Differenzierung zwischen Schallleitungs- u. Innenohrschwerhörigkeit durch Rinne-Versuch (Stimmgabel ist per Luftleitung ca. 30 s länger als über Mastoid-Knochenleitung zu hören); Audiogramm.
  - N. vestibularis: Romberg- u. Unterberger-Versuch (s. o.), evtl. Frenzel-Brille, kalorische Nystagmusprüfung.
- **N. glossopharyngeus (IX), N. vagus (X):** mit Holzstäbchen Würgereflex auslösen. Parese: Kulissenphänomen mit Zug des Gaumensegels zur gesunden Seite bei einseitiger Lähmung, Schluckstörung bei doppelseitiger Lähmung. Bei N. vagus-Parese zusätzlich Heiserkeit (einseitig) bzw. Aphonie (beidseitig).
- **N. accessorius (XI):** Schulterhebung, Kopfbeugung u. -drehung gegen Widerstand. Parese (Mm. trapezius et sternocleidomastoideus): Schulterhebung, Kopfdrehung gegen Widerstand nicht mögl., Scapula alata bei Streckung der Arme nach vorn verstärkt.
- **N. hypoglossus (XII):** Zunge herausstrecken lassen. Bei Parese Abweichung zur gelähmten Seite, Atrophie mit Faszikulationen.

Bulbärparalyse
Nukleäre doppelseitige Lähmungen IX–XII **mit** Atrophie/Faszikulationen der Zunge.
Pseudobulbärparalyse (supranukleär): zentrale doppelseitige Lähmungen IX–XII **ohne** Atrophie/Faszikulationen, jedoch mit gesteigerten Reflexen.

Augenuntersuchung
(▶ 20.1). **Nystagmus:**
- peripherer Nystagmus (meist mit Schwindel) bei Erkr. von Labyrinth u. N. vestibularis,
- zentraler Nystagmus bei Erkr. von Hirnstamm u. Kleinhirn, z. B. Hirntumor, entzündl. Prozess.

Gesichtsfeldprüfung: s. o. Gesichtsfeldausfälle z. B. bei Tu, Neuritis N. optici, MS.
Prüfung der Bulbomotorik:
- Folgebewegungen: Pat. auffordern, mit beiden Augen den vorgehaltenen Zeigefinger zu fixieren u. nach oben/unten/lateral/medial zu verfolgen.
- Konvergenzreaktion (Zeigefinger wird auf Nasenmitte zu bewegt).
- Kommandobewegungen (Aufforderung, nach oben/unten/li./re. zu schauen).
- **Prüfung schneller Bulbusbewegungen:** Linsendislokation z. B. bei Homozystinurie, Marfan-Sy., Ehlers-Danlos-Sy., Hyperlysinämie, M. Sturge-Weber.

1

Direkte Beleuchtung der Pupille: Normal leuchtet die Retina bei Blick in die Pupille in Richtung des Lichtstrahls rot auf. Bei fehlendem Aufleuchten V. a. Katarakt. Zusätzlich Spaltlampentest.

Spaltlampenuntersuchung:

- Hornhauttrübungen, z. B. bei Mukopolysaccharidosen, Mukolipidosen, Fukosidose, GM1-Gangliosidose, Zellweger-Sy., M. Fabry, M. Tangier, kongenitale Lues,
- Katarakt, z. B. bei pränatalen Infektionen (Röteln), Galaktosämie, Lowe-Sy., Mannosidose, peroxisomalen Erkr., M. Wilson, M. Fabry, Hypoparathyreoidismus, Hypothyreose, Chromosomenaberrationen.

Augenspiegeluntersuchung:

- Optikusatrophie, z. B. mitochondriale u. peroxisomale Erkr., Mannosidose, metachromatische Leukodystrophie, Menkes-Sy.,
- Stauungspapille, z. B. bei Hirndruck, Pseudotumor cerebri,
- Retinitis pigmentosa, z. B. bei kongenitalen Infektionen, mitochondrialen u. peroxisomalen Erkr., Abetalipoproteinämie Bassen-Kornzweig, Zeroidlipofuszinose,
- kirschroter Fleck, z. B. bei GM1- u. GM2-Gangliosidose, M. Niemann-Pick, metachromatischer Leukodystrophie, Sialidose.

HNO-Untersuchung

(▶ 21.1). **Ind.:**

- Hörschädenfrüherfassung (Hörgeräteanpassung mit 6 Mon.!),
- Tonschwellenaudiometrie zur Quantifizierung einer Schwerhörigkeit z. B. bei Z. n. Meningitis/Enzephalitis, Mukopolysaccharidosen, Mannosidose,
- Unters. des Stapediusreflexes bei Fazialisparese,
- Vestibularisprüfung bei Schwindel o. Ataxie.

Psychologische Untersuchung

Ind.:

- Leistungsdiagn. zur kognitiven Beurteilung, z. B. bei Retardierung, Epilepsie,
- Diagn. zur DD psychosomatische o. organische Erkr.,
- psychosoziale Beratung,
- Hilfe bei Krankheitsbewältigung für Eltern u. Pat.

1.2.4 Vorsorgeprogramm

Stephan Illing

❗ An Folgendes denken:

- Bei Klinikaufnahme sind neben den direkten Angaben interessant: Wurden alle Untersuchungen wahrgenommen (▶ Tab. 1.9)? Häufige Arztwechsel ohne Umzug der Familie? Wurden Konsequenzen aus pathol. Befunden gezogen?
- Bei Entlassung von der NG-/FG-Station: Wurden Vorsorgeuntersuchungen während des stat. (Langzeit-)Aufenthalts gemacht u. eingetragen?
- Bei anderen Entlassungen: Muss man Eltern auf ausstehende Vorsorgetermine aufmerksam machen?

Tab. 1.9 Vorsorgeuntersuchungen mit Untersuchungsschwerpunkten

U	Zeitraum	Schwerpunkte[1] (nicht vollständig!)
U1	Postpartal (spätestens nach 4 h)	Aufzeichnungen über SS u. Geburt, Geburtsmodus, Zustandsbeurteilung (APGAR), Reifebeurteilung, Feststellung schwerer o. äußerlich sichtbarer Fehlbildungen, Maße u. Gewicht, Vit.-K-Gabe
U2	3.–10. Tag	„Neugeborenen-Basisuntersuchung"; Anpassungsstörungen, akute Erkr., Fehlbildungen, Geburtsverletzungen; NG-Screening (36.–72. Lebensstunde); wenn noch nicht vorher durchgeführt, Einleitung von Rachitis-/Fluorprophylaxe ab 10. LT
U3	4.–6. Wo.	Körperl. Entwicklung, Ernährungsprobleme, Reflexstatus, beginnende psychomotorische Entwicklung
U4	3.–4. Mon.	Weitere Entwicklung im Sgl.-Alter; Hüfte, Fehlhaltungen; Hydrozele/Hodenhochstand; Beginn der Routineimpfungen
U5	6.–7. Mon.	Reaktion auf Umgebung (Interesse, Greifen, evtl. schon Sitzen); Rachitis
U6	10.–12. Mon.	Körperkoordination; Sprachentwicklung
U7	21.–24. Mon.	Gangbild, Fuß- u. Beindeformitäten, WS; Sprach- u-Sozialentwicklung; Sauberkeitsentwicklung; Sinnesorgane; Abschluss der ersten Routineimpfungen
U7a	34.–36. Mon.	Verhaltensstörungen u. Sozialentwicklung, allergische Erkr., Zahn-, Mund-, Kieferanomalien
U8	43.–48. Mon.	Sprach- u. Sozialentwicklung (Kindergarten?); orthopädische Probleme; Koordination; Sinnesorgane (differenzierte Hör- u. Sehprüfung); Urinstatus
U9	60.–64. Mon.	Verhaltensstörungen/-auffälligkeiten; Feinmotorik; Koordination u. Sinnesorgane; chron. Erkr.; Zahnstatus; Impfstatus ergänzen; Schulreife vorhanden?
U10[2]	7.–8. J.	Lese-/Rechtschreibschwäche, motorische Entwicklung, ADHS, Schulprobleme
U11[2]	9–10 J.	Erkennen von Sozialisations- u. Verhaltensstörungen Erkennen von Zahn-, Mund- u. Kieferanomalien
J1	10–13 J.	Körperl. Entwicklung, orthopädische Probleme, sexuelle Entwicklung, Kenntnisse in der Empfängnisverhütung, soziale o. familiäre Probleme u. Konflikte, Suchtprävention, Gesprächsangebot
J2[2]	16–17 J.	Internistische u. orthopädische Unters., Erkennen von Verhaltens- u. Sozialisationsstörungen, Fragen der Sexualität

[1] **Anmerkung:** Bei allen Vorsorgeuntersuchungen werden die Körpermaße erhoben u. in die Perzentilen-Verlaufskurve eingetragen. Ferner ist bei allen Vorsorgeuntersuchungen eine allg. körperl. Unters. des vollständig entkleideten Kinds selbstverständlich u. daher unter der Rubrik „Schwerpunkt" nicht gesondert erwähnt.
[2] Die Untersuchungen U10, U11 und J2 werden nicht von allen Kassen bezahlt.

1.3 Besondere Patientengruppen

Stephan Illing

1.3.1 Chronisch kranke Kinder

Auf die bes. Probleme bei der Behandlung chron. Krankheiten wird in den einzelnen Kapiteln hingewiesen. Grundsätze:

- Kind bzw. Eltern sind meist erfahren im Management der Erkr., daher Kind bzw. Eltern in Überlegungen mit einbeziehen. Rücksprache (OA/ältere Kollegin) hilft oft, Misstrauen abzubauen.
- Wenn vonseiten des Pat. persönliche Besonderheiten (ungewöhnliche Reaktion auf therap. Maßnahmen, Unverträglichkeiten etc.) geäußert werden, immer ernst nehmen u. beachten.
- Gespräche über Prognosen, KO der Erkr. o. Behandlung etc. auf ein Minimum beschränken u. den dauerbetreuenden (Fach-)Ärzten überlassen.

1.3.2 Chronisch oder schwer kranke Jugendliche

Bei Jgl. gilt das Gebot der Ehrlichkeit noch mehr als bei kleineren Kindern. Jgl. wollen nicht betrogen werden u. haben oft ein sehr ausgeprägtes Gerechtigkeitsgefühl. Andererseits reagieren sie sehr empfindlich, wenn körperl. Mängel o. Defekte angesprochen werden. Daher grundsätzliche Gespräche/Aufklärung dem „zuständigen" (Fach-)Arzt überlassen. Hier den richtigen Weg zwischen Hoffnungslosigkeit u. Ehrlichkeit zu finden ist oft bes. schwierig. Jgl. wollen meist wie Erw. behandelt werden.

1.3.3 Erwachsene Patienten

Zunehmend tauchen in Kinderkliniken Erw. mit Erkr. auf, die über Jahrzehnte pädiatrisch betreut wurden, in der Erw.-Medizin seltener sind (z. B. CF, angeb. Vitien, Stoffwechseldefekte u. a.). Gerade bei diesen Pat. ist eine persönliche Betreuung oft bes. intensiv. Man sollte sich zur Regel machen, Erw. in Kinderkliniken nicht mit „Du" anzureden, sondern ihnen dem Alter entsprechend zu begegnen.

Eine bes. Gruppe stellen geistig behinderte Erw. dar, z. B. Pat. mit Trisomie 21 o. ICP.

1.3.4 Kinder mit Migrationshintergrund

Der Anteil nicht deutschstämmiger Kinder beträgt je nach regionalen Besonderheiten zwischen 5 u. 30 %, in den meisten Großstädten ca. 20 %, in der Notfallambulanz oft über 50 %. Den „ausländischen Pat." an sich gibt es nicht. Die Pat. u. ihre Familien unterscheiden sich durch Herkunftsländer, Aufenthaltsdauer, sozialen u. kulturellen Hintergrund, Sprachkenntnisse u. Bildungsniveau.

Sprachliche Verständigungsprobleme

- Übersetzen ist nicht immer einfach. Bei Gesprächen von grundsätzlicher Bedeutung (operative Eingriffe, schwere Erkr., Schulung u. Ther.-Einstellung bei chron. Krankheiten) müssen entsprechend geschulte Dolmetscher hinzugezogen werden.
- Abschnittsweise bzw. satzweise Übersetzung, damit nicht zu viel verloren geht.

- Nichtmedizinisches Krankenhauspersonal entsprechender Nationalität (z. B. Küchenpersonal) kann in Ausnahmefällen sozusagen als Notlösung hinzugezogen werden, Mitpat. o. Minderjährige sollten auch aus juristischen Gründen nur in Ausnahmesituationen eingeschaltet werden.

Krankheitsverständnis und kulturelle Barrieren
Die Vorstellung über Entstehung, Bedeutung, Symptome u. Verlauf von Krankheiten kann erheblich differieren. Dadurch können Missverständnisse trotz ausreichender Sprachkompetenz entstehen. Vorsicht bei Formulierungen wie „psychisch bedingt". Besser ist „durch Ärger o. Aufregung" etc.
- Wenn eine Ursache der Krankheit nicht bald u. eindeutig benannt werden kann, wird u. U. vermutet, dass die Erkr. sehr ernst sei.
- Die körperl. Unters., bes. bei Jgl. bzw. Mädchen, kann auf Widerstand stoßen. Hier gilt es, mit taktvoller Konsequenz vorzugehen (Unters. möglichst durch Ärztin, Schamgrenzen respektieren).
- Klinikessen: Ungewohnte Nahrungsmittel können Inappetenz vortäuschen. Gelegentlich spielen religiöse Vorschriften eine Rolle.
- In vielen Ländern ist es üblich, dass Kranke während des Klinikaufenthalts von zu Hause mit Essen versorgt werden.

Ausländische Dokumente und Klinikberichte
Krankenberichte sind manchmal schwer verständlich. Bes. Vorsicht bei Abkürzungen, die gelegentlich eine völlig andere Bedeutung haben. Pat., die aus ausländischen Kliniken verlegt werden, sind häufig mit resistenten Keimen besiedelt (→ Isolierung bis zum Vorliegen entsprechender bakteriologischer Befunde).

1.3.5 Das sterbende Kind

In Kinderkliniken gibt es sehr selten Todesfälle, mehr als 99 % der aufgenommenen Kinder verlassen die Klinik lebend, meist auch gesünder, als sie gekommen sind. Die meisten Todesfälle in der Klinik betreffen die Neonatologie (Fehlbildungen, Unreife, Asphyxie, ANS u. KO). Bei KK stehen Unfälle an erster Stelle, dann Fehlbildungen u. Malignome, bei SK Unfälle, Malignome u. seltener Folgen von Fehlbildungen. Andere krankheitsbedingte Todesursachen sind bei Kindern sehr selten. Infektionen bei vorher gesunden Kindern spielen als Todesursache hierzulande nur eine untergeordnete Rolle.

Problematik der Organspende
Organe von Kindern sind für Transplantationen einerseits gefragt, aber nicht in allen Fällen geeignet. So haben NG- u. Sgl.-Nieren als Transplantate eine geringere Überlebenszeit. Wenn Organentnahme erwogen wird, exakte Hirntoddiagn. (Kriterien ▶ 3.1.6)! Es sind dabei grundsätzlich auszuschließen: Intoxikationen (einschließlich Medikamentenwirkung, z. B. Nulllinien-EEG bei hoch dosierten Barbituraten), Infektionen, neuromuskuläre Blockade, Unterkühlung, Kreislaufschock, endokrines o. metab. Koma. Organisation: In Zusammenarbeit mit Transplantationszentrale!

Beendigung therapeutischer Maßnahmen
Bei absehbar tödlichem Ausgang einer Erkr. muss überlegt werden, welche diagn. u. therap. Maßnahmen wirklich noch nötig sind. Viele schmerzhafte o. unangenehme Maßnahmen können ohne Weiteres abgesetzt o. modifiziert werden (Che-

mother., Blutkontrollen etc.), andere würden bei Absetzen zusätzliche Qual bedeuten (Flüssigkeitszufuhr etc.). Genaues Abwägen, schriftliches Festhalten mit Begründung, damit nicht vom nächsten Nachtdienst alles wieder umgeworfen wird. Werden therap. Bemühungen beendet o. wird festgelegt, dass bei einem Pat. keine Reanimation mehr vorzunehmen ist, muss dies in eindeutiger Weise schriftlich fixiert sein, um auch die Diensthabenden vor Fehlentscheidungen zu schützen. Solche grundsätzlichen Entscheidungen möglichst einvernehmlich mit Eltern u. Stationspersonal treffen. Konsens im Gespräch herbeiführen, evtl. Ethikkommission. Keine eigenmächtige Vorwegnahme solcher Entscheidungen!

Leichenschauschein
Landesrechtliches Dokument, das innerhalb 24 h nach dem Tod auszustellen ist. Enthält offenen Teil für amtliche Zwecke u. vertraulichen Teil mit medizinischen Angaben zur Todesursache (Grundlage der amtlichen Todesursachenstatistik). Einzutragen sind:
- Personalien des Toten, Todesfeststellung, -zeitpunkt.
- Todesursache (erfordert Kenntnisse der Vorgeschichte): natürlich, unnatürlich, unbekannt. Todesursache meist Verkettung von Krankheiten, unmittelbare u. mittelbare Todesursache angeben. **Cave:** Vermutete Todesursachen sind in vielen Fällen falsch, wenn keine sichere Ursache vorliegt, „unbekannt" eintragen!
- Lag eine übertragbare Krankheit im Sinne des Infektionsschutzgesetzes vor (▶ 6.10)? Wenn ja, Amtsarzt benachrichtigen, Meldung.

Obduktion
Im Prinzip nur mit Einwilligung der Angehörigen/Eltern. Näheres ist meist im Krankenhausbehandlungsvertrag geregelt. Eine erzwungene Obduktion ist bei Seuchenverdacht möglich. Eine gerichtliche Sektion wird i. d. R. dann vom Staatsanwalt beantragt, wenn auf dem Leichenschauschein keine eindeutige Todesursache angegeben ist o. Hinweise auf unnatürlichen Tod bestehen.

Unbekannte Todesursache
Bei tot in die Klinik gebrachten Kindern ist die Todesursache im Prinzip unbekannt; entsprechend eintragen, normalerweise natürlicher Tod. Unnatürlich (Unfall, Tötung, Vernachlässigung etc.) zieht Ermittlungen nach sich. Wichtiger Grenzfall: SIDS. Eigentlich trotz aller Tragik u. unklarer Ursache natürlicher Tod! Wenn unnatürlich eingetragen ist, erfolgen im Prinzip die Beschlagnahmung der Leiche u. gerichtliche Sektion (wegen V. a. Kindstötung), was die Eltern zusätzlich traumatisiert u. Schuldgefühle verstärkt. Bei geringstem V. a. unklare Umstände jedoch „unbekannt" ankreuzen!

1.4 Psychosoziale und juristische Probleme
Stephan Illing

1.4.1 Verweigerung der stationären Aufnahme
- So gut es geht, in Ruhe darlegen, aus welchen Gründen die Aufnahme erfolgen soll.
- Genaue Dokumentation dieses Gesprächs, das ggf. unter Zeugen (z. B. Ambulanzschwester) erfolgen sollte.

- Eltern bzw. Pat. unterschreiben lassen. Auf dem Formular müssen geplanter Aufnahmegrund u. potenzielle Risiken stichwortartig erwähnt sein, sonst hat es im Zweifel wenig Rechtskraft.
- Bei akuter Lebensgefahr als Ultima Ratio Entzug der elterlichen Sorge: Das Kind kann dann auch gegen den Willen der Eltern in der Klinik behandelt werden. Dieser „Sorgerechtsentzug" kann sofort ausgesprochen werden u. wird vom diensthabenden Amtsrichter vorgenommen (▶ 1.4.6).
- Wenn man sich nicht provozieren lässt u. es schafft, Gespräche von der emotionalen Ebene wieder auf die Sachebene zu bringen, sind solche Konflikte sehr selten.

1.4.2 Vorzeitige Entlassung gegen ärztlichen Rat

- Von Eltern oft in ultimativer Form gefordert („Kann ich auch zu Hause", „Hier passiert sowieso nichts" etc.).
- Bei objektiver Betrachtung ist eine Entlassung oft tatsächlich möglich.
- Wenn die vorzeitige Entlassung medizinisch nicht sinnvoll ist → aufklärendes Gespräch, Formular unterschreiben lassen: (Verdachts-)Diagnose sowie mögliche Risiken müssen erwähnt sein.
- Bei vitaler Gefährdung Sorgerechtsentzug (▶ 1.4.6).

1.4.3 Verweigerung diagnostischer oder therapeutischer Eingriffe

Beispielsweise LP bei Meningitisverdacht, Appendektomie, Transfusion.
- Durch ausreichende, dem Verständnis angepasste u. ruhige Aufklärung lässt sich das Einverständnis meist doch einholen (OA hinzuziehen, Chef informieren).
- Lang dauernde Ther., die vielleicht sogar vom Pat. später selbst durchgeführt werden sollen, sind ohne Einverständnis unrealistisch.
- Sorgerechtsentzug bei Notfalleingriffen (▶ 1.4.6). Das Lebensrecht des Kinds zählt höher als das Sorgerecht der Eltern.

1.4.4 Battered-Child-Syndrom

Misshandlungen werden oft lange übersehen, weil man nicht daran denkt (denken will).
Vorsichtig mit dem Verdacht umgehen (Pat. mit Osteogenesis imperfecta o. hämorrhagischer Diathese werden oft zunächst als misshandelt verdächtigt, was katastrophale Folgen für die Mitarbeit hat).
Im Zweifel immer Rücksprache mit OA o. erfahrenem Assistenten.

Klinik
Typ. Verletzungen bzw. körperl. Befunde: Hämatome, bes. im Gesicht, oberer Rücken, Gesäß, Beine, oft mit Abdrücken einzelner Finger (Hand „passt" auf die Flecken, mehr li. Körperhälfte, da Rechtshänder häufiger sind); schmerzhafte Schwellungen, periostale Schwellungen, Nebeneinander alter u. frischer Frakturen.
Seltenere Befunde u. Misshandlungsarten:
- Schütteltrauma bei Sgl.: subdurale Blutung durch Brückenvenenabriss.
- Hygrome durch multiple Schädelverletzungen.

1

- Abdrücke von brennenden Gegenständen (Zigaretten).
- Innere Verletzungen bis hin zu Darmperforationen, Nierenkontusion etc.

Typ. Verhaltensweisen misshandelter Kinder (u. ihrer Familien): Misshandelte Kinder zeigen eine eigenartige Mischung aus Aufmerksamkeit (misstrauische Beobachtung der Umgebung) u. Ruhe. Sie lassen alle Unters., auch schmerzhafte, oft ohne jeden Kommentar über sich ergehen, wobei die Kontaktaufnahme zu den Untersuchern nicht o. schwer gelingt. Auch im weiteren stat. Verlauf können Kontaktstörungen u./o. Distanzlosigkeit vorherrschen. Kommt der Misshandler zu Besuch, zeigen die Kinder gelegentlich demonstrativ Zuneigung, mit fragend unsicherem Ton, weil sie befürchten, wegen Ausplauderns (Geheimnisbruchs) bestraft zu werden. Meist wird nur **ein** Kind misshandelt („Sündenbock"), sodass i. d. R. für die Geschwister wenig Gefahr besteht (Ausnahme sexueller Missbrauch von Mädchen, ▶ 1.4.5).

Vorgehen
- Dokumentation der Verletzungen, möglichst auch fotografisch.
- Kind allein aufnehmen, auf keinen Fall mit dem evtl. Misshandler zusammen.
- Misshandlungsverdacht niemals beim Aufnahmegespräch spontan äußern! Dies ist Aufgabe eines speziell geschulten Teammitglieds. Es ist für das Kind meist besser, nicht mit Beschuldigungen, sondern mit Hilfsangeboten zu kommen. Allerdings den Eltern/Misshandlern gegenüber klar zum Ausdruck bringen, dass der vorläufige Verzicht auf eine strafrechtliche Verfolgung auf der Voraussetzung einer konsequenten Mitarbeit beruht u. ansonsten doch Anzeige erstattet wird. Wenn Polizei bzw. Staatsanwaltschaft einmal eingeschaltet sind, lässt sich ein solcher therap. Pakt wesentlich schwieriger schließen.
- Entlassung des Kinds erst, wenn Verantwortlichkeiten geklärt sind (Welcher Ansprechpartner des Jugendamts, der sich auch aktiv um Pat. kümmert, ist zuständig? Hilfe/Überwachungsnetz ist geknüpft, alle Verantwortlichen sind informiert).
- Bei schwerer o. wiederholter Misshandlung muss das Kind mithilfe des Jugendamts vorübergehend o. dauerhaft aus der Familie entfernt werden.
- Kindeswohl geht vor Elternrecht.
- Ausführlicher Dokumentationsbogen bei www.kindesmisshandlung.de.

1.4.5 Sexueller Missbrauch

▶ 10.7.2; ▶ 24.3.

Erzwungenes sexuelles Verhalten eines Kinds durch eine ältere Person. Viele Formen sind möglich, vom Betrachten von Pornografie über Manipulationen am Genitale bis zur Penetration. Genaue Zahlen existieren wegen der hohen Dunkelziffer nicht. Mädchen sind wesentlich häufiger betroffen als Jungen. In über 80 % kennt das Mädchen den Täter vorher (Vater, Stiefvater, Onkel). Der Missbrauch ist meist chronisch. Er findet oft in der Wohnung des Kinds statt, auch mit Wissen anderer Familienmitglieder (Mutter). Häufig sind Belohnungsangebote, Zwang, Drohung o. körperl. Gewalt. Angst u. Schuldgefühle des Kinds erschweren oft die Aufdeckung.

Klinik   Es gibt kein spez. „Missbrauchssyndrom". Hinweisend sind meist emotionale u./o. Verhaltensstörungen. Für die Art der Störung ist im Wesentlichen das Alter des Kinds bestimmend.

Hinweise im Verhalten: Distanzlosigkeit (ungewöhnlich schnelle, auch körperl. Kontaktaufnahme gegenüber Fremden), (alters)unangemessenes sexuelles Verhalten o. Sprache, Trennungsängste, regressives Verhalten, depressive Verstimmung, Schlafstörungen, Nachlassen der Schulleistungen, fehlender Kontakt zu Gleichaltrigen, Enuresis/Enkopresis, Änderungen im Essverhalten, Suizidalität. Bei Inspektion des Genitales: bei vorher guter Mitarbeit übergroße Angst o. „Erstarren". Die Kinder liegen steif, wie leblos, nur die Augen folgen dem Geschehen.
Körperl. Hinweise: Genitale u. rektale Verletzungen, Verletzungen o. Fingerabdrücke an Brüsten, Gesäß, Schenkeln o. Unterleib, Geschlechtskrankheiten, Genitalmykosen, rezidiv. HWI, SS. Ausführlicher Dokumentationsbogen bei www.kindesmisshandlung.de.

Vorgehen (▶ 10.7.2).
- Missbrauchsverdacht nicht in der Aufnahmesituation äußern, sondern erst nach Verdichtung der hinweisenden Momente.
- Unbedingt erfahrenen Kollegen u. Psychologen o. Sozialarbeiter hinzuziehen. Ggf. Kontakt mit Beratungsstellen aufnehmen.
- Um Zeit zu gewinnen, evtl. Aufnahme unter einem Vorwand.
- Gründliche körperl. Unters. mit Inspektion von äußerem Genitale u. Analregion. Auf Hämatome, Verletzungen achten.
- Alle Befunde dokumentieren.
- (Kinder-)Gynäkologische Unters. durch **Facharzt** veranlassen.
  - Bei V. a. akuten Missbrauch innerhalb von 1–2 d,
  - bei V. a. chron. Missbrauch einen für das Kind günstigen Zeitpunkt wählen.

❗ Fehlerquellen
Spontane Äußerungen von Kindern sind meist zutreffend. Im Zweifel immer den Kindern glauben, auch falls die Äußerungen später zurückgenommen werden.
- Adressen von Sozialarbeiter, Kinderschutzbund, Wildwasser e. V., Familienfürsorge, Kinder- u. Jugendnotdienst in das Adressenverzeichnis der Station aufnehmen.
- Im Kindergartenalter sind „Doktorspiele" altersangemessen.
- Ein intaktes Hymen schließt einen Missbrauch nicht aus.

1.4.6 Sorgerecht

Eigentlich umfasst das „Recht der elterlichen Sorge" die Erziehung u. Beaufsichtigung sowie die Bestimmung des Aufenthalts. Die Eltern nehmen im Prinzip alle Rechte des unmündigen Kinds wahr, haben gleichzeitig die Verpflichtung, Schaden von ihm abzuhalten. Die Eltern können das Kind von jedem herausverlangen, der es ihnen widerrechtlich vorenthält, also z. B. eine vorzeitige Entlassung aus der Klinik fordern.
Wenn die Eltern ihrer Sorgfaltspflicht nicht nachkommen (Vernachlässigung, Misshandlung, §§ 1.666 u. 1.680 BGB), kann ihnen das Sorgerecht entzogen werden. Dies geschieht aber nur nach schweren Verfehlungen, denn zunächst soll immer soziale Hilfe wahrgenommen werden (amtliche, kirchliche etc.), um eine Stabilisierung der Familie zu erreichen. Das Recht der elterlichen Sorge kann vorübergehend entzogen bzw. dann wieder erteilt werden, wenn der Grund zum Ruhen des Sorgerechts nicht mehr besteht (§ 1.674 BGB).

❗ Bei nichtehelichen Kindern hat meist nur die Mutter das Sorgerecht, bei Geschiedenen i. d. R. nur ein Elternteil, erst seit ca. 1999 i. d. R. beide Eltern. Bei Gesprächen, Einwilligungen etc. nur mit der Person verhandeln, die das Sorgerecht besitzt, evtl. nachfragen. Bei Entlassung nur dem Sorgeberechtigten o. einer ausdrücklich autorisierten Person das Kind mitgeben, bes. wichtig bei vorzeitiger Entlassung!

1.5 Häusliche Kinderkrankenpflege und Hilfsmittel

Stephan Illing

In den meisten Regionen steht eine häusliche Kinderkrankenpflege zur Verfügung. Sowohl Kinder mit akuten Erkr. als auch chron. kranke Kinder können daheim unterstützend versorgt werden.

Organisation
- Ind. abklären: Professionelle Pflege/Mitversorgung nach Entlassung nötig?
- Kontaktaufnahme zur Kinderkrankenpflege: Ressourcen vorhanden? Aktuelles Problem geeignet? Was muss alles besorgt, bestellt, bedacht werden? Entlassungszeitpunkt gemeinsam festlegen, um eine gefährliche Lücke zwischen Klinikentlassung u. Beginn der häuslichen Versorgung nicht aufkommen zu lassen.
- Kontaktaufnahme zum Kinderarzt, der die Pflege verordnen soll.
- Bezahlung klären (Krankenkasse/Sozialamt/andere Kostenträger kontaktieren).

Hilfsmittel und Kostenübernahme spezieller Therapien
- **Hilfsmittel** sind z. B. Inhaliergeräte, BZ-Messgeräte, Monitore, O_2-Geräte, Rollstühle etc. Meist werden die Geräte unmittelbar nach Entlassung benötigt, daher Genehmigung bei der Krankenkasse einholen u. Prozedere festlegen (Rezept für Sanitätshaus; Krankenkasse leiht aus; Leasingvertrag etc.) u. besorgen lassen. Der Hinweis auf die Verkürzung eines stat. Aufenthalts verbessert die Motivation der Krankenkassen.
- **Pflegerische Hilfsmittel** (Stomabeutel, Nahrungssonden, Spritzen u. Kanülen, Verbandsmaterial, Einmalhandschule etc.) sind nur eingeschränkt rezeptierfähig, bei häuslicher Krankenpflege oft gar nicht. Im Einzelfall erkundigen, wie das Problem gelöst wird.
- **Spezialnahrungen** können bei genetischen Stoffwechseldefekten meist unproblematisch rezeptiert werden. Bei nachgewiesener Milch- u. Sojaallergie junger Sgl. kann eine milchfreie Formula rezeptiert werden.

❗ Um unangenehme Nachgenehmigungsverfahren zu vermeiden, zuerst mit der Krankenkasse Kontakt aufnehmen (Sachbearbeiter namentlich notieren, damit man sich auf Gespräche berufen kann!). Vieles lässt sich telefonisch vorab leicht u. problemlos klären. In außergewöhnlichen Fällen (z. B. Rollstuhl mit Beatmungsgerät) gestaltet sich das Verfahren meist langwierig.

2 Arbeitstechniken

Martin Claßen

2

2.1 Venöse Punktionen und Zugänge

2.1.1 Venöse Punktionen

Grundsätzliches

- Bei ängstlichen Kindern u. nicht dringlichen Punktionen: EMLA®-Creme (**Cave** NG u. Sgl.: Gefahr der Methämoglobinämie) anwenden. Vermindert Schmerz beim Einstich, nicht in tieferen Schichten. Deswegen ggf. zusätzlich Infiltrationsanästhesie mit Lidocain 1 % bei ZVK-Anlage.
- Bes. anfangs immer Pflegepersonal um Mithilfe bitten. KK müssen von mind. einer Hilfsperson gehalten werden. Nach 2 Fehlversuchen Kollegen um Hilfe bitten.
- Das erfolgreiche Treffen der Vene erfordert viel Geduld u. Ruhe. Arme, Beine, Kopf gründlich absuchen. Auch extrem kleine Gefäße können punktiert werden (▶ Abb. 2.1). Bei kalten Extremitäten warme Tücher umschlagen u. abwarten, bis sich Gefäße dilatiert haben. Geduld lohnt!
- Jede Punktion sollte gut geplant sein.
  - Ist die Punktion unbedingt notwendig? Können Punktionen (z. B. für Blutentnahme u. Verweilkanüle) zusammengefasst werden?
  - Wie kann ich das Trauma der Punktion für das Kind minimieren? (EMLA®; Ablenkung, Trost durch anwesende Eltern; Glukose oral bei NG). Nicht beteiligte Kinder aus dem Zimmer schicken.
  - Laboruntersuchungen gut planen. Nichts ist für das Kind (und die Eltern) ärgerlicher, als wegen einer vergessenen Laboruntersuchung erneut gestochen zu werden! Ggf. Serumreserve in den Kühlschrank!
- Gute Hautdesinfektion (Wischen, ausreichende Einwirkzeit von 30 s) sowie eigene Händehygiene (Desinfektion, Einmalhandschuhe) sind selbstverständlich.
- Gute manuelle Kompression der Vene nach erfolgter (oder erfolgloser) Punktion minimiert das Hämatom u. vergrößert die Chancen, in den nächsten Tagen aus der gleichen Vene wieder Blut abnehmen zu können.

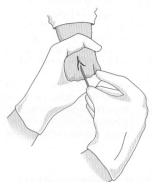

Abb. 2.1 Punktion der Handrückenvene. Mit der li. Hand stauen, bei unruhigen Kindern Hilfsperson Arm o. Bein fixieren lassen [L157]

Venöse Punktionen bei Säuglingen und Kleinkindern

- Zu starken Stau vermieden. Oft wird zu fest gestaut, dass auch der arterielle Zustrom unterbunden wird.
- Spritzen u. Vacutainer lassen durch den Sog die Venenwand kollabieren. Nur mit der Kanüle in die Vene stechen u. Blut frei heraustropfen lassen (Ausnahme: Punktion der V. jugularis ext.).

Punktion der Kopfhautvenen bei Säuglingen: (▶ Abb. 2.2).
- Kind auf den Rücken legen. Kopf durch Hilfsperson fixieren lassen. Für gute Beleuchtung sorgen.
- Bei unübersichtlichen Gefäßverhältnissen zunächst Venen u. Arterien (Pulsation? Nicht staubar?) unterscheiden.
- Falls Venen schlecht zu sehen sind, Kind zum Schreien bringen.
! Bei Kindern mit langen schwarzen Haaren Haare nass machen u. in einer Richtung bürsten. Durch das Bürsten füllen sich die Venen u. schimmern dann deutlich unter den Haaren hervor.
- Haut entgegengesetzt der Einstichrichtung mit li. Hand spannen u. Kanüle o. Nadel einführen.

2

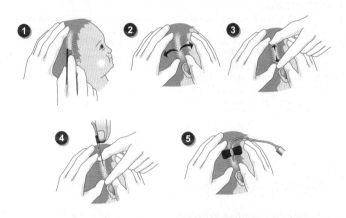

Abb. 2.2 Venöse Punktion der Kopfhautvenen [L157]

Venöse Blutentnahme

Indikationen BB, klin. Chemie, Serologie, Blutgruppenbestimmung, Kreuzblut, Gerinnung, BSG, Blutkulturen, Chromosomenanalyse, molekulargenetische Tests (▶ Tab. 2.1).

Tab. 2.1 Welches Röhrchen für welche Untersuchung?

Zusätze	Zweck
Plastikkügelchen	Serologie, klin. Chemie, Kreuzprobe
Na-Zitrat 3,8 %	Gerinnung (0,2 ml für 2 ml), BSG (0,4 ml für 2 ml)
Na-Heparin	BGA, ionisiertes Ca^{2+}, HLA-Typisierung, Chromosomenanalyse, Plasmagewinnung
EDTA	BB, NH_3, DNA-Analyse, Vollblut-Medikamentenspiegel, Virus-PCR
Na-Fluorid	BZ, Laktat

Durchführung

- So wenig Blut wie möglich abnehmen, bes. bei FG u. Sgl. Andererseits sind fehlende Ergebnisse aufgrund unzureichender Blutmenge auch ärgerlich u. erhöhen den Arbeitsaufwand unnötig.
- Hkt beachten (bei hohem Hkt geringe Serummenge!).
- Bei größeren Kindern geschlossene Entnahmesysteme mit Butterfly-Kanülen günstig (Hygiene).

Blutkultur

Indikationen V. a. bakt. Sepsis, Pilzsepsis, V. a. NEC, V. a. Endokarditis; V. a. Kathetersepsis (Abnahme aus dem Katheter u. peripher).

Technik zur Gewinnung

- Desinfektion der Blutkulturflaschen, ausreichend lange Hautdesinfektion. Mundschutz u. Handschuhe.
- Bei kleineren Kindern Punktion einer Vene mit einer großlumigen Kanüle (gelb = Größe 1); venöse Blutentnahme (s. o.). Aus dem Kanülenkonus mit 2. Kanüle, die an die Spritze angeschlossen ist, Blut aspirieren (▶ Abb. 2.3). Pro Kulturflasche mind. 1 ml Blut.
- Bei größeren Kindern Blutentnahme (Butterfly) mit aufgesetzter Spritze.
- Kanüle wechseln u. Blut in Kulturflaschen spritzen. Aerobe Kulturflaschen belüften.
- Kulturflaschen direkt ins mikrobiologische Labor geben o. im Brutschrank bei 37 °C zwischenlagern.

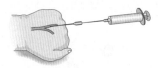

Abb. 2.3 **Blutkulturabnahmetechnik bei kleineren Kindern** [L157]

2.1.2 Peripher-venöse Infusion

Indikationen Vorübergehende Flüssigkeitszufuhr mit isoosmolaren Lsg., i. v. Medikamentengabe.

Vorgehen bei Verwendung von „Butterflys":

- Schlauch des Butterflys vor der Punktion mit Glukose 5 % durchspritzen, Flügel des Butterflys nach oben biegen u. zwischen Daumen u. Zeigefinger fixieren.
- Nadel tangential durch Haut einführen, 0,5 cm distal der vermutl. Venenpunktionsstelle, Nadel in der Haut langsam in Richtung Vene vorschieben.
- Vene punktieren, bei richtiger Lage erscheint Blut im Vorderteil des Plastikschlauchs. Jetzt mit angehobener Spitze vorsichtig noch wenige Millimeter vorschieben.

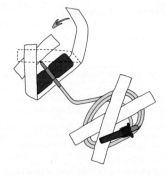

Abb. 2.4 **Richtige Fixierung einer Butterfly-Kanüle** [L157]

- Wenn Nadel richtig zu liegen scheint u. kein Blut im Plastikschlauch zu sehen ist, vorsichtig mit Spritze aspirieren o. Glukose 5 % langsam injizieren. Wenn kein Paravasat entsteht, Butterfly fixieren (▶ Abb. 2.4).

Technik peripher-venöser Punktionen mit Plastik-Verweilkanülen
- Punktionsort möglichst distal.
- Punktion der Vene im Winkel von ca. 30°. Ein flacher Winkel vermindert das Risiko, die Venenhinterwand zu durchstechen, allerdings rutscht die Nadel bisweilen auf der Venenwand entlang u. ritzt sie, ohne einzudringen.
- Sobald Blut im Kanülenansatz erscheint, bei fixierter Stahlpunktionsnadel die Verweilkanüle vorsichtig (nicht gegen Widerstand!) vorschieben.

Fehlerquellen
- Darauf achten, dass während der Fixierung die Nadel nicht verrutscht u. dass trotz der Fixierung ein „Paralaufen" bemerkt wird.
- Kanüle liegt in der Arterie. Umgebung des Gefäßes wird nach Durchspritzen mit NaCl o. Glukose weiß. Kanüle sofort entfernen, Gefahr von Kopfhautnekrosen. Vor Punktion von Kopfhautgefäßen immer Puls fühlen!
- Bei versehentlicher i. a. Inj. eines Medikaments Kanüle liegen lassen u. sofort reichlich NaCl 0,9 % nachspritzen (Verdünnung des Wirkstoffs).

2.1.3 Zentralvenöse Punktion (Vena-cava-Katheter)

Allgemeines
Indikationen Langzeitige parenterale Ernährung mit hyperosmolaren Lsg., ZVD-Messung, Austauschtransfusion, Zufuhr venenwandreizender Medikamente, schwierige periphere Venenverhältnisse.

Kontraindikationen Gerinnungsstörungen, Hautläsionen im Bereich der Punktionsstelle.

 Bei Intensivpat. sind mehrlumige ZVK oft vorteilhaft.

Zugangswege
- Zentral: V. jugularis ext., V. jugularis int., V. subclavia, V. umbilicalis, V. femoralis.
- Peripher: V. basilica, V. cephalica. Nur für Silastikkatheter geeignet: V. temporalis superficialis, V. tibialis post., V. cubitalis.

„Durch-die-Nadel"-Technik: Katheter wird durch die Punktionsnadel hindurch in die Vene eingefädelt u. vorgeschoben. Beispiel: Silastikkatheter (s. u.). Geeignet für die Punktion peripherer Venen u. V. subclavia. Nachteil: relativ große Kanüle. Es gibt verschiedene Systeme (Stahl- o. Plastikpunktionskanülen; Punktionskanüle wird nach Platzieren des Katheters gespalten o. verbleibt am Katheteransatz). Vor Punktion deswegen Handhabung genau ansehen!

„Über-die-Nadel"-Technik (Seldinger): Katheter wird über einen liegenden Mandrin, nach Herausnahme der Punktionsnadel, eingefädelt u. vorgeschoben. Dabei dient ein flexibler Angiografiedraht mit J-förmiger Spitze als Führungsstab. Nach dem Vorschieben des Katheters lässt sich der Führungsdraht ohne Probleme herausziehen. Geeignet für die direkte Punktion großer zentraler Venen (V. jugularis int., V. subclavia u. V. jugularis ext.).

Durchführung
- Mundschutz u. Haube für alle Beteiligten. EKG-Monitor.
- EMLA®/Sedierung nach Bedarf. Vor dem Vorschieben ungefähre Länge ausmessen.
- Gründliches u. großflächiges Desinfizieren der Haut. Ggf. Lokalanästhesie.
- Steriles Abdecken mit Lochtuch.
- Punktion mit aufgesetzter 5-ml- o. 10-ml-Spritze, mit Kochsalz gefüllt, durchführen (geschlossenes System vermindert Gefahr der Luftembolie).
- Rhythmusstörungen bei Einführen des Katheters zeigen Erreichen des Herzens an.
- Nach dem Legen Rö-Kontrolle u. Lagekorrektur. Anschließend Fixieren des Katheters durch Naht und/oder Pflaster.

Handhabung von zentralen Kathetern:
- Gute Händedesinfektion, bevor am Katheter gearbeitet wird. Verschlüsse mit sterilem Handschuh öffnen. Transparente Pflaster verwenden.
- Möglichst wenig am Katheter manipulieren.
- Systemwechsel alle 24 h, Verbandswechsel jeden 2.–3. d.
- Heparinzugabe nach internen Standards; Notwendigkeit umstritten.

KO bei zentralvenösen Kathetern:
- Thrombosen ± Embolien, Thrombophlebitis (peripherer Zugang),
- Hämatom an der Punktionsstelle,
- Katheterfehllage mit Rhythmusstörungen, Perforation des re. Vorhofs mit Hydroperikard, Herztamponade,
- Infuso- o. Pneumothorax,
- Luftembolie, Katheterembolie,
- Verletzung des Ductus thoracicus o. des Plexus brachialis.

Entfernen eines ZVK: Venenkatheterspitze bei Infektionsverdacht zur Bakteriologie einschicken: Desinfektion im Bereich der Eintrittsstelle des Katheters. Ende ohne Berühren der Haut in steriles Röhrchen hängen lassen u. mit steriler Schere Spitze abschneiden.

Jugularis-externa-Katheter
Durchführung
- Kind in Tücher einschlagen, sodass es Arme u. Beine möglichst nicht bewegen kann, Schultern dabei frei lassen.
- Kopftieflage, Drehung des Kopfes 45° zur Gegenseite der Punktion.
- Kompression der Vene fingerbreit über der Klavikula.
- Einstich in der Mitte des M. sternocleidomastoideus (▶ Abb. 2.5).

Jugularis-interna-Katheter
Kontraindikationen   Erhöhter ICP!

Durchführung
- Kind in Tücher einschlagen, Schultern auf Tüchern hochlagern; 15–20°-Kopftieflage. Kopf dorsalflektieren u. zur li. Seite drehen (punktiert wird meist die re. V. jugularis int.).

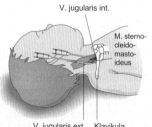

V. jugularis int.

M. sternocleidomastoideus

V. jugularis ext.   Klavikula

Abb. 2.5 Punktion der V. jugularis ext. bzw. der V. jugularis int.: Gefahr der Luftaspiration in die Vene, deshalb Kopftieflage. **Wichtig:** Mit aufgesetzter Spritze einstechen. Kanüle ca. 30° abknicken [L157]

- Klavikularen u. sternalen Ansatz des M. sternocleidomastoideus palpieren u. an der Spitze des Dreiecks, das durch die beiden Muskelanteile gebildet wird, in 30°-Winkel mit Stichrichtung auf die ipsilaterale Mamille punktieren (▶ Abb. 2.5).
- Li. Hand palpiert A. carotis.

Subklavia-Katheter (infraklavikulärer Zugang)

- Flache Rückenlage mit Polster unter der BWS u. Wendung des Kopfs zur Gegenseite der Punktion.
- Einstichstelle im Bereich der Klavikulamitte.
- Punktionskanüle zwischen aufgesetzten Fingern der nicht punktierenden Hand unter ständiger Aspiration unter der Klavikula in Richtung Kostoklavikulargelenk I vorschieben.
- Je nach Größe des Kinds wird die Vene in einer Tiefe von 1–4 cm erreicht.
- Bei missglücktem Versuch vor Punktion der Gegenseite Rö-Thorax (Pneumothorax?).

D Wegen Pneumothoraxgefahr komplikationsreichster Zugangsweg, bes. bei Beatmung mit hohem Atemwegsmitteldruck. Ggf. passager PEEP senken.

Femoralis-Katheter

Kontraindikationen Abdominelle Traumata. Möglichst nicht vor Herzkatheter.

Durchführung
- Bein außenrotiert lagern, A. femoralis palpieren.
- 0,5 cm medial der Arterie u. 1,5 cm distal des Leistenbands im Winkel von 45° zur Oberfläche einstechen (▶ Abb. 2.6).

Komplikationen Höheres Infektionsrisiko als bei anderen Punktionsstellen (Stuhl, Urin).

Nabelkatheter

Möglich bis 5. LT, selten bis 14. LT (NAK s. u.).

Material Sterile Arbeitskleidung, Lochtuch, Pinzetten (chir. u. kleine anatomische), Skalpell, Nahtmaterial, Nabelvenenkatheter. EKG-Monitor.

Durchführung
- Schulter-Nabel-Abstand messen; Einführlänge (▶ Abb. 2.8) bestimmen (Nabelstumpflänge addieren!).
- Nabelstumpf mit Hautdesinfektionsmittel desinfizieren.
- Steril kleiden, Kind in Rückenlage, steriles Lochtuch über Nabel.
- Kräftigen Sicherungsfaden um die Basis des Nabels legen (kann bei evtl. Blutung straff angezogen werden). Nabel ca. 2 cm oberhalb des Hautniveaus abschneiden.
- Falls Nabelstumpfende schon eingetrocknet, Nabelstumpf „anfrischen", d. h., mumifiziertes Gewebe mit Skalpell abtragen; danach erneute Desinfektion des Stumpfs.
- Nabelschnurstumpf mit chir. Pinzetten nach oben ziehen, Gefäße mit kleiner anatomischer Pinzette identifizieren. Lage der Nabelvene (▶ Abb. 2.7).
- Thromben u. Blutreste aus dem Venenlumen entfernen.
- Zur Katheterisierung Nabelstumpf mit chir. Pinzette nach kaudal ziehen.
- Nabelvenenkatheter 3,5 o. 5 Ch, mit Glukose 5 % gefüllt, mit 2. Pinzette einführen. Kontakt des Katheters mit Handschuhen vermeiden.

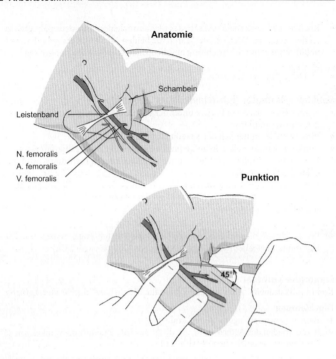

Abb. 2.6 Punktionstechnik der Femoralvene [L157]

- Katheter unter leichtem Druck ohne Gewalt (Gefäß perforiert leicht – dann meist keine zweite Chance!) vorschieben (Einführlänge ▶ Abb. 2.8). Federnder Widerstand bei Fehllage in der Leberpforte nach ca. 5 cm: Katheter ca. 3 cm zurückziehen u. mit anderem Winkel des Nabelstumpfs erneut vorschieben. Manchmal gelangt man doch noch in die V. cava inf. Falls dies nicht gelingt, Katheter 2 cm vor dem Hindernis liegen lassen, sodass Blut frei zu aspirieren ist. **Cave:** Katheter liegt dann nicht zentral. Nur Blut o. isotone Flüssigkeiten infundieren. Hyperosmolare Lsg. können zu Lebernekrose u. Pfortaderthrombose führen!
- Extrasystolen: Vorhof erreicht → Katheter wenig zurückziehen u. festnähen.

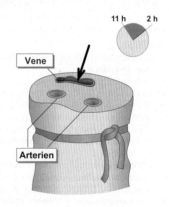

Abb. 2.7 Nabelstumpf; Uhrzeigerangabe [L157]

- Rö-Kontrolle: richtige Lage des Katheters 1 cm oberhalb des Zwerchfells. Lage korrigieren (Zurückziehen möglich, Vorschieben nicht mehr). Mit Pflasterbrücke fixieren.

Komplikationen Infektionen ± Thrombose.

> Nabelvenenkatheter nicht länger als vital indiziert liegen lassen!

2

Silastikkatheter

ZVK für periphere Zugangswege, z. B. V. cubitalis, jugularis ext., tibialis post. Auch für i. v. Antibiose bei CF-Pat.!

Material Punktions- u. Einführkanülen je nach Silastikfabrikat. Silastikkatheter ausreichender Länge, anatomische Pinzette, mit Glukose 5 % gefüllte Spritzen, sterile Tupfer, Steristrips, Klebefolie, sterile Tücher u. Kittel.

Durchführung

- Suchen der optimalen Vene (Ellenbeuge, Knöchel, Hals); Ausmessen der Einführlänge bzw. Bestimmung nach (▶ Abb. 2.8); jenseits des NG-Alters ggf. EMLA®.
- Ausgiebige Desinfektion der Punktionsstelle; steriles Abdecken + Kittel.

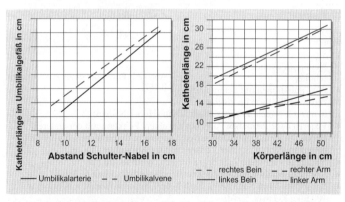

Abb. 2.8 Nabelgefäßkatheterlängen (li.); Silastikkatheterlängen (re.) [L157]

- Stau der Vene durch 2. Person unter den sterilen Tüchern. Straffen der Haut oberhalb der Vene, Einführen der Punktionskanüle.
- Wenn Blut aus der Kanüle fließt, Stau etwas lösen, mit Glukose 5 % gefüllten Silastikkatheter mit der Pinzette aufnehmen u. in das Lumen der Kanüle einführen.
- Wenn gewünschte Länge des Katheters eingeführt ist (Nadellänge berücksichtigen!), Punktionskanüle vorsichtig herausziehen, dabei fest mit Tupfer auf die Vene oberhalb drücken, um ein Herausrutschen des Silastiks zu vermeiden.
- Punktionskanüle entfernen. Durchspülen des Katheters. Steristrips. Transparente Klebefolie, sobald es nicht mehr nachblutet.
- Rö-Thorax, ggf. Katheter zurückziehen (richtig: Lage vor dem re. Vorhof). Nicht alle Silastikfabrikate sind ausreichend kontrastgebend. Zum Teil muss mit noch liegendem Führungsdraht o. mit Kontrastmittel geröntgt werden.

❗ Fehlerquellen
- Nie Katheter durch die Nadel hindurch zurückziehen. Teile des Katheters können abgeschnitten werden → Embolie!
- Falls Silastik nach einigen Zentimetern hakt, Stellung des Arms verändern, Haut im Venenverlauf nach zentral massieren o. unter Spritzen vorschieben.
- Keine Blutentnahmen über den Silastikkatheter! Infusionen nur per Pumpe, nie mit Schwerkraft. Hohe Verstopfungsgefahr!

Port-Systeme und Broviac-/Hickman-Katheter

Definition   Port: implantierte Venenzugänge mit subkutaner, punktierbarer Silikonmembran u. zentralvenös platziertem Katheterende (▶ Abb. 2.9). Vor allem für regelmäßige Medikamentenapplikationen bei schlechten Venenverhältnissen (Onkologie; CF). Für langzeitparenterale Ernährung werden implantierte Katheter mit langem subkutanem Tunnel u. Cuff (Broviac, Hickman) bevorzugt.

Handling von Port- u. Broviac-/Hickman-Systemen
- Strenge Asepsis (Mundschutz, gute Hautdesinfektion, sterile Handschuhe).
- Port-Punktionen nur bei intakten Hautverhältnissen im Portbereich

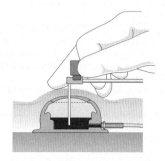

Abb. 2.9 Punktion eines Port-Systems [L157]

u. nur mit Nadeln mit speziellem Schliff (Huber-Nadeln).
- Fixieren des subkutanen Ports mit der einen, Punktion mit der anderen Hand. Die Mitte des tastbaren Doms senkrecht durchstechen, bis der Metallboden erreicht ist. Steriler Verband mit transparentem Pflaster.
- Nadel kann mehrere Tage liegen bleiben; Wechsel alle 7 d.
- Vor Blutentnahmen ausreichende Menge vorab abziehen (≥ 5 ml).
- Spülen mit 10 ml NaCl 0,9 %, dann 2–4 ml Heparin-Plombe z. B. mit max. 100 E/kg KG max. 3 ×/d.
- Nicht benutzte Ports/Katheter 1 ×/14 d–4 Wo. mit neuer Heparin-Plombe bis 200 E/kg KG versehen o. Taurolidin-Plombe (höherer Infektionsschutz).

Komplikationen   Wie bei zentralen Kathetern; v. a. Infektion u. Thrombose.
! Bei Thrombose ohne Infektion ggf. lokale Lysether. mit Urokinase o. rtPA.
! Bei Infektion kann Antibiose (z. B. Vancomycin) nach Entnahme mehrerer Kulturen versucht werden. Zusätzlich sollten bakt. Biofilme im Katheter mit Alkohol- o. Taurolidin-Katheterblock angegangen werden. Bei Ther.-Resistenz Explantation.

2.1.4 Intraossäre Injektion/Infusion als Notfallalternative zum intravenösen Zugang

Indikationen Inj. und Infusion von Notfallmedikamenten unter Reanimationsbedingungen, wenn Venenpunktion nicht gelingt.

> Alle Kristalloide, Blutprodukte o. Medikamente, die i. v. gegeben werden, lassen sich auch i. o. applizieren!

Material
- Spezialnadeln mit Handgriff u. Mandrin, bis 2 J. 18 G, > 2 J. 16 G; Applikation auch mit spez. Bohrmaschine.
- Spritzen, Desinfektionsmittel, Tupfer; ggf. Lochtuch.

Durchführung
- Inj.-Ort: < **6 J.** prox. Tibia (▶ Abb. 2.10), ca. einen Fingerbreit unterhalb der Tuberositas tibiae im Winkel von 90° zur flachen medialen Oberfläche. Nadel leicht nach kaudal neigen, um Verletzungen der Epiphysenfuge zu vermeiden. > **6 J.** mediale Fläche der distalen Tibia 1–2 cm oberhalb des Knöchels, nach kranial geneigt.
- Desinfektion; ggf. Anästhesie. Desinfektion; Lochtuch.
- Kanüle mit Druck im oben angegebenen Winkel drehend einführen. Widerstand lässt nach Durchdringen der Kompakta nach. Mandrin entfernen u. Schlauch anschließen.
- Distanz Haut – KM selten größer als 1 cm; korrekt platzierte Nadel lässt sich nur wenig bewegen; trotzdem mit Pflaster fixieren.
- Nach erfolgreicher Punktion zunächst etwas physiologische NaCl-Lsg. spritzen, dann Substanz injizieren bzw. Infusion anlegen. Größerer Druck notwendig, deswegen Spritzenpumpe o. Druckinfusionsbeutel verwenden.

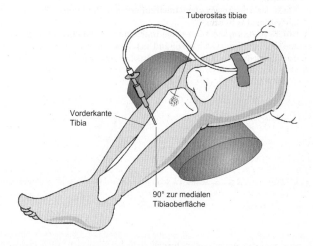

Tuberositas tibiae

Vorderkante
Tibia

90° zur medialen
Tibiaoberfläche

Abb. 2.10 Intraossäre Punktionstechnik [L157]

❗ Aus dem System zu aspirierendes Blut kann für Bestimmung von BZ, E'lyten, Krea, Harnstoff u. Blutgruppe verwendet werden, nicht für BB.

Komplikationen Osteomyelitis nach unzureichender Desinfektion, Verletzung der Epiphysenfuge, Fett- u. KM-Embolie.

2.2 Arterielle Punktionen und Zugänge

2.2.1 Arterielle Blutentnahme

Indikationen BGA, Blutkultur, großes Labor bei schlechten Venenverhältnissen.

Material Kanülen (Nr. 1 = gelb, Nr. 2 = grün, Nr. 16 = blau), evtl. Spritzen, Tupfer, Hautdesinfektionsmittel, Pflasterverband.

Durchführung
- **Kopfhautarterie:** Punktiert wird meist die A. temporalis superficialis. Technik ähnlich wie bei der venösen Blutentnahme am Kopf (▶ Abb. 2.2).
- **A. radialis:** (▶ Abb. 2.11) Handgelenk nach dorsal überstrecken. Puls der A. radialis aufsuchen.
  - Kollateralkreislauf überprüfen (A.-ulnaris-Puls auch bei Kompression der A. radialis vorhanden?).
  - Kanüle im Winkel von 45–60° in Richtung A.-radialis-Puls einstechen. Meist wird das Gefäß erst durchstochen (bis auf den Radius).
  - Beim langsamen, vorsichtigen Zurückziehen der Nadel gelangt sie in das Gefäßlumen u. füllt sich mit Blut.
  - Für BGA blaue Kanüle nehmen. Blutgefüllter Konus für BGA ausreichend. Für größere Blutentnahme jenseits des Sgl.-Alters gelbe Nadel verwenden.
  - Nach der Abnahme Nadel schnell entfernen u. Punktionsstelle mit Tupfer abdrücken (5–10 Min.!).
- **A. tibialis post.:** verläuft hinter dem Innenknöchel. Punktion oberhalb u. hinter dem Innenknöchel mit Fuß in Dorsalflektion. Weiteres s. o.
- **A. dorsalis pedis:** auf der Mitte des Fußrückens zwischen 1. u. 2. Strahl.

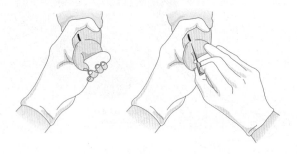

Abb. 2.11 Punktion der A. radialis [L157]

D **Fehlerquellen**
- Einstichwinkel zu flach – Nadel schlitzt die Gefäßwand.
- Nadel wird zu schnell herausgezogen, wenn beim Hineinstechen kein Blut gekommen ist. Geduld haben, Nadel drehen.
- Nach der Punktion wird nicht lange genug abgedrückt. Es entsteht ein Hämatom, das weitere Punktionen an benachbarten Orten unmöglich macht.

2

2.2.2 Arterielle Zugänge

Indikationen Häufige BGA (< 2-stdl.), blutige RR-Messung.

Nabelarterienkatheter

Indikationen NG mit PPHN, nach Asphyxie, mit Zyanose, schwerem Atemnotsyndrom.

Kontraindikationen NEC!

Material u. Durchführung Wie bei Nabelvenenkatheter (s. o.). Katheter 3,5 Ch., endständige Öffnung!

Besonderheiten beim Legen
- Bevor Katheter in Arterie eingeführt wird, Lumen mit Knopfsonde o. anatomischer Pinzette dehnen.
- Nabelstumpf mit Pinzette nach kranial ziehen u. Katheter unter leichtem Druck ohne Gewalt (Gefäß perforiert leicht – dann meist keine zweite Chance!) mit einer Pinzette von kranial kommend im Winkel von 60° langsam einführen.
- Richtige Lage des Katheters oberhalb der Aortenbifurkation (L3–L4) unterhalb des Abgangs der Nierenarterien o. oberhalb des Zwerchfells zwischen Th6 u. Th9 (▶ Abb. 2.8).
- Rö- u. klin. Kontrolle (Zyanose o. Blässe der unteren Körperhälfte, fehlende Femoralispulse deuten auf Fehllage des Katheters hin); ggf. Korrektur, Festnähen am Nabelstumpf.

Besonderheiten
- Katheter lässt sich nicht einführen. Bei Gefäßspasmus Geduld haben u. ca. 1–2 Min. mit dem Katheter unter leicht rotierenden Bewegungen Druck auf die Arterie ausüben, öffnet sich dann manchmal. Wenn nicht, 2. Arterie katheterisieren.
- Keine hypertonen Lsg. o. Medikamente spritzen → Nekrosen.
- Risiko der arteriellen Thrombenbildung: Heparin 0,5–1 E/ml; regelmäßige Kontrollen, keine Söckchen!
- Katheter nur so lange wie nötig u. < 7 d liegen lassen. Entfernen des Katheters langsam, zentimeterweise herausziehen. Arterie soll sich nach Entnahme des Katheters kontrahieren. Bei anhaltender Blutung aus dem Nabel → Naht setzen.

Komplikationen Infektion, Thrombose, Embolie, Ischämie.

Arteria-radialis-Verweilkatheter

Material
- Venenverweilkanüle o. Punktionsset in Seldinger-Technik (bis 1 Mon. 24 G, 1 Mon.–3 J. 22 G, > 3 J. 20 G),
- ggf. LED-Rotlichtleuchte, um Lage des Gefäßes zu bestimmen.

Durchführung
- Überprüfen des Ulnarispulses (auch bei Kompression der A. radialis vorhanden?).
- Wenn Ulnarispuls vorhanden, Handgelenk etwas überstrecken (dorsalflektieren), Radialispuls tasten, Punktionsstelle desinfizieren.
- Mit Venenverweilkanüle im Winkel von 30–50° zur Hautoberfläche in Richtung auf die Arterie einstechen (▶ Abb. 2.12).
- Wenn Blut im Kanülenansatz erscheint, Kanüle senken u. Plastikkanüle über die Stahlnadel als Schiene in das Lumen der Arterie vorschieben.
- Stahlnadel entfernen. Bei richtiger Lage läuft das Blut kräftig aus dem Kanülenansatz.
- Schlauchzwischenstück ansetzen, Kanüle durchspritzen, mit Pflaster fixieren.
- Kennzeichnen des Katheters als arteriellen Zugang (z. B. rotes Pflasterfähnchen)!
- Infusion von 0,9 % NaCl-Lsg. o. 5 % Glukose mit Heparin 1 E/ml.
- Keine andere Infusionslsg., keine Medikamente über art. Zugang geben.
- Regelmäßige Kontrolle der Durchblutung (Daumen, Zeigefinger).

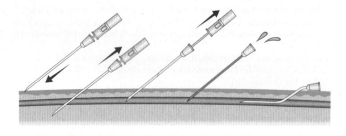

Abb. 2.12 A.-radialis-Verweilkanüle [L157]

Punktion gelingt nicht
Es erscheint kein Blut am Kanülenansatz. Oft hat man dann schon zu tief eingestochen u. durch die Arterie durchgestochen. Verweilkanüle langsam wieder herausziehen. Sobald dabei Blut am Kanülenansatz erscheint, wie oben beschrieben weiter vorgehen. Bei wiederholten Versuchen Punktionsort wechseln.

Weitere Punktionsorte für arterielle Verweilkanülen
A. dorsalis pedis, evtl. A. femoralis u. A. brachialis. **Cave:** Keine Verweilkanüle in die A. temporalis superficialis legen. Gefahr der zerebralen Embolie!

2.3 Kapilläre Blutentnahme

Indikationen BZ, BGA, BB, Bili, E'lyte, Laktat, Stoffwechsel- u. TSH-Screening.

Material Punktionsautomat o. Lanzetten, Hautdesinfektionsmittel, Tupfer, Pflaster, Material für Proben (Kapillaren, Teststreifen, Papierkarte für Guthrie-Test).

Komplikationen Weichteilinfektion, Abszess, Osteomyelitis, Schmerz.

Durchführung
- **Punktionsstellen** (▶ Abb. 2.13): Fußsohle bei Sgl., bei allen übrigen Altersstufen Fingerbeere des 3., 4., 5. Fingers o. Ohrläppchen.
- ! Punktionsorte unbedingt einhalten, sonst Gefahr der Osteomyelitis durch Verletzung des Kalkaneus o. der Endphalanx des Fingers.
- Ggf. Punktionsort anwärmen o. hyperämisieren.
- Hautdesinfektion + Einwirkzeit.
- Gewebe um den Einstichort mit 2 Fingern der li. Hand zusammenschieben. In den Wulst Lanzette senkrecht zur Haut kurz, aber tief genug einstechen.
- Mit der li. Hand lockerlassen, Blut fließen lassen.
- Ersten Tropfen abwischen (ist mit Desinfektionsmittelresten versetzt).
- Haut um den Einstichort zusammenpressen u. das austretende Blut auffangen.
- **Für Stoffwechsel-Screening u. TSH-Bestimmung:** Blut in Kapillare laufen lassen u. aus dieser dann auf das Filterpapier geben.
- Nach Entnahme Punktionsstelle mit Tupfer abdrücken. Pflaster.

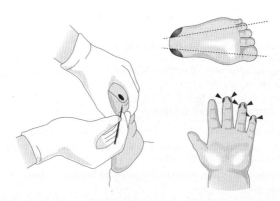

Abb. 2.13 Kapilläre Blutentnahme Fuß; Punktionsstellen Fuß und Hand [L157]

Fehlerquellen
- Hämolyse durch Desinfektionsmittel u. Quetschen während der Blutentnahme.
- Verdünnung durch Gewebewasser bei Einstich in Ödem, durch zu starkes Quetschen u. durch Desinfektionsmittel.
- Stich nicht ausreichend tief.
- BGA aus kühler, schlecht perfundierter Extremität: Inkorrekte Resultate.

2.4 Injektionen intrakutan, subkutan und intramuskulär

2.4.1 Intrakutane Injektion

Indikationen Tuberkulin-Test (RT23), Allergietestung.

Material 1-ml-Spritze, Kanülen Nr. 18 u. 20, Tupfer, Desinfektionsmittel.

Durchführung
- Mit der li. Hand Haut (Unterarminnenseite) straffen; mit der re. Hand Kanüle fast parallel zur Hautoberfläche einführen, Kanülenöffnung (Schliff) zeigt nach oben.
- Wenn Kanülenöffnung völlig in der Kutis ist, vorsichtig spritzen, Menge 0,1 ml.
- Beim Spritzen darauf achten, dass durch den Druck der ins Gewebe austretenden Flüssigkeit die Nadel nicht herausgedrückt wird.
- Am Einstichort entsteht durch die Injektionsmenge eine weiße Quaddel. Größe der Quaddel sollte ca. 0,5 cm im Durchmesser betragen. Bei Hauttestung Markierung der Quaddel mit Filzstift.

2.4.2 Subkutane Injektion

Indikationen Insulin, GH, Heparin, verschiedene Medikamente, Hyposensibilisierungslsg.

Material Tupfer, Hautdesinfektionsmittel, Spritzen o. „Pen", feine u. kurze Kanülen.

Durchführung
- **Inj.-Orte:** lateraler Oberschenkel, lateraler Oberarm, Bauchhaut.
- Hautdesinfektion, mit der Hand Hautfalte abheben.
- Nadel mit Einstichwinkel von 45° bis 90° einstechen; ggf. aspirieren.
- Wenn kein Blut aspiriert wird, Substanz injizieren, Nadel langsam entfernen.
- ! Bei regelmäßiger Gabe Inj.-Orte wechseln. Nie mehr als 5 ml injizieren.

2.4.3 Intramuskuläre Injektion

Indikationen Impfungen, Vit. K, Prämedikation, selten: Antibiotika.

Material Tupfer, Hautdesinfektionsmittel, Spritzen, Kanülen (Nr. 1 u. 2 bei größeren Kindern, Nr. 12 bei Sgl.), Pflaster.

Kontraindikationen Gerinnungsstörungen, Antikoagulanzienther.

Durchführung
- **Ventrolaterale Quadrizepsinj.** (M. vastus lateralis, ▶ Abb. 2.14).
  - Kind auf die Seite legen, Hüfte u. Knie leicht beugen.
  - Verbindungslinie zwischen Trochanter major u. Patella vorstellen.
  - In der Mitte dieser erdachten Linie senkrecht einstechen. Dafür Haut desinfizieren, Muskelwulst fassen, Nadel in Richtung Femur in Muskelwulst stechen.
  - Aspirieren, injizieren, Nadel entfernen u. Pflasterverband anlegen.
- **Ventroglutäale Inj.** (▶ Abb. 2.15): Bei größeren Kindern.
- **Komplikationen** Infektionen, „Spritzenabszess", Verletzung von Gefäßen/Nerven, Hämatom.

2

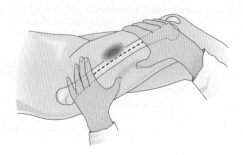

Abb. 2.14 Ventrolaterale Quadrizepsinjektion i. m. in das mittlere, vordere Drittel des M. vastus lateralis. Einstich senkrecht auf das Femur gerichtet. **Cave:** Bein nicht außenrotieren → Gefahr der Gefäßverletzung [L157]

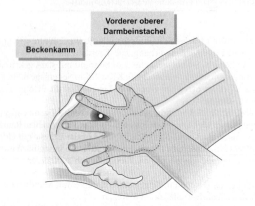

Abb. 2.15 Ventroglutäale Injektion (nach v. Hofstätter). Pat. liegt zur guten Muskelentspannung auf der Seite. Re.: Zeigefinger auf Spina iliaca sup. ant., Mittelfinger auf Crista iliaca legen. Li.: Zeigefinger auf Crista iliaca, Mittelfinger auf Spina iliaca sup. ant. legen. In das so entstehende Dreieck (oberer äußerer Quadrant) 2–3 cm tief senkrecht einstechen. **Cave:** N. ischiadicus, große Gefäße [L157]

2.5 Lumbalpunktion

Indikationen V. a. Meningitis, Enzephalitis, Guillain-Barré-Sy., Subarachnoidalblutung. Entlastung eines nichtobstruktiven Hydrozephalus des FG. Diagn. von neurometab. Erkr., Leukämie, Neuroblastom. Zur Druckmessung.

Kontraindikationen Zentralisation, Schock, erhöhter ICP, Stauungspapille (**cave:** Hirndruck auch ohne Stauungspapille möglich!), Gerinnungsstörung, Hautinfektion im Punktionsgebiet. Falls eine Hirndrucksteigerung nicht ausgeschlossen werden kann, CT/MRT **vor** Punktion!

Material   Hautdesinfektionsmittel, Spinalnadeln 22 G (für Sgl. 3,75 cm lang, für KK 6,25 cm lang u. für SK 8,75 cm lang), sterile Handschuhe, Maske, sterile Tücher, sterile u. unsterile Röhrchen (▶ Tab. 2.2), ggf. EMLA®-Creme u./o. Lidocain-Amp.

Tab. 2.2 Vorbereitung Lumbalpunktion	
Röhrchen	**Untersuchung**
Röhrchen 1 (steril)	Zellzahl, Ausstrich
Röhrchen 2 (steril)	Kultur
Röhrchen 3 (unsteril)	Zucker, Laktat, Proteine
Röhrchen 4 (steril)	Ersatz, falls ein Röhrchen verloren geht o. falls nach der Punktion neue Aspekte Spezialuntersuchungen (z. B. Serologie) erforderlich machen. Im Kühlschrank aufbewahren
Pandy-Glas mit Reagens	Eiweiß qualitativ (3 Tr. Liquor!)

Durchführung
- Augenhintergrund spiegeln (Stauungspapille? Retinale Blutung?), ggf. EMLA® zeitig kleben, ggf. Sedierung, falls Kreislauf stabil.
- Bei Sgl. Punktion in Seitenlage, nahe dem Bettrand mit stark gekrümmten Beinen (Embryohaltung, ▶ Abb. 2.16); KK u. SK in Seitenlage o. im Sitzen (▶ Abb. 2.17). Vom Erreichen einer max. Beugung ist die Erfolgsrate der Punktion abhängig.
- Punktionsstelle L4/L5: Verbindungslinie zwischen beiden Darmbeinkämmen ziehen (entspricht L3/L4) u. einen Interspinalabstand tiefer gehen; Raum mit einem Fingernagel markieren. Mundschutz. Ggf. Lokalanästhesie mit Lidocain 1 %.
- Haut mit sterilen Tupfern u. Desinfektionsmittel von innen nach außen kreisend desinfizieren; 2 × wiederholen; Klebelochtuch applizieren.
- Fingerspitzen der 4. u. 5. Finger auf den Rücken aufsetzen u. damit abstützen.
- Nadel mit beiden Daumen u. Zeigefingern fassen u. mit Mandrin durch die Haut stechen. Schliff parallel zur WS drehen.
- Mit beiden Daumen bis zum Spinalkanal vorschieben. Das Führen der Nadel mit beiden Händen verhindert ein Abweichen von der Mittellinie.
- Stichrichtung bei Sgl. waagerecht, bei älteren Kindern leicht nach kranial in Richtung Bauchnabel.
- Beim Durchstechen spürt man kaum Widerstand (je jünger der Pat., desto weicher Dura u. Bänder), deswegen zwischendurch immer wieder Liquorfluss prüfen durch Entfernen des Mandrins. Millimeterweise vorschieben. Zu forsches Vorschieben führt zu Verletzung des Gefäßplexus an der ventralen Wand des Spinalkanals → blutiger Liquor.
- ! Geduld haben! Es kann bei Sgl. 10 s dauern, bis bei richtiger Lage der Nadel der Liquor fließt. Evtl. Nadel um 180° drehen.
- Liquor in Röhrchen auffangen. Nadel herausziehen u. ggf. restlichen Liquor aus Nadelkonus gewinnen. Punktionsstelle sofort mit sterilem Tupfer komprimieren.

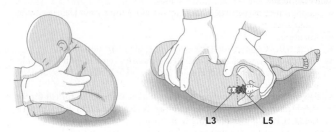

Abb. 2.16 Durchführung der Lumbalpunktion bei einem Säugling [L157]

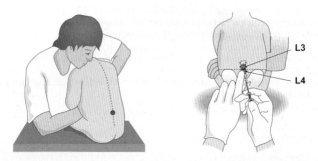

Abb. 2.17 Lumbalpunktion, älteres Kind [L157]

Tipps & Tricks
- **Cave:** Sgl. können während der Punktion bradykard werden. Punktion unter Monitorkontrolle auf Intensivstation durchführen. Bei extrem schlechtem AZ nach Rücksprache auf Punktion verzichten u. nach Stabilisierung nachholen.
- Bei klin. V. a. auf Meningokokkensepsis/Waterhouse-Friderichsen-Sy. (▶ 6.4.13) mit der LP keine Zeit vergeuden. Entscheidend sind Kreislauf- u. Antibiotikather. -unabhängig vom Liquorergebnis!
- Gut vorbereiten, zügig arbeiten, da die stark gekrümmte Position für die Kinder sehr unangenehm u. belastend ist.
- Nie mit Nadel ohne Mandrin punktieren. Sonst gelangen kleine Hautstanzen in Subarachnoidalraum → Gefahr intraspinaler Tumoren; Kunstfehler!
- Der **intraspinale Druck** kann anhand der Tropfgeschwindigkeit abgeschätzt werden. Zur Messung kann eine Niedrigvolumenleitung von Spritzenpumpen verwendet werden. Pat. muss dazu ruhig auf der Seite liegen u. Beugung muss aufgehoben werden. Maßstab bereithalten! Sterilität gewährleisten! Normal = 6–16 cmH$_2$O.

Komplikationen

- Kopfschmerzen (persistierendes Liquorleck) → immer mit kleinster Nadel punktieren.
- Infektion.
- Anstich des Conus medullaris → nie höher als L3/L4 punktieren.
- Anstich des Venenplexus. Nadel stecken lassen u. eine Etage höher punktieren. Kind nach dem Anstechen des Gefäßes nicht hinlegen, sonst ist der gesamte Liquor blutig.
- Falsche Punktionsrichtung. Plötzlicher starker Widerstand spricht für Steckenbleiben der Nadel im Wirbelkörper. Nadel dann bis in die Haut zurückziehen u. in optimierter Stichrichtung erneut vorschieben.
- Einklemmen des Hirnstamms bei Hirndruck → Atemstillstand.

Liquoruntersuchungen durch den Pädiater Die **Zellzahl** im Liquor muss innerhalb 1 h bestimmt werden. Normalwerte (▶ 26.4).

Methode Mikroskopische Liquorzellzahlbestimmung in der Fuchs-Rosenthal-Zählkammer (analog auch Bestimmung der Zellzahl in Urin, Pleurapunktaten etc. möglich!). Zellen können in nativem Material untersucht werden (Nachteil: Erythrozyten können fälschlich als Lymphozyten gezählt werden), nach Lysieren der Erythrozyten mit Eisessig o. nach Anfärbung mit Samson-Lsg. (Nachteil: Zeitaufwand). Die Fuchs-Rosenthal-Zählkammer hat pro 3 µl 4 × 4 Großquadrate bzw. 16 × 16 = 256 Kleinquadrate. Berechnung:

$$(\text{Zellzahl} \times 256) \div (\text{gezählte Kleinquadrate} \times 3)$$

Ggf. Verdünnung durch Eisessig bzw. Samson-Lsg. einrechnen.

Intrathekale Injektion

Indikationen Zytostatikagabe, z. B. MTX.

Methode Lumbalpunktion (▶ 2.5). Wenn Punktionsnadel richtig liegt, d. h. der Liquor fließt, Substanz injizieren. Danach Nadel wie oben beschrieben entfernen.

Gleichzeitig immer Liquor zur Diagn. abnehmen. Peinliche Asepsis!
Korrektes Medikament u. Dosis doppelt prüfen!

Maximale Volumenmenge/d zur intrathekalen Gabe:
1. Lj. 6 ml; 1.–2. Lj. 8 ml; 2.–3. Lj. 10 ml; > 3. Lj. 12 ml.

2.6 Knochenmarkpunktion und -biopsie

Indikationen

- V. a. myeloproliferative Erkr., z. B. Leukämie,
- V. a. aplastische o. hypoplastische KM-Erkr.,
- Nachweis von Metastasen im KM bei Tumorerkr.,
- Nachweis metab. Speichererkr.

Material Skalpell, für Punktion Spezialnadel mit Hemmfuß gegen zu tiefes Eindringen; Yamshidi-Stanznadel für Biopsie; Hautdesinfektionsmittel; Lokalanäs-

thetikum; 20-ml-Spritze zur Aspiration; Objektträger; Uhrglasschälchen; sterile Kittel, Tücher.

Durchführung

- Prämedikation/Sedierung (▶ 22.1.2), ggf. Vollnarkose.
- **Punktionsstelle:** bei Sgl. < 1 Mon. Tibia (▶ Abb. 2.18); sonst Spina iliaca post. (▶ Abb. 2.19) o. ant. Beckenkamm (▶ Abb. 2.20).
- ! Keine Sternalpunktion bei Kindern!
- **Lagerung:**
  - Rückenlage mit gestreckten Beinen bei Tibiapunktion u. Punktion des vorderen Beckenkamms,
  - Bauchlage über einer Rolle bei hinterer Beckenkammpunktion.
- Desinfektion der Punktionsstelle, Infiltrationsanästhesie bis einschl. Periost.
- An Punktionsstelle Stichinzision mit Skalpell durchführen.

Knochenmarkpunktion:

- An der Inzisionsstelle KM-Nadel mit Mandrin einführen.

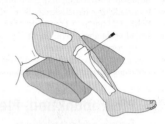

Abb. 2.18 Knochenmarkpunktion beim Säugling L157]

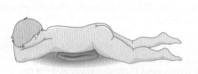

Abb. 2.19 Knochenmarkpunktion beim Kleinkind: hinterer Beckenkamm [L157]

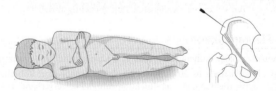

Abb. 2.20 Knochenmarkpunktion beim Kleinkind: vorderer Beckenkamm [L157]

- Sobald Kortikalis erreicht ist (Widerstand), mit Druck u. Drehung noch wenige mm weiter vorschieben; bei nachlassendem Widerstand ist die KM-Höhle erreicht. Die Nadel steckt fest im Knochen.
- Mandrin entfernen, 20-ml-Spritze aufsetzen, aspirieren, dabei Unterdruck in der Spritze langsam steigern, bis Mark in der Spritze erscheint.
- Mark in EDTA-Röhrchen spritzen u. auf Objektträger auftragen bzw. von erfahrenem Helfer ausstreichen lassen.

2

- Punktionsnadel herausziehen, Kompression, dann Druckverband.
- Bei Infiltration des KM (z. B. Leukose) ist eine erfolglose Punktion nicht ungewöhnlich (Punctio sicca). Dann 2. Versuch an anderer Stelle o. KM-Biopsie nötig.

Knochenmarkbiopsie:
- Führungsnadel mit Stilett bis auf die Kortikalis einführen.
- Stilett entnehmen.
- Bohrnadel mit Mandrin in die Führungsnadel einführen.
- Bohrnadel mit Druck durch die Kortikalis in die Markhöhle eindrehen.
- Bohrnadel noch ca. 1 cm in der Markhöhle einführen.
- Nadel leicht abwinkeln, damit Stanzzylinder abbricht u. in der Stanznadel herausgezogen werden kann.
- Nach Entfernen der Nadel Wundversorgung.
- Lagerung des Pat. auf der Punktionsseite für einige Stunden.

2.7 Pleurapunktion, Pleuradrainage und Perikardpunktion

2.7.1 Notfallpleurapunktion

Indikationen Spannungspneumothorax, passager bis zur Anlage einer Drainage.

Material Lochtuch, Hautdesinfektionsmittel, große Plastikverweilkanüle (z. B. 14 G), 10er- u. 20er-Spritzen. 3-Wege-Hahn. Schmerzther./Lokalanästhesie, wenn der Zustand des Pat. dies noch erlaubt.

Durchführung
- Punktionsort 4. ICR vordere Axillarlinie o. 2./3. ICR Medioklavikularlinie.
- Hautfalte anheben, Bajonettstich durch Haut u. Muskulatur.
- Beim Durchstechen der Thoraxwand Hand abstützen, nicht in den Thorax „hineinfallen".
- Sobald Thoraxraum erreicht ist, Nadel zurückziehen u. Plastikschlauch vorschieben.
- 3-Wege-Hahn + Spritze anschließen u. Luft vorsichtig abziehen.

2.7.2 Pleurapunktion

Indikationen Diagn. o. therap. Punktion bei Pleuraerguss, Pleuraempyem.

Material Plastikkanüle 16–20 G, 3-Wege-Hahn, 20-ml-Spritze, Röhrchen, Auffanggefäß, sterile Kleidung, Hautdesinfektionsmittel, Pflasterverband, Lokalanästhetikum, ggf. EMLA®.

Durchführung
- Punktion im Sitzen o. Liegen, Punktionsort 6./7. ICR dorsolateral, vorher ggf. EMLA®-Pflaster.
- Perkussion der Ergussgrenze, möglichst Sono-Kontrolle.
- Nach Desinfektion u. Infiltrationsanästhesie am Oberrand der nach unten begrenzenden Rippe eingehen.
- Spritze auf Punktionskanüle setzen. „Bajonettstich" unter Aspiration (Lage der Nadel nach jeder Schicht etwas verlagern, damit nach Herausziehen kein durchgehender Kanal entsteht).

- Bei Flüssigkeitsaspiration Stahlnadel zurückziehen u. Plastikschlauch vorschieben.
- Plastikschlauch + 3-Wege-Hahn + Spritze an die Kanüle anschließen.
- Über 3-Wege-Hahn wechselweise Flüssigkeit aspirieren u. Spritze über den 3. Anschluss entleeren.
- Nach Entfernen des Plastikschlauchs Pflasterverband anlegen; Lagerung des Pat. auf der punktierten Seite.
- Auskultation, evtl. Rö-Thorax.
- Punktat → Labor (Zellzahl, Bakteriologie, Fette, Proteine, u.a.).

Komplikationen Lokale Blutung, Verletzung von Leber, Milz, Zwerchfell.

2.7.3 Pleuradrainage

Indikationen u. Komplikationen Wie Pleurapunktion.

Material Skalpell, Trokarkatheter 8–16 Ch o. Pigtail-Katheter, stumpfe Schere, Hautdesinfektionsmittel, sterile Kleidung, sterile Tücher, Drainage, Lokalanästhetikum o. Morphin i.v. (▶ 27.2).

Durchführung
- Rückenlage, Arme über den Kopf fixieren, Hautdesinfektion, Abdeckung der Punktionsstelle (Lochtuch).
- **Punktionsstelle:** 2./3. ICR medioklavikular bei Pneumothorax o. 4./5. ICR axillar bei Pleuraerguss.
- Nach Lokalanästhesie (bis zur Pleura!) ± i.v. Analgesie mit Skalpell Haut bis zur Muskulatur schichtweise versetzt durchtrennen, mit Branchen der stumpfen Schere Muskulatur „dehnen" (Bildung eines subkutanen Tunnels), Trokar „kurz" greifen, aufsetzen, unter Abstützung der Hand in den Thoraxraum eingehen.
- ! Nicht in den Thoraxraum „hineinfallen" → Verletzung des Lungengewebes!
- Sobald Trokar im Thoraxraum ist, Trokar entfernen. Katheter noch ca. 2–5 cm vorschieben. Spitze nach ventral u. apikal dirigieren bei Pneumothorax, nach dorsal u. basal bei Pleuraerguss.
- Anschluss an Dauerdrainage (Sog 5–10 cmH$_2$O), Rö-Kontrolle.
- Sicherung durch Naht. Zugentlastung mit Pflaster.

Probleme
- Drainage fördert nicht: Drain liegt falsch (hinter der Lunge, in einer Pleurafalte, subkutan), Drain ist abgeknickt, Drain ist verstopft (Blutkoagel, Pleuraexsudat): Drain drehen, Lage verändern, steril anspülen. Für die längerfristige Drainage eines Ergusses ist ein Silikon-Pigtail-Katheter vorteilhaft, da geringere Tendenz zur Verstopfung.
- Drainage fördert auffällig viel, nicht atemsynchron: Intrapulmonale Lage.

Entfernen der Pleuradrainage Wenn Lunge entfaltet u. Drainage 24 h nicht mehr fördert: 6 h abklemmen, dann Rö-Bild anfertigen. Bei unauffälligem Befund kann Drainage gezogen werden.
- Material: Analgetikum (▶ 27.2), sterile Tupfer, Desinfektionsmittel, Pflaster, Fadenmesser, Steristrips.

- Durchführung:
  - Nach Analgetikagabe u. Desinfektion Faden durchschneiden; Drainage ziehen u. Öffnung komprimieren. Mit Steristrips Öffnung verschließen. Steriler Verband.
  - Drainagespitze ggf. in die Bakteriologie geben.

> **!** Nach Entfernen sorgsame klin. Überwachung, bei Pneumothorax besteht Rezidivgefahr.

2.7.4 Perikardpunktion

Indikationen Pneumoperikard (meist KO des Pneumothorax) als Notfallpunktion; Perikarderguss (diagn. u. therap.).

Material Wie Pleurapunktion; speziell: Kanüle (16–20 G), ggf. Pigtail-Katheter; EKG-Monitoring. Sono.

Durchführung

- Lagerung mit 30° angehobenem Oberkörper, bei Pneumoperikard Flachlagerung.
- Punktionsort li. neben dem Xiphoid, ca. 1 cm kaudal der untersten Rippe (▶ Abb. 2.21).
- Sedierung/Lokalanästhesie, sofern Zustand des Pat. dies zulässt.
- In 45°-Winkel zur Haut mit Richtung li. Schulter Nadel langsam vorschieben unter Aspiration, bis Luft/Flüssigkeit sich entleert. Nadel nicht weiter vorschieben!
- Langsames Entleeren des Perikards; zu schnelles Vorgehen kann myokardiale Funktion beeinträchtigen. Bei chron. Ergüssen auch Einbringen eines Pigtail-Katheters mit Seldinger-Technik zur Dauerableitung möglich.
- Punktat → Labor. Echokardiografie-Kontrolle.

Komplikationen Punktion der Herzkammern, Hämoperikard, Rhythmusstörungen, Pneumothorax.

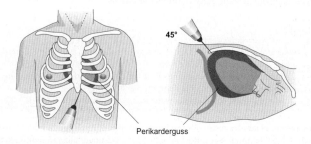

45°

Perikarderguss

Abb. 2.21 **Perikardpunktion** [L157]

2.8 Uringewinnung, Blasenkatheter und Blasenpunktion

2.8.1 Uringewinnung

Indikationen V. a. HWI, V. a. Pyelonephritis, Fieber unklarer Genese.

Grundsätzliches Urinprobe entweder sofort in das Labor transportieren o. direkt Uricult benetzen. Bei signifikanter Keimzahl nach 24 h zur Keimdifferenzierung einschicken. Ggf. Zwischenlagern des frischen Urins im Kühlschrank. Zellzahlbestimmung im frischen Urin mit der Fuchs-Rosenthal-Zählkammer.

Beutelurin bei Säuglingen

Problem Kontamination.

Durchführung
- Äußeres Genitale säubern.
- Selbstklebenden Beutel über der Harnröhrenöffnung anbringen. Entscheidend ist die dichte Verklebung des Unterrands mit dem Damm.
- Beutelinhalt sofort untersuchen (lassen).

Mittelstrahlurin
- Auch bei Sgl. u. KK durch geduldiges Warten auf Spontanmiktion beim entkleideten Kind (Clean-catch-Urin).
- 2-malige Reinigung des äußeren Genitales mit Aqua dest. o. mit Octeniseptgetränkten Tupfern.
- Erste Urinportion verwerfen. 2. Portion in Becher auffangen, verschließen.

2.8.2 Blasenpunktion

Indikationen Genaueste Methode zur Erfassung von HWI. Für Durchführung eines MCU bei Jungen.

Kontraindikationen Gerinnungsstörungen.

Durchführung
- Punktionsort 1–2 cm über der Symphyse in der Mittellinie bei gefüllter Blase (im Zweifelsfall Ultraschallkontrolle).
- Hautdesinfektion mit sterilen Watteträgern u. Hautdesinfektionsmitteln. Achtung! Viele Kinder miktionieren während der Vorbereitungen. Sauberes Gefäß für Mittelstrahlurin bereithalten!
- 2 × von innen nach außen kreisend Punktionsstelle desinfizieren.

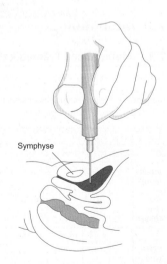

Symphyse

Abb. 2.22 Blasenpunktion [L157]

- Kanüle auf 10-ml-Spritze setzen u. mit geringem Sog mit einem Einstichwinkel von 90° in Bauchhaut einstechen (▶ Abb. 2.22).
- Sobald Urin in der Spritze erscheint, noch ca. 0,5–1 cm weiter vorschieben, Urin aspirieren. Punktionsstelle mit sterilem Tupfer komprimieren.

Komplikationen Punktion des retropubischen Raums bei falschem Einstichwinkel; Verletzung der Blasenschleimhaut mit anschließender Blutung.

2.8.3 Blasenkatheter – Katheterurin

Material Einmalunterlage, Nierenschale, sterile Schale mit sterilen Kompressen, Desinfektionsmittel (nicht schleimhautreizend, z. B. Octenisept), Einmalkatheter o. Magensonden, steriles Auffanggefäß.

Durchführung
- Rückenlage, Einmalunterlage unter das Gesäß schieben, Beine spreizen. Auf die Arbeitshand zwei sterile Handschuhe übereinanderziehen. Gefäß zum Auffangen von Urin.
- Bei Mädchen Spreizen der Labien mit Zeigefinger u. Daumen der li. Hand. Mehrfaches Austupfen der Genitalregion mit desinfektionsmittelgetränkten Tupfern. Letzten Tupfer im Introitus lassen. Ersten sterilen Handschuh ausziehen. Mit Gleitmittel bestrichenen Katheter einführen. Urin auffangen.
- Bei Jungen, falls möglich, Vorhaut mit li. Hand zurückschieben, Glans mit 3 mit Desinfektionsmittel getränkten Tupfern abtupfen. Ersten sterilen Handschuh ausziehen, Penis mit der li. Hand hochhalten u. steriles, anästhesierendes Gleitmittel in die Harnröhrenöffnung geben, einwirken lassen. Katheter einführen, nach Erreichen der Pars pendulans Penis langsam senken u. in Richtung der Körperachse legen, Katheter weiter einführen.

Komplikationen Verletzung der Schleimhaut von Urethra u. Harnblase. Infektion.

2.9 Intubation

2.9.1 Material und Prämedikation

Material Laryngoskop mit geradem Spatel für NG u. Sgl., gebogenem Spatel für größere Kinder, Magill-Zange, Tubus der errechneten Größe (▶ Tab. 2.3) sowie je einen Tubus größer u. kleiner, Einmalabsaugkatheter (ausreichender Größe!), Beatmungsbeutel mit Maske o. Handbeatmungsgerät (z. B. Perivent), O_2-Anschluss, Stethoskop, Pflaster.

Tab. 2.3 Tubusgrößen

Ø	FG	NG	3 Mon.	6 Mon.	1 J.	2 J.	3 J.	5 J.	7 J.	10 J.	14 J.
Innen (mm)	2,0–2,5	3,0–3,5	3,5	3,5	4,0	4,5	5,0	5,5	6,0 + Cuff	6,5 + Cuff
Außen (Char)		14–16		16–18		18–20	22–22	22–24	24–26	26–28	30–32
Länge oral (cm)		8–11	10–12	11–13	12–13	12–14	14–15	15–17	17–19	19–20	20–22

Prämedikation für Intubation   Bei jeder geplanten Intubation, nicht jedoch bei Notfallversorgung mit primärer Intubation. Ideal: Atropin + Sedativum/Analgetikum + Muskelrelaxans (▶ Tab. 2.4). Bei NG u. Sgl. kann meist auf Relaxans verzichtet werden. Anwendung nur dann, wenn Intubation sicher beherrscht wird!

Tab. 2.4 Medikamente für Prämedikation

Medikament	Dosis i. v.	Kommentar	KI/Cave!
Atropin	0,01–0,02 mg/kg KG Min. 0,1 mg Max. 1,0 mg	Prävention von Bradykardie	–
Midazolam	0,1 mg/kg KG	Sedativum; nicht analgetisch	Manifester Schock
Fentanyl	2–5 µg/kg KG	Opiat; analgetisch u. sedierend	Thoraxrigidität bei NG u. Sgl., v. a. bei schneller Gabe; RR ↓
Ketamine	1–4 mg/kg KG	Anästhetikum, bronchialerweiternd	HF ↑, RR ↑, ICP ↑; Sekretproduktion ↑
Etomidate	0,15–0,3 mg/kg KG = 0,075–0,15 ml/kg KG	Kurzhypnotikum (2–3 Min.); keine Analgesie	Myoklonien; Injektionsschmerzen
Propofol	1–4 mg/kg KG	Hypnotikum, keine Analgesie	Infektionsschmerz, RR ↓
Vecuronium	0,1–0,2 mg/kg KG	Mittellang wirkendes nichtdepolarisierendes Muskelrelaxans	–

2.9.2 Nasotracheale Intubation

Indikationen   Primäre Intubation bei NG, zur Langzeitbeatmung.

Durchführung
- Venösen Zugang legen.
- Bei nicht nüchternen Kindern Magen entleeren (Magensonde, Absaugen).
- Bei größeren Kindern evtl. gefaltetes Tuch unter den Kopf.
- Falls möglich, Monitor u. Pulsoxymeter anschließen.
- Mit Maske u. O_2 beatmen, bis Kind rosig ist (Präoxygenierung; optimal für > 2 Min., um Stickstoff auszuwaschen). Nase u. Rachen absaugen.
! Keine Maskenbeatmung bei NG mit Mekoniumaspiration o. Zwerchfellhernie!
- Mit Gleitcreme bestrichenen Tubus **senkrecht** in ein Nasenloch vorschieben.
- Laryngoskop mit li. Hand aufnehmen, mit re. Zeigefinger u. Daumen Mund öffnen.
- Spatel des Laryngoskops über den re. Mundwinkel des Kinds einführen, dabei Zunge nach li. abdrängen.
- Spatel mittellinig weiter vorschieben, bis Epiglottis zu sehen ist.
  - Bei geradem Spatel Epiglottis aufladen.
  - Bei gebogenem Spatel in die glossoepiglottische Falte eingehen.
! Nicht am Laryngoskop hebeln, sondern am Griff nach oben ziehen.
  Cave: Verletzung der Zahnleiste bzw. der Zähne!

2

- Mit dem kleinen Finger der li. Hand von außen etwas Druck auf den Kehlkopf geben, der sich dadurch aufrichtet. Oft gelingt es allein durch Variation der Stellung des Kopfs, die Tubusspitze in den Kehlkopfeingang zu dirigieren.
- Bei starker Verschleimung noch einmal kurz (!) absaugen.
- Magill-Zange geschlossen mit der re. Hand am re. Mundwinkel einführen, Tubusende greifen, in Kehlkopfeingang einführen, ggf. von Hilfsperson vorschieben lassen, bis schwarze Markierung gerade noch sichtbar ist.
- Bei richtiger Lage Laryngoskop u. Magill-Zange entfernen. Tubus am Naseneingang festhalten. Einführlänge am Naseneingang ablesen. Beatmungsbeutel anschließen.
- Auskultieren, ob Beatmungsgeräusch über beiden Lungen seitengleich zu hören ist.
- Tubus mit Pflaster fixieren, Rö-Kontrolle. Ggf. Korrektur der Tubuslage.

2.9.3 Orotracheale Intubation

Indikationen Kurzzeitintubation, größere Kinder. Größere Kinder ab Tubusdurchmesser > 4,5 mm zunächst oral intubieren, später evtl. nasal umintubieren. Kinder jünger als 6–8 J. mit Tubus ohne Blockmanschette (= Cuff) intubieren; bei Notfallintubation ggf. Cuff vorteilhaft (▶ 3.1.2).

Durchführung
- Nach Einstellen des Kehlkopfs (s. o.) Einführen des Tubus (evtl. mit Führungsdraht) parallel zum Gaumen durch die Stimmritze (▶ Abb. 2.23).
- Weiter wie oben beschrieben.

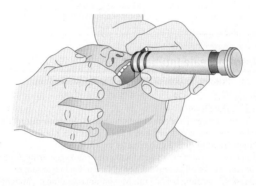

Abb. 2.23 Orotracheale Intubation [L157]

Häufige Fehler beim Intubieren
- Zu starke Extension des Kopfs, bes. bei kleinen Kindern.
- Zu langes Absaugen vor dem Intubieren. Dadurch evtl. Hypoxie.
- Intubation gelingt nicht sofort, wird aber weiter versucht. Kind kann sich dabei massiv verschlechtern. Bei Abfall der Sättigung u./o. Bradykardie zwischendurch Maskenbeatmung u. Reoxygenierung.
- Beim Hebeln mit dem Spatel werden die Zahnleiste bzw. die Zähne beschädigt.

- Tubus wird zu tief geschoben, gelangt dann in re. Hauptbronchus. Atemgeräusch nur re. zu hören. → Beim Intubieren sollte die schwarze Markierung am Tubusende gerade noch sichtbar sein!
- Intubation des Ösophagus. Hauptfehler ist meist die nicht ausreichende Darstellung des Kehlkopfeingangs mit den Stimmritzen. Beobachten, ob der Tubus wirklich im Kehlkopf verschwindet o. nach dorsal abrutscht! Folge: Aufblähen des Magens beim Beatmen, fehlende Rippenbewegungen. Daher genaue Auskultation u. klin. Beobachtung nach Intubation. Nachweis endtidaler CO_2-Exhalation in Kapnografie beweist intratracheale Lage.

Komplikationen Bradykardie, Hypoxie; Erbrechen u. Aspiration. Bradykardie oft Folge der Hypoxie; DD Vagusreiz. Bei Langzeitintubation Drucknekrosen an Nase o. Trachea. Verletzung von Stimmbändern o. Schleimhaut des oberen Respirationstrakts.

2.9.4 Extubation

Voraussetzungen Stabile Herz-Kreislauf-Verhältnisse; Relaxierung u. Sedierung ausreichend lange abgesetzt; O_2-Gehalt in der Inspirationsluft nicht über 40 %, vorheriges Abtrainieren erfolgreich (längere Zeit CPAP, längere Zeit SIMV, PEEP nicht über 4 cmH_2O).

 Vor geplantem Transport trotz klin. guten Zustands nicht extubieren.

Durchführung
- Evtl. Rö-Thorax (Atelektasen? Infiltrate?).
- Periphervenösen Zugang legen bzw. liegen lassen.
- Bei FG vor Extubation Koffein o. Theophyllin als Atemanaleptikum u. zur Prophylaxe von Apnoen. Absaugen des Magens bzw. vorherige Nahrungskarenz.
- Ggf. noch einmal Trachealsekret abnehmen (Bakteriologie).
- Tubus, Magill-Zange, Spatel, Maske, Beatmungsbeutel, Sedativum (▶ 2.9.2) für evtl. Reintubation bereitlegen.
- Absaugen von Schleim aus Nase u. Rachen. Bei Sgl. während des Herausziehens des Tubus mit dem Beatmungsbeutel „blähen", bei größeren Kinder Tubus entblocken, „unter Sog" extubieren.
- Ggf. CPAP, O_2-Zufuhr über Inkubator, Nasenbrille, Maske.
- 10–15 Min. nach der Extubation BGA.
- 4 h Nahrungskarenz; falls Intubation wieder nötig ist, kann diese bei leerem Magen durchgeführt werden. Sgl. für die Zeit der Nahrungskarenz mit ausreichend Flüssigkeit über venösen Zugang versorgen.

Komplikationen Laryngospasmus, Kehlkopfödem mit Heiserkeit, Stridor u. Luftnot.

Therapie Glukokortikoide (▶ 14.4), Inhalation von Epinephrin.

 Kleine FG nicht CPAP bei liegendem Trachealtubus atmen lassen (schnelle Erschöpfung wegen des Totraums). Extubation von SIMV; gleich mit Nasen-CPAP versorgen.

2.10 Monitoring

2.10.1 ZVD-Messung

Indikationen Asphyxie, Schock, schwer zu bilanzierende Flüssigkeitsverluste (z. B. abdominal), dekompensiertes Herzvitium, postop. bes. bei kardiochir. Pat.; Hydrops fetalis.

Durchführung
- Rückenlage, Flachlagerung.
- Mit **elektronischem Druckwandler** bei liegendem zentralvenösem Katheter o. Nabelvenenkatheter u. laufender Infusion. System muss luftfrei sein. Korrekte Position des Druckwandlers sowie 0-Punkt des Manometers festlegen.
- ! Elektronischer Druckwandler gibt ZVD in mmHg an (Umrechnung 1 mmHg = 1,36 cmH$_2$O).
- Mit **Manometer** bei zentralvenösem Katheter Durchführung bei Sgl. u. KK schwierig. Messvorrichtung ausrichten. Re. Vorhof = 0 cm, entspricht ⅔ des Abstands von Wirbelsäule zu Sternum bei liegendem Pat. Manometer wird mit Infusionslsg. gefüllt, dann 3-Wege-Hahn zum Pat. hin öffnen.
- Normalwerte (Spontanatmung): Mitteldruck 3 (1–6) mmHg ≅ 4 (2–8) cmH$_2$O.

Fehlerquellen
- Falsche Ergebnisse durch falsche Lage des Katheters (Rö!) o. Anliegen der Spitze an der Wand bzw. Lichtung der zur Untersuchung benutzten Vene ist zu eng.
- Kaliber des Katheters ist zu klein.
- PEEP-Beatmung erhöht die Werte.
- Falsche Höhe des Druckwandlers.
- Gefahr der Luftembolie bei Manometermethode!

2.10.2 Transkutane pCO$_2$-Messung und Kapnografie

Transkutane pCO$_2$-Messung: nur bei Sgl. anwendbar.
Alternativ bei beatmeten KK u. SK: Endexspirator. CO$_2$-Messung (Kapnografie): anwendbar bei Pat. ohne Ventilations-/Perfusions-Verteilungsstörungen. Nachteil: Erhöhung des Beatmungstotraums.

Indikationen Maschinelle Beatmung, zur Kontrolle nach Extubation.

Durchführung
- Vorheizen der Elektrode, Bespannen der Elektrode, Eichung in 2 Eichgasen u. danach Aufbringen auf die Haut.
- Nach Fixierung der Elektrode u. einer Einlaufzeit von ca. 15 Min. BGA durchführen, um Korrelation zwischen tcpCO$_2$ u. arteriellem pCO$_2$ zu ermitteln.
- Wechsel der Messstelle abhängig von Elektrodenfabrikat u. Temperatur alle 1–2 h, Eichung der Elektrode alle 6 h.
- **Normalbereich:** 35–50 mmHg (Genaueres ▶ 26.1).

Komplikationen Hitzebedingtes Erythem an Messstelle, bes. gefährlich bei verminderter Hautperfusion. Falsch zu hohe tcpCO$_2$-Werte bei stark verminderter Hautperfusion u. metabolischer Azidose.

2.10.3 Pulsoxymetrie

Indikationen O_2-Gabe, Beatmung, Erkr. mit erhöhtem Risiko für Ventilations-, Diffusions- o. Perfusionsstörungen zur Erkennung hypoxischer Zustände, Asthma, CF. Bei Sedierung u. i. v. Analgesie. Nicht anwendbar bei CO-Vergiftung, Mikrozirkulationsstörung u. Schock.

Durchführung Angezeigt wird die O_2-Sättigung des Hb in Prozent. Gemessen wird spektrofotometrisch die Differenz der Lichtabsorption von reduz. u. oxygeniertem Hämoglobin in Abhängigkeit von der arteriellen Pulsation.

* Finger, Zehe, Vorfuß o. Hand des Kinds zwischen Lichtquelle u. Detektor bringen.
* Wenn Gerät pulssynchron anzeigt, Messfühler mit Klebeband fixieren.
* **Normalbereich:** 95–99 %. Bei Werten < 90 % ohne Vorliegen zyanotischer Vitien O_2-Ther. meist sinnvoll.
* Nachteil: Hyperoxische Zustände werden nicht erfasst (O_2-Bindungskurve)! Störung durch Lichtquellen, Bewegung u. ungenügende Perfusion.

2.11 Blutdruckmessung

Indikationen Bei jeder Aufnahmeuntersuchung, postop., vor u. während Bluttransfusionen, während der Behandlung mit kreislaufwirksamen Mitteln. Bei V. a. Vitium cordis (ISTA) an allen Extremitäten.
Normalwerte ▶ Abb. 29.15.

Manschettenbreite Die Manschettenbreite bezieht sich auf die Breite der elastischen Blase! Manschettenbreite soll mind. 25 % größer sein als Durchmesser der Extremität o. ⅔ der Länge des Extremitätenabschnitts sollten durch die Manschette bedeckt sein (▶ Tab. 2.5).

Tab. 2.5 Blutdruckmessung – Manschettenbreiten			
Altersgruppe	**Extremitäten-umfang**	**Extremitäten-durchmesser**	**Manschettenbreite**
Säuglinge	5–7 cm	1,5–2 cm	2,5 cm
Kleinkinder	7,5–10 cm	2–3 cm	3–4 cm
Schulkinder bis 8 J.	12,5–15 cm	4–5 cm	5–6 cm
Schulkinder bis 10 J.	15–20 cm	5–6,5 cm	7–10 cm
Schulkinder ab 10 J.	> 22,5 cm	> 7,5 cm	12 cm

Manuelle Methode Ab 3.–4. Lj. Messen mit Blutdruckmanschette korrekter Breite wie üblich. Falls Korotkow-Töne bis zum völligen Ablassen der Manschette gehört werden, den Wert als diastolischen nehmen, bei dem die Geräusche deutlich leiser werden. Ggf. die Schwierigkeit schriftlich festhalten, z. B. 120/80/0.

Oszillometrische Blutdruckmessung Methode der Wahl bei Sgl. Mikroprozessorgesteuertes Gerät bläst Extremitätenmanschette auf, misst kompressionsbedingte Flussveränderung u. zeigt systolischen, diastolischen u. mittleren Druck sowie Pulsfrequenz an. Messintervalle u. Alarmgrenzen sind einstellbar.

❗ Fehlerquellen
- Bei pathologischen nichtinvasiv gemessenen Blutdruckwerten zunächst Messmethode überprüfen (Manschettenbreite, Messbedingungen).
- Digitale Ergebnisanzeige bei automatischer Messung suggeriert Genauigkeit, die aber bei unkorrekten Messbedingungen (falsche Manschettenbreite, Bewegungsartefakte) nicht erreicht wird.
- Bei Messungen am Oberschenkel muss eine breitere Manschette verwendet werden!

Blutige arterielle Druckmessung Mit elektronischem Druckwandler bei liegendem Arterienkatheter. Vor dem Benutzen Druckkurve auf dem Monitor betrachten. Sie muss zweiphasisch mit erkennbarer Inzisur durch Aortenklappenschluss im abfallenden Schenkel sein.

❗ Fehlerquellen
Luft im System. Katheter liegt an Gefäßwand an. Thrombose. Falsche Nullpunkteichung. Falsche Höhe des Druckwandlers. Weiche Schlauchsysteme (Dämpfung).

2.12 Enterale Sonden

Indikationen
- **Diagnostisch:** Magensondierung, Magensekretgewinnung (Hämatinnachweis bei GIT-Blutungen), Bestimmung des präprandialen „Magenrests" in der Diagn. von Magenentleerungsstörungen. Gewinnung von Duodenalsekret.
- **Therap.:** Magenentleerung nichtnüchterner Kinder vor dringlichen Narkosen (▶ 22.1.2). Offene Sonde, ggf. mit Dauersog, bei Passagestörung (Ileus, Obstruktion, ▶ 13.4.1), Pankreatitis. Magenentleerung, ggf. Spülung nach Toxiningestion (▶ 3.4). Ernährungssonde für passagere Ernährung z. B. bei FG, Stomatitis, akuten Magen-Darm-Erkr. etc. o. zur Dauerernährung, z. B. bei Schluckstörungen, neurol. Erkr., M. Crohn, CF, Glykogenose.

Sondentypen
- **Nasogastrale Sonde:** häufigster Sondentyp, einfache Platzierung, Beeinträchtigung mit liegender Sonde geringer als bei den anderen Formen.
- **Orogastrale Sonde:** nur kurzfristig verwendbar wegen Würgereizes im Rachen, aber geringere Störung der Atmung bei FG.
- **Nasoduodenale o. nasojejunale Sonde:** vorteilhaft bei Magenentleerungsstörungen u. gastroösophagealem Reflux. Nahrungszufuhr über Pumpe (Schwerkraft zu ungenau); Bengmark-Sonde: Spiraliges Ende rutscht bei rez. Erbrechen nicht aus dem Dünndarm heraus.
- ❗ Probleme: Strahlenbelastung bei Lagekontrolle. Bolussondierung kann Dumping-Syndrom verursachen!
- **Perkutan endoskopische Gastrostomie (PEG):** Gastrostomie mit Sonde, die endoskopisch (z. T. in Sedierung) ohne Laparotomie platziert werden kann. **Ind.:** für Langzeitanwendung z. B. bei schweren neurol. Erkr. mit Schluckstörungen, Koma, Ösophaguserkr., M. Crohn, CF o. rez. Erbrechen bzw. durch nasogastrale Sonde begünstigtem gastroösophagealem Reflux. Sondenspitze kann im Magen o. im Duodenum/Jejunum platziert werden. **KO:** Peritonitis,

Perforation des Kolons bei Punktion; lokale Infektion, Einwachsen der Halteplatte bei zu starkem Zug an der Halteplatte („buried bumper"). Verschlechterung einer Refluxösophagitis. **Pflege:** Tgl. Desinfektion der Eintrittsstelle u. Bewegen der Sonde.

Sondenmaterialien u. -kaliber

- **PVC-Sonden:** Bei längerer Liegedauer über 5 d Verhärtung der Sonde durch Verlust des Weichmachers u. Perforationsgefahr → nur für kurzfristige Anwendung o. bei regelmäßigem Wechseln der Sonde.
- **Polyurethan- (PUR) u. Silikonkautschuksonden:** als Dauersonden auch über Mon. elastisch. **Problem:** Weichheit der Sonden erschwert Aspiration von Sekret u. Sondenlegen, ggf. mitgelieferten Stahlmandrin verwenden. Weiche Sonden werden häufiger erbrochen.
- **Durchmesser:** Für Ernährungszwecke mit flüssigen Nahrungen geringsten Sondendurchmesser, durch den die Nahrung gerade noch fließt, verwenden, für Spülzwecke das größtmögliche Kaliber.

Durchführung

- **Material:** Sonde, Gleitmittel, Pflaster, Spritze, Handschuhe, pH-Papier.
- Bei nasaler Applikation Nasenanästhesie (z. B. Xylocain-Gel), bei oraler Lage Rachenanästhesie. Vorsicht: Bei intensiver Rachenanästhesie sind Fehllagen der Sonde schwieriger zu erfassen, die Kooperation durch Schlucken ist erschwert.
- Bei Sgl. u. KK liegende Position, bei kooperativen älteren Pat. im Sitzen. Abmessen der Sondenlänge (Entfernung Nase – Ohr plus Entfernung Ohr – Epigastrium) o. nach der Formel: $1,2 \times [(\text{Körperlänge} \times 0,252) + 5\,\text{cm}]$ = Distanz zwischen Naseneingang u. unterem Ösophagussphinkter + 20 %. Markierung an der Sonde mit Pflaster o. Fettstift anbringen.
- Einführen der gleitfähig gemachten Sonde waagerecht (parallel zum Unterkiefer) am Boden der Nase entlang durch das engere Nasenloch. Erster Widerstand beim Umbiegen der Sonde an der Rachenhinterwand, zweiter nach weiteren 2–4 cm am Kehlkopfeingang. Ältere Pat. zum Schlucken auffordern, evtl. mit einem Schluck Wasser.
- Kontrolle der Sondenlage durch Aspiration von Magensaft (im Zweifel mit pH-Indikatorpapier prüfen!) o. Insufflation von 5–10 ml Luft u. Auskultation über dem Epigastrium. Duodenale Sonden röntgenologisch kontrollieren (Passage in das Duodenum kann durch Gabe von Metoclopramid 0,1 mg/kg KG u. Rechtsseitenlage beschleunigt werden).

Tipps & Tricks

- Starkes Husten, Luftnot beim Legen der Sonde zeigen Fehllage; Sonde sofort entfernen.
- Bei Schwierigkeit nie gewaltsam vorschieben. Besser: zurückziehen u. erneut schieben. Anderes Nasenloch versuchen, Position des Kopfs verändern (Kopf beugen, Kinn auf die Brust), drehende Bewegung der Sonde beim Vorschieben, andere Sonde.
- Wenn durch die Sonde der Magen entleert werden soll (für Magensaftanalysen u. vor Narkosen), ist Linksseitenlage günstig; zusätzlich Positionsveränderung der Sonde unter Sog.
- Vor **jeder** Sondierung erneute Kontrolle der richtigen Sondenlage!
- Dauersonden mind. 1 ×/d u. nach jeder Medikamentenapplikation ausgiebig mit Wasser o. ungezuckertem Tee durchspülen. Medikamente nur in Saftform o. fein gemörsert applizieren!

> • Nasale Sonden können bei FG u. NG die nasale Spontanatmung behindern. Daher auf das kleinstmögliche Sondenkaliber achten u. bei respir. instabilen Kindern ggf. orale Sondenlage wählen.

Komplikationen Sondenfehllage (Trachea), Infektion, Dumping (Bolussondierung bei duodenaler Fehllage: Schweißausbruch, Tachykardie, Blässe, Hypoglykämie), Perforation, Erbrechen u. Aspiration. Beatmete o. bewusstseinsgetrübte Pat. u. Pat. mit Ösophaguserkr. haben ein erhöhtes Aspirationsrisiko: besondere Sorgfalt bei Sondierung u. Kontrollen der Magenfüllung vor Sondierung. Magenüberfüllung vermeiden!

! Die KO-Rate liegt trotzdem weit niedriger als bei parenteraler Ernährung, insbes. sind lebensbedrohliche KO selten.

2.13 Fototherapie

Durch Bestrahlung mit Licht zerfällt das in der Haut vorhandene indirekte Bili in wasserlösliche Pyrrole. Diese werden unter Umgehung der Glukuronidierung über die Niere ausgeschieden. Vor Beginn der Ther. DD der Hyperbilirubinämie abklären (DD ▶ 4.1.1). Die Ther. kann schwerere Krankheitsbilder wie Sepsis verschleiern.

Indikationen neonatale, indirekte Hyperbilirubinämie z. B. bei Rh-, AB0-Inkompatibilität Ind.-Grenzen (▶ 4.1.1). Vorsicht bei Erhöhung des direkten Bili auf ≥ 1 mg/dl, Bestrahlung führt zu Bronzeverfärbung der Haut.

Durchführung der Fototherapie
• Kind ausgezogen (mit Windel) unter die Lampe legen. Auf Augenschutz achten. In schweren Fällen (Bili-Wert knapp vor der Austauschgrenze) für einige Stunden mit 2 Lampen von li. u. re. bestrahlen. Kind während der Ther. alle 2–3 h drehen.
• Zunächst kontinuierliche Fotother., bis indirektes Bili um 3 mg/dl gesunken ist. Danach intermittierende Ther. (6 h an, 6 h aus). In manchen Kliniken wird von Anfang an intermittierend bestrahlt.
• Fotother. zum Stillen u. Füttern unterbrechen.
• Hinweis: erhöhter Flüssigkeitsverlust. 20 ml/kg KG/d zusätzlich zuführen.

Komplikationen Hyperthermie, Exsikkose v. a. bei FG; dünne Stühle, kleinfleckiges makulopapulöses Exanthem, Retinaschäden bei nicht verdeckten Augen.

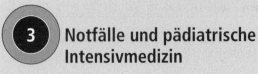

3 Notfälle und pädiatrische Intensivmedizin

Rüdiger Wentzell

3.1 Kardiopulmonale Reanimation

3.1.1 Grundlagen

Häufigstes auslösendes Ereignis im Kindesalter: primäre Atemstörung mit Hypoxie u. sek. Herz-Kreislauf-Stillstand infolge Bradyarrhythmie/Asystolie.

- Schwerpunkt der Reanimationsmaßnahmen muss in der Beseitigung der Atemstörung/Hypoxie liegen.
- Die Ergebnisse der kardiopulmonalen Reanimation im Kindesalter quoad vitam et sanitatem sind ungünstiger, da ein eingetretener Herzstillstand meist auf länger dauernde Hypoxie mit daraus resultierenden Organschäden (insbes. Hirn) hinweist.
- Effektive Reanimationsmaßnahmen erfordern gut koordinierte Teamarbeit, daher ist Simulationstraining eine wichtige Maßnahme, die Algorithmen einzustudieren, um sie in realen Notfallsituationen sicher zu beherrschen.
- Für den pädiatrischen Bereich werden die derzeit ausführlichsten Kurse unter der Bezeichnung EPLS (European Paediatric Life Support) vom ERC (European Resuscitation Council) angeboten (Kurstermine www.erc.edu).

Ursachen des Atem- u. Herzstillstands
- Unfälle (inkl. Ertrinken ▶ 3.6),
- SIDS (▶ 3.8),
- Fremdkörperaspiration (▶ 14.5),
- Infektionen (respir., ZNS),
- angeb. Herzfehler, kardiale Dysrhythmien,
- dekompensierter Schock (▶ 3.2),
- akute intrakranielle Drucksteigerung (Infektion, Blutung, Hirnödem).

Klinik des Atem- u. Herzstillstands
- Bewusstlosigkeit, blass-zyanotisches Hautkolorit,
- keine nachweisbare Atmung (Inspektion, Auskultation),
- Pulse nicht tastbar (A. brachialis, A. carotis), Herztöne nicht auskultierbar,
- kein messbarer RR,
- weite u. lichtstarre Pupillen (bei länger dauernder zerebraler Hypoxie).

Reanimationsmaßnahmen sind im Terminalstadium inkurabler Erkr. nicht sinnvoll. Entscheidung in Absprache mit den Eltern des Kinds treffen u. in der Krankenakte dokumentieren.

3.1.2 Sofortmaßnahmen (Phase I, ABCDE-Schema)

! Frühe Diagnose u. rasches, überlegtes Handeln sind für den Erfolg der Reanimationsmaßnahmen entscheidend.
! Parallel zur Reanimation Ätiologie des Atem- u. Herzstillstands eruieren (dabei Altersabhängigkeit der Ursachen berücksichtigen).

Minimalausstattung eines pädiatrischen Notfallwagens
- Atembeutel verschiedener Größe mit Ventil u. O_2-Schlauch.
- Masken Größe 0–5.
- Mundkeil, Guedel-Tubi Größen 0–4.
- Laryngoskop mit Spateln (gerade, gebogen) Größen 0–3.
- Tubi Größen 2,5–6,5 ohne u. mit Cuff, Größen 6,5–7,5 mit Cuff, Cuff-druckmesser,
- Larynxmasken Größen 1, 1,5, 2, 2,5, 3,
- Führungsstäbe für Trachealtubus verschiedener Größe,
- Flowmeter für O_2-Wandanschluss, O_2-Brillen, O_2-Nasensonden,
- Absaugkatheter u. Magensonden verschiedener Größe,
- Desinfektionsspray, -lsg.,
- Pflaster, Schere, Stauschlauch,
- Venenverweilkanülen verschiedener Größe,
- Kanülen für intraossäre Infusion, vorzugsweise Knochenbohrmaschine EZ-IO mit zugehörigen Nadeln,
- zentrale Venenkatheter (ein-, mehrlumig) 4F, 7F,
- Spritzen, Kanülen verschiedener Größe,
- Infusionsbestecke, -leitungen, Perfusorspritzen, 3-Wege-Hähne,
- NaCl 0,9 % Infusionslsg. 10 ml, 250 ml,
- RR-Manometer mit Manschetten verschiedener Größe,
- Stethoskop, EKG-Elektroden, Maßband, Stoppuhr,
- Sterilgut (Kittel, Lochtuch, Windeln, Handschuhe),
- Notfallmedikamente (▶ Abb. 3.11, dazu Diazepam u. Glukose 40 %),
- Reanimationsbretter unterschiedlicher Größe.

A Atemwege frei machen
Bei Bewusstlosen muskuläre Hypotonie mit Verlegung des Hypopharynx durch Zurückfallen des Unterkiefers u. der Zunge. Beseitigung dieser Obstruktion durch leichtes Zurückkippen des Kopfs u. Anheben des Nackens (Head tilt/Neck lift, ▶ Abb. 3.1). Zusätzlich Anheben des Unterkiefers durch Esmarch-Handgriff (▶ Abb. 3.2). Bei Sekret im Mund-Rachen-Raum absaugen. Bei ausreichender Spontanatmung ggf. Stabilisierung der oberen Atemwege durch Guedel-Tubus geeigneter Größe u. O_2-Gabe über Maske o. Nasensonde.
! Bei Verdacht auf HWS-Verletzung Bewegungen des Kopfs streng vermeiden.

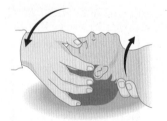

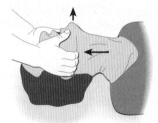

Abb. 3.1 Freimachen der Atemwege [L157]

Abb. 3.2 Esmarch-Handgriff [L106]

> Faustregel: Länge des Guedel-Tubus = Abstand Lippen – Kieferwinkel.

Fremdkörperentfernung: Bei V. a. Obstruktion der Atemwege durch einen Fremdkörper keine „blinde" Extraktion des Fremdkörpers versuchen, da dieser dadurch weiter in die Atemwege verlagert werden kann.
- Wenn klin. stabil: engmaschige Beobachtung, Beruhigung, bei Zyanose O_2-Gabe u. Vorbereitung für bronchoskopische Entfernung des Fremdkörpers.
- Bei Dyspnoe/Stridor: Falls Bewusstsein erhalten, zum Husten auffordern, bei ineffektivem Husten 5 Heimlich-Manöver (▶ Abb. 3.3), bei Sgl. 5 Rückenschläge (▶ Abb. 3.4), Schema ▶ Abb. 3.5.
- Bei Bewusstlosigkeit u. Atemstillstand zunächst 5 Beatmungen. Danach dem Algorithmus der kardiopulmonalen Reanimation folgen. Evtl. Entfernung unter direkter Laryngoskopie versuchen.

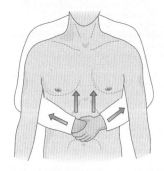

Abb. 3.3 Heimlich-Manöver [L157]

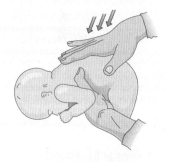

Abb. 3.4 Rückenschläge [L157]

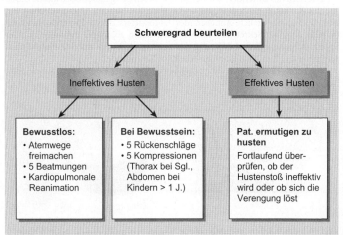

Abb. 3.5 Behandlung einer Fremdkörperverlegung der Atemwege beim Kind [L157/W802]

❗ Bei Kindern < 1 J. Heimlich-Manöver wegen Gefahr der Leberruptur kontraindiziert!

B Beatmung

Falls nach Freimachen der Atemwege keine ausreichende Spontanatmung, unverzüglich mit der künstl. Beatmung beginnen. Je nach Situation u. Ausrüstung stehen folgende Möglichkeiten zur Verfügung:

- Mund-zu-Mund(/-Nase)-Beatmung (▶ Abb. 3.6).
- Beatmung mit Atembeutel u. Maske (▶ Abb. 3.7, ▶ Abb. 3.8). Initial 5 Atemspenden im Abstand von etwa 1,5 s. Beatmung beim unintubierten Pat. mit möglichst geringem Druck u. kleinen Atemzugvolumina, sonst Gefahr der Magenüberblähung.
- Richtige Kopfposition zum Freihalten der Atemwege entscheidend (▶ Abb. 3.6, ▶ Abb. 3.7).
- Adäquates Atemzugvolumen u. effektive Ventilation anhand der beobachteten Thoraxexkursionen u. des Auskultationsbefunds überprüfen. Zu Beatmungsfrequenzen ▶ Tab. 3.1.

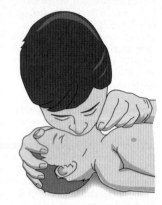

Abb. 3.6 Mund-zu-Mund(/-Nase)-Beatmung [L157/W802]

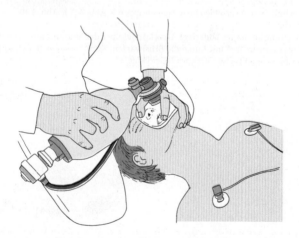

Abb. 3.7 Beatmung mit dem Beatmungsbeutel: Maske mit Daumen u. Zeigefinger über Mund u. Nasenöffnung pressen, Unterkiefer nach vorn ziehen u. mit den restlichen Fingern Kopf in reklinierter Stellung fixieren [L157]

- Mundbeatmung liefert lediglich FiO_2 0,16–0,18, daher möglichst bald Beutel-Masken-Beatmung mit reinem O_2 (selbstaufblähender Beutel mit Nichtrückatmungsventil u. Reservoir).
- Falls unter suffizienter Beatmung keine rasche Erholung einsetzt o. Thoraxkompressionen erforderlich sind, baldmöglichst orotracheale Intubation u. manuelle Ventilation über den Trachealtubus (Technik der Intubation ▶ 2.9).

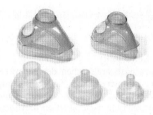

Abb. 3.8 Atemmasken für Kinder [V089]

- Larynxmaske ist guter alternativer Atemwegszugang insbes. bei wenig Intubationerfahrung.
- Gecuffte Tuben sind in der Notfallintubation auch bei Kindern sichere Alternative zu ungecufften Tuben u. bieten u. U. Vorteile, wenn hoher Beatmungsdruck erforderlich. Cuffdruckmesser verwenden (Soll-Bereich 10 bis max. 20 cmH$_2$O)!
- CO_2-Detektor empfehlenswert, um Fehlintubation/Tubusdislokation zu erkennen.
- Hyperventilation auch in der Reanimationsphase unbedingt vermeiden! Normale Thoraxexkursion (wie bei Spontanatmung) anstreben!
- Nach Etablierung eines sicheren Atemwegs keine Unterbrechung der Herzdruckmassage während der Beatmung.

C Circulation

- Falls unter suffizienter Beatmung (möglichst Intubation) keine ausreichende spontane Herzaktion mit adäquater Auswurfleistung (Pulspalpation, Hautperfusion, EKG-Monitor, RR-Messung) nachweisbar, Beginn mit externen Thoraxkompressionen. Richtlinien ▶ Tab. 3.1.
- Technik in den verschiedenen Altersgruppen ▶ Abb. 3.9, ▶ Abb. 3.10, ▶ Abb. 3.11.
- Lagerung auf harter Unterlage. Druckpunkt über der Sternummitte unmittelbar unterhalb der Linie durch die Brustwarzen. Kompressions- u. Relaxationsphase jeweils etwa 50 % des Herzzyklus.

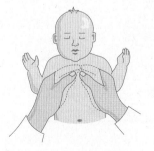

Abb. 3.9 Extrathorakale Thoraxkompressionen, thoraxumfassende Technik [L157]

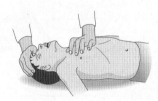

Abb. 3.10 Thoraxkompressionen: Einhandmethode [L157]

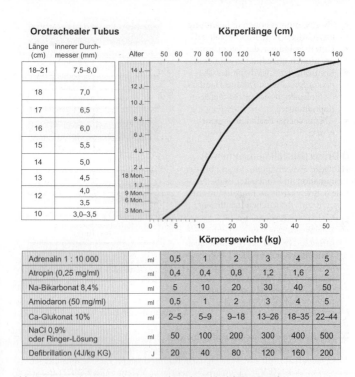

Abb. 3.11 Reanimationsschema (mod. nach Oakley) [L157/F474]

Orotrachealer Tubus

Länge (cm)	innerer Durchmesser (mm)
18–21	7,5–8,0
18	7,0
17	6,5
16	6,0
15	5,5
14	5,0
13	4,5
12	4,0
	3,5
10	3,0–3,5

Adrenalin 1 : 10 000	ml	0,5	1	2	3	4	5
Atropin (0,25 mg/ml)	ml	0,4	0,4	0,8	1,2	1,6	2
Na-Bikarbonat 8,4%	ml	5	10	20	30	40	50
Amiodaron (50 mg/ml)	ml	0,5	1	2	3	4	5
Ca-Glukonat 10%	ml	2–5	5–9	9–18	13–26	18–35	22–44
NaCl 0,9% oder Ringer-Lösung	ml	50	100	200	300	400	500
Defibrillation (4J/kg KG)	J	20	40	80	120	160	200

Tab. 3.1 Richtlinien für Beatmung und Thoraxkompressionen

Altersgruppe	Beatmungsfrequenz	Technik	Thoraxkompressionenfrequenz	Kompressionstiefe	Verhältnis Kompr./Beatm.
NG	30–60/Min.	Thoraxumfassend (2 Finger)	120/Min.	Mind. ⅓ der Thoraxhöhe	3 : 1
Alle Pat. außer NG 1 Helfer	ca. 7/Min.	1 o. 2 Hände je nach Präferenz	100/Min.	Mind. ⅓ der Thoraxhöhe	30 : 2
Kinder bis zur Pubertät außer NG 2 Helfer	ca. 13/Min.	1 o. 2 Hände je nach Präferenz	100/Min.	Mind. ⅓ der Thoraxhöhe	15 : 2
Kinder ab der Pubertät 2 Helfer	ca. 7/Min.	1 o. 2 Hände je nach Präferenz	100/Min.	Mind. ⅓ der Thoraxhöhe	30 : 2

- Thoraxkompressionen u. Beatmung im richtigen Verhältnis (▶ Tab. 3.1).
- Unterbrechungen der Thoraxkompressionen unbedingt minimieren!
- Kontrolle der Effektivität der Thoraxkompressionen anhand Hautfarbe, Pulspalpation, Pulsoxymetrie u. Kapnometrie.
- Ablaufschema Basic Life Support ▶ Abb. 3.12.

D Drugs (Notfallmedikamente)

Häufigste Herzrhythmusstörung bei der Reanimation im Kindesalter ist die Asystolie o. Bradykardie als Endzustand einer respir. u. zirkulatorischen Insuffizienz.

> Vor Applikation von Notfallmedikamenten (▶ Abb. 3.11) suffiziente Ventilation sicherstellen. Tubusfehllage, Pneumothorax, Herzbeuteltamponade, Hypovolämie, Elektrolytstörungen, Hypothermie in Betracht ziehen u. behandeln.

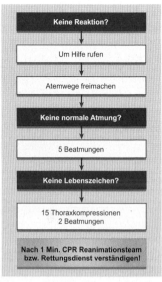

Abb. 3.12 Basic Life Support – Basismaßnahmen beim Kind [L157/W802]

⚡ Applikation von Notfallmedikamenten

- **Gefäßzugang:** Zunächst peripheren Venenzugang versuchen. Falls nicht innerhalb von 2 Min. erfolgreich, für intraossären Zugang entscheiden (▶ 2.1.4)! ZVK (V. jugularis, V. subclavia, V. femoralis; ▶ 2.1.3) erst sek. nach Stabilisierung.
- **Adrenalin:** Medikament der 1. Wahl. Zufuhr intratracheal, i. v., intraossär. Keine gemeinsame Applikation mit $NaHCO_3$ (Inaktivierung). **Initialdosierung** (▶ Abb. 3.11, ▶ Abb. 3.13) u. 1. Wiederholungsdosis 10 µg/kg KG (0,1 ml/kg KG der 1 : 10 verdünnten Lsg.), während laufender Reanimation alle 3–5 Min. wiederholen (▶ Tab. 3.2). Intratracheal nur, wenn kein Gefäßzugang verfügbar: 100 µg/kg KG (1 ml/kg KG der 1 : 10 verdünnten Lsg.).
- **Amiodaron:** Ind.: bei ventrikulärer Tachykardie u. Kammerflimmern (im Kindesalter selten!). Zufuhr i. v., intraossär. Initialdosis 5 mg/kg KG (▶ Abb. 3.11).
- **Magnesium:** Ind.: Torsade-de-pointes-Tachykardie (z. B. bei Long-QT-Sy.) 0,1 ml/kg der 50 % $MgSO_4$-Lsg. (entspricht 0,2 mmol/kg) langsam i. v., ggf. Wdh.
- **Atropin:** selten indiziert, z. B. bei vagusinduzierter Bradykardie. Zufuhr i. v., intratracheal, intraossär. **Initialdosierung** 20 µg/kg KG (▶ Abb. 3.11). Maximaldosis 1–2 mg.
- **Natriumbikarbonat:** Trotz der häufigen Anwendung Effektivität nicht belegt! Allenfalls **nach** erfolgloser 1. Adrenalingabe u. effektiver Oxygenierung u. Perfusion (spontane Herz-Kreislauf-Funktion, suffiziente Thorax

kompressionen), da sonst Hyperkapnie u. Verstärkung der intrazellulären Azidose droht. Zufuhr i. v. o. intraossär. „Blinde" **Initialdosierung** 1 mmol/kg KG (▶ Abb. 3.11) in einer Verdünnung mit Aqua pro injectione 1 : 1, weitere Dosierung nach BGA bei pH < 7,2. Bei höherer Dosis Kontrollen des Serumnatriums u. -kaliums.

- **Kalzium:** restriktive Anwendung (Gefahr der intrazellulären Ca^{2+}-Überladung mit konsekutiver Zellschädigung). Ind.: Hypokalzämie, Hyperkaliämie, Hypermagnesiämie, Intoxikation mit Ca^{2+}-Antagonisten, eingeschränkt bei elektromechanischer Entkopplung (elektrische Herzaktion ohne effektive Zirkulation). Zufuhr langsam i. v. o. intraossär (**cave:** Bradykardie). ED Kalziumglukonat 10 % 0,5 ml/kg KG, 1× Wdh. möglich.

3

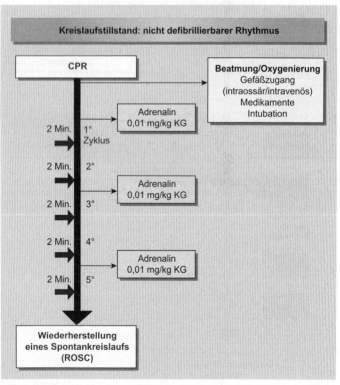

Abb. 3.13 Schema nicht defibrillierbarer Rhythmus [L157/W802]

E Elektrizität = Defibrillation

Indiziert bei defibrillierbaren Rhythmen (▶ Abb. 3.14): Kammerflimmern u. pulslose Kammertachykardie.

Dosierung: initial 4 J/kg KG (▶ Abb. 3.11), danach sofort weitere 2 Min. CPR, dann erneute Beurteilung des Herzrhythmus, ggf. erneute Defibrillation. Nach der 3. u. 5. erfolglosen Defibrillation jeweils Gabe von Adrenalin 10 µg/kg KG u. Amiodaron 5 mg/kg KG.

Technik: Möglichst Klebeelektroden verwenden, Elektroden geeigneter Größe verwenden, Energie einstellen, Defibrillator aufladen, Elektroden über Herzbasis

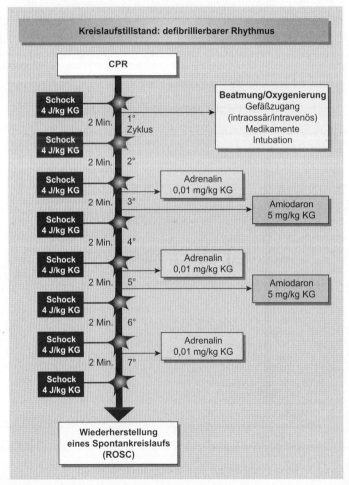

Abb. 3.14 Schema defibrillierbarer Rhythmus [L157/W802]

Tab. 3.2 Medikamentenperfusoren

Medikament	Übliche Dosis µg/kg KG/Min.	ml/kg KG ad 48 ml 5 % Glukose	Infusions- geschwindigkeit
Adrenalin (1 mg/ml)	0,1–1(–5)	0,144	2 ml/h = 0,1 µg/ kg KG/Min.
Noradrenalin (1 mg/ml)	0,1–1(–5)	0,144	2 ml/h = 0,1 µg/ kg KG/Min.
Dopamin (10 mg/ml)	2–20	1,44	2 ml/h = 10 µg/ kg KG/Min.
Dobutamin (5 mg/ml)[1]	5–20	1,44	2 ml/h = 5 µg/ kg KG/Min.

[1] **Cave:** Auch andere Konzentrationen im Handel! Verwechslungsgefahr!

3

(re. parasternal unter der Klavikula) u. über der Herzspitze (5. ICR vordere Axillarlinie) fest andrücken, Kontakt von Hilfspersonen mit dem Pat. unterbrechen, Auslösen der Defibrillation, ggf. Fortsetzung der Reanimation.

Wenn kein Kammerflimmern/-flattern vorliegt, stets synchron defibrillieren (kardiovertieren), Dosis dann 0,5–1 J/kg KG, stets mit adäquater Sedierung!

3.1.3 Erweiterte Reanimationsmaßnahmen

Ziel: Prävention hypoxisch-ischämischer Organschäden nach kardiopulmonaler Reanimation. Sicherung eines ausreichenden O_2-Transports in die Gewebe (▶ Abb. 3.15).

Diagnostik
- Sorgfältige klin. Untersuchung.
- Thoraxaufnahme: Tubus-, Katheterlage, pulmonaler Ausgangsbefund (Risiko eines ARDS).
- Labor: art. Blutgase, Serum-E'lyte, harnpflichtige Substanzen, Serumeiweiß, großes BB, Thrombos, Gerinnung inkl. D-Dimere (Verbrauchskoagulopathie?), BZ; Laktat sofort u. nach 1–2 h als Maß für Gewebshypoxie. Evtl. Protein S100 6 h nach Ereignis als Marker für zerebrale Gewebsschädigung. Weitere Diagn. nach vermuteter Grundkrankheit.
- EKG (z. B. Herzrhythmusstörungen?).
- Echokardiografie (Kontraktilität? Füllungszustand der Herzkammern?).

Maßnahmen
- ZVK für ZVD-Messung u. Katecholamininfusion (▶ 2.10.1).
- Arterienkanüle (▶ 2.2.2): kontinuierlich RR-Überwachung, BGA. Bei art. Hypotension u. Hypovolämie (Klinik, ZVD) Volumengabe (10–20 ml/kg KG Ringer-Lsg. oder 5–10 ml/kg KG Humanalbumin 5 % o. Gelatine/Hydroxyäthylstärke); bei Normovolämie kontinuierliche Adrenalininfusion 0,1–1 µg/kg KG/Min. (▶ 3.2, ▶ Tab. 3.2).

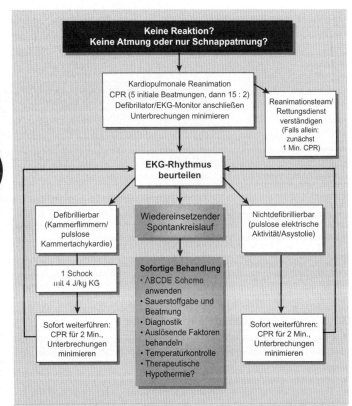

**Keine Reaktion?
Keine Atmung oder nur Schnappatmung?**

Kardiopulmonale Reanimation
CPR (5 initiale Beatmungen, dann 15 : 2)
Defibrillator/EKG-Monitor anschließen
Unterbrechungen minimieren

Reanimationsteam/
Rettungsdienst
verständigen
(Falls allein:
zunächst
1 Min. CPR)

**EKG-Rhythmus
beurteilen**

Defibrillierbar
(Kammerflimmern/
pulslose
Kammertachykardie)

Wiedereinsetzender
Spontankreislauf

Nichtdefibrillierbar
(pulslose elektrische
Aktivität/Asystolie)

1 Schock
mit 4 J/kg KG

Sofort weiterführen:
CPR für 2 Min.,
Unterbrechungen
minimieren

Sofortige Behandlung
• ABCDE Schema
  anwenden
• Sauerstoffgabe und
  Beatmung
• Diagnostik
• Auslösende Faktoren
  behandeln
• Temperaturkontrolle
• Therapeutische
  Hypothermie?

Sofort weiterführen:
CPR für 2 Min.,
Unterbrechungen
minimieren

Während der CPR:
• Hochqualifizierte CPR sicherstellen:
  Frequenz, Tiefe, Entlastung
• Handlungen planen vor CPR-Unterbrechung
• Sauerstoff geben
• Atemwegsmanagement; Kapnografie
  in Erwägung ziehen
• Herzdruckmassage ohne Unterbrechung,
  wenn Atemwege gesichert
• Gefäßzugang: intravenös, intraossär
• Adrenalin alle 3–5 Min. injizieren
• Reversible Ursachen behandeln

Reversible Ursachen:
• **H**ypoxie
• **H**ypovolämie
• **H**ypo-/Hyperkaliämie/
  metabolische Störungen
• **H**ypothermie

• **H**erzbeuteltamponade
• **I**ntoxikationen
• **T**hromboembolie
• **S**pannungspneumothorax

Abb. 3.15 Ablaufschema erweiterte lebensrettende Maßnahmen [L157/W802]

- Blasenkatheter: Überwachung der Diurese (Ziel: > 1 ml/kg KG/h); nach neueren Metaanalysen Dopamin in „Nierendosis" (2–4 µg/kg KG/Min.) nicht mehr empfohlen (nicht nachgewiesene Wirkung, inakzeptable NW).
- Überwachung der Körpertemperatur. Ziel: Normothermie. Bei Hypothermie < 32 °C Wärmezufuhr (▶ 3.5.2), Hyperthermie unbedingt vermeiden.
- Magensonde legen.
- Beatmung anpassen (▶ 3.9). Richtwerte: S_aO_2 > 90 %, p_aO_2 100–120 mmHg, p_aCO_2 35–45 mmHg. Hypoxie, Hyperkapnie u. stärkere Hypokapnie strikt vermeiden, Messung des endtidalen CO_2 (etCO_2) sinnvoll. (▶ 3.1.4).
- Flüssigkeitsbilanz: adäquate Flüssigkeitszufuhr je nach Grundkrankheit, ZVD, Diurese, BZ, Serum-E'lyten (cave: SIADH, ▶ 10.6.2).
- Transfusion bei Hkt < 30 % (ausreichende O_2-Transportkapazität).
- Behandlung der Grundkrankheit, bei primären o. sek. Herzrhythmusstörungen antiarrhythmische Therapie (▶ 7.10).

3.1.4 Neurointensivpflege nach Reanimation

Ziel: Prävention bzw. Minimierung einer hypoxisch-ischämischen Enzephalopathie u. eines zytotoxischen Hirnödems nach Herz-Kreislauf-Stillstand.

Diagnostik u. Überwachung ▶ 3.1.3, zusätzlich:
- Kompletter neurol. Status, Glasgow Coma Scale (▶ 3.3).
- Schädel-CT bei V. a. Hirnödem o. zerebrale Grundkrankheit.
- Ggf. Implantation einer intrakraniellen Drucksonde bei erhöhtem ICP.
- EEG: Allgemeinveränderungen, Nulllinien-EEG, Krampfpotenziale?
- Ggf. kontinuierliche Überwachung mit amplitudenintegriertem EEG (aEEG).

Maßnahmen ▶ 3.1.3, zusätzlich:
- Hypothermiebehandlung bei Kindern > Sgl.-Alter (32–34 °C für 24–72 h) wahrscheinlich sinnvoll (aktuelle Studien laufen), Hypothermie (33–34 °C für 72 h) bei mittelschwerer bis schwerer Asphyxie bei reifen NG Standardtherapie.
- ! Beachte: langsame Wiedererwärmung mit 0,25–0,5 °C/h.
- Hyperthermie u. -glykämie unbedingt vermeiden, verschlechtert neurol. Outcome!
- Lagerung: 30°-Oberkörperhochlagerung, Kopf in Mittelstellung.
- Normoventilation (p_aCO_2 um 35–45 mmHg) ist bes. wichtig. Hyperkapnie u. Hypoxie steigern die Hirnperfusion u. das Risiko des Hirnödems. Beatmung mit höherer Frequenz, niedrigem Atemzugvolumen u. möglichst geringem PEEP.
- ! Hyperventilation (p_aCO_2 < 35 mmHg) wegen Risiko der zerebralen Hypoperfusion nicht mehr empfehlenswert (**Ausnahme:** drohende obere o. untere Einklemmung; ▶ 12.6).
- Zerebraler Perfusionsdruck (art. Mitteldruck minus ICP) > 50 mmHg → großzügige Ind. für Katecholamine (Adrenalin, Noradrenalin; ▶ Tab. 3.2).
- Flüssigkeitsrestriktion auf 800–1.200 ml/m² KOF (entsprechend 70–80 % des Erhaltungsbedarfs) als Halb-E'lyt-Lsg. mit 5 % Glukose, Modifikation anhand von Serum-E'lyten, BZ, Diurese u. ZVD (cave: SIADH, ▶ 10.6.2).
- Osmodiuretika (Mannit 20 %) 0,25 g/kg KG über ca. 5 Min bei drohender Einklemmung, Wdh. alle 2–4 h nach Bedarf, solange Serumosmolarität < 320 mosmol/l.

- Serum-Mg im oberen Normalbereich halten (physiologischer Ca-Antagonist).
- Minimal handling, großzügige Ind. für Sedativa (Midazolam, Thiopental) u. Analgetika (Fentanyl). Pflegerische Maßnahmen (z. B. tracheales Absaugen) unter Sedativaschutz.
- Bei Krampfanfällen antikonvulsive Ther. (Phenobarbital, Phenytoin; ▶ 12.3).
- Hyperthermie u. -glykämie unbedingt vermeiden, verschlechtert neurol. Outcome!
- Neue therap. Prinzipien wie Ca^{2+}-Antagonisten, Allopurinol, Superoxiddismutase befinden sich noch im experimentellen Stadium. Weitere Maßnahmen (wie Glukokortikoide, hochdosierte Barbiturate) sind umstritten, bei SHT (▶ 12.6) noch weit verbreitet.

3.1.5 Komplikationen der Reanimation

- Bei Maskenbeatmung Überblähung des Magens mit Zwerchfellhochstand u. Atembehinderung → geringe Beatmungsdrücke, Magensonde.
- Aspiration von Mageninhalt mit Aspirationspneumonie o. ARDS (Mendelson-Sy.) → Magen rechtzeitig absaugen, keine abdominale Kompression.
- Pulmonales Barotrauma bei zu hohem Beatmungsdruck.
- Rippenfrakturen (im Kindesalter eher selten).
- Verletzung von Leber u. Milz durch Thoraxkompressionen bei Kompression des unteren Sternumdrittels.
- Hypoxisch-ischämische Enzephalopathie: zytotoxisches Hirnödem, dissoziierter Hirntod, apallisches Syndrom.

3.1.6 Beendigung von Reanimationsmaßnahmen

Indikationen Abbruch der Reanimationsbemühungen bei:
- Zeichen des zerebralen Kreislaufstillstands (weite, lichtstarre Pupillen, Bewusstlosigkeit, fehlende Spontanmotorik u. -atmung) > 30 Min. nach suffizienter Reanimation. **Ausnahme** bei Hypothermie (Ertrinkungsunfall!), Intoxikationen u. Hyperkaliämie, hier keine Zeitgrenze für Reanimation.
- Therapieresistente Asystolie (**Ausnahme:** Hypothermie, Hyperkaliämie).

Kriterien des Hirntods
Nachweis des irreversiblen Ausfalls der integrativen Groß- u. Stammhirnfunktion. Zwei qualifizierte Ärzte, die nicht an Entnahme o. Transplantation beteiligt sein dürfen, müssen die Diagnose nach einer ausreichend langen Beobachtungszeit unabhängig voneinander stellen u. adäquat dokumentieren (Vordrucke der Bundesärztekammer).
Voraussetzung: akute primäre o. sek. Hirnschädigung. Ausschluss von behandelbarer Grundkrankheit, Koma bei metab., endokriner o. entzündl. Erkr., primärer Hypothermie, Wirkung dämpfender Medikamente u. Intoxikationen.
Klinik: Koma, Pupillen mittelweit bis weit u. lichtstarr, erloschene Hirnstammreflexe (okulozephaler, Korneal-, Pharyngeal- u. Trachealreflex, Reaktion auf Schmerzreize im Trigeminusbereich), Atemstillstand.
Prüfung des Atemstillstands (Apnoetest): Beatmung mit 100 % O_2. Reduktion des Ventilationsvolumens auf ¼ bis CO_2-Anstieg > 60 mmHg. Nach Dekonnektion vom Respirator tritt unter O_2-Insufflation in den Tubus keine Spontanatmung auf. Dokumentation über BGA.

Nachweis der Irreversibilität der klinischen Ausfallsymptome

- **Beobachtungszeitraum:** supratentorielle Hirnschädigung: 72 h bei NG, 24 h bei Kindern ≤ 2 J., 12 h bei Kindern > 2 J. u. Erw., bei sek. supratentorieller Hirnschädigung 72 h bei NG u. Kindern > 2 J. u. Erw., 24 h bei Kinder < 2 J. Bei Kindern > 2 J. u. Erw. kann apparative Zusatzdiagn. die Beobachtungszeit ersetzen. Bei infratentorieller Hirnschädigung apparative Zusatzdiagn. (s. u.) obligat.
- **Apparative Zusatzdiagn.** (bei NG nach 72 h, bei Sgl. u. Kindern < 2 J. nicht zwingend erforderlich):
  - **Nulllinien-EEG:** über mind. 30 Min. u. mind. 8 Kanäle, Empfindlichkeit 2 µV/mm. Nach 24 h wiederholen.
  - **Erloschene akustische o. somatosensorisch evozierte Potenziale** (nicht bei infratentorieller Schädigung).
  - **Zerebraler Zirkulationsstillstand:** zerebrale Perfusionsszintigrafie (nur bei zweiter Untersuchung) o. transkranielle Doppler-Sono (bei 1. u. 2. Untersuchung).

Organspende
Bei evtl. Möglichkeit einer Organspende frühzeitig Kontakt aufnehmen zur Organisationszentrale der DSO, Tel. unter http://www.dso.de/infocenter/krankenhaeuser/spendermeldung.html

3.2 Schock und zirkulatorische Insuffizienz

3.2.1 Grundlagen

Inadäquate Gewebsperfusion u. kritische Verminderung des systemischen O_2-Angebots. O_2-Transportkapazität: ($HZV \times CaO_2$; $CaO_2 = Hb \times 1{,}36 \times S_aO_2$).

Schockstadien
Kompensierter Schock: Aufrechterhaltung vitaler Organfunktionen durch Umverteilung des HZV (Kreislaufzentralisation), RR noch normal (deshalb oft verkannt).
Dekompensierter Schock: Organischämie, gestörte Zellfunktion, Organdysfunktion, zunehmende Laktatazidose.
Irreversibler Schock: Versagen der Kompensationsmechanismen, irreparabler Funktionsverlust essenzieller Organsysteme, insbes. des Myokards (späte kardiogene Schockphase).

3.2.2 Klinik, Differenzialdiagnosen und allgemeines Management

Klinik
- Haut: kühl, marmoriert, blass-zyanotisch, Turgor bei Dehydratationsschock vermindert, Kapillarfüllung > 2–3 s (**Ausnahme:** hyperdynamer septischer Schock, bei Kindern selten).
- Angst, Unruhe, Apathie als Zeichen der zerebralen Hypoperfusion.
- Tachykardie, kleine Pulsamplitude.
- Tachypnoe, Azidoseatmung.
- RR normal o. erniedrigt.
- Oligo- bis Anurie.

Normaler Blutdruck schließt kompensiertes Schockstadium nicht aus. Blutdruckabfall ist oft Zeichen drohender o. eingetretener Dekompensation.

Diagnostik u. Überwachung
Obligat:
- Klin. Zeichen kontrollieren, insbes. HF, Pulsqualität, Hautperfusion, Atemfrequenz, Bewusstseinslage.
- RR kontrollieren ¼–½-stdl.
! Unblutige Druckmessung (Oszillometrie) ist im Schock oft unzuverlässig.
- Diurese; ggf. Blasenkatheter (▶ 2.8.3); Ziel: > 1 ml/kg KG/h.
- Kreuzblut abnehmen für eventuelle Transfusion bei Blutung.
- Labor: Krea, Serum-E'lyte, BZ, Laktat (wichtiger Parameter der Organhypoperfusion, Verlaufskontrolle!), Gerinnung (inkl. AT III, D-Dimere), CK, CK-MB, Transaminasen, Bili, Lipase, großes BB, Thrombos, CRP, Procalcitonin.
- Art. BGA (Hypoxämie, metab. Azidose) u. Pulsoxymetrie.
- Verlaufskontrolle von Hkt, Serum-E'lyten u. BGA je nach Schwere des Schocks 2–4-stdl.
- Mikrobiologie (Blut-, Liquor-, Urinkultur) bei V.a. septischen Schock.
- Thoraxaufnahme bei V.a. Schocklunge, kardiogenen Schock o. Pneumothorax.
- EKG bei kardialen Dysrhythmien.
- Echokardiografie, insbes. bei kardiogenem Schock o. V.a. Perikardtamponade.
- Zentral/periphere Temperaturdifferenz.

Fakultativ bei schweren Verläufen:
- blutige art. Druckmessung,
- ZVD ≅ Füllungsdruck des RV (Verlauf bzw. Reaktion auf Volumengabe wichtiger als Absolutwert),
- Swan-Ganz-Katheter (in ausgewählten Fällen) zur Messung des Pulmonalarteriendrucks u. des pulmonalkapillären „Wedge"-Drucks ≅ Füllungsdruck des LV,
- HZV mittels Thermodilutionskatheter o. echokardiografisch,
- gemischt-venöse O$_2$-Sättigung (ggf. kontinuierlich).

Allgemeine Therapie Unverzügliches Handeln vermeidet weitere Dekompensation u. entscheidet über die Prognose. Therapieziel ist adäquates HZV u. Optimierung der Gewebeperfusion.
- Sicherung der Vitalfunktionen (ABCDE-Regel ▶ 3.1).
- O$_2$-Zufuhr zur Vermeidung einer Hypoxämie, großzügige Ind. zur Beatmung bei manifestem Schock (Reduktion des O$_2$-Verbrauchs; **cave:** rasche respir. Dekompensation im Schock durch Ermüdung der Atemmuskulatur).
- Möglichst großlumiger venöser Zugang zunächst peripher, bei ausgeprägter Symptomatik möglichst bald ZVK für ZVD, gemischt-venöse Sättigung u. Katecholamine.
- Hypothermie vermeiden.
- Schocklagerung als Akutmaßnahme (Beine hoch, Kopf tief).
- **Steigerung des Herzschlagvolumens** je nach Schockkategorie (s. u.) durch
  - Steigerung der kardialen Vorlast (Volumengabe) bei Hypovolämie,
  - Steigerung der Kontraktilität (Katecholamine) bei kardiogenem Schock,
  - antiarrhythmische Therapie (▶ 7.10.4),
  - vasokonstriktorische Katecholamine (distributiver Schock).
- **Volumengabe** nach Ausschluss eines kardiogenen Schocks über 10–30 Min.

! Bei gesteigerter Kapillarpermeabilität, z. B. bei septischem Schock u. Verbrennungen, primär keine kolloidalen Lsg. einsetzen.
  - NaCl 0,9 %, Ringer-Acetat (Verteilung im Extrazellularraum). Einzeldosis 20 ml/kg KG.
  - Humanalbumin 5 %, Einzeldosis 10 ml/kg KG, Ind. je nach ursächlichem Krankheitsbild umstritten, Verteilung der Lsg. nur im Intravasalraum.
  - Sonstige kolloidale Lsg. (Gelatine, HAES) im Kindesalter relativ wenig gebräuchlich, Einsatz aber möglich (Allergierisiko, Höchstdosis beachten).
  - Volumentherapie anhand der klin. Schockzeichen steuern. Weitere Volumengabe nach Effekt, Abschätzung der zurückliegenden u. laufenden Verluste. Im Zweifelsfall ZVD-Messung (▶ 2.10.1). Hypervolämie vermeiden.
- **Katecholamine** (ZVK! Kontinuierliche Infusion) i. d. R. erst **nach** Erreichen eines adäquaten Volumenstatus (Klinik, ZVD, ggf. pulmonalkapillärer „Wedge"-Druck) indiziert (Ausnahme: primäre o. sek. myokardiale Dysfunktion, ▶ Tab. 3.2).
  - Adrenalin: α-, β-Agonist, indiziert bei distributivem u. kardiogenem Schock; Dosis 0,1–1(–5) µg/kg KG/Min.
  - Dobutamin: β₁-Agonist, indiziert als inotrope Substanz bei kardialem Pumpversagen (NW: Tachykardie, Vasodilatation, Verstärkung eines Ventilations-Perfusions-Missverhältnisses); Dosis 5–20 µg/kg KG/Min.
  - Noradrenalin: α- > β-Agonist, bei distributivem, insbes. bei hyperdynamem Schock; Dosis 0,1–1(–5) µg/kg KG/Min.
  - Dopamin: dosisabhängig α-, β- u. dopaminerger Agonist, Dosis 5–20 µg/ kg KG/Min, Einsatz wird zunehmend kritisch gesehen.
- Hkt > 30 %, ggf. Transfusion (▶ 17.5).
- Korrektur metab. Störungen, z. B. metab. Azidose (pH < 7,20, ▶ 9.6.1), E'lyt-Imbalancen (Hypokalzämie [▶ 9.4.1], Hypophosphatämie, Hypomagnesiämie [▶ 9.5.1], Hyper- u. Hypokaliämie; [▶ 9.3]).
- Ther. der Grundkrankheit.
- Behandlung von Gerinnungsstörungen (DIC; ▶ 3.10, ▶ 17.4.1).
- Behandlung des ANV (evtl. Furosemid, Mannitol; ▶ 8.7.1).
- Frühzeitige parenterale u. enterale Ernährung zur Vermeidung eines Katabolismus, evtl. Glukosezufuhr unter gleichzeitiger Insulingabe.

Komplikationen
- Schocklunge (ARDS; ▶ 4.5.1).
- Schocknieren (ANV; ▶ 8.7.1).
- Schockleber: Ikterus, Transaminasenanstieg, Produktionskoagulopathie.
- Gastrointestinale Störungen: Blutung, Perforation, paralytischer Ileus, Pankreatitis.
- Ischämische Enzephalopathie.
- DIC (▶ 3.10).
- Multiorganversagen.

Ätiologie u. Differenzialdiagnosen ▶ Tab. 3.3.

Tab. 3.3 Ätiologie und Differenzialdiagnosen des Schocks

Schockform	Ursache	Ätiologie
Hypovolämischer Schock	Wasser- u. E'lyt-Verluste	Erbrechen, Diarrhö, intestinale Obstruktion (Ileus), Verbrennungen, Hitzschlag, Pankreatitis, lang dauernde Laparotomie, renal-tubuläre Schädigung, Diab. insipidus, AGS mit Salzverlust
	Blutungen	Trauma, OP, gastrointestinale Blutung
	Plasmaverluste	Verbrennungen, nephrotisches Syndrom, Sepsis, intestinale Obstruktion, Peritonitis
Distributiver Schock	Sepsis (Frühphase)	B-Streptokokken-, Meningokokkensepsis
	Anaphylaxie	Medikamente, Insektenstiche
	Neurogener Schock	SHT, Rückenmarkstrauma
	Medikamententoxizität	Barbiturate, Antihypertensiva
Kardiogener Schock	Angeb. Herzfehler	Hypoplastisches Linksherz, dekompensierte kritische ISTA o. Aortenstenose
	Ischämische Myokarderkr.	Hypoxie, Kawasaki-Sy.
	Arrhythmien	(Supra-)ventrikuläre Tachykardie, AV-Block
	Trauma (auch Kardiochirurgie)	Contusio cordis, Ventrikulotomie, Kardioplegie
	Myokarditis, Kardiomyopathie	Virale Infektionen, metab. Kardiomyopathien
	Medikamententoxizität	Barbiturate, Phenytoin
Obstruktiver Schock	Perikardtamponade	Hämatoperikard, entzündl. o. postop. Perikarderguss
	Spannungspneumothorax	Trauma, Beatmungskomplikationen

3.2.3 Hypovolämischer Schock

Definition Reduktion des zirkulierenden Volumens durch Verlust von Blut, Plasma o. extrazellulärer Flüssigkeit nach außen o. in Körperhöhlen („third space") mit der Folge einer verminderten kardialen Vorlast (ZVD, LA-Druck) u. konsekutiver Verringerung des HZV (▶ 3.2.2). Häufigste Schockform im Kindesalter.

Therapie Allgemeine Therapie (▶ 3.2.2).
- Volumentherapie initial als NaCl 0,9 % o. Ringer-Acetat 20 ml/kg KG über 5–30 Min. je nach Schweregrad der klin. Symptomatik, ggf. 1(–2) × wiederholen unter Kontrolle der klin. Zeichen (HF, RR, Hautperfusion, Diurese).
- Bei schweren Schockformen o. Hypoproteinämie (kolloidosmotischer Druck < 12 mmHg, Plasmaeiweiß < 30 g/l) Humanalbumin 5 % 10 ml/kg KG, ggf. 1(–2) × wiederholen, auch Gelatine- o. Hydroxyethylstärke-Lsg. können bei pädiatrischen Pat. verwendet werden.

- Darüber hinaus notwendige Volumentherapie erfordert ZVD-Messung (Normalwert 3–5 mmHg) u. Suche nach komplizierenden Faktoren (Hypoxie, E'lyt- u. a. metab. Störung, kardiale Dysfunktion?).
- Bei hohem ZVD ohne Besserung der Kreislaufsituation Katecholamine (▶ 3.2.2, ▶ Tab. 3.2).
! Beatmungsabhängige Fluktuationen des RR u. RR-Anstieg auf Leberdruck deuten auf noch bestehenden Volumenmangel hin.
- Transfusion von EK u. FFP bei hämorrhagischem Schock nach geschätztem Blutverlust, klin. Symptomatik u. Hkt (Ziel: > 30 %).
! Bei akuter Blutung Hkt zunächst noch normal.
- Bei Dehydratation weitere Volumentherapie nach geschätztem Flüssigkeitsdefizit u. laufenden Verlusten sowie klin. Befund inkl. Diurese (▶ 9.2).

3.2.4 Septischer Schock

3

Pathogenese Bakt. Exo- u. Endotoxine u. sek. endogene Mediatoren (Eicosanoide, Zytokine) führen zu einer Fehlverteilung des zirkulierenden Volumens über eine generalisierte Vasodilatation o. die Eröffnung peripherer Kreislaufshunts mit der Folge einer relativen Hypovolämie u. inadäquaten Gewebsperfusion. HZV kann zunächst noch gesteigert sein (hyperdyname Phase, „warmer" Schock). Zusätzlicher Verlust intravasaler Flüssigkeit durch gesteigerte Gefäßpermeabilität. Nach Abfall des HZV einsetzende Kompensationsmechanismen verursachen über eine Vasokonstriktion die Phase des „kalten Schocks" (kardiogene Phase) mit eingeschränkter myokardialer Kontraktilität, vermindertem HZV u. schlechter Prognose.

> ❗ **Cave**
> - DIC u. Multiorganversagen sind häufige KO bei septischem Schock.
> - Altersabh. Erregerspektrum der Sepsis: Bei NG B-Streptokokken u. E. coli (▶ 6.4.7), bei KK u. SK Pneumokokken, Haemophilus influenzae, Streptokokken, Staphylokokken u. Neisserien (▶ 4.4.2).
> - Höheres Sepsisrisiko bei Immundefizienz, unter immunsuppressiver Ther. u. nach Splenektomie bzw. bei Asplenie.
> - Sonderformen: Waterhouse-Friderichsen-Syndrom, Toxic-Shock-Syndrom.

Klinik
Kompensierter Schock (oft zunächst verkannt):
- Rekapillarisierungszeit verlängert (> 2 s), wichtiges klin. Zeichen!
- Evtl. Hautblutungen.
- Fieber, Schüttelfrost.
- Tachykardie.
- $P_{syst.}$ normal/erhöht, $P_{diast.}$ erniedrigt.
- Tachypnoe, Azidose-Atmung.
- Verwirrtheit, gelegentlich Halluzinationen.
- Leichte Laktatazidose, Hypoxämie u. Hypokapnie.
Dekompensierter Schock:
- kalte, blasse Haut, stark verzögerte Kapillarfüllung,
- Tachykardie, fadenförmiger Puls,
- Atemdepression,

- Hypothermie,
- art. Hypotension, Blutdruckamplitude erniedrigt,
- Oligurie,
- Lethargie, Koma,
- metab.-respir. Azidose, schwere Hyperlaktatämie.

Diagnostik u. Überwachung
- Blutkultur, ggf. Abstriche von Hautläsionen.
! Lumbalpunktion im Akutstadium riskant u. für adäquate Therapie nicht erforderlich!
! Beginn einer antibiotischen Behandlung bei septischem Schock nicht wegen einer noch ausstehenden Lumbalpunktion verzögern.

Therapie
- Aggressive u. rasche Kreislauftherapie ist der wichtigste Schlüssel zum Erfolg!
- Wegen der generalisierten Vasodilatation u. Volumenverluste in den Extravasalraum hohe Volumenzufuhr erforderlich: Bolus von 20 ml/kg KG NaCl 0,9 % so rasch wie möglich, wiederholen bis zu 60 ml/kg KG je nach klin. Wirkung. Weitere Volumentherapie nach ZVD (▶ 3.2.3), Diurese, Laktat.
- Beginn einer Katecholamintherapie mit Adrenalin 0,1–0,3 µg/kg KG/Min. bereits über peripheren Zugang! (▶ 3.2.2, ▶ Tab. 3.2).
- Intubation u. Beatmung möglichst erst nach Kreislaufstabilisierung; Prämedikation zur Vermeidung eines weiteren Blutdruckabfalls am besten ausschließlich mit Ketamin 2 mg/kg KG i. v.
- Breite u. hoch dosierte Antibiotikatherapie entsprechend dem erwarteten Erregerspektrum (▶ 6.3.1; ▶ 27.4), Anpassung nach Eingang der mikrobiologischen Befunde.
- Azidoseausgleich bei pH < 7,20 (▶ 9.6.1).
- Substitution bei Hypokalzämie u. Hypophosphatämie (häufig).
- Kortikosteroide sinnvoll bei volumenrefraktärem Schock, aber nur in niedriger Dosis zum Ausgleich einer relativen Nebennierenrindeninsuffizienz, z. B. Hydrocortison 3–4 mg/kg/d in 3–4 ED o. als Dauerinfusion.
- Prophylaxe u. Behandlung der Verbrauchskoagulopathie (▶ 3.10, vgl. ▶ 17.4.1).
- Bei Purpura fulminans Protein C (Ceprotin®) erwägen, initial 80–100 E/kg KG, Erhaltung 10 E/kg KG/h, Ther.-Dauer nach Klinik.
- Bei unzureichender Kreislaufstabilisierung weitere differenzierte Ther. unter invasivem Monitoring, z. B. Milrinon, Noradrenalin, ggf. ECMO.

3.2.5 Anaphylaktischer Schock

Definition Akut lebensbedrohliche allergische Reaktion, meist IgE-vermittelt. Mastzelldegranulation mit Freisetzung endogener Mediatoren (u. a. Histamin, Eicosanoide), die relaxierend (Blutgefäße) o. konstringierend (Bronchialmuskulatur, Darm) auf glatte Muskulatur wirken u. zu massiver Extravasation von Flüssigkeit (bis zu 40 % des zirkulierenden Volumens) führen.

Ätiologie
- Insektenstiche (v. a. Biene u. Wespe).
- Medikamente: Penicilline, Cephalosporine, Sulfonamide, Tetrazykline, Lokalanästhetika, Antiarrhythmika, Rö-Kontrastmittel, monoklonale AK.
- Hyposensibilisierungslösungen.
- Blutderivate.

- Nahrungsmittelallergene.
- Inhalationsallergene.

Klinik
- Haut: Pruritus, Urtikaria, Angioödem.
- Lunge u. Atemwege: inspir. Stridor (Larynxödem), exspir. Stridor u. verlängertes Exspirium (Bronchospasmus), schwerste Dyspnoe u. Zyanose, RGs (Lungenödem).
- Herz-Kreislauf: Tachykardie, Arrhythmien, schwere Hypotension, Herzstillstand.
- GIT: Erbrechen, abdominale Koliken, Diarrhö.

⚡ Akutmaßnahmen
- Antigenzufuhr unterbrechen: I. v. Zufuhr sofort unterbrechen, Kanüle u. Schlauchsystem leeren; bei Insektenstich o. Hyposensibilisierungszwischenfall Einstichstelle mit Adrenalin 1 : 10.000 (ca. 0,2 ml/kg KG) unterspritzen.
- Bei Herz-Kreislauf-Stillstand Reanimationsmaßnahmen (▶ 3.1).
- O_2-Gabe über Maske o. Nasensonde.
- Bei Larynxödem o. respir. Insuffizienz frühzeitige Intubation.
- Adrenalin 10 µg/kg KG (= 0,1 ml/10 kg KG der unverdünnten Lsg.) i. m. Im Anschluss an Bolus Adrenalin-Dauerinfusion mit 0,01–0,1(–0,5) µg/kg KG/Min. (▶ Tab. 3.2).
- Volumen: 20 ml/kg KG NaCl 0,9 % über 10 Min., bei Bedarf 1–2 × wiederholen. Weitere Volumentherapie (▶ 3.2.3).
- Glukokortikoide, z. B. Prednisolon 10 mg/kg KG.
- Antihistaminika (langsam!) i. v. **Cave:** RR-Abfall bei schneller Injektion.
- H_1-Blocker: Clemastin 0,025–0,05 mg/kg KG, Dimetinden 0,1 mg/kg KG.
- Salbutamol inhalativ 2,5–5 mg, ggf. auch wiederholt.
- Bei anhaltender bronchialer Obstruktion ggf. zusätzlich β_2-Sympathomimetika i. v., z. B. Reproterol 1 µg/kg/Min. über 10 Min.
- ! Intravenöse Kalziumgabe obsolet. Häufiger Fehler: Verzögerung der Adrenalintherapie, Glukokortikoide als erste Maßnahme (wirken erst nach 15–30 Min.).

Postakute Therapie
- Allergologische Abklärung; falls möglich, Hyposensibilisierung.
- Bei nicht vermeidbarem Antigen (Insektenstiche): Notfallausrüstung (▶ 15.1.5).

3.2.6 Kardiogener Schock

Definition Vermindertes HZV durch primäres Pumpversagen bei strukturellen Herzerkr., primär entzündl. o. nichtentzündl. Myokarderkr., nach Herz-OPs o. tachy- bzw. bradykarden Herzrhythmusstörungen. Sek. verminderte myokardiale Kontraktilität im dekompensierten Stadium aller anderen Schockformen, bei Azidose, Hypothermie, protrahierter Hypoxämie (▶ 3.2.2). Die sympathikotonen Kompensationsmechanismen des Kreislaufschocks führen beim kardiogenen Schock i. d. R. zu Nachlasterhöhung, Steigerung des myokardialen O_2-Verbrauchs bei vermindertem Angebot. Daher rasche Dekompensation beim kardiogenen Schock.

Klinik
- Allgemeine Schockzeichen (▶ 3.2.2).
- Tachykardie o. Bradykardie.
- Auskultationsbefund der kardialen Grundkrankheit.
- Zusätzliche Symptome der Herzinsuffizienz: Hepatomegalie, Ödeme, Halsvenenstauung, Galopprhythmus, Dyspnoe, Orthopnoe, feuchte RGs.

Diagnostik u. Überwachung
- Thoraxaufnahme: Kardiomegalie, passive Hyperämie, Lungenödem.
- EKG: Rhythmus, Hypertrophiezeichen, Erregungsrückbildungsstörungen.
- Echokardiografie: strukturelle Anomalien, Kontraktilität, Füllungszustand der Herzkammern.
- Labor (▶ 3.2.2): zusätzlich CK u. CK-MB, Troponin T o. I.
- ZVD, evtl. pulmonalkapillärer „Wedge"-Druck.
- Blutige art. Druckmessung.

Therapie
- Lagerung mit erhöhtem Oberkörper.
- Volumenexpansion zurückhaltend, unbedingt nach Echokardiografie u. ZVD steuern.
- O_2-Zufuhr, frühzeitige Intubation u. Beatmung mit PEEP, bei pulmonaler Stauung u. Lungenödem Senkung der durch neg. intrapleuralen Druck bei starker Dyspnoe erhöhten linksventrikulären Nachlast; außerdem Reduktion des O_2-Verbrauchs.
- Diuretika: Furosemid 1 mg/kg KG alle 4–6 h.
- Nachlastsenkung: Glyzeroltrinitrat 1–10 μg/kg KG/Min.; Nitroprussidnatrium 0,5–2(–6) μg/kg KG/Min. (**cave:** Zyanidintoxikation). NW: art. Hypotension, verstärktes Ventilations-Perfusions-Missverhältnis mit Hypoxie.
- Phosphodiesteraseinhibitoren, z. B. Milrinon.
- Inotrope Katecholamine (Dobutamin, Adrenalin; ▶ Tab. 3.2): zurückhaltender Einsatz, erhöhen den myokardialen O_2-Verbrauch.
- Antiarrhythmische Ther. bei kardialen Dysrhythmien (▶ 7.10).
- Ausgleich von E'lyt-Imbalancen: Hypo-, Hyperkaliämie, Hypokalzämie, Hypophosphatämie, Hypomagnesiämie.
- Bei Bedarf leichte Sedierung (z. B. Midazolam 0,05–0,2 mg/kg KG/h). **Cave:** negativ inotroper Effekt.
- Ausreichende Kalorienzufuhr bei Flüssigkeitsrestriktion.
- Frühzeitige Verlegung in Spezialzentrum anstreben.

3.3 Koma

Definition
- **Somnolenz:** Schläfrigkeit, jederzeit erweckbar.
- **Stupor:** Reaktion nur auf starke (Schmerz-)Reize.
- **Koma:** keine Reaktion auf externe Reize.

Formen Diab. Koma (Ketoazidose, ▶ 10.1), hypoglykämisches Koma (▶ 11.3), hepatisches Koma (▶ 13.6.1), urämisches Koma (▶ 8.7.1), akute Nebennierenninsuff. (▶ 10.5.3).

Ätiologie (Mnemotechnisches System: AEIOU-TIPS):
- **A**lkoholintoxikation (▶ 3.4).
- **E**pilepsie: intra- u. postiktal (▶ 12.3).

- Insulin: Hypo- u. Hyperglykämie (▶ 11.3, ▶ 10.1).
- Overdose (Medikamenteningestion ▶ 3.4).
- Urämie u.a. metab. Ursachen: hepatische Enzephalopathie, Reye-Sy. u. Reye-ähnliche Sy. bei angeb. Stoffwechselerkr., E'lyt-Imbalancen, akute NNR-Insuff. (▶ 8.7.1, ▶ 9, ▶ 10.5.3, ▶ 11, ▶ 13.6.1).
- Trauma (▶ 12.6) u.a. Ursachen erhöhten intrakraniellen Drucks (▶ 12.8).
- Infektion: Meningitis, Enzephalitis, Sepsis (▶ 6.3).
- Psychiatrische Erkr. (im Kindesalter selten).
- Schock u. Schlaganfall: generalisierte o. regionale zerebrale Ischämie, intrakranielle Blutungen, Sinusvenenthrombose.

Störungen des Säure-Basen-Haushalts bei komatösen Kindern (▶ 9.6).
- **Metab. Azidose:** diab. Ketoazidose, Laktatazidose (primär, sek.), Urämie, Organoazidämien, Intoxikation (Salizylate, Methanol, Äthylenglykol, Kohlenmonoxid, Zyanid, ▶ 3.4).
- **Respir. Azidose:** primäre respir. Insuffizienz, Intoxikation (Sedativa, Organophosphate), Hirnstammläsion, Krampfanfälle.
- **Respir. Alkalose:** Leberversagen, Reye-Sy., Sepsis, Pneumonie.
- **Gemischt (metab. Azidose u. respir. Alkalose):** Salizylatintoxikation, Sepsis, Leberversagen.

⚡ Vorgehen bei Koma
- Überprüfung der Vitalfunktionen. Suffizienz der Atmung (Hypoventilation, Obstruktion), Atmungstyp (▶ Tab. 3.5; Kußmaul-Atmung), HF, periphere Durchblutung, Pulsqualität, RR.
- Sicherung der Vitalfunktionen (ABCDE-Schema ▶ 3.1.2); bei drohender respir. Insuffizienz frühzeitige Intubation.
- Venenzugang für Blutentnahmen (s.u.), Infusion, Medikamente.
- Falls Ätiologie unklar u. BZ-Wert nicht rasch verfügbar, probatorisch 0,25 g/kg KG Glukose i.v.
- Einschätzung der Komatiefe nach der modifizierten Glasgow Coma Scale (▶ Tab. 3.4). Verlaufskontrolle! Augenmotilität (okulozephaler Reflex = Puppenaugenphänomen, kalorische Erregbarkeit = okulovestibulärer Reflex), Kornealreflex, Pupillenweite, Pupillenreaktion auf Licht- u. Schmerzreiz (ziliospinaler Reflex; ▶ Tab. 3.5).
- ! Beeinflussung durch Medikamente beachten: Miosis durch Parasympathomimetika, Sympatholytika, Opiate; Mydriasis durch Parasympatholytika. Bei Anisokorie o. fehlender Lichtreaktion meist strukturelle Läsion mit erhöhtem ICP, Hernierung u. Hirnstammkompression (▶ 12.6).
- Skelettmotilität: Paresen, Dekortikationshaltung (Flexion der oberen, Streckung der unteren Extremitäten) o. Dezerebrierungshaltung (Streckung aller 4 Extremitäten), MER, Bauchhaut-, Babinski-Reflex.
- Meningitische Zeichen, Fieber.
- Hautbefunde: Durchblutung, Turgor, Verletzungen, Blutungen, Zyanose, Ikterus u. Leberhautzeichen, Café-au-Lait-Haut bei Urämie.
- Geruch: Azeton (Coma diabeticum), Foetor hepaticus (Leberkoma), Harngeruch (Coma uraemicum), Alkohol etc.

- Labor: BGA, Berechnung der Anionenlücke
  (Na^+ i. S. - Cl^- i. S. - Plasmabikarbonat); bei Anionenlücke
  > 16 mmol/l Hinweis auf Akkumulation fixer Säuren (metab. Azidose,
  ▶ 9.6), BZ, Serum-E'lyte, Transaminasen, Ammoniak, Laktat, Krea,
  Harnstoff, BB mit Thrombos, Gerinnung.
- Mikrobiologische Untersuchungen bei Infektionsverdacht (Blut, Liquor).
- Toxikologische Untersuchungen (Blut, Urin, Magensaft) bei V. a. Intoxikation (▶ 3.4).
- Trockenblutkarte für Acylcarnitine, AS i. S. u. organische Säuren i. U.
  bei V. a. angeb. Stoffwechselerkr. (▶ 11.1).
- Lumbalpunktion bei V. a. Meningitis/Enzephalitis (vorher möglichst
  Funduskopie).
- Schädel-CT (MRT) bei SHT, V. a. intrakranielle Blutung, ischämischen
  zerebralen Insult, Hydrozephalus, Hirntumor, ICP-Erhöhung bzw.
  Hirnödem anderer Genese u. bei jedem unklaren Befund (bei noch offener Fontanelle Schädelsono).
- Weitere Therapie entsprechend der Ätiologie.

Tab. 3.4 Glasgow Coma Scale, modifiziert nach RITZ et al. Verlaufskontrolle bzw. Entscheidungshilfe für die Therapie (Auswertung s. u.)

Kriterium		Bewertung
Verbale Antwort > 24 Mon.	Verständliche Sprache – volle Orientierung	5
	Unverständliche Sprache – Verwirrtheit	4
	Inadäquate Antworten – Wortsalat	3
	Unverständliche Laute	2
	Keine verbale Äußerung	1
Verbale Antwort < 24 Mon.	Fixiert – erkennt – verfolgt – lacht	5
	Fixiert kurz, inkonstant – erkennt nicht sicher	4
	Zeitweise erweckbar – trinkt/isst nicht mehr – Bedrohreflex neg.	3
	Motorische Unruhe – nicht erweckbar	2
	Keine Antwort auf visuelle, akustische, sensorische Reize	1
Motorische Antwort	Gezieltes Greifen nach Aufforderung	6
	Gezielte Abwehr auf Schmerzreize	5
	Ungezielte Beugebewegung auf Schmerzreize	4
	Ungezielte Armbeugung/Beinstreckung auf Schmerzreize	3
	Streckung aller Extremitäten auf Schmerzreize	2
	Keine motorische Antwort auf Schmerzreize	1

Tab. 3.4 Glasgow Coma Scale, modifiziert nach RITZ et al. Verlaufskontrolle bzw. Entscheidungshilfe für die Therapie (Auswertung s. u.) *(Forts.)*

Kriterium		Bewertung
Augenöffnen	Spontanes Augenöffnen	4
	Augenöffnen auf Zuruf	3
	Augenöffnen auf Schmerzreize	2
	Kein Augenöffnen auf jegliche Reize	1
Okulomotorik	Konjugierte Augenbewegungen – Pupillenreaktion auf Licht bds. erhalten	4
	Konjugierte tonische Augenbewegung bei o. g. Reflexen	3
	Divergenzstellung beider Bulbi bei o. g. Reflexen	2
	Keinerlei Reaktion bei o. g. Reflexen – Pupillenreaktion auf Licht erloschen	1

Auswertung: Maximal 19, minimal 4 Punkte. Bei ≤ 11 Punkten schweres SHT, Indikation zur Intubation u. Beatmung.

Tab. 3.5 Reflexmuster bei Bewusstseinsstörungen

Topografie der Läsion	Bewusst-seinslage	Atemmuster	Motorik	Pupillen	Okuloze-phaler, ok.-vestibulärer Reflex
Thalamus	Stupor	Cheyne-Stokes	Leichte Hypertonie	Eng, reagierend	Gesteigert, vermindert
Mittelhirn	Koma	Hyperventilation	Dekortikationshaltung	Mittelweit, lichtstarr	Fehlt
Pons	Koma	Intermittierende Apnoen	Dezerebrierungshaltung	Stecknadelkopf	Fehlt
Medulla oblongata	Koma	Unregelmäßig, insuffizient	Muskulatur schlaff	Klein, reaktiv	Vorhanden

3.4 Vergiftungen und Ingestionsunfälle

3.4.1 Grundlagen und Symptomatik

Grundlagen
Ingestionsunfälle sind bei Kindern wesentlich häufiger als Intoxikationen, sodass in den meisten Fällen Beratung u. Überwachung ausreicht. **Cave:** Übertherapie! Am meisten betroffen sind Kinder zwischen 6 Mon. u. 3 J., etwas häufiger Jungen. Bei älteren Kindern u. Jugendlichen kaum akzidentelle Vergiftungen, meist mehr o. weniger ernst gemeinte Suizidversuche (▶ 24.2). Neben der reinen Entgiftung auch psychosoziale Probleme angehen!

- **Ingestion:** Einnahme eines potenziell gefährdenden Stoffs.
- **Intoxikation:** Vergiftungserscheinungen durch Aufnahme eines giftigen Stoffs.
- Kriminelle Intoxikationen (versuchte Kindestötung) sind äußerst selten.

Symptomatik

Meist anamnestische Hinweise, gelegentlich muss Verdachtsdiagnose jedoch aus den Symptomen gestellt werden (▶ Tab. 3.6), z. B. bei Einnahme eines Gifts in Abwesenheit der Eltern. Vergiftungssymptome treten i. A. in engem zeitlichem Zusammenhang mit der Aufnahme des Gifts auf. Wenn innerhalb von 4 h nach Ingestion keine Symptome beobachtet werden, ist normalerweise allenfalls eine weitere Beobachtung indiziert, keine präventive Therapie.

Ausnahmen sind einige Giftstoffe, die zu einer **verzögerten Reaktion** führen, o. solche mit **zweiphasigem Verlauf:** chlorierte Kohlenwasserstoffe, Eisen, Schwermetalle (symptomarmes Intervall oft sehr lang, Tage bis Wochen), Äthylenglykol, Methanol, Paracetamol, Paraquat (Schneckenkorn), Knollenblätterpilze, Pfaffenhütchen. Einige Stoffe können aufgrund ihrer physikalischen Eigenschaften zu Sekundärerkr. führen, obwohl sie aufgrund der Substanz eigentlich harmlos sind: z. B. Puderaspiration.

Tab. 3.6 Symptome, die auf eine Intoxikation hinweisen können

Organe	Symptome	Substanz
Augen/ Pupillen	Mydriasis	Atropin, Goldregen, Belladonna (Tollkirsche), Kokain, Sympathomimetika, LSD, CO, evtl. Antihistaminika
	Miosis	Opiate, Barbiturate, Chloralhydrat, Ethanol, Phosphorsäureester (Pflanzenschutzmittel, z. B. E 605), Cholinesterase-Inhibitoren
Haut	Schwitzen	Cholinergika, Schwermetalle, Nikotin
	Trocken, warm	Atropin, Belladonna
	Graues Hautkolorit	Blei
	Zyanose	Barbiturate, Opiate, Methämoglobinämie
	Hellrot/rosa	Zyanid, CO
	Ikterus	Arsen, Knollenblätterpilze
Haare	Alopezie	Blei, Arsen; diffuse Alopezie: Chemotherapeutika, Antimetaboliten
	Ausgestanzte Löcher	Thallium (Rattengift)
Neurologisch	Ataxie	Alkohol, Phenytoin, Antihistaminika, Schwermetalle
	Bewusstseinsstörung, Koma	Barbiturate, Benzodiazepine, Ethanol, Narkotika, Cyanid, CO, Schwermetalle, Insulin, Salizylat
	Krämpfe	Insektizide, Strychnin, Amphetamine, Blei, Theophyllin, Salizylate, Antihistaminika, Phenytoin, Alkohol, trizyklische Antidepressiva
	Parästhesien	CO, Botulinustoxin, Schwermetalle
	Dyskinesie	Metoclopramid, Hydantoin, Neuroleptika

Tab. 3.6 Symptome, die auf eine Intoxikation hinweisen können *(Forts.)*

Organe	Symptome	Substanz
Gastro-intestinal	Übelkeit, Erbrechen, Durchfälle	Eisen, Arsen, Blei, Nikotin, Methanol u. Alkohol, Digitalis; „Lebensmittelvergiftungen"
Kardio-logisch	Bradykardie	Digitalis, β-Blocker, Chinin, Blei, Barbiturate, Opiate
	Tachykardie	Theophyllin, Koffein, β-Mimetika, Amphetamin
	Hypertonie	β-Mimetika, Nikotin, Blei u. Quecksilber
	Hypotonie	Chloralhydrat, Eisen
	Arrhythmien	Digitalis, Theophyllin, trizyklische Antidepressiva, (E'lyte)
Atmung	Atemdepression	Opiate, Barbiturate, Alkohol, Benzodiazepine, CO
	Tachypnoe	Atropin, Amphetamine, Zyanid, Kohlenwasserstoffe
	Kußmaul-Atmung (tiefe Atemzüge)	Salizylat, andere nichtflüchtige Säuren
Vegetativ	Fieber	Atropin, Salizylate, Theophyllin, Alkohol
	Unruhe	Theophyllin u. Koffein

Kurzanamnese

Wichtigste Fragen, die zu dokumentieren sind, auch schon, wenn telefonisch um Rat gefragt wird:

- Uhrzeit des Anrufs bzw. der Vorstellung bzw. Aufnahme.
- Name des Meldenden bzw. Vorstellenden, Tel.-Nummer.
- Alter, Ca.-Gewicht des Kinds.
- Was wurde wahrscheinlich eingenommen?
- Wie viel maximal/minimal?
- Wann ist die Einnahme erfolgt?
- Was ist bisher beobachtet worden?
- Was ist bisher unternommen worden?

 Bei telefonischer Anfrage immer Medikamentenpackung bzw. Haushaltsmittel etc. mitbringen lassen!

3.4.2 Notfalldiagnostik

- Bei reinem Ingestionsunfall außer klin. (einschließlich neurol.) Untersuchung keine Diagn.!
- Bei Intoxikation zusätzlich BB, BZ, BGA, Leberwerte, E'lyte, ggf. Gerinnung, Laktat, alle weiteren Untersuchungen gezielt.
- ! **Besonders wichtig:** Asservierung von Serum, Magensaft, Urin, Stuhl etc. zur toxikologischen Unters.

3.4.3 Vergiftungszentralen (pädiatrisch)

Internetadressen: Aktuelle Adressen-Info etc. unter: www.klinitox.de.

Tab. 3.7 Vergiftungszentralen

Vergiftungszentrale	Telefon
Berlin Giftnotruf	0 30/1 92 40 (kostenpflichtig bei Anruf außerhalb von Berlin u. Brandenburg)
Bonn Zentrum für Kinderheilkunde	02 28/1 92 40
Erfurt Giftinformationszentrum	03 61/73 07 30
Freiburg Universitätskinderklinik	07 61/1 92 40
Göttingen Zentrum für Toxikologie	05 51/1 92 40
Homburg/Saar	0 68 41/1 92 40
Mainz	0 61 31/1 92 40
München TU	0 89/1 92 40
Wien AKH, Vergiftungsinformationszentrale	+431 406 43 43
Zürich Toxikologisches Informationszentrum	+41 44 251 51 51 (innerhalb der Schweiz Notruf 145)

3.4.4 Giftentfernung und Antidota

- Vor der Frage der Giftentfernung immer klären, ob überhaupt Ther. nötig ist. Todesfälle durch Überther. bei vermeintlicher Vergiftung sind nicht allzu selten!
- ! Bei potenziell bedrohlichen Vergiftungen immer Rücksprache mit einer Vergiftungszentrale!

Aktivkohle

Wichtigste Maßnahme zur Verminderung der Giftabsorption! Sehr schnelle Absorption verschiedener Gifte. In vielen Fällen der Giftentfernung durch Erbrechen o. Magenspülung überlegen. Überdosierung nicht möglich, mind. 1 g/kg KG, am besten pulverförmige Kohle mit Wasser aufschwemmen u. dann trinken lassen, ggf. Applikation über Magensonde.

Manchmal auch wiederholte Gabe sinnvoll, v. a. bei Substanzen mit enterohepatischem Kreislauf!

Manche Substanzen binden nicht an Aktivkohle (z. B. Alkohole, Schwermetalle, org. Lösungsmittel)!

Routinemäßige Kombination mit einem Abführmittel gilt als obsolet!

Induziertes Erbrechen

! Nie vergessen, das Erbrochene o. den durch Spülung gewonnenen Mageninhalt zu inspizieren (Tablettenreste, Pflanzenteile etc.) u. für die toxikologische Untersuchung eine Probe aufzuheben!

Ipecacuanha-Sirup hat stark an Bedeutung verloren, da durch anhaltendes Erbrechen die Applikation von Aktivkohle erschwert wird. Sinnvoll nur innerhalb 1 h nach Ingestionsereignis. Bessere Wirkung bei vollem Magen, am besten z. B. Saft, Tee etc. nachtrinken lassen.

- **Dosis:** 9–12 Mon.: 10 ml; 12 Mon.–2 J.: 15 ml, > 2 J. 15–30 ml. Falls nach 20–30 Min. kein Erbrechen einsetzt, kann Dosis 1 × wiederholt werden.
- **Ind.:** im KK-Alter, wenn Aktivkohlegabe nicht möglich, nur falls Giftmenge potenziell gefährlich.
- **KI:** Bewusstlosigkeit bzw. zunehmende Somnolenz; Sgl. < 6 Mon. (evtl. toxisch, keine sichere Wirkung); Verätzung mit Säuren o. Laugen (vergrößert Schaden); schäumende Substanzen wie Spülmittel (erhöht Aspirationsgefahr); Kohlenwasserstoffe (Inhalation!); Krampfanfälle.
- ! Ipecac-Sirup ist feststehende Rezeptur (Rad. ipecac. pulv. 7,0; Glycerini 10,0; Sirupi Sacchari ad 100,0), niemals verwechseln mit Ipecac-Fluidextrakt! Hoch toxisch!

Magenspülung
- Nur bei potenziell lebensbedrohlicher Intoxikation!
- Sinnvoll nur innerhalb 1 h nach Ingestionsereignis!
- Bei bewusstseinsgetrübten Pat. nur nach vorheriger Intubation!
- Schlauchdurchmesser so groß wie möglich, bei Erwachsenen mindestens 9–11 mm, damit festere Nahrungsbestandteile den Schlauch nicht verstopfen (Durchführung ▶ 2.12); Länge: Nasenwurzel bis Sternumspitze plus 10 cm. Zunächst Aspiration des Magensafts, dann Spülung mit 0,9-prozentiger NaCl-Lsg. 5–10 ml/kg KG/Spülgang, zum Schluss Kohlegabe, Bilanz.
- ! **Cave:** Hyperhydratation; sogar mit Todesfolge beschrieben!

Orthograde Darmspülung
Bei lebensbedrohlicher Intoxikation mit nicht an Aktivkohle bindenden Substanzen o. massiven Intoxikationen.
- Zuvor immer Rücksprache mit Vergiftungszentrale!
- Verwendete Lsg.: Polyethylenglykol-E'lyt-Lsg., Dosierung: 9 Mon. bis 5 J: 500 ml/h, 6–12 J: 1.000 ml/h.

Glaubersalz
Früher als Laxans zusätzlich zur Aktivkohle, gilt heute als obsolet, kann Resorption sogar beschleunigen!

Forcierte Diurese
Massive Infusion, gleichzeitig Diuretika. Bei Kindern fast nie indiziert. Gefahr der E'lyt-Entgleisung bzw. Überwässerung.

Dialyse und Hämofiltration, Austauschtransfusion
Nur indiziert in speziellen Fällen, wenn Giftentfernung auf den üblichen Wegen nicht gelingen kann. Substanzen müssen gut dialysierbar, d. h. wasserlöslich sein. Bei Kindern sehr selten indiziert, immer Rücksprache mit der Vergiftungszentrale.

Antidota
Spezifisch wirksame Substanzen, die bei bestimmten Vergiftungen verwendet werden, weil sie entweder das Gift binden (durch Absorption, z. B. Kohle; immunologisch, z. B. Digitalis-AK; durch Komplexbildung, z. B. EDTA bei Schwermetallen) o. eine physiologische o. chemisch definierte Gegenwirkung entfalten.

> Achtung: Bei unsicherer Identifizierung des Gifts, bei Kombinationen etc. u. in allen Zweifelsfällen bei Fachkundigen (Vergiftungszentralen ▶ 3.4.3) Rat einholen!
> Weiterführende Informationen zu einzelnen Substanzen z. B. unter http://www.toxinfo.org/

3.5 Thermische Unfälle

3.5.1 Verbrennungen und Verbrühungen

Der Schweregrad der thermischen Schäden ist abhängig von Temperatur u. Dauer der Einwirkung (▶ Tab. 3.8).

Tab. 3.8 Grade bei Verbrennungen und Verbrühungen

Grad	Klinik	Betroffene Strukturen
I	Erythem, Ödem der Epidermis, lokale Schmerzen	Nur Epidermis betroffen, Heilung ohne Narbe
IIa	Erythem mit Blasenbildung, starke Schmerzempfindlichkeit, Oberfläche rosig-feucht	Ausdehnung in das Korium mit Teilnekrose der Epidermis, Reepithelialisierung von intakten Hautanhangsgebilden ausgehend, heilt meist ohne Narbenbildung
IIb	Wie IIa, jedoch weißlich belegt	Wie IIa, jedoch Abheilung mit Narbenbildung
III	Blass-weiß, keine Blasenbildung, gering o. nicht schmerzhaft	Nekrose von Epidermis u. Korium einschließlich der Hautanhangsgebilde, Heilung durch Epithelwachstum vom Rand her o. durch Deckung mit Hauttransplantaten
IV	Betroffene Areale schwarz, trocken, lederartig, indolent. Verkohlung	Ausdehnung der Nekrosen bis in die Subkutis, Beteiligung der Muskulatur u. anderer tiefer Strukturen

Großflächige zweit- u. höhergradige Verbrennungen führen über eine erhöhte lokale u. generalisierte Kapillarpermeabilität zu einer massiven Flüssigkeitsverschiebung aus dem Intra- in den Extravasalraum → Hypovolämie, Kreislaufschock (▶ 3.2), u. sek. zur Organschädigung (Verbrennungskrankheit mit Hirnödem, ARDS, ANV, Schockleber, DIC, paralytischer Ileus). Zusätzliche Nierenschädigung durch thermische Ery-Schädigung mit Hämolyse u. Hämoglobinurie möglich. Durch die offenen Wundflächen hohes Risiko sek. Infektionen mit Entwicklung einer Sepsis.

Ausdehnung der thermischen Schäden
- Grad-I-Flächen nicht berücksichtigen.
- Abschätzung bei Erw. über die Neunerregel nach Wallace (▶ Abb. 3.16). Modifikation bei Kindern: pro Lebensjahr < 10 J. beim Kopf + 1 % u. bei jeder unteren Extremität − 0,5 %.
- **Weitere Faustregel:** Die Handfläche des Pat. einschließlich der Finger entspricht 1 % der KOF.

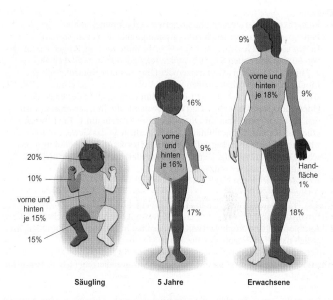

Abb. 3.16 Neunerregel nach Wallace [L106]

⚡ Sofortmaßnahmen

- Verbrannte Haut sofort mit kaltem Wasser kühlen (**cave:** Hypothermie), dann steril abdecken (Metalline, sterile Tücher).
- Venöser Zugang bei Verbrennungen > I. Grads u. > 10 % der KOF, als Alternative an intraossären Zugang denken.
- Volumenzufuhr: 0,9 % NaCl 10–20 ml/kg KG über ¾–1 h, ggf. wiederholen.
- Analgetika, z. B. Piritramid 0,05–0,1 mg/kg KG, Ketamin 1–2 mg/kg KG i. v.
- Intubation bei Dyspnoe, Stridor, Zyanose, Verbrennung im Bereich von Gesicht u. Hals mit Ödem der Atemwegsschleimhaut.
- Stationäre Behandlung absolut indiziert bei Verbrennungen II. Grads > 5–10 % der KOF, III. Grads > 2 % der KOF.
- ! An Begleitverletzungen, Kohlenmonoxidintoxikation u. Rauchvergiftung denken (▶ 3.4).

Diagnostik u. Überwachung

- Respir. Situation (ARDS), ggf. Rö-Thorax.
- Bewusstseinslage: Hirnödem, Verbrennungsenzephalopathie.
- HF, RR, evtl. Arterienkatheter.
- Diurese: Ziel > 1 ml/kg KG/h, ggf. Blasenkatheter.
- ZVD (bei drohendem o. manifestem Schock).
- Labor: BB, Serum-E'lyte, Krea, Serumeiweiß, BZ; Gerinnung (DIC?), Leberwerte.
- Regelmäßige Abstriche von Wundflächen („Keim-Monitoring").
- Möglichst täglich Körpergewicht.

Therapie
- Pflege in spezieller steriler, klimatisierter Verbrennungseinheit.
- Flüssigkeitsersatz **zusätzlich** zum physiologischen Erhaltungsbedarf:
  In den ersten 24 h: 4 ml × kg KG × % verbrannte KOF als Ringer-Laktat, davon 50 % in den ersten 8 h, 50 % in den folgenden 16 h, zusätzlich KCl 1–2 mmol/kg KG/d nach Einsetzen der Diurese unter Kontrolle von K^+.
- ! Modifikation der Anhaltsgrößen für die Volumenther. nach Diurese, RR, HF, ZVD. Frühe Oligurie bedeutet i. d. R. Volumenmangel. In der Phase der Ödemrückresorption (ab 3. Tag) Hypervolämie durch Überinfusion vermeiden, hier manchmal Ind. für Diuretika. Eiweißzufuhr am 1. Tag ist wegen der erhöhten Kapillarpermeabilität u. Eiweißverluste in das Gewebe obsolet. Eiweißsubstitution ab 2. Tag, falls Serumeiweiß < 3 g/dl bzw. kolloidosmotischer Druck < 12 mmHg. Der Erhaltungsbedarf wird z. B. als Drittel-E'lyt-Lsg. mit 5 % Glukosezusatz gegeben.
- Azidoseausgleich mit $NaHCO_3$ bei pH < 7,20.
- Analgesie (▶ 27.2).
- AK-Transfusion erwägen, falls Hkt < 30 % (▶ 17.5.1).
- Ernährung: ab 2./3. Tag parenteral, frühestmöglich hochkalorisch enteral.
- Antibiotika nicht prophylaktisch, sondern bei Infektionsverdacht möglichst gezielt nach den Ergebnissen des Keim-Monitorings.
- ! Tetanusschutz überprüfen, ggf. auffrischen (▶ 6.11.1).

Lokalther.: Wundversorgung mit adäquater Analgosedierung (z. B. Ketamin/Midazolam).
Große Blasen abtragen, kleine Blasen o. solche im Gesicht, an Handtellern u. Fußsohlen intakt lassen. Bei Hautnekrosen primäre o. sek. Abtragung (chir. Konsil!). Enger Kontakt mit Chirurgen wegen der eventuellen Notwendigkeit weiterer chir. Maßnahmen (Escharotomie, Fasziotomie, Débridement, Hauttransplantation). Mehrere Konzepte zur Lokalther. sind üblich:
- Polihexanid-Gel/Fettgaze-Verband.
- Silberkolloidbeschichtete Gaze, darüber kochsalzgetränkte Kompressen.
- Hydrokolloid-Verband.
- Deckung mit synthetischem Hautersatz.
- Im Gesichtsbereich offene Behandlung mit Polyvidon-Jod-Lsg. o. Schaumverband.

Endgültige Abschätzung der Verbrennungstiefe, speziell Unterscheidung oberflächlich/tief-zweitgradig häufig erst am 2. Tag möglich, bei tief-zweitgradiger o. höhergradiger Verbrennung immer chir. Nekrosenabtragung u. Frühtransplantation anstreben!

Verlegung in ein Verbrennungszentrum: Bei Verbrennungen II. o. III. Grads > 10 % bzw. Verbrennungen im Gesicht, Perinealbereich, an Händen, Füßen. Nachweis freier Betten in Verbrennungszentren durch zentrale Anlaufstelle „Schwerverbrannte", Tel. 040/28823998/9, Fax 040/24865647.

3.5.2 Kälteschaden

Lokale Erfrierung
Zellzerstörung durch Kälteeinwirkung, zusätzlich lokale Zirkulationsstörungen (Thrombosen). Bevorzugte Lokalisation: Akren (Hände, Füße, Ohrmuscheln).

Gradeinteilung
- **Leicht:** Haut blass u. teigig, beim Erwärmen Rötung, Ödem, Schmerzen.
- **Mittelschwer:** Blasenbildung, Ödem, starke Schmerzen.
- **Schwer:** zyanotisch, induriert, schmerzlos, Sensibilität aufgehoben.

Therapie
- Lokale Erwärmung durch warmes Bad (max. 35 °C); kann sehr schmerzhaft sein. Wassertemperatur vorher kontrollieren.
- Betroffene Hautpartien steril abdecken.
- Blasen nicht eröffnen.
- Betroffene Extremitäten hochlagern → reduziert Ödeme.
- Analgetika, z. B. Morphin 0,1 mg/kg KG.

Hypothermie

Klinik Schweregrad abhängig von der Kerntemperatur.
- **Leicht** (32–35 °C): blasse Haut, Kältezittern, leichte Ataxie, verwaschene Sprache.
- **Mittel** (28–32 °C): zunehmende Bewusstseinstrübung, Zyanose, Muskelrigor, Atemdepression, Abfall des HZV, Bradyarrhythmien.
- **Schwer** (< 28 °C): Koma, weite u. lichtstarre Pupillen, Atemstillstand, ventrikuläre Dysrhythmien.

Diagnostik u. Überwachung
- EKG: Dysrhythmien, pathognomonische J-Wellen.
- Labor: BGA (**Temperaturkorrektur** erforderlich!), Serum-E'lyte, BZ, harnpflichtige Substanzen, Leberwerte, Amylase, Gerinnung, BB mit Thrombos.
- Diurese (Blasenkatheter).
- ZVD: ZVK möglichst erst legen, wenn Kerntemperatur > 30 °C, um keine Herzrhythmusstörungen zu provozieren.

⚡ Therapie
- Sicherung der Atmung, ggf. Intubation u. Beatmung.
- Hypothermie vermindert CO_2-Produktion, daher geringeres AMV einstellen; Hypokapnie vermeiden.
- Thoraxkompressionen nur bei nachgewiesener Asystolie o. Kammerflimmern.
- Nachweis eines Spontankreislaufs durch Pulspalpation ist oft nicht mehr möglich. Unnötige Manipulationen (z. B. externe Thoraxkompressionen) können Kammerflimmern provozieren. Bei Kerntemperatur < 28 °C sind übliche antifibrillatorische u. antibradykarde Maßnahmen wirkungslos. Reanimation bis zur Wiedererwärmung fortsetzen.
- Volumenzufuhr: 20 ml/kg KG 0,9 % NaCl, um durch Vasodilatation im Zuge der Wiedererwärmung hervorgerufene Hypovolämie abzufangen. Weitere Flüssigkeitszufuhr nach RR, ZVD, Diurese u. Serum-E'lyten steuern (**cave:** Hypokaliämie).
- Glukosezufuhr 0,5 g/kg KG i. v. bei Hypoglykämie.
- Vorsichtiger Azidoseausgleich (Ziel: pH > 7,20).

Wärmezufuhr: Bei Kerntemperatur > 32 °C passive Erwärmung durch warme Decken o. externe Wärmezufuhr (Heizdecke, Wärmestrahler) ausreichend. Bei Kerntemperatur < 32 °C kann die durch externe Wärmezufuhr ausgelöste periphere Vasodilatation infolge der Reperfusion der kalten Peripherie zu einem weiteren Absinken der Kerntemperatur, art. Hypotension u.

lebensbedrohlichen kardialen Dysrhythmien führen. Daher bei schwererer Hypothermie **interne** Wärmezufuhr vorziehen: Atemluft u. Infusionslfg. auf 40–43 °C aufwärmen, Magenspülung mit 40–44 °C warmer NaCl-Lösg., ggf. Peritonealdialyse mit 40–42 °C warmem, K⁺-freiem Dialysat.
Alternative: Verlegung in ein kardiochir. Zentrum zur Aufwärmung mittels extrakorporaler Zirkulation, bes. bei instabilen Kreislaufverhältnissen o. anderen gravierenden KO.

3.6 Ertrinkungsunfall

⚡ Erstversorgung
- Sofortiger Beginn der kardiopulmonalen Reanimation (▶ 3.1.2).
- ! Keine Zeit mit Flüssigkeitsdrainage aus der Lunge verlieren. Zum frühestmöglichen Zeitpunkt verschlucktes Wasser aus dem Magen absaugen, um eine Aspiration zu vermeiden. Reanimationsmaßnahmen immer bis zum Eintreffen in einer Klinik fortsetzen, da die Prognose aufgrund der Hypothermie zunächst nicht abzuschätzen ist.
- Stat. Beobachtung (mind. 24–48 h) immer erforderlich. Einteilung nach dem Bewusstseinszustand bei Klinikaufnahme in 3 Gruppen:
  - I: bewusstseinsklar, kreislaufstabil, Atmung wenig beeinträchtigt.
  - II: somnolent, kreislaufstabil, Atmung wenig beeinträchtigt.
  - III: komatös, evtl. kreislaufinstabil, ausgeprägte respir. Insuffizienz (zentral, pulmonal).

Diagnostik u. Überwachung
- Klin.-neurol. Beurteilung inkl. Glasgow Coma Scale (▶ 3.3),
- (art.) BGA, Pulsoxymetrie,
- Thoraxaufnahme (Ödem, Pneumonie, ARDS),
- Serum-E'lyte, harnpflichtige Substanzen, großes BB, CRP,
- Diurese überwachen (Ziel: > 1–2 ml/kg KG/h),
- Gruppe III (▶ 3.1.3, ▶ 3.1.4).

Weitere Therapie (Gruppen I u. II)   Gruppe III (▶ 3.1.3, ▶ 3.1.4).
- Verlaufsbeobachtung des respir. („sekundäres Ertrinken" durch sich entwickelndes Lungenödem) u. neurol. Zustands.
- Bei Hypoxämie O_2-Gabe über Sonde.
- Beatmungsind.: schwere Dyspnoe, p_aO_2 < 90 mmHg bei FiO_2 > 0,6, p_aCO_2 > 45–50 mmHg, neurol. Zeichen eines erhöhten ICP.
- ! Bei Beatmung aus pulmonaler Ind. (ARDS) hoher Atemwegsmitteldruck sinnvoll (druckgesteuert, lange I-Zeit, hoher PEEP), Surfactantsubstitution erwägen.
- Infusionsther. nach Klinik, ZVD, Serum-E'lyten u. Diurese.
- Bei Oligurie u. Normovolämie Furosemid 1 mg/kg KG i. v.
- Beseitigung einer Hypothermie durch externe Wärmezufuhr (▶ 3.5.2).
- Antibiotika bei V. a. Pneumonie (oft multiresistente „Pfützenkeime" bei Süßwasserunfall).

Komplikationen
- Hypoxisch-ischämische Enzephalopathie (12–27 % der Fälle),
- ARDS 15 % der Fälle, verzögerte Manifestation bis zu 24 h,

- ANV (▶ 8.7.1),
- Hämolyse bei Aspiration großer Süßwassermengen, Hämoglobinurie, Hyperkaliämie,
- Verbrauchskoagulopathie (▶ 3.10),
- bakterielle Superinfektion mit Problemkeimen.

3.7 Elektrounfall

 Meist Einwirkung von Niederspannung (220 V) im Haushalt. Thermische Schäden u. KO durch Einwirkungen auf elektrisch erregbare Gewebe (ZNS, Myokard). Knöcherne Verletzungen durch Muskelkontraktionen o. Sturz.

Klinik
- Strommarken an der Ein- u. Austrittsstelle; bei hohen Stromstärken evtl. tief greifende Gewebsnekrosen mit Myoglobinurie u. ANV (Crush-Niere).
- Kardiale Dysrhythmie (Asystolie, Kammerflimmern), evtl. Auftreten mit Latenzzeit von einigen Stunden.
- ZNS: Bewusstlosigkeit, Krampfanfälle, Atemstillstand, Lähmungen.

Diagnostik u. Überwachung
- Überprüfung der Vitalfunktionen (Atmung, Herzrhythmus, RR),
- neurol. Untersuchung, Ausschluss knöcherner Verletzungen,
- EKG-Monitor (Rhythmus),
- Serum-E'lyte, Troponin T, harnpflichtige Substanzen,
- Muskelenzyme (CK mit Isoenzymen), bei V. a. Rhabdomyolyse,
- Überwachung der Diurese (Ziel: > 1 ml/kg KG/h).

Therapie
- Stromzufuhr unterbrechen (**cave**: Kontakt mit der Stromquelle).
- Sicherung der Vitalfunktionen: ggf. Beatmung, Thoraxkompressionen, Behandlung von Asystolie/Kammerflimmern (▶ 3.1.2), Schockbehandlung (▶ 3.2).
- Lokalther. der Strommarken u. Verbrennungen.
- Tetanusschutz.
- Bei Myoglobinurie forcierte Diurese mit Furosemid 1–2 mg/kg KG alle 6 h.
- Bei tief greifenden Nekrosen Kompartmentsyndrom möglich, Ind. zur Fasziotomie.

3.8 SIDS (und Near-SIDS)

Definition u. Ätiologie SIDS (**plötzlicher Kindstod, Krippentod**): plötzlicher Tod eines Sgl., der aufgrund der Anamnese unerwartet eintrat u. bei dem eine sachgerechte Obduktion keine adäquate Todesursache erbrachte. Inzidenz in Deutschland im Jahr 2009 0,29/1.000 Lebendgeborene, große Variabilität je nach Bundesland, Häufigkeitsmax. im 2.–4. LM, Eintreten im Schlaf, bedeutendste Ursache der postneonatalen Sgl.-Sterblichkeit. Erhöhtes Risiko bei FG, hypotrophen NG, Mehrlingsschwangerschaften, niedrigem sozioökonomischem Status, SIDS bei Geschwistern, Nikotinabusus in der SS, Drogenabhängigkeit der Mutter. Ätiologie des SIDS nicht geklärt. Evtl. Hirnstammdysfunktion mit Störung der zentralen Atemregulation. Oft anamnestisch banale Atemwegsinfekte als auslösender Faktor. Die Bauchlage (einschließlich Seitenlage) ist ein erwiesener Risikofaktor u. muss im 1. Lj. im unbeobachteten Schlaf streng vermieden werden.

Near-SIDS (ALTE = apparent life-threatening event): akuter Zustand mit Apnoe, Zyanose u. Blässe, verändertem Muskeltonus, Bradykardie. Inzidenz etwa 5 % in einer SIDS-Population, 2–3 % in einer Nicht-SIDS-Säuglingspopulation. Nach ALTE SIDS-Risiko etwa 10–40-fach höher.

Differenzialdiagnosen
- Kardiale Dysrhythmien: Long-QT-Syndrom, WPW-Syndrom (▶ 7.10).
- Infektion: Sepsis, Meningitis, RS-Virus, Pertussis.
- Atemwegsobstruktion, z. B. gastroösophagealer Reflux, Infektion, Tracheomalazie, Gefäßring.
- Kindesmisshandlung.
- Akute ZNS-Erkr., z. B. intrakranielle Blutung, Krampfanfall.
- Stoffwechselstörung: Hypoglykämie; Fettsäure-β-Oxidationsdefekt.

Maßnahmen bei SIDS
- Allgemeine Reanimationsmaßnahmen (▶ 3.1).
- Sorgfältige Anamnese u. körperliche Untersuchung zum Ausschluss einer anderen Todesursache.
- Postmortal Ausschluss einer Sepsis (Blutkultur durch Herzpunktion, Lumbalpunktion).
- Postmortale Ganzkörper-Röntgenaufnahme (Verletzungen? Kindesmisshandlung?).
- In jedem Fall Obduktion erforderlich, möglichst mit Zustimmung der Eltern, notfalls als gerichtsmedizinische Obduktion.
- Kriminalisierung der Eltern vermeiden. Psychosoziale Betreuung wichtig (Aufklärung der Eltern über SIDS, Besprechung des Obduktionsergebnisses, nachfolgende Gespräche anbieten, Selbsthilfegruppen).
- Fakultativ Monitorüberwachung von Geschwistern während des 1. Lj., vorher Unterweisung der Familie in lebensrettenden Sofortmaßnahmen.

Maßnahmen bei Near-SIDS
Obligat:
- Stationäre Beobachtung (EKG, Atemmonitor, Pulsoxymetrie), sorgfältige Anamnese u. klin.-neurol. Untersuchung zur Klärung der Relevanz des Ereignisses u. der DD,
- Labordiagn. zum Infektionsausschluss (s. o.),
- EKG, ggf. 24-h-EKG; Echokardiografie,
- BGA (metab. Azidose), Laktatbestimmung.
Fakultativ (je nach Anamnese u. klin. Befund):
- Thoraxaufnahme.
- EEG, Schädelsono.
- Polysomnografie: simultane Registrierung von EKG, EEG, EMG u. Atmung.
- Refluxprüfung (Ösophagus-pH-Metrie, Breischluck, Sono).
- Tracheazielaufnahmen, Bronchoskopie.
- Stoffwechseldiagn. (BZ-Profil, Ausschluss Fettsäure-β-Oxidationsdefekt).
- Bei rekurrierenden Apnoen Einstellung auf Coffeinzitrat (▶ 4.8.2, ▶ 14.4).

- Überwachung mit HF-/Atemmonitor während 1. Lj. Verordnung auf Rezept mit Begründung der Indikation. Wegen der Kostenübernahme Kontakt mit der Krankenkasse aufnehmen. Genaue Unterweisung der Familie in der Bedienung des Geräts u. in lebensrettenden Sofortmaßnahmen.

3.9 Maschinelle Beatmung

3.9.1 Klassifizierung der Beatmungsgeräte

Volumengesteuerter Respirator
Einstellgrößen: Atemzugvolumen, Atemfrequenz, I:E-Verhältnis, inspiratorischer Flow, PEEP. PIP ergibt sich aus der Compliance u. Resistance.
Vorteil: selbstständige Kompensation von Veränderungen der Compliance u. Resistance. Einstellbare Druckbegrenzung wichtig, um Pat. vor zu hohem Beatmungsdruck zu schützen.

Zeitgesteuerter, druckbegrenzter Respirator
Einstellgrößen: Atemfrequenz, I:E-Verhältnis, inspiratorischer Flow, PIP, PEEP. Umschaltung von In- auf Exspiration nach Ablauf der eingestellten Inspirationszeit. Atemzugvolumen ergibt sich aus der Compliance u. Resistance u. ist daher variabel.
Vorteil: Schutz vor zu hohem Spitzendruck.

Druckgesteuerter Respirator
Einstellgrößen: PIP, Atemfrequenz, I:E-Verhältnis, PEEP. Umschaltung von In- auf Exspiration nach Erreichen des eingestellten PIP. Atemzugvolumen ergibt sich aus Compliance u. Resistance u. ist damit variabel.
Vorteil: Schutz vor zu hohem Spitzendruck. Dezelerierendes Flussmuster bei manchen Lungenerkr. (z. B. IRDS, ARDS) von Vorteil.

 Moderne Beatmungsgeräte realisieren eine Kombination der verschiedenen Steuerungsprinzipien, z. B. druck-/zeitgesteuert, druckreguliert-volumenkontrolliert, Volumengarantie, zeitgesteuert-flowbegrenzt-druckbegrenzt etc., zusätzlich Beatmungsmodi zur unterstützten Spontanatmung (Druckunterstützung, proportional-assistierte Beatmung).

3.9.2 Indikationen und Ziele der Beatmung

Indikationen
- Inadäquate alveoläre Ventilation: Erschöpfung der Spontanatmung, Apnoe, $paCO_2 > 55-60\,mmHg$ (Modifikation je nach Altersgruppe u. Grundkrankheit).
- Störungen der Oxygenierung: Hypoxämie bei $FiO_2 > 0{,}6$.
- Sichere Kontrolle der Atmung: Koma, erhöhter intrakranieller Druck, Schock, Kreislaufinsuffizienz.
- Reduktion der Atemarbeit, z. B. bei Herz-Kreislauf-Insuffizienz.

Ziele
- Adäquater (nicht unbedingt normaler) Gasaustausch: pO_2, pCO_2,
- Rekrutierung atelektatischer Lungenbezirke, Optimierung der FRC,
- Reduktion der Atemarbeit.

3.9.3 Beatmungsformen

Kontrollierte Beatmung
Gesamte Atemarbeit wird vom Respirator geleistet.
- Intermittierende Überdruckbeatmung (IPPV): Aufbau eines inspiratorischen Überdrucks in den Atemwegen, passive Exspiration bis zum Atmosphärendruck. Nachteil: Atelektasenbildung.
- Kontinuierliche Überdruckbeatmung (CPPV = IPPV + PEEP); passive Ausatmung bis zum eingestellten PEEP-Niveau beugt Atelektasen vor.
- Synchronisierte Beatmung (S-IPPV o. S-CPPV): Pat. bestimmt Atemfrequenz über Druck- o. Flow-Trigger, Atemarbeit wird vom Respirator geleistet.

Assistierte Beatmung
Respirator unterstützt die Atemarbeit des Pat.
- (S)IMV: Kombination von garantierten maschinellen Atemzügen u. Spontanatmung in der Exspirationsphase des Respirators. Synchronisation über Druck- o. Flow-Trigger („Fensterfunktion").
- Mandatorisches Minutenvolumen (MMV): Respirator springt erst ein, wenn Pat. ein vorgegebenes AMV nicht schafft.

Mechanische Unterstützung der Spontanatmung
Setzt ausreichenden Atemantrieb voraus. Einsatz i. d. R. nur während der Entwöhnung.
- Assistierte Spontanatmung: Spontane Atemzüge werden druck- o. volumenunterstützt.
- CPAP: Pat. leistet die gesamte Atemarbeit. Der kontinuierliche positive Atemwegsdruck sorgt für ein optimales Lungenvolumen, rekrutiert atelektatische Alveolarbezirke u. optimiert dadurch den Gasaustausch u. die Atemarbeit. Nachteil: vermehrte Atemarbeit durch Widerstand u. Totraum im Tubus, daher beim intubierten Pat. kontraindiziert.

Hochfrequenzoszillation
Hochfrequenzbeatmung (HFOV, HFJV): Atemzugvolumina kleiner als anatomischer Totraum, komplexer Gasaustauschmechanismus.
- Vorteil: gute Lungenrekrutierung bei restriktiven Lungenerkr. (RDS), geringere intrapulmonale Druck- u. Volumenschwankungen, damit geringeres Volutrauma.
- Nachteil: problematisch bei starker Sekretbildung, i. d. R. ungünstig bei obstruktiven u. inhomogenen Lungenerkr.
- Steuerung der Oxygenierung über den Atemwegsmitteldruck, der i. d. R. 2–3 cmH_2O höher als unter konventioneller Beatmung gewählt wird. Schrittweise Steigerung des Atemwegsmitteldrucks, bis FiO_2 gesenkt werden kann. Kontrolle dann über Rö-Thorax: re. Zwerchfell in der MCL zwischen 8. u. 9. Rippe.
- Steuerung der CO_2-Elimination über Oszillationsamplitude u. -frequenz. Einstellung abhängig vom Oszillatortyp. Möglichst hohe Frequenz wählen, um Potenzial der Oszillation optimal auszuschöpfen (Standard 10 Hz). Bei Hypokapnie trotz niedriger Amplitude Frequenz erhöhen, bei Hyperkapnie trotz max. Amplitude Frequenz erniedrigen.

Weitere Beatmungsformen

- Biphasischer Atemwegsdruck (BIPAP; Wechsel zwischen zwei CPAP-Niveaus),
- extrakorporale Membranoxygenierung (ECMO),
- extrakorporale CO_2-Entfernung (ECCO$_2$R),
- Beatmung unter Einsatz von inhalativem Stickstoffmonoxid (iNO),
- Beatmung unter Verwendung von Helium-O$_2$-Gemischen zur Reduktion der Strömungswiderstände.

3.9.4 Ersteinstellung, Überwachung und Steuerung der Beatmung

Ersteinstellung

- Modus: bei FG/NG u. beim ARDS druckkontrollierte Beatmung, bei „gesunden" Lungen auch volumenkontrolliert.
- Frequenz: altersabhängig.
- ! Zugvolumen: 5–7 ml/kg KG; wichtiger Parameter. Zu hohes Atemzugvolumen ist Hauptursache für Lungenschäden durch Beatmung.
- I:E-Verhältnis: 1 : 2; kürzere I-Zeit u. längere E-Zeit bei obstruktiver Atemwegserkr., ggf. inverses I:E-Verhältnis beim ARDS.
- FiO$_2$ 1,0: Beurteilung von Hautfarbe u. transkutaner O$_2$-Sättigung.
- PEEP: 5 cmH$_2$O; höher, falls nötig (restriktive Lungenerkr., niedrige funktionelle Residualkapazität) u. hämodynamisch toleriert.
- Korrekte Einstellung der Alarmgrenzen, v. a. für den Spitzendruck u. das AMV überprüfen.

Überwachung der Ventilation durch p_aCO_2

- Ersatzindizes: kapillärer pCO_2, endexspiratorischer pCO_2 (**cave:** bei „kranken" Lungen schlechte Korrelation), transkutaner pCO_2 (bei FG u. NG), zentralvenöser pCO_2.
- Bei Hyperkapnie Erhöhung der Atemfrequenz, nur in 2. Linie des PIP, evtl. Reduktion des PEEP.
- Bei Hypokapnie umgekehrte Änderung der Respiratoreinstellung.
- Die Wahl der jeweiligen Stellgröße richtet sich nach der aktuellen Lungenfunktion (Compliance, Resistance, Zeitkonstante) u. Respiratoreinstellung.

Überwachung der Oxygenierung durch p_aO_2

- Ersatzindizes: transkutane SaO$_2$, transkutaner pO$_2$ (bei FG u. NG). Kapillärer pO$_2$ korreliert schlecht mit p_aO_2.
- Bei Hypoxie Erhöhung des FiO$_2$ u./o. des Atemwegsmitteldrucks.
- ! Bei FiO$_2$ > 0,5–0,6 Atemwegsmitteldruck durch Erhöhung des PEEP u./o. Verlängerung der I-Zeit bis zur Inverse-Ratio-Beatmung (I:E = 2 : 1) erhöhen.
- ! Je „weißer" die Lunge auf der Thoraxaufnahme, desto höher der erforderliche Atemwegsmitteldruck.
- Bei Hyperoxie Reduktion von FiO$_2$ u./o. des Atemwegsmitteldrucks. Bei FiO$_2$ < 0,4 Atemwegsmitteldruck reduzieren.

Die Tabelle (▶ Tab. 3.9) gibt nur Anhaltspunkte für die Steuerung der Beatmung. Eine zugleich effektive u. schonende Beatmungsstrategie setzt klare pathophysiologische Konzepte der zu behandelnden respir. Insuffizienz u.

der zu erwartenden Lungenmechanik voraus. Die Strategie muss ständig anhand der Auswirkungen auf den klin. Zustand des Kinds u. die Blutgase überprüft werden.

Tab. 3.9 Effekt von Veränderungen der Beatmungsparameter

Veränderung	Typische Veränderungen der Blutgase	
	p_aCO_2	p_aO_2
↑ PIP	↓	↑
↑ PEEP	↑	↑
↑ Frequenz	↓	(↑)
↑ I:E-Verhältnis	=	↑
↑ FiO_2	=	↑
↑ Flow	(↓)	(↑)
↑ Amplitude (HFOV)	↓	=
↑ Atemwegsmitteldruck (HFOV)	(↓)	↑
↑ Frequenz (HFOV)	↑	=

Sedierung
- Jeder beatmete Pat. benötigt eine ausreichende Analgosedierung.
- Bei Notwendigkeit gefährlich hoher Beatmungsparameter (PIP, PEEP, Frequenz) Muskelrelaxation erwägen.

- Ein unter Beatmung unruhiger Pat. ist bis zum Beweis des Gegenteils schlecht beatmet. Ventilation optimieren (normales pCO_2 ist das beste Sedativum).
- Ausreichende Befeuchtung u. Erwärmung des Atemgases, sonst Energieverluste, Eindickung des Trachealsekrets u. Schädigung der Trachealschleimhaut.

3.9.5 Komplikationen der Beatmung (besonders bei hohem PEEP)

- Abfall des HZV; unter anderem durch:
  - Verminderung des venösen Rückstroms u. rechtsventrikuläre Belastung; Gegenmaßnahme: Volumenexpansion u./o. Katecholamine.
  - Erhöhung des Lungengefäßwiderstands (rechtsventrikuläre Nachlast) → Shift des Ventrikelseptums nach li. mit Behinderung der LV-Füllung.
  - Reduktion des myokardialen Blutflusses, Verminderung der myokardialen Kontraktilität; Gegenmaßnahme: Katecholamine (Dobutamin, Adrenalin).

- Reduktion des zerebralen Blutflusses.
- Beeinflussung der Nierenfunktion:
  - Verminderung des renalen Blutflusses u. der glomerulären Filtration.
  - intrarenale Umverteilung der Nierenperfusion.
  - verminderte Freiwasser-Clearance durch nichtosmotische ADH-Sekretion → Hyponatriämie, Flüssigkeitsretention, Ödeme.
  - Reduktion der Na-Exkretion → Ödeme.
- Verminderter Blutfluss im Splanchnikusgebiet (Leber, Darm).
- Beeinflussung von Lunge u. Atemwegen.
  - Alveoläre Überdehnung; pulmonales interstitielles Emphysem, Pneumothorax, Pneumomediastinum, Pneumoperikard, Pneumoperitoneum, Hautemphysem, Luftembolie. Prophylaxe: Beatmung mit genau kontrolliertem Atemzugvolumen von 5–7 ml/kg, adäquatem PEEP; Vermeidung einer Überblähung durch ausreichend lange Exspirationszeit. Permissive Hyperkapnie u./o. Hypoxie bei gefährlich hohem Beatmungsbedarf. Dann über alternative Verfahren (HFOV; ECMO) nachdenken!
  - Respiratorlunge (bronchopulmonale Dysplasie) durch mechanische Schädigung u. O_2-Toxizität. Prophylaxe: möglichst atraumatische Beatmung (s. o.), $FiO_2 > 0{,}6$ möglichst vermeiden.
  - Atelektasen u. Tubusobstruktionen. Prophylaxe: sorgfältige Bronchialtoilette.
  - Nosokomiale Pneumonie. Prophylaxe: Steriles Arbeiten beim Absaugen, wenn möglich geschlossenes Absaugsystem verwenden. Vermeiden von H_2-Antagonisten u. Antazida.
  - Schädigung der Trachealschleimhaut, bes. bei geblocktem Tubus. Prophylaxe: adäquater Tubusdurchmesser, Cuffdruckmessung (Soll < 20 cmH_2O).

3.9.6 Besonderheiten der Beatmung Früh- und Neugeborener

- Continuous-Flow-, zeitgesteuerte, druckbegrenzte Beatmungsgeräte bevorzugen, die einen kontinuierlichen Übergang von kontrollierter zu SIMV-Beatmung gestatten. Atemzug- u. Atemminutenvolumen sind Resultanten, die bei neueren Geräten gemessen werden u. bei der Einstellung der Beatmung herangezogen werden können.
- Hohes Risiko von iatrogenen Lungenschäden (BPD), deswegen atraumatische Einstellung der Beatmungsparameter bes. wichtig (s. o.).
- Kurze Zeitkonstanten (z. B. bei ANS) gestatten höhere Beatmungsfrequenzen.
- Muskelrelaxanzien selten erforderlich. Ausnahmen: Mekoniumaspiration (▶ 4.5.3), PPHN (▶ 4.6.3), Zwerchfellhernie (▶ 4.5.5), Barotrauma (▶ 3.9.5). „Mitarbeit" des Pat. so lange wie möglich nutzen.
- Sedativa rechtzeitig absetzen, damit Extubation nicht durch „Überhang" verzögert wird.

3.10 Verbrauchskoagulopathie (DIC)

Definition Durch verschiedene Grundkrankheiten erworbener gesteigerter Verbrauch von Thrombos, Fibrinogen u. Gerinnungsfaktoren.

Ätiologie
- Schock, z. B. bei Anaphylaxie, Blutungen, Verbrennungen, Hypoxie, Azidose,
- septische Erkr., z. B. gramneg. Erreger wie beim Waterhouse-Friderichsen-Sy. u. a.,

- Rickettsieninfektionen, Schlangenbiss, inkompatible Bluttransfusion, Riesen-hämangiome, Malignome, akute Promyelozytenleukämie,
- NG mit schwerem ANS, Asphyxie.

Klinik Symptome abhängig von Grunderkr., Blutungen aus Stichkanälen, Pete-chien, Ekchymosen, RR (Puls), Mikrozirkulationsstörungen durch Thrombenbil-dung in der Peripherie: marmorierte Haut, scharf abgegrenzte Blutungen an Haut u. Schleimhaut, Multiorganversagen mit Schockniere, Leberversagen, respir. In-suffizienz.

Diagnostik
- Globaltests zunächst normal, fallen später ab: PTT ↑, TZ ↑, Quick ↓.
- Thrombos ↓, Fibrinogen ↓, AT III ↓, Faktor V u. VIII ↓, D-Dimere ↑ (fi-brinspezifische Spaltprodukte).
- Elektrolythaushalt, Säure-Basen-Status, Krea, Harnstoff-N.
- Großes BB, CRP, Mikrobiologie, weitere Untersuchungen nach Grundkrank-heit.

Therapie
- Behandlung der Grundkrankheit.
- Ausgleich von Hypoxie u. Azidose durch Respiratortherapie, Volumenersatz, Katecholamintherapie u. Pufferung mit $NaHCO_3$.
- Bei Blutung o. Quick < 25 %: Fresh Frozen Plasma 10–20 ml/kg KG.
- Bei Thrombos < 20.000/μl: Thrombozytenkonzentrat 10–20 ml/kg KG über 1–2 h.
- Antithrombin-III-Substitution, Dosis in IE: (Soll − Ist) × kg KG. Ziel: AT III > 70 %.
- Rücksprache mit spezialisiertem Gerinnungslabor empfehlenswert.
- Evtl. Protein-C-Konzentrat bei Purpura fulminans (▶ 3.2.4).

4 Neonatologie

Rüdiger Wentzell

4.1 Leitsymptome

4.1.1 Ikterus

Ikterus jenseits der NG-Periode, DD der direkten Hyperbilirubinämie (▶ 13.1.6).

❗ Der NG-Ikterus ist ein diagn., kein therap. Problem. Bei der häufigen indirekten Hyperbilirubinämie Überdiagn. u. Überther. vermeiden, ohne gravierende Grundkrankheiten mit spez. therap. Konsequenzen zu übersehen. Direkte Hyperbilirubinämie (cholestatischer Ikterus) immer pathologisch.

Differenzialdiagnosen der indirekten Hyperbilirubinämie
- **Physiologischer Ikterus:** Auftreten ab 2./3. LT, Ausschlussdiagnose, nur bei klin. völlig unauffälligen NG. Abklärung von Risikofaktoren für eine Bili-Enzephalopathie wie FG, Infektion, Hypotrophie, Asphyxie, Dehydratation, Hypoglykämie.
- **Polyglobulie:** venöser Hkt > 0,65. Dadurch verstärkter Anfall von Bili u. Überlastung der Glukuronosyltransferase (▶ 4.3.5).
- **Hämatome** der Haut o. **innere Blutungen** (z.B. Nebennierenblutung, Kephalhämatom, intrakranielle Blutung). Oft makrosome NG u. schwierige, traumatische Geburt.
- **Morbus haemolyticus neonatorum (Mhn):** oft Icterus praecox (▶ 4.3.2).
- **Infektionen (Sepsis, HWI):** initial durch Hämolyse verstärkter Bili-Anfall (▶ 4.4.2). Sek. gelegentlich cholestatischer Ikterus wie bei TORCH-Infektionen (▶ 6.5).
- **Muttermilchikterus:** häufig erhöhte Bili-Konzentration bei gestillten Kindern durch verzögerten Nahrungsaufbau, verlangsamte Darmpassage u. gesteigerte enterohepatische Zirkulation (Prophylaxe: frühes u. häufiges Anlegen). MM-Ikterus im engeren Sinn selten, ausgelöst durch Inhibitoren der Glukuronosyltransferase in der MM. Meist Icterus prolongatus. Abstillen nicht erforderlich, evtl. 24 h Stillpause zur Diagnose ex juvantibus.
- **Hypothyreose:** Icterus prolongatus. Klinik: große Zunge, Trinkunlust, Obstipation, Hypothermie, muskuläre Hypotonie, weit offene kleine Fontanelle (▶ 10.3.2).
- **Selten (genetische Ursachen):**
  - nichtimmunhämolytische Anämie (▶ 17.1.1), z.B. Sphärozytose, G6PD-Mangel,
  - Glukuronosyltransferase-Mangel (angeb.: Crigler-Najjar-Sy.; leichte Formen häufiger: Gilbert-Meulengracht-Sy., ▶ 13.1.6).

Diagnostik bei pathologischem Ikterus
- **Anamnese:** Hämolytische Erkr. in der Familie, NG-Ikterus bei älteren Geschwistern, Diab. der Mutter, vorzeitiger Blasensprung, Kolonisation des Geburtskanals mit pathogenen Keimen, Ernährung, zeitlicher Verlauf des Ikterus, Gewichtsverlauf?
- **Sorgfältige klin. Unters.:** Bes. auf Apathie, schrilles Schreien, Trinkschwäche, Erbrechen, Apnoen, Tachypnoe, eingeschränkte Mikrozirkulation, Temperaturinstabilität, exzessiven Gewichtsverlust, Hepatosplenomegalie, dunkel gefärbten Urin, acholische Stühle achten.

- **Transkutane Bilirubinometrie (TCB):** Als Screeningverfahren gut geeignet, nicht jedoch für Ther.-Entscheidungen.
- **Labor obligat:**
  - Bili gesamt u. direkt.
  - Blutgruppe von Mutter u. Kind: Blutgruppe 0 der Mutter AB0-Inkompatibilität bereits beim 1. Kind möglich. Bei Rh-neg. Mutter an Rh-Inkompatibilität denken, tritt i. d. R. erst beim 2. Kind auf. Nach vorausgegangenen SS, Aborten u. Anti-D-Prophylaxe fragen.
  - Direkter Coombs-Test: weist mütterliche AK auf kindl. Erys nach. Eingeschränkte Sensitivität bei AB0-Inkompatibilität. Häufig schwach pos. nach Anti-D-Prophylaxe bei Rh-neg. Mutter.
  - BB mit Reti: Polyglobulie? Hämolytische Anämie?
- **Labor fakultativ:**
  - Großes BB, CRP, IL-6, Urinstatus, Blut-/Urinkulturen bei V. a. Infektion.
  - Bei nichtimmunologischer hämolytischer Anämie: Ery-Morphologie im Ausstrich, Ery-Enzyme, später osmotische Resistenz.
  - Bei direkter Hyperbilirubinämie (▶ 13.1.6): GPT, γ-GT, GLDH, CHE, Ausschluss pränataler Infektionen (TORCH ▶ 6.5), selektives Stoffwechselscreening (▶ 11.1.2), Ausschluss α_1-Antitrypsin-Mangel, CF, Gallengangsatresie (▶ 13.6.2).
  - Bei Icterus prolongatus: freies T_4 (fT_4), TSH.
- **Sono:** Nebennierenblutung, intrakranielle Blutung; Morphologie von Leber u. ableitenden Gallenwegen bei direkter Hyperbilirubinämie.

Fototherapieindikation
- Bei NG > 38 SSW: Gesamtbili > 20 mg/dl, wenn > 72 h alt.
- NG < 38 SSW: Gesamtbili SSW minus 20, wenn > 72 h alt.
- Alter < 72 h Wert pro 24 h um 2 mg/dl absenken.
- Beispiel: FG 34. SSW, 36 h alt: 34–20–4 = 10 mg/dl.
- Bei pos. Coombs-Test Grenze um weitere 2 mg/dl absenken.
- Keine Fotother. bei Bili < 5 mg/dl.

4.1.2 Blass-graues Hautkolorit

Fällt oft dem Pflegepersonal auf („Kind gefällt mir nicht"). Zusätzlich auch marmorierte Haut. Meist hervorgerufen durch periphere Vasokonstriktion (Kreislaufzentralisation) im Rahmen eines Schocks (▶ 3.2).

Differenzialdiagnosen
- Sepsis (▶ 4.4.2). Risikofaktoren: FG, vorzeitiger Blasensprung, Fieber sub partu etc.
- Hypovolämie (▶ 4.6.2).
- Kältestress: Vasokonstriktion durch zu niedrige Umgebungstemperaturen, Zugluft.
- Herzfehler: z. B. ISTA, hypoplastisches Linksherz, Aortenstenose (▶ 7.4).
- Stoffwechselerkr. (▶ 11.1).
- Nekrotisierende Enterokolitis (▶ 4.4.5).
- Anämie.

Diagnostik

- **Anamnese:** Alter bei Auftreten, Infektionsanamnese, Geburtsverlauf.
- **Sorgfältige klinische Unters.:** Vitalzeichen, Zyanose, Dyspnoe, RR u. Pulspalpation an allen 4 Extremitäten, Temperatur; Herzgeräusch, Hepatomegalie, druckschmerzhaftes, geblähtes Abdomen.
- **Labor:**
  - Großes BB mit Reti: Anämie?
  - Blutkultur, CRP, IL-6 bei V. a. Sepsis o. NEC, Verlaufskontrolle.
  - Art. BGA, Laktat: Hypoxie, metab. o. respir. Azidose?
  - Ammoniak: Harnstoffzyklusdefekt? (▶ 11.1).
  - Urinstatus, -kultur.
  - P bei V. a. Sepsis/Meningitis (▶ 4.4).
- **Rö-Thorax:** Pneumonie, Pneumothorax, Herzgröße, Lungengefäße.
- **Echokardiografie:** bei V. a. Vitium.
- **Sono:** bei V. a. interne Blutung (Abdomen, Schädel).

4.1.3 Zyanose

Definition Bläuliche Verfärbung der Haut, sichtbar ab etwa 5 g/dl desoxygeniertem Hb.

- **Cave:** Anämie verschleiert eine Zyanose!
- Periphere Zyanose: erhöhte periphere O_2-Ausschöpfung durch Vasokonstriktion o. verlangsamte Blutströmung. Normale SaO_2. Dabei häufig Extremitäten blau (Akrozyanose), Zunge u. Schleimhäute rosig.
- Zentrale Zyanose: reduzierte SaO_2 infolge intrapulmonaler venöser Beimischung o. R-L-Shunt. Schleimhäute u. Zunge zyanotisch.

Differenzialdiagnosen der peripheren Zyanose

- Sepsis: Mikrozirkulationsstörung durch Vasokonstriktion (▶ 4.4.2).
- Polyglobulie: Mikrozirkulation ↓ durch erhöhte Blutviskosität (▶ 4.3.5).
- Hypothermie: Vasokonstriktion zur Wärmekonservierung. Umgebungsbzw. Inkubatortemperatur messen, ggf. korrigieren.
- Hypovolämie (▶ 4.6.2).
- Erniedrigtes HZV: HI, angeb. Herzfehler.
- Pseudozyanose bei Stauungsblutungen im Kopf- u. Gesichtsbereich.

Differenzialdiagnosen der zentralen Zyanose

- Zyanotische Herzfehler (▶ 7.5).
- Lungenerkr.: Pneumonie, transitorische Tachypnoe, ANS, Aspiration, Lungenfehlbildungen, Lungenhypoplasie etc. (▶ 4.5).
- Erkr. der Lungengefäße: PPHN (▶ 4.6.3).
- Mechanische Beeinträchtigung der Lufu: Pleuraerguss, Pneumothorax, Zwerchfellhernie, Fehlbildungen des knöchernen Thorax.
- Atemwegsobstruktion: bei Pierre-Robin-Sequenz, Choanalatresie, Trachealstenosen, Ösophagusatresie, gastroösophagealem Reflux.
- Hypoventilation bei neuromuskulären Systemerkr.
- ZNS-Erkr.: intrakranielle Blutungen, Meningitis, Krampfanfälle (▶ 4.8), Hypoglykämie, medikamentöse Atemdepression.
- Selten Methämoglobinämie: unzureichende Reduktion des 3-wertigen Eisens im Met-Hb durch angeb. Enzymdefekte o. tox. Wirkung von Oxidanzien (z. B. Nitrit, Lokalanästhetika). Bräunliche Zyanose, paO_2 u. SaO_2 (Pulsoxymetrie) normal.

Diagnostik
- Anamnese: Diab. der Mutter, Oligo- o. Polyhydramnion, Infektionsanamnese, Sectio; Zyanose kontinuierlich, intermittierend, anfallsweise, nur beim Füttern?
- Körperl. Unters.: Dyspnoe (▶ 4.1.4), Stridor, Pulse, HF, RR an allen Extremitäten, Herzgeräusch, Hepatomegalie, Temperatur, Sondierung der Choanen o. Spiegelprobe.
- Pulsoxymetrie, auch Differenz prä- u. postduktal (re. Hand – Fuß).
- (Art.) BGA: Hyperkapnie, Hypoxie, Azidose.
- Labor: bei V.a. Infektion großes BB, CRP, IL-6, Blutkulturen; Liquorunters. bei V.a. Meningitis; BZ, Met-Hb-Bestimmung, Medikamentenspiegel.
- Rö-Thorax: Lungenparenchymerkr., Herzgröße, Lungengefäße, extraalveoläre Luft.
- Echokardiografie: Vitium, myokardiale Erkr., PPHN.
- Schädel-Sono: Hirnblutung, -fehlbildung, -ischämie.

4.1.4 Tachy(dys)pnoe

Definition Beschleunigte o. erschwerte Atmung mit Einziehungen u. Nasenflügeln. Fakultative Begleitsymptome: Zyanose (▶ 4.1.3), Stridor.

Differenzialdiagnosen
- Lungenerkr. (▶ 4.1.3, ▶ 4.5).
- Störungen der Atemmechanik (▶ 4.1.3, ▶ 4.5).
- Atemwegsobstruktion: Leitsymptom Stridor.
- Vitium cordis: Tachypnoe als Zeichen der HI (▶ 7).
- Angeb. Stoffwechselstörungen: Hyperpnoe bei metab. Azidose (Kußmaul-Atmung).

Diagnostik
- Anamnese u. körperl. Unters. (▶ 1.2).
- (Art.) BGA: Hyperkapnie, Hypoxie, metab. Azidose, Laktat, Anionenlücke.
- Labor: bei V.a. Infektion großes BB, CRP, IL-6, Blutkulturen; ggf. selektives Screening auf angeb. Stoffwechselerkr. (▶ 11.1).
- Rö: Thorax, ggf. in 2 Ebenen: Lungenparenchymerkr., Herzgröße, Lungenüberdurchblutung o. -stauung, extraalveoläre Luft.
- Tracheobronchoskopie: bei V.a. Atemwegsobstruktion.
- Echokardiografie: Vitium, Linksherzinsuff.

4.1.5 Krampfanfälle

Die fehlende Integration des ZNS beim NG erlaubt i.d.R. keine wohldifferenzierten tonisch-klonischen Anfallsmuster. Je unreifer das NG, desto atypischer u. diskreter sind die motorischen Phänomene mit o. ohne Bewusstseinsveränderungen.
Tonisch (oft bei FG), klonisch, myoklonisch o. atonisch, oft jedoch aufgrund ZNS-Unreife subtil (Blinzeln, Schmatzen, Apnoen), sehr variable Dauer.
Faustregel: „Was prima vista wie ein Krampfanfall aussieht, ist oft keiner u. umgekehrt."

Ätiologie

- 1.–3. LT: z. B. Asphyxie, Trauma, Hypoglykämie.
- Nach dem 3. LT: z. B. Infektion, Stoffwechselerkr., Hirnfehlbildung, Hypokalzämie, Hypomagnesiämie.
- Um den 5. LT relativ häufig (5-Tages-Krämpfe). Ursache unbekannt, relativ gute Prognose; benigne familiäre NG-Krämpfe.

Einteilung

- Fokale klonische Anfälle.
- Multifokale klonische Anfälle.
- Tonische Anfälle: fokal o. generalisiert, oft assoziiert mit Blickdeviationen. Typisch bei FG mit schweren diffusen Enzephalopathien.
- Myoklonische Anfälle: synchrone einzelne o. repetitive Zuckungen der oberen u./o. unteren Extremitäten, meist im Rahmen diffuser ZNS-Erkr.
- Amorphe (subtile) NG-Krämpfe: häufigste Anfallsform, Blickdeviationen, Lidzuckungen, orale Automatismen, Gähnen, tonische Bewegungen, Apnoen, Zyanoseanfälle.

4

❗ Unterscheidung zwischen echten Anfällen u. Zittrigkeit (Hyperexzitabilität): beim zittrigen NG keine abnormen Augenbewegungen u. oralen Automatismen, Bewegungen feinschlägiger, Extremitätentremor durch passive Beugung zu unterbrechen.

Differenzialdiagnosen

- Hypoxisch-ischämische Enzephalopathie (▶ 4.6).
- Vaskuläre Erkr.: intrakranielle Blutung (traumatisch, FG), Hirninfarkte.
- Hypoglykämie (▶ 4.3.6).
- E'lyt-Imbalancen: Hypokalzämie, Hypomagnesiämie, Hypo- u. Hypernatriämie (▶ 9).
- Infektion: Sepsis, Meningitis (▶ 4.4.3), TORCH.
- Medikamente:
  - Entzug: Heroin, Methadon, Kokain, Alkohol, Antikonvulsiva während der SS. Klinik: extrem unruhiges Kind mit muskulärer Hypertonie, schrilles Schreien, Schlafstörungen, Trinkschwierigkeiten, Erbrechen, Durchfall, Fieber, Niesen (▶ 4.8.3).
  - Toxizität: Theophyllin, Lokalanästhetika.
- Angeb. Stoffwechselstörungen (▶ 11.1):
  - Aminoazidopathien, z. B. Ahornsirupkrankheit mit Koma, Muskelhypotonie, Opisthotonus, Dezerebrationsstarre, Trinkschwierigkeiten.
  - Nichtketotische Hyperglyzinämie mit ausgeprägter Muskelhypotonie u. Singultus.
  - Organoazidämien, z. B. Methylmalonazidämie, Propionazidämie, kongenitale Laktatazidose.
  - Harnstoffzyklusanomalien mit Hyperammonämie.
- Vit.-B_6-abhängige Krampfanfälle.
- Polyglobulie: zerebrale O_2-Mangelversorgung durch erhöhte Blutviskosität.
- Zerebrale Malformationen: z. B. neuronale Migrationsstörungen, manchmal assoziiert mit sichtbaren kraniofazialen Dysmorphien.
- 5-Tages-Krämpfe u. benigne familiäre NG-Krämpfe.

Diagnostik

- **Anamnese:** Alter bei Auftreten der Anfälle, perinatale Asphyxie? Infektions-
  anamnese? Medikamente/Drogen (Antiepileptika, Opiate, Alkohol) in der
  SS? Pos. Familienanamnese?
- **Klinische Unters.:** Anfallsmuster, äußere Stigmata, auffälliger Geruch, klin.
  Infektionszeichen, Bewusstseinslage, ausführliche neurol. Unters., Fontanelle.
- **Augenhintergrund:** Chorioretinitis, Anomalien der Retina.
- **Labor:**
  - BZ, E'lyte, Krea, Harnstoff.
  - Großes BB, Thrombos, CRP, IL-6: Polyglobulie, Infektion?
  - Blutkultur bei V. a. Sepsis, Meningitis.
  - Liquorunters. (▶ 2.5): Meningitis, Enzephalitis, Subarachnoidalblutung?
  - Serologie/Virusnachweis bei V. a. pränatale Infektion, TORCH (▶ 6.5).
  - Gerinnung bei intrakranieller Blutung, schwerer Infektion, Hyperammo-
    niämie.
  - Drogenscreening i. U. bei V. a. Entzugssy.; falls pos., an HIV u. Hepatitis B
    u. C denken.
- **Stoffwechseldiagn.** (▶ 11.1):
  - Stufe 1: Laktat, Ammoniak, Ketonkörper, BGA (metab. Azidose, Anio-
    nenlücke), Transaminasen, Sulfit-Test i. U. (Teststreifen).
  - Stufe 2: Acylcarnitine, AS i. S., organische Säuren i. U.
- **EEG:** Herdzeichen? Allgemeinveränderungen?
- **Amplitudenintegriertes EEG (aEEG):** simultaner Anstieg der minimalen u.
  max. Amplitude.
- **Bildgebende Verfahren:**
  - Obligat: Hirn-Sono. Hirnödem? Blutung? Infarkt? Hirnfehlbildungen?
  - Fakultativ: CT, MRT. Periphere (subarachnoidale, subdurale) Blutungen,
    Infarktbezirke, Migrationsstörungen?

Therapie

> ⚡ **Akuttherapie**
> - Bei Hypoglykämie 10-prozentige Glukose-Lsg.: 2 ml/kg KG i. v. (= 0,2 g/
>   kg KG).
> - Bei Hypokalzämie 10 %-Kalziumglukonat-Lsg.: 2 ml/kg KG langsam i. v.
> - Bei Hypomagnesiämie 10 % Magnorbin: 0,5 ml/kg KG langsam i. v.
> - Vit. B_6 (Pyridoxin): 100 mg i. v.
> - Phenobarbital: 20 mg/kg KG langsam i. v. (fraktionierte Gabe).
> Bei weiter bestehenden Krampfanfällen nach 5–10 Min.:
> - Phenobarbital bis 5(–10) mg/kg KG langsam i. v. (**cave:** Atemdepressi-
>   on). Max. 40 mg/kg KG.
> - Phenytoin: 18 mg/kg KG über 15 Min. als Kurzinfusion. Kontrolle von
>   HF u. RR.
> - Ggf. Clonazepam o. Lorazepam (**cave:** zentrales anticholinerges Sy.!):
>   0,1 mg/kg KG langsam i. v., ggf. 1× wiederholen.
> - Ggf. Levetiracetam 20 mg/kg KG i. v. (wird zurzeit in Studien unter-
>   sucht).

Bei therapieresistenten, ätiologisch unklaren NG-Anfällen Pyridoxalphosphat
30 mg/kg KG oral in 3 ED u. Folinsäure 3 mg/kg KG i. v. in 3 ED für 3 d.

Erhaltungsther.: Phenobarbital 3–5 mg/kg KG in 1–2 ED, bei fehlendem Ansprechen alternativ Phenytoin 5 mg/kg KG i. v. in 2 ED, nur parenterale Gabe, da sehr unsichere enterale Resorption, Spiegelbestimmung erforderlich.

Prognose   30–35 % der Kinder zeigen eine Entwicklungsretardierung, sehr abhängig von vorliegender Grundstörung. 10–20 % der Kinder entwickeln eine Epilepsie.

4.1.6 Erbrechen

▶ 13.1.4.

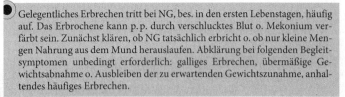

Gelegentliches Erbrechen tritt bei NG, bes. in den ersten Lebenstagen, häufig auf. Das Erbrochene kann p. p. durch verschlucktes Blut o. Mekonium verfärbt sein. Zunächst klären, ob NG tatsächlich erbricht o. ob nur kleine Mengen Nahrung aus dem Mund herauslaufen. Abklärung bei folgenden Begleitsymptomen unbedingt erforderlich: galliges Erbrechen, übermäßige Gewichtsabnahme o. Ausbleiben der zu erwartenden Gewichtszunahme, anhaltendes häufiges Erbrechen.

Differenzialdiagnosen des nichtgalligen Erbrechens
- Falsche Fütterungstechnik: Füttern zu großer Mengen pro Mahlzeit, Aerophagie durch zu großes Saugerloch, fehlendes Aufstoßen.
- Kardiainsuff. mit gastroösophagealem Reflux: abklärungsbedürftig bei Gedeihstörung o. Hämatemesis.
- Schwere systemische Infektionen: Sepsis (▶ 4.4.2), Meningitis (▶ 4.4.3), HWI (▶ 8.9).
- Gastroenteritis: häufig Rotavirusinfektion mit Erbrechen, Diarrhö u. evtl. Fieber (▶ 13.4.5).
- Intrakranielle Drucksteigerung: z. B. bei Hydrozephalus (vorgewölbte Fontanelle, erweiterte Schädelnähte, überstarke KU-Zunahme).
- Drogenentzug:
  - Anamnese: Heroin-, Methadonabusus während der SS.
  - Klinik: extrem unruhiges NG mit muskulärer Hypertonie, schrillem Schreien, gestörtem Schlaf-wach-Rhythmus, Durchfall, Fieber, Niesen, Krampfanfällen.
- Hypertrophische Pylorusstenose: in seltenen Fällen bereits beim NG (▶ 13.3.3).
- Stoffwechselstörungen:
  - AGS mit Salzverlust (Na⁺ ↓, K⁺ ↑, ▶ 10.5.4),
  - Galaktosämie (▶ 11.6.1),
  - Organazidämien, Aminoazidopathien, Harnstoffzyklusdefekte (▶ 11.5).

Differenzialdiagnosen des galligen Erbrechens
- Intestinale Obstruktion (▶ 13.4.1):
  - Anamnese: bei hoher Obstruktion Polyhydramnion.
  - Ätiol.: Atresien, Stenosen, Pancreas anulare, Malrotation mit o. ohne Volvulus, Duplikaturen, Mekoniumileus u. -pfropf, M. Hirschsprung.
  - Klinik: bei hoher Obstruktion frühzeitig Erbrechen bei erhaltener Mekoniumpassage. Bei tiefer Obstruktion aufgetriebener Bauch, fehlender Mekoniumabgang, Erbrechen erst später.
- Nekrotisierende Enterokolitis (▶ 4.4.5).

Diagnostik
- **Anamnese:** Polyhydramnion, Lebensalter bei Beginn der Symptomatik, Beschaffenheit des Erbrochenen, Häufigkeit des Erbrechens, Stuhlentleerung, Gewichtsverlauf.
- **Klinische Unters.:** Allgemein- u. Kreislaufsymptome, Dehydratation, ausladendes Abdomen, Peristaltik, Virilisierung.
- **Labor:**
  - Großes BB, Thrombos, CRP, IL-6 bei V. a. Infektion.
  - BGA: metab. Azidose o. Alkalose?
  - E'lyte, Urinstatus.
  - Fakultativ: Liquorunters. (▶ 2.5), selektives Stoffwechselscreening (▶ 11.1), 17-OH-Progesteron (erhöht bei AGS).
- **Bakteriologie/Virologie:** Blut-, Liquor-, Urin-, Stuhlkultur bei V. a. Infektion je nach vermuteter Lokalisation.
- **Sono:**
  - Abdomen: Pylorusstenose? Darmweite? Darmmotilität? Freie Flüssigkeit o. Luft? Darmwandveränderungen bei NEC, schraubenförmiger Verlauf der Mesenterialgefäße bei Malrotation.
  - Schädel: bei V. a. intrakranielle Drucksteigerung.
- **Rö:**
  - Abdomenübersicht im Hängen: „Double Bubble" bei Duodenalatresie, Spiegel bei mechanischem Ileus, freie Luft bei Darmperforation, Pneumatosis intestinalis u. Darmwandödem bei NEC.
  - Kolonkontrasteinlauf: bei tiefer intestinaler Obstruktion zur weiteren Klärung (Atresie, Mekoniumileus, M. Hirschsprung, Malrotation, Mikrokolon).
  - Fraktionierte Magen-Darm-Passage: bei inkompletter oberer intestinaler Obstruktion.
- **Ösophagus-pH-Metrie u. -Sono:** bei V. a. gastroösophagealen Reflux (▶ 13.3.2).

4.1.7 Muskuläre Hypotonie („Floppy Infant")

Die klin. Symptomatik der Muskelhypotonie beim NG manifestiert sich in geringen Kindsbewegungen in utero, reduzierten Spontanbewegungen p. p., Fehlen des normalen Beugetonus bei reifen NG, schlechter Kopfkontrolle, schwachem Schreien u. Trinkschwäche. Evtl. respir. Insuff. durch Beteiligung der Atemmuskulatur.

Differenzialdiagnosen
- Physiologisch bei FG.
- Syndrome: u. a. Trisomie 21, Prader-Willi-Sy.
- Schwere Allgemeinerkr.: z. B. Sepsis, HI.
- Hypoxisch-ischämische Enzephalopathie (Frühphase, ▶ 4.6).
- Medikamente: z. B. Benzodiazepine, Barbiturate, Opiate, Narkoseüberhang nach Sectio.
- ZNS-Erkr.: Fehlbildung, Blutung.
- RM-Läsion: nach traumatischer Entbindung mit Überdehnung der Wirbelsäule.

- Neuromuskuläre Erkr.: kongenitale Myopathie, Dystrophia myotonica, neonatale Myasthenie, spinale Muskelatrophie Typ 1, kongenitale Polyneuropathien.
- Hypermagnesiämie: Mg^{2+} > 1,5 mmol/l.
  - Ätiol.: hohe Zufuhr ante partum, z. B. bei Eklampsiebehandlung der Mutter o. Mg-Tokolyse.
  - Klinik: Apnoe o. postpartale Atemdepression, verzögerte Mekoniumentleerung.
- Hyperkalzämie: Gesamtkalzium > 2,6 mmol/l, ionisiertes Kalzium > 1,3 mmol/l.
  - Ätiol.: Phosphatdepletion, Williams-Beuren-Sy., primärer Hyperparathyreoidismus.
  - Klinik: Polyurie, art. Hypertonie.
- Hypothyreose (▶ 10.3.2).
- Angeb. Stoffwechselstörungen (▶ 11): Glykogenose Typ 2, Zellweger-Sy., Mitochondriopathien.

Diagnostik
- **Anamnese:** pos. Familienanamnese, perinatale Asphyxie? Geburtstrauma? Medikamente inkl. Mg.
- **Klinische Unters.:** Dysmorphie-Zeichen, Infektionssymptome, kompletter Neurostatus inkl. MER u. Augenhintergrund.
- **Labor:**
  - Großes BB, CRP, IL-6, Thrombos bei V. a. Infektion.
  - BZ, E'lyte inkl. Mg^{2+}, CK, GOT, GPT.
  - Virusserologie/-nachweis bei V. a. pränatale Infektion, TORCH (▶ 6.5).
  - Freies T_4 (fT_4), TSH.
  - Liquorunters. (▶ 2.5).
  - Selektives Stoffwechselscreening (▶ 11.1).
  - Chromosomenanalyse bei V. a. Trisomie 21, Prader-Willi-Sy.
  - Molekulargenetik bei V. a. Dystrophia myotonica, M. Werdnig-Hoffmann.
- Echokardiografie (Kardiomyopathie?).

4.2 Erstversorgung des Neugeborenen

4.2.1 Voraussetzungen und Ausrüstung

Personelle Voraussetzungen   Die NG-Reanimation sollte nur von geübten Ärzten durchgeführt werden. Dies gilt bes. bei FG < 32. SSW o. speziellen fetalen Erkrankungen. Benötigt wird ferner ein erfahrener Helfer (Kinderkrankenschwester, Hebamme); Aufgabenverteilung vorher absprechen. In bes. Fällen (z. B. Mehrlingsentbindung, Hydrops fetalis, Gastroschisis) sind 2 Ärzte u. 2 Helfer erforderlich.

Apparative Voraussetzungen   Vor Beginn der Erstversorgung Instrumentarium auf Vollständigkeit u. Funktionsfähigkeit überprüfen:
- Reanimationseinheit mit Heizstrahler, Beleuchtung u. Uhr.
- Warme Tücher.
- Absauggerät (Einstellung auf −0,2 bar) u. -katheter (Größen 6–12 Ch).

- Selbstfüllende Atembeutel-Ventil-Masken-Einheit mit Druckbegrenzung auf 30–35 cmH$_2$O u. O$_2$-Anschluss. O$_2$ möglichst angewärmt u. befeuchtet.
! Bessere Alternative: T-Stück-Beatmungssystem.
- Atemmasken Größen 0–2.
- Zeitgesteuertes, flowkonstantes Beatmungsgerät mit Gasmischer.
- EKG-Monitor, Pulsoxymeter u. oszillometrisches Blutdruckmessgerät.
- Stethoskop.
- Laryngoskop mit geraden Spateln Größen 0 u. 1.
- Trachealtubi Größen 2,0; 2,5; 3,0 u. 3,5 mm.
- Führungsstab für Trachealtubus, Magill-Zange.
- Larynxmaske Größe 1.
- Infusionslösungen (10 % Glukose, NaCl 0,9 %).
- Medikamente (▶ Tab. 4.2).
- Spritzen, Kanülen.
- Venenverweilkanülen 24 G u. 26 G, Anschlussleitungen.
- Pflaster zum Fixieren des Tubus u. der Venenkanüle.
- Blutkulturflaschen, Abstrichmaterial, Röhrchen für Blutentnahmen.
- Nabelgefäßkatheter-Set.
- Nabelklemme u. Set zum Abnabeln.
- Magensonde.

Information über Risikofaktoren

Präexistente Risikofaktoren u. mütterliche Erkr.: Alter der Mutter < 16 u. > 40 J., Erstgebärende > 30 J., Parität > 3, Aborte u. postpartale Probleme früher geborener Kinder, hereditäre Erkr., Diab. mell., Asthma, kardiovaskuläre Erkr., Dauermedikation.

Risikofaktoren während der SS: Mehrlings-SS, Infektionen (TORCH, bakteriell), EPH-Gestose, Medikamenteneinnahme, Drogen, Rauchen, Alkohol, sonografische Hinweise auf Plazentainsuff. u. intrauterine Wachstumsrestriktion, dopplersonografische Zeichen fetaler Kreislaufveränderungen u. Hypoxie, Hinweise auf fetale Erkr. bei der pränatalen Diagn. (Amniozentese bzw. Chorionzottenbiopsie, Sono, Labordiagn.).

Risikofaktoren während der Geburt: Gestationsalter, geschätztes GG, plazentare Lageanomalien u. vorzeitige Plazentalösung, fetale Lageanomalien, Entbindungsmodus, bei operativer Entbindung Ind. u. Narkoseverfahren, Hinweise auf pränatale Asphyxie (pathol. CTG, Mikroblutunters., Doppler-Sono), protrahierte o. Sturzgeburt, vorzeitiger Blasensprung, Fieber sub partu u. laborchemische Zeichen eines Amnioninfektions-Sy., Fruchtwasserauffälligkeiten (Polyhydramnion, Oligohydramnion, grünes o. übel riechendes Fruchtwasser), bei Frühgeburt nicht abgeschlossene Lungenreifung durch Glukokortikoide.

4.2.2 Allgemeine Reanimationsmaßnahmen

Die NG-Reanimation (▶ Abb. 4.1) orientiert sich an den beobachteten Einschränkungen der Vitalfunktionen (Atmung, Kreislauf, zerebrale Funktion). Diagn. läuft parallel zu therap. Maßnahmen.

4

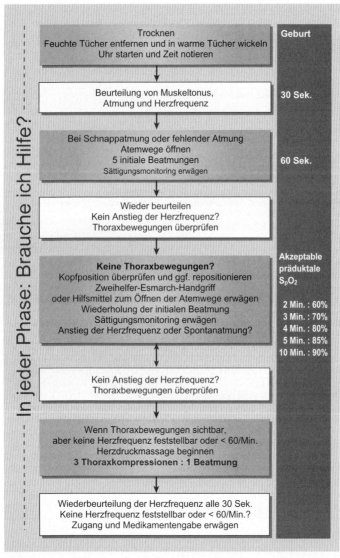

Abb. 4.1 Ablaufschema Neugeborenenreanimation [L157/W802]

Postpartale Zustandsdiagnostik
▶ 4.2.3, ▶ 4.2.4.

❗ Präzise Bewertung der Einzelsymptome des APGAR-Scores (▶ Tab. 4.1) vornehmen, keine summarische Punktevergabe.

Tab. 4.1 APGAR-Schema

Kriterien	0 Punkte	1 Punkt	2 Punkte
Aussehen	Blass, blau	Stamm rosig, Extremitäten blau	Rosig
Puls	Keiner	< 100/Min.	> 100/Min.
Grimassieren beim Absaugen	Keines	Verziehen des Gesichts	Schreien
Aktivität	Keine Spontanbewegung	Geringe Flexion der Extremitäten	Aktive Bewegungen
Respiration	Keine	Langsam, unregelmäßig	Regelmäßig, keine Dyspnoe

4

𝌂 Durchführung der Neugeborenenreanimation
Die Durchführung der NG-Reanimation (▶ Abb. 4.1) erfolgt nach der ABCDE-Regel. Das primäre Problem bei anpassungsgestörten NG ist fast immer die perinatale Hypoxie; diese unverzüglich beheben. Eine kardiale Reanimation ist bei adäquatem Vorgehen nur in Ausnahmefällen erforderlich. Es gibt zunehmend Daten, dass bei Lungengesunden eine normoxische Reanimation O_2-Toxizität vermieden u. vorzuziehen ist.

- **Trocknen u. Wärmen:** Hypothermie vermeiden. Hypothermie kann den O_2-Verbrauch verdreifachen. Kompromiss zwischen notwendiger Exposition des NG zur Beurteilung u. Vermeidung von Wärmeverlusten. Kopf als große Oberfläche für Wärmeverluste beachten. Vorsichtiges Abreiben mit vorgewärmten Tüchern reduziert Wärmeverluste u. stimuliert die Atmung. Pulsoxymeter an re. Hand (präduktal!) anschließen.
- **Absaugen:** Routinemäßiges Absaugen nicht erforderlich. Indiziert bei hörbarem Sekret im Nasen-Rachen-Raum u. blutigem, infiziertem o. mekoniumhaltigem Fruchtwasser. Initial nur Absaugen der Nasenöffnungen u. des Mund-Rachen-Raums.
- Tiefes Absaugen bedeutet Vagusreiz (Bradykardie) u. stört die Adaptation. Anfängerfehler: zu intensives Absaugen bei „schlechtem" Kind.
- **Maskenbeatmung:** keine Maskenbeatmung bei ausreichender Spontanatmung u. guter HF. Bei unzureichender Eigenatmung Maskenbeatmung, Beginn zunächst mit 21 % O_2, dann weiter nach Sättigung.
  - Technik: Kopf in „Schnüffelstellung" (▶ Abb. 4.2), Unterkiefer mit 4. u. 5. Finger der li. Hand vorziehen, Maske geeigneter Größe mit Daumen u. Zeigefinger fest um Mund u. Nase anpressen. Erste Atemhübe mit verlängerter Inspirationszeit u. ausreichend hohem Druck, Dosierung nach Thoraxexkursion u. auskultiertem Atemgeräusch. Zur primären Lungenentfaltung sind u. U. Drücke bis

40 cmH$_2$O erforderlich; Überdruckventil des Beatmungsbeutels ggf. vorübergehend verschließen (**cave:** Barotrauma, Pneumothorax). Effektivität anhand Hautfarbe u. HF überprüfen. Weitere Beatmung mit Frequenz 40/Min. u. verringertem Druck. Nach Stabilisierung Suffizienz der Spontanatmung überprüfen u. ggf. Beatmung beenden.

– Zur Vermeidung von unkontrolliert hohem Druck u. Aufrechterhaltung eines adäquaten PEEP ist dem Beatmungsbeutel ein T-Stück-Beatmungssystem vorzuziehen.

– Bei kardiozirkulatorisch stabilem, termingeborenem Kind u. opiatbedingter Atemdepression (Anamnese!) Versuch mit Naloxon i.v. (▶ Tab. 4.2).

– KI gegen Maskenbeatmung (→ primäre Intubation): Mekoniumaspiration (▶ 4.5.3); infiziertes, stinkendes Fruchtwasser; kongenitale Zwerchfellhernie (▶ 4.5.5); Bauchwanddefekte (▶ 22.7.1); intestinale Obstruktion.

• **Endotracheale Intubation:** indiziert sek. bei unzureichender Stabilisierung unter Maskenbeatmung o. primär bei KI gegen Maskenbeatmung (s.o.). Technik ▶ 2.9. Im Zweifelsfall Erfahrenere(n) hinzuziehen, zur Überbrückung ggf. Larynxmaske Größe 1.

• **Kardiale Reanimation:** Bei unverzüglicher Sicherstellung einer ausreichenden Ventilation u. Oxygenierung erholen sich NG meist rasch, erkennbar am Anstieg der HF, Besserung der Zyanose u. Etablierung einer guten Mikrozirkulation (rasche Kapillarfüllung nach Druck auf die Haut). Bei persistierender Zyanose, Hautblässe u./o. Bradykardie stellt sich folgende DD:

– Inkorrekte Tubuslage → Auskultation, CO$_2$-Detektor, Laryngoskopie, ggf. Neuintubation.

– Pneumothorax → Diaphanoskopie, ggf. Punktion.

– Lungenhypoplasie: Oligohydramnion? Unproportional kleiner Thorax, Potter-Facies, Gelenkkontrakturen als weitere Symptome.

– Kongenitale Zwerchfellhernie (▶ 4.5.5).

– Schwere perinatale Asphyxie → Nabelschnur-pH erfragen (▶ 4.7).

– Hypovolämischer Schock (▶ 4.6.2).

⚡ Durchführung der kardiozirkulatorischen Reanimation

• Bei persistierender Bradykardie Thoraxkompression nach thoraxumfassender Technik (▶ Abb. 3.9): Frequenz 100/Min., Kompression des Sternums ⅓ des Thoraxdurchmessers, Beatmung u. Thoraxkompression im Verhältnis 1 : 3. Überprüfung der Effektivität anhand von HF, Hautfarbe, Femoralispulsen u. Pupillenreaktion.

• Bei ausbleibendem HF-Anstieg Adrenalin zunächst intratracheal, nach Etablierung eines Gefäßzugangs zusätzlich i.v. (▶ Tab. 4.2).

• Natriumbikarbonat blind nur bei schwerer metab. Azidose (Nabelschnur-pH? Prolongierte Reanimation) peripher- o. umbilikalvenös geben (▶ Tab. 4.2). Vorher adäquate Ventilation u. Zirkulation sicherstellen. Weitere Pufferther. nach BGA.

• Bei Hypovolämie Volumengabe (▶ 4.6.2).

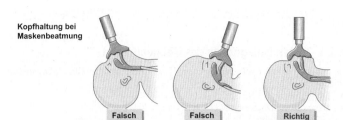

Kopfhaltung bei
Maskenbeatmung

Falsch   Falsch   Richtig

Abb. 4.2 Lagerung des Kopfs [L157]

Tab. 4.2 Medikamente in der Neugeborenenreanimation

Medikament	Indikation	Applikation	Dosis
Adrenalin	Bradykardie	Intratracheal	0,1 mg/kg KG
		Intravenös	0,01 mg/kg KG
NaHCO$_3$ 8,4 %	Metab. Azidose	Intravenös	1 ml/kg KG
Naloxon	Opiatantagonismus	Intravenös	0,01 mg/kg KG
NaCl 0,9 %	Hypovolämie	Intravenös	10–20 ml/kg KG

Maßnahmen nach abgeschlossener Reanimation
- Entscheidung über weitere Behandlung: Ind. zur Intensivpflege/-überwachung? Normalstation? Verbleib in der Entbindungsklinik?
- Transport erst nach Stabilisierung des Kinds. Vorher Überprüfung eines adäquaten Gasaustauschs (Pulsoxymetrie, evtl. BGA).
- Respir. Unterstützung während des Transports: entweder suffiziente Spontanatmung, Rachen-CPAP o. (im Zweifelsfall immer!) vor Transportbeginn Intubation u. Beatmung.
- Magensonde zur Entlastung bei intestinaler Obstruktion (▶ 13.4.1), nach längerer Maskenbeatmung u. unter Rachen-CPAP.
- Venöser Zugang, z. B. bei längerem Transport, Hypovolämie, Hypoglykämiegefahr, instabilem Kind.
- Begleitpapiere, Mutter- u. Plazentablut mitnehmen.
- Information der Eltern über Zustand des NG, vorgesehene Maßnahmen u. weitere Kontaktmöglichkeiten in der Kinderklinik.
- Funktionsfähigkeit des Transportsystems (Inkubatortemperatur, Beatmungsgerät) überprüfen.

Abbruch der Neugeborenenreanimation
Die meisten Neonatologen stimmen überein, dass eine Einstellung der Reanimationsmaßnahmen erwogen werden kann, wenn sich nach mind. 10-minütiger sachgerechter kardiopulmonaler Reanimation kein spontaner Kreislauf etablieren lässt. Die Notwendigkeit einer protrahierten externen Herzmassage u. Adrenalingabe bei persistierender Asystolie signalisiert eine schwere u. protrahierte myokardiale Hypoxie. In dieser Situation ist nach Ausschluss einer Hypovolämie eine ausgeprägte hypoxisch-ischämische Hirnschädigung zu unter-

stellen. Bei anhaltender Bradykardie ist eine konkrete Empfehlung nicht möglich.

4.2.3 Zustandsdiagnostik des Neugeborenen

Besondere Probleme des Frühgeborenen   FG neigen durch Unreife der Organe zu folgenden Störungen (→ sorgfältige klin. Überwachung):
- Lunge: Surfactant-Mangel (▶ 4.5.1), BPD (▶ 4.5.4).
- Herz: offener Ductus Botalli (▶ 7.4.3).
- GIT: nekrotisierende Enterokolitis (▶ 4.4.5), Transportstörung.
- Niere: Niereninsuff., E'lytstörungen (▶ 4.3.4, ▶ 9).
- Leber: Hypoglykämie (▶ 4.3.4), Hyperbilirubinämie (▶ 4.1.1).
- Immunsystem: Sepsis (▶ 4.4.1).
- Subkutanes Fett: Hypothermie (→ Pflege im Inkubator o. Wärmebett).
- ZNS: Hirnblutungen (▶ 4.8.1), periventrikuläre Leukomalazie, Apnoen/Bradykardien (▶ 4.8.2), Kernikterus (▶ 4.1.1).
- Netzhaut: FG-Retinopathie (▶ 20.3.7).

❗ Bei FG (▶ Tab. 4.3) u. hypotrophen NG/FG ist eine frühzeitige Ernährung (möglichst enteral, sonst parenteral) mit ausreichender Kalorienzufuhr (berechnen!) bes. wichtig, um das genetische Wachstumspotenzial auszuschöpfen u. insbes. ein normales Hirnwachstum zu gewährleisten.

Tab. 4.3 Begriffsdefinitionen (Perzentilenkurven ▶ 29)

Begriff	Definition
Frühgeborenes	< 37. SSW bzw. < 260 SS-Tage
Termingeborenes	37. bis Ende 42. SSW bzw. 260–294 SS-Tage
Übertragenes NG	≥ 42. SSW bzw. > 294 SS-Tage
Eutrophes Kind	GG zwischen der 10. u. 90. Perzentile
Hypotrophes Kind	GG < 10. Perzentile (= small for gestational age, SGA)
Hypertrophes Kind	GG > 90. Perzentile (= large for gestational age, LGA)

4.2.4 Bestimmung des Gestationsalters

Bei jedem FG u. hypotrophen NG indiziert, bes. wenn bei Diskrepanz zwischen errechnetem Geburtstermin u. den Ergebnissen der letzten fetalen Ultraschalluntersuchters. (▶ Tab. 4.4).

Tab. 4.4 Reifezeichen des Neugeborenen (nach Farr et al., mod. nach Nicopulos, Am J Dis Child 130)

Unter-suchung	Prüfung	Punkte	Befund
Hautbeschaffenheit	Bauchhautfalte zwischen Finger u. Daumen inspizieren/anheben	0	Sehr dünn, gallertartig
		1	Dünn u. glatt
		2	Glatt u. mitteldick
		3	Reizzustände, evtl. Exantheme u. Abschilferungen
		4	Leichte Dickenzunahme, fühlt sich steif an, oberflächliche Risse u. Abschilferungen bes. an Händen u. Füßen Dick u. pergamentartig, oberflächliche u. tiefe Risse
Ohrform	Oberen Teil der Ohrmuschel oberhalb des Gehörgangs inspizieren	0	Fast flach, ohne Relief mit geringem o. fehlendem Einrollen des Ohrmuschelrands
		1	Einrollung, auch geringgradig, eines Teils des Ohrmuschelrands
		2	Teilweise Einrollung des ganzen oberen Ohrmuschelrands
		3	Abgeschlossene Einrollung des vollständigen oberen Ohrmuschelrands
Hautfarbe	Durch Inspektion beurteilen, wenn das NG ruhig ist, nicht nach dem Schreien	0	Dunkelrot
		1	Überall rosa
		2	Blassrosa, regionale Schwankungen der Farbintensität, d.h., einige Körperpartien können blass sein
		3	Blass, nirgends richtig rosa außer an Ohr, Lippe, Fußsohle, Handfläche
Ohrfestigkeit	Obere Ohrmuschel zwischen Finger u. Daumen palpieren u. falten	0	Ohrmuschel fühlt sich weich an, lässt sich leicht in bizarre Positionen falten, ohne spontan in Ausgangsstellung zurückzuspringen
		1	Ohrmuschel fühlt sich am Rand weich an, lässt sich leicht falten, kehrt langsam in Ausgangsstellung zurück
		2	Knorpel ist tastbar bis an den Rand der Ohrmuschel, ist aber dünn, Ohrmuschel springt nach Faltung in Ausgangsstellung zurück
		3	Feste Ohrmuschel, Knorpel erstreckt sich deutlich bis in die Peripherie. Ohrmuschel springt nach Faltung sofort in Ausgangsstellung zurück

4

Tab. 4.4 Reifezeichen des Neugeborenen (nach Farr et al., mod. nach Nicopulos, Am J Dis Child 130) *(Forts.)*

Untersuchung	Prüfung	Punkte	Befund
Hautdurchsichtigkeit am Rumpf	Rumpf inspizieren	0	Zahlreiche Venen, Zuflüsse u. Venolen sichtbar, bes. am Bauch
		1	Venen u. Zuflüsse sichtbar
		2	Wenige große Blutgefäße am Bauch deutlich sichtbar
		3	Wenige große Blutgefäße, undeutlich sichtbar
		4	Keine Blutgefäße
Lanugo über dem Rücken	Kind zum Licht hochhalten, Rücken inspizieren	0	Kein Lanugo/wenige kurze Haare
		1	Reichlich lange, dicht stehende Haare am ganzen Rücken
		2	Lanugo fällt aus, bes. über dem unteren Rücken
		3	Wenig Lanugo, mit kahlen Stellen
		4	Mind. der halbe Rücken ist frei von Lanugo
Brustdrüsengröße	Drüsenkörper zwischen Daumen u. Finger tasten	0	Nicht tastbar
		1	Einseitig o. beidseitig tastbar, kleiner als 0,5 cm im Durchmesser
		2	Beidseitig tastbar, ein- o. beidseitig 0,5–1,0 cm im Durchmesser
		3	Bds. tastbar, ein- o. beidseitig größer als 1 cm im Durchmesser
Brustwarze	Inspektion	0	Brustwarze kaum sichtbar, keine Areola
		1	Brustwarze gut ausgebildet, Areola vorhanden, aber nicht erhaben
		2	Brustwarze gut ausgebildet. Rand der Areola erhaben gegenüber der umgebenden Haut
Fußsohlenfurchung	Sohlenhaut von den Zehen zur Ferse hin strecken u. stehen bleibende Falten beurteilen	0	Keine Furche
		1	Blasse, rote Linien im Bereich der vorderen Hälfte der Sohle
		2	Deutliche rote Linien im Bereich von mehr als der vorderen Sohlenhälfte u. Furchen nur im Bereich des vorderen Drittels

4

Tab. 4.4 Reifezeichen des Neugeborenen (nach Farr et al., mod. nach Nicopulos, Am J Dis Child 130) *(Forts.)*

Unter-suchung	Prüfung	Punkte	Befund
		3	Wie (2), aber die Furchung reicht über das vordere Drittel hinaus
		4	Deutliche tiefe Furchung, die über das vordere Drittel der Sohle hinaus reicht

Auswertung

1 28,1	2 28,6	3 29,1	4 29,6	5 30,1	6 30,6	7 31,1	8 31,6	9 32,1	10 32,6
11 33,1	12 33,6	13 34,2	14 34,7	15 35,2	16 35,7	17 36,2	18 36,7	19 37,2	20 37,7
21 38,2	22 38,7	23 39,2	24 39,7	25 40,3	26 40,8	27 41,3	28 41,8	29 42,3	30 42,8

4

D Jenseits der 18. SSW ist eine „Korrektur" des Gestationsalters nach sonografischer Biometrie nicht mehr statthaft (häufiger Irrtum).

4.2.5 Laboruntersuchungen beim Neugeborenen

Beim gesunden NG sind außer dem neonatalen Stoffwechselscreening keine Laborunters. erforderlich (▶ Tab. 4.5).

Tab. 4.5 Laboruntersuchungen beim Neugeborenen

Alter	Labor	Indikation/Bemerkung
1. LT	**Obligat** BGA Blutgruppe	Aus Nabelarterien/Nabelvenenblut (Normwerte ▶ 26.1), wird in U-Heft eingetragen Aus Nabelblut, insb. bei rh-neg. Mutter
	Fakultativ Direkter Coombs-Test Gesamtes, indirektes Bili CRP, IL-6, Diff.-BB BZ-Verlauf	V. a. Mhn V. a. Mhn V. a. Amnioninfektion Bei großen u. hypotrophen Kindern u. Kindern diabetischer Mütter
Ab 2. LT	Transkutanes Bili Gesamtes u. direktes Bili CRP, IL-6 Diff.-BB E'lyte u. BZ, Mg²⁺, anorgisches Phosphat Weiteres je nach Grunderkr.	Ikterisches Hautkolorit (▶ 4.1.1) V. a. Sepsis V. a. Sepsis, V. a. Polyglobulie, V. a. Anämie Parenterale Ernährung, mütterliche Tokolyse
3. LT	Stoffwechselscreening auf Filterpapier	Erweitertes NG-Screening, heute mit Tandem-Massenspektrometrie. Wichtig: Dokumentation des Befundrücklaufs

4.2.6 Bildgebende Verfahren

Rö-Thorax ▶ 14.2.2.

Schädelsonografie

Durchführung transfontanellär mit Sektor- o. Minikonvex-Scanner 7,5–10 MHz.

Schnittebenen:

- Koronar: Schallkopf parallel zur Koronarnaht auf große Fontanelle aufsetzen, Durchmusterung der intrakraniellen Strukturen von rostral nach okzipital (▶ Abb. 4.3).
- Sagittal/parasagittal: Schallkopf parallel zur Sagittalnaht, Kippung nach re. u. li. zur Darstellung der Seitenventrikel u. der Hirnhemisphären (▶ Abb. 4.4)
- Zusätzliche Ebenen (transtemporal, durch Mastoid u. kleine Fontanelle) möglich.

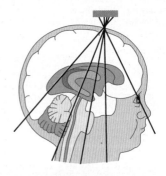

Abb. 4.3 Schädelsonografie: koronare Schnittebenen [L157]

Indikationen

- FG < 1.500 g (< 32. SSW): Erstunters. möglichst bald postnatal zur Differenzierung von prä- u. postnatalen Läsionen: Hirnblutung? PVL (▶ 4.8.1)?
- Nach operativer Entbindung (Forzeps, Vakuumextraktion): Intrakranielle Blutung?
- FG/NG mit neurol. Auffälligkeiten, Meningitis.
- V. a. Hydrozephalus, z. B. bei Meningomyelozele (▶ 12.5.1).
- Fehlbildungssyndrome.
- Abklärung bei V. a. pränatale Infektion (TORCH): Intrakranielle Verkalkungen?
- Sgl. mit V. a. Kindesmisshandlung: Subdurales Hämatom?

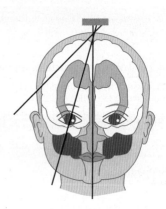

Abb. 4.4 Schädelsonografie: sagittale Schnittebenen [L157]

Kraniales Computertomogramm (CCT), Kernspintomogramm

Physiologische Müdigkeits-/Schlafphasen ausnutzen, z. B. nach Fütterung. Evtl. Sedierung. Eingeschränkte Überwachungsmöglichkeiten bei MRT beachten.

Indikationen

- CCT: intrakranielle Blutungen bei kalottennaher Lokalisation o. infratentoriell.
- MRT: komplexe Hirnfehlbildungen, Migrationsstörungen, neurometab. Erkr. (▶ 12.11).

4.2.7 Hörscreening

Die Durchführung eines universellen Hörscreenings hat nach den Richtlinien denselben Verbindlichkeitsgrad wie das Stoffwechselscreening. Inzidenz behandlungsbedürftiger Hörstörungen 1–2/1.000 in der Normalpopulation, 1–3/100 bei Risikokindern.

Durchführung

- Messung der otoakustischen Emissionen (TEOAE) bei NG ohne Risikofaktoren.
- Automatisierte Hirnstammaudiometrie (AABR) bei allen Risikokindern. Als Risikofaktoren gelten u. a. Frühgeburtlichkeit, Intensivther., ototox. Medikamente, Infektionen, ausgeprägte Hyperbilirubinämie.
- ! Dokumentation u. Nachverfolgung auffälliger Befunde seit 1.1.2009 ebenso verpflichtend.

4.2.8 Pulsoxymetrie-Screening

Durchführung eines universellen Pulsoxymetrie-Screenings ist eine sinnvolle Maßnahme zur Früherkennung von Herzfehlern, deren Prognose bei später Diagnosestellung meist schlechter ist (z. B. Transposition, HLHS). Dabei fallen auch primär respir. Probleme auf.

Durchführung

- Günstiges Zeitfenster ist zwischen der 6. u. 12. Lebensstunde.
- Die postduktale (an der unteren Extremität) pulsoxymetrisch gemessene Sättigung sollte > 95 % betragen, ansonsten sind eine kinderärztliche Vorstellung u. weitere Abklärung erforderlich (Echokardiografie).

4.3 Neonatologische Krankheitsbilder

4.3.1 Geburtsverletzung/häufige pathologische Befunde

Kephalhämatom

Definition Subperiostale Blutung durch Abscherung des Periosts, meist über dem Os parietale. Häufig bei Vakuumextraktion. Inzidenz 3–4 % aller Termingeborenen.

Klinik Ein- o. beidseitige prallelastische Schwellung. Immer begrenzt durch die Schädelnähte. Verstärkt Hyperbilirubinämie.

Differenzialdiagnosen

- Geburtsgeschwulst (Caput succedaneum): Ödem der Kopfhaut, teigige Konsistenz, Schädelnähte übergreifend. Resorption in den ersten Lebenstagen.
- Subgaleale Blutung: Abhebung der Kopfschwarte nach traumatischer Geburt, große Blutmenge → Risiko eines hämorrhagischen Schocks (▶ 4.6.2).

Therapie Keine, Spontanresorption bzw. Ossifikation binnen Wochen bis Monaten.

Klavikulafraktur

 Häufige Geburtsverletzung (3–4 %), bes. bei makrosomen NG u. bei Schulterdystokie.

Klinik Schonung des Arms, z. B. beim Moro-Reflex. Bei Palpation der Klavikula Druckschmerz, Schwellung, Krepitation. Erkennung u. U. erst ab der 2. Lebenswo. durch Kallusbildung. Assoziation mit Plexusparese.

Therapie Keine. Vermeiden unnötiger Bewegungen des betroffenen Arms (Schmerzen).

Lähmungen des Plexus brachialis

Ätiologie Überdehnung (selten Zerreißung) von Wurzeln des Plexus bei Entwicklung aus BEL o. Schulterdystokie. Inzidenz: 0,5–1 % aller Termingeborenen, überwiegend rechtsseitig.

Obere Plexuslähmung (Erb-Duchenne): Betroffen sind die Nervenwurzeln C5 u. C6. Arm schlaff in Innenrotation u. Pronation neben dem Körper, keine Beugung im Ellenbogengelenk, Handgreifreflex erhalten. Selten Beteiligung C4 (N. phrenicus!).

Untere Plexusparese (Klumpke): Betroffen sind die Nervenwurzeln C7 bis Th1. Selten, meist mit oberer Parese kombiniert. Aktive Fingerbeugung (Handgreifreflex) fehlt. Bei Beteiligung des Ramus communicans des Sympathikus zusätzlich Horner-Symptomenkomplex.

Therapie Entlastende Lagerung des Arms in Ellenbogenbeugung dicht am Körper für einige Tage, danach Physiother. zur Erhaltung der Gelenkbeweglichkeit.

Prognose Bei Erb-Lähmung meist komplette Erholung innerhalb der ersten Lebenswochen, permanente Defizite in 5(–10)%. Ind. zur operativ-neurochir. Ther. prüfen, wenn nach ca. 3 Mon. weiterhin deutliche Defizite.

Nässender Nabel

Nach Abfall der Nabelschnur sollte die verbleibende Wunde innerhalb von etwa 2 Wo. epithelialisiert sein. Falls sie weiter sezerniert, an folgende DD denken:

- **Nabelgranulom:**
  - Erbsgroße, entzündl. Granulation am Nabelgrund mit geringer blutig-seröser Sekretion.
  - Ther.: Ätzung des Granulationsgewebes mit Argentum nitricum.
- **Omphalitis:**
  - Sekundärinfektion der Nabelwunde, meist durch Staphylo- o. Streptokokken. Schmerzhafte Rötung u. Infiltration der Nabelgegend, evtl. eitrige Sekretion.
  - KO: intravasale Ausbreitung in der Nabelvene, Sepsis, selten septische Pfortaderthrombose.
  - Ther.: lokale, evtl. systemische Antibiotika.
- Bei länger dauernder Nabelsekretion **Ductus omphaloentericus u. Urachusfistel** ausschließen (Sono, Darstellung mit Kontrastmittel).

Brustdrüsenschwellung

Definition Schwellung der Brustdrüsen NG beiderlei Geschlechts, z. T. schmerzhaft u. mit Überwärmung. Je reifer die Kinder, umso ausgeprägter. Zum Teil verbunden mit Austritt von Milch („Hexenmilch"), typischerweise zwischen 3. LT u. 4. Lebenswoche. Keine Manipulationen, um Superinfektion (eitrige Mastitis) zu vermeiden.

Therapie Bei starker Schwellung mit weichem, sterilem Verband abdecken. Bei eitriger Mastitis (Rötung!) staphylokokkenwirksames Antibiotikum i. v., bei Abszedierung ggf. operative Entlastung.

Erythema toxicum (Neugeborenenexanthem)
▶ 19.3.

Definition Unregelmäßig begrenzte erythematöse Makulae, z. T. mit zentraler gelblicher Papel, selten pustulös (intertriginöse Areale). Lokalisation hauptsächlich am Stamm. Verstärkt durch Fototherapie.

Differenzialdiagnosen Staphylodermie.

Therapie Keine. Spontane Rückbildung innerhalb weniger Tage.

4.3.2 Morbus haemolyticus neonatorum (Mhn)

Definition Immunhämolytische Anämie durch Blutgruppenunverträglichkeit zwischen Mutter u. Kind. Kind erbt vom Vater Erythrozytenantigene, die das Immunsystem der Mutter bei Kontakt als fremd erkennt u. mit AK-Bildung beantwortet. Häufigste Antigene: Antigene der Rhesusgruppe D (sog. Rhesusfaktor), C, E, c, e; andere Antigene sind A- u. B-Antigen, Kell-, Duffy-Antigen. Klin. bedeutsam sind v. a. die Rhesus- (D) u. die AB0-Inkompatibilität.

Rhesus-Inkompatibilität (Rh-Erythroblastose)
Pathogenese
- Häufigste Konstellation: Mutter Rhesus-neg. (d/d), Vater Rhesus-pos. (D/D o. D/d), Kind Rhesus-pos. (D/d).
- Mütterliche Sensibilisierung möglich bei Aborten, Interruptiones, Geburt des 1. Kinds; führt zur Bildung plazentagängiger Anti-D-IgG-AK. Beim folgenden Kind mit der gleichen Blutgruppenkonstellation spez. u. unspez. Booster-Effekt. Diaplazentarer Transfer der AK, Bindung an fetales Ery-Antigen D, Zerstörung der AK-beladenen Erys im RES mit Entstehung von Bili. Kompensatorische Ausschüttung kernhaltiger Ery-Vorstufen (Erythroblasten) aus den extramedullären Bildungsstätten.

Klinik
- Blässe (Anämie),
- Icterus praecox durch verstärkte Hämolyse (▶ 4.1.1),
- Hepatosplenomegalie durch Steigerung der extramedullären Blutbildung,
- bei ausgeprägter Anämie (Hkt < 0,2) Herzinsuff., Entwicklung eines Hydrops fetalis (▶ 4.6.4).

Differenzialdiagnosen ▶ 4.1.

Diagnostik
- Pränatal:
  - Screening auf irreguläre AK im mütterlichen Blut in der 20. u. 32. SSW. Bei pos. Ausfall Identifikation der AK u. Titerbestimmung. Nicht alle irregulären AK führen zur Erkr. des Fetus.
  - Spektrofotometrische Bestimmung des Bili-Gehalts im Fruchtwasser. Fetale Hb- u. Blutgruppenbestimmung durch Chordozentese.
  - Ultraschallunters. zum Erkennen eines Hydrops.

- Postnatal:
  - Blutgruppe des Kinds mit Rhesusfaktor u. direktem Coombs-Test aus Nabelschnurblut.
  - ! Blutgruppenbestimmung ist nach intrauteriner Transfusion u. U. vorübergehend nicht mehr möglich.
  - Indirektes Bili; engmaschige Verlaufskontrollen (2–3-stdl.), da rascher Anstieg.
  - Hb (Anämie?), Diff.-BB (Erythroblasten?), Reti (> 5 %?).

Therapie Ziel: Vermeidung einer Enzephalopathie (Kernikterus, ▶ 4.1.1) u. von Folgeschäden der Anämie (Hypoxämie, HI, Tod).

- **Pränatal:** abhängig von SS-Alter, Delta-E-Werten (Verlaufskontrolle) u. fetalem Hb abwartendes Verhalten, intrauterine Transfusion (intravasal o. -peritoneal) o. Entbindung.
- **Postnatal:**
  - Erstversorgung (▶ 4.2).
  - IVIG 500 mg/kg KG über 3 h infundieren, Wdh. nach Effekt.
  - Austauschtransfusion (s. u.).
  - Fototherapie. Ind.: primär nur bei leichten Fällen des Mhn: Hb > 12 g/dl (> 7,45 mmol/l), indirektes Bili unterhalb Austauschgrenze; sek. nach Austauschtransfusion; Technik s. u.

Austauschtransfusion

Indikationen Wenn:
- Bili mehr als 10 mg/dl oberhalb der Fototherapiegrenze (▶ 4.1.1),
- Bili mehr als 5 mg/dl oberhalb der Fototherapiegrenze u. weiterer Anstieg unter intensiver Fotother., ggf. Immunglobulinther.,
- Hydrops fetalis o. ausgeprägte hämolytische Anämie < 8 g/dl.

Material
- EK (gewaschen = K$^+$-arm, CMV neg.) u. Plasma (insgesamt 2–3-fache Menge des Blutvolumens des Kinds, Blutvolumen ca. 80 ml/kg KG).
- Blutgruppe der Konserve:
  - Rh-Inkompatibilität: Erys AB0-identisch, Rh-negativ. Plasma AB0-identisch, Rh-positiv.
  - AB0-Inkompatibilität: Erys Blutgruppe 0, Plasma Blutgruppe AB.

Komplikationen Hypokalzämie, Hyperkaliämie, Hypoglykämie, Azidose, Thrombopenie, Sepsis, NEC, Hypothermie, Embolie.

Technik der Austauschtransfusion
- **Austauschgeschwindigkeit:** 2–4 ml/kg KG/Min.
- **Gesamtdauer des Austauschs:** ca. 2 h. Durch raschen Austausch (1 h) werden AK schnell eliminiert. Langsamer Austausch (2 h) fördert die Elimination des Bili aus Blut u. Gewebe u. ist weniger kreislaufbelastend.
- Vor Beginn des Austauschs Blutentnahme zur Diagnostik.
- Magensonde legen, Mageninhaltrest absaugen, Sonde danach offen lassen.
- Über peripheren Zugang Glukose geben, E'lyt-Zusatz entsprechend der Kontrollen während des Austauschs.
- Monitorüberwachung, Dokumentation der Urinausscheidung.
- Auf Wärmezufuhr achten.
- Austauschprotokoll von Pflegekraft ausfüllen lassen.
- Push-Pull-Technik (bei nur einem Zugang): Entnahme u. Rückgabe von Einzelmengen von jeweils 5 ml/kg.

- Arteriovenöse Technik:
  - Blutentzug kontinuierlich über Radialis-Kanüle o. NAK.
  - Transfusion der Austauschkonserve kontinuierlich über periphere Vene o. NVK.

> Bei Verwendung von ACD-Konserven nach je 100 ml Austausch 2 ml Kalziumglukonat 10 % i. v. geben. Bei Verwendung von Erys aus CPDA-1-Konserven nach 50 ml 2 ml Kalziumglukonat 10 %.
> - Während des Austauschs mehrmals BGA u. BZ durchführen, ggf. mit Natriumbikarbonat-Glukose-Gemisch über peripheren Zugang korrigieren.
> - Nach Austauschtransfusion letzte Portion u. Konservenrest aufheben. Bei Rh- o. AB0-Inkompatibilität Fotother. weiterführen.

Sonderformen:
- Austauschtransfusion bei Polyglobulie: Entzogenes Blut 1 : 2 mit NaCl 0,9 % ersetzen. Berechnung (▶ 4.3.5).
- Austauschtransfusion bei chron. intrauteriner Anämie: Entzogenes Blut mit EK ersetzen. Berechnung des Austauschvolumens (▶ 4.3.5).

Nachsorge
- Hb-Kontrollen 2-wöchentlich im 1. Vierteljahr wegen der Gefahr der Spätanämie. Ursache: persistierende Immunhämolyse auch nach Austauschtransfusion, verkürzte Überlebensdauer transfundierter Erys.
- Ery-Transfusion bei Hb-Werten < 7–8 g/dl.
- Bei ausgeprägter Hämolyse (Anämie) entwicklungsneurol. Kontrollen.

Prophylaxe
Sensibilisierung einer Rh-neg. Frau bei der Geburt eines Rh-pos. Kinds, bei Amniozentese, Abort o. Interruptio kann durch unverzügliche Gabe (bis 72 h) von Anti-D-Ig zuverlässig verhindert werden.

AB0-Inkompatibilität (AB0-Erythroblastose)
Pathogenese
- Konstellation: meist Mutter Blutgruppe 0, Kind Blutgruppe A o. B; selten Mutter Blutgruppe A o. B, Kind Blutgruppe B o. A.
- Durch präformierte IgG-AK gegen A o. B Manifestation bereits beim 1. Kind möglich. Keine Gefährdung des Fetus wie bei Rh-Inkompatibilität, da A/B-Blutgruppensubstanzen auf fetalen Erys noch nicht vollständig exprimiert sind.

Klinik Icterus praecox, selten geringgradige Anämie.

Diagnostik
- Blutgruppe des Kinds mit Rh-Faktoren,
- direkter Coombs-Test (kann neg. ausfallen),
- Nachweis irregulärer IgG-AK gegen A o. B,
- Bili bereits am 1. LT, Verlaufskontrolle 6–12-stdl.,
- Hb (selten erniedrigt), Reti (> 5 %).

Therapie
- **Fotother.:**
  - Technik ▶ 2.13.
  - Ind.: Bili oberhalb der Fototherapiegrenze – 2 mg/dl. Bei Werten nahe der Austauschgrenze kurzfristige Bili-Kontrollen sowie IVIG 500 mg/kg KG über 3 h infundieren, Wdh. nach Effekt.
- **Austauschtransfusion:** Ind. u. Technik wie bei Rh-Inkompatibilität.

4.3.3 Morbus haemorrhagicus neonatorum

Definition Hämorrhagische Diathesen können beim NG durch einen angeb. o. erw. Faktorenmangel o. eine Thrombozytopenie verursacht werden. M. haemorrhagicus neonatorum im engeren Sinne = Vit.-K-Mangel-Blutungen. Durch eingeschränkten diaplazentaren Transfer von Vit. K „physiologischer Vit.-K-Mangel", der bei den meisten NG passager in den ersten Lebenstagen zur Erniedrigung der Gerinnungsfaktoren II, VII, IX u. X führt (klassische Form der Vit.-K-Mangel-Blutungen). Bei vollgestillten Kindern o. Cholestase erhöhtes Risiko für die Spätform der Vit.-K-Mangel-Blutungen (1.–3. Mon.).

Klinik
- Symptome meist am 3.–7. d p. p. (klass. Form), selten schon in den ersten 24 Lebensstunden (Frühform der Vit.-K-Mangel-Blutungen, z. B. bei Antiepileptikamedikation der Mutter).
- GI-Blutung (Melaena neonatorum). DD: Pseudomeläna durch verschlucktes mütterliches Blut → Differenzierung durch den Apt-Downey-Test.
- Blutungen der Mund- u. Nasenschleimhaut.
- Blutungen aus dem Nabelstumpf (Faktor-XIII-Mangel), Hautblutungen.
- Schwere intrakranielle Blutungen selten bei der klass. Form, typisch bei der Spätform.

Diagnostik Gerinnung: PTT ↑, Prothrombinzeit ↑ (= Quick-Wert ↓); Faktoren II, VII, IX, X ↓. Nachweis von Acarboxy-Formen der Gerinnungsfaktoren (PIVKA).
! Normalisierung der Gerinnungsstörung bereits 1 h nach Vit.-K-Gabe beweisend. DD: angeb. Faktorenmangel, Verbrauchskoagulopathie u. Produktionsstörung bei Lebererkr. (Stoffwechselstörung).
- BB u. Thrombos.
- Test auf okkultes Blut: Blut im Stuhl?
- Schädel-Sono: Intrakranielle Blutung?

Therapie
- Vit. K 1 mg langsam i. v. o. s. c. (nicht i. m.! → Muskelblutungen).
- Bei lebensbedrohlichen Blutungen 10 ml/kg KG Frischplasma (FFP).

Prophylaxe
- Gesunde NG: je 2 mg Vit. K oral bei U1, U2 u. U3.
- FG u. kranke NG: 100–200 µg Vit. K am 1. LT parenteral (i. v., s. c.). Weitere Gaben abhängig vom Zustand des Kinds oral (s. o.) o. parenteral (s. o.) bei U2 u. U3.

4.3.4 Störungen im Elektrolyt- und Zuckerhaushalt

Hyponatriämie (▶ 9.2), Hypernatriämie (▶ 9.2), Hypokaliämie (▶ 9.3.1), Hyperkaliämie (▶ 9.3.2).

Hypokalzämie

Ätiologie u. Einteilung
- **Reife NG:** Gesamtkalzium < 2 mmol/l o. ionisiertes Kalzium < 1 mmol/l.
- **FG:** Gesamtkalzium < 1,8 mmol/l o. ionisiertes Kalzium < 1 mmol/l.
- **Frühe Form** (erste 3 LT): bes. bei FG, Kindern diab. Mütter, bei Sepsis, nach Asphyxie, häufig asymptomatisch.
- **Späte Form** (> 3. LT): durch zu hohe Phosphatzufuhr, Hypoparathyreoidismus (transient, CATCH 22), Hypomagnesiämie, Vit.-D-Mangel.

Klinik Zittrigkeit, Tremor, Hyperexzitabilität, Krampfanfälle. Selten Laryngospasmus mit Zyanose u. Apnoen, Karpopedalspasmen, pos. Chvostek-Zeichen. Verlängerte QT-Zeit im EKG.

Diagnostik
- Labor: Gesamt- u. ionisiertes Kalzium, Mg^{2+}, Phosphat, AP, Gesamteiweiß, Albumin, Krea.
- Monitoring: Herzrhythmusstörungen, Apnoen, Krampfanfälle.
- Evtl. EKG u. EEG.

Therapie
- Bei klin. Symptomatik Kalziumglukonat 10 % 1–2 ml/kg KG langsam i. v. **Cave:** Bradykardie.
- Bei asymptomatischer Hypokalzämie zusätzliche Kalziumzufuhr von ca. 5 ml/kg KG Kalziumglukonat 10 % als Dauertropf o. oral. **Cave:** Gefahr schwerer Nekrosen bei paravenöser Infusion, deswegen Infusionsort sorgfältig beobachten.
- Verminderte Phosphatzufuhr; bei oraler Ernährung möglichst MM.

Hypomagnesiämie

Mg^{2+} < 0,6 mmol/l.

Häufig assoziiert mit Hypokalzämie. Weiterbestehen der Symptome nach Kalziumzufuhr spricht für Hypomagnesiämie. Risikogruppen: NG diab. Mütter, schwer kranke NG, unzureichende Mg^{2+}-Zufuhr.

Klinik u. Diagnostik Wie Hypokalzämie.

Therapie
- Bei klin. Symptomatik 0,5 ml/kg KG Magnesiumaskorbat 10 % langsam i. v.
- Ohne klin. Symptome Substitution mit Magnesiumaskorbat 10 % 1 ml/kg KG/d per Infusion o. oral.

Hypoglykämie

▶ 11.3. BZ < 45 mg/dl (< 2,5 mmol/l).

Bes. gefährdet: FG, hypotrophe NG, übertragene NG, NG mit Asphyxie, NG diab. Mütter, Wiedemann-Beckwith-Sy., Z. n. Tokolyse mit β-Mimetika.

Klinik Zittrigkeit, Krampfanfälle, Apnoen, Apathie, Hypotonie, Trinkfaulheit.

Diagnostik
- Bei Risikokindern in regelmäßigen Abständen (z. B. 2, 6, 12, evtl. 24 h p. p.) BZ-Bestimmung. **Cave:** eingeschränkte Zuverlässigkeit der Teststreifen im

hypoglykämischen Bereich, bes. bei hohem Hkt. Höhere Zuverlässigkeit mit Glukose-Analysegerät-Systemen, die auf der Glukosedehydrogenase-Methode basieren.

- Bei pathol. Ausfall des Teststreifens enzymatische BZ-Bestimmung.
- Bei Werten von 36–45 mg/dl (2,0–2,5 mmol/l) zunächst nur Kontrolle vor der nächsten Mahlzeit, bei 30–35 mg/dl (1,7–1,9 mmol) sofortige Fütterung, < 30 mg/dl Verlegung in die Neonatologie u. i. v. Glukosegabe (▶ Abb. 4.5).
- Bei persistierender Hypoglykämie Stoffwechseldiagn. (▶ 11.3) u. Insulin (kongenitaler Hyperinsulinismus?), Kortisol u. Wachstumshormon bestimmen.

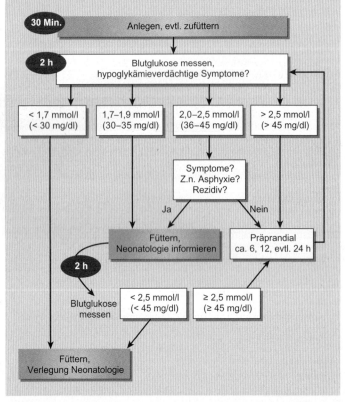

Abb. 4.5 Hypoglykämie-Algorithmus (mod. nach AWMF-Leitlinie) [L157/T548]

Therapie
- Frühfütterung von Risikokindern ca. 30 Min. postpartal, dann alle 2–3 h.
- Bei unzureichender Wirkung o. wenn Fütterung nicht möglich, Glukose als Bolus 0,2 g/kg KG, anschließend Glukose 5–7(–15) mg/kg KG/Min. als DTI, entweder als 10 % o. höher konzentrierte Glukose. **Cave:** Hyperosmolarität, Venenreizung.
- In Sonderfällen: Glukagon, Glukokortikoide o. Diazoxid (▶ 11.3).

Hyperglykämie

BZ > 125 mg/dl (> 7 mmol/l).

Ätiologie   Zu hohe parenterale Glukosezufuhr, eingeschränkte Glukosetoleranz (FG < 1.000 g, schwer kranke NG, Sepsis, Hirnblutung), selten transitorischer o. persistierender neonataler Diab. mell.

Klinik   Polyurie durch osmotische Diurese, Dehydratation.

Diagnostik
- Labor: BZ, E'lyte; Urinzucker.
- Ggf. Schädel-Sono (Hirnblutung?).
- Urinausscheidung, Gewichtsverlauf.

Therapie
- Reduktion der Glukosezufuhr auf < 6 mg/kg KG/Min.
- In Ausnahmefällen Insulin (0,01–0,1 IE/kg KG/h Insulin als Dauerinfusion), dabei engmaschige BZ-Kontrollen erforderlich.

4.3.5 Polyglobulie

Venös: Hb > 22 g/dl (> 13,7 mmol/l), Hkt > 0,65. Gestörte Mikrozirkulation durch erhöhte Blutviskosität.

> Kapillärer Hkt um 0,05–0,15 höher: Therap. Entscheidungen erfordern venöse Bestimmung.

Ätiologie
- Gesteigerte Erythropoese bei chron. intrauteriner O_2-Mangelversorgung (Plazentainsuff.), z. B. EPH-Gestose, Nikotinabusus, hypotrophe NG.
- Plazentofetale Transfusion durch Abnabelung in Tieflage, bei Zwillingen durch fetofetale Transfusion.
- Typ. bei Kindern diab. Mütter (▶ 4.3.6), Trisomie 21, Wiedemann-Beckwith-Sy.
- Dehydratation: Hkt-Erhöhung nach 2. LT. Gewichtsverlauf beachten.

Klinik
- Plethorisches Aussehen.
- ZNS: Zittrigkeit, Apathie, Trinkschwäche, Apnoen, Krampfanfälle.
- Atmung: Tachypnoe, Dyspnoe, Zyanose.
- Makrohämaturie durch Nierenenthrombose.
- Hypoglykämie, Hyperbilirubinämie, Thrombozytopenie.
- Rekapillarisierungszeit > 2 s.

Diagnostik
- BB (venös) mit Retikulozyten, BGA, E'lyte, BZ, Bili, Krea, Gerinnung.
- Urinstatus (Hämaturie?), ggf. Nieren-Sono.
- Rö-Thorax bei respir. Symptomatik.

Therapie
- Bei Dehydratation (Klinik, Gewichtsverlauf) reichlich Flüssigkeitszufuhr, ggf. parenteral, dabei auf Ausscheidung achten. 4-stdl. Hkt-Kontrollen.

- Hämodilution:
  - Ind.: venöser Hkt > 0,65 bei klin. Symptomen, > 0,70 auch beim asymptomatischem NG.
  - Ziel: venöser Hkt 0,55–0,60.
  - Berechnung des Austauschvolumens (ATV). Blutvolumen des NG 80–100 ml/kg KG.

> ATV = [Blutvolumen × (aktueller Hkt - gewünschter Hkt)]/aktueller Hkt

  - Vorberechnetes Blutvolumen am besten über Arterienkatheter (z. B. Radialiskanüle; ▶ 2.2.2) entziehen, über Venenkanüle simultan doppeltes Volumen NaCl 0,9 % zuführen. Dauer der Prozedur etwa 30 Min.
  - Hkt-Kontrolle 1, 4 u. 24 h nach der Hämodilution.
  - Flüssigkeitszufuhr 20–40 ml/kg KG/d über normalen Erhaltungsbedarf steigern.

4.3.6 Neugeborene diabetischer Mütter

Epidemiologie Typ-1-Diabetes bei 0,5 %, Gestationsdiabetes geschätzt bei 4 % aller SS. Schwere der neonatalen Erkr. bei Typ-1-Diabetes abhängig von der Qualität der Stoffwechseleinstellung ab der Konzeption u. dem Ausmaß diab. Folgeerkr. bei der Mutter. Erhöhtes Risiko angeb. Fehlbildungen.

Klinik
- Bei diab. Angiopathie der Mutter hypotrophe NG.
- Typisch sonst makrosome NG, Plethora, cushingoide Fazies, Hepatomegalie.
- Hypoglykämie durch Hyperinsulinismus.
- Polyglobulie (▶ 4.3.5), Gefahr der Nierenvenenthrombose, Hyperbilirubinämie.
- Hypokalzämie, Hypomagnesiämie (▶ 4.3.4).
- Kardiomegalie, Septumhypertrophie, evtl. linksventrikuläre Ausflusstraktobstruktion; bei Typ-1-Diabetes 10-fach höheres Risiko eines AHF.
- Schwerste Form der diab. Embryopathie: kaudales Regressionssyndrom.

Diagnostik
- Bzgl. BZ-Kontrollen ▶ 4.3.4.
- BB, Thrombos, E'lyte inkl. Mg^{2+}, Bili.
- Echokardiografie (Septumhypertrophie, Herzfehler bei Typ-1-Diabetes).
- Urinstatus, ggf. Nieren-Sono (Nierenvenenthrombose).

Therapie
- Frühfütterung (▶ 4.3.4).
- Bei anhaltender o. symptomatischer Hypoglykämie parenterale Glukosezufuhr (▶ 4.3.4).
- Bei ausgeprägter Septumhypertrophie mit Ausflusstraktobstruktion hämodynamisches Monitoring (EKG, RR).

4.4 Infektionen des Neugeborenen

4.4.1 Einteilung

- **Early-onset-Infektionen** (< 5. LT) werden durch die Flora des mütterlichen Genitaltrakts (B-Streptokokken, E. coli, Enterokokken, Staphylokokken, Listerien, Herpes-simplex-Virus) hervorgerufen. Risikofaktoren sind Frühgeburtlichkeit, vorzeitiger Blasensprung, Amnioninfektions-Sy., protrahierte Geburt.
- **Late-onset-Infektionen** (≥ 5. LT) sind häufig lokalisiert (Meningitis, Pneumonie, HWI), weniger mit geburtshilflichen KO assoziiert, werden häufig horizontal übertragen u. entsprechen in ihrem Keimspektrum den Early-onset-Infektionen.
- **Nosokomiale Infektionen** werden durch Hospitalkeime wie koagulase-neg. Staphylokokken, Pseudomonas aeruginosa, Klebsiellen, Enterobacter, Sprosspilze hervorgerufen. Risikofaktoren sind Intensivpflegemaßnahmen, z. B. ZVK, Intubation, Blasenkatheter.

4.4.2 Sepsis

Klinik

! Symptome häufig unspezifisch. Frühdiagnose entscheidend!
- Verschlechterung des AZ, Apathie, Hypotonie, Trinkunlust.
- Temperaturinstabilität (leichte Hyperthermie, Hypothermie).
- Blassgraues, marmoriertes Hautkolorit, verlängerte Rekapillarisierung > 3 s (▶ 4.1.2).
- Tachy-, Dyspnoe, Zyanose, Apnoe.
- Erbrechen, Diarrhöen, geblähtes Abdomen, Hepatosplenomegalie.
- Ikterus: zunächst unkonjugierte, später konjugierte Hyperbilirubinämie.
- Petechien u. andere Zeichen der hämorrhagischen Diathese.
- Vollbild des septischen Schocks mit Hypotension u. PPHN (▶ 4.6.3).

Differenzialdiagnosen
- Stoffwechselstörung (▶ 11.1).
- AHF: hypoplastisches Linksherz, kritische ISTA u. Aortenstenose (▶ 7.4.6).
- Volumenmangel, z. B. durch fetoplazentare o. -maternale Transfusion.
- Akute Blutung: intrazerebral, intraabdominell, gastrointestinal, pulmonal.

Diagnostik
- Labor: CRP (Verlaufskontrolle), IL-6 (oder IL-8), Diff.-BB, I/T-Quotient, Thrombos, Gerinnung, Nierenwerte, BZ, BGA (metab. Azidose?), Laktat.
- Blutkultur (aerob u. anaerob), Abstriche von Haut u. Schleimhäuten (nur unmittelbar p. p. sinnvoll).
- LP (falls Kind ausreichend stabil; ca. 15 % pos. Liquorkultur).
- Blasenpunktion o. Katheterurin u. Sono bei V. a. Urosepsis.
- Rö-Thorax.

Therapie
- Antibiotika: bei Early-Onset-Infektionen Initialther. mit z. B. Ampicillin 100–150 mg/kg KG/d u. Gentamicin 3–5 mg/kg KG/d (Spiegelkontrolle!) i. v.; Ausnahme, wenn Mutter bereits längere Zeit antibiotisch vorbehandelt (Keimselektion). Bei Hospitalinfektionen Antibiotika entsprechend dem stationsübli-

chen Erregerspektrum u. der aktuellen Resistenzlage (z. B. Cefotaxim plus Vancomycin).

! Im Zweifelsfall antibiotische Behandlung beginnen. Es ist einfacher, eine im Nachhinein unnötige antibiotische Behandlung rasch zu beenden, als einer Infektion „hinterherzulaufen". Fortlaufendes „bakteriologisches Monitoring" zur Erfassung des aktuellen nosokomialen Keimspektrums u. der Resistenzlage unerlässlich.

- Überwachung der Oxygenierung (Pulsoxymetrie), ggf. O_2. Bei drohendem septischem Schock frühzeitige Intubation u. Beatmung. Risiko einer PPHN (▶ 4.6.3).
- **Bei schwerer Sepsis:** Kreislaufmonitoring mittels Arterienkatheter (BGA, Blutentnahmen, kontinuierliche RR-Überwachung) u. ZVK (ZVD, Katecholamininfusion).
- **Bei septischem Schock:** Kreislaufstabilisierung durch Volumengabe (RR, ZVD u. Diurese als Richtschnur) u. Katecholamine (Adrenalin, selten Noradrenalin; ▶ 3.2.4).
- Substitution von FFP bei DIC nach Gerinnungsparametern, Dosis 10–20 ml/kg KG. Bisher keine Studiendaten zum Einsatz von Protein C u. aktiviertem Protein C bei NG.
- Bei Thrombos < 10.000/µl (< 50.000/µl bei hirnblutungsgefährdeten FG) Thrombo-Konzentrat.

> Bei „Sepsis" ohne dazu im Verlauf passende Infektionsparameter u. fehlendem Keimnachweis differenzialdiagnostisch immer an angeb. Stoffwechselstörung denken.

4.4.3 Eitrige Meningitis

> Bei Early-Onset-Sepsis in etwa 15 % pos. Liquorkultur meist ohne Pleozytose. Bei Late-Onset-Infektionen isolierte eitrige Meningitis o. Sepsis mit Meningitis. Erregerspektrum ▶ 4.4.3. Neurol. Defektheilungen in bis zu 50 %.

Klinik
- Zeichen der Sepsis (▶ 4.4.2).
- Zerebrale Symptome: Opisthotonus, Berührungsempfindlichkeit, Krampfanfälle, Bewusstseinsstörung bis zum Koma, Apnoen.
- Erhöhter ICP: gespannte Fontanelle, Erweiterung der Schädelnähte, KU ↑.

Differenzialdiagnosen
- Seröse Meningitis/Enzephalitis (TORCH, ▶ 6.5),
- andere Ursachen von Krampfanfällen (▶ 4.1.5),
- ICP-Erhöhung anderer Genese, z. B. intrakranielle Blutung, Hirnödem,
- angeb. Stoffwechselstörung (▶ 11.1).

Diagnostik
- Großes BB, CRP, IL-6 (Verlaufskontrolle); BGA, Gerinnung, E'lyte.
- Liquorunters. (▶ 2.5), Blutkultur.
- KU-Messung (Verlaufskontrolle).

- Schädel-Sono: Ventrikulitis, Hirnödem, kortikale Nekrosen (typ. bei B-Streptokokken-Meningoenzephalitis), Liquorzirkulationsstörung, Hygrome.
- Neurophysiologie: EEG; AEP nach 2–3 Mon. (▶ 12.2.1).

Therapie
- Antibiotika: i. d. R. initial Dreierkomb. aus Ampicillin 300 mg/kg KG/d, Gentamicin/Tobramycin (▶ 4.4.2) u. Cefotaxim 200 mg/kg KG/d. Weiter nach Antibiogramm. Gesamtdauer 2–3 Wo.
- Schockther. (▶ 3.2).
- Bei schweren Apnoen Beatmung.
- Antikonvulsive Ther. bei Krampfanfällen (▶ 4.1.5, ▶ 12.3.2).
- Exakte Flüssigkeitsbilanzierung. **Cave:** Hyponatriämie durch nichtosmotische („inappropiate") ADH-Sekretion (▶ 10.6.2).
! Der Nutzen der Dexamethasonther. ist für die NG-Meningitis nicht durch kontrollierte Untersuchungen belegt.

4.4.4 Pneumonie

Ätiologie Auftreten im Rahmen von Early-Onset-, Late-Onset- u. nosokomialen Infektionen. Erreger ▶ 4.4.2. Zusätzlich Mykoplasmen (Ureaplasma urealyticum, bes. bei FG) u. nichtbakterielle Erreger (TORCH, ▶ 6.5, ▶ 6.7).

Klinik
- Tachydyspnoe, Zyanose, Nasenflügeln, Einziehungen, exspir. Stöhnen.
- Allgemeinsymptome: Kreislaufzentralisation (▶ 4.1), Trinkschwäche.

Differenzialdiagnosen ▶ 4.5.1, ▶ 4.1.3, ▶ 4.1.4.

Diagnostik
- Labor: Diff.-BB, CRP (Verlaufskontrolle), IL-6; BGA; E'lyte, bei schwerer Erkr. Gerinnung.
- Blutkultur, Rachenabstrich, Trachealsekret bei intubierten NG.
- Rö-Thorax: ANS-ähnliche Bilder, infiltrative Veränderungen.
- Pulsoxymetrie.

Therapie
- Antibiotika: bei primären Infektionen Ampicillin u. ein Aminoglykosid, bei Hospitalinfektionen Reserveantibiotika entsprechend lokalem Keimspektrum (▶ 4.4.2).
- Bei Mykoplasmenpneumonie Erythromycin 40 mg/kg KG/d in 4 ED (therap. Nutzen umstritten).
- Bei Hypoxämie O_2.
- Bei respir. Insuff. Versuch mit Rachen-CPAP, in schweren Fällen Intubation u. Beatmung (▶ 3.9).

4.4.5 Nekrotisierende Enterokolitis

Definition Intestinale Minderperfusion u. funktionelle Beanspruchung durch orale Ernährung u. Infektion = nekrotisierende Entzündung des GIT mit Prädilektion im terminalen Ileum u. Kolon. Risikogruppe: FG, Zustand nach perinataler Asphyxie, kardiale Vitien.

Klinik Manifestation meist zwischen 3. u. 14. LT, bei Reifgeborenen eher als bei FG. Auch epidemisches Auftreten möglich, daher strenge Umgebungshygiene bei GI-Problemen, Enteritisdiagn.!

4

- **Stadium I:** Nahrungsunverträglichkeit, gallige Magenreste, abdominale Distension, verminderte Darmgeräusche, druckdolentes Abdomen, abnorme Darmgasverteilung auf der Rö-Abdomenübersicht, vermehrte Apnoen.
- **Stadium II:** klin. Verschlechterung, blutig-schleimige Durchfälle, Temperaturlabilität, Kreislaufzentralisation, Zeichen der septischen Infektion (▶ 4.4.2), metab. Azidose u. Thrombozytopenie. Pneumatosis intestinalis auf der Abdomenübersicht u. in der Sono.
- **Stadium III:** weitere klin. Destabilisierung, respir. Insuff., art. Hypotension, Peritonitis, gerötete u. indurierte Bauchwand, DIC, drohende o. manifeste Darmperforation.

Differenzialdiagnosen
- Sepsis,
- intestinale Obstruktion,
- Gastroenteritis (Rotaviren).

Diagnostik
- Großes BB, Thrombos, CRP, IL-6, BGA, Laktat, E'lyte, Gerinnung mit AT III.
- Blutkultur (aerob u. anaerob).
- Stuhlkultur (inkl. Clostridien, Campylobacter, Rotaviren), Stuhlunters. auf okkultes Blut.
- Rö-Abdomenübersicht: im Liegen u. in Linksseitenlage mit horizontalem Strahlengang, evtl. 6–8-stdl. Wdh. (Ileus? Pneumatosis intestinalis? Freie Luft? Luft in der Pfortader?)
- Abdominelle Sono: Verdickte Darmwände? Freie Flüssigkeit? Pneumatosis intestinalis? Luft in Pfortader?
- Parazentese: Farbe, Zytologie (Granulozyten), Bakteriologie.
- Frühzeitig kinderchir. Konsil.

Therapie
- Nahrungskarenz u. Magenablaufsonde.
- Beatmung bei respir. Insuff. o. Apnoen; kein CPAP!
- Parenterale Flüssigkeitszufuhr u. Kreislaufstützung durch Vol., evtl. Katecholamine.
- Antibiotika: z.B. Ampicillin 150 mg/kg KG/d u. Gentamicin 3–5 mg/kg KG/d (Spiegelkontrolle) u. Metronidazol 20 mg/kg KG/d. Alternativ Cefotaxim 100 mg/kg KG/d, Vancomycin u. Metronidazol.
- Laparotomie bei klin. Verschlechterung trotz konservativer Ther. u. Darmperforation.

4.5 Lungenerkrankungen

4.5.1 Atemnotsyndrom (Surfactant-Mangel)

Ätiologie u. Pathogenese   Primärer Surfactant-Mangel (IRDS): Inzidenz 50–80 % < 28. SSW bzw. < 1.000 g, 30–50 % zwischen 28. u. 31. SSW bzw. zwischen 1.000 u. 1.500 g GG.

Sek. Surfactant-Mangel bzw. -Dysfunktion (ARDS) bei Termingeborenen u. FG durch Kreislaufschock, Hypoxie, Azidose, schwere bakt. Infektion (bes. B-Streptokokken), Mekoniumaspiration.

Surfactant-Mangel führt zu Mikroatelektasen, reduzierter funktioneller Residualkapazität, intrapulmonalen Shunts u. herabgesetzter Lungencompliance.

Klinik Postpartale respir. Insuff. mit Zyanose, Tachypnoe, Nasenflügeln, Einziehungen, exspir. Stöhnen („Auto-PEEP", ▶ 4.1.3, ▶ 4.1.4).

Differenzialdiagnosen
- Transitorische Tachypnoe („wet lung", verzögerte Resorption fetaler Lungenflüssigkeit), bes. nach Sectio o. sehr rascher Austreibungsperiode.
- Konnatale Sepsis/Pneumonie: Vorzeitiger Blasensprung? Zeichen des Amnioninfektions-Sy.? Fieber der Mutter?
- Mekoniumaspiration (▶ 4.5.3): > 34. SSW, Anamnese.
- Kongenitale Zwerchfellhernie (▶ 4.5.5) u. andere Lungenfehlbildungen.
- Lungenhypoplasie; lange bestehendes Oligo-/Anhydramnion durch vorzeitigen Blasensprung o. fetale Niereninsuff.
- Pneumothorax.

Diagnostik
- Labor: Bakteriologie (Blutkultur, Trachealsekret), großes BB, CRP, IL-6 (Verlaufskontrolle).
- Rö-Thorax (▶ Tab. 4.6): diffuse, symmetrische Belüftungsstörung, Lungenvolumen ↓.

Tab. 4.6 Thoraxaufnahme: Gradeinteilung des Surfactant-Mangels	
Grad	**Befund**
I	Feingranulär-retikuläres Muster (Mikroatelektasen)
II	I + Aerobronchogramm
III	II + Unschärfe der Herz- u. Zwerchfellkonturen
IV	Weiße Lunge

Primärversorgung
- Erstversorgung unter Vermeidung von Hypothermie, O_2 titriert nach Pulsoxymeter, CPAP-Atmung möglichst ab dem ersten Atemzug. Dabei initiales Blähmanöver (Druck 20 cmH_2O für ca. 15 s, nur mit Beatmungs-Erstversorgungs-Einheit möglich).
- Falls unter CPAP keine respir. Stabilisierung (FiO$_2$ > 0,4), frühzeitige Surfactantgabe 100 mg/kg bereits im Kreißsaal entweder nach Intubation (Tubus mit Surfactant-Kanal benutzen) o. alternativ über eine dünne Sonde unter erhaltener Spontanatmung (setzt unbedingt Erfahrung mit dieser Technik voraus!).
- Nach Surfactantgabe frühzeitige Extubation anstreben, INSURE (**In**tubate **Sur**factant **E**xtubate).

Management
- Minimal Handling bei sehr unreifen FG: Pflegerische, therap. u. diagn. Maßnahmen auf das notwendige Minimum beschränken.
- Beatmung anhand der BGA (adäquate, nicht unbedingt optimale Blutgase) anpassen (▶ 3.9.5).
- Bei schwerem ANS: art. Zugang (Radialiskanüle, NAK; ▶ 2.2.2) zur kontinuierlichen Druckmessung u. für BGA.
- Venenzugang: bei ANS i. d. R. Hypovolämie, daher Vol.-Substitution mit NaCl 0,9 % 10–20 ml/kg KG. Steuerung nach RR u. Urinausscheidung. Im Verlauf Flüssigkeitsüberladung vermeiden.

- Rescue-Surfactant-Substitution (falls keine Prophylaxe): Ind. bei $FiO_2 > 0,4$–0,6 (je nach Reife des Kinds) o. hohen Beatmungsdrücken. Initialdosis s. o.
- Surfactant-Folgeapplikationen 50 mg/kg KG, sobald Beatmungssituation wie vor 1. Gabe wieder erreicht. Vor Folgeapplikationen ggf. erneute Thoraxaufnahme zum Ausschluss einer anderen Pathologie, z. B. pulmonales interstitielles Emphysem, Pneumothorax o. Tubusdislokation.

! Bei schwerwiegender Lungenerkr. wiegt der diagn. Gewinn einer Rö-Aufnahme das Strahlenrisiko immer auf.

- Antibiotische Behandlung entsprechend dem kliniküblichen Regime bis zum Infektionsausschluss (B-Streptokokken-Sepsis imitiert ANS): z. B. Ampicillin 150 mg/kg KG/d u. Gentamicin 3–5 mg/kg KG/d (Spiegelkontrolle!).

4.5.2 Transitorische Tachypnoe

Pathogenese   Häufigste postpartale Atemstörung. Hervorgerufen durch verzögerte Resorption fetaler Lungenflüssigkeit („wet lung"), bes. nach primärer Sectio o. rascher vaginaler Geburt. Ausschlussdiagnose!

Klinik   Tachypnoe, Dyspnoe, Knorksen, Einziehungen, Zyanose. O_2-Bedarf selten höher als 40 %. Rückbildung der Symptome meist innerhalb 24–48 h.

Differenzialdiagnosen
- Konnatale Pneumonie,
- Atemnotsyndrom,
- Lungenfehlbildungen.

Diagnostik
- Infektionsausschluss: Anamnese (▶ 4.4.2), großes BB, CRP, IL-6, Blutkultur.
- Rö-Thorax: perihiläre Streifenzeichnung, normales bis leicht vergrößertes Lungenvolumen, evtl. geringgradige Pleuraergüsse.

Therapie
- O_2-Zufuhr,
- Rachen-CPAP PEEP 5–7 cmH$_2$O,
- selten Beatmung erforderlich, z. B. bei FG < 1.000 g.

4.5.3 Mekoniumaspiration

Ätiologie   Meist Termingeborene o. übertragene NG. Intrauterine Hypoxie/Azidose führt zu reflektorischer Darmentleerung u. vorzeitigen Atembewegungen mit Aspiration mekoniumhaltigen Fruchtwassers. Inzidenz: mekoniumhaltiges Fruchtwasser bei 10–15 % aller Entbindungen, symptomatische Mekoniumaspiration in etwa 10 % der Fälle. Obstruktion der kleinen Bronchien mit Atelektasen u. fokalem Emphysem, Surfactant-Inaktivierung u. chemische Pneumonie. Hypoxämie durch Ventilations-Perfusions-Missverhältnis. Hohes Risiko für PPHN (▶ 4.6.3).

Klinik
- Meist schwere peripartale Asphyxie (▶ 4.7). Silentes CTG mit Dezelerationen o. fetaler Tachykardie als Warnhinweis. Erbsbreiartiges Fruchtwasser.
- NG mekoniumverschmiert, schlaffer Muskeltonus, blass-zyanotisches Hautkolorit (Schock), oft fehlende Spontanatmung u. Bradykardie.
- Bei vorhandener Atmung starke Dyspnoe, exspir. Stöhnen, auskultatorisch Rasselgeräusche.

Diagnostik
- Rö-Thorax: ANS-artiges Bild (▸ 4.5.1) o. dichte grobfleckige Infiltrate, fokale Lungenüberblähung, extraalveoläre Luft (▸ Abb. 4.6).
- Art. BGA.
- Pulsoxymetrie, evtl. prä- (re. Hand) u. postduktal (▸ 4.6.3).

Primärversorgung
! Bei vitalem NG tracheales Absaugen nicht indiziert.
- Zügig, ohne Hektik arbeiten. Helfer schließt Pulsoxymeter an.
- Vor Beatmung: Mund u. Oropharynx mit 12-Ch-Katheter absaugen. Direkte Laryngoskopie: bei Mekonium im Larynx Intubation der Trachea mit 12-Ch-Absaugkatheter

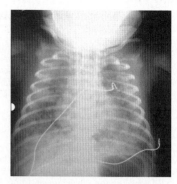

Abb. 4.6 Röntgenaufnahme: Thoraxbild bei Mekoniumaspiration [T549]

o. Tubus mit angeschlossenem Mekoniumabsauger u. wiederholtes gründliches Absaugen.
- CPAP-Atmung bzw. Beatmung mit PEEP (5–7 cmH$_2$O).
- Bei intubiertem Kind gründliche Bronchialtoilette durch Spülung mit 0,9 % NaCl o. verdünntem Surfactant 10 mg/ml u. Absaugen, bis Spülflüssigkeit klar (umstritten).
- Bei schlechter respir. Situation anschließend Surfactant-Substitution, häufig hohe Dosis (ca. 200 mg/kg KG) u. mehrfache Gabe erforderlich.
! Zu ausgiebiges Spülen kann zum Auswaschen von Surfactant führen.
- Ausgeprägte metab. Azidose durch NaHCO$_3$ ausgleichen (Voraussetzung: adäquate Ventilation u. Zirkulation). Bei stabilem Kind kann auf die Pufferung verzichtet werden.

NaHCO$_3$-Dosis in mmol: neg. Base-Excess × kgKG × 0,3.

Management
- Großzügige Ind. zur CPAP-Atemhilfe bei erhöhtem O$_2$-Bedarf.
- Falls Beatmung erforderlich, niedrigfrequente Beatmung mit langer Inspirations- u. Exspirationszeit (Gefahr des Air Trapping). Gute Sedierung u. evtl. Muskelrelaxation mit Vecuronium (ED 0,1 mg/kg KG) erforderlich. Hohes Risiko eines Baro- bzw. Volutraumas!
- Falls konventionelle Beatmung zu keiner ausreichenden Oxygenierung führt, Versuch mit Hochfrequenzoszillation.
- Selektive pulmonale Vasodilatation mit NO zur Verbesserung der Oxygenierung.
- Falls alle Versuche fehlschlagen, Ind. zur ECMO. Frühzeitig Kontakt mit ECMO-Zentrum aufnehmen (z. B. Mannheim Tel. 06 21–3 83 26 59).
- Hohes Risiko einer PPHN beachten, Sättigung möglichst deutlich > 90 % (▸ 4.6.3).
- Da häufig schwere peripartale Asphyxie, hirnorientierte Intensivther. (▸ 4.7).
- Wegen der Gefahr bakt. Superinfektion Breitspektrumantibiotika (z. B. Ampicillin + Aminoglykosid).

4.5.4 Bronchopulmonale Dysplasie (BPD)

Definition Chron. Lungenerkr. sehr unreifer FG. Eine schwere initiale Lungenerkr. (ANS, Pneumonie) mit der Notwendigkeit einer aggressiven Beatmung kann durch O_2-Toxizität, mechanisches Trauma u. chron.-entzündl. Prozesse in Umbau des Lungenparenchyms, der Bronchien u. der Lungenstrombahn münden.
Definitionen nach NIH-Konsensuskonferenz 2001:
- Milde BPD: erhöhter FiO_2 mit 28 d, kein erhöhter FiO_2 mit 36 Wo. postmenstruell.
- Moderate BPD: < 0,3 FiO_2 mit 36 Wo. postmenstruell.
- Schwere BPD: > 0,3 FiO_2 u./o. Beatmung/CPAP mit 36 Wo. postmenstruell.

Klinik
- FG nicht im üblichen Zeitraum von der Beatmung zu entwöhnen.
- Anhaltende O_2-Abhängigkeit > 28 d bzw. > 36 Wo., respir. Insuff.
- Tachydyspnoe, Einziehungen.
- Wachstums- u. Gedeihstörung.
- Bronchiale Hyperreagibilität.
- Neigung zu Atemwegsinfekten, z. B. RS-Viren (▶ 6.5.23).

Differenzialdiagnosen
- Akutphase: PDA (▶ 7.4.3), nosokomiale Pneumonie (▶ 4.4.4).
- Mykoplasmenpneumonie (▶ 4.4.4).

Diagnostik
- Pulsoxymetrie (Hypoxie?), BGA (respir. Azidose).
- Rö-Thorax: infiltrative Veränderungen, Atelektasen, Überblähung (bes. basal).
- Echokardiografie: Rechtsherzhypertrophie, pulmonale Hypertonie.

Therapie
- Forcierte Entwöhnung von der Beatmung, permissive Hyperkapnie.
- Frühzeitige Koffeinther. hat nach neuen Studien einen deutlichen protektiven Effekt auf die Entstehung einer BPD.
- Bei hohem BPD-Risiko frühzeitig Ther. mit hoch dosiertem Vit. A (3 ×/Wo. 5.000 E i. m., insgesamt 12 Gaben) erwägen.
- Zur Senkung des pulmonalen Gefäßwiderstands u. zur Prävention des Cor pulmonale auf ausreichende Oxygenierung achten (Pulsoxymetrie; Ziel: SaO_2 > 92 %), ggf. O_2-Ther. auch zu Hause nach der Entlassung.
- Wenn keine Entwöhnung vom Respirator möglich o. drohende Reintubation Steroidbehandlung, vorzugsweise mit Hydrocortison (z. B. 2 × 1,5 mg/kg KG für 2 d, 2 × 0,9 mg/kg KG für 2 d, danach 0,6 mg/kg KG, weitere Reduktion nach klin. Wirkung um 0,1–0,2 mg/kg KG alle 2 d).
- Bei etablierter BPD evtl. inhalative Glukokortikoide, z. B. Budesonid 100 µg 4 ×/d. Effektivität bisher nicht eindeutig durch Studien belegt.
- Nach der Frühphase inhalative Bronchodilatatoren, z. B. Salbutamol, auch in Komb. mit Ipratropiumbromid. Effekte interindividuell variabel. Studienlage uneinheitlich.
- Diuretische Behandlung, initial mit Furosemid 2 × 1 mg/kg KG i. v., danach Übergang auf Hydrochlorothiazid 1–2 mg/kg KG plus Spironolacton 3 mg/kg KG oral. Cave: Häufig hoch dosierte NaCl-Substitution erforderlich! E'lytkontrollen!
- Auf ausreichende Kalorienzufuhr (120–150 kcal/kg KG/d) achten.
- Nachsorge: passive Immunisierung gegen RS-Viren in den Wintermonaten.

4.5.5 Kongenitale Zwerchfellhernie (Enterothorax)

Definition Angeb. Zwerchfelldefekt, Häufigkeit 1 : 4.000 Geburten, überwiegend im posterolateralen Anteil (80 % linksseitig, 15 % rechtsseitig, 5 % bilateral) mit Verlagerung von Bauchorganen in den Thorax (Dünndarm, Magen, Milz, Kolon, seltener Pankreas, Leber, Nieren). Prognostisch ungünstige Faktoren: rechtsseitige Lokalisation, Zwerchfellaplasie u. Symptome unmittelbar p. p., die auf eine ausgeprägte ipsilaterale (und evtl. kontralaterale) Lungenhypoplasie hindeuten. In 40 % assoziierte Fehlbildungen (Herzfehler, UGT, ZNS, Trisomie 18).

Klinik
- Bei großem Defekt u. konsekutiver Lungenhypoplasie unmittelbar p. p. schwere respir. Insuff. mit Dyspnoe, Zyanose, Bradykardie.
- Thoraxasymmetrie, eingesunkenes Abdomen. Atemgeräusch auf der betroffenen Seite (meist li.) abgeschwächt, Herzspitzenstoß u. Herztöne zur kontralateralen Seite (meist re.) verlagert.
- Bei kleineren Defekten mildere respir. Symptome, evtl. Darmgeräusche über dem li. Hemithorax.

Diagnostik
- Rö-Thorax: Darm im li. Hemithorax mit Verlagerung des Herzens u. Mediastinums nach re. bei linksseitiger Hernie. Bei rechtsseitiger Hernie Leber (evtl. zusätzlich Darm) im re. Hemithorax.
- Echokardiografie: Begleitfehlbildungen? PH mit R-L-Shunt über Foramen ovale u. PDA?
- Prä-/postduktales Sättigungsmonitoring.
- Nieren-, Schädel-Sono.
- Chromosomenanalyse bei multiplen Fehlbildungen.
- Präop. Labordiagn. inkl. Kreuzblut.

Primärversorgung
- Bei pränataler Diagnose Geburt in einem ECMO-Zentrum anstreben, ansonsten bei schwierigem Verlauf frühzeitig Kontakt aufnehmen (z. B. Mannheim Tel. 06 21–3 83 26 59; Bremen Tel. 04 21–4 97 50 10).
- Maskenbeatmung kontraindiziert, primäre Intubation.
- Rasche Beseitigung von Hypoxie u. Azidose durch hochfrequente Beatmung mit FiO$_2$ 1,0 u. Pufferung bei metab. Azidose.
- Möglichst dicke offene Magensonde zur Dekompression des GIT.
- Hypothermie vermeiden.
- I. d. R. art. Hypotension: 20 ml/kg KG NaCl 0,9 % über 30 Min.

Weiteres Management
- Keine Not-OP! Zunächst präop. Stabilisierung (respir., Kreislauf, Säure-Basen-Haushalt, Nierenfunktion). Ein Kind, das sich präop. nicht stabilisieren lässt, überlebt auch eine Not-OP i. d. R. nicht.
- ! Hohes Risiko einer PPHN (▶ 4.6.3).
- Art. Katheter (kontinuierliche Drucküberwachung, BGA).
- ZVK (ZVD-Messung, Infusion von Katecholaminen).
- Zunächst oft „Honeymoon-Periode", die das hohe Risiko einer PPHN unterschätzen lässt. Frühzeitige prophylaktische u. therap. Maßnahmen wichtig (▶ 4.6.3).
- **Beatmung:** hohe Frequenz (60–100/Min.), kurze I-Zeit (0,25–0,3 s), niedriger PEEP (2–3 cmH$_2$O). PIP zur Vermeidung eines Volutraumas gering halten (möglichst < 25 cmH$_2$O). Beatmungsparameter, insbes. FiO$_2$, jeweils nur be-

hutsam reduzieren („Flip-Flop"-Phänomen); Hochfrequenzoszillation früh-
zeitig einsetzen.
- **Gute Analgosedierung:** z. B. Morphin ED 0,1 mg/kg KG; Fentanyl ED 3–5 µg/
  kg KG, ggf. als Dauerinfusion.
- Muskelrelaxation häufig erforderlich: Vecuronium 0,1 mg/kg KG als ED, ggf.
  Dauerinfusion.
- **Aggressives Kreislaufmanagement** (nach RR, ZVD, Diurese). Zunächst Vol.-
  Zufuhr; häufig zusätzlich Katecholamine erforderlich: Dobutamin 5–10–
  15 µg/kg KG/Min., Adrenalin 0,1–0,3 µg/kg KG/Min., Noradrenalin 0,1–1 µg/
  kg KG/Min.
- Hohes Risiko eines Pneumothorax auf der „gesunden" Seite: Drainage vorbe-
  reiten.
- Intra- u. postop. Hypothermie, Hypoxie, Azidose, art. Hypotension vermei-
  den.
- Nicht zu früh von der Beatmung entwöhnen.

4.6 Kreislaufstörungen

4.6.1 Grundlagen

> Faustregel: mittlerer art. Blut-
> druck FG/NG in den ersten Le-
> benstagen mindestens Gestations-
> alter in Wochen (▶ Abb. 4.7).

4.6.2 Hypovolämischer Schock

Ätiologie
- Verletzung externer Gefäße: vorzeitige Plazentalösung, Placenta prae-
  via, Insertio velamentosa, Sectio
  durch Vorderwandplazenta, Nabel-
  schnurverletzung.
- Innere Blutungen: Leber-, Milzruptur, subgaleale Blutung, intrakranielle Blutung.

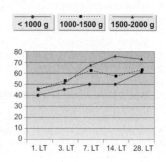

Abb. 4.7 Systolische Blutdrucknormal-
werte Frühgeborener (mod. nach
J. R. Ingelfinger et al.) [L157]

- Transfusionssyndrome: fetofetal, -maternal, -plazentar (akute subpartale Asphyxie, Spätabnabelung bei Lage des Kinds oberhalb der Plazenta).

Klinik   Die Erkennung eines hypovolämischen Schocks kann im Rahmen der
NG-Reanimation schwierig sein. Neben anamnestischen Hinweisen (s. o.) finden
sich folgende klin. Zeichen: schlechte Stabilisierung nach adäquater Beatmung
(▶ 4.2.2), Hautblässe, schlechte Kapillarfüllung, Tachykardie (oder Bradykardie),
leise Herztöne, blutleere Nabelschnur.

Differenzialdiagnosen   Septischer Schock (▶ 4.4.2), kardiogener Schock (Tachy-
arrhythmie ▶ 3.2.6, ▶ 7.10), schwere Asphyxie (▶ 4.7).

Diagnostik
- Anamnese (s. o.), Geburtshelfer gezielt nach möglichem fetalem Blutverlust befragen.
- Blutdruckmessung, HF.
- Echokardiografie: Füllungszustand der Ventrikel? Kontraktilität?
- ZVD: Bei hypovolämischem Schock Nabelvenenkatheter legen (▶ 2.1.3) u. ZVD anhand der Höhe der Flüssigkeitssäule im hochgehaltenen Katheter abschätzen. **Cave:** Luftembolie bei neg. ZVD.
- Hkt (bei akuter Blutung zunächst noch normal!), BGA.
- **Kleihauer-Betke-Test** (Nachweis fetaler Erys im mütterlichen Blut) bei V. a. fetomaternale Transfusion.

Erstversorgung
- Bes. bei unreifen FG, bei denen sich oft spätestens im Rahmen der Beatmung eine Hypovolämie manifestiert, Möglichkeit der plazentofetalen Transfusion nutzen, dazu vor dem Abnabeln 4 × Ausstreichen der Nabelschnur zum Kind hin. Alternativ vor dem Abnabeln Kind 30 s bis zu 2 Min. unter dem Plazentaniveau halten.
- Intubation u. Beatmung.
- Venenzugang (peripher, im Notfall Nabelvenenkatheter).
- Kreuzblut in die Blutbank zur Notkreuzung.
- Vol.-Zufuhr: 10–20 ml/kg KG NaCl 0,9 %, bei unzureichendem Effekt ggf. wiederholen; bei schwerem hämorrhagischem Schock 0-Rh-neg. EK ungekreuzt transfundieren.

Weiteres Management
- Art. Zugang (Radialiskanüle, NAK).
- Weitere Volumenexpansion nach art. RR, ZVD u. Diurese.
- Transfusion gekreuzter Erys, bis Hkt > 0,4.
- Risiko einer Verbrauchskoagulopathie: Gerinnungsanalytik u. Thrombo-Zählung.
- Schockniere: Kontrolle der Diurese u. harnpflichtiger Substanzen.
- Schocklunge (ARDS ▶ 4.5.1).

4.6.3 Persistierende pulmonale Hypertension (PPHN)

Definition Erhöhter pulmonaler Gefäßwiderstand mit suprasystemischem pulmonalarteriellem Druck u. R-L-Shunt über offene fetale Kreislaufverbindungen (Foramen ovale, Ductus arteriosus).

Ätiologie
- Strukturelle Ursachen: Rarefizierung der pulmonalen Strombahn bei Lungenhypoplasie (kongenitale Zwerchfellhernie ▶ 4.5.5, Oligohydramnion-Sequenz, fetale Pleuraergüsse u. a.) sowie Mediahypertrophie der pulmonalen Arteriolen (chron. intrauterine Hypoxie, NSAR).
- Funktionelle Ursachen: pulmonale Vasokonstriktion nach perinataler Asphyxie, bei B-Streptokokken-Sepsis, Hypokalzämie u. Hypoglykämie. R-L-Shunts führen zu Hypoxämie u. hypoxischer pulmonaler Vasokonstriktion (Circulus vitiosus).

Klinik
- Ausgeprägte art. Hypoxämie u. abrupte Schwankungen der Oxygenierung (Pulsoxymetrie), die nicht durch die pulmonale Pathologie erklärt werden können,

- Symptome einer perinatalen Asphyxie (▶ 4.7), Mekoniumaspiration (▶ 4.5.3), Sepsis (▶ 4.4.2), Zwerchfellhernie (▶ 4.5.5), Oligohydramnion-Sequenz.

Differenzialdiagnosen
- Pulmonale Erkr.: ANS, Pneumonie, Lungenblutung etc. (▶ 4.5).
- Zyanotische Herzfehler (z. B. TGA, Pulmonal-, Trikuspidalatresie, Ebstein-Anomalie, totale Lungenvenenfehlmündung).

Diagnostik
- Thoraxaufnahme: Lungenerkr.? Rarefizierte Pulmonalgefäße? Herzgröße?
- Echokardiografie (mit Doppler): Ausschluss eines Vitiums (s. o.), pos. Zeichen einer PPHN (R-L-Shunt über Foramen ovale u./o. PDA, großer RV mit Vorwölbung des Septum interventriculare nach li., Quantifizierung des RV-Drucks über eine Trikuspidalinsuff.).
- Art. BGA (postduktal): p_aO_2 ↓, metab. Azidose.
- Großes BB, Thrombos, CRP, IL-6, BZ, Kalzium, Blutkultur.
- Prä-/postduktale SaO_2-Differenz: bei R-L-Shunt über Ductus arteriosus/Foramen ovale Werte postduktal signifikant niedriger.

Therapie Wichtige Ther.-Ziele sind Beseitigung u. Vermeidung einer art. Hypoxämie, um den Circulus vitiosus der pulmonalen Vasokonstriktion zu unterbrechen. Bei ausgeprägter Lungenhypoplasie Prognose infaust.
- Beatmung: initial z. B. Frequenz 60/Min., Inspirationszeit 0,3 s, PEEP 5 cm-H_2O. Bei restriktiver Lungenerkr. („weiße Lunge") Optimierung des PEEP zur Rekrutierung atelektatischer Lungenbezirke. Hohen PIP (> 25 cmH$_2$O) vermeiden, frühzeitiger Einsatz der Hochfrequenzoszillation, SaO_2 präduktal möglichst > 93 %. Oft Muskelrelaxation erforderlich. **Cave:** Barotrauma.
- ! Nach 2–3 d Beatmungsregime lockern. Häufiger Fehler: zu rasche Reduktion der Beatmung nach Stabilisierung → Rückfall in die pulmonale Vasokonstriktion („Flip-Flop-Phänomen").
- Alkalisierung zur pulmonalen Vasodilatation: NaHCO$_3$-Infusion, sodass ein pH > 7,45–7,50 erreicht wird. Alkalisierung über Hyperventilation wegen des damit einhergehenden Volutraumas nicht mehr empfohlen.
- **Selektive pulmonale Vasodilatation:** NO-Inhalation mit 10–20 ppm.
  - Vorteil: keine systemische Vasodilatation.
  - NW: Met-Hb-Bildung (Messung erforderlich!), Lungentoxizität durch entstehendes NO_2 (kontinuierliche Überwachung im Atemgas).
  - Klin. Wirksamkeit durch kontrollierte Studien belegt. Mittlerweile bei NG zugelassen (hohe Kosten!).
- Wenn NO nicht verfügbar, Prostazyklin 5–20 ng/kg KG/Min. **Cave:** Hypotension. Inhalative Anwendung möglich, aber noch keine Standardtherapie.
- **Minimal Handling:** Stress u. Hypoxie bei pflegerischen Maßnahmen (z. B. Absaugen) vermeiden. Ausreichende Analgosedierung wichtig, am besten als Fentanyl-Midazolam-Dauerperfusor (z. B. Fentanyl 1–2 μg/kg KG/h, Midazolam 1–2 mg/kg KG/h). Dosisanpassung nach Effekt.
- **Kreislaufmanagement:** kontinuierliche art. Druckmessung obligat. Art. Hypotension fördert R-L-Shunt, daher meist Vol.-Substitution (unter Kontrolle des ZVD) zur Blutdruckstützung erforderlich, bes. bei Einsatz von Vasodilatatoren (s. u.). Dabei zu exzessive Vol.-Expansion vermeiden, frühzeitig zusätzlich Katecholamine: Noradrenalin 0,1–1 μg/kg KG/Min., Dobutamin 5–10–15 μg/kg KG/Min., Adrenalin 0,1–0,3 μg/kg KG/Min., Dopamin 5–10 μg/kg KG/Min. (▶ Tab. 3.2).
- Behandlung der Grundkrankheit (Sepsis, Hypoglykämie, Hypokalzämie).

- In therapieresistenten Fällen frühzeitig Ind. zur ECMO mit einem ECMO-Zentrum klären (z. B. Mannheim Tel. 06 21–3 83 26 59; Bremen Tel. 04 21–4 97 50 10).

4.6.4 Hydrops fetalis

Definition Generalisierte Ödeme u. Flüssigkeitsansammlung in einer o. mehreren serösen Höhlen des Fetus.

Ätiologie u. Differenzialdiagnosen
- **Herzinsuff.:** bei fetalen kardialen Dysrhythmien, Vitien, Kardiomyopathie, High-Output-Sy. (a.-v. Shunts, Steißbeinteratom), Behinderungen des venösen Rückstroms (Herz- u. andere Tumoren, V.-cava- o. Nabelvenenthrombose).
- **Ausgeprägte fetale Anämie** (z. B. immunhämolytisch, Transfusions-Sy., Parvovirus B19).
- **Hypoproteinämie** bei fetalen Leber- u. Nierenerkr.
- **Pränatale Infektionen** u. schwere Anämie (Kapillarpermeabilität ↑).
- **Speicherkrankheiten, Chromosomenanomalien.**
- Diagnose i. d. R. pränatal mit Festlegung des Ausmaßes der für die Primärversorgung wichtigen Höhlenergüsse u. Suche nach der Ätiol. (Blutgruppe, irreguläre AK, evtl. Chordozentese zur Bestimmung des fetalen Hb u. weiteren Labordiagn., Sono aller fetalen Organe, TORCH-Screening ▶ 6.5, Kleihauer Betke-Test).

Klinik
- Schwere perinatale Asphyxie bei zumeist vorliegender Plazentainsuff. (▶ 4.7). Bei kurabler Grundkrankheit daher Ind. zur primären Sectio.
- Generalisierte Ödeme, starke Blässe bei Anämie.
- Schwere respir. Insuff. mit Zyanose u. Bradykardie bei Pleuraergüssen.
- Vorgewölbtes Abdomen bei Aszites.

Diagnostik post partum
- Labor: BB mit Thrombos, Blutgruppe mit Coombs-Test, Gerinnung, Bili, Serumeiweiß, -e'lyte u. -albumin, Leber- u. Nierenwerte, TORCH-Screening (sofern nicht bereits bei der Mutter erfolgt).
- Thoraxaufnahme: Tubuslage? Katheterposition? Pleuraergüsse?
- Abdomen-Sono: Aszites? Leber, Nieren? Tumor?
- Schädel-Sono: Verkalkungen? A.-v. Aneurysma?
- Echokardiografie u. EKG: Hinweis auf primäre Herzerkr.?
- Pathol.-anatomische Unters. der Plazenta.
- Weiterführende Spezialunters. (Chromosomen, Hb-Elektrophorese etc.).
- ! Unbedingt Obduktion bei letalem Ausgang.

Primärversorgung
- Präpartale Punktion von Pleuraerguss und/oder Aszites erwägen.
- Primärversorgung durch 2 Ärzte u. 2 Schwestern erforderlich.
- Maskenbeatmung meist erfolglos, daher auf primäre Intubation eingerichtet sein.
- Falls nach Intubation keine ausreichende Beatmung möglich, beidseitige Punktion vorliegender Pleuraergüsse z. B. mit 22-G-Venenverweilkanüle (▶ 2.1.3). Bei ausgeprägtem Aszites u. fortbestehender respir. Insuff. Entlastungspunktion. Punktate asservieren (Mikrobiologie, Gesamteiweiß, Zytologie).

- NAK (BGA, art. Druckmessung) u. Nabelvenenkatheter (ZVD, Infusion) legen.
- Zirkulierendes Volumen anhand des ZVD (vertikal gestellter dekonnektierter Nabelvenenkatheter; Voraussetzung korrekte Lage in der V. cava) abschätzen. Meist Hypovolämie → 10 ml/kg KG EK (s. u.) o. 10–20 ml/kg KG NaCl 0,9 %. Selten Hypervolämie (ZVD > 10 cmH$_2$O) → Aderlass (Blut für Diagn. asservieren).
! Bei kardialer Grundkrankheit u. venöser Obstruktion trotz hohem ZVD oft Hypovolämie, Aderlass kontraindiziert.
- Bei schwerer Anämie (Hkt < 25 %) isovolämischer Austausch kindl. Bluts gegen 0-Rh-neg. ungekreuztes EK (entnommenes Blut für Diagn. inkl. Kreuzprobe verwenden, ▶ 4.3.2, ▶ 4.3.5).

Management
- Beatmung mit PEEP 5–8 cmH$_2$O (meist Lungenödem).
- Flüssigkeitsrestriktion auf 40–50 ml/kg KG.
- Falls noch erforderlich, Punktion der Ergüsse unter exakter Überwachung des Kreislaufs (RR, ZVD). Wegen Vol.-Umverteilung dabei meist Vol.-Zufuhr erforderlich.
- Kreislaufther. nach RR u. ZVD (Vol., Katecholamine).
- Transfusion nach Hkt.
- Diuretika: Furosemid ED 1–2 mg/kg KG, 3–4 x/d.
- Behandlung der Grundkrankheit: Austauschtransfusion bei Hämolyse (▶ 4.3.2), antiarrhythmische Ther. (▶ 7.10).

4.7 Peripartale Asphyxie und Postasphyxiesyndrom

Definition Fetale Asphyxie (Hypoxie) durch inadäquate uteroplazentare Zirkulation, vorzeitige Plazentalösung o. Störungen der Nabelschnurzirkulation. Neonatale Asphyxie durch zentrale Atemantriebsstörung, neuromuskuläre Erkr., Lungenerkr. u. -fehlbildungen, schwere Hypovolämie (▶ 4.6.2) u. persistierende pulmonale Hypertension (▶ 4.6.3).
Eine protrahierte Hypoxie/Azidose führt zu hypoxisch-ischämischen Organschäden, die sich insbes. an Gehirn, Nieren (akutes Nierenversagen), Lunge (Mekoniumaspiration ▶ 4.5.3; ARDS ▶ 4.5.1) u. Myokard manifestieren können.

Klinik Pathol. CTG, pH < 7,20 bei der intrapartalen Mikroblutunters., grünes Fruchtwasser, art. Nabelschnur-pH < 7,10 als Warnhinweise. Niedriger APGAR-Score (lt. ICD-10 nach 1 Min.: 4–7 leichte Depression, 0–3 schwere Depression).
Im weiteren Verlauf Symptome des **Postasphyxiesyndroms:**
- Zerebral: Apathie bis Koma, zunächst muskuläre Hypotonie, später Hypertonie, Krampfanfälle, Hirnödem.
- Renal: Oligo-/Anurie, Niereninsuff.
- Kardiovaskulär: silente, langsame HF, art. Hypotension, HI, Rhythmusstörungen, PPHN (▶ 4.6.3), ischämische Kardiomyopathie.
- Metab./endokrinologisch: metab. Azidose, initial Hyperglykämie, später Hypoglykämie, Hypokalzämie, Hyponatriämie durch nichtosmotische ADH-Sekretion (▶ 10.6.2).

Diagnostik
- Art. BGA (art. Zugang).
- Blutdruckmessung (möglichst kontinuierlich über Arterienkatheter).
- Rö-Thorax.
- E'lyte, harnpflichtige Substanzen, Gerinnung, Laktat, evtl. CK-BB, Protein S-100, NSE als Marker zerebraler u. SGOT, SGPT, GLDH als Marker hepatischer Schädigung.
- Messung der Diurese (evtl. Blasenkatheter).
- Neurol. Befund (Verlauf!): Vigilanz, Tonus, Reaktivität, Spontanbewegungen, Atemantrieb, Pupillenreaktion, Temperaturregulation, ICP-Steigerung, Krampfanfälle.
- Schädel-Sono (inkl. Doppler): Ödem? Blutung? Perfusionsmuster?
- Amplitudenintegriertes EEG (aEEG): kontinuierliches, diskontinuierliches o. flaches Muster? Erholung im Verlauf der ersten 48 h (hohe Korrelation zum klin. Outcome)?
- EEG: Krampfaktivität? Amplitudendepression?
- Echokardiografie bei V. a. hypoxisch-ischämische Myokardschädigung zur Beurteilung der Kontraktilität.

Primärversorgung
- Adäquate Reanimationsmaßnahmen zur raschen Beseitigung der Hypoxie (▶ 4.2.2).
- Bei Mekoniumaspiration ▶ 4.5.3.
- Ausgleich eines bestehenden Vol.-Defizits (bei akuter fetaler Hypoxie oft fetoplazentare Transfusion).

Management
- Minimal Handling (pflegerische, therap. u. diagn. Maßnahmen auf das notwendige Minimum beschränken, großzügig Sedativa u. Analgetika).
- Beatmung (Risiko einer PPHN ▶ 4.6.3): Eher höhere Beatmungsfrequenz u. niedriger PEEP (Ausnahme: ARDS), um Beeinträchtigung der zerebralen Perfusion zu vermindern.
- ! Eine Hyperventilation verhindert ein Hirnödem nicht u. reduziert die Perfusion noch intakter Hirnareale.
- Azidoseausgleich nach BGA (bei stabilem NG oft überflüssig, da Spontanausgleich).
- Bei Hypoxie V. a. PPHN (▶ 4.6.3).
- Beseitigung einer art. Hypotension: Bei Hypovolämie (evtl. ZVD über Nabelvenenkatheter als Steuergröße) NaCl 0,9 % o. EK je nach Hkt (▶ 4.6.2); zusätzlich oft hypoxische Myokardschädigung → Katecholamine über ZVK (Dobutamin 5–10–15 µg/kg KG/Min., falls erfolglos Adrenalin, 0,1–0,5–1,0 µg/kg KG/Min.).
- Flüssigkeitsrestriktion 50–60 ml/kg KG/d, insbes. bei Hyponatriämie u. Oligurie.
- Korrektur einer Hypoglykämie (▶ 4.3.4).
- Bei Krampfanfällen ▶ 4.1.5.
- Hyperthermie strikt vermeiden.
- Hypothermiebehandlung (33–34 °C über 72 h). Effektivität bei NG > 35. SSW insbes. bei mittelschwerer Asphyxie durch kontrollierte Studien belegt. Frühzeitiger Beginn wichtig!
- Weiterführende Informationen u. Protokolle unter www.hypothermienetzwerk.de

4.8 ZNS-Erkrankungen

Krampfanfall ▶ 4.1.5.

4.8.1 Hirnblutungen Frühgeborener

Ätiologie Je unreifer das FG, desto häufiger treten Hirnblutungen auf (> 32. SSW selten). Manifestation meist in den ersten 5 LT. Anatomische Basis: subependymale germinale Matrix in der kaudothalamischen Grube mit starker Vaskularisation. Pathophysiologische Basis: fehlende Autoregulation der zerebralen Durchblutung bei unreifen, kranken FG. Zunächst subependymale Blutung → Einbruch in den Seitenventrikel → Ventrikeltamponade → Zirkulationsstörung der periventrikulären Region mit Ausbildung eines hämorrhagischen periventrikulären Infarkts. Häufig sek. Behinderung der Liquorzirkulation bei intraventrikulärer Blutung → posthämorrhagischer Hydrozephalus. Mittlerweile gibt es zunehmende Hinweise auf Beteiligung von Entzündungsmediatoren (Zytokine) in der Pathogenese der Hirnblutungen. Je ausgedehnter die Blutung, umso größer die Wahrscheinlichkeit bleibender neurol. Defizite, bes. bei periventrikulären Infarkten. Auch ohne Blutung können bei FG infolge zerebraler Hypoperfusion (art. Hypotension, Hypokapnie, Entzündungsmediatoren bei perinataler bakt. Infektion) ischämische periventrikuläre Infarkte auftreten (periventrikuläre Leukomalazie).

Klinik
- Kleinere Blutungen sind meist asymptomatisch.
- Bei massiver Blutung akute Verschlechterung des Kinds, art. Hypotension, metab. Azidose, Hb-Abfall, Hyperglykämie, Hyperkaliämie, Koma, Krampfanfälle, vorgewölbte Fontanelle.

Diagnostik Regelmäßige Schädel-Sono in der 1. Lebenswo. bei FG < 33. SSW (▶ 4.2.4).
- KU-Kontrollen 2 ×/Wo. nach Blutung > Grad I,
- engmaschige entwicklungsneurol. Nachkontrollen nach Hirnblutung (▶ 1.2.3).

Klassifikation ▶ Tab. 4.7.

Tab. 4.7 Klassifikation der Hirnblutung des Frühgeborenen (Konsens der pädiatrischen Sektion der DEGUM 1998 Magdeburg)

		Li.	Re.
Grad-I-Blutung	Subependymale Blutung	☐	☐
Grad-II-Blutung	Intraventrikuläre Blutung < 50 % des Ventrikelvolumens	☐	☐
Grad-III-Blutung	Intraventrikuläre Blutung > 50 % des Ventrikelvolumens	☐	☐
Hämorrhagische Infarzierung des Hirnparenchyms			
	Ja ☐	Nein ☐		
			Li.	Re.
Lokalisation	Frontal		☐	☐

Tab. 4.7 Klassifikation der Hirnblutung des Frühgeborenen (Konsens der pädiatrischen Sektion der DEGUM 1998 Magdeburg) *(Forts.)*

		Li.	Re.
Hämorrhagische Infarzierung des Hirnparenchyms			
	Parietal	☐	☐
	Okzipital	☐	☐
Größe (in cm)	Klein (≤ 1 cm)	☐	☐
	Mittel (> 1 cm u. ≤ 2 cm)	☐	☐
	Groß (> 2 cm)	☐	☐

Blutung oder hämorrhagische Infarzierung von				
	Ja	Nein	Li.	Re.
Basalganglien	☐	☐	☐	☐
Kleinhirn	☐	☐	☐	☐
Stammhirn	☐	☐	☐	☐

Posthämorrhagische Ventrikelerweiterung			
	Ja	Nein	Li. ☐ Re. ☐

Therapiebedürftiger posthämorrhagischer Hydrozephalus			
	Ja	Nein	Li. ☐ Re. ☐

Quelle: F. Staudt et al., Monatsschr. Kinderheilkd. 1999; 147: 845–47

Therapie
- Eine Ther. der eingetretenen Hirnblutung ist nicht mehr möglich.
- Prävention:
  - Minimal Handling, ausreichende Analgosedierung bei beatmeten FG.
  - Gutes Kreislaufmanagement bei schwer kranken FG, art. Hypo- u. Hypertension vermeiden bzw. frühzeitig behandeln.
  - Vermeiden extremer Hypo- (< 30 mmHg) u. Hyperkapnien.
- Bei posthämorrhagischem Hydrozephalus Serien-LP in einigen Fällen effektiv.
- Bei erhöhtem ICP infolge eines posthämorrhagischen Hydrozephalus liquorableitende OP (▶ 12.8); < 2.000 g zunächst Implantation eines Rickham-Reservoirs zur kontrollierten Liquorentnahme.

4.8.2 Apnoen und Bradykardien

Pathogenese Obstruktive Apnoen entstehen durch Kollaps der oberen Atemwege u. treten bes. infolge muskulärer Hypotonie bei FG auf. Inaktive Apnoen resultieren aus einer Dysfunktion des Atemzentrums infolge Unreife (rekurrierende Apnoen Frühgeborener) o. als symptomatische Apnoen bei unterschiedlichen ZNS-Affektionen (DD). Konvulsive Apnoen sind Ausdruck eines zerebralen Krampfgeschehens.

Klinik Fehlende Ventilation > 20 s mit o. ohne Zyanose o. Bradykardie. Bei zentralen Apnoen keine Atembewegungen. Bei obstruktiven Apnoen thorakale

Atemexkursionen zunächst erhalten, sek. durch Hypoxie Atemstillstand (gemischte Apnoe). Bei konvulsiven Apnoen meist zusätzliche Symptome: orale Automatismen, Blickwendung, Areaktivität, repetitive Kloni, Haltung o. Tonus abnorm (▶ 4.1.5, ▶ 12.3.3).

Differenzialdiagnosen
- Konvulsive Apnoen (Begleiterscheinungen?).
- Obstruktive Apnoen: FG, pulmonale Erkr., Sekret in den Atemwegen.
- Zentrale Apnoen: bei FG, Sepsis, Meningitis, Hypoxie, Hypoglykämie, E'lyt-Störungen, Hypothermie, Anämie, intrazerebraler Blutung o. Druckerhöhung, durch atemdepressive Medikamente, gastroösophagealen Reflux.

Diagnostik
- Rekurrierende Apnoen treten häufig bei FG < 33./34. SSW ohne sonstige Grundkrankheit ab dem 2. LT auf u. sind eine Ausschlussdiagnose, nachdem alle Ursachen symptomatischer Apnoen unwahrscheinlich gemacht wurden.
- ! Bes. bei neu o. plötzlich gehäuft auftretenden Apnoen bei FG immer an eine Grundkrankheit, insbes. Sepsis, Meningitis o. NEC, denken. Bei NG > 35. SSW fast immer symptomatische Apnoen.
- HF- u. Atemmonitor.
- Großes BB, CRP, IL-6, BZ, E'lyte, Blutkultur.
- BGA bzw. Pulsoxymetrie.
- LP bei V. a. Meningitis.
- Rö-Thorax bei klin. Hinweisen auf pulmonale Erkr.
- Echokardiografie: PDA?
- Bei V. a. gastroösophagealen Reflux Ther.-Versuch mit Andicken der Nahrung u. Oberkörperhochlagerung.
- Rö-Abdomenübersicht bei V. a. NEC (▶ 4.4.5).
- Schädel-Sono bei V. a. intrakranielle Blutung o. Druckerhöhung.
- EEG u. aEEG bei Hinweisen auf konvulsive Apnoen.
- Bei unklaren Apnoen Polysomnografie.

Therapie
- Apnoe-Anfall durch taktile Stimulation unterbrechen. Bei Zyanose O_2-Gabe, bei fehlender Erholung Maskenbeatmung.
- ! Bei unreifen FG Hyperoxie u. stark schwankende O_2-Sättigung wegen des Retinopathie-Risikos peinlichst vermeiden (Pulsoxymetrie, transkutane pO_2-Messung).
- Behandlung der Grundkrankheit (s. o.).
- Inkubatortemperatur an der Untergrenze des thermoneutralen Bereichs.
- Vorzugsweise orale Magensonde.
- Bei rekurrierenden Apnoen Frühgeborener Methylxanthine.
- Koffeinzitrat: Sättigungsdosis 20 mg/kg KG, Erhaltungsdosis 5(–30) mg/kg KG/d in 1(–2) ED oral o. i. v. **Cave** Umrechnung: 1 mg Koffeinzitrat entspricht 0,5 mg Koffein-Base.
- Bei unzureichender Kontrolle der Apnoen unter Koffein Doxapram 0,5–2 mg/kg KG/h als kontinuierliche Infusion in einschleichender Dosierung (umstritten).
- Rachen-CPAP 3–4 cmH$_2$O, falls Methylxanthine erfolglos. Bes. wirksam bei obstruktiven Apnoen Frühgeborener.
- Beatmung als Ultima Ratio.

4.8.3 Neonataler Drogenentzug

Pathogenese Nach Opiatexposition in utero entwickeln NG p. p. häufig ein Entzugssyndrom.
Je nach Opiatdosis, -art u. Zeitpunkt der letzten Einnahme variiert der Zeitpunkt vom 1. LT bis zum Ende der 1. Lebenswo. (Methadon). Die Entzugssymptomatik kann auch unter Ther. 6–8 Wo. anhalten.

Klinik Die Symptomatik sollte durch Ärzte u. Pflegepersonal semiquantitativ im Verlauf nach einem anerkannten Scoring-System erfasst werden, z. B. nach dem Finnegan-Score (▶ Tab. 4.8).

Tab. 4.8 Finnegan-Score

System	Symptom	Punktwert
ZNS	Exzessives schrilles Schreien Kontinuierliches schrilles Schreien	2 3
	Schläft < 1 h nach der Mahlzeit Schläft < 2 h nach der Mahlzeit Schläft < 3 h nach der Mahlzeit	3 2 1
	Hyperaktiver Moro-Reflex Ausgeprägt hyperaktiver Moro-Reflex	2 3
	Leichter Tremor bei Belastung Mäßiger/schwerer Tremor bei Belastung	1 2
	Leichter Tremor in Ruhe Mäßiger/schwerer Tremor in Ruhe	3 4
	Erhöhter Muskeltonus	2
	Kratzspuren auf der Haut	1
	Myoklonien	3
	Krampfanfälle	5
Metabolische, vasomotorische respiratorische Störungen	Schwitzen	1
	Fieber 37,2 bis < 38,4 °C Fieber > 38,4 °C	1 2
	Häufiges Gähnen	1
	Marmorierte Haut	1
	Verstopfte Nase	1
	Häufiges Niesen	1
	Nasenflügeln	2
	Atemfrequenz > 60/Min. Atemfrequenz > 60/Min. mit Einziehungen	1 2
Gastrointestinale Störungen	Exzessives Saugen	1
	Schlechtes Trinken	2

4

Tab. 4.8 Finnegan-Score *(Forts.)*		
System	Symptom	Punktwert
	Spucken	2
	Erbrechen	3
	Dünne Stühle	2
	Wässrige Stühle	3

Diagnostik
- Ausschluss von mit Drogenabhängigkeit einhergehenden Infektionen: Hepatitiden B u. C, HIV, Lues.
- Ausschluss von E'lyt-Imbalancen u. Hypoglykämie.
- Ggf. toxikologische Unters. des Urins bei unklarer Drogenanamnese.
! Mögliche DD der Einzelsymptome nicht übersehen!
- Entzugs-Score 4-stdl., Variation der Intervalle je nach Intensität der Symptome: Beginn bzw. Erhöhung einer Pharmakother. ist indiziert, wenn der Score in 2 Zeitintervallen den Wert von 11 überschreitet.
- Tägliche Gewichtskontrolle.

Therapie
- Allgemeinmaßnahmen: ruhiges Zimmer, leichte Kleidung, genügend Zeit für die pflegerischen Maßn., „sanfte" Pflege.
- Ernährung: häufige kleine Mahlzeiten, ggf. per Magensonde, ausreichende Kalorienzufuhr (berechnen!).
- Bei großen Flüssigkeitsverlusten (Diarrhö, Schwitzen, Perspiratio insensibilis) vorübergehend Infusionstherapie.
- Morphin-Lsg. 0,5 %, 0,05–0,15 mg/kg KG ED 6 ×/d, alternativ Tinctura opii 0,4 % (begrenzte Haltbarkeit, wird zunehmend verlassen). Wenn Score stabil < 9, Versuch der Dosisreduktion um etwa 10 % alle 2–3 d.
- Additiv kann Phenobarbital (Sättigungsdosis 20 mg/kg KG, Erhaltungsdosis 5 mg/kg KG/d) o. Clonidin (4 × 1 µg/kg KG/d oral) versucht werden
- Psychosoziale Betreuung: Kontakt zu Jugendamt und Betreuern (Fallkonferenz).
- Ind. für Heim-Monitoring überprüfen, Ind.-Stellung umstritten, da kein Nachweis der Wirksamkeit (▶ 3.8).

5 Ernährung

Martin Claßen

5.1 Bedarf an Flüssigkeit und Nährstoffen

Zum Tagesbedarf an Flüssigkeit, Kalorien u. Nährstoffen ▶ Tab. 5.1.

Tab. 5.1 Tagesbedarf Flüssigkeit, Kalorien, Nährstoffe (Elektrolyte ▶ 5.5.3)

Alter	Flüssigkeit ml/kg KG	Energie kcal/kg KG	Protein g/kg KG	KH g/kg KG	Fett g/kg KG
Frühgeborene < 1.500 g (Inkubator, angefeuchtete Luft)					
1. Tag	60–80*	≈25	0	≈6,5	0
2. Tag	80–100*	≈35	0,5	≈8,0	0
3. Tag	90–110*	≈40	1,0	≈9,0	0–0,5
4. Tag	110–130*	≈50	1,5	≈9,5	0,5
5. Tag	120–140*	≈60	2,0	≈10	1,0
Ab 6. Tag	150–(180)	Ziel: 105–125	2,5 (steigern bis max. 3)	≈10,5	Tgl. um 0,25–0,5 steigern bis 3 g/kg KG/d
* Flüssigkeitsbedarf sehr kleiner FG deutlich höher.					
Neugeborene u. Frühgeborene > 1.500 g; Säuglinge bis 4. Monat					
1. Tag	50–70	≈25	0	≈6,0	0
2. Tag	70–90	≈32	0	≈8,0	0
3. Tag	80–100	≈40	0,5	≈9,0	0–0,5
4. Tag	100–120	≈50	1,0	≈9,0	1,0
5. Tag	110–130	≈60	1,5	≈9,5	1,5
Ab 6. Tag	130–150 (oral 160–180)	Ziel: 115	Ziel: 2,2	Ca. 40 % der Energie	Tgl. um 0,5 steigern; parenteral bis 3
Säuglinge, Kleinkinder (4. Monat–4 Jahre), Schulkinder					
4.–12. Mon.	100–150	105	1,6	Ca. 40–50 % der Energie	35–45 % der Energie; parenteral bis 3 g/kg KG
2. J.	80–120	100–105	1,2	Ca. 40–50 % der Energie	35–40 % der Energie; parenteral bis 3 g/kg KG
3.–5. J.	80–100	85–90	1,2	Ca. 40–50 % der Energie	35–40 % der Energie; parenteral bis 1–2 g/kg KG
6.–10. J.	60–80	80–85	1,0–1,1	Ca. 40–50 % der Energie	35–40 % der Energie; parenteral bis 1–2 g/kg KG

5

Tab. 5.1 Tagesbedarf Flüssigkeit, Kalorien, Nährstoffe (Elektrolyte ▷ 5.5.3) (Forts.)

Alter	Flüssigkeit ml/kg KG	Energie kcal/kg KG	Protein g/kg KG	KH g/kg KG	Fett g/kg KG
Säuglinge, Kleinkinder (4. Monat–4 Jahre), Schulkinder					
11.–14. J.	50–70	w: 48–55 m: 60–64	1,0	Ca. 40– 50 % der Energie	35–40 % der Energie; par- enteral bis 1 g/kg KG

Regeln
- Referenzwerte für die Nährstoffzufuhr: http://www.dge.de.
- Flüssigkeitszufuhr ggf. der Ausfuhr (Urin, Stuhl, Drainagen) u. Nährstoffzufuhr den bes. Erfordernissen anpassen (▶ Tab. 5.2).
- Bei laufenden Flüssigkeitsverlusten (Polyurie, Glukosurie, Erbrechen, Fisteln, Drainagen) möglichst Mengen messen u. ersetzen. Bei schwerer Diarrhö bis 50 ml/kg KG/d zusätzlich. Verbrennungen ▶ 3.5.1. Postop. oft deutlich erhöhter Bedarf.
- Bei Fieber zusätzlich 5 ml/kg KG/d pro Grad Celsius über 37,5 °C.
- Fotother., offene Pflege unter Wärmestrahler: Flüssigkeit jeweils um 10–20 % steigern.
- Um eine hohe Kalorienzufuhr zu erreichen, kann die Flüssigkeitszufuhr in 10 %-Schritten bis zu 200 ml/kg KG bei FG u. NG bzw. 4.000 ml/m^2 KOF bei älteren Kindern gesteigert werden, falls dies toleriert wird.
- Urinvolumen > 2 ml/kg KG/h, spez. Gewicht < 1.010 u. Urinosmolarität < 280 mosmol/l sind bei nierengesunden Kindern Zeichen ausreichender Flüssigkeitszufuhr.
- Flüssigkeit reduzieren bei FG mit symptomatischer PDA, Kindern mit HI, Oligurie, Ödemen.
- **Perspiratio insensibilis** (Mindestbedarf bei Oligurie): 400 ml/m^2 KOF/d.
  Frühgeborene/Neugeborene:
  - < 1.000 g 60–70 ml/kg KG/d.
  - 1.000–1.250 g 60–65 ml/kg KG/d.
  - 1.251–1.500 g 30–45 ml/kg KG/d.
  - 1.501–1.750 g 15–30 ml/kg KG/d.
  - 1.750–2.000 g 15–20 ml/kg KG/d.

Tab. 5.2 Berechnung zusätzlicher Energie- u. Proteinbedarf

Indikation	Energiebedarf (%)	Proteinbedarf (%)
Fieber (pro Grad > 37,5°C)	+12	+50–80
HI, CF	+15–25	+150–200
Große OP, Polytrauma	+20–30	+150–300
Schwere Sepsis	+40–50	+150–300
Verbrennungen	+70–100	+200–300
Langfristige Unterernährung	+10–100	+200–300

5.2 Orale Ernährung

5.2.1 Muttermilchernährung

> Regelernährung für alle FG, NG u. Sgl. bis zum Alter von 6 Mon. Ernährung mit Formulamilchen sollte die Ausnahme darstellen, Eltern entsprechend beraten. Keine Werbung für Milchnahrungen auf Entbindungs- u. Sgl.-Stationen!

Vorteile der Muttermilch Leichte Verdaulichkeit, optimale Proteinzusammensetzung, unspez. Infektionsschutz, Prävention von Allergien u. Adipositas, Förderung der Mutter-Kind-Bindung, pos. Einfluss auf psychomotorische Entwicklung, Unterstützung der Uterusrückbildung, statistisch geringeres Risiko mütterlicher Mammakarzinome, Verfügbarkeit, Preis, ohne Umweltbelastung hergestellt.

Nachteile der Muttermilch Höherer Gehalt an chlorierten Kohlenwasserstoffen (Bedeutung noch unklar), niedriger Gehalt an Eiweiß, Ca^{2+}, P, Eisen (Supplementation bei FG notwendig), Infektionsrisiko bei mütterlicher Erkr. (HIV, Hepatitiden B, C), Übergang von Medikamenten u. Drogen in die MM.

Kontraindikationen u. Stillhindernisse
- Infektionen der Mutter: HIV, offene TB, Malaria. Bei infektiöser Hepatitis B ist nach postpartaler Simultanimpfung des Kinds das Infektionsrisiko niedrig. Hepatitis C: Übertragungsrisiko durch MM sehr gering (**cave:** blutende Verletzung der Brustwarzen!). Mütterliche CMV bei FG: Risiko noch unklar; Pasteurisierung unzureichend belegt.
- Medikamente (▶ 27.5); Drogen, z. B. starker Nikotin-, Alkohol-, Heroinabusus, auch wegen qualitativ u. quantitativ oft unzureichender Milch.
- Schwere, konsumierende Erkr. der Mutter, prolaktinabhängiger Tu der Mutter.
- Kindl. Stoffwechselstörungen: Galaktosämie (▶ 11.6.1); PKU: reduzierte Milchzufuhr (▶ 11.5.1).

Praxis des Stillens
- Erstes Anlegen in der 1. h nach der Geburt anstreben. Kreißsaalroutine (wiegen, messen, baden) erst anschließend. Der Saugreflex ist in dieser Zeit stark. Kolostrum enthält viel Immunglobuline.
- Anleitung durch erfahrene Hebamme o. Kinderschwester wichtig: Mund des Kinds muss Brustwarze u. Warzenhof ausreichend weit umschließen. Überlanges Saugen an der Brust fördert Rhagaden, deswegen Seite wechseln, sobald das Kind nur noch nuckelt, ohne zu schlucken. Eine willkürliche Einschränkung der Stilldauer verhindert allerdings keine Entzündungen. Die Zusammensetzung der Milch ändert sich während eines Stillvorgangs, sodass die kalorienreichere u. sättigendere Milchportion erst nach 5–10 Min. produziert wird!
- Die Stillhäufigkeit sollte vom Kind bestimmt werden. Deswegen „Rooming in" für 24 h am Tag! Die Intervalle liegen meist zwischen 2 u. 3 h, variieren aber intra- u. interindividuell stark.
- Milchproduktion wird gefördert durch regelmäßiges Anlegen, große Trinkmenge der Mutter, entspannte Stillposition, ruhige Stillumgebung, Information u. Vertrauen der Mutter.

- Stillen ist für die Mutter emotional sehr wichtig. Bei Problemen unterstützen; ggf. auch Kontakt zu Stillgruppen o. Stillberaterin vermitteln.
- I. d. R. nur 1 ×/Wo. Gewichtskontrolle. Normale Gewichtszunahme 150–200 g/Wo. im ersten Halbjahr, danach 100 g/Wo.
- Möglichst keine Glukose o. Milchnahrung zufüttern, sondern häufiger anlegen. Auch keine Zufütterung bei fehlender MM-Produktion in den ersten 48 h u. Gewichtsabnahme bis 5 % innerhalb der ersten 72 Lebensstunden.
  Ind. zur Zufütterung: FG u. hypotrophe NG < 2.000 g; Hypoglykämien; Gewichtsverlust > 5 % innerhalb 72 h, mütterliche Stillhindernisse (s. o.).
- Gestillten Kindern keinen Gummisauger o. Beruhigungsschnuller geben u. Brusthütchen vermeiden, da das Kind falsche Saugtechnik lernt.
Internetadressen: www.afs-stillen.de, www.lalecheliga.de.

Stillprobleme
- **Fehlender Stillerfolg in den ersten Tagen:** Häufige Beratung, richtige Stilltechnik zeigen, Ermunterung. Zufütterung per Flasche vermeiden, da falsche Saugtechnik erlernt wird! Zufütterung ggf. per Löffel o. Glas.
- **Flach- o. Hohlwarzen:** kalter Waschlappen, kurzes Anpumpen vor dem Anlegen. Brusthütchen führen zu falscher Saugtechnik u. verminderter Milchproduktion.
- **Wunde, schmerzhafte Brustwarzen:** Richtiges Anlegen ist die wichtigste Maßnahme! Warzen an der Luft o. Sonne trocknen lassen, keine Seife o. Desinfektionsmittel. Kind nicht von der Brust reißen, sondern den Sog mit dem Finger lösen. Durch Brustwarzenschutz Reiben der Kleidung vermeiden.
- **Milchstau:** Häufiges Anlegen des Kinds; Stillpositionen wechseln, sodass Unterkiefer des Kinds an der gestauten Stelle liegt. Zusätzliches Ausstreichen von Hand; vor dem Stillen Wärme; danach evtl. kühlende Wickel.
- **Mastitis:** meist durch Staph. aureus. Initialmaßnahmen wie bei Milchstau; evtl. Antibiose. Möglichst weiterstillen, sonst regelmäßiges Abpumpen.
- **MM-Ikterus:** Nach dem 5. LT fortbestehender, durch Inhaltsstoffe der MM begünstigter unkonjungierter Ikterus (▶ 4.1.1). Als Alternative zu mehrtägiger Fotother. in Ausnahmefällen MM-Pause (unter Verfütterung einer Hydrolysatmilch) diskutieren.

Abstillen
- **Plötzliches Abstillen:** Hochbinden der Brust, Trinkmenge der Mutter auf 500 ml/d reduzieren, Kühlung der Brust durch Wickel. Falls ohne Erfolg unter strenger Ind.-Stellung medikamentöse Ther. mit Bromocriptin.
- **Allmähliches Abstillen:** nach Beikosteinführung nach dem 6. Monat. Die allmähliche Anpassung erfordert keine aktiven Maßnahmen.

5.2.2 Flaschenmilchernährung

Einteilung der Nahrung nach EG-Säuglingsnahrungsrichtlinie. Dadurch Vereinheitlichung der Deklaration; weniger Werbebotschaften auf den Verpackungen.
Internetadressen: Informationen zu den aktuell auf dem Markt erhältlichen Nahrungen unter www.prodiaet-server.de.

Säuglingsanfangsnahrungen
- Sgl.-Milchnahrung (auf Kuhmilchbasis): Sgl.-Milchnahrungen mit Laktose als einzigem KH tragen die Bezeichnung „Pre". Der Zusatz „1" zeigt das Vorhandensein eines weiteren KH an.
- Hydrolysatnahrungen. Sojamilch (eingeschränkte Ind. im 1. Lj.).

Tab. 5.3 Wichtige Säuglings- und Kinderformulanahrungen

Indikation	Kontraindikation	kcal/ml	Eiweiß	Fett	Kohlenhydrat
Muttermilch					
Alle NG u. Sgl.; bei FG mit Supplementation von Eiweiß, Ca²⁺, P	Infektionen der Mutter (▶ 5.2.1), medizinische Ther. der Mutter (▶ 27.5), Stoffwechselstörungen	≈ 0,67	≈ 1,1 g/dl („reife" Frauenmilch)	≈ 4,0 g/dl	≈ 7 g/dl Laktose
Säuglingsmilchnahrung (Anfangsnahrung): Bezeichnung „Pre" oder „1"					
Gesunde NG u. Sgl. Als MM-Ersatz; vorgesehen bis zum 6. Mon. (auch länger möglich)	Laktoseintoleranz, Stoffwechselstörungen, Kuhmilchallergie	0,6–0,7	1,35–2,25 g/dl, Kuhmilchprotein glutenfrei	1,98–4,5 g/100 ml	4,2–10,5 g/100 ml Laktose (meist ausschließlich)

Bsp.: nur Laktose: Alete-Pre, Aptamil Pre, Beba Start Pre, Hipp Pre Anfangsmilch, Humana Anfangsmilch Pre, Lactana Bio Pre, Milumil Pre, Pre-Milasan. Nahrungen mit z. T. auch anderen KH als Laktose: Alete 1, Aptamil 1, Beba 1, Hipp 1, Humana Dauermilch 1, Humana baby-fit 1, Lactana Bio 1, Milasan 1, Milumil.

Hydrolysat zur Allergieprävention als Säuglingsanfangsnahrung					
Allergieprävention in Atopikerfamilien (> 1 Elternteil/Geschwister mit Allergie Typ 1)	Laktoseintoleranz. Zur Ther. von Pat. mit manifester Kuhmilchallergie nicht sinnvoll (Restallergengehalt)	0,6–0,7	Kuhmilchproteinhydrolysat 1,35–2,25 g/100 ml, glutenfrei	1,98–4,5 g/100 ml	Meist Laktose + Dextrinmaltose

Bsp.: Alete HA 1, Aptamil HA 1, Beba Start HA Pre, Beba Start HA 1, Hipp HA Pre, Humana HA 1, Humana HA Pre, Lactana HA, Milasan HA, Milumil HA 1. In Kliniken verwendet, nicht im Handel: Hipp NE, Humana ES.

Tab. 5.3 Wichtige Säuglings- und Kinderformulanahrungen *(Forts.)*

Indikation	Kontraindikation	kcal/ml	Eiweiß	Fett	Kohlenhydrat
Folgemilch (Bezeichnung „2" oder „3")					
Gesunder Sgl. > 6. Mon.	Kuhmilchallergie; Stoffwechselstörungen, Laktoseintoleranz	0,6–0,7	Kuhmilchprotein; 2,25–4,5 g/100 ml, glutenfrei	1,98–5,2 g/100 ml	Laktose, Stärke
Bsp.: Alete 2, Aptamil 2, Beba 2, Hipp 2, Humana Baby-fit 2, Milumil 2, Lactana Bio 2					
Säuglingsfolgenahrung					
Gesunder Sgl. > 4. Mon.	Stoffwechselstörungen, Allergie gegen verwendetes Protein	0,6–0,7	Meist Hydrolysat; 1,35–3,6 g/100 ml, glutenfrei	1,98–5,2 g/100 ml	Laktose, Saccharose, Glukose, Fruktose, Stärke
Bsp.: Aletemil HA2, Aptamil HA2, Beba HA2, Milumil HA2, Humana HA2, Milasan HA2.					
Frühgeborenennahrung					
FG < 2.000 g u. dystrophe NG (Protein, Ca²⁺, Phosphat angereichert) ▲ 5.2	z. T. Kuhmilchallergie	0,7–0,8	> 2 g/dl Kuhmilchprotein o. Hydrolysat, glutenfrei	4,0–4,5 g/100 ml	Laktose, Dextrinmaltose
Bsp.: Hydrolysate: Aletemil Frühgeborenennahrung, Beba Frühgeborenennahrung, Humana 0-HA, Humana 0-VLB, Prematil HA. Vollprotein: Humana 0, Prematil. Anwenden bis zu einem Gewicht von 3.500 g.					
Muttermilchsupplemente					
FG < 2.000 g unter MM-Ernährung	Allergie	1 Portion pro 100 ml MM enthält ca. 15–18 kcal	Pro Portion ≈ 0,8 g Hydrolysat	Spuren	Pro Portion ~2 g–3,6 g
Bsp.: Aptamil FMS, FM 85; angereichert mit Ca, Phosphor, Mg, Spurenelementen u. Vitaminen.					

5

Tab. 5.3 Wichtige Säuglings- und Kinderformulanahrungen (Forts.)

Indikation	Kontraindikation	kcal/ml	Eiweiß	Fett	Kohlenhydrat
Hydrolysate, Aminosäurenahrungen zur Ther. von Allergien u. Diarrhöen wegen Nahrungsunverträglichkeit					
Kuhmilchallergie Protrahierte Diarrhöen, Maldigestion, PI, Kurzdarmsy.	Bei FG Zusatz von Mineralien notwendig	13,6 %: ≈0,65 (Konz. ggf. erhöhen!)	Oligopeptide (Hydrolysate v. Molke/Aminosäuren 2–2,2 g/100 ml, glutenfrei	MCT-Anteil je nach Ziel der Nahrung unterschiedlich	Dextrinmaltose; z. T. laktosefrei, saccharosefrei
1. Nahrungen für Pat. mit **Enteropathien** (laktosefrei, niedrige Osmolarität 175–200 mosmol/l). **Bsp.:** Alfare, Pregomin, Nutramigen LGG (Molkenhydrolysat). 2. Alfamino, Neocate, Pregomin AS enthalten nur **Aminosäuren** (deswegen komplett allergenfrei), haben eine höhere Osmolarität. 3. Für Pat. mit Nahrungsallergien, aber intakter Verdauungsfunktion: Althéra, Aptamil pepti (Molkenhydrolysat); enthalten Laktose.					
Sojamilch als Säuglingsnahrung für spez. Indikationen					
Primärer Laktasemangel, Galaktosämie, Glykogenose Typ I, (auch > 6 Mon. verwendbar). Ethische Gründe (Veganer)	Sojaallergie. Wegen Phytoöstrogengehalt nur bei strenger Ind.-Stellung zur Sgl.-Ernährung	0,6–0,7	Sojavollprotein, glutenfrei	1,98–4,88 g/100 ml	Dextrinmaltose, laktosefrei!
Bsp.: Humana SL, Lactopriv, Aptamil Soja, Multival plus.					
Nährstoffdefinierte Formulanahrungen					
Ab KK: Sondenernährung, Kaloriensupplementation (z. B. Mukoviszidose, M. Crohn)	Sgl.; Allergie gegen Proteinquelle, bestimmte Stoffwechselstörungen. Keine Ballaststoffe bei Obstruktionen	Meist 1,0, einige bis 1,5	Meist Vollprotein (Kuhmilchprotein; Soja)	Teilweise MCT-Zusatz	Laktose, Saccharose, Dextrinmaltose (s. Deklaration)

Tab. 5.3 Wichtige Säuglings- und Kinderformulanahrungen *(Forts.)*

Indikation	Kontraindikation	kcal/ml	Eiweiß	Fett	Kohlenhydrat

Nährstoffdefinierte Formulanahrungen

Sondennahrungen, z. T. auch für orale Zufuhr geeignet. In vielen verschiedenen Varianten u. Geschmacksrichtungen bzw. mit Ballaststoffen erhältlich! **Bsp.:** Infatrini (1. Lj.); NutriniDrink multi-fibre, Frebini, Nutrini (8–20kg KG – in verschiedenen Varianten). NutriniMax für 21–45kg KG, Nutrodrip junior. Peptamen junior (Oligopeptid). Neocate active (1–4 Lj.); Neocate Junior ab 4. Lj. (Aminosäuren).
Für Jugendliche u. Erw.: Biosorb, Elemental 028, Ensure, Fortimel, Fresubin, Meritene, Nutrodrip, Precitene, salvimulsin, Scandishake, Sonana, Pulmo-care.

Chemisch definierte Formulanahrungen

Indikation	Kontraindikation	kcal/ml	Eiweiß	Fett	Kohlenhydrat
Malabsorptionssy., M. Crohn, Allergien, Leber-, Niereninsuff.	FG, NG, AS-Stoffwechselstörungen	Meist 1,0	z. T. Oligopeptide, z. T. Vollprotein glutenfrei	MCT-Fette	Dextrinmaltose, keine Laktose

Meist zur Sondenernährung: Bsp.: Alicalm, Modulen IBD, Elemental 028 (M. Crohn). Nutricomp, Nutrini Peptisorb, Salvipeptid, Survimed **(für Sgl. u. KK:** Alfare, Pregomin → Hydrolysate). Heparon (Leberinsuffizienz); Nephea (Niereninsuff.)

Nährstoffkonzentrate u. Basisdiäten bei Stoffwechselstörungen

Indikation	Kontraindikation	kcal/ml	Eiweiß	Fett	Kohlenhydrat
Nach Zusammensetzung; z. B. für AS-Stoffwechsel- o. Harnstoffzyklusstörungen etc.	Gesunde Sgl. Nur unter metabolischen Kontrollen verwenden!	Siehe Deklaration	AS-Mischungen (keine Komplettnahrung!)	Teilweise ohne	Teilweise ohne

Bsp.: Erhältlich von Aponti, Maizena, Milupa, Pfrimmer-Nutricia, SHS: ("LPF, PKU, HOM, UCD" etc.). Basis-Diäten jeweils ohne einen Hauptnährstoff (Protein; Fett; KH) als Baustein einer Diät (z. B. basic-p = proteinfrei)

Säuglingsfolgenahrungen (ab 6. Monat)
- Folgemilch (auf Kuhmilchbasis). Auf dem deutschen Markt mit Ziffer „2" (ab 6. Mon.) bzw. Ziffer „3" (ab 8. Mon.). Enthalten mehr Eisen als Pre- u. 1-Nahrungen, sind im Kaloriengehalt diesen angeglichen.
- Folgenahrung aus anderen Proteinquellen.

Nicht von EG-Richtlinien erfasst: FG-Nahrung, Spezialnahrungen etc.

5.2.3 Beikosternährung

Definition
Beikost: alle Nahrungsmittel außer MM u. Milchnahrungen, die zur Ernährung von Sgl. u. KK dienen.

Zeitpunkt der Einführung von Beikost: ab 5.–7. Mon. in Ergänzung zur Milchnahrung. Wenn noch während des Stillens ab der 17. Wo. u. vor der 25. Wo. kleine Mengen auch potenter Fremdallergene inkl. Gluten gegeben werden, reduziert sich das Allergie- u. Zöliakierisiko (auch für Atopiefamilien).
Beikost u. a. für Eisenversorgung wichtig, die unter reiner Milchernährung ab 6. LM meist defizitär wird.

Praxis der Beikosternährung (http://www.fke-do.de).
- Ab 5.–7. Mon. Ersatz einer Milchmahlzeit durch Brei. Zunächst Gemüse + Kartoffeln + Fleisch.
- Nach ca. 1 Mon.: 2. Breimahlzeit: Getreide-Milch-Brei.
- Nach einem weiteren Mon.: 3. Breimahlzeit: Getreide-Obst-Brei (milchfrei).
- Nach Akzeptanz der Kinder u. Zahnentwicklung festere Speisen, z. B. Brot, Kekse anbieten. Keine flüssige Beikost („Breie für die Flasche") verwenden!
- Wechselnde Beikostarten fördern Akzeptanz neuer Produkte u. sind mit einem späteren höheren Gemüseverzehr assoziiert.
- Keine vegane Ernährung für Sgl. u. KK, da Defizite bei Eisen, Vit. zu erwarten!
- Selbstzubereitung aus schadstoff- u. nitratarmen Lebensmitteln ohne Salzzusatz möglich. Industriell erzeugte Beikost (Gläschen) sind bzgl. ihres Schadstoffgehalts überwacht.
- Mindestens 2 Mahlzeiten im 2. Lebenshalbjahr sollten Milch enthalten (Ca^{2+}-/P-Zufuhr). Bedarf an Eisen u. Zink am besten durch Fleisch zu decken.
- Die Akzeptanz der Beikost u. die Geschwindigkeit der Einführung sind individuell sehr unterschiedlich (Kostpläne an das Kind anpassen, nicht umgekehrt).
- ! Bei Kuhmilchallergien keine Milchfertigbreie, sondern Getreideanteil allein unter Zusatz der „alternativen" Milch (Hydrolysat, Aminosäuren) verwenden.
- Kuhvollmilch erst ab 12. Mon. einführen. Vorsicht bei nichtpasteurisierter Milch direkt vom Bauern (Infektionsgefahr: Dyspepsie-Coli, Campylobacter etc.)!
- Ab 10.–12. Mon. allmählicher Übergang auf altersangepasste Familienkost (Konsistenz u. Zusammensetzung).
- Vermieden werden sollten Süßigkeiten, stark gesalzene Speisen, Nüsse o. Kerne mit Aspirationsmöglichkeit, Alkohol, Kaffee etc.
- Die Menge, die ein gesundes Kind tgl. isst, variiert von Tag zu Tag sehr. Bei besorgten Eltern anhand der Perzentilenkurve unter Einschluss anamnestischer Daten das normale Gedeihen dokumentieren.

! Bei Allergierisiko (≥ 1 erstgradiger Verwandter mit atopischer Erkr.) über 4 Mon. nur MM o. Hydrolysatnahrung. Toleranzentwicklung durch orale Zufuhr auch potenter Allergene ab 17. Wo. sinnvoll (unter „Muttermilch-schutz").

5.2.4 Alternative Ernährungsformen

Abweichung von traditionellen mitteleuropäischen Kostformen aus weltanschau-lichen o. religiösen Gründen. Eine ausgewogene Ernährung ist auch mit solchen Kostformen möglich, das Risiko von Mangelversorgung u. Gedeihstörungen aber deutlich erhöht.

 Bei alternativ ernährten Kindern Perzentilenkurven (Länge/Gewicht) u. in bes. Fällen Eisenstatus, Spurenelemente, Vit.-Spiegel prüfen. Sojamilch im 1. Lj. wegen des Gehalts an Phytoöstrogenen vermeiden.

Alternative Säuglingsflaschennahrungen für die ersten Lebensmonate Bei Ableh-nung kommerzieller Formulanahrungen werden Flaschennahrungen z. T. unter Verwendung anderer Proteinquellen selbst zubereitet.
Cave: mögliche bakt. Verunreinigungen, z. T. mangelnder Gehalt bestimmter Nährstoffe (Fett, essenzielle AS), Ca^{2+}, Vit., Carnitin, Spurenelemente. Sog. Ge-treidemilchen sind zudem wegen des Glutengehalts in den ersten 4 Mon. abzuleh nen.

Fleischlose Ernährung

 Eine ausgewogene fleischfreie Ernährung verursacht keine Mangelerschei-nungen. Pflanzliches Eiweiß ist häufig arm an bestimmten essenziellen AS, dies kann jedoch durch eine Komb. geeigneter Produkte ausgeglichen wer-den. Um den hohen Energiebedarf zu decken, ist bei Kindern eine Anreiche-rung der Nahrung mit Keimölen o. Nussbutter sinnvoll. Die Eisenversorgung ist meist zu gering; ggf. Eisenstatus kontrollieren (BB, Ferritin).

Vegetarismus: i. d. R. keine Probleme bei Lakto-Ovo-Vegetariern (nehmen auch Eier u. Milchprodukte zu sich) u. Laktovegetariern (auch Milchprodukte). Bei strengen „Veganern" (keinerlei tierische Produkte) können neben Eisen-, Zink- auch Vit.-B_{12}-/Vit.-D-Mangel u. Osteopenie durch Ca^{2+}- u. P-Mangel auftreten, deswegen gefährlich für Sgl., KK u. stillende Mütter.

5.2.5 Ernährung von „Spaltkindern"

LKG-Spalten: Frequenz 1 : 500. Unterschiedliche Ausprägung. **Hauptprobleme:** Ernährung, rez. Otitis u. Hörstörungen.
Für Eltern steht neben der psychischen Bewältigung die Ernährungsproblematik im Vordergrund. Wichtige Maßnahmen:
• Ausführliche Beratung u. Unterstützung der Eltern sowohl durch Pädiater als auch durch Kieferchirurgen. Frühzeitige Kontaktaufnahme mit Selbsthilfe-gruppen.
• In den ersten Tagen p. p. bei kompletten Gaumenspalten Gaumenplatte an-fertigen lassen.

5

- Für die Ernährungsproblematik ist in erster Linie das neonatologische Team vor Ort zuständig! Rooming-in auch für Spaltkinder.
- Stillen besser als Flaschenernährung; Sondenernährung unbedingt vermeiden!

Selbsthilfegruppe
Selbsthilfevereinigung für Lippen-Gaumen-Fehlbildungen:
www.lkg-selbsthilfe.de.

Vorteile des Stillens speziell des Spaltkinds Sonstige Vorteile ▶ 5.2.1.
- Körperkontakt, emotionale Bindung.
- Weniger Otitis u. Rhinitis, Training der Gesichtsmuskulatur (Sprachentwicklung!).

Praxis des Stillens
- Anlegen bereits im Kreißsaal.
- Halbsitzende aufrechte Position des Kinds.
- Positionierung der Brustwarze zwischen Gaumen resp. Gaumenplatte u. Zunge; ggf. Brust zusätzlich von außen komprimieren.
- Lippenspalte mit Finger o. Brust abdecken.
- In den ersten Tagen zusätzlich abpumpen, um Milchproduktion bei unzureichender Saugleistung in Gang zu bringen; per Flasche nachfüttern.

Flaschenernährung (auch unterstützend)
- Sitzende o. halbsitzende Position.
- Latex-Sauger anfangs weich, später fester u. kürzer, Form wie Warzenvorhof der Mutter (z. B. Gaumenspalt- o. Lippenspaltsauger). Kleines Loch, **nicht** oben o. an der Spitze.
- **Cave:** Mund- u. Rachenüberflutung.

Tipps und Tricks
- Engmaschige Gewichtskontrollen.
- Sondenernährung nur bei zentral bedingten Schluckstörungen.
- Häufigeres Wecken u. Anlegen bzw. Füttern (alle 2–3 h).
- Trinkfaulheit nicht durch Spalte bedingt. An assoziierte Erkr. denken!
- Häufiger aufstoßen lassen. Nach dem Trinken Naseneingang von Milchresten reinigen.
- Löffel- o. Tassenfütterung nicht vorteilhaft.

5.3 Sondenernährung

Ernährungssonden (▶ 2.12).

Indikationen
- Fehlbildungen o. Verletzungen des Mund- u. Rachenraums, Stomatitis aphthosa, Kau- u. Schluckstörungen.
- Schwere akute Allgemeinerkr., Dehydratation, Trinkschwäche; FG, neurol. Erkr.
- Ernährungsrehabilitation bei Dystrophie, Niereninsuff., Leberzirrhose, CF. Zur Zufuhr nicht akzeptierter Nahrungen (Hydrolysate, Spezialnahrungen für Stoffwechselstörungen).
- Ernährungsther. von GIT-Erkr. (M. Crohn, Kurzdarmsy.).

> Sondennahrungen sind bei bestimmten Indikationen rezeptierbar: http://www.g-ba.de/downloads/39-261-237/2005-08-25-AMR-E_Ersatzvornahme.pdf.

Methoden Sondentypen ▶ 2.12.

Applikationsformen:

- **Bolusernährung:** Routine, insbes. bei normaler GIT-Funktion. Je nach Alter 4–12 Sondierungen/d. Sondenspitze im Magen.
- **Kontinuierliche Sondenernährung** („Dauertropf") per Ernährungspumpe.
  - Ind.: GIT-Erkr. mit Malabsorption, Passagestörung, M. Crohn, schwere Dystrophie. Immer notwendig bei Duodenalsonden.
  - Vorteil: hohe Kalorienzufuhr, Nutzung der Nacht, gute Absorption, kein Dumping.
  - Nachteil: höherer Aufwand. Fette u. fettlösliche Vit. können an Schläuchen u. Zufuhrsystemen haften.
- **Zusatz zu oraler Ernährung:** speziell zur Kaloriensupplementation bei CF, M. Crohn u. Glykogenosen. Tagsüber normale Ernährung, nachts kontinuierliche Sondenernährung per Pumpe, z. B. über PEG (▶ 2.12) o. nasogastrale Sonde.

Tipps und Tricks
- Die Auswahl der Sondennahrung richtet sich nach Alter u. Grunderkr. des Kinds. In den ersten 6–9 LM kann die gleiche (flüssige) Nahrung per Sonde verabreicht werden, die auch oral zugeführt würde. Bei älteren Kindern spezielle Sondennahrungen verwenden (nährstoffdefinierte o. chemisch definierte Formulanahrungen, ▶ 5.2.2).
- Hohe Osmolaritäten führen häufig zu Diarrhöen, deswegen zunächst Steigerung der Menge, dann langsame Steigerung der Konzentration (s. u.). Osmolarität von 350 mosmol/l initial nicht überschreiten.
- Kalorienanreicherung ggf. mit Pflanzenölen, MCT-Fett o. Maltodextrin.
- Bei chron. Diarrhöen Kontrolle von Zink, Vit. u. gezielte Substitution.

Praktische Durchführung
- Lagekontrolle der Sonde vor jeder Bolussondierung. Bestimmung des „Magenrests". Bei Magenrest über 10 % der geplanten Bolusmenge: Aspirierte Restmenge erneut sondieren, falls nicht hämatinhaltig. Dann Bolusmenge um Restmenge vermindern.
- ! Bei zunehmenden Magenresten nach Ursachen suchen (z. B. NEC, Infektion, Obstruktion).
- Nach Ende der Sondierung mit abgekochtem Wasser o. Tee durchspülen.
- Medikamente nur in Saftform o. klein zermörsert mit viel Flüssigkeit geben. Ausgiebiges Nachspülen!
- Zahl der Sondierungen abhängig von Lebensalter, Magenkapazität u. angestrebter Gesamtmenge. Grundsätzlich ist durch hohe Mahlzeitenzahl u. geringe Bolusgröße die Nettozufuhr am besten zu steigern. Richtwerte: FG < 1.000 g 12–24 Mahlzeiten/d, 1.000–2.000 g 8–12 Mahlzeiten/d; reife NG u. Sgl. 5–6(–8) Mahlzeiten/d (▶ Tab. 5.4). KK u. SK 4–5 Mahlzeiten/d.

5

- Bei kontinuierlicher Zufuhr per Pumpe liegt die Gesamtmenge i. d. R. noch höher als bei Bolusgaben, die Verträglichkeit ist besser (speziell bei Erbrechen).
- Gesamtmenge nach KG u. Kalorienzufuhr/kg KG festlegen (▶ 5.1). Bei Untergewicht, Malnutrition u. bestimmten Erkr. Kalorienzufuhr/kg KG um bis zu 100 % erhöhen. Daraus Gesamtkalorienmenge berechnen. Bei bekannter Kaloriendichte der Nahrung Gesamtvolumen festlegen. Flüssigkeitsverluste durch Fieber, Polyurie, Erbrechen separat ersetzen (Tee, Glukose-E'lyt-Lsg.).
- Steigerungsschema (jenseits des NG-Alters): Beginn mit ⅔ des Endvolumens u. 1 : 1-Verdünnung der Normalkonzentration (d. h. 0,5 kcal/ml statt 1,0 kcal/ml). Zunächst **Volumen** der verdünnten Nahrung über 3–4 d tgl. steigern, dann **Konzentration** über 3–4 d erhöhen. Bei Diarrhö o. Erbrechen auf Vol./Konz. des Vortags zurückgehen.
- Bei kontinuierlicher Applikation: Wechsel der Beutel u. Zufuhrsysteme 1 ×/d. Angerührte Nahrungen nicht länger als 12 h bei Zimmertemperatur im System lassen.

Komplikationen/Probleme
- **Erbrechen, Bauchschmerzen:** zu große Nahrungsmenge, zu schnelle Steigerung, Magenentleerungsstörung, ungeeignete Nahrung, kalte Nahrung.
- **Dumpingsy.:** Blässe, Schweißausbruch, Übelkeit, ausgelöst durch Bolussondierung bei duodenaler (Fehl-)Lage der Sonde.
- **Diarrhö:** ungeeignete Nahrung (Allergie?), zu hohe Osmolarität, zu große Menge o. Konzentration, bakterielle Kontamination der Nahrung.
- **Aspiration:** bei Erbrechen o. gastroösophagealem Reflux.

5.4 Ernährung von Frühgeborenen

5.4.1 Fütterungsmethoden

Früher Beginn einer oralen Ernährung (anfangs zusätzlich zu parenteraler Flüssigkeitszufuhr) beschleunigt Reifung der digestiven u. motorischen Funktionen des GIT u. führt zu rascherem Nahrungsaufbau. Erste Nahrung bei hämodynamisch stabilen FG > 1.000 g innerhalb von 6–12 h p. p.; bei FG < 1.000 g nach 24 h. Minimal-enteral-Feeding-Regime ohne Einfluss auf NEC; deswegen kann bei Verträglichkeit die Nahrung auch in den ersten Tagen gesteigert werden. Digestion, Absorption und Motorik sind noch nicht ausgereift. Bei vorsichtiger Steigerung der Nahrungskonz. u. Menge ist meist ab 3. Wo. eine komplette enterale Ernährung von FG möglich.

Sondenernährung Zu Beginn für alle FG unterhalb der 32. SSW (wegen des fehlenden Saugreflexes). I. d. R. nasogastrale Fütterung als Bolus, nur bei ausgesuchten Kindern mit Passagestörungen als nasojejunale Dauersondierung. Während der Nahrungsgabe per Sonde Kinder oral stimulieren (Wattetupfer, Sauger: beschleunigt Darmpassage). Kleinstmögliche Sondenkaliber wählen, da nasale Obstruktion bei knapp atemsuffizienten Kindern zur Dekompensation führen kann. Ggf. Sonde nach der Fütterung wieder entfernen o. orogastrale Lage.

Flaschenernährung   Sobald Saugreflex ausreichend ausgebildet ist, das Kind schluckt u. respiratorisch stabil ist.

5.4.2 Nahrung für Frühgeborene

▶ (Tab. 5.4, ▶ 5.2.2).

Muttermilch MM sollte wegen des reduzierten NEC-Risikos bevorzugt werden. Anreicherung von Kalorien, Eiweiß, Ca^{2+}, P notw. bei FG < 2.000 g, z. B. mit Aptamil FMS® 4,2 g/100 g MM = + 15 kcal, + 0,8 g Protein; FM 85® 5 g/100 ml MM = + 18 kcal, + 0,8 g Protein. Beginnen ab dem 7. LT u. ab einem enteralen Kalorienanteil > 75 %.

Frühgeborenennahrungen Mit hohem Eiweiß-, Kalorien-, Ca^{2+}-, P-Gehalt u. niedriger Osmolarität (Bsp.: Aletemil Frühgeborenennahrung, Beba Frühgeborenennahrung, Humana 0[-HA], Prematil [HA]). Proteinhydrolysate beschleunigen Magen-Darm-Passage u. Nahrungsaufbau.
Therap. Hydrolysatnahrung unter Supplementation von Ca^{2+} u. P bei Transportstörungen, Diarrhöen, Enteropathien.

Säuglingsanfangsnahrung Auf Sgl.-Anfangsnahrungen (möglichst Nahrungen mit Namenszusatz „Pre") kann ab einem Gewicht von 3.500 g umgestellt werden.

5.4.3 Supplementierung von Vitaminen, Mineralien

- Vit. K 0,5 mg i. m. bei allen FG p. p.
- Orale Vit.-Supplementierung, sobald Nahrung ab 5.–7. d gut vertragen wird: Vit. D 1.000 IE/d; ein Multivitaminpräparat mind. bis zu einem Gewicht von 2.000 g (**cave:** enthält auch Vit. D, berücksichtigen!).
- Eisensubstitution 4 mg/kg KG/d, ab Nahrungsmenge > 100 ml/kg/d.
- Kalzium-Phosphat-Supplemente 1–5 mmol/kg. Ziel Ca^{2+} u. P im Urin 1–2 mmol/l.

- Beginn mit Nahrung bei hämodynamischer u. respir. Stabilität.
- Steigerung der Menge (um 10–**20**–30 ml/kg KG/d) **nur dann,** wenn präprandiale Magenreste unter 20 % der Fütterungsmenge liegen. Individuelle Verträglichkeit ist entscheidend, Tabelle (▶ Tab. 5.4) gibt Anhaltspunkte. Besser zunächst die Menge, dann die Konz. steigern! In Studien keine Überlegenheit einer Steigerungsgeschwindigkeit bewiesen.
- Zunehmende Magenreste, Hämatin im Magensaft, Erbrechen: Ursache suchen (Obstruktion, NEC, Enteritis, Sepsis, Hirnblutung), Mahlzeiten ausfallen lassen, zusätzliche i. v. Flüssigkeitszufuhr. Stärker verdünnte Nahrung (niedrigere Osmolarität) o. kleinere, häufigere Mahlzeiten versuchen.
- Transpylorische bzw. kontinuierliche Sondierung ohne bewiesene Vorteile.
- Endmenge: 150–180 (135–200) ml/kg KG/d o. ⅕ des KG. Reduktion bei symptomatischem PDA, HI, BPD.
- Energiebedarf 110–135 kcal/kg/d. Wichtig für adäquates Wachstum ist hohe Proteinzufuhr von 4,0–4,5 g/kg/d < 1.000 g bzw. 3,5–4,0 g/kg/d von 1.000–1.800 g.
- MM-Supplementation bzw. spezielle FG-Nahrung auch bei Entlassung beibehalten u. mind. bis zu einem Gewicht v. 3.500 g fortführen.

Tab. 5.4 Schema für Nahrungssteigerung bei Frühgeborenen bis zu einem Gewicht von 2.000 g (in vielen Kliniken abweichende, individuelle Schemata)

Gewicht	Alter (Stunden)	Zahl der Mahlzeiten pro Tag	Nahrungsmenge pro Mahlzeit	Nahrung	Normaler Magenrest
< 1.000 g	< 24	0	0	Keine	–
	24–48	12(–24)	(0,5)–1 ml	Steriles Wasser, dann Milch : Wasser 1 : 2	Bis 2 ml (< 750 g); bis 3 ml 750–1.000 g
	49–72	12(–24)	1–2 ml	Milch : Wasser 1 : 1	
	73–96	12(–24)	2–3 ml	Milch : Wasser 1 : 1	
	> 96	12	3–4 ml	Milch unverdünnt	
	Weitere Steigerung + 1 ml/Mahlzeit, falls klinisch toleriert				
1.000–1.250 g	> 6, < 24	12	1–2 ml	Steriles Wasser, dann Milch : Wasser 1 : 2	3–4 ml
	24–48	12	2–4 ml	Milch : Wasser 1 : 1	
	49–72	12	3–6 ml	Milch : Wasser 1 : 1	
	> 72	12	4–8 ml	Milch unverdünnt	
	Weitere Steigerung + 1–2 ml/Mahlzeit, falls klinisch toleriert				
1.250–1.500 g	> 6, < 24	8–12	2–4 ml	Steriles Wasser, dann Milch : Wasser 1 : 2	4–5 ml
	24–48	8–12	3–8 ml	Milch : Wasser 1 : 1	
	49–72	8(–12)	5–10 ml	Milch : Wasser 1 : 1	
	< 72	8	8–12 ml	Milch unverdünnt	
	Weitere Steigerung + 2–3 ml/Mahlzeit, falls klinisch toleriert				
1.500–2.000 g	> 6, < 24	6–8	5–15 ml	Steriles Wasser, dann Milch : Wasser 1 : 1	5 ml
	24–48	6–8	10–25 ml	Milch : Wasser 1 : 1 o. unverdünnt	

Gewicht	Alter (Stunden)	Zahl der Mahlzeiten pro Tag	Nahrungs- menge pro Mahlzeit	Nahrung	Normaler Magenrest
	49–72	6–8	15–35 ml	Milch unver- dünnt	
	< 72	6–8	20–45 ml	Milch unver- dünnt	
Weitere Steigerung + 3–4 ml/Mahlzeit, falls klinisch toleriert					

Tab. 5.4 Schema für Nahrungssteigerung bei Frühgeborenen bis zu einem Gewicht von 2.000 g (in vielen Kliniken abweichende, individuelle Schemata) *(Forts.)*

5.5 Parenterale Ernährung

5.5.1 Definition und Indikationen

Definition Totale o. partielle Zufuhr von Nährstoffen, Mineralien, Vitaminen über das Venensystem.

Bevor eine parenterale Ernährung begonnen wird, sollte sorgfältig geprüft werden, ob nicht eine enterale Zufuhr möglich u. ausreichend ist.

Indikationen
- Probleme bei der enteralen Nahrungszufuhr über mehr als 3 d.
- FG u. kranke NG in der Phase des Nahrungsaufbaus.
- Nach großen (Bauch-)OP, schweren Traumata, bei Ateminsuffizienz.
- Fehlbildungen des GIT (Atresien, Stenosen, ausgedehnte neuronale intestinale Dysplasie). Chron. intestinale Pseudoobstruktion.
- Malabsorptionssy. (intraktable Diarrhö, Kurzdarmsy.), intestinale Entzündungen (infektiöse Gastroenteritis, NEC, M. Crohn, als Folge von Chemother.).
- Chron. Mangelernährung; konsumierende Erkr., sofern enterale Supplementation unzureichend.

5.5.2 Zugänge

▶ 2.1.1.

Periphervenöse Zugänge Geringere Sepsisrate, aber nur begrenzte Zeit möglich. Hochosmolare Lsg. (> 12,5 % Glukose) vermeiden. Lipide verlängern Lebensdauer peripherer Zugänge!

Zentralvenöse Zugänge Indiziert, wenn Ernährung voraussichtlich > 1 Wo. notwendig, bei hohem Energiebedarf, schlechten peripheren Venen. Hickman-Broviac-Katheter frühzeitig, falls Zugang/parenterale Ernährung deutlich über > 2 Wo. notwendig sein wird!

5.5.3 Berechnung einer parenteralen Ernährung

Gesamtflüssigkeitsmenge
Altersnorm: ▶ 5.1, ▶ 9.1.

Korrekturen:
- Fieber: + 5 ml/kg KG/d pro Grad über 37,5 °C.
- Fotother., offene Pflege unter Strahler: + 10–20 %.
- Beatmung: –10 ml/kg KG/d.
- FG mit symptomatischer PDA: < 100 ml/kg KG.
- Kinder mit HI, Oligurie, Ödemen nach Ausfuhrbilanz: z. B. 400 ml/m^2 KOF/d (Perspiratio insensibilis) + Ausscheidung.
- Verlust durch Drainagen, offene Magenablaufsonden, Erbrechen, Diarrhö, Verbrennungen, Polyurie, Schwitzen messen o. schätzen u. einberechnen.
- Vorbestehende Dehydratation: Flüssigkeitsdefizit durch Gewichtsmessungen bestimmen o. klin. schätzen (▶ 9.2.1).
- Starker Gewichtsverlust, hohe Urinosmolarität (> 500 mosmol/kg), niedriger ZVD: Flüssigkeit steigern.
- Ödeme, überproportionale Gewichtszunahme: Reduktion der Zufuhr.

Parenterale Zufuhr festlegen
Enterale Zufuhr berücksichtigen: Eine totale parenterale Ernährung sollte, wenn möglich, durch eine enterale Ernährung ergänzt werden (partiell parenterale Ernährung), um Cholestase u. Darmzottenatrophie vorzubeugen u. rascheren Nahrungsaufbau zu fördern. Auch geringe Mengen sind sinnvoll!

> Gesamtflüssigkeitsmenge – enterale Zufuhr = parenterale Zufuhr.

Medikamentenlösungsmittel berücksichtigen: Lösungsmittelvolumen von Medikamenten, die per Kurzinfusionen gegeben werden (z. B. Antibiotika), o. dauernd infundierte Med. (z. B. Katecholamine, Sedativa) sowie Spülungen (z. B. von Arterienkathetern) müssen von der parenteralen Flüssigkeitsmenge subtrahiert werden.

> Parenterale Zufuhr – Medikamentenlösungsmittel = Vol. für parenterale Ernährung.

Lipide: 1 g = 9 kcal.

> Vol. der Lipide von parenteraler Flüssigkeitsmenge subtrahieren = Vol. der Hauptinfusion.

- Beginn am 2.–3. LT. Schrittweise Steigerung meist üblich, aber nicht zwingend. **Maximaldosis** von 3–4 g/kg KG/d bei FG, NG u. Sgl.; 2–3 g/kg KG/d bei älteren Kindern. **Monitoring:** Triglyzeride < 250 mg/l bei FG u. Sgl., < 400 mg/l bei älteren Kindern.
- Lipide haben viele Vorteile (niedrige Osmolarität, Gehalt essenzieller Fettsäuren etc.).
- Zufuhr bei FG u. NG über 24 h; z. B. Bypass o. im Drei-Komponenten-Beutel bei gesicherter Kompatibilität.
- ! Monitoring der Triglyzeride bei fototherapiepflichtiger Hyperbilirubinämie, Infektionen (CRP > 20 mg/l). Ggf. reduzieren bei Thrombopenie.

Hauptinfusion
Enthält AS, Glukose, E'lyte, Spurenelemente, Vitamine.

Aminosäuren: 1 g = 4 kcal.
- Bei FG, NG, Sgl. u. KK spezielle AS-Zubereitungen für Pädiatrie verwenden.
- FG: AS-Zusatz ab 1–2. LT, falls orale Proteinzufuhr nicht in ausreichenden Mengen möglich.
- Zufuhr steigern von 1,0 g/kg KG/d in 0,5-g/kg-KG/d-Schritten bis 3,5 g/kg KG/d bei FG (Harnstoff muss < 20 mg/dl bleiben!), 1,5–2,0 g/kg KG/d bei Sgl. u. KK, 1–1,2 g/kg KG/d bei SK.
- Reduktion bei entsprechender oraler Proteinzufuhr.
- Harnstoff > 20 mg/dl kann bei normaler Nierenfunktion Hinweis auf zu hohe Proteindosis sein.

Kohlenhydrate – Glukose: 1 g = 4 kcal.
! Fruktose, Sorbit, Xylit sind kontraindiziert. Nur Glukose verwenden.
- Beginn mit 10 % Glukoselsg.; Menge festlegen nach obigem Schema (Gesamtflüssigkeit – enterale Zufuhr – Spülen – Lipide – Aminosäuren = Volumen der Glukoselsg.).
- Die hepatische Glukoseproduktion liegt bei 6–8 mg/kg KG/Min. (8,6–11,5 g/kg KG/d). An dieser (niedrigen) Glukosemenge sollte man sich initial bei schlechter Glukosetoleranz orientieren (häufiges Problem bei FG). Bei FG maximal 10 g/kg KG/d Glukose, bei NG u. Sgl 18 g/kg KG/d.
- Steigerung der Glukosezufuhr über Volumen o. Konzentration. Steigerung der Konzentration bei peripheren Infusionen nur bis max. 12,5 %, bei zentralen Zugängen bis 20 % in Schritten von +1,25 bis +2,5 %/d. Bei starker Volumenrestriktion höher konzentrierte Lsg. möglich.
- Glukosezufuhr anhand von BZ u. Urinzucker überwachen. Bei BZ > 150 mg/dl u./o. Glukosurie: Sepsis ausschließen. Glukosekonzentration vermindern. Bei Veränderung der Infusionsrate an geänderte E'lyt-Zufuhr denken.
- Insulingabe bei Hyperglykämie umstritten, speziell bei FG vorsichtig dosieren. Insulin diskutieren, falls Energiebedarf anders nicht sichergestellt werden kann o. Glukosurie bei niedriger Nierenschwelle zu Dehydration führt. Dosis 0,05 E/kg KG/h Normalinsulin als Dauerinfusion o. Einzelgaben von 0,1 E/kg KG mit Wdh. nach BZ.

Mineralien: Mineralienzufuhr (▶ Tab. 5.5), E'lyt-Verlust durch Sonden u. Drainagen (▶ Tab. 5.6).

Tab. 5.5 Mineralienzufuhr	
Basisbedarf (mmol/kg KG/d)	
Natrium 2–4(–6) mmol	NaCl-Lsg. Na-Glycerophosphat (enthält 2 mmol/ml Na⁺ u. 1 mmol/ml Phosphat) als organisches Phosphat. Ist mit Kalziumsalzen besser kompatibel. Am 1. LT 0–1 mmol/kg KG/d, am 2. LT 1–2 mmol/kg KG/d. Monitoring: Urine'lyte. Erhöhter Bedarf bei Kurzdarm!
Kalium 1–3 mmol	Als KCl-Lsg. Kein Kalium am 1. (u. evtl. 2.) LT. Bei Oligurie, Azidose u. periop. vorsichtig dosieren (nach Serum-K⁺). Erhöhter Bedarf unter Diuretika, bei Diarrhö u. Ileus
Kalzium 0,1–1(–3*) mmol (1 mmol = 40 mg)	Bevorzugt als Kalziumglukonat 10 % (1 ml = 0,25 mmol Ca²⁺) mischbar mit Na-Glycerophosphat. Kontinuierliche Applikation besser als Bolusinjektionen. Sgl. benötigen oft höhere Menge!
Magnesium 0,1–0,7 mmol	Magnesiumaspartat o. in Inzolen-Infantibus®, Inzolen-KT-Infantibus® 0,25 mmol Mg²⁺/ml (mit anderen Spurenelementen)

Tab. 5.5 Mineralienzufuhr (Forts.)

Basisbedarf (mmol/kg KG/d)	
Chlorid 2–5 mmol	Als NaCl- u./o. KCl-Lsg.
Phosphat 0,5–1(–2,6*) mmol (1 mmol = 31 mg)	Bevorzugt als Natriumglycerophosphat (enthält 2 mmol/ml Na$^+$ u. 1 mmol/ml Phosphat); ist mit Kalziumsalzen besser kompatibel als Kaliumphosphat

* Erhöhter Bedarf bei schnell wachsenden FG u. NG

Tab. 5.6 Elektrolytverlust durch Sonden, Drainagen messen u. ausgleichen

Verlust	Na (mval/l)	K (mval/l)	Cl (mval/l)
Magensaft	20–80	5–20	100–150
Dünndarmsekret	100–140	5–15	90–130
Ileostoma	45–135	3–15	20–115
Diarrhö	10–90	10–80	10–100
Schweiß	10–30	3–10	10–35
Schweiß-CF	50–130	5–25	50–110
Verbrennungen	140	5	110

Spurenelemente:
- Spurenelementkonzentrate: Inzolen-Infantibus® (Na$^+$, K$^+$, Cl$^-$, Mg^{2+}, Ca^{2+}, Fe^{2+}, Zn^{2+}, Cu^{2+}, Mangan, Chrom), Inzolen-KT-Infantibus® (ohne Cl$^-$, Ca^{2+}; mit PO$_4^{3-}$ u. Kobalt), Inzolen Infantibus sine NaK® (ohne Na$^+$, K$^+$, Cl$^-$, Ca^{2+}, Mangan, mit Kobalt, Fluor, Jod). Dosis jeweils 0,5–1 ml/kg KG/d; Peditrace® (ohne Fe^{2+}, mit Zn^{2+}, Cu^{2+}, Mangan, Selen, Fluor, Jodid) 1 ml/kg KG/d bis max. 15 ml.
- Zusätzliche Zinksubstitution bei chron. Diarrhöen u. Ileostomien durch Zinkaspartat 0,3 % nach Serumspiegeln. KI: Niereninsuff., Cholestase.

Vitamine:
- ! Lichtschutz!
- Fettlösliche Vit. in die Lipidinfusion geben: z. B. Vitalipid infant®; FG u. Sgl. bis 12 Mon. 7 ml/d, 2.–11. Lj. max. 10 ml/d; ab 11. Lj. 1 Amp. Vitalipid adult®/d.
- Wasserlösliche Vit. z. B. Soluvit N®; FG u. Sgl. 1 ml/kg KG/d, 2.–11. Lj. 5–10 ml/d; ab 11. Lj. 10 ml/d (kann mit Glukose o. Lipid-Lsg. aufgelöst u. mit der Haupt- o. der Lipidinfusion gegeben werden).
- Vit. A wird an Plastikmaterialien gebunden; ggf. Vit. erst zur Hälfte der Laufzeit zugeben (möglichst abends).
- L-Carnitin muss bei langfristiger parenteraler Ernährung gemessen, ggf. supplementiert werden.

Vitamin-Lsg. sind z. T. nicht für FG, z. T. nicht für Kinder < 11 J. zugelassen. Anwendung für FG + NG dennoch üblich u. notwendig!

Kontrolle

Abschließende Überprüfung der Berechnung u. Bestimmung der Gesamtkalorienzufuhr.

- Die Verantwortung bei der Berechnung einer parenteralen Ernährung ist hoch, da Rechenfehler große Risiken für den Pat. beinhalten. Deswegen Berechnung überprüfen o. prüfen lassen bzw. Programm für Berechnung verwenden.
- Gesamtkalorienzufuhr abschließend ebenfalls berechnen u. dokumentieren: Glukose u. AS ≈ 4 kcal/g, Lipide ≈ 9 kcal/g. Für eine adäquate Entwicklung von FG ist eine hohe Kalorien- (110–135 kcal/kg/d) u. AS-/Proteinzufuhr essenziell.

Fehlerquellen

- Stabilität der Lsg. u. Kompatibilität der Bestandteile überprüfen (lassen, durch Apotheker). Problematisch ist oft Kalzium, z. B. in Verbindung mit Phosphat, Heparin. Trübe Lsg. verwerfen.
- Heparinzusatz bei ZVK in Hauptinfusion: 100 E/kg KG/d o. 0,5 E/ml (FG) bis 1 E/ml Infusionslsg. (zunehmend umstritten, bei Langzeit-TPN nicht mehr üblich)
- Medikamentengabe in parenterale Ernährungslsg. vermeiden → unkalkulierbare WW. Vor Medikamenteninjektionen Zugang ausreichend spülen. Möglichst 2. Zugang (peripher o. mehrlumigen Venenkatheter) für Medikamentenapplikation verwenden.
- Sterilität bei der Zubereitung der Lsg. u. allen Handgriffen an den Zugängen hat oberste Priorität! Möglichst keine Blutentnahme, so wenig Manipulationen wie möglich an zentralen Kathetern!

5.5.4 Überwachung und Komplikationen

Gewicht Gewicht tgl., Länge u. KU 1 ×/Wo.

Laborkontrollen In der Steigerungsphase mind. tgl.; später 1–3 ×/Wo.:
- **Blut:** Na^+, K^+, Cl^-, Ca^{2+}, P, Glukose (evtl. häufiger!); Triglyzeride, Harnstoff, Krea, BB, BGA.
- **Urin:** Ca^{2+}, P, Glukose, evtl. Osmolarität u. spez. Gewicht.

Mind. 1 ×/Wo.: GOT, GPT, γ-GT, AP, Bilin (gesamt u. direktes), Fe, Cholesterin, Ferritin, Mg^{2+}, Zink, Selen, Proteinelektrophorese. In größeren Abständen: Vit., Carnitin, Mangan, Jod etc.

Zentrale Zugänge Verbandswechsel jeden 2.–3. Tag u. bei blutigem o. feuchtem Verband. Beim Ziehen des Katheters Spitze zur bakteriologischen Unters. einschicken. Bei Fieber CRP u. Blutkultur(en) aus dem Katheter. Bei bewiesener Septikämie Katheter entfernen, sofern andere Venenzugänge möglich sind. Dopplersonografische Kontrollen (Thrombose?).

Komplikationen

Katheterassoziiert: Sepsis, Thrombose, Thromboembolie, Infuso-, Hämatothorax, Perikardtamponade, Infusoperikard, Katheterblockade, kardiale Rhythmusstörungen.

Bei peripheren Zugängen: Phlebitis, Hautnekrosen (Ca^{2+}-haltige Lsg.), Paravasate. **Metab.:** Hyperglykämie mit osmotische Diurese u. Exsikkose; Hypoglykämie bei Diskonnektion der Infusion, NH_3 ↑, Fettüberladung. Mangel an Vit., Spurenelementen. Osteopenie.

5.6 Vitamine, Vitaminmangel

5.6.1 Rachitis- und Kariesprophylaxe

Vitamin-D-Bedarf
Vit.-D-Supplementation mit 500 E p. o./d, sofern MM oder Vit.-D-angereicherte Sgl.-Milchnahrungen (400 E/l) gefüttert werden. Ab 2. Lebenswo. während des 1. Lj. u. im 2. Lj. von Sept. bis Mai. Bei selbst hergestellten Kuhmilchverdünnungen, FG oder Fettmalabsorption (Pankreasinsuff., CF ▶ 14.6, Cholestase ▶ 13.1.7; ▶ 13.6) mind. 1.000 E Vit. D zugeben u. Spiegel kontrollieren.

Fluoridprophylaxe
Gegen Zahnkaries, vermindert zweifelsfrei Karieshäufigkeit. Überdosierungen müssen aber vermieden werden (Fluorose!). Empfehlungen der Pädiater u. Zahnärzte differieren.
- **Keine** Supplementierung bei Trinkwasserfluorid oder fluoridreichem Mineralwasser > 0,7 mg/l. Erst ab 4. Lj. halbe Dosis bei 0,3–0,7 mg/l. Sondennahrungen sind meist fluoridiert!
- Kinder < 6 J. Zahncreme ohne Fluorid, bis Kinder die Creme zuverlässig ausspucken.
- Bei Verwendung fluoridierten Speisesalzes u. fluoridierter Zahnpasta keine medikamentöse Prophylaxe jenseits des 6. Lj.
- Empfohlene Supplementationsdosis ohne weitere Fluoridquellen (nach DGKJ 2007):
  - 0–< 2. Lj. 0,25 mg/d (als kombinierte Vit.-D-Fluorid-Gabe).
  - 2–< 4. Lj. 0,50 mg/d
  - 4–< 6. Lj. 0,75 mg/d (auch über fluoridiertes Speisesalz)
  - > 6 J. 1,0 mg (fluoridierte Zahnpasta plus fluoridiertes Speisesalz)

5.6.2 Hypovitaminosen

An **Vit.-Mangel** muss bei chron. Malabsorptions-Sy., chron. Nephropathien, Leberzirrhose, strengen Diäten sowie bei rein vegetarischer Ernährung gedacht werden. Viele Mangelzustände betreffen mehrere Vit. gleichzeitig. Bei nachgewiesenem Mangel eines Vit. aus dem B-Komplex oder eines fettlöslichen Vit. auch die restlichen untersuchen oder substituieren!
Überdosierungen/Toxizität von Vit. sind nur bei fettlöslichen Vit. zu erwarten! Bei einer Reihe von **Stoffwechselstörungen** sind pharmakologisch hohe Dosen von Vit. zur Verbesserung der Stoffwechselsituation erforderlich (z. B. Biotinidase-Defekt, Pyruvatkinase-Mangel, familiäre Hypophosphatämie).

Vitamin A (Retinol, Karotin) – fettlöslich
Funktion: Epithelzellregeneration. Auge: Retina (Fotosensitivität) u. Kornea (Keratinisierung).

Bedarf: altersabhängig 1.700–3.500 IE. Bei Fettmalabsorption (CF, Cholestase) 5.000 IE/d.

Mangel: bei Malabsorption, Hepatopathie u. Vegetariern.

- **Klinik:** Nachtblindheit, Xerophthalmie, Hyperkeratosen, Wachstumsstörungen, schwer verlaufende Masern, bronchiale u. enterale Störungen.
- **Diagn.:** Serumspiegel erniedrigt.
- **Ther.:** 10.000–30.000 IE/d unter Serumspiegelkontrollen. Toxizität: Hirndruck ↑ möglich.

Vitamin B_1 (Thiamin) – wasserlöslich
Funktion: Coenzym für KH-Stoffwechsel.
Mangel: selten. Beri-Beri: Anorexie, GIT-Störungen, HI, Apathie, Neuritis, Laktatazidose.

Vitamin B_2 (Riboflavin) – wasserlöslich
Funktion: Oxidoreduktasen im Stoffwechsel.
Mangel: selten. Hochrote Lippen, Mundwinkelrhagaden, Dermatitis, Korneaveränderungen.

Niacin (Nicotinamid) – wasserlöslich
Funktion: Coenzym bei Lipid- u. Glukosestoffwechsel.
Mangel: selten. Pellagra, Dermatitis, Diarrhö, Anorexie, Demenz.

Vitamin B_6 (Pyridoxin) – wasserlöslich
Funktion: Coenzym für Transaminasen bzw. im Proteinstoffwechsel.
Mangel: bei Zöliakie, TB-Ther. mit Isoniazid, D-Penicillamin-Ther.
- **Klinik:** Anorexie, Dermatitis, Glossitis, Anämie, Neuritis; bei Sgl. Krampfanfälle, deswegen probatorische Gabe von 100 mg Pyridoxin/Vit. B_6 bei therapieresistenten Sgl.-Krämpfen.
- **Diagn.:** B_6-Injektion unter EEG-Ableitung; Tryptophan-Belastungstest.
- **Ther.:** 100 mg einmalig, dann 2–5 mg/d; bei Vit.-B_6-Abhängigkeit 10–100 mg/d. Prophylaxe eines Mangels unter INH oder Penicillamin mit 2 mg Vit. B_6/d.

Folsäure – wasserlöslich
Funktion: DNS- u. RNS-Synthese.
Bedarf: 20–50 µg/d.
Mangel: bei Malabsorption, chron. Hämolyse, SS, Antikonvulsiva-Ther. (Primidon, Phenobarbital, Phenytoin), Zytostatika.
- **Klinik:** megaloblastäre Anämie, Leuko- u. Thrombopenie u. gastrointestinale Schleimhautschädigung. Bei Schwangeren erhöhtes Risiko von LKG-Spalten u. Neuralrohrdefekten, deswegen Supplementation von 4 mg/d ab Konzeption (▶ 17.1.3)!
- **Diagn.:** Folsäure in Serum erniedrigt. Auch Vit.-B_{12}-Spiegel messen!
- **Ther.:** 2–5 mg/d Folsäure parenteral (Effekt auf Anämie nach 72 h), Dosis über 3–4 Wo. beibehalten. Danach 1 mg/d auch bei Malabsorptionssy. ausreichend.

Vitamin B_{12} (Cobalamin) – wasserlöslich
Funktion: Coenzym für Protein- u. Fettsäurestoffwechsel.
Bedarf: altersabhängig 0,5–3 µg/d.

Mangel: bei rein vegetarischer Ernährung ohne Milch – auch bei gestillten Kindern (▶ 5.2.4), Malabsorption, Wurminfektionen, bakt. Dünndarmbesiedlung (▶ 17.1.3).

- **Klinik:** perniziöse Anämie mit Leuko- u. Thrombopenie, Anorexie, atrophische Glossitis u. Gastritis, Demyelinisierung von Nervenzellen mit Sensibilitätsstörungen, Ataxie.
- **Diagn.:** MCV > 100 fl, Reti ↓, Vit.-B_{12}-Spiegel ↓.
- **Ther.:** 2–3 x/Wo. 10–50 µg parenteral, bei neurol. Störungen höhere Dosen, über mehrere Wo.

Vitamin C (Ascorbinsäure) – wasserlöslich
Funktion: unter anderem Antioxidans, Kollagensynthese.
Mangel: selten. Skorbut, Wundheilungsstörungen, Anorexie, Abwehrschwäche.

Vitamin D (Calciferol) – fettlöslich
Funktion: Ca^{2+}- u. Phosphatresorption im Darm; Phosphatabsorption in der Niere u. Mineralisierung des Knochens. Vit.-D_3-Zufuhr durch tierische Nahrungsmittel oder Neusynthese in der Haut bei Sonnenexposition. Vit. D_3 wird in der Leber zu 25-OH-D_3 u. in der Niere zu 1,25-$(OH)_2$-Cholecalciferol umgewandelt.
Bedarf: FG 500 IE/d; NG u. Sgl. 400 IE/d; ab 2. Lj. 200 IE/d. Prophylaxe (▶ 5.6.1). Bei Antikonvulsiva-Ther. (Phenobarbital, Phenytoin) u. längerfristiger systemischer Kortikosteroid-Ther. 1.000 IE/d.

> **❗** Formulamilchen sind in Deutschland mit 400 E/l Vit. D angereichert. Diese Dosis reicht für Sgl. nicht aus, deswegen zusätzlich medikamentöse Substitution.

Mangel – Rachitis: Vit.-D-Mangel.
- **Ursachen:**
  - Ungenügende Zufuhr von Vit. D_3 u./o. ungenügende UV-Exposition (z. B. Migranten, Bildschirmadhärenz). Bei gestillten Kindern auch bei mütterlichem Vit.-D-Mangel.
  - Malabsorptionssy. (CF, Zöliakie).
  - Antikonvulsiva-Ther. (Phenytoin, Phenobarbital).
  - Chron. Leberzellinsuff. (z. B. Zirrhose), Cholestase.
  - CNI (▶ 8.7.2).
  - Pseudo-Vit.-D-Mangelrachitis (Vit.-D-abh. Rachitis): Typ I: Defekt der Hydroxylase, die 1,25-$(OH)_2$-Cholecalciferol synthetisiert. Ther. mit 1,25-$(OH)_2$-D_3. Typ II: Rezeptordefekt für 1,25-$(OH)_2$-D_3 (Vit.-Spiegel normal!).
- **Sonderformen der Rachitis ohne Vit.-D-Mangel:**
  - Familiäre hypophosphatämische Vit.-D-resistente Rachitis (Phosphatdiabetes): X-chrom.-dom. vererbte Störung der Phosphatrückresorption in den Nierentubuli. Labor: Phosphor ↓↓, Ca^{2+} n, keine Aminoazidurie, Vit.-Spiegel n.
  - Tubulopathien (▶ 8.4): Zystinose, Tyrosinose, Lowe-Sy., RTA.
  - Hypophosphatasie: Mangel an AP im Skelett.
- **Klinik:** ab 4. Mon. klinisch apparent.
  - Kraniotabes („Pingpongball"), verzögerte Dentition, Karies.
  - Rachitischer Rosenkranz (Verdickung der kostochondralen Übergänge am lat. Thorax), Harrison-Furche, Skoliose, Kyphose.

- Auftreibungen der Metaphysen der Röhrenknochen.
- Hypokalzämische Tetanie o. Krampfanfälle.
- **Diagn.:**
  - Labor: AP-Erhöhung; Phosphor ↓↓, Ca^{2+} n– ↓. Parathormon ↑, Serumspiegel Vit. D_3 ↓, 25-OH-D_3 ↓, 1,25-$(OH)_2$-D_3 (bestimmen, falls V. a. Vit.-D-abh. oder Vit.-D-resistente Rachitis). Generalisierte Hyperaminoazidurie.
  - !**DD transitorische Hyperphosphatasämie:** Isolierte Erhöhungen der AP auf Werte deutlich > 1.000 U/l (meist 2.000–5.000) ohne klin. oder radiologische Zeichen einer Rachitis u. ohne Cholestase sprechen für eine transiente Hyperphosphatasämie, häufig nach viralen Gastroenteritiden, bei Sgl. u. KK; verschwindet spontan nach 4–6 Wo.
  - Rö. (li. Hand): becherförmige, konkave Auftreibung der distalen Metaphysen, „ausgefranste" Begrenzung.
- **Ther.:**
  - Vit.-D-Mangel: 5.000 IE Vit. D/d über 3 Wo., dabei wegen Tetanierisiko Ca^{2+}-Substitution mit 500–1.000 mg Ca^{2+}/d (z. B. als Kalziumglukonat). Bei erniedrigten Ausgangswerten ggf. in den ersten 3 d i. v.
  - Kontrollen: Ca^{2+} u. AP kontrollieren, Rö nach 2–3 Wo. Knochenverbiegungen verschwinden durch weiteres Wachstum.
  - !Fehlender Ther.-Erfolg spricht für Vit.-D-Abhängigkeit oder -Resistenz. Sek. Rachitisformen bei Malabsorptionssy., Hepatopathien, Nierenerkr. erfordern entweder parenterale Vit.-D_3-Ther. oder Gabe von 1,25-$(OH)_2$-D_3.
  - Toxizität bei Vit.-D-Überdosierung: Hyperkalzämie u. Hyperkalziurie mit Dehydratation, Polydipsie, Apathie, Inappetenz, Obstipation, Erbrechen, Hypertension. Später Nephrokalzinose, Osteoporose.

Vitamin E (Tocopherol) – fettlöslich

Funktion: Antioxidans, wichtig für Zellmembranstabilität.
Bedarf: altersabhängig, 3–12 IE/kg KG/d. Bei CF u. Fettmalabsorption 5–10 E/ kg KG/d.
Mangel: bei FG infolge ungenügender Speicher. Bei Fettmalabsorption (CF, PI, Zöliakie).
- **Klinik:** hämolytische Anämie, Sensibilitätsstörungen, Ataxie, Muskelschwäche, Ödeme, Thrombozytose.
- **Ther.:** bei nachgewiesenem Mangel (Serumspiegel < 5 mg/l) hohe Dosen Vit. E, nicht toxisch bis 1.500 E/d.

Vitamin K (Phyllochinon) – fettlöslich

Funktion: Kofaktor für Synthese der Gerinnungsfaktoren II, VII, IX, X sowie Protein S u. C.
Bedarf: 0,5–1 µg/kg KG/d.
Prophylaxe: bei gesunden reifen NG 2 mg Vit. K oral bei U1, U2 u. U3. Bei FG u. Kindern mit Resorptionsstörungen 0,5 mg i. m. p. p.
Mangel: bei NG u. FG ohne Substitution, Malabsorptions-Sy., CF, Stoffwechselstörungen, Lebererkr., Antibiotikather.
- **Klinik:** Blutungen in allen Körperregionen möglich (▶ 4.3.3).
- **Diagn.:** Quick, PTT, Faktoren II, VII, IX, X ↓. CHE u. Leberwerte mitbestimmen!

- **Ther.:** 1 mg Vit. K s. c. (oder i. v.). Wirkeintritt innerhalb 1 h. Bei akuter massiver Blutung oder Leberinsuff. 20–30 IE/kg KG PPSB i. v. Dauerther. bei Fettmalabsorption u./o. Cholestase mit 5 mg/Wo.–15 mg/d unter Quick-Kontrollen.

5.7 Adipositas und Übergewicht

Häufigkeit   Zunehmend häufigere u. ausgeprägtere Gesundheitsstörung bei Kindern u. Jgl.; Frequenz bis zu 18 % bei Jgl., je nach Definition u. zugrunde liegenden Referenzwerten. Krankheitswert durch funktionelle, individuelle u. psychosoziale Beeinträchtigungen sowie Komorbiditäten mit erhöhtem Morbiditäts- u. Mortalitätsrisiko im Erw.-Alter.

Definition
- Übergewicht: BMI > 90. Perzentile (▶ Abb. 29.12).
- Adipositas: BMI > 97. Perzentile (▶ Abb. 29.12).
- Extreme Adipositas: BMI > 99,5. Perzentile.

Ursachen u. Differenzialdiagnose   Überwiegend alimentär u. durch verminderte körperl. Aktivität bedingt auf der Basis genetischer Disposition. Risikofaktoren sind u. a.:
- familiäre Adipositas,
- niedriges Einkommen der Eltern,
- niedrige Schulbildung der Kinder,
- Immigranten.

DD organische Ursachen der Adipositas:
- Endokrinologische Erkr.: M. Cushing, Hypothyreose, Wachstumshormonmangel (Leitsymptom: Kleinwuchs).
- Hypothalamisches Sy., Kraniopharyngeom (Leitsymptome: Visusveränderungen, vegetative Störungen).
- Genetische Sy. (z. B. Prader-Willi-Sy., Bardet-Biedl-Sy., Cohen-Sy., Mixoploidie). Leitsymptome können sein: mentale Retardierung, Hypogenitalismus, Mikrozephalie, Kleinwuchs, Muskelhypotonie.
- Chron. Erkr., die mit Immobilität einhergehen (z. B. Spina bifida).
- Medikamente: Kortikoide, Insulin, Valproat, Phenothiazine.
- Psychiatrische Erkr. (Depression, Bulimie).

Folgeerkrankungen
- Fettstoffwechselstörungen (Dyslipidämie, Hyperlipoproteinämie; ▶ 11.7).
- Art. Hypertonie (▶ 7.12.1).
- Zuckerstoffwechselstörungen (pathol. Glukosetoleranz, Diab. mell. Typ 2).
- Hyperurikämie.
- Arteriosklerose.
- Nichtalkoholische Fettleber oder Fettleberhepatitis (nichtalkoholische Steatohepatitis – NASH) ▶ 13.6.3.
- Gallensteine: v. a. bei Gewichtsreduktion.
- Sy. der polyzystischen Ovarien (PCO-S): Regelbeschwerden, Sterilität, erhöhtes Brust- u. Gebärmutterkrebsrisiko; Hirsutismus.
- Orthopädische Erkr.: Arthrose, Gelenkfehlstellung (Genua valga, Pes planus), Epiphyseolysis capitis femoris.
- Hautinfektionen in den Hautfalten.
- Pseudotumor cerebri.

- Niere: Proteinurie.
- Asthmaähnliche Beschwerden v. a. bei Anstrengung.
- Schlafapnoe-Sy. (Schnarchen, Apnoen, Ermüdbarkeit).
- Pubertas praecox bei Mädchen.
- Pubertas tarda u. Gynäkomastie bei Jungen.
- **Metabolisches Sy.:** Symptomenkomplex aus Adipositas, Hyperlipoprotein-ämie, Hypertonie, Insulinresistenz/Diab. mell. Typ 2. **Fakultativ:** Hyperurik-ämie, PCO-S, NASH. Klinisches Zeichen: Acanthosis nigricans (Pigmentie-rung in Hautfalten).

Diagnostik
Modifiziert nach Leitlinien der Arbeitsgemeinschaft Adipositas:
1. Organische Grunderkr. ausschließen (▶ Abb. 5.1).
2. Diagn. zur Erfassung der Komorbiditäten u. des individuellen Gesundheitsrisi-kos. Intensität abhängig von Ausmaß der Adipositas, Familienvorgeschichte, klin.

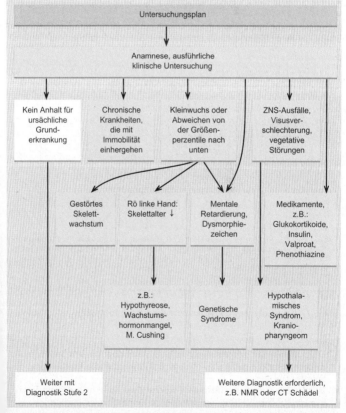

Abb. 5.1 Diagnostik bei Adipositas [L157/X322]

Auffälligkeiten (z. B. Acanthosis nigricans als Hinweis auf metab. Sy. oder Hirsutismus als Hinweis auf PCO-S. Zahnschmelzdefekte: V. a. Bulimie).
- RR-Messung (Manschettenbreite beachten, ▶ 2.11). Ggf. 24-h-RR ergänzen.
- Labor: TSH, Gesamt-, LDL-Cholesterin, Triglyzeride, Glukose (nüchtern), GOT, GPT, γ-GT.
- Abdomen-Sono (Gallensteine, Fettleber).
- Abhängig vom familiären Risiko bzw. immer bei extremer Adipositas: Harnsäure, Lp(a), Homocystein, o-GGT mit Bestimmung von Glukose, Insulin u. Bestimmung des HOMA-Index (Homeostasis Model Index):

$$\frac{\text{Isulin (nüchtern, μl/ml)} \times \text{Blutzucker (nüchtern, mg/d)}}{405}$$

≤ 1 → Normalwert, > 2 → Insulinresistenz.
- Bei V. a. PCO-S: o-GTT, Testosteron, DHEAS, LH, FSH, Prolaktin, 17-OH-Progesteron, Östradiol, Androstendion, SHBG.
- V. a. Schlafapnoe-Sy.: Polysomnografie.
- V. a. orthopädische Folgeerkr.: Konsil.

3. Psychologische Basisevaluation z. A. einer psychiatrischen Erkr. (Depression, Bulimie) – in diesen Fällen muss zunächst die psychiatrische Erkr. therapiert werden!

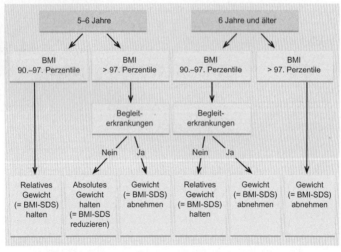

Abb. 5.2 Therapeutisches Vorgehen bei Adipositas [L157/X322]

Therapie
- Langzeitambulant, langzeitstationär/langzeitambulant vernetzt; immer multidisziplinär unter Beteiligung von Arzt, Ernährungsberater, Psychologen, Sporttherapeut etc.
- Prinzip: Ernährungsmodifikation, Förderung von Sport u. Bewegung, Erlernen von Problembewältigungsstrategien u. Verhaltensmodifikation.
- Berücksichtigung von Alter, Familiensituation, Komorbidität, Motivation.

- Ind. u. Ziele ▶ Abb. 5.2.
- Möglichst Teilnahme an evaluiertem Trainingsprogramm eines etablierten Adipositas-Therapiezentrums. Langzeitther. über Jahre notwendig.
- Ergebnisse immer noch häufig enttäuschend.

Internetadressen: Arbeitsgemeinschaft Adipositas im Kindesalter mit Leitlinien u. BMI-Perzentilen: www.a-g-a.de.

6 Infektionen

Stephan Illing

6.1 Allgemeine Symptome

6.1.1 Fieber

- Fieber = Erhöhung der Körpertemperatur über 38 °C (rektal).
- Subfebrile Temperatur = erhöhte Temperatur bis 38 °C.

Fieber ist ein häufiges Symptom (▶ Tab. 6.1). In den meisten Fällen lässt sich die Ursache schnell abklären. Vor allem bei KK verlaufen viele Virusinfekte symptomarm u. bessern sich unter spontaner Entfieberung spätestens nach 3 Tagen. Eine weitere Abklärung ist bei solchem Spontanverlauf ohne weitere Symptome u. bei gutem AZ nicht nötig, allerdings sorgfältig beobachten! Hohes Fieber unklarer Ursache sowie Fieber bei Sgl. immer abklären.

Tab. 6.1 Differenzialdiagnose Fieber

Fieberursachen*	Bemerkungen
Häufig bzw. dringend	
Sepsis (▶ 6.3.1)	Meist Sgl. o. Immundefekt/-suppression, bei NG (▶ 4.4.2), aber auch bei Jgl. als Toxic-Shock-Sy.
Meningitis (▶ 6.3.2)	Meist KK < 5 J.
Enzephalitis (▶ 6.3.3)	Sofortige Ursachenabklärung
Harnwegsinfekt (▶ 8.9)	Öfter bei Mädchen, in jedem Alter
Oberer Atemwegsinfekt	Häufigste Fieberursache bei Kindern
Sinusitis	Kaum vor 5. Lj., oft wenig Lokalsymptome
Bronchitis	▶ 14.3.3
Pneumonien	Weitere Abklärung (▶ 14.3.4)
Otitis media	Bei Sgl. Gefahr der Untertherapie! ▶ 21.4
Hepatitis	Weitere Abklärung (▶ 13.6, ▶ 6.5.8), kann auch anikterisch verlaufen!
Enteritis (▶ 13.4.5)	Fieber je nach Erreger, bei manchen folgt der Durchfall mit Abstand (z. B. Salmonellen, Typhus)
Exanthema subitum (▶ 6.5.4)	Meist bis 2. Lj., flüchtiges Exanthem oft übersehen (tritt nach Entfieberung auf)
EBV-Infektion (▶ 6.5.14)	Häufiger bei SK; nicht immer mit Lymphadenitis
Dran denken	
Rheumatische bzw. Autoimmunerkr., M. Still	Nur z. T. mit Gelenksymptomen, oft nur ein Gelenk betroffen, je nach Erkr. sehr unterschiedliche klin. Symptome (▶ 16)
Tuberkulose (▶ 6.4.23)	Immer Testung, wegen relativer Seltenheit oft lange verkannt, selten hohes Fieber!
Osteomyelitis (▶ 6.3.4)	Vor allem bei Sgl., zu Beginn wenig Lokalsymptome, bei älteren Kindern auch an CRMO denken

6

Tab. 6.1 Differenzialdiagnose Fieber *(Forts.)*

Fieberursachen*	Bemerkungen
Dran denken	
Kawasaki-Sy. (▸ 16.5) u. andere Vaskulitiden	Vor allem bis 3. Lj., oft zu später Ther.-Beginn, dadurch unnötige KO
Leukämie/Malignome	Fieber nicht selten als erstes Symptom! Auch bei Lymphomen u. a. Tumoren (▸ 18.5)
Mykoplasmeninfektion (▸ 6.4.14, ▸ 14.3.4)	Auch ohne Pneumonie, meist hohe BSG u. hohes Fieber
Borreliose (▸ 6.4.1)	Spätform ähnlich rheumatoider Arthritis, dann wenig Hautsymptome; Fazialis- u. andere Paresen
Zytomegalie	Vor allem bei Sgl. (▸ 6.5.2)
Toxoplasmose	▸ 6.7.1
Chlamydien	Besonders bei FG u. NG (▸ 6.4.4)
Schädel-Hirn-Trauma	Temperaturinstabilität als Mittelhirnzeichen bei schwerem SHT (▸ 12.6)
Drug Fever	Wenn gar nichts hilft, alle Medikamente absetzen; meist durch Antibiotika o. Antikonvulsiva
Intoxikation	Anticholinergika, Atropin, Kokain
Artefakt	Bei SK unter Aufsicht nachmessen!
Physikalisch	Bsp.: Sgl. im Sommer im Auto
Impfreaktion	Anamnese (▸ 6.11.4)!
Dehydratation	Unregelmäßiges Begleitsymptom
Selten	
Endokarditis	Meist bei Pat. mit Vitien (▸ 7.8.1)
M. Crohn	Oft vor den Bauchsymptomen lange Episoden mit leichtem Fieber (▸ 13.4.7)
Malaria (▸ 6.7.4)	Kommt auch in der Türkei vor! Erkr. oft erst Monate nach Rückkehr!
Hirntumoren, Hirndruck	Meist andere Symptome im Vordergrund, selten alleiniges Frühsymptom
Lupus erythematodes, Dermatomyositis, Sharp-Sy. u. a.	▸ 16.4, bei Kindern selten, aber oft spät diagnostiziert
Brucellose	▸ 6.4.2
Larva migrans	▸ 6.8.5
Tropenkrankheiten	Bsp.: Amöben, Leishmaniasen, Tularämie, Leptospirose
Mykosen	Systemisch nur bei Immundefekten, Pat. mit parenteraler Ernährung über zentrale Katheter etc.
Familiäres Mittelmeerfieber bzw. periodische Fiebersy.	(▸ 16.7)

Tab. 6.1 Differenzialdiagnose Fieber *(Forts.)*

Einzelfälle

Hämophagozytosesy. (Makrophagenaktivierungssy.; ▶ 16), idiopathisches Hypereosinophiliesy., idiopathische Lungenfibrose (▶ 14.8), M. Fabry (Ceramidspeicherkrankheit), Diabetes insipidus centralis, thyreotoxische Krise, sensorische Neuropathien, Caffey-Disease, Serumkrankheit, Mevalonatkinasemangel (Hyper-IgD-Sy.), CINCA-Sy., Muckle-Wells-Sy., autoimmunes lymphoproliferatives Sy., periodisches Fieber (Marshall-Sy., PFAPA-Sy.), ektodermale Dysplasie (schwitzt nicht ausreichend)

* Fieberursachen, die ohne Schwierigkeiten zuzuordnen sind, z. B. typische Virus-(„Kinder-“)Krankheiten u. eindeutige (lokale) bakt. Krankheitsursachen, sind nicht erwähnt.

Unklares Fieber (ohne Fokus) ist zu 95 % durch einen Infekt ausgelöst.

Vorgehen (v. a. bei unklarer Fieberursache)

Nachmessen! Nicht alle häuslichen Messungen stimmen, Kind ausziehen, um Effekt durch zu warme Kleidung auszuschalten.
Bei weiter bestehendem Fieber häufige klin. Kontrolle.

Diagnostik
Körperl. Unters.: insbes. LK-Status, Milz, Gelenke, Racheninspektion, Trommelfell, **ganzes** Integument.
Anamnestisch eingrenzen:
- Fieber: Wie hoch? Wie lange? Anfangssymptome, Begleiterscheinungen (Schwitzen, Schüttelfrost, etc.)?
- Schmerzen (diffus, Kopf, Gelenke, Muskeln, etc.) o. sonstige subjektive Empfindungen (Übelkeit, Bauchschmerzen, Appetitlosigkeit, Schonhaltung, Entwicklungsknick etc.),
- Kontakt mit kranken Kindern, Ansteckungsmöglichkeiten.
- Vorerkr., OP (z. B. Vitien).
- Tierkontakte, Urlaub auf dem Bauernhof (Kryptosporidien), Zeckenstich.
- Medikamente (auch rezeptfreie!).
- Fernreisen (Tropenkrankheiten, Malaria auch in der Türkei!).
- Auffällige Verhaltensweisen.
Labordiagn.:
- BB inkl. Diff.-BB (bei maschineller Bestimmung mikroskopisch nachuntersuchen!).
- BSG, evtl. CRP, IL6, ggf. Prokalzitonin.
- Bei sehr hohem Fieber (> 39 °C) o. Sepsiszeichen Blutkulturen abnehmen.
- Restserum für serologische Unters. zurückstellen.
- E'lyte, Harnstoff, Kreatinin bei Exsikkoseverdacht.
- Urinstatus.
Weitere Diagn.:
- Evtl. Sono der Bauchorgane: Hepatosplenomegalie? Strukturveränderungen? Abdominelle Lymphome? Auffälligkeiten an den Harnwegen?
- Evtl. Rö-Thorax: atypische Pneumonie? Lymphome?
- Alle weiteren Unters. (z. B. LP) gezielt bzw. nach Hinweisen!
- Tuberkulintest (▶ 6.4.23).

6

Therapie

> **❗ Antipyretika/Analgetika**
> (▶ 27.1, ▶ 27.2).
> - Bei pos. Vorgeschichte an Fieberkrampfprophylaxe denken (▶ 12.3.1).
> - Bei scheinbar gesunden u. trotzdem hoch fiebernden (Schul-)Kindern mehrfache Messung unter Aufsicht, um Manipulation auszuschließen!

6.1.2 Lymphknotenschwellungen

Differenzialdiagnosen
Lokalisiert:
- Bakt. Infektion im Einzugsgebiet o. des LK selbst: Abszess, andere Haut- u. Weichteilinfektionen (auch sehr kleine Läsionen!), Zahnschäden, Tuberkulose, Borreliose etc.
- Selten: lokalisierte Virusinfektion.
- Selten: Lymphome, Metastasen.

Generalisiert:
- Virusinfektionen, z. B. Röteln, CMV, EBV, AIDS.
- Infektionen durch andere Erreger (z. B. Toxoplasmose, Chlamydien, Pilze etc.).
- Atopische Dermatitis.
- Kawasaki-Sy. (▶ 16.5), Kollagenosen,
- Malignome: Leukosen, Lymphome (▶ 18.5).
- Immundefekte: nur bei manchen zellulären Defekten Schwellungen, sonst eher kleine o. keine LK.
- M. Gaucher u. andere Stoffwechseldefekte.

Diagnostik

- Anamnestische Hinweise für Infektionen?
- Exakte klin. Unters. (gesamter Status!).
- Labor: zunächst nur BB (Diff.-BB inkl. Thrombozyten), bei persistierenden LK-Schwellungen evtl. BSG, CRP, LDH. Restserum für Serologie zurückstellen.
- Evtl. Sono: abdominelle Lymphome, Einschmelzung einzelner LK?
- Evtl. Rö-Thorax: Hilusverdichtung.
- Klin. Kontrolle nach 2–4 Wo., wenn bis dahin keine neuen Symptome auftreten.
- Bei Verdachtsmomenten für Leukose/Malignom: Knochenmarkpunktion u. weitere Diagn. (▶ 18.1).
- Bei Hinweisen auf atypische Infektionen Suche nach Immundefekt (▶ 15.2).
- Nur bei weiterhin unklarer Diagnose: LK-Entfernung zur Histologie (**keine** Biopsie).

6.1.3 Exantheme

> Die Zuordnung von Exanthemen fällt auch geübten Pädiatern gelegentlich schwer. Vor allem bei KK treten sehr oft unspezifische Exantheme bei vielen Erkr. auf (▶ Tab. 6.2), die sich weder durch klare sonstige Symptome noch serologisch einordnen lassen.

Tab. 6.2 Übersicht exanthematische Erkrankungen

Krankheit	Lokalisation	Morphe	Verlauf
Varizellen (▶ 6.5.25)	Generalisiert, auch an behaartem Kopf, Schleimhäuten	Kleine blassrote Flecken, die sich rasch zu Bläschen u. Pusteln umwandeln	Schubweiser Verlauf, alle Stadien sind gleichzeitig zu finden (Sternenhimmelphänomen)
Masern (▶ 6.5.13)	Generalisiert, beginnend hinter den Ohren, dann zentrifugal über Stamm u. Extremitäten ausbreitend	Stark gerötete, etwas unregelmäßig geformte, bis ca. 1 cm große, auch konfluierende Flecken, in seltenen Fällen hämorrhagisch	Bei Beginn des Exanthems Fieberschub. Vorausgehend Koplik-Flecken im Rachen. Exanthem verschwindet in derselben Reihenfolge, wie es auftritt
Röteln (▶ 6.5.21)	Generalisiert, im Gesicht beginnend, zentrifugale Ausbreitung über Stamm u. Extremitäten	Oft nur leicht gerötet, kleinfleckig makulös, ganz leicht erhaben, Einzeleffloreszenz etwa stecknadelkopfgroß, nicht konfluierend	Begleitend nuchale LK. Verschwindet in derselben Reihenfolge, wie es auftritt
Scharlach (▶ 6.4.21)	Beginn meist zentral: Leisten-, Hals-, Schulterregion; im Gesicht bleibt die Perioralregion blass	Meist relativ stark gerötet, feinfleckig, teilweise zu großen Flächen konfluierend, bes. in zentralen Körperregionen	Ausbreitung vom Stamm aus, nach Abklingen unterschiedlich ausgeprägte, teils groblamelläre Schuppung
Pfeiffer-Drüsenfieber (▶ 6.5.14)	Generalisierte, meist schnelle Ausbreitung ohne charakt. Beginn	Masern- o. rötelnähnlich. Ausgeprägt rote Flecken, gelegentlich mit lividem Zentrum, bes. bei begleitendem Arzneimittelexanthem	Exanthem nur bei 5–15 %! Oft gleichzeitig Juckreiz, oft zögerlich abklingend
Arzneimittelexanthem	Bei Kindern meist generalisiert, bei Jgl. auch lokalisiert; je nach Auslöser, meist durch Ampicillin/ Amoxicillin o. Co-trimoxazol	Masernähnlich bis großfleckig, dann polyzyklisch o. konfluierend, mit kokardenförmigen, zentral lividen Effloreszenzen	Je nach Auslöser innerhalb von Stunden bis wenigen Wo. abklingend. Bei Kindern nur selten allergisch! (▶ 15.1.3)
Ringelröteln (▶ 6.5.18)	Wangenerythem! Generalisiert, bevorzugt Oberarmstreckseite, Unterarmbeugeseite	Bis zu münzgroße ringförmige, teils miteinander verbundene, landkartenähnliche Figuren	Oft relativ flüchtig, klingt innerhalb weniger Tage ab
Exanthema subitum (▶ 6.5.4)	Rumpf, dann Ausbreitung auf die Extremitäten	Feinfleckig, oft nur diskret gerötet	Sehr flüchtig, manchmal nur wenige Stunden sichtbar. Bei bzw. kurz nach Entfieberung

6

Tab. 6.2 Übersicht exanthematische Erkrankungen *(Forts.)*			
Krankheit	**Lokalisation**	**Morphe**	**Verlauf**
Kawasaki-Sy. (▶ 16.5)	Generalisiert, bes. intensive Rötung der Handinnenflächen, auch Fußsohlen	Makulopapulös, polymorph, relativ uncharakt.	Andauerndes hohes Fieber, Konjunktivitis, in der 2. Krankheitswo. Schuppung an Fingern u. Zehen

Differenzialdiagnosen nach Morphologie

- **Makulös:** (Exanthema subitum), Streptokokken (Scharlach), Mykoplasmen, Parvoviren, Coxsackie, Chlamydien (Psittakose), HIV, Typhus.
- **Makulopapulös:** Masern, Röteln, CMV, alle unter „makulös" aufgeführten Infektionen, Hepatitis B, Rotaviren, Rickettsien, Yersinien, Syphilis, Würmer.
- **Urtikariell:** (▶ 15.1), pseudoallergisch bzw. unspezifisch. Ferner EBV, Mumps, Hepatitis B, Mykoplasmen, Shigellen, Yersinien, Malaria, Lamblien, Trichomonaden, alle Wurmerkr., Echinokokken, alle Parasiten.
- **Papulös u. nodulär:** Warzen, HBV, Mykobakterien, Candida, Treponemen, Leishmanien, Parasiten, Parapox (Orf).
- **Vesikulär:** HSV, VZV, Coxsackie (A4, 5, 8, 10, 16, B1, 2, 3), Streptokokken, Staphylokokken, Candida, selten andere.
- **Petechial/Purpura:** Meningokokken, Schoenlein-Henoch (▶ 16.6), VZV, CMV, Coxsackie (A4, 9, B2–4), Rotaviren, RSV, Masern, Rikettsien, Mykoplasmen, Haemophilus, Neisserien, Katzenkratzkrankheit, Borrelien, Toxoplasmose, aber auch Histiocytosis X.
- **Erythema-multiforme-artig:** HSV, EBV, Streptokokken, Coxsackie (A10, A16, B5), Mykoplasmen, Parvoviren, Influenza A, Mumps, HBV, Chlamydien, Staphylokokken, Tuberkulose, Salmonellen, Yersinien, Syphilis, Korynebakterien.
- **Erythema nodosum:** Streptokokken, Tuberkulose, HSV, Chlamydien, Campylobacter, Yersinien, Wurmerkr., Salmonellen, M. Crohn.
- **Exanthem u. Meningitis:** HSV, Coxsackie, Neisserien, Listerien, Toxoplasmose.

6.2 Diagnostik bei Infektionsverdacht

Anamnese u. körperl. Unters. (▶ 1.2.3; ▶ 6.1).

> Um die Kinder vor unnötigen Untersuchungen zu bewahren, sollte die apparative Diagn. zielgerichtet erfolgen (z. B. kein „Routinethorax").

Labor

- BB: Linksverschiebung? Leukozytose? Thrombopenie?
- BSG: Leicht erhöht? Stark erhöht, z. B. bei schweren bakt. Erkr., Mykoplasmen?
- CRP: verläuft meist parallel zur BSG, reagiert aber etwas schneller.
- Bei Neugeborenen IL-6 (oder IL-8).
- **V. a. pränatale Infektion:** TORCH-Screening: serologische Bestimmung spezifischer IgM-AK gegen **T**oxoplasma, **O**thers (z. B. Syphilis, Listeriose), **Ru**bella, **C**ytomegalie, **H**erpes.

Bakteriologische Untersuchungen Arbeitstechniken (▶ 2.1.1).
- **Abstrich:** von der Haut bei NG, später nur bei schweren Hautinfektionen, aus Eiterherden bei ungewöhnlichen Verläufen. Rachenabstrich: Normalerweise nur Frage nach Streptokokken. Vesikelabstriche (PCR für VZV, HSV): Sterile Tupfer, Transportmedien werden meist vom Labor zur Verfügung gestellt.
- **Blutkultur:** bei klin. V. a. Sepsis, Endokarditis, bei NG u. Sgl. mit Infektionsverdacht.
- **Liquorkultur:** bei jeder LP, die wegen V. a. Meningitis vorgenommen wird, auch wenn abakterielle Meningitis vermutet wird.
- **Urinkultur:** im Prinzip bei jedem HWI. Bei Rezidiv, widersprüchlichen Befunden, wiederholter Verunreinigung u. in anderen Zweifelsfällen Urinkultur aus Blasenpunktions- o. Katheterurin (▶ 2.8.2).
- **MM-Kultur:** bei Verfütterung abgepumpter MM, bes. bei NG. Technik wie Urinkultur.
- **Sputum:** nicht bei „normalen" Nasen-Rachen-Infekten, auch nicht bei unkomplizierten Bronchopneumonien. Ind. bes. bei chron. rezidiv. Atemwegserkr. (CF) sowie bei TB-Verdacht (induziertes Sputum nach Inhalation mit 6 % Kochsalz).
- **Stuhlkultur:** bei Enteritiden, auch bei chron. Diarrhöen, dann mit Hinweis an das Labor, dass auch nach selteneren Keimen gesucht werden muss (Campylobacter, Kryptosporidien, Yersinien). Ggf. auch Unters. auf Lamblien u. Amöben.
- **PCR:** direkter Nachweis einiger Keime, z. B. Pertussis.
- **Tuberkulin-Test** (▶ 6.4.23); Sono, Rö bei gezieltem Verdacht.
Aufbewahrung der Proben ▶ Tab. 6.3.

Tab. 6.3 Wohin mit mikrobiologischen Proben	
Probe	**Aufbewahrung**
Abstriche	Raumtemperatur (im Transportmedium)
Blutkultur	Brutschrank
Fremdkörper (z. B. Katheterspitzen)	Raumtemperatur
Liquor (Verarbeitung innerh. 12 h)	Brutschrank
Liquor (Verarbeitung später als 12 h)	Brutschrank in Blutkulturflasche
Punktionsflüssigkeiten	Raumtemperatur
Sputum	Kühlschrank
Stuhlprobe	Raumtemperatur
Urin nativ	Kühlschrank
Urin im Uricult®-Behälter	Brutschrank

D Fehlerquellen
- Die gängigen Blutkulturflaschen sind für aerob u. anaerob geeignet, daher nur eine Flasche nötig, aber keine Luft einfüllen.
- Ohrabstriche bei nicht perforierter Otitis sind überflüssig!

> - Pilze (Candida) werden meist bei Abstrichen diagnostiziert, besser ist jedoch die gezielte Nachfrage bei entsprechendem Verdacht.
> - Hinweis: Ausgedehnte **serologische** Unters. sind sehr teuer u. lohnen z. B. bei Infekten der oberen Luftwege nicht, auch nicht bei unkomplizierten Bronchopneumonien. Es wird keine Konsequenz aus der Unters. gezogen.

Virologische Untersuchungen Zum Nachweis einer akuten o. abgelaufenen Virusinfektion gibt es prinzipiell verschiedene Wege.

Schnelltest: verfügbar u. klin. von Bedeutung (v. a. auch für die Kohortierung): Rota-/Adeno-/Noroviren jeweils im Stuhl, RSV im Rachenspülwasser.

Virusnachweis: Der Direktnachweis von Viren erfolgt durch PCR, Immunfluoreszenztest, ELISA o. elektronenmikroskopisch. Ein Virusnachweis ist prinzipiell möglich aus Rachen (Abstrich o. Spülwasser), Nase (Abstrich o. besser Sekret), Blut u. a. Körperflüssigkeiten, Stuhl, Urin, Vesikeln o. anderen virusbedingten Hautefflloreszenzen sowie Biopsiematerial u. OP-Präparaten. Direktnachweise sind meist teurer, daher strenge Ind.-Stellung. **Häufige Ind.:** V. a. Rota- o. Noroviren bei Darmerkr., V. a. RS-Viren bei Sgl. mit Atemwegserkr.

Viruskulturen sind sehr aufwendig u. nur in Einzelfällen sinnvoll.

Serologie: Das Vorhandensein spezifischer AK lässt auf eine Virusinfektion schließen. IgM-Titer weisen eher auf eine akute Infektion hin. Ein starker Titeranstieg von IgG-AK bei 2 Blutproben (z. B. innerhalb von 2 Wo.) deutet ebenfalls auf eine frische Infektion hin. Neg. Titer schließen eine frische o. kürzlich abgelaufene Infektion aus. Bei Virusinfektionen ist die genaue Kenntnis der typischen Titerverläufe nötig. Daher muss man sich ohne ausreichende eigene Erfahrungen auf die Interpretationen der virologischen Labors verlassen.

Serologische Methoden sind v. a. KBR, ELISA, Hämagglutinationshemm- u. Immunfluoreszenztest.

- **Ind.:** Eine eindeutige u. pauschale Ind.-Stellung ist nicht möglich. Meist sinnvoll bei Hepatitis (immer Virusdiagn.!), Enzephalitis, Meningitis ohne bakt. Erregernachweis, Bronchiolitis, Durchfallerkr. bei Sgl., Hinweis auf pränatale Infektion, therapieresistente o. atypische Pneumonie ohne bakt. Erregernachweis, evtl. bei unklarem Fieber u. Hinweisen auf Virusinfekt, Bestimmung der Impftiter (z. B. bei Immundefekt o. onkologischen Pat.).
- **Nicht indiziert:** bei Infekten der oberen Luftwege, auch nicht bei Tonsillitis o. unkomplizierten Bronchopneumonien.

6.3 Infektionsbedingte Krankheitsbilder

HWI (▶ 8.9), Enteritis (▶ 13.4.5), Pneumonie (▶ 14.3.4), Infektionen im HNO-Bereich (▶ 21).

6.3.1 Sepsis

Opportunistische Infektionen (▶ 6.3.5), Sepsis bei NG (▶ 4.4.2).

Definition
- Bakteriämie: Bakterielle Keime sind in der Blutbahn nachzuweisen, ohne klin. Symptome bzw. in vielen Fällen ohne Relevanz, evtl. auch Verunreinigung.
- Sepsis: Erkr. durch generalisierte (hämatogene) Infektion.

Erreger Die häufigsten Erreger sind
- bei NG gramneg. Keime, bes. E. coli; B-Streptokokken, Staphylokokken, Listerien, Enterokokken,
- ab KK-Alter Staphylokokken, Streptokokken (einschließlich S. pneumoniae), gramneg. Darmbakterien, selten Meningokokken, Haemophilus influenzae.

Septische Erkr. sind jenseits des NG-Alters relativ selten. In den meisten Fällen besteht eine andere Grunderkrankung. Vor allem bei älteren Kindern nach Risikofaktoren (▶ Tab. 6.4) suchen.

Tab. 6.4 Risikofaktoren für eine Sepsis

Risikofaktoren für Sepsis	Erreger
Angeborene Immundefekte (▶ 15.2)	Je nach Störung sehr unterschiedliche Keime (Staphylokokken, Anaerobier, Pilze etc.)
Erworbene Immundefekte (AIDS)	Alle
Maligne Erkr. (z. B. Leukämien)	Alle
Fehlen der Milz (nach OP, Trauma)	Pneumokokken
Fremdkörper, bes. zentrale Katheter	Alle, bes. Staphylokokken
Thalassämie, andere hämatologische Erkr. mit häufigen Transfusionen	Yersinien, Salmonellen etc.
Medikamentenbedingt: Zytostatika, Steroide	Alle

Klinik Allgemeinerscheinungen wie Somnolenz, rascher körperl. Verfall, Schüttelfrost, Kollaps; Fieber (oft sehr hoch, bei Sgl. manchmal kein Fieber); Erbrechen, Durchfall; uncharakt. Exantheme; Blutungen (petechial o. großflächig); Hepatosplenomegalie.

DD der bakteriellen Sepsis Virusinfektionen (CMV, EBV), Malaria (▶ 6.7.4), Typhus (▶ 6.4.24), rheumatoide Arthritis (▶ 16.2), Intoxikationen (▶ 3.4), Malignome (Leukämie ▶ 18.4).

Diagnostik
- Zunächst gründliche körperl. Unters., um Infektionsherd evtl. zu lokalisieren.
- Labor: BB inkl. Diff.-BB (Linksverschiebung, Leukozytose, Thrombozytopenie), Blutkulturen zum Keimnachweis u. Antibiogramm (normal 1 Kultur, bei Sepsis unter antibiotischer Behandlung mehrere, bei V. a. Endokarditis > 5 Kulturen), BSG bzw. CRP (massiv erhöht), Gerinnung (Verbrauchskoagulopathie, Fibrinspaltprodukte ↑), Urinkultur, evtl. LP (immer bei Sgl.).
- Rö-Thorax: Zentrale, atypische Pneumonie?

Therapie
- **Schockther. u. Infusionsbehandlung** (▶ 3.2).
- **Überwachung/Kontrollen:** Monitorüberwachung von Atmung u. Herzaktion, RR, Flüssigkeitsbilanz u. Gewicht, bei schneller Verschlechterung der Parameter und/oder primärer Gerinnungsstörung frühzeitige intensivmedizinische Behandlung.
- **Antibiotika:** bei Hinweis auf bestimmte Erreger gezielt, sonst ungezielte Breitbandther. z. B. mit Cephalosporin (Cefotaxim o. Ceftriaxon) u. Aminoglykosid (z. B. Tobramycin), dann gezieltes Umsetzen nach Antibiogramm.

6

- Bei NG 2-fach-Kombinationen (▶ 4.4.2) anwenden. Je nach Klinik u. je nach aktuellen Problemkeimen sehr unterschiedliche, teils klinikspezifische Schemata (▶ Tab. 6.5).

Tab. 6.5 Aktuelles Routineschema (selbst eintragen)

Alter	Medikament 1	Medikament 2	Medikament 3
NG/FG			
Sgl.			
Ältere Kinder			

6.3.2 Meningitis

Tuberkulöse Meningitis ▶ 6.4.23.

> Insbes. eine bakt. Meningitis ist ein akut bedrohliches Krankheitsbild mit hoher Letalität u. häufigen Folgeschäden, daher bei jedem Verdacht konsequente, adäquate u. schnelle Versorgung.
> Im Zweifelsfall immer LP (Meningismus ▶ 1.2.3, Technik LP ▶ 2.5).

Erreger Häufigste bakterielle Erreger:
- Bei NG: Streptokokken, E. coli, Pneumokokken, Haemophilus, Staphylokokken, Listerien, Klebsiellen, Proteus, Pseudomonas.
- Bei KK u. SK: Meningokokken, S. pneumoniae (= Pneumokokken), H. influenzae (vor der HiB-Impfung am häufigsten!).
- Ab Jugendalter: Pneumokokken, Meningokokken, selten andere.

Häufigste virale Erreger: Enteroviren (Coxsackie-, ECHO-Viren ▶ 6.5.3), Mumps, FSME, alle anderen Viren wesentlich seltener.

> **Wichtigste Entscheidung: bakteriell – abakteriell (viral, andere Ursachen):**
> - **Hinweise für bakt.:** gestörte Mikrozirkulation, wächsern aussehende Hände u. Füße, schneller Beginn, Petechien, sehr starker Meningismus, hohe Liquorzellzahl (meist > 500/mm^3, aber zu Beginn niedrig), Granulozytose, niedriger Liquorzucker, hohe BSG, erhöhtes Prokalzitonin.
> - **Hinweise für viral:** eher schleichender Beginn, vorangehende katarrhalische Zeichen, hohes Fieber ohne Zentralisierung, Kopfschmerzen, neurol. Begleitsymptome, mittelhohe Liquorzellzahl (meist 20–500/mm^3), Verhältnis Lymphozyten : Granulozyten > 1 : 1, normaler Liquorzucker.

Klinik
- Sgl.: plötzliche Atemstörungen, Verfärbung des Hautkolorits, Erbrechen, Trinkschwäche, Lethargie o. Irritabilität, Muskelhypotonie, Krampfanfälle, evtl. geblähtes Abdomen, Zunahme des Kopfumfangs.
- KK bis Jgl.: plötzlicher Krankheitsbeginn, Erbrechen, Kopfschmerzen, Übelkeit, Apathie, Unruhe, meningitische Zeichen (▶ 1.2.3), relativ selten Krampfanfälle. Petechiale Hautblutungen bei Meningokokken.

Differenzialdiagnosen Meningeale Reizung anderer Ursachen, z. B. benachbarte andere Infektionen (Sinusitis, Otitis, Mastoiditis), Sonnenstich, Malignome (Leukämie, Hirntumoren), Schwermetallvergiftung (Blei), Fremdkörper (Shunt), sehr selten parainfektiös bei Toxoplasmose, Mykosen, Parasitosen.

> **❗ Merke**
> * Bei zweifelhaftem klin. Befund, misslungener LP, oraler antibiotischer Vorbehandlung u. a. Entscheidungsproblemen immer wie bakterielle Meningitis behandeln!
> * Achtung: Liquorzellzahl wird in einigen Kliniken noch als ⅓ Zellen angegeben!

Bakterielle Meningitis

Diagnostik
* Initial: LP (Zellzahl, Differenzierung, Kultur) sowie BB, BSG, BZ, E'lyte, Gerinnung, bei Sgl. o. Allgemeinsymptomen auch Blutkultur.
* Verlaufskontrollen: LP nur bei ungewöhnlichem Verlauf; Hörtest; EEG, ggf. je nach KO CT/MRT u. weitere neurol. Diagn.

Komplikationen
* **Akut:** septischer Schock, Waterhouse-Friderichsen-Sy. (Meningokokken), Anfälle (bis 30 %), SIADH, Hirnabszess, bei Sgl. Subduralergüsse („Hygrome").
* **Folgeerscheinungen:** Hörstörungen (▶ 21.11), andere Hirnnervenausfälle, Hydrozephalus (▶ 12.8), Entwicklungsstörungen (▶ 12.1.1), Hygrome.

> **⚡ Management und Therapie**
> * Bis zur endgültigen Identifizierung des Erregers Breitbandantibiotikum i. v. (▶ 27.4), z. B. Cefotaxim 200 mg/kg KG/d in 4 Dosen o. Ceftriaxon. Bei NG 3-fach-Ther. bzw. Aminoglykosid zusätzlich, wie bei Sepsis (▶ 6.3.1). Nach Vorliegen des Antibiogramms evtl. Umsetzen o. Dosisreduktion. I. v. Ther. mind. 5 d nach Entfieberung, Antibiotika insgesamt mind. 7 d (bei NG 3 Wo.).
> * Dexamethason: 2 × 0,4 mg/kg KG für 2 d, erste Dosis 10–15 Min. **vor der 1. Antibiotikagabe.** Reduziert Folgeschäden, insbes. Hörschäden bei Haemophilus, evtl. bei Pneumokokken, unklar bei Meningokokken (Empfehlungen mehrfach geändert!).
> * Schockther./Waterhouse-Friderichsen-Sy. (▶ 3.2.4); Überwachung: RR, Puls u. Atmung bis zur Normalisierung 15-min. bzw. Monitorüberwachung, dann 4-stdl. bis zur klin. Stabilisierung. Tgl. neurol. Unters., Pupillenreaktion, MER, Hirnnerven anfangs auch häufiger.
> * Bilanz, spez. Gewicht, KG, an den ersten 2 d 8–12-stdl., wegen häufiger SIADH (▶ 10.6.2) → Flüssigkeitsrestriktion, E'lyt-Korrektur.
> * Bei Herdzeichen, fokalen Anfällen, Hinweisen auf steigenden Hirndruck CCT bzw. MRT, bzw. bei Sgl. Schädel-Sono.
> * Nachpunktion (nach 1–2 d) bei ausbleibender klin. Besserung.
> * ❗ Nachpunktion nach Beendigung der Ther. nur bei NG, sonst bei unkompliziertem Verlauf unnötig.
> * Vor Entlassung EEG, Hörtest.

6

B **Besonderheiten**
- Sgl. lieber initial auf die Intensivstation (Krampfanfälle, Apnoen!).
- Bei der Unters. nach Pilonidalsinus schauen, spätestens nach der 2. bak. Meningitis.
- Bei Stomatitis aphthosa gehäuft Meningokokkenmeningitis.
- Antibiotikaprophylaxe auch bei Familienmitgliedern o. Kontaktpersonen nicht vergessen: Meningokokken (▶ 6.4.13), Haemophilus (▶ 6.4.9).

Virale Meningitis
Diagnostik LP, BB, BSG, BZ, Virusserologie, evtl. Virusnachweis aus Liquor.

⚡ Management und Therapie
- Bettruhe, evtl. parenteraler Flüssigkeitsersatz, bei starken Kopfschmerzen Paracetamol. Dauer des stat. Aufenthalts je nach Zustand, früheste Entlassung 24 h nach Punktion u. sicherer Diagnosestellung einschl. Ätiol., Schulbesuch frühestens nach 2 Wo., Sport nach 4 Wo.
- Kontrollpunktionen sind zumindest bei unkompliziertem Verlauf überflüssig.
- Vor Entlassung bzw. nach klin. Ausheilung: EEG, Hörtest, gründliche neurol. Untersuchung.
! Wichtig: Abgrenzung zu Enzephalitis (s. u.)!

6.3.3 Enzephalitis

Definition Entzündl. Erkr. des Gehirns. Oft gleichzeitig Meningitis o. Neuritis (z. B. Guillain-Barré-Sy.).

Ätiologie u. Erreger
Virusinfektionen:
- Humanpathogene Viren: Enteroviren (▶ 6.5.3), Herpes simplex (erhöhtes Risiko bei NG: bei Primärinfektion der Mutter während der Geburt bis 50 %, bei Reinfektion der Mutter/des Personals 1–5 %). CMV, Varizellen, Mumps, Masern, Röteln, Parvoviren, Influenza.
- Durch Insekten übertragene Viren: FSME, zahlreiche tropische Viren, die in Mitteleuropa keine Rolle spielen.
- Durch Warmblüter übertragene Viren: Tollwut; weitere sehr selten.
Nichtvirale Infektionen: wesentlich seltener. Mykoplasmen, Borrelien, Treponemen, Rickettsien, Tuberkulose, Pilze (bei immundefizienten Pat.), evtl. Würmer. Meist sind andere Symptome durch die betreffenden Erreger o. die Anamnese hinweisend.
Parainfektiös: Wahrscheinlich nicht durch direkte Infektion, sondern sekundär durch Immunreaktionen hervorgerufen bei:
- Pertussis, Mykoplasmen, Masern, Röteln, Varizellen, Hepatitis, HIV.
- Impfungen: Pertussis, Tollwut, Masern, Gelbfieber (alle äußerst selten).
- Slow-Virus-Infektionen (▶ 6.5.13): Masern, sehr selten Röteln, weitere ohne praktische Bedeutung.
Unklare Ursachen: Trotz exakter Anamnese u. ausführlicher Diagn. bleiben > 50 % der Fälle ätiologisch unklar. Die Häufung auch unklarer Fälle im Sommer legt nahe, dass in vielen Fällen nicht erkannte Infektionen mit Enteroviren (▶ 6.5.3) vorliegen.

Klinik Unspezifische Symptome: meist hohes Fieber, Kopfschmerzen, Übelkeit u. Erbrechen (Schweregrad jeweils sehr unterschiedlich). Im Gegensatz zu Meningitis meist neurol. Auffälligkeiten (bes. in der Motorik), Krampfanfälle, Bewusstseinsstörungen u. Koma. Bei überwiegendem Befall des Kleinhirns evtl. nur Ataxie. Die Symptome sind meist für 3–4 Tage sehr intensiv u. verschwinden innerhalb 1–2 Wo.

Differenzialdiagnosen Hirntumoren (DD konstante seitendifferente neurol. Zeichen, Hirndruckzeichen, ▶ 12.8), Hirnabszess (gehäuft bei Kindern mit zyanotischen Vitien), Intoxikationen (Schwermetalle, Pestizide etc.), Sinusvenenthrombose u. andere vaskuläre Erkr.

Diagnostik u. Kontrollen

- BB (meist uncharakt. verändert), EEG (Allgemeinveränderungen; Krampfbereitschaft; evtl. Herdbefund, dann aber andere DD beachten, ▶ 12.2.1), LP (leichte Pleozytose meist < 1.000 Zellen, relative Lymphozytose, aber zu Beginn auch Granulozyten, Eiweiß ↑, Zucker normal), Augenhintergrund (vor LP untersuchen, DD Hinweis auf Hirndruck, z. B. Tumor), CT bzw. MRT bei Tumorverdacht bzw. Ausschluss Hirnabszess. Evtl. Serologie auf neurotrope Viren (trotzdem höchstens bei 50 % Identifizierung, sehr teuer), evtl. Viruskultur aus Liquor.
- Laufende Kontrollen: klin. Zeichen der Krampfbereitschaft, Körpertemperatur (Fieber erhöht Krampfrisiko), Atmung (bei präkomatösen Pat. evtl. insuffizient), Flüssigkeitsbilanz (Defizit durch mangelndes Trinken u. hohes Fieber), bei schwerem Verlauf Hirndruckmessung (kontinuierlich mit Monitor) u. Hirnödemprophylaxe (▶ 12.8.1).
- Vor Entlassung gründliche neurol. Unters., EEG, Hörtest, evtl. Sehtest.

Therapie Nur bei wenigen Erregern gezielt möglich (Herpes: Aciclovir, ▶ 6.5.10), ansonsten rein symptomatisch je nach Schweregrad o. KO:

- Antipyretika.
- Infusionsther. nach Bilanz. **Cave:** Hyperhydratation mit Hirnödem u. Exsikkose bei mangelndem Durst!
- Evtl. antikonvulsive Prophylaxe mit Phenobarbital o. Phenytoin (▶ 12.3).
- Evtl. Hirnödemprophylaxe (▶ 12.8).
- KG u. Rehabilitationsmaßnahmen nach akuter Krankheitsphase.

6.3.4 Osteomyelitis und septische Arthritis

Ätiologie u. Erreger Meist hämatogene Streuung von bakt. Erregern (Staph. aureus, Streptokokken, auch Anaerobier). Spezielles Keimspektrum bei:

- NG, Sgl.: Herd meist in Epiphyse, häufig mit Gelenkinfektion. Erreger: Streptokokken, Haemophilus, Staph. aureus, Kingella kingae, auch Candida, seltener andere.
- Gesicht (Unter-/Oberkiefer), Becken: Anaerobier.
- Hämatologische Grunderkr. mit Eisenüberladung: Salmonellen.
- Immundefekt, Leukämie: Pseudomonas u. a. ungewöhnliche Keime.

Bei ca. 50 % lassen sich die Erreger aus der Blutkultur isolieren, bei bis zu 70 % aus eitrigem Material, bei Biopsie eher darüber.

Klinik Zu Beginn oft uncharakt., daher immer daran denken! Symptome sind

- lokale Schmerzen (nicht immer charakt.),
- Fieber,

6

- schmerzhafte Bewegungseinschränkung (manchmal nur bei passiver Bewegung),
- Gelenkschwellungen,
- evtl. auch septische Symptome.

Bei ca. 10 % (v. a. bei Sgl.) multifokale Osteomyelitis mit mehreren Herden.

Differenzialdiagnosen Trauma, Traumafolgen, Hämatome, gutartige u. maligne Tumoren des Skeletts, Histiozytose, Arthritiden anderer Ursachen, CRMO (chronisch rezidivierende multifokale Osteomyelitis = nichtinfektös, sondern autoimmun!), bei Sgl. Caffey Disease. **Cave:** Erstmanifestation der rheumatoiden Arthritis z. B. nach Yersinieninfektion ist keine Infektion!

Diagnostik
- Labor: BSG stark erhöht, CRP ↑, Leukozytose unzuverlässig.
- Rö: zu Beginn nur Weichteilschwellung, Periostanhebung, osteolytischer Herd als spätes Zeichen (nach 5–10 d).
- MRT: Mit entsprechenden Sequenzen ist schon in sehr frühen Stadien eine gute Darstellung möglich, v. a. Differenzierung von anderen Läsionen.
- Skelettszintigrafie: Nachweis der verstärkten Durchblutung im infizierten Knochen. Bei Minderperfusion kann Thrombosierung vorliegen.
- Diagnostische Punktion: zur Materialgewinnung für Histologie u. Bakteriologie.

Therapie
Konservativ: bei früher Diagnosestellung u. unkompliziertem Verlauf: antibiotisch i. v. mit Cefuroxim o. Cefotiam 150–200 mg/kg KG/d in 3 Dosen über 3(–6) Wo. Alternativ bei Staphylokokkennachweis o. hohem Verdacht Dicloxacillin bzw. Flucloxacillin o. Clindamycin, das relativ gut knochengängig ist. Bei unklarem o. nicht eindeutig differenziertem Erreger Kombination mit Cefotaxim, evtl. auch Rifampicin. Bei Sgl. 3-fach-Ther. entsprechend Sepsis-Schema. Jeweils nach Antibiogramm gezielt umsetzen.
Chirurgisch: Eröffnung u. Ausräumung, evtl. Saug-Spül-Drainage über 5–10 d, Immobilisierung für die erste Wo., danach passive Bewegungsbehandlung. OP-Ind. sind
- Fieber über mehr als 3 d trotz i. v. Ther.,
- Hinweise auf Sequester, Fistel, Thrombosierung/Minderperfusion,
- eitrige Arthritis.

6.3.5 Opportunistische Infektionen

Bei einigen angeb. o. erworbenen Erkr. kann es zu (atypischen) Infektionen durch sonst weniger pathogene Erreger kommen (▶ Tab. 6.6).

Tab. 6.6 Opportunistische Infektionen

Ursache/Auslöser	Häufigste Erreger	Mechanismus
Zerebrale Shunts	Staph. epidermidis, Staph. aureus u. a.	Endogene o. periop. Infektion
Zentrale Katheter	Staph. epidermidis, Candida, alle Bakterien	Aufsteigende Hautkeime, Hygienemängel
Inhalation	Pseudomonas	Kontamination des Geräts
Verbrennungen	Pseudomonas, Staphylokokken	Anderes Hautmilieu, Immunität

Tab. 6.6 Opportunistische Infektionen *(Forts.)*

Ursache/Auslöser	Häufigste Erreger	Mechanismus
Große Operationen, Kardiochirurgie	Staph. epidermidis, Pseudomonas, Candida	Geänderte Flora durch Antibiotikaprophylaxe
Herzfehler, Klappenersatz	Streptokokken	Einnistung in defektem Gewebe
Zelluläre Immundefekte (▶ 15.2.3)	Mykobakterien, Listerien, CMV, Candida u. a.	Fehlende B-Zell-Stimulation u. Interaktion
SCID (Immundefekt) (▶ 15.2.3)	Sehr viele Bakterien u. Viren, Pneumocystis jiroveci	Defekte B- u. T-Zell-Antwort
Humorale Immundefekte (▶ 15.2.3)	Pathogene Bakterien, Pseudomonas	Phagozytose, Lyse, Agglutination, Toxinneutralisation gestört
Komplementdefekte (C1-Esterase-Inhib.)	Pneumokokken, andere Kokken u. a.	Gestörte Chemotaxis
AIDS (▶ 6.5.11)	Zytomegalie, Toxoplasmose, Candida, Pneumocystis, Aspergillus u. a.	Gestörte T-Zell-Funktion durch Retrovirusinfektion
Karzinome	Pseudomonas, E. coli u. a., bes. gramneg. Keime	Granulozytopenie, verschiedene Mechanismen
Immunsuppression	Bsp.: Pseudomonas, E coli, HSV, Varizellen, CMV	Abhängig von der Substanz
Transplantation	Staphylokokken, Candida, CMV, Hepatitis, Herpes, Varizellen u. a.	Durch Immunsuppression
Mangelernährung	Schwerer Verlauf von Masern, HSV, Varizellen, Mykobakterien	Gestörte T-Zell-Funktion
Mukoviszidose (▶ 14.6)	Pseudomonas aeruginosa, Staph. aureus; Burkholderia spp., Achromobacter xylosoxidans u. a.	CFTR-Defekt, multifaktoriell
Urämie	Bacteroides, Enterobact., Staphylokokken, Candida, Herpes, CMV	Gestörte Frühphase der Infektabwehr, T-Zell-Funktion

6.4 Bakterielle Erkrankungen

6.4.1 Borrelien (Borrelia burgdorferi)

Erreger Übertragung durch Zecken (in Endemiegebieten sind Zeckenlarven zu ca. 1 %, Nymphen zu 10 % u. adulte Zecken zu 40 % mit Borrelien infiziert, 80 % der Infektionen erfolgen durch Nymphen, die etwa 1 mm groß sind u. meist nicht bemerkt werden).

Klinik
- **Stadium I:** Lokalisiertes Frühstadium: Erythema migrans, Lymphadenosis cutis benigna. Das Erythema migrans kann auch multipel auftreten als Zei-

chen einer frühen Streuung des Erregers (dann aber als Stadium II einzuordnen). Bei manchen Pat. läuft das Stadium I subklinisch o. unbemerkt ab. Oft gleichzeitig unspezifische Krankheitssymptome.

- **Stadium II:** Generalisiertes Frühstadium mit akuten Organmanifestationen: Gelenke, ZNS (Neuroborreliose mit aseptischer Meningitis, Neuritis, auch Enzephalitis o. periphere Hirnnervenlähmung, meist Fazialisparese), Augen, Herz (Myokarditis, AV-Block u. a.), Lymphozytom z. B. am Ohr. Bei ca. ⅔ Spontanheilung.
- **Stadium III:** Wichtigste Manifestation einer Lyme-Krankheit ist eine meist oligoartikuläre Arthritis (am häufigsten Gonarthritis mit Erguss), selten chron. Enzephalomyelitis u. Akrodermatitis chronica atrophicans. Spontanheilung nicht zu erwarten.

Stadien laufen nicht regelhaft nacheinander ab, sondern können subklinisch verlaufen, z. B. manifestiert sich klin. erst die Arthritis o. nach einem Erythem treten keine weiteren Symptome auf.
Stadium I ist eine klin. Diagnose, die Serologie ist nicht zuverlässig.

Inkubationszeit Stadium I 12 (4–30) Tage, Stadium II nach 2–10(–20) Wo., Stadium III (> 6) Monate.

Differenzialdiagnosen Neurol. Symptomatik durch Mumps, Enteroviren (▶ 6.5.3). Septische u. autoimmunolog. Arthritiden anderer Ursache.

Diagnostik
- Serologie: ELISA IgG 1 : ≥ 250 IE, IgM 1 : ≥ 150 IE.
- IFL IgG 1 : ≥ 64, IgM 1 : ≥ 32, IHAT 1 : ≥ 160.
- Im Liquor: ELISA IgG 1 : ≥ 16, IFL IgG u. IgM 1 : ≥ 4.
- Interpretation: nur IgG pos. → frühere Infektion; nur IgM pos. → akute Infektion, aber keine ganz sichere Unterscheidung.
- Im Stadium III ist bei isolierter Neuroborreliose unter Umständen nur die Liquorserologie positiv.
- PCR aus Zecken ist nicht indiziert: keine sinnvolle Aussage über Infektion möglich.

Therapie
- Stadium I: bis 9 J. Amoxicillin oral 50 mg/kg/d über 10 (nach internationaler Empfehlung 20) Tage, bei Persistenz weitere 10 Tage, o. Cefuroxim 20–30 mg/kg/d über 10 Tage, alternativ Makrolid. Ab 9 J. Doxycyclin 1. Tag 4 mg/kg/d, 2.–10. Tag 2 mg/kg/d, max. 200 mg/d.
- Stadium II/III: Neuroborreliose, Lyme-Arthritis, Lyme-Karditis: Ceftriaxon 50 mg/kg/d, max. 2 g/d in einer Dosis über 2 Wo. (oder Cefotaxim 200 mg/kg/d, max. 6 g/d in 3 Dosen über 2 Wo. o. Penicillin G 0,5 Mio IE/kg/d, max. 18 Mio IE/d, in 4 Dosen über 2 Wo.). Bei Fazialisparese ohne zentrale Beteiligung o. Arthritis auch alternativ USA-Empfehlung 28 Tage Doxycyclin bzw. Makrolid.

❗ Besonderheiten
- Entfernung einer Zecke mit Pinzette o. Faden: Zecke vorsichtig herausziehen, ohne sie dabei zu quetschen, evtl. etwas rütteln. Nach Entfernung Einstichstelle desinfizieren. Evtl. verbleibender Rest des Stichwerkzeugs der Zecke mit Kanüle o. Ä. entfernen. Belassen erhöht das Infektionsrisiko aber nicht.

- Der frühe Zeitpunkt der Zeckenentfernung ist wichtiger als die richtige Technik.
- Keine Ther., wenn keine Symptome bestehen. Ein pos. Titer allein ist keine Krankheit, eine generelle Antibiotikaprophylaxe nach Zeckenstich ist nicht sinnvoll.

6.4.2 Brucellose

Erreger Brucella abortus u. melitensis. Infektion durch Tierkontakt, meist infiziertes Vieh, nichtpasteurisierte Milchprodukte; vorwiegend in Südeuropa, aber vereinzelt auch in Deutschland.

Klinik Sehr variable, eher unspezifische Symptome, die sich auf alle Organsysteme beziehen, aber im Vergleich dazu geringe objektive Befunde. Hinweisend sind übel riechender Schweiß, Arthralgien, Hepatosplenomegalie. Nachweis kulturell aus Blut o. Biopsiematerial bzw. serologisch. **Cave:** Endokarditis.

Therapie Co-trimoxazol (< 8 J.), Doxycylin (> 8 J.), Gentamicin, evtl. auch Rifampicin.

6.4.3 Campylobacter

Erreger Campylobacter jejuni u. intestinalis. Infektion z. B. durch nichtpasteurisierte Milch, rohe Eier etc., fäkal-orale Übertragung von Mensch zu Mensch.

Klinik
- Am häufigsten Enteritis mit blutigen Stühlen, heftigen diffusen Bauchschmerzen, Koliken, Erbrechen, mittelhohem Fieber.
- Seltener, aber bes. bei Sgl.: Bakteriämie mit septischen Zeichen wie Hepatosplenomegalie, Ikterus, allg. Infektionszeichen.

Inkubationszeit 2–7 Tage.

Differenzialdiagnosen Andere Enteritis- u. Sepsiserreger.

Diagnostik Kulturell o. durch PCR im Stuhl.

Therapie Nur symptomatisch. Bei Sgl. Erythromycin, bei septischem Verlauf Gentamicin o. Imipenem, jeweils 7 Tage.

6.4.4 Chlamydien

Erreger Chlamydia trachomatis, 14 Serotypen. Typen D–K: häufiger Erreger von Urethritiden, dadurch Infektion des NG möglich. Typ L: Lymphogranuloma inguinale. Typen A–C: Trachom; andere Chlamydien-Arten von untergeordneter Bedeutung (Ornithose, Psittakose).
Chlamydien werden sehr häufig sexuell übertragen, lösen subklinische Zervizitis aus, durch aufsteigende Infektion Zerstörung des Tubenepithels; Prävalenz bei 15-Jährigen 4 %, bei 17-Jährigen 10 %, etwa ¼ dieser Gruppe ist später steril.

Klinik
- **Konjunktivitis:** meist in der 2. Lebenswo. (3. Tag–6. Wo.) eitrige Entzündung eines o. beider Augen, Lidschwellung, Pseudomembranen. Neg. Routinekulturen.

6

- **Pneumonie:** Beginn bis zum 3. LM, aber auch schon beim NG. Zunehmende Tachypnoe, Hustenreiz, Apnoen, kein Fieber. Selten Todesfälle, aber oft nachfolgend chron. rezidiv. Obstruktion, Ventilationsstörungen.

Inkubationszeit 2–25 Tage.

Differenzialdiagnosen Andere Konjunktivitiden (durch Credé-Prophylaxe, Gonokokken), Pneumonien durch andere Erreger.

Diagnostik
- PCR bzw. Immunfluoreszenz aus Abstrichmaterial: Der Abstrich muss Epithelzellen enthalten, im Eiter ist die Nachweiswahrscheinlichkeit geringer.
- Bei V. a. Chlamydien-Pneumonie: Rö-Thorax: Überblähung, interstitielle Zeichnung. BGA: O_2 ↓, CO_2 meist normal (DD);

Therapie Erythromycin 50 mg/kg KG/d i. v., bei Konjunktivitis 10 Tage, bei Pneumonie 3 Wo. Mittel der ersten Wahl bei Erw. u. außerhalb der SS: Tetrazykline.

Prophylaxe Nicht möglich (Ther. der Mutter vor Geburt!); bei Jgl.: Verwendung von Kondomen.

6.4.5 Cholera

Erreger Vibrio cholerae, enterotoxinbildendes Bakterium. Vorkommen bes. in tropischen u. subtropischen Regionen, in Mitteleuropa derzeit eher eingeschleppte Einzelinfektionen bzw. Kleinepidemien. Infektion v. a. über kontaminiertes Trinkwasser, aber auch fäkal-oral möglich. Meldepflicht nach §§ 6, 8, 9 IfSG (▶ 6.10).

Klinik Plötzlich einsetzende, profuse, sehr dünne „reiswasserähnliche" Stühle. Durch die riesigen Stuhlmengen sehr schnell eintretende Dehydratation u. E'lyt-Störung.

Inkubationszeit 3–6 Tag (selten kürzer).

Diagnostik Erregernachweis in Stuhl bzw. Rektalabstrich.

Therapie Flüssigkeitsverlust ist das Hauptproblem → ausreichender, engmaschig bilanzierter Flüssigkeits- u. E'lyt-Ersatz. Erkr. ist prinzipiell selbstlimitierend.

Prophylaxe Choleraimpfung (oraler inaktivierter Impfstoff, für Kinder ab 2 J. 3 Impfdosen, ab 6 J. 2 Impfdosen im Abstand von 1–6 Wo., Auffrischung nach 6 Mon. bei weiter bestehendem Risiko empfohlen).

6.4.6 Diphtherie

Erreger Corynebacterium diphtheriae. In Deutschland immer wieder sporadische Erkr. bzw. Kleinepidemien. Verbreitung durch Tröpfcheninfektion. Sterblichkeit 10 %, nicht rückläufig. Oft relativ späte Diagnosestellung durch mangelnde Kenntnis der Erkrankung. Meldepflicht nach §§ 6, 8, 9 IfSG (▶ 6.10).

Klinik
- **Tonsilläre Diphtherie:** Halsschmerzen, Unwohlsein, leichtes Fieber zu Beginn. Entwicklung zunächst dünner, grauer, spinnwebartiger Membranen. Beim Versuch der Entfernung Blutung. Schwellung der LK u. ausgedehnte ödematöse Schwellung im Halsbereich. Bei Beteiligung des Gaumens Verlauf abhängig von der gebildeten Toxinmenge. Gaumensegellähmung möglich, auch Kreislaufsymptome.

- **Kehlkopfdiphtherie:** durch Ausbreitung der Pseudomembranen Heiserkeit, Stridor, Atemnot. Plötzliche Todesfälle durch abgelöste u. dann obstruierende Membranen.
- **Hautdiphtherie:** Ulkus mit scharf begrenztem Rand u. membranösem Grund. Ähnlich: Nabel-Diphtherie.
- **Nasale Diphtherie** (bei Sgl.): Beginn wie Schnupfen, zunehmend obstruierende weißliche Beläge, werden dann sanguinolent, übler Geruch, langsame Toxinfreisetzung.

Inkubationszeit   2–5 Tage, aber auch länger.

Differenzialdiagnosen   Eitrige Tonsillitiden/Tracheobronchitiden anderer Ursache (EBV, Streptokokken), Pseudokrupp, Epiglottitis, laryngeale Obstruktion anderer Ursache (▶ 14.3.2), leukämische Infiltration der Tonsillen.

Diagnostik   Erregernachweis kulturell u. mikroskopisch möglich. Abstrich vom Rand o. unter den Pseudomembranen. Toxinnachweis im Neutralisationstest sehr schnell möglich, aber nicht überall verfügbar, ansonsten ELISA.
Antitoxinnachweis (zur Bestimmung der Immunlage, nicht als Kriterium für akute Erkr.!) mittels IHAT (Schutzgrenze 0,01 IE/ml, einigermaßen sicher aber erst ab 0,1 IE/ml). Der Schutz hängt von der Toxinogenität der Erreger ab. Eine Erkr. trotz Impfschutz ist möglich, verläuft aber i. d. R. harmloser.

Therapie
- Antitoxin 500–2.000 IE/kg KG.
- Gleichzeitig antibiotisch zur Keimelimination: Penicillin o. Erythromycin.

Komplikationen   Myokarditis (mit Folgeschäden), meist ab der 2. Krankheitswoche. Paralysen (Gaumen, Hirnnerven, aber auch peripher), meist reversibel.

Prophylaxe   Impfung (Impfplan ▶ 6.11.1). Passive Immunisierung (einmalig 3.000 IE). Isolierung.

6.4.7 Escherichia coli

6

„Normale" E. coli sind bei NG einer der häufigeren Sepsiserreger. Ansonsten normaler Darmkeim, aber wichtig bei HWI auch jenseits des Säuglingsalters.

Differenzialdiagnosen   Enteritiden durch andere Erreger.

Diagnostik   Durch Keimnachweis in Stuhl, Blutkultur, Liquor, bei enteropathogenen Stämmen ggf. Toxinnachweis mit PCR.

Therapie   Symptomatisch, ausreichender Flüssigkeitsersatz. Antibiotisch nur bei invasiver E.-coli-Infektion bei NG/Sgl.

Prophylaxe   Immer Isolierung, bei Massenerkr. Meldepflicht.

Escherichia-coli-Stämme   Einige Stämme (gekennzeichnet durch Oberflächenantigene bzw. Toxine) haben bes. pathogenetische Bedeutung:
- Enterotoxische (ETEC): häufiger Diarrhöerreger, v. a. in den Tropen (Reisediarrhö).
- Enteropathogene (EPEC): bes. im 1. Lj., durch mangelnde Hygiene gelegentlich Ausbreitung auf Säuglingsstationen, in Tagesheimen etc. (früher Dyspepsie-Coli genannt).

- Enteroinvasive (EIEC) haben, vergleichbar mit Shigellen, die Fähigkeit, die Dünndarmschleimhaut zu durchwandern. Klin. wie toxinbedingte Diarrhö.
- Enterohämorrhagische (EHEC) = STEC Shigatoxin (SLT) bzw. VTEC = Verotoxin: hämorrhagische Kolitis, daher blutige Stühle. Als KO HUS (Ausbruch 2011 HUSEC41-Stamm; ▶ 8.3.5, ▶ 17.1.5).
- Enteroaggregative (EAggEC): vor allem bei jungen Sgl. wässrige Diarrhö.
- Systemische Infektion (NEPEC, SEPEC, UPEC, EXPEC).

6.4.8 Gonokokken

Erreger   Neisseria gonorrhoeae, spielt bei Kindern keine große Rolle.

Klinik
- Bei NG: Blenorrhö, ein- o. beidseitig, zunächst Rötung, dann grünlich-eitriges Sekret. Als Folge bei mangelhafter Ther. → Erblindung, selten, aber nach Aufgabe der Credé-Prophylaxe prinzipiell wieder möglich.
- Bei Infektion im späteren Kindesalter: an sexuellen Missbrauch denken.

Therapie   Penicillin, bei Resistenz β-Lactamase-stabile Penicilline.

6.4.9 Haemophilus influenzae

Häufiger Keim bei Otitiden, Sinusitiden, Tracheitis etc., v. a. bei Superinfektionen nach viralen Erkr. Invasive Erkr., hervorgerufen durch Typ B (HiB): Epiglottitis (fast immer HiB), Meningitis (bei Sgl. u. KK sehr häufig durch HiB), Pneumonien, septische Arthritiden, HWI, Endokarditis etc., alle relativ selten durch HiB.
Sehr ähnlich, aber kaum invasive Erkr.: Haemophilus parainfluenzae.

6

Klinik   Obere Atemwegsinfektionen (Otitis etc.), aber auch Pneumonien, bes. bei Mukoviszidose o. anderen Risikopatienten. Invasive Erkr. durch Typ B. Meningitis (▶ 6.3.2), Epiglottitis (▶ 14.3.2).

Differenzialdiagnosen   Infektionen durch andere bakt. Erreger. Epiglottitis: Pseudokrupp, Aspiration/Fremdkörper (Diphtherie).

Diagnostik   Erregernachweis in Liquor, Sputum, Blutkultur, Bronchialsekret etc.

Sehr empfindlicher Keim, verträgt keine langen Transportzeiten, keine wesentliche Abkühlung! Kulturen oft falsch negativ. Wenn es in einer Klinik keine Haemophilus-Infektionen gibt, stimmt etwas mit der Bakteriologie nicht!

Therapie   Bei invasiven Erkr. Cefotaxim o. Ceftriaxon, ggf. nach Antibiogramm umsetzen. Bei nichtinvasiver Erkr. Cefuroxim o. Ä.

Prophylaxe   Impfung (s. Impfplan ▶ 6.11.1). Umgebungsprophylaxe bei invasiven Erkr. in Familien mit mindestens einem Kind < 5 J. Indexpatient u. Familienmitglieder (und enge Kontaktpersonen) Rifampicin 20 mg/kg KG/d in 1 Dosis für 4 Tage, Maximaldosis 600 mg, Sgl. im 1. LM 10 mg/kg KG.

Teratogen, daher bei erwachsenen Kontaktpersonen nach SS fragen!

6.4.10 Legionellen

Erreger Legionella pneumophila. Verbreitung durch Warmwasser (60 °C), wobei inhalierter Nebel z. B. beim Duschen zur Infektion führen kann. Ferner in Klimaanlagen etc. Bei jüngeren Kindern extrem selten.

Klinik Hohes Fieber, schweres Krankheitsgefühl mit grippeähnlichen Symptomen, atypische Pneumonie mit geringem klin. Lokalbefund, Muskelschmerzen. Bei ca. ⅓ begleitende Diarrhö.

Inkubationszeit 1–10 Tage.

Diagnostik

- Antigen-Nachweis im Urin als schnellste Methode, ansonsten serologisch: KBR 1 : ≥ 8, IFL IgG 1 : ≥ 64 (Titeranstieg über ≥ 4 Stufen!), IgM 1 : ≥ 64.
- Kultureller Nachweis aus bronchoalveolärer Lavage, Biopsie o. Sputum anzustreben, auch aus epidemiologischen Gründen.
- ! Rö-Thorax: fleckige Infiltrate, die konfluieren können.

Therapie Erythromycin, evtl. kombiniert mit Rifampicin (keine gesicherten Ther.-Studien).

Komplikationen Bei 3 % Nierenversagen.

6.4.11 Listeriose

Erreger Listeria monocytogenes. Vorkommen bei vielen Tieren, v. a. Vieh, Kleintieren u. Wild. Milch von Kühen, Ziegen u. Schafen kann infiziert sein, dadurch auch Rohmilchkäse. Bedeutung bes. in der Neonatologie. Der Keim ist plazentagängig, dadurch Auslösung von Aborten u. Fetopathien. Inkubationszeit bei Lebensmittelinfektionen 3–21–70 Tage.

Klinik

- Beim Erw. o. größeren Kind uncharakt. Symptome, grippeähnlich, mit LK-Schwellung, Hepatitis, selten generalisierte Infektion.
- Fetopathie (early onset, häufiger) u. postnatale (late onset) Infektion: meist septische Erkr., mit Absiedelung von Keimen in viele Organe. An der Haut miliar verteilte Granulome. Allgemeinsymptome wie Trinkschwäche, Bewegungsarmut, Erbrechen. Verstärkter Ikterus, Atemnot-Sy., Hepatosplenomegalie, Myokarditis können hinzukommen. Prognose bei fetaler Infektion sehr schlecht (Mortalität 15–50 %), bei postnataler Infektion häufiger Meningitis, Mortalität 10–20 %, oft Hydrozephalus u. Anfälle.
- Bei Aspiration der Keime aus dem Fruchtwasser auch oligosymptomatische Form mit miliarer Aussaat in der Lunge.

Differenzialdiagnosen Sepsis anderer Genese.

Diagnostik

- Kultureller Nachweis in Fruchtwasser, Mekonium, Blutkultur, Liquor, Stuhl u. Abstrichen des NG, auch im Vaginalsekret der Mutter (Meldepflicht!!). Antibiogramm wegen sehr unterschiedlicher Resistenz.
- AK-Nachweis/PCR zu unsicher.

Therapie Ampicillin u. Gentamicin in Komb., dann Umsetzen nach Resistogramm. Erythromycin, Penicillin G, Chloramphenicol, Tetrazykline sind meist wirksam (Dosierung ▶ 28).

6

Komplikationen Als Folgezustand häufig Hydrozephalus, ICP u. Entwicklungs-störungen.

Prophylaxe In der SS Vermeidung von Rohmilchkäse, Abkochen von Milch.

6.4.12 Lues

Erreger Treponema pallidum (Spirochäten). Konnatale Infektion: transplazen-tarer Übergang, meist im letzten Trimenon (ca. 7 Fälle/J.). Sehr selten bei sexuel-lem Missbrauch.

Klinik der konnatalen Lues Bei früher fetaler Infektion meist Abort bzw. frühzei-tiger Tod.

- **Frühzeichen:** Atemnot-Sy., Ödeme, Hydrops, Ikterus, Anämie, Thrombozy-topenie, blutiger Schnupfen, Petechien, Osteochondritis mit Pseudoparalyse (bes. an den langen Röhrenknochen, dadurch Auftreibung oberhalb der Hand- u. Fußgelenke), Pemphigoid (bis pfenniggroße Blasen, bes. an den Fußsohlen, mit eitrigem Sekret). Hepatosplenomegalie; mit 3–6 Mon. Menin-gitis, als Folge Hydrozephalus.
- **Spätzeichen** (nach Jahren, selten geworden): Sattelnase, tonnenförmige Schneidezähne mit typischen Schmelzdefekten, Skelettabnormitäten (Säbel-scheidentibia u. a.).

Differenzialdiagnosen Andere Infektionen, Osteomyelitis, Epidermolysis bullosa.

Diagnostik Serologie-Normalwerte: TPHA normal 1 : ≤ 20, VDRL, FTA IgG normal 1 : ≤ 40, HPCL IgM normal 1 : ≤ 10. Erregernachweis ohne praktische Be-deutung.

Therapie Penicillin 50.000 U/kg KG/d i. v. für 14 Tage. Keine Resistenz!

Komplikationen Schockähnliche Herxheimer-Jarisch-Reaktion bei Beginn der Penicillinther. durch massenhaften Keimzerfall.

❶ Hautblasen enthalten Erreger!

6.4.13 Meningokokken

Erreger Neisseria meningitidis, 12 Serogruppen, wichtigste Typen für Meningi-tiden A–C. In Mitteleuropa meist Typ B (Inkubationszeit 2–7 d), Typ C bes. fou-droyant verlaufend. Häufig symptomlose Träger, asymptomatische Infektionen o. harmlos verlaufende Infekte im Nasen-Rachen-Raum. Wichtiger Erreger der bakt. Meningitis, bes. bei KK. Sepsis mit Hautnekrosen u. Hämorrhagien (Water-house-Friderichsen-Sy.). Meldepflicht nach §§ 6, 8, 9 IfSG (▶ 6.10).

Klinik
- **Meningitis** (▶ 6.3.2).
- **Sepsis:** mit o. ohne vorausgehende unspez. Infektzeichen im Nasen-Rachen-Bereich exanthematisch verteilte, aus Flecken entstehende petechiale Blutun-gen, die sich purpuraähnlich vergrößern bis hin zu großflächigen Hautblu-tungen u. Zeichen der intravasalen Gerinnung. Häufig fulminant innerhalb weniger Stunden vom Wohlbefinden zum Vollbild. Nicht immer begleitende Meningitis. Andere Organmanifestationen gleichzeitig möglich (Endokardi-tis, Ophthalmitis, Urethritis).
- **!** Hohe Mortalität (bis 25 %), häufig Defektheilung, z. B. durch Nekrosen!

Differenzialdiagnosen Generalisierte Vaskulitiden anderer Ursache, Sepsis durch andere bakt. Erreger, Coxsackieviren.

Diagnostik Kultureller Erregernachweis in Blutkultur, Liquor, Abstrichen.

⚡ Therapie

- Septische Verlaufsformen u. Meningitis sind ein absoluter Notfall: sehr schneller Ther.-Beginn u. intensivmedizinische Überwachung. Cefotaxim 200 mg/kg/d in 3 Dosen. Alternative: Ceftriaxon. Erste Dosis als Infusion über 4 h bei schwer krankem Pat., um rasche Endotoxinausschüttung zu vermeiden.
- Bei Sepsis u. drohendem Schock: intensivmedizinische Überwachung, Volumenersatz, ggf. Gerinnungsfaktoren, Heparinisierung ▶ 3.2.4. Der Einsatz von Steroiden wird nicht mehr empfohlen.

Komplikationen

- Nach Meningitis: häufig Taubheit, Blindheit, Krampfanfälle, Hirnnervenausfälle, Hydrozephalus, selten Hirnabszess.
- Nach Sepsis: NNR-Blutungen, Abszesse in verschiedenen Organen. Durch Nekrosen häufig erhebliche Narben, die teilweise plastisch gedeckt werden müssen u. kosmetische Entstellungen hinterlassen können.

Prophylaxe Impfung bisher nur gegen die Typen A, C, W, Y möglich, C als Routineimpfung ab dem 2. Lj., ansonsten Reiseimpfung (ACWY). Enge Kontaktpersonen (Familie, enge Schulkontakte etc.): Rifampicin 20 mg/kg KG/d in 2 Dosen für 2 Tage, im 1. LM 10 mg/kg KG/d, Maximaldosis 1.200 mg/d, alternativ Einmalgabe von Ciprofloxacin 500 mg o. einmalig Ceftriaxon.

⚠ Rifampicin ist teratogen, bei erwachsenen Kontaktpersonen nach SS fragen!

6

6.4.14 Mykoplasmen

Erreger Mycoplasma pneumoniae. Meist respiratorische Infektionen, selten vor dem 5. Lj., wenig kontagiös, daher Infektionsweg meist nicht nachzuvollziehen.

Klinik Zu Beginn unspezifische Krankheitszeichen, hohes Fieber. Anfangs trockener unproduktiver Husten. Auskultationsbefund anfangs gering, später Knistern u. RG möglich. Oft langwieriger Verlauf über 2–4 Wo. Begleitend v. a. bei kleineren Kindern urtikarielles stammbetontes Exanthem.

Inkubationszeit 9–21 Tage.

Differenzialdiagnosen Pneumonien durch andere Erreger.

Diagnostik

- Serologie: KBR 1 : ≥ 64, IFL IgM 1 : ≥ 10; Erregernachweis wenig zuverlässig, nicht als Routinemethode.
- Rö-Thorax: „atypische" zentrale Pneumonie oft beidseitig, „wolkige" Infiltrate.
- BSG stark erhöht, CRP oft niedrig!
- Kälteagglutinine bei ca. 50 % positiv. Nur als Hinweis zu werten.

Therapie Makrolid (Erythromycin u. a.) über 10 Tage, besser wirksam ist (ab 8 J.) Doxycyclin 7 Tage. 2–4 Wo. Sportbefreiung, da langsame Erholung.

Komplikationen Selten: Guillain-Barré-Sy., hämolytische Anämie, ulzerierende Stomatitis, Myokarditis, Enzephalitis, Polyarthritis, Pankreatitis, cholestatische Hepatitis etc.

Prophylaxe Nicht möglich.

6.4.15 Pertussis

Erreger
- **Bordetella pertussis:** Keuchhusten, Stickhusten. Keime wachsen nur auf Respirationsepithel, bilden Toxin, das den Husten zentral auslöst.
- **Bordetella parapertussis:** geringere Bedeutung, ähnliche, leichtere Erkrankung. Getrennte Serologie, keine Kreuzreaktion! Ähnlich: **B. bronchiseptica.**

Klinik
- **Katarrhalisches Stadium** (1–2 Wo.): Rhinitis, leichter Husten, unspezifische Infektzeichen.
- **Konvulsivisches Stadium** (2–4 Wo., teils länger): Hustenanfälle werden häufiger u. intensiver, v. a. nachts stakkatoartiger Husten mit 10–20 Hustenstößen, dadurch schrittweise immer intensivere Exspiration, am Ende langer stridoröser Atemzug. Während des Anfalls unterschiedlich ausgeprägte Zyanose. Anschließend Würgen o. Erbrechen, Produktion von glasig aussehendem Schleim. Anfälle werden ausgelöst durch Essen, Trinken etc. u. durch Racheninspektion!
- ! Bei Sgl. oft keine typischen Hustenanfälle, stattdessen Apnoen. Dadurch Mortalität in den ersten 6 Mon. erhöht, Ind. zur stat. Aufnahme u. Monitorüberwachung!

Inkubationszeit 5–10(–21) Tage.

Differenzialdiagnosen Pneumonie, Adenovirusinfektion, Fremdkörper, CF, Bronchiolitis, TB, externe Kompression der Trachea durch Fehlbildung o. Tumor.

Diagnostik
- BB: Leukozytose meist 20.000–50.000/µl, mit relativer Lymphozytose, beginnend mit dem konvulsiven Stadium. BB-Veränderungen aber nicht obligat, normale Leukozytenzahl schließt Pertussis nicht aus!
- Keimnachweis: mittels PCR, setzt richtige Abnahmetechnik voraus (Spezialtupfer → Nasopharynx).
- Serologie: IgA EIA: < 2 U/ml, IgG EIA < 2 U/ml (individuelle Werte alters- u. laborabhängig; Titer steigen erst in der 2.–3. Krankheitswoche an, zu Beginn des konvulsivischen Stadiums evtl. noch falsch neg.! Nur IgG pos.: frühere Infektion).

Therapie Antibiotisch zur Keimelimination, was aber klin. wenig nützt, wenn Ther. auf dem Höhepunkt der Krankheit begonnen wird. 1. Wahl Erythromycin 7–14 Tage, 2. Wahl Co-trimoxazol, evtl. Ampicillin. Ther. über 7–10 Tage. Bei Sgl. stat. Überwachung (Monitoring, bis mindestens 3 Tage keine Apnoe beobachtet wurde).

Komplikationen Pneumonie, selten auch interstitiell; Enzephalitis; Krampfanfälle, Pneumothorax, Rippenbrüche, bei Erwachsenen höhere KO-Rate (auch Leistenhernie, Inkontinenz u. a.). Apnoen s. o.

Prophylaxe Impfung (Impfplan ▶ 6.11.1). Keine passive Immunisierung möglich. Umgebungsprophylaxe: NG: Azithromycin 10 mg/kg/d 5 Tage, Sgl. alternativ Erythromycin.

❗ Wegen der Gefährdung junger Sgl. (kein Nestschutz!) immer nach entsprechenden Kontakten fragen, ggf. antibiotische Prophylaxe!
Erkr. nach Impfung sind möglich, meist im Schulalter bzw. mehr als 5 J. nach der letzten Auffrischung.

6.4.16 Pneumokokken

Erreger Streptococcus pneumoniae. Über 70 durch Kapselantigene unterscheidbare Typen. Oft bei Gesunden zu finden.

Klinik Je nach Organmanifestation. Bei NG wichtiger Sepsis- u. Meningitiserreger. Pneumonien, v. a. auch Pleuritis u. abszedierende Pneumonie. Meist Otitis, Sinusitis, Pharyngitis, seltener Peritonitis, Sepsis, Perikarditis, HUS u. weitere Organmanifestationen. Gehäufte Infektionen (Sepsis) bei Fehlen der Milz, nephrotischem Sy., Sichelzellanämie u. Hämoglobinopathien!

Diagnostik Kultureller Erregernachweis in Abstrichen, Blutkulturen, Liquor etc. Bei allen systemischen Infektionen Antibiogramm. Bei invasiver Erkr. Typisierung durch Referenzzentrum empfohlen (www.nrz-streptococcus.de)

Therapie Meist penicillinempfindlich. Alternativen: Ampicillin, Cephalosporine, Erythromycin (ca. 15–20 % Resistenz), Clindamycin.

Prophylaxe Impfung aller Sgl. mit 10- o. 13-valentem Konjugatimpfstoff, ferner bei Risikopat. (z. B. chron. pulmonale Erkr.), Dauerprophylaxe mit Penicillin G bzw. V 25.000 E/kg KG/d möglich.

6.4.17 Pseudomonas aeruginosa

Erreger Wasserkeim, bes. in „stehenden Gewässern", z. B. Siphon, Toilette, aber auch in „sauberen" Leitungen, Sprudlern, Beatmungsgeräten, Verneblern etc. Opportunistischer Erreger bei CF, bei immunologisch inkompetenten Pat., NG, Malignompatienten, nach Verbrennungen, in Kathetern u. a. implantierten Fremdkörpern. Häufiger Hospitalkeim.

Klinik bei Organerkrankungen Im Prinzip können alle Organe betroffen sein, bes. bei Immundefekten. An der Haut (bei NG, selten später) fortschreitende tiefe Abszesse mit nachfolgender Nekrose u. letalem Ausgang. Bes. Zeichen, die auf Pseudomonas hindeuten:
- Sputum: Grünfärbung.
- Abszesse, Otitiden: bläulich-grünliches Sekret.
- Sepsis bei NG: Leukopenie, Fettnekrosen.

Diagnostik Kultureller Nachweis in Sputum, Blutkultur, Liquor, Abstrichen etc. Immer Antibiogramm! AK-Nachweis bei chron. Infektion, v. a. bei CF.

Therapie Antibiotische Ther. oft sehr schwierig, da in vielen Fällen Multiresistenz. Antibiogramm kann in relativ kurzer Zeit wechseln bzw. mehrere Stämme bei einem Pat. Die wenigsten Resistenzen gibt es derzeit gegen Aminoglykoside, einige Cephalosporine der 4. Generation (z. B. Ceftazidim, Cefepim) sowie Carbapeneme (Imipenem, Meropenem) u. Fosfomycin, Dosierungen (▶ 28). Bei CF auch orale Ther. mit Ciprofloxacin u. parallel Inhalation mit Colistin, Tobramycin o. Aztreonam. Bei schleimbildenden Stämmen (Alginatkapsel) meist nur **Keimreduktion** möglich, **Elimination** aber bei chron. kranken Pat. immer fraglich (CF ▶ 14.6).

Prophylaxe Hygiene! Bei CF-Pat. besteht die Gefahr, dass sie ihre Stämme in der Klinik „austauschen", daher vorsorgliche Isolierung pseudomonaspos. Pat. möglichst auch untereinander, auf jeden Fall von Pseudomonas-aeruginosa-neg. CF-Pat. Übertragung durch Lungenfunktionsgeräte etc. ist sehr unwahrscheinlich. In medizinischen Bädern: pH 7,2–7,8 u. ausreichende Chlorierung.

6.4.18 Salmonellen

Erreger
- **Salmonella enteritidis, typhimurium:** zahlreiche, oft nach Orten benannte Untertypen (ca. 2.500 Serovare). Infektion über kontaminierte Lebensmittel bzw. Schmierinfektion von Mensch zu Mensch. Häufigste Ursache bakt. Darmerkr., meist Spätsommer. Bei NG, Sgl., Eisenüberladung bei Hämoglobinopathien u. immunologisch auffälligen Pat. auch Sepsis u. Meningitis (bei bis zu 10 % der Infektionen bei diesen Pat.-Gruppen).
- **S. typhi** (▶ 6.4.24).

Klinik Abrupter Beginn mit Fieber, Übelkeit, Erbrechen, abdominalen Krämpfen, dann wässrigen Stühlen, die Schleim u. Blut enthalten können. Besserung meist nach 2–5 d. Lebensbedrohliche Verläufe selten. Oft subklin. Erkr.

Inkubationszeit 8–72 h.

Differenzialdiagnosen Enteritiden durch andere Erreger.

Diagnostik Erregernachweis in Stuhl (Blutkultur, Liquor). **Meldepflicht nur bei Häufung** (▶ 6.10)!

Therapie
- Symptomatisch wie bei Durchfallerkr.
- Bei NG u. Sgl. < 6 Mo.: Ampicillin (200–300 mg/kg KG/d) o. Amoxicillin (100 mg/kg KG/d). Ferner wirksam: Co-trimoxazol, Cefotaxim, Ceftriaxon, Ciprofloxacin.
- ! Durch Antibiotika wird die Rate der Dauerausscheider erhöht, sodass Antibiotika bei älteren Kindern u. Erw. ohne septische KO kontraindiziert sind!

Komplikationen Jenseits des Sgl.-Alters selten. Nach typischer Enteritis werden Salmonellen häufig noch über einige Wochen ausgeschieden, daher Handhygiene auch nach klin. Ausheilung beibehalten. Dauerausscheider nach > 1 J. ca. 1 %, bei Typhus bis 4 %.
Eine Arthritis nach Salmonellose ist meist nicht septisch, sondern kann die Erstmanifestation einer rheumatischen Erkr. sein, bes. bei HLA-B27-pos. Menschen.

6.4.19 Shigellen

Erreger 4 Spezies (Shigella dysenteriae, flexneri, boydii, sonnei) mit zahlreichen Serovaren. Weltweite Verbreitung, in Europa relativ selten. Meist nur Einzelerkr. bzw. Kleinepidemien. Übertragung durch Schmierinfektion von Mensch zu Mensch, nicht tierpathogen. Hohe Kontagiosität, bereits 200 Keime können Infektion auslösen!

Klinik Beginn mit kolikartigen heftigen Bauchschmerzen, gleichzeitig hohem Fieber, meist am 3. Krankheitstag beginnende, sehr häufig schleimige u. blutige Durchfälle. Dadurch schnell eintretende Dehydratation.

Inkubationszeit 1–7 (meist 2–4) Tage.

Differenzialdiagnosen Zu Beginn Verwechslung mit Meningitis u. septischen Krankheitsbildern möglich, ansonsten andere bakt. Darmerkr., Campylobacter, Amöben, Rotaviren.

Diagnostik Keimnachweis in frischem Stuhl. Serologie (Gruber-Widal) wenig aussagekräftig. E'lyt-Status, BGA. **Meldepflicht bei Häufung** (▶ 6.10)!

Therapie Flüssigkeits- u. E'lyt-Ersatz. Antibiotikather. kürzt Krankheitsverlauf u. Keimausscheidung ab. Ampicillin 100 mg/kg KG/d (auf 4 Dosen/d) für 1 Wo. meist ausreichend.

Komplikationen Initial Krampfanfälle (10–40 % der hospitalisierten Pat., Ursache unklar). Selten septische Verläufe, sehr selten HUS (eher bei Shigella dysenteriae).

6.4.20 Staphylokokken

Erreger Staph. aureus ist der wichtigste Eitererreger der Haut(anhangsgebilde), aber auch der Infektion anderer Organsysteme, z. B. Pneumonie, Osteomyelitis, Meningitis, Endokarditis, HWI. Eine Unterklassifizierung ist bei atypischer Klinik u. epidemiologischen Fragestellungen sinnvoll.
- **Exotoxinbildende Stämme** sind häufig. Von bes. Bedeutung exfoliatives Toxin: Lyell-Sy. (staphylococcal scalded skin syndrome = SSSS).
- **Enterotoxinbildende Stämme** sind die häufigste Ursache von „Lebensmittelvergiftungen".
- MRSA: s. u.
- PVL: Panton-Valentin Leukozidin-produzierende Stämme sind bes. virulent, mit erhöhter Morbidität u. Mortalität assoziiert, oft auch multiresistent.
- **Staph. epidermidis** (früher: Staph. albus): in der Neonatologie u. als opportunistischer Keim bei Immundefizienz o. implantiertem Fremdmaterial (zentrale Katheter) von Bedeutung.

Klinik
- **Abszesse:** Meist staphylokokkenbedingt, oft Vorerkr. bzw. Verletzung, anschließend Superinfektion mit Einschmelzung u. meist gelblichem Eiter. Bei sehr ungewöhnlichen, ausgedehnten o. rezidivierenden Staphylokokkeninfektionen/-abszessen an Immundefekte denken (▶ 15.2).
- **Staphylodermie** des NG: Beginn meist recht plötzlich mit cm-großen schlaffen Blasen, die sehr leicht platzen u. einen roten nassen Grund hinterlassen, sehr schnelle Ausbreitung über den Körper u. ohne Ther. Entstehen einer septischen Allgemeininfektion möglich, mit Pneumonie, Osteomyelitis u. Arthritis. Sehr hohe Kontagiosität, daher oft Ausbreitung innerhalb des Sgl.-Zimmer/-Station. Isolierung/Kohortensystem (▶ 6.9), strengste Handhygiene!
- **Lyell-Sy. (SSSS):** unspezifischer Beginn mit Fieber u. allg. Infektzeichen. Generalisiertes Erythem, makulöse Effloreszenzen, die sich schnell ausbreiten, Übergang in Blasenstadium mit sehr großflächigen Blasen, teils mit Ablösung größerer Hautbezirke (wie Schuh o. Handschuh). Blasenbildung auf Druck.
- **Enterotoxinbedingte Durchfälle:** beginnen sehr plötzlich, oft bereits 1 h nach „Genuss" des verantwortlichen Nahrungsmittels, fast wässrig, mit Tenesmen u. allg. Schocksymptomen bis hin zu Kreislaufkollaps u. Bewusstlosigkeit.
- **Toxisches Schock-Sy.** durch Staph.-aureus-besiedelte Tampons bei menstruierenden Mädchen u. Frauen, selten!

6

Differenzialdiagnosen
- **Staphylodermie des NG:** Epidermolysis bullosa.
- **Lyell-Sy.:** bei Kindern (bis 10 J.) fast immer durch Staphylokokken, bei Erw. fast immer medikamentös/toxisch. Unterscheidung durch mikroskopische Unters. von Blasendecke (Gefrierschnitt) bzw. -inhalt. Staphylokokkenbedingt: intraepidermale Trennung, Blasendecke enthält keine Basalmembran, im Inhalt einzelne Epidermiszellen. Toxisch bedingt: subepidermale Trennung an der Basalmembran, gesamte Epidermis gelöst.
- **Enterotoxinbedingte Erkr.:** akute Durchfälle anderer Genese, allergisch o. anderweitig bedingter Schock. Unterscheidung: Bei Enterotoxin sind meist mehrere Personen betroffen; anamnestisch verdorbene o. leicht verderbliche Lebensmittel (z. B. Mayonnaise).

Diagnostik Bakteriologischer Nachweis aus Abstrich, Eiter, Bronchialsekret, Blutkulturen etc.

Therapie
- Bei leichteren Hautinfektionen lokal desinfizierend. Abszesse: chirurgisch.
- Bei schweren Infektionen sowie bei NG systemische antibiotische Behandlung. Häufig Penicillinresistenz, daher penicillasefeste Penicilline, z. B. Flucloxacillin, Oxacillin etc. (▶ 28). In Problemfällen bzw. bei NG u. chron. kranken Pat. Antibiogramm anfordern. Meist wirksam: Co-trimoxazol, Amoxicillin + Clavulansäure, Cefuroxim, Carbapeneme, Fosfomycin u. a.

Prophylaxe Nur durch Hygiene! 30–40 % der Bevölkerung sind mit Staph. aureus besiedelt.

❶ MRSA/ORSA (methicillin-/oxacillinresistenter Staph. aureus)
Die Häufigkeit dieses Problemkeims nimmt deutlich zu. Risikogruppen sind multimorbide Pat. aus Pflegeheimen (Altersheimen), langzeithospitalisierte Pat., zuverlegte Pat. aus Ländern mit niedrigem Hygienestandard (Südeuropa, Asien, Afrika) sowie Kontakt zu landwirtschaftlichen Nutztieren. Gesunde asymptomatische Träger ohne Risikofaktoren stellen ein großes Problem für die Verbreitung dar, u. solche Fälle häufen sich.
Empfohlen ist ein bakteriologisches Screening bei allen intensivmedizinischen Pat. (Nasenabstrich bzw. Wunden o. Hautläsionen). Vorsorgliche Isolierung bis zum Vorliegen der Abstrichergebnisse bei Pat. aus dem Ausland. Sehr selten sind bisher VRSA (Vancomycinresistenz).

❶ Prophylaxe: strengste Hygiene mit Isolierung, Mundschutz, Handschuhpflege, Schlussdesinfektion.
Ther.: Vancomycin, Teicoplanin o. Linezolid sind meist wirksam, zumindest in vitro, evtl. in Kombination mit Rifampicin zur Schleimhautsanierung (Rifampicin trotz In-vitro-Empfindlichkeit nie als Monother. wegen Resistenzentwicklung!). Sanierung der Nase mit Mupirocin-Salbe 2 %.

6.4.21 Streptokokken

Erreger Zahlreiche Untergruppen („Lancefield-Gruppe") u. Serotypen.
- **Gruppe A** (S. pyogenes, β-hämolysierend): Pharyngitis, Scharlach (▶ 6.1.3), Impetigo, Tonsillitis, Otitis media, Erysipel, weitere Weichteil- u. Wundin-

fektionen, seltener Pneumonien, akute Glomerulonephritis; bei NG auch Sepsis u. Meningitis.

- **Gruppe B** (S. agalactiae, β-hämolysierend): wichtiger Sepsiserreger bei NG, mit Pneumonie o. Meningitis; ansonsten geringere Bedeutung, Otitis media, Endokarditis, Osteomyelitis.
- **Gruppe D** (S. faecalis, γ-hämolysierend): Endokarditis, HWI, Gallenwegs- u. Darminfektionen, Peritonitis.
- **Nicht typisiert/„vergrünende Streptokokken"** (S. viridans hämolysierend/Teilhämolyse): meist im Pharynx, Mitverursacher der Karies, Bedeutung als Endokarditis-Erreger (40 %) (▶ 7.8.1).
- Weitere Untergruppen (Lancefield C, E bis O) spielen keine wesentliche Rolle, gelegentlich bei Puerperalsepsis u. NG, selten bei anderen Infektionen, einige tierpathogen.

Klinik   Auch bei den organbezogenen Krankheitsbildern!

- **Scharlach:** Nach einer Inkubationszeit von meistens 2–4 d (extrem 1–8 d) abrupter Beginn mit schnell steigendem Fieber, Halsschmerzen, allg. erheblichem Krankheitsgefühl, Kopf- u. Gliederschmerzen. Düsterrote Rachenhinterwand, Zunge anfangs weißlich belegt, bald samtartige gleichmäßige Rötung mit verdickten Papillen („Erdbeerzunge"). Exanthem am 2.–4. Krankheitstag, oft flüchtig o. fehlend. Kleinfleckig, makulös, oft dicht stehend bis konfluierend. Beginn an oberem Thorax, Hals, Schenkelbeugen, Gesäß, dann mit zentrifugaler Ausbreitung, Aussparung der Perioralregion. Nach Abblassen des Exanthems unterschiedlich ausgeprägte Hautschuppung. Mehrfacherkr. möglich, Reinfektionen mit Streptokokken häufig, dann meist ohne Exanthem. **Sonderform:** Wundscharlach, ausgehend von infizierten Wunden, auch nach OP.
- **Erysipel, Impetigo** (▶ 19.8).
- Proktitis: hartnäckige perianale Rötung u. Schwellung, oft Stuhlverhalt, am häufigsten zwischen 3. u. 10. Lj. (S. pyogenes).
- **Streptokokken-B-Sepsis des NG:**
  – Frühform: oft sehr schneller Beginn, bes. bei vorz. Blasensprung. In den ersten Lebensstunden bis -tagen klin. Verschlechterung, Tachypnoe, Einziehungen, Hypoxämie als Zeichen der primär pulmonalen Infektion bei gleichzeitig auskultatorisch fast normaler Lunge, Hepatosplenomegalie.
  – Spätform: nach 1–8 Wo. Beginn mit Meningitis. Primäres Zeichen oft plötzliche Zunahme des Kopfumfangs, dann Unruhe, Trinkschwäche, Krampfanfälle u. sekundäre Sepsiszeichen.

Differenzialdiagnosen

- Bei NG: Sepsis anderer Ursache, ANS, Vitium, Galaktosämie.
- Scharlach: virusbedingte Exanthemkrankheiten, Medikamentenexantheme, Sonnenbrand, Kawasaki-Sy. (▶ 16.5).

Diagnostik   Nachweis in Abstrich u. Blutkultur, bei NG auch Liquor, Urin, Magenabsaugsekret (bei vorzeitigem Blasensprung > 36 h unmittelbar postpartal!). **Schnelltests** mit monoklonalen AK haben eine hohe Spezifität u. sind relativ zuverlässig.

Therapie   Bei lokalisierten Erkr. (z. B. Scharlach):

- Penicillin V oral (▶ 27.4). Streptokokken sind fast immer penicillinempfindlich. Alternativen: Erythromycin, Cefaclor u. andere Cephalosporine u. Clindamycin.
- Normalerweise ist kein Antibiogramm nötig, nur bei septischem Verlauf, Endokarditis, v. a. aber bei NG-Pneumonie/-Sepsis zu Beginn Komb.-Ther. bis zum Erregernachweis (▶ 6.3.1).

Komplikationen Folgeerkr.: Endokarditis (▶7.8.1), Glomerulonephritis (▶ 8.3.2), „rheumatisches Fieber" (▶ 16.3.4), Chorea minor.

Prophylaxe
- Bei Scharlach/Streptokokkenangina Mitbehandlung von anderen im Haushalt lebenden Kindern sinnvoll, auch bei Tagheimkindern o. ähnlichen Kontaktpersonen. Prophylaxe mit Penicillin.
- Bei NG u. vorzeitigem Blasensprung > 36 h o. Streptokokkennachweis bei der Mutter prophylaktische antibiotische Behandlung nach „Sepsisschema" (▶ 6.3.1).

> **!** Typische Scharlachfälle sind nicht sehr häufig. Die Diagnose „Scharlach" ohne vorherigen Streptokokkennachweis ist immer in Zweifel zu ziehen. Asymptomatische Träger werden nicht behandelt, eine „Sanierung" ist meist nicht möglich.

6.4.22 Tetanus

Erreger Clostridium tetani. Toxinbildner. Ubiquitär verteilt, v. a. im Boden u. Staub, bes. im Pferdemist. Dringt über verschmutzte Wunden ein, Wachstum im anaeroben Milieu, Bildung von Neurotoxin.

Klinik Tonische, schmerzhafte Muskelkrämpfe, meist in der Nähe der Verletzung o. im Gesicht beginnend, dann Generalisierung. Krampfartige generalisierte Spasmen der Skelettmuskulatur, die durch Berührung o. andere Stimuli ausgelöst werden. Volles Bewusstsein!

Inkubationszeit 3–14 Tage.

Differenzialdiagnosen Tetanie, z. B. durch Hyperventilation, Ca^{2+}-Mangel, Poliomyelitis, Tollwut.

Diagnostik
- Toxinnachweis in spezialisierten Labors.
- Serologie zur Frage der Immunisierung: Schutzgrenzwert 0,01 IE/ml. Sicherer Schutz anzunehmen ab ≥ 0,1 IE/ml (jeweils ELISA).

Therapie Hoch dosiert Hyperimmunglobulin, Antibiotikather. mit Penicillin G 200.000 E/kg KG/d zur Keimelimination. Skelettmuskelrelaxierung, Sedierung u. ggf. Beatmung. Mortalität hoch!

Prophylaxe
- Impfstatus erfragen: Als vollständiger Impfschutz gilt: Kinder mit 3 (oder 4) Basisimmunisierungen u. regulärer Auffrischung.
- Keine sofortige Impfind.:
  - Leichte Verletzung, saubere Wunde: in den letzten 10 J. eine Injektion.
  - Schwere Verletzung/verschmutzte Wunde: in den letzten 5 J. eine Injektion.
- Ind. zur Tetanusimpfung: 2 o. weniger Injektionen der Grundimmunisierung.
- Ind. zur TIG(Tetanus-Immunglobulin)-Gabe:
  - unbekannter Impfstatus, keine o. nur eine Impfung,
  - Verletzung älter als 24 h u. nur 2 Impfungen.
- Keine Ind. zur TIG-Gabe:
  - saubere kleine Wunden unabhängig vom Impfstatus,
  - 2 u. mehr Impfungen.

!

- Nicht immer sofort ohne Rückfrage aktive Impfung beginnen, nur weil das Impfbuch nicht vorgelegt werden kann. Wenn auf diese Weise viele Impfungen in sehr kurzer Zeit erfolgen, können sehr heftige Lokalreaktionen o. sogar Allgemeinreaktionen bis zum Schock auftreten, die dann nicht allergisch sind.
- Bei Verbrennungspat. durch massiven AK-Verlust trotz Impfung Erkr. möglich!

6.4.23 Tuberkulose

Erreger Mycobacterium (M.) tuberculosis. Etwa 150 Fälle/J. bei Kindern 0–14 J., davon > 80 % mit Migrationshintergrund bzw. Auslandsaufenthalt in Hochprävalenzländern. Kinder < 5 J. meist paucibacillär = kaum Keimausscheidung, wenig kontagiös. Kinder werden fast immer von Erw. infiziert.
Übertragung durch Tiere (infizierte Milch) sehr selten, eher in Entwicklungsländern.

Atypische Mykobakterien: MOTT = mycobacterium other than tuberculosis, z. B. M. bovis, M. avium, M. chelonae, M. abscessus u. zahlreiche weitere Arten. Sie stellen ein zunehmendes Problem bei immundefizienten Pat. dar, insbes. bei AIDS, aber auch unter Immunsuppression. Bei älteren CF-Pat. häufig Nachweis von MOTT, dann unterschiedliche Relevanz (M. abscessus gefährlich)
Bei M.-tuberculosis-Infektion: Meldepflicht nach §§ 6, 8, 9 IfSG (▶ 6.10).

Klinik Zahlreiche Einteilungen, wesentlich aber Unterscheidung von primärer (Erst-)Infektion u. postprimärer (Re-)Infektion.
- **Primäre TB:** fast immer pulmonale Infektion. Sehr oft subklinisch, bei Sgl., KK < 3 J. sowie Immundefekten primäre Generalisierung (s. u.)! Normal milde Infektzeichen, selten Erythema nodosum, selten pulmonale Symptome (Husten, Auswurf, Superinfektion mit Fieber) durch komprimierende LK. Progressive Erkr. mit Lappeninfiltration u. Kavernenentwicklung u. Pleuritis selten. Andere Organmanifestationen bei primärer Erkr. selten (s. u.).
- **Postprimäre TB:** meist durch Reaktivierung eines Primärherds u./o. metastatischer Infektion anderer Organe, bei schneller Generalisierung auch als subprimäre TB bezeichnet.
  - LK: meist am Hals, aber auch in der Leiste, wenig dolente Schwellung. Fistelung weist auf TB hin, sehr häufig bei MOTT!
  - Lunge: exsudative Pleuritis, Atelektasen, Kavernen.
  - Miliar-TB: plötzlicher Beginn mit Fieber, unspez. septischen Zeichen, BB wenig charakt., Blutkulturen neg. auf klass. Sepsiserreger, erst relativ spät pulmonale Symptome.
  - Meningitis: unspez. Prodromalstadium, dann neurol. Zeichen, z. B. Hirnnervenausfälle, zuletzt komatöses Stadium. Anfangssymptom meist heftiger Kopfschmerz.
  - Skelett-TB: meist Spondylitis, Bewegungseinschränkung der WS, Rückenschmerzen, Skoliose u. Gibbus. Auch Koxitis u. a. Gelenkinfektionen.
  - Weitere Organmanifestationen (Darm, Niere, Auge) selten.

Inkubationszeit Meist > 3 Wo., eher Monate.

Differenzialdiagnosen Sarkoidose, bei Kindern extrem selten!

6

Diagnostik Die Komb. des Intrakutantests (I. c.-Tests) mit einem der serologischen Tests bringt die beste diagn. Sicherheit. Bei geringem Verdacht I. c.-Test, bei hochgradigem Verdacht beide Testverfahren:

- **Intrakutantest** (Mendel-Mantoux, früher GT 10) mit **PPD RT 23 SSI** (Statens Serum Institut Kopenhagen, von WHO u. IUATLD empfohlen). Die Dosis von 2 TE in 0,1 ml entspricht den früher verwendeten 10 TE in 0,1 ml der Testlösung, d. h., es besteht eine Bioäquivalenz bzgl. der Testreaktion, sodass Verlaufsbeurteilungen möglich sind, wenn vorher GT-10-Tests durchgeführt wurden.
- ! Es ist auf eine einwandfreie **intrakutane** Injektionstechnik zu achten.
- **Serologische Tests (IGRA):**
  - Quantiferon-TB-Gold-Test: Nachweis der Gamma-Interferon-Produktion von Effektor-T-Zellen nach Stimulation mit M.-tuberculosis-Antigenen (ESAT6, CFP 10) mittels ELISA.
  - Gamma-Interferon-Assay (TB-EliSpot): Nachweis antigenspezifischer Interferon sezernierender T-Zellen mittels enzymmarkierten Anti-Interferon-Gamma.
- Die Tests werden aus Heparinblut durchgeführt. Kurze Transportzeiten (Stunden) ohne Kühlung! Wenn weniger vitale Zellen vorhanden sind, geht die Sensitivität zurück (falsch neg.). Relativ sensitiv (89–96 %) u. sehr spezifisch (98 %).
- **Mikroskopischer Erregernachweis** in Sputum (induziert = vorherige Inhalation mit 6 % Kochsalz), Magensekret (3 × morgens nüchtern abnehmen), Urin, Biopsiematerial: säurefeste Stäbchen, Ziehl-Neelsen-Färbung. Bei pos. Nachweis Resistogramm.

Diagnostik bei nachgewiesener TB
- Rö-Thorax: Infiltrate, hiläre LK, Verkalkungen.
- Bei Hinweis auf Meningitis: LP, charakt. sind hohes Eiweiß bei relativ geringer Zellzahl, sehr niedriger Zucker!
- Vor Ther.-Beginn: BB, Transaminasen, Gerinnung.

Therapie
- **Exposition:** bei Kontakt (z. B. Familienmitglied) u. neg. Test INH für 3 Mon., anschließend neue Testung.
- **Konversion** (pos. Tuberkulintest nach vorheriger neg. Kontrolle bzw. bei nicht geimpftem Pat. u. ohne sonstige klin. o. radiologische Zeichen): INH für 9 Mon. (▶ Tab. 6.7).
- **Manifeste TB** (pos. Tuberkulintest, Nachweis von Mykobakterien im Magensaft u./o. Sputum bzw. radiologischer Nachweis): 3-fach-Ther. z. B. mit INH-PZA-RMP für 2 Mon., dann RMP-INH für weitere 4 Mon., bei komplizierter TB weitere 7 Mon.; ggf. 3-fach bzw. 4-fach-Ther. nach Antibiogramm.

Tab. 6.7 Tuberkulostatika

Abkürzung	Name	Regeldosis (Grenzen)	Dosen	Dauer	Alter	Nebenwirkungen
INH	Isoniazid	10 mg/kg KG/d, 200 mg/m² KOF, max. 300 mg/d	1	–	Alle	Akne, Transaminasenanstieg (bei 0,2 %), periphere Neuropathie (Agranulozytose)

Tab. 6.7 Tuberkulostatika *(Forts.)*

Abkür-zung	Name	Regeldosis (Grenzen)	Dosen	Dauer	Alter	Nebenwirkungen
RMP	Rifam-picin	15 mg/kg KG/d, 350 mg/m² KOF, max. 600 mg/d	1	–	Alle	Transaminasen ↑, Hautreaktionen, Thrombopenie (bei unregelmäßiger Einnahme Nieren-versagen, hämolytische Anämie, Schock)
EMB	Etham-butol	850 mg/m² KOF, max. 1,75 g/d	1	< 2 Mon.	> 10 J.	Retrobulbärneuritis, Arthralgien
PZA	Pyrazin-amid	30 (25–40) mg/kg KG/d max. 1.500 mg/d	2–3	< 2 Mon.	Alle	Hyperurikämie, Übelkeit, Appetit-störungen, Trans-aminasenanstieg, Arthralgien, Exantheme, Fotosensibilisierung
SM	Strep-tomy-cin	20 mg/kg KG/d max. 750 mg/d bzw. 30 g/m² KOF Gesamt-dosis	Intra-musku-lär	< 4 Wo.	(Alle)	Exantheme, Schwindel, Tinnitus, Ataxie, Hörverlust, Nephropathie, Agranulozytose
PTH	Protion-amid	10 mg/kg KG/d max. 500 mg/d	1	–	Alle	Gastrointestinale Störungen, Trans-aminasenanstieg

Management
- 6 weitere Reservemedikamente (nur bei Resistenz o. aufgetretenen erheblichen NW): Terizidon, Paraaminosalicylsäure, Capreomycin, Vincomycin, Kanamycin. Bei Organ-TB: Kombination INH-PZA-RMP für 2 Mon., dann 4 Mon. INH-RMP, Behandlungsbeginn evtl. schrittweise 3 d nur RMP, 4 d RMP-INH, dann Dreierkombination.
- Laufende Kontrollen unter Ther.: Transaminasen u. BB nach Behandlungsbeginn wöchentl., ab der 6. Behandlungswo. monatl. Je nach Medikament zusätzlich (NW): Urinstatus, Krea, Audiometrie, Visus einschl. Farbtafeln.
- Bei Kontakt sofort u. nach 4–6 Wo. Tuberkulintestung: bei Konversion Sicherheitsbehandlung mit INH 10 mg/kg KG/d über 3 Mon. Dann erneuter TB-Test, wenn pos.: verlängern bis insgesamt 9 Mon., bei Nachweis der Infektion 3-fach-Ther. Bei INH-Unverträglichkeit RMP 350 mg/m² KOF für 6 Mon.
- Atypische Mykobakterien sind oft multiresistent u. benötigen spezielle Ther. (Rücksprache mit Referenzzentrum; meist Kombination Mycobutin/Protionamid/Clarithromycin; **cave:** Keine Kinderzulassung)!

Prophylaxe Keine sichere Prophylaxe möglich! Umgebungsunters.!

6.4.24 Typhus/Paratyphus

Erreger   Salmonella typhi/paratyphi. Typhus, Bauchtyphus. Meldepflicht nach §§ 6, 8, 9 IfSG (▶ 6.10).

Klinik   Beginn mit Fieber, meist um u. über 40 °C u. v. a. kontinuierlich. Unwohlsein, Kopf- u. Gliederschmerzen sowie abdominale Symptome, aber zunächst nur bei etwa der Hälfte der Pat. Durchfälle, sonst sogar eher Obstipation. Zunehmende Eintrübung u. Desorientierung. Splenomegalie. Häufig makulopapulöses Exanthem, v. a. periumbilikal („Roseolen"). Allmähliche Erholung innerhalb einiger Wo. Auffallend ist die Relation zwischen hohem Fieber u. normaler Pulsfrequenz.

Inkubationszeit   1–3 Wo.

Differenzialdiagnosen   Zu Beginn oft verwechselt mit Pneumonie, Gastroenteritis anderer Ursache, Influenza, dann auch TB, ferner Malaria, andere seltene Infektionen, Leukämien.

Diagnostik
- BB: meist Leukopenie (3.000/μl), gelegentlich auch Thrombopenie.
- Erregernachweis in Blutkultur u. Stuhl. Nur sinnvoll in der 1. Krankheitswo.
- Serologischer Nachweis (Agglutination: Widal-Reaktion) ab der 2. Krankheitswo.

Therapie   Ausreichende (parenterale) Flüssigkeitszufuhr. Ampicillin (200–300 mg/kg KG/d) o. TMP/SMZ o. Cefotaxim (150–200 mg/kg KG/d) o. Chloramphenicol i. v. für mind. 1 Wo., oft länger.

Komplikationen   Darmperforationen bei ca. 1 %, schwere gastrointestinale Blutungen bei > 1 %, meist in der 2. Krankheitswo. Toxische Enzephalopathie, Neuritiden, akuter Gallenblasenhydrops, Osteomyelitis, septische Arthritis selten.

Prophylaxe   Impfung: Lebendimpfung mit 3 Kapseln oral an den Tagen 1, 3, 5 unzerkaut schlucken (Kühlkette!), parenteraler Impfstoff 1 Dosis 2 Wo. vor Expositionsrisiko.

6.4.25 Yersinien

Erreger   Yersinia (Y.) enterocolica, Y. pseudotuberculosis kommen bei Kälbern u. Schweinen, aber zunehmend auch bei Hunden u. Katzen vor. Tiere sind klin. gesund! Übertragung durch Schmierinfektion. Häufigkeit der Infektion nimmt in den letzten Jahren zu! Y. pestis, Erreger der Pest, spielt in Europa keine Rolle.

Klinik   Protrahiert verlaufende Durchfälle. Durch Befall der mesenterialen LK heftige Bauchschmerzen möglich. Allg. Schwäche, Übelkeit, Blässe. Sekundärerkr. in fast allen Organen möglich. Immunologisch ausgelöste Arthritiden (Sprunggelenke!) kommen v. a. bei Pat. mit HLA B27 vor u. führen zur Erstmanifestation der rheumatoiden Arthritis.

Inkubationszeit   3–14 Tage.

Differenzialdiagnosen   Appendizitis, Enteritiden durch andere Erreger, M. Crohn.

Diagnostik
- Kultureller Nachweis im Stuhl (in vielen Labors wird nicht danach gesucht, daher oft falsch neg., Verwechslung mit coliformen Keimen möglich),
- serologisch mittels KBR o. Agglutination (Gruber-Widal).

Therapie Symptomatisch. Bei septischem Verlauf trotz antibiotischer Ther. Sterblichkeit bis 50 % (empfindlich meist gegen Co-trimoxazol, Cefotaxim, Aminoglykoside, Ciprofloxacin ▶ 27.4).

Komplikationen Septische Verläufe mit hoher Mortalität kommen gehäuft vor bei Pat. mit Eisenüberladung (z. B. Thalassaemia major, nach Eisenintoxikation o. -überdosierung).

6.5 Viruserkrankungen

6.5.1 Adenoviren

Erreger Verschiedene serologische Typen, Unterscheidung selten verlangt.

Klinik Sehr unterschiedl. Verläufe: leichte Grippesymptome; unspez. Krankheitszeichen; Pharyngitis, Tonsillitis; Tracheobronchitis; Pneumonie; Gastroenteritis (durch LK-Befall → Invagination!). Bei Typ 8: epidemische Konjunktivitis.

Inkubationszeit Je nach Typ 4–14 d, meist 5–8 d.

Differenzialdiagnosen Andere Virusinfektionen, Pertussis, bakt. Infekte der oberen Luftwege, anderweitig ausgelöste Gastroenteritis

Diagnostik Bei Enteritis Schnelltest. Sonst Erregernachweis mittels PCR möglich

Therapie Symptomatisch je nach Manifestation, bei Pneumonie (wegen Superinfektion) ggf. Antibiotika.

6.5.2 Cytomegalie

Erreger Zytomegalievirus: sehr weitverbreitetes Virus. Durchseuchung hoch, Angaben sehr schwankend, bei Schwangeren 20–80 %, davon 4–5 % Ausscheider (Urin). Häufigkeit der kongenitalen Infektion 0,4–8 %!

Klinik Meist inapparenter Verlauf, ansonsten Fieber, uncharakt. Krankheitszeichen, Lymphadenitis, Milzvergrößerung, evtl. auch Ikterus.
Bei Lungentransplantierten obliterative Bronchiolitis („chronische Abstoßung"), auch nach anderen Transplantationen atypische u. problematische Verläufe.

Differenzialdiagnosen Andere Viruserkr.

Diagnostik Spezifischer Nachweis des CMV-Antigens pp65 bzw. PCR (Bestimmung der Viruslast), Serologie: KBR 1 : ≥ 64, ELISA IgM 1 : ≥ 40, IgG bei frischer Infektion meist 1 : ≥ 5.000.

> Der Serologie ist nicht anzusehen, ob der Pat. infektiös ist o. nicht. Daher im Zweifelsfall Ausscheider bei pos. Serologie annehmen. Wichtig für Bluttransfusionen bei FG u. immunsupprimierten Pat.: nur Zytomegalie-neg. Blut verwenden.

Therapie Bei schwerer symptomatischer Zytomegalie: Ganciclovir 10 mg/ kg KG/d in 2 Dosen bis 2 Wo., anschließend Erhaltungsther. (5 mg/kg KG i. v. an 3 d/Wo.).

6

Komplikationen Bei NG Hepatitis (mit Zirrhoseentwicklung), ZNS-Infektion mit Mikro-/Hydrozephalus, Chorioretinitis, Verkalkungen.

Prophylaxe Bei FG u. onkologischen Pat. passiver Schutz mit spez. Immunglobulin.

6.5.3 Enteroviren (Coxsackie-/ECHO-Viren)

Erreger
- Coxsackie-A-Viren: 23 Serotypen. Lösen unterschiedliche Krankheitsbilder aus: Herpangina, Pharyngitis, Sommergrippe, Exantheme, gastrointestinale Symptome, Hand-Mund-Fuß-Krankheit (Serotyp 16), selten Meningitiden u. neurol. Symptome. Begleitsymptome in praktisch allen Organsystemen. Bei Herpangina hohe Kontagiosität, sommerliche Epidemien unter KK.
- Coxsackie-B-Viren: 6 Serotypen. Bei NG Myo- u. Perikarditis, später neben Myokarditiden v.a. Meningitiden mit neurol. Begleitsymptomen, Myositis, Enteritis, Hepatitis. Meist Einzelerkr., im Sommer u. Herbst auch Epidemien.
- ECHO = enteric cytopathogenic human orphan, 30 Serotypen, Untergruppe der Enteroviren. Erkr. der oberen Luftwege, Gastroenteritis, Meningitis, Myalgien, Exantheme, bei NG Sepsis.

Klinik
- CoxA: Herpangina (Typen 1–10, 16, 22): plötzlicher Beginn mit hohem Fieber, Appetitlosigkeit, Hals- u. Kopfschmerzen. Fast nie Bronchitis, Otitis, Rhinitis! Im Rachen 1–2 mm große papulovesikulöse Effloreszenzen mit umgebender Rötung, anschließend kleiner Schleimhautdefekt.
- CoxB: häufig akuter plötzlicher Beginn mit Muskelschmerzen, Müdigkeit, starken Kopfschmerzen u. Fieber als uncharakt. Symptomen.
- ECHO: je nach Organsymptomen, oft nur uncharakt. („grippale") Infektzeichen.

Inkubationszeit 6–14 Tage.

Differenzialdiagnosen Stomatitis aphthosa (Herpesviren), andere Viruserkr., Appendizitis, bei NG Sepsis.

Diagnostik
- Serologie: KBR 1 : ≥ 64, meist Screening als Coxsackie-ECHO-Polio-Pool wegen Kreuzreaktion. Mittels PCR kann nicht zwischen Serotypen unterschieden werden.
- Virusnachweis möglich, aber kaum sinnvoll.

Therapie Symptomatisch, je nach Organmanifestation.
Herpangina: Bei KK oft Nahrungsverweigerung, dann Infusion.

Komplikationen Auslösung eines Diab. mell. Typ 1 bei Disposition (Serotypen 5, 1, 2, 4).

Prophylaxe Keine bekannt, Isolierung!

6.5.4 Exanthema subitum, Dreitagefieber

Erreger Humanes Herpesvirus Typ 6 (HHV6). Meist bei KK in den ersten 2 Lj.

Klinik Beginn mit hohem Fieber teils über 40 °C, bei entsprechender Bereitschaft Fieberkrämpfe (sehr oft Ursache des 1. Krampfanfalls), bes. beim ersten Fieberanstieg. Ohne sonstige Krankheitszeichen mehrere (meist 3) Tage weiter

Fieber, dann plötzlicher Abfall u. Auftreten eines feinmakulösen, stammbetonten Exanthems, das meist nur für einige Stunden deutlich sichtbar ist.

Inkubationszeit 5–15 Tage.

Differenzialdiagnosen Andere Virusinfekte, alle anderen Fieberursachen. Fehlen anderer septischer Zeichen u. BB als Hinweise.

Diagnostik Initial Leukozytose, ab 2. Tag eher Leukopenie, Diff.-BB unauffällig, eher Lymphozytose. Virusnachweis u. Serologie möglich, aber meist unnötig.

Therapie Antipyretika, Flüssigkeitszufuhr.

Komplikationen Krampfanfälle, sonst keine bekannt.

6.5.5 Frühsommermeningoenzephalitis (FSME)

Erreger FSME-Virus (Flavivirus). Frühsommermeningoenzephalitis, Übertragung durch Zecken, keine Ansteckung von Mensch zu Mensch. Endemiegebiete in Deutschland (aktuelle Karte www.rki.de): Besonders Bayern, Baden-Württemberg u. Südhessen, einige Kreise in Rheinland-Pfalz u. Thüringen, größere Verbreitung in Österreich (Kärnten), Polen, Osteuropa u. Balkanländer (Meereshöhe bis 1.000, mittlere Jahrestemperatur > 8 °C). Auch in Endemiegebieten nur 0,2 % der Zecken infektiös, aber hohe Kontagiosität. Verweildauer der Zecke spielt keine Rolle, da die Viren unmittelbar nach dem Biss übertragen werden.

Klinik Bei ca. 70 % der Infizierten subklinisch. Ansonsten: 1. Krankheitsphase mit uncharakt. Zeichen wie Kopfschmerz, Müdigkeit, Unwohlsein, Fieber. 2. Phase: Meningoenzephalitis mit Krampfanfällen u. Paresen, Leber- u. Myokardbeteiligung. Bei KK meist gutartiger Verlauf, bei Erw., bes. älteren Menschen, häufiger bleibende Paresen. Letalität bei meningitischem Verlauf bis 2 %.

Inkubationszeit 2–28 Tage (Durchschnitt 7–14 Tage).

Differenzialdiagnosen Enzephalitiden durch andere (virale) Erreger, andere Polyneuropathien.

Diagnostik
- Liquor: leichte Zellvermehrung mit relativer Lymphozytose.
- Serologie: ELISA IgG 1 : ≥ 2.048, IgM 1 : ≥ 256, im Liquor IgG 1 : ≥ 64, IgM 1 : ≥ 32.
- Erregernachweis im Liquor nur in der ersten uncharakt. Krankheitsphase.

Therapie Symptomatisch (Analgetika, Antikonvulsiva).

Prophylaxe Impfung.

6.5.6 Hantavirus

Erreger RNA-Virus aus der Familie Bunyaviridae, weltweit verschiedene Typen, in Europa meist PUUV, durch Exkremente der Rötelmaus übertragen (seltener andere Nager). In den letzten Jahren wechselnde, teils stark zunehmende Inzidenz zwischen 300 u. 2.000 Fällen/J.

Klinik Fieber mit unspez. Krankheitszeichen, kolikartige oft einseitige Flankenschmerzen, Übelkeit u. Diarrhö, Kopfschmerzen, Bluthochdruck, in der 2. Phase nach 7 (3–19) Tagen Hämorrhagien, Nierenversagen (meist passager u. leicht = Nephropathia epicemica) mit Kreatininanstieg, Proteinurie, Thrombozytopenie.

Inkubatonszeit 10–30 Tage.

Diagnostik Virusnachweis mit PCR nur in der akuten Phase; IgM (ELISA, bleibt wegen Empfindlichkeit der Methode lange pos.), IgG (IFT, ELISA).

Therapie Symptomatisch je nach Manifestation.

Komplikationen Dialysepflicht bei < 10 % der Nephropathiepatienten.

Prophylaxe Impfung derzeit nicht verfügbar (nur für das koreanische Hantaan-Virus). Expositionsprophylaxe: kein Kontakt mit Ausscheidungen von Mäusen, bei Sanierung entsprechender Räume (Ferienwohnung, Wohnwagen etc.) Mundschutz (weitere Info: www.laborberlin.com/fachbereiche/virologie/diagnostik/konsiliarlabor-hantaviren.html).

6.5.7 Hepatitis A

Hepatitisformen (▶ 13.6.3).

Erreger Hepatitis-A-Virus, Ansteckung meist durch kontaminierte Lebensmittel bzw. Schmierinfektion. Die meisten Erkr. nach Reisen bzw. in u. nach den Sommerferien, danach auch Schulepidemien. Durchseuchung je nach Bevölkerungsgruppe sehr unterschiedlich, KK derzeit ca. 5 % in Deutsschland bzw. Mitteleuropa, Afrika > 80 %.
Meldepflicht nach §§ 6, 8, 9 IfSG (▶ 6.10).

Klinik Häufig anikterisch bzw. symptomlos. Zu Beginn uncharakt. Krankheitszeichen, häufig Appetitlosigkeit u. unklare abdominale Symptome, meist nur leichter Ikterus. Bei Kindern schnelle Erholung.

Inkubationszeit 14–48 Tage (Durchschnitt 28 Tage).

Differenzialdiagnosen Andere Hepatitisformen (▶ 6.5.8, ▶ 6.5.9, ▶ 13.1.7).

Diagnostik
- Serologie: RIA IgG, IgM; ELISA IgG, IgM. Interpretation: Nur IgG pos. → frühere Infektion, IgM pos. → akute Infektion, bleibt aber oft lange pos. (Monate bis 1 J.).
- Antigennachweis im Stuhl unzuverlässig, da beim klin. Ausbruch meist nicht mehr vorhanden.

Therapie Im Prinzip keine, nur symptomatisch! Diätetische Behandlung (fettarm) nicht sinnvoll, am besten Wunschkost.

Komplikationen Prinzipiell gute Prognose, Leberversagen selten.

Prophylaxe Aktive Impfung gefährdeter Personen (Personal von Infektionsstationen, Reisende in Infektionsgebiete). Die passive Immunprophylaxe mit Gammaglobulin kommt nur noch für Ausnahmefälle in Betracht.

6.5.8 Hepatitis B

Erreger Hepatitis-B-Virus. Zur Infektion genügen sehr kleine Blutmengen, daher große Gefahr für Krankenhauspersonal, höchste Infektionsraten bei Transportarbeitern durch Stiche an unsachgemäß abgeworfenen Kanülen etc.!
Meldepflicht nach §§ 6, 8, 9 IfSG (▶ 6.10).

Klinik Nicht selten anikterische Verläufe.
- Zu Beginn oft uncharakt. Symptome wie Arthralgien, Hauterscheinungen (Gianotti-Crosti-Sy.), dann Entwicklung des Ikterus, Entfärbung der Stühle. In dieser Phase Appetitstörungen u. uncharakt. Bauchsymptome. Hepatomegalie.
- Bei neonataler Infektion Beginn der Symptome meist mit 4–6 Mon.

Inkubationszeit 40–180 Tage (Durchschnitt 90 Tage).

Differenzialdiagnosen Andere Hepatitisformen (▶ 13.6.3).

Diagnostik Transaminasenerhöhung, bes. der GOT, oft über 1.000 U/l. Serologie (▶ Abb. 6.1). Zur Feststellung der Viruslast HBV-DNA auch als Verlaufskontrolle (laborspezifische Werte).

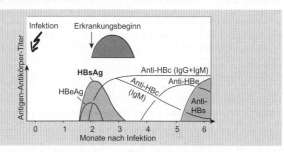

Abb. 6.1 Hepatitis B, serologischer Verlauf [L157]

Therapie

Keine spezifische Ther. der akuten Hepatitis B.

Bei chron. Hepatitis B (HBeAg pos.) pegyliertes Interferon α2b, damit > 10 % Ausheilung, ca. ⅓ Serokonversion zu anti-Be, bei vertikaler Infektion geringes Ansprechen. Als Zweitther. nach Interferon-Versuch: Lamivudin ggf. kombiniert mit Adefovir, weitere Nukleosidanaloga sind bei Kindern nicht ausreichend untersucht.

Komplikationen

Akute fulminante Hepatitis (akute gelbe Leberatrophie): sehr schnell einsetzende schwere Infektion mit extremem Bilirubinanstieg, hepatisches Koma (Ammoniak ↑ als Zeichen der Leberinsuffizienz). Mortalität 30–80 %, bei Sgl. nach neonataler Infektion auch höher. Ggf. Virustatikum!

Chron. persistierende Hepatitis: relativ gutartige Verlaufsform, meist asymptomatisch, leichte Hepatomegalie, keine Therapie. Erregerpersistenz! Typische Serologie: HBsAg pos., Anti-HBc pos. (↑ ↑), Anti-HBs neg.

Chron. Trägerstatus: Die Häufigkeit ist je nach Alter unterschiedlich, am höchsten nach Infektion im 1. Lj. (90 %). Bei Erw. ca. 1 % chronische HBs-Träger. Ther.-Versuch mit Interferon α.

Spätkomplikationen: Leberzirrhose u. Leberzellkarzinom.

Prophylaxe Impfung: 3 Dosen zur Grundimmunisierung nötig. Auffrischung je nach Titerverlauf, meist nach ca. 5 J. Gleichzeitige Hyperimmunglobulingabe bei NG von Müttern mit Virämie!

6.5.9 Hepatitis C

Erreger Hepatitis-C-Virus (HCV, Flavivirus). Durchseuchung ca. 1 %. Übertragung durch Kontakt mit Blut u. Blutprodukten sowie durch Transfusionen, vertikale Übertragung bei HCV-pos. Mutter 3–8 % unabhängig vom Geburtsmodus. Kontagiosität geringer als bei Hepatitis B. Meldepflicht nach §§ 6, 8, 9 IfSG (▶ 6.10).

Klinik Häufig inapparenter Verlauf ohne Ikterus, akute Erkr. mit klin. Hepatitis, sehr häufig chron. verlaufend (> 50 %).

Inkubationszeit 2–26 Wo. (Durchschnitt 8 Wo.).

Differenzialdiagnosen Andere Hepatitisformen.

Diagnostik Nur nach Ausschluss anderer Hepatitiden bzw. bei konkretem Verdacht:
- AK-Nachweis mittels ELISA (Anti-HCV),
- quantitative HCV-RNA zur Bestimmung der Viruslast u. des Genotyps (da die Ansprechrate der einzelnen Genotypen auf Ther. unterschiedlich ist).

Therapie
- Akut: keine spez. Ther.
- Bei chron. Inf. Ther. mit pegyliertem Interferon-α-2a + Ribavirin. Ca. 40 % Ausheilung bei Genotyp 1 u. > 90 % bei Genotypen 2 u. 3.

Prophylaxe Vermeidung von Blutkontakten, ausreichende Hygiene bei Piercing, Ohrlochstechen etc., Verwendung HCV-neg. Konserven, Verwendung von Kondomen. Impfung o. passive Immunisierung nicht in Sicht.
Bei anti-HCV-pos. Schwangeren vaginale Entbindung u. Stillen möglich.
Bei versehentlichem Blutkontakt Überwachung/Kontrollen durch Betriebsarzt, keine prophylaktische Ther.

6.5.10 Herpes simplex

Erreger
- Herpes-simplex-Virus (HSV) bzw. humanes Herpesvirus (HHV), 2 Typen von Bedeutung. Typ 1 als typischer Herpes (labialis), Typ 2 eher Herpes genitalis, von Bedeutung in der Neonatologie (schwere Infektion des NG mit Enzephalitis, ▶ 6.3.3).
- Hohe Durchseuchung, Ende des 2. Lj. > 80 %. Hohe Kontagiosität. Die meisten Erkr. sind subklinisch. Übertragung durch Schleimhautkontakte (Kuss) o. indirekt (Löffel, Nahrung etc.). Typ 2 meist venerische Infektion bzw. unter der Geburt.

Klinik
- **Primärinfektion:** meist subklin., in wenigen Fällen als Stomatitis aphthosa, hochfieberhaft mit Nahrungsverweigerung, Ulzera auf Zunge u. Mundschleimhaut. Seltener Panaritien durch Inokulation (primär lokaler Herpes), sehr selten Meningoenzephalitis (eher Typ 2), die dann allerdings häufig Krampfleiden u. psychomotorische Behinderung auslöst, Mortalität bei jungen Sgl. hoch.
- **Reinfektion:** ausgelöst durch Infekte, Sonneneinstrahlung, Stress, hormonell etc. Herpes labialis, seltener Keratitis o. fieberhafter Verlauf. 70–90 % der Erw. sind Virusträger, Reizschwelle zur (endogenen) Reinfektion individuell sehr unterschiedlich.

Inkubationszeit 6 Tage (2–12 Tage).

Diagnostik
- Direktnachweis aus Bläschenpunktat bzw. Abstrich, nativem Liquor, Rachenabstrich (Antigennachweis evtl. durch EIA o. PCR). Diverse Schnelltests verfügbar.
- Serologie: KBR Serum 1 : ≥ 64, ELISA IgG Serum 1 : ≥ 40, akut 1 : ≥ 5.000, IgG Liquor 1 : ≥ 64, IgM Liquor 1 : ≥ 32, Unterscheidung frische/frühere Infektion schwierig.

Therapie
- Topische Ther.: z. B. Augensalbe mit Aciclovir.
- Bei generalisierter Infektion (Enzephalitis etc.) frühzeitige systemische Aciclovir-Ther. (30 mg/kg KG/d i. v. in 3 Dosen)!
- Bei klin. gesunden NG mit Herpeskontakt (Herpes genitalis der Mutter; Küssen bei Lippenherpes etc.): 15 mg/kg alle 8 h über 5 d.

Komplikationen
- Eczema herpeticatum: bei atopischer Dermatitis hochfieberhafte septische Verlaufsform, ohne Behandlung hohe Mortalität. Bei sehr früher Erkennung orale Ther. mit Aciclovir 15 mg/kg KG/d, sonst i. v. Ther. mit 30 mg/kg KG/d in 3 Dosen über 5 d.
- Systemische Infektion bei Immundefekt, Immunsuppression, HIV.
- Enzephalitis (▶ 6.3.3).

6.5.11 HIV/AIDS

Erreger Human immunodeficiency virus (HIV), meist Typ 1, sehr selten Typ 2. Bei HIV1 sind 2 Hauptgruppen bekannt: M mit bisher 10 Subtypen u. O mit verschiedenen, sehr heterogenen Viren. Bei allen Altersgruppen ca. 3.000 Neudiagnosen/J.

Infektionswege u. Epidemiologie
- Durch bessere Ther. u. Vorsorge rückläufige Zahl bei NG.
- Vertikale Infektion (Mutter–Kind); das Risiko liegt in Mitteleuropa bei Transmissionsprophylaxe unter 1 %, ohne bei ca. 10 %; ca. 15 Fälle/J. in Deutschland, bei der Hälfte davon kein HIV-Test in der Schwangerschaft durchgeführt.
- Sexuell (bei Jgl. häufigster Infektionsweg, bei Jgl. 15–19 J. ca. 0,1/100.000 Neudiagnosen/J.).
- Kontakt mit infiziertem Blut (i. v. Drogen, sehr selten bei medizinischem Personal).
- Sehr selten: Blutprodukte (abnehmende Bedeutung, nachdem v. a. Faktor-VIII-Präparate sicher sind).
- „Medizinische" Maßnahmen, Piercing etc.
- ! Keine Gefahr durch Speichel (auf intakter Haut), Hautkontakt, Haushalts- u. a. enge Kontakte, Nahrungsmittel u. Wasser, Tiere/Insektenstiche.

Klinik Sehr unterschiedliches klin. Bild. Infizierte NG erkranken durchschnittlich schneller u. schwerer als später infizierte Kinder u. Jgl. Dies liegt u. a. an Verlusten der Stammzellpopulation, Unreife der Immunfunktionen, verminderter Zahl vorhandener Gedächtniszellen. CDC-Klassifikation der HIV-Infektion bei Kindern (▶ Tab. 6.8).

Tab. 6.8 CDC-Klassifikation der HIV-Infektion bei Kindern	
P-0	**Nicht eindeutig klärbarer Infektionsstatus bei Kindern < 15 Mon.**
P-1	**Asymptomatische Infektion**
P1A	Normale Abwehrfunktionen
P1B	Abnorme Abwehrfunktionen
P1C	Immunstatus unbekannt
P-2	**Symptomatische Infektion**
P2A	Unspezifische Symptome
P2B	Progressive neurologische Symptomatik

6

Tab. 6.8 CDC-Klassifikation der HIV-Infektion bei Kindern *(Forts.)*	
P2C	Lymphoide interstitielle Pneumonie
P2D	**Sekundäre Infektionen**
P2D1	HIV-spezifische Sekundärinfektionen
P2D2	Rezidivierende schwere bakterielle Infektionen
P2D3	Persistierende Candidiasis/atypische HSV-/VZV-Infektionen
P2E	**Sekundäre Malignome**
P2E1	HIV-typische Malignome (z.B. Burkitt-like-Lymphom, Kaposi-Sarkom)
P2E2	Andere eventuell HIV-bedingte Malignome
P2F	**Andere HIV-assoziierte Erkrankungen u. Organmanifestationen**

An eine HIV-Infektion bei Kindern ist zu denken bei
- Drogenanamnese der Eltern, bes. der Mutter,
- atypischen Infektionen (Pneumocystis jiroveci, atypische Mykobakterien, chron. Soorbesiedelung der Schleimhäute, bes. im oberen GIT),
- ungewöhnlich häufigen bakt. Infektionen bzw. untypisch verlaufendeb Virusinfekten,
- chron. Parotitis, Otitis media, Sinusitis,
- ungewöhnlich verlaufenden rezidiv. Durchfällen ohne andere Ursache, Kolitis mit unüblichen Erregern,
- Wachstumsstillstand, der anderweitig nicht zu klären ist,
- Entwicklungsverzögerung; insbes. wenn bereits erlernte Fähigkeiten wieder verloren gehen.

Differenzialdiagnosen   Immundefekte anderer Ursache (▶ 15.2).

Diagnostik
- Bei NG infizierter Mütter Bestimmung HIV-spezifischer DNA aus kindlichen Lymphozyten (PCR): hohe Sensitivität u. Spezifität. Passiv übertragene AK erlauben in den ersten 1–2 J. keine zuverlässige Serologie.
- Serologie: (nach Einverständnis des Erziehungsberechtigten!) als Screening-Test bzw. Vorunters.: ELISA-IgG aus Serum, bei fraglichem o. pos. Ergebnis Bestätigungstest (IFL-IgG Immunoblot).
- Als spezifische Verlaufskontrolle bei infizierten Pat. sind CD4-Zell-Zahl u. Viruslast die sinnvollsten Parameter.

Therapie   Die Behandlung erfolgt stadiengerecht u. richtet sich nicht nur gegen die Infektion selbst (Steuerung der Ther. durch erfahrenes Zentrum):
- Antiretroviral: bei hoher Viruslast HAART (= high active antiretroviral therapy) mit dem Ziel der weitestgehenden Viruselimination. Da laufend neue antiretrovirale Medikamente auf den Markt kommen u. die Prinzipien der Sequenz- u. Komb.-Ther. sowie Ther.-Kontrolle sich entsprechend ändern → aktuelle Leitlinien über die pädiatrische Arbeitsgemeinschaft AIDS (PAAD) erfragen (www.kinder-aids.de/leitlinien.htm).
- Vorbeugende Begleitther.: Impfungen, Gammaglobulin, Pneumocystis-Prophylaxe etc.
- HIV-assoziierte Infektionen: je nach Erreger.
- Supportiv: hochkalorische Ernährung, psychosoziale Unterstützung, Schmerzther.
- Ther. der Organkomplikationen.

Prophylaxe
- Bisher nur durch Verhinderung des Kontakts. Rechtzeitige Aufklärung von Jgl. (Sexualberatung, Drogenberatung).

- Bei HIV-pos. Schwangerer: pränatal durch antiretrovirale medikamentöse Ther. (ART), unter Beachtung teratogener Substanzen im ersten Trimenon; elektive Sectio am wehenlosen Uterus in der 37. SSW, i. v. Zidovudin-Gabe, vorzeitiges Austupfen von Körperöffnungen (Kreißsaalmanagement durch Erfahrene). Postnatal Verzicht auf Stillen (gestillte Kinder sind doppelt so häufig infiziert). Aktuelle Leitlinie beachten (Adresse s. bei Ther.).

Verhalten bei Stichverletzungen mit HIV-pos. Blutkontakt
- Wunde ausbluten lassen bzw. Blutung induzieren, unter fließendem Wasser gut abspülen.
- Stichkanal tief desinfizieren mit 70-prozentigem Isopropanol.
- Blutabnahme für Serologie (wird für 1 J. eingefroren).
- Materialasservierung (Kanüle, Skalpell etc.) für eventuellen Virusnachweis.
- Information des Betriebsarztes/diensthabenden Oberarztes, Risikoabschätzung in Bezug auf HIV.
- Bei hohem Risiko Dreierkombination über 4 Wo.
  - AZT 3 × 200 mg/d,
  - 3TC 2 × 150 mg/d,
  - IDV 3 × 800 mg/d (CDC-Empfehlung).
! Alternativen über die aktuelle Leitlinie zu erfragen: www.awmf.de, Stichwort HIV.
- Ther.-Überwachung über hämatologische/onkologische Abteilung.
- Serologische HIV-Kontrollen nach 6 Wo., 3 Mon., 6–9 Mon.

6.5.12 Influenza

Erreger Influenzaviren A, B, C. Virusgrippe, „echte Grippe". Bes. A-, weniger B-Viren sind sehr variantenreich, wechselnde Antigenität, daher keine stabile Immunität. Tröpfcheninfektion, Kontagiosität relativ hoch. Keine Kreuzreaktivität zur aviären Grippe (= „Vogelgrippe" H5N1, spielt derzeit keine Rolle). Neuer Typ 2009 (H1N1 „Schweinegrippe") mit Potenzial zur Pandemie.

Klinik Schneller Fieberanstieg mit Schüttelfrost, Kopfschmerz, Hustenreiz, Halsschmerzen, Übelkeit, evtl. Nasenbluten. Nach 2–5 d Besserung der Symptome. Bei jüngeren Kindern oft alleinige respiratorische Symptome bis hin zur Bronchiolitis (▶ 14.4.1), nicht selten zu Beginn Fieberkrämpfe.

Inkubationszeit 2–3 Tage.

Differenzialdiagnosen Andere Viruserkr.

Diagnostik
- BB nicht wesentlich verändert, evtl. leichte Leukopenie. Bei Superinfektion Leukozytose mit Linksverschiebung.
- Virusisolierung aus Nasenrachensekret (Spezialmedium). Serologie wenig hilfreich für Akutdiagn.

Therapie
- Bettruhe, Antipyretika.
- Influenza A u. B: Neuraminidasehemmer. Allerdings sehr weitverbreitete Resistenz (Oseltamivir, Dos. ▶ 28, o. Zanamivir).
- Ther. eventueller bakt. KO.

Komplikationen Tracheobronchitis, Krupp (▶ 14.3). Pneumonie: meist Superinfektion, daher antibiotische Behandlung, z.B. Amoxicillin o. Cephalosporin (▶ 27.4).

Prophylaxe Impfung: empfohlen für Pat. mit erhöhtem Risiko (chron. Atemwegserkr., Herzfehler u.a. sowie für medizinisches Personal): nasaler attenuierter Lebendimpfstoff für 24 Mon.–18 J., für alle anderen Altersgruppen Spaltimpfstoff (jeweils jährlich nach WHO-Empfehlung hergestellt).

6.5.13 Masern

Exanthem (▶ 6.1.3) u. Isolationsmaßnahmen (▶ 6.9).
Meldepflicht nach §§ 6, 8, 9 IfSG (▶ 6.10).

Klinik Prodromalstadium mit allg. Krankheitszeichen, Fieber, Rhinitis, Konjunktivitis, Koplik-Flecken (weiße fest haftende Stippchen, bes. Wangenschleimhaut), Husten, typisches Exanthem.

Inkubationszeit 11–14 Tage.

Differenzialdiagnosen Andere Exanthemkrankheiten, Arzneimittelexantheme (Amoxicillin), Serumkrankheit.

Diagnostik Normal kein Virusnachweis nötig. Serologie: KBR Serum 1 : ≥ 64, ELISA IgG Serum 1 : ≥ 5.000, IgM 1 : ≥ 160, bei SSPE sehr hohe IgG-AK-Titer im Liquor. Im BB meist Leukopenie 3.000–4.000/μl. Bei Immundefekt PCR.

Therapie Symptomatisch, Bettruhe, Antipyrese, Schutz vor bakt. Superinfektionen.

Prophylaxe Impfung (Impfplan ▶ 6.11.1): bei etwa 10 % Impfmasern mit abgeschwächtem Verlauf, nicht infektiös, ohne die u.a. KO, selten Thrombozytopenie. Keine Impfung bei Immundefekt! Evtl. dann passive Immunisierung mit Immunglobulin. Aktive „Inkubationsimpfung" nur sinnvoll bei punktuellem Kontakt u. Impfung an den ersten 3 d nach Kontakt.

Komplikationen der Masern:
- **Krupp:** > 1 %, meist ungefährlich, Inhalation von NaCl. Sehr selten Glottisödem → Intubation.
- **Otitis:** ca. 1 %. Häufig mit Perforation, antibiotische Ther. nur bei Hinweis auf Superinfektion.
- **Pneumonie:** ca. 1 %, bei mangelernährten o. immungeschwächten Kindern häufiger. Eine der wichtigsten Todesursachen in Entwicklungsländern! Interstitielle Pneumonie setzt früh ein, gefährlicher. Bakt. Superinfektion erst im Exanthemstadium o. später, Prognose besser, Ther. wie Bronchopneumonie.
- **Enzephalitis** (▶ 6.3.3): ca. 1 : 1.000, mit Krampfanfällen, Koma u. zahlreichen wechselnden neurol. Symptomen. Häufig Dauerfolgen: Krampfleiden, ICP, Teilleistungsstörungen. Außer antikonvulsiver Ther. keine spez. Behandlung möglich. Während akuter „unkomplizierter" Masern sehr häufig (> 10 %) EEG-Veränderungen, deren prognostische Aussagekraft ungeklärt ist!
- **SSPE (subakut sklerosierende Panenzephalitis):** Latenz zur Masernerkr. meist 5–7 J., ca. 1 : 10.000–1 : 50.000. Uncharakt. Beginn mit Persönlichkeitsveränderungen, Verhaltens- u. Intellektstörungen. Anschließend dystonische u. myoklonische Bewegungsstörungen, Krampfanfälle, muskuläre Hypertonie. Allmählicher Übergang in komatösen Dämmerzustand, immer tödlicher

Ausgang. Typische EEG-Veränderungen, Nachweis extrem hoher Masern-AK-Titer im Liquor. Keine Behandlung möglich, bei Krampfanfällen antikonvulsiv.

6.5.14 Mononukleose/Epstein-Barr-Virus

Exanthem (▶ 6.1.3).

Erreger Epstein-Barr-Virus (EBV). Mononukleose, Pfeiffer-Drüsenfieber. Kontagiosität gering, Übertragung meist durch Schleimhautkontakte („kissing disease"). Durchseuchung bei Jgl. 60–80 %.

Klinik Zu Beginn der Erkr. uncharakt., mit Fieber, das sehr hoch ansteigen kann u. sich intermittierend oft über mehrere Wo. hinzieht. Generalisierte Lymphadenitis. Splenomegalie. Häufig Angina, gelegentlich mit pseudomembranösen Belägen, bei etwa 5 % feinfleckiges Exanthem.

Inkubationszeit 10–50 Tage.

Differenzialdiagnosen Bei uncharakt. fieberhaften Erkr. immer an EBV denken! „Pfeiffer macht alles". Als DD kommen viele andere Infektionskrankheiten infrage, aber auch Leukämien.

Diagnostik
- Sog. Schnelltest (Paul-Bunnell-Reaktion) ist bei Kindern < 4 J. sehr unzuverlässig, daher nicht sinnvoll.
- Häufig leicht erhöhte GOT u. GPT.
- BB: initial Leukopenie, dann Leukozytose bis 20.000/µl mit relativer „Monozytose" (lymphozytoide große Zellen).
- Serologie (▶ Tab. 6.9): VCA = virus capsid antigen, EA = early antigen, EBNA = Epstein-Barr-Nuclear-Antigen. Anti-EA = Früh-AK, Anti-EBNA = Spät-AK. IFL anti-VCA IgG 1 : ≥ 256, IFL anti-VCA IgM 1 : ≥ 64. IFL anti-EA 1 : ≥ 16, IFL anti-EBNA neg. 1 : < 8.
- PCR (Reaktivierung bei Immunsuppression?).

Tab. 6.9 EBV-Antikörper in verschiedenen Erkrankungsstadien				
	Anti-VCA-IgA	Anti-VCA-IgM	Anti-EA	Anti-EBNA
Keine Infektion	0	0	0	0
Akute Erkrankung	+	+	+/0	0
Kürzl. Erkrankung	+	+/–	+/0	+/0
Frühere Erkrankung	+	0	0	0

Therapie
- Keine spezifische Therapie. Antipyretika. Keine Antibiotika außer bei nachgewiesener gleichzeitiger bakt. Infektion, dann z. B. Cephalosporine. Virustatika sind unwirksam.
- Bei Tonsillenödem mit Stenose, Schmerzen durch Splenomegalie o. sehr stark geschwollenen LK systemische Steroidther. über einige Tage.
- In den ersten Wo. nach der Erkr. keinen Leistungssport o. andere Aktivitäten, die die Gefahr der Milzruptur erhöhen (z. B. Radfahren, Skifahren).

Komplikationen

- Bei versehentlicher Behandlung mit Amoxicillin/Ampicillin bei > 90 %, seltener bei anderen Antibiotika masernähnliches, sehr intensives Exanthem mit zentral oft livide verfärbten Effloreszenzen. Keine eigentliche Allergie!
- Milzruptur, meist in der 2. Krankheitswoche (selten).
- Induktion von Lymphomen bei einigen Immundefekten o. Immunsuppression (PTLD).

Prophylaxe Nicht sicher möglich, Vermeidung von Schleimhautkontakten; keine strenge Isolierung notwendig wegen geringer Infektiosität.

6.5.15 Mumps

Erreger Mumpsvirus. Parotitis epidemica, Mumps o. Ziegenpeter, zahlreiche regional unterschiedliche volkstümliche Bezeichnungen. Kontagiosität mittelgroß, Durchseuchung 85 % bis zum 15. Lj.

Klinik Meist keine wesentlichen Prodromi, gelegentliche Kopf- u. Halsschmerzen. Beginn mit meist erst einseitiger, teigiger, schmerzhafter Schwellung einer Speicheldrüse, bes. der Parotis. Fieber meist nur leicht. Die andere Parotis bzw. anderen Speicheldrüsen folgen nach einigen Tagen.

Differenzialdiagnosen Parotitis anderer Ursachen, Speichelsteine mit Verschluss des Ausführungsgangs, Tumoren der Parotis.

Inkubationszeit 14–24 Tage (Durchschnitt 17 Tage).

Diagnostik

- BB uncharakt., Erhöhung der Serumamylase.
- Serologie: ELISA IgG/Serum 1 : ≥ 5.000, IgM 1 : ≥ 160, ELISA Liquor IgG 1 : ≥ 32, IgM 1 : ≥ 32. Bei Immundefekt o. Geimpften PCR.

Therapie Keine, nur symptomatisch, ggf. Schmerzbekämpfung.

Komplikationen

- **Meningitis/Enzephalitis:** Eine meningeale Reizung ist bei Mumps sehr häufig, bis 50 %, bei ca. 10 % Kopfschmerzen, bei 1–2 % typische Zeichen der Meningitis. Häufigste Ursache der abakt. Meningitis! Begleitende Enzephalitis wesentlich seltener, dann schlechtere Prognose bzgl. Dauerschäden, ansonsten gutartiger Verlauf.
- **Orchitis:** bei Jungen nach der Pubertät u. Männern, bis 30 % in dieser Altersstufe. Sehr schmerzhafte Schwellung des Hodens, oft bds., aber nicht gleichzeitig. Etwa ⅓ der befallenen Hoden atrophieren, häufigste Ursache erworbener Sterilität. Oft begleitende Epididymitis.
- **Pankreatitis:** relativ häufig, aber gutartig verlaufend.
- Adnexitis, Nephritis, Thyreoiditis, Myokarditis, seltene Organkomplikationen.

Prophylaxe Impfung (Impfplan ▶ 6.11.1).

6.5.16 Noroviren

Erreger Norovirus (= Norwalk-like-Virus). Häufung in den Wintermonaten. Hochkontagiös (< 100 Viren), hohe Viruskonzentration im Stuhl u. Erbrochenen. Aerogene Infektionen möglich.

Klinik Meist abrupt einsetzendes Erbrechen, anschließend Durchfall, meist innerhalb weniger Tage selbstlimitierend.

Differenzialdiagnosen Gastroenteritis durch andere Auslöser.

Inkubationszeit 10–50 h.

Diagnostik
- Virusnachweis (Schnelltest) wichtig bei Massenerkr. bzw. zur Kohortierung.
- Elektrolyte, BB etc. wie bei Gastroenteritiden je nach Klinik (▶ 13.4.5).

Therapie Keine, nur symptomatisch.

Komplikationen Bei Sgl. u. KK Exsikkose, Elektrolytentgleisung.

Prophylaxe Hygiene (Händedesinfektion mit viruzid wirksamer Substanz!), Mundschutz, Kohortierung.

6.5.17 Parainfluenza

Erreger Parainfluenzaviren. Bei Kindern wichtiger als bei Erw., sehr hohe Kontagiosität, daher Durchseuchung bis 4. Lj. fast 100 %. Epidemieartige Ausbreitung, oft jedes 2. Jahr. Tröpfcheninfekt.

Klinik Symptome des Respirationstrakts, z. B. Pseudokrupp, Bronchitis, Bronchiolitis u. Pneumonie.

Inkubationszeit 2–4 Tage.

Differenzialdiagnosen Epiglottitis; andere Viruserkr., z. B. RS-Viren, Influenza u. a. Andere Ursachen trachealer u. bronchialer Obstruktion (▶ 14.3; ▶ 14.4).

Diagnostik Serologischer Nachweis. KBR 1 : ≥ 32, in einigen Labors Antigen-Schnellnachweis aus Sekret mit monoklonalen AK.

Therapie Symptomatisch, z. B. Antipyretika.

> Es gibt viele „Grippemittel" u. „Hustensäfte", deren Wirksamkeit nicht überprüft ist. Keine unnötigen Antihistaminika, Sedativa, Mukolytika etc. geben.

6

Komplikationen Bakt. Superinfektion, dann z. B. Amoxicillin o. Cephalosporine (▶ 26.4).

Prophylaxe Nicht möglich. In der Klinik Isolierung, Übertragung auf andere stat. Pat. vermeiden.

6.5.18 Parvovirus B 19

Erreger Parvovirus B 19: Ringelröteln, Erythema infectiosum (DD Exantheme ▶ 6.1.3). Relativ seltene Erkr., offenbar geringe Kontagiosität nur in der Inkubationszeit, bei bestehendem Exanthem nicht mehr infektiös.

Klinik Geringes Fieber, keine typischen Prodromi. Beginn des Exanthems meist im Gesicht, mit rötlich-livider Verfärbung der Wangen. Bes. an den Streckseiten der Extremitäten polyzyklische, girlandenförmige Effloreszenzen, die aus zentral abblassenden Flecken entstehen, oft aber auch feinfleckig verwaschen. Dauer des Exanthems bis zu 10 d. Häufige Begleitarthritiden mit plötzlichem, symmetrischem Befall der kleinen Gelenke.

Inkubationszeit 6–17 Tage (Durchschnitt 13 Tage).

Differenzialdiagnosen Andere Viruserkr. (Röteln), Arzneimittelexanthem, SLE u. andere Autoimmunerkr.

Diagnostik Eher Leukopenie mit relativer Eosinophilie. Serologischer Nachweis von IgM u. IgG (ELISA o. RIA). PCR möglich.

Therapie Keine. Bei Inf. in der SS wöchentlich Ultraschallkontrollen zum Ausschluss Hydrops; ggf. fetale Transfusion.

Komplikationen
- Aplastische Krise, bes. bei Pat. mit hämolytischer Anämie.
- In der SS: fetale Anämie, die zum Abort führen kann. Bei rechtzeitigem Erkennen Versuch mit fetalen Transfusionen. Keine Embryopathie wie Röteln!

Prophylaxe Bisher nicht möglich.

6.5.19 Poliomyelitis, Kinderlähmung

Erreger Polioviren, 3 Typen, in Europa I (85 %) u. III (10 %). Typ II in Übersee von größerer Bedeutung. Keine Kreuzimmunität, daher Mehrfacherkr. möglich. Kontagiosität hoch, in Endemiegebieten hohe Frühdurchseuchung (90 % im 2. Lj.). Meldepflicht nach §§ 6, 8, 9 IfSG (▶ 6.10).

Klinik
- Inapparente Infektion ohne jede Symptome (häufig).
- Leichter Verlauf: Fieber, Kopfschmerzen, Somnolenz, Schwindel, Erbrechen, Obstipation, unspez. katarrhalische Symptome.
- Neurol. Erkr.-Formen erst nach der Virämie u. bei bereits begonnener Immunreaktion:
  - Meningitischer Verlauf (ohne Lähmungen).
  - Schwerer Verlauf (paralytische Polio): „Morgenlähmung". Nach scheinbar überstandenem Infekt beim Aufstehen schlaffe Lähmung, meist zuerst der Beine. Dabei auch 2. Fieberanstieg. Beteiligung der anderen Muskulatur möglich, auch Atemmuskulatur. Als Folge ausgedehnte Nerven- u. Muskelatrophie u. Koordinationsstörungen. Spätfolge z. B. Beinverkürzungen, Kontrakturen, Skoliose.

Inkubationszeit 7–14 Tage.

Differenzialdiagnosen Andere neurotrope Viren, andere Meningitisformen, Guillain-Barré-Sy., Tumoren des ZNS.

Diagnostik
- Liquor: leichte Pleozytose bis 400/mm³, Eiweiß erhöht.
- Serologie: AK-Nachweis durch Neutralisationstest für die einzelnen Typen, Kontrollbestimmung nach ca. 10 d (Titeranstieg). PCR möglich.

Therapie Keine spez. Ther., bei Atemlähmung Intensivther. mit Beatmung (über Tracheostoma). Meist nach einigen Wo. teilweiser Rückgang der Lähmungen durch Rückgang des Hirn-/Rückenmarködems. Krankengymnastik zur Verhinderung von Pneumonie u. Kontrakturen.

Prophylaxe Impfung (▶ 6.11).

6.5.20 Rhinoviren

Erreger Mehr als 100 verschiedene Serotypen. Schnupfen, der auf die nasale Mukosa begrenzt bleibt. Kontagiosität hoch.

Klinik Schnupfen, zunächst wässrig, gleichzeitig Halsschmerzen, bei ca. 30 % auch Husten. Gelegentlich Allgemeinsymptome wie Kopfschmerzen u. Fiebe

Dauer insgesamt 7–10 Tage. Aktivierung bzw. Verschlechterung bei hyperreagiblem Bronchialsystem/Asthma.

Inkubationszeit 2–4 Tage.

Differenzialdiagnosen Infektionen durch andere Viren (Adeno-, Parainfluenza-, RS-Viren), Streptokokken.

Diagnostik Keine spez. Diagn. notwendig.

Therapie Symptomatisch.

Komplikationen Otitis (▶ 21.4, ▶ 21.5), Sinusitis (▶ 21.3).

6.5.21 Röteln

Erreger Rötelnvirus. Exanthem ▶ 6.1.3. Isolationsmaßnahmen ▶ 6.9. Häufig symptomlose Erkr., auch dann ansteckend! Kontagiosität insgesamt relativ gering, Erkr. meist mit 5–15 J.

Klinik Nur schwache Prodromi, dann Schwellung der zervikalen LK für etwa 1 Wo., danach Exanthem: feinfleckig, makulös, sehr leicht erhaben, teils dicht stehend, aber nicht konfluierend, am Kopf beginnend, etwa 3 d lang sichtbar. Bes. typisch sind weiche, z. T. recht große LK-Pakete im Nacken.

Inkubationszeit 14–23 Tage.

Differenzialdiagnosen Andere exanthematische Erkr., auch EBV, Arzneimittelexantheme.

Diagnostik
- Charakt. ist eine Leukopenie, evtl. relative Eosinophilie.
- Serologie: Hämagglutinationshemmtest 1 : ≥ 256, ELISA IgG 1 : ≥ 5.000, IgM 1 : ≥ 40 (nur bei akuter Infektion, 3–7 d nach Exanthemausbruch nachweisbar, bei Embryopathie bis ca. 6. LM pos.).
- Titerbestimmung in der SS: bei Hämagglutinationshemmtest 1 : ≤ 8 u. ELISA IgG 1 : ≤ 64 keine Immunität; bei Hämagglutinationshemmtest 1 : ≤ 16 u. ELISA IgG 1 : ≥ 256 wahrscheinlich bis sicher; bei sehr hohen Titern o. pos. IgM frische Infektion wahrscheinlich.
- Bei spezieller Ind. (Embryopathie) Virusdirektnachweis mit PCR.

Therapie Nur symptomatisch, Bettruhe, Antipyretika.

Komplikationen
- Selten! Enzephalitis kann vorkommen (1 : ≤ 6.000), bei Jgl. u. Erw. häufiger Arthritiden.
- Wesentlichste KO ist die Embryopathie. Bei Infektion in der 6.–10. SSW bei > 50 % Fehlbildungen mit Hirnfehlbildungen, Innenohrschwerhörigkeit, Mikrophthalmus, Herzfehlern, weitere Fehlbildungen, meist erhebliche psychomotorische Entwicklungsstörung.
- ! Die Kinder sind nach der Geburt für mehrere Monate (bis Jahre!) infektiös. Keine Ther.-Möglichkeit.

Prophylaxe Impfung (▶ 6.11.1). Impfkomplikationen: Bei 10–15 % der KK leichtes Fieber, LK-Schwellung, leichte Exantheme → allenfalls symptomatische Behandlung, meist keine Antipyretika nötig. Bei Erstimpfung ab Pubertät bei ca. 10–15 % leichte Gelenkbeschwerden nach 2–4 Wo., bei 1 % stärkere o. länger dauernde Arthritiden (→ Antiphlogistika). Embryopathien durch das Impfvirus sind nicht bekannt. Eine versehentliche Impfung ist keine Abbruchindikation!

6

6.5.22 Rotaviren

Erreger Rotaviren, 4 Serotypen mit Subtypen. Kontagiosität sehr hoch, Mehrfacherkr. u. Reinfektionen häufig. Hohe Durchseuchung v. a. auf Säuglingsstationen.

Klinik Zu Beginn sehr häufig Erbrechen. Nachfolgend intensive, oft übel riechende, bei Sgl. auch grün verfärbte Stühle. Trinkschwäche mit teils ausgeprägter, überwiegend isotoner Dehydratation. Gelegentlich Blähungen bis zur Ileussymptomatik, zu Beginn bei Sgl. gelegentlich als „Sepsis" gedeutete Allgemeinsymptome. Dauer einige Tage bis wenige Wochen. Oft schwieriger Nahrungsaufbau mit rezidiv. Durchfällen.

Inkubationszeit 24–72 h.

Differenzialdiagnosen Andere virale u. bakt. Darmerkr., Fehlbildungen des GIT bei NG, nekrotisierende Enterokolitis (▶ 4.4.5).

Diagnostik Schnelltest relativ zuverlässig auch zur Kohortierung; Erregernachweis im Stuhl mittels ELISA (monoklonale AK)

Therapie Wichtig ist die frühzeitige u. ausreichende Rehydrierung (Infusion so kurz wie möglich, ▶ 13.4.5), bald Nahrungsaufbau. Keine spez. Behandlung. Bei Sgl. u. leichter Erkr. weiterstillen (spez. IgA-AK in der MM), dann leichterer Verlauf.

Komplikationen
- Bei NG u. FG: nekrotisierende Enterokolitis (NEC, ▶ 4.4.5), septische Verlaufsform,
- persistierende Durchfälle bis hin zu Zottenatrophie bzw. Laktasemangel (▶ 13.4.8).

Prophylaxe
- Impfung (RotaRix® u. RotaTeq®, beide orale Lebendimpfstoffe). Noch keine generelle Impfempfehlung.
- Isolierung; ausreichende Händedesinfektion.

6.5.23 RS-Viren

Erreger Respiratory-syncytial-Viren. Meist epidemieartiges Auftreten in den Wintermonaten, sehr hohe Frühdurchseuchung in den ersten Lebensmonaten, bis 2. Lj. fast 100 %. Keine bleibende Immunität nach Erkr., sodass häufige Reinfektionen möglich sind. Die am schwersten betroffene Altersklasse sind Sgl. zwischen 2 u. 12 Mon. Bronchiolitis überwiegend durch RSV, Viruspneumonien bei Kindern 25 % u. ca. 10 % der Pseudokrupp-Episoden. Bei Erw. (Mutter) meist nur afebriler Schnupfen.

Klinik Bronchiolitis (▶ 14.4.1), Pseudokrupp (▶ 14.3.2).

Inkubationszeit 3–7 Tage.

Differenzialdiagnosen Andere Viruserkr., bei Sgl. bakt. Pneumonie, Chlamydien.

Diagnostik Virusdirektnachweis durch Immunfluoreszenztest o. monoklonale AK am Absaugsekret (auch zur Kohortierung).

Therapie Bei unkomplizierten Fällen symptomatisch, antibiotisch bei V. a. bakt. Superinfektion (z. B. Amoxicillin). Ther. der KO.

Komplikationen Induktion eines hyperreagiblen Bronchialsystems, RSV-Infektionen stehen fast regelmäßig am Anfang einer „Asthmakarriere".

Prophylaxe Impfung bisher nicht möglich. Bei FG/Sgl. mit BPD, zyanotischer Vitien u. einigen wenigen anderen „Risiko"-Sgl. passive Immunisierung mit Palivizumab = monoklonale Anti-RSV-AK, im Einzelfall Ind. prüfen u. von der Krankenkasse genehmigen lassen.

6.5.24 Tollwut

Erreger Tollwutvirus, Rabies. Erregerreservoir sind Säugetiere, bes. Füchse, aber auch Hunde, verwilderte Katzen, Mäuse, Fledermäuse u. a. Infektion durch Biss o. Speichelkontakt (über kleine Hautwunden). Die Tiere zeigen ungewöhnliches Verhalten, entweder bes. „zutraulich" o. ungewöhnlich aggressiv. Übertragung durch Impfköder bisher nicht bekannt.
Meldepflicht nach §§ 6, 8, 9 IfSG (▶ 6.10), auch die Exposition!

> Bei Haustierbissen (wenn z. B. der Hundehalter bekannt ist) extrem geringe Gefahr, in den letzten Jahren keine solchen Fälle, überhaupt höchst seltene Erkrankung. In den letzten 40 J. wurden nur extrem wenige Tollwutfälle durch Bisse in Deutschland u. Nachbarländern beschrieben. Fast alle Fälle waren durch Hundebisse bei Reisen auf dem Balkan u. in Vorder- u. Mittelasien bzw. Nordafrika ausgelöst, d. h., die Erkr. ist nach Rückkehr ausgebrochen. Bei gelegentlichen Bissen durch (verletzte) Mäuse, Ratten, Eichhörnchen etc. besteht keine reale Gefahr. Es werden viel zu viele Kinder gegen Tollwut geimpft, andererseits ist die Erkr. tödlich u. das Sicherheitsbedürfnis groß, daher im Einzelfall immer abwägen.

Klinik Erste klin. Zeichen sind Sensibilitätsstörungen an der Bissstelle, ferner vegetative Störungen, Überempfindlichkeit gegen optische u. akustische Reize, Schlafstörungen, Kopfschmerzen, Appetitlosigkeit. Dann schlagartig einsetzendes Erregungsstadium mit schmerzhaften Schluckkrämpfen, die z. B. durch das Geräusch fließenden Wassers ausgelöst werden. Anschließend paralytisches Stadium mit meningitischen Begleitsymptomen. Letalität beim Menschen 100 %!

Differenzialdiagnosen Polio, Guillain-Barré-Sy., andere Enzephalitiden; Tetanus.

Diagnostik
- Bei Erkrankten Virusnachweis im Abklatschpräparat (Kornea, Speichel) mittels IFL, postmortal aus Hirnbiopsie.
- serologischer Nachweis bei längerem Überleben möglich.

Therapie Keine Ther. möglich, trotz Beatmung u. intensivmedizinischer Maßnahmen Mortalität nicht zu senken, nur sporadische Einzelfälle mit Überleben berichtet.

Prophylaxe Impfung: 6 Injektionen mit Totimpfstoff bei fraglichem Kontakt an den Tagen 0, 3, 7, 14, 30, 90, vor Reisen in Endemiegebiete (Pakistan, Indien u. a.) 3 × an den Tagen 0, 28, 56.

> - Gute Verträglichkeit, Auffrischung nach 5 J. Passive Immunisierung möglich.
> - Tollwutköder enthalten Lebendimpfstoff, für Menschen im Prinzip ungefährlich, daher eine Aktivimpfung wie bei echtem Kontakt wird nach Aufessen eines Köders empfohlen.
> - Es gab noch vor einigen Jahren einen sehr schlecht verträglichen Lebendimpfstoff. Daher gilt Tollwut nach wie vor als „komplizierte" Impfung.

6

6.5.25 Varizellen, Zoster

Erreger   Varicella-Zoster-Virus (VZV). Ersterkr.: Varizellen, Windpocken. Hohe Kontagiosität, daher Frühdurchseuchung groß (bis 10. Lj. > 90 %).

Klinik   Uncharakt. Prodromi wie grippaler Infekt. Beginn des Exanthems mit feinen rötlichen Papeln, die sich innerhalb eines Tages in Bläschen mit einem anfangs hellen, dann gelblich trüben Inhalt umwandeln, ca. 2–5 mm groß, dann Eintrocknung u. Schwarzfärbung der Krusten, die nach einigen Tagen abfallen, gelegentlich unter Hinterlassung von Narben, meist hypopigmentierten Stellen. Das Exanthem kann länger als 1 Wo. sichtbar sein, es finden sich Bläschen aller Stadien nebeneinander. Betroffen ist der ganze Körper einschl. Kopfhaut, Mundschleimhaut u. Genitale. Starker Juckreiz.

Inkubationszeit   11–21 Tage (Durchschnitt 14 Tage).

Differenzialdiagnosen   Prurigo simplex acuta.

Diagnostik
- Serologie: KBR 1 : ≥ 32, ELISA IgG 1 : ≥ 5.000, IgM 1 : ≥ 40, IgA 1 : ≥ 320. Bei Zoster KBR ↑, IgA pos.
- Erregernachweis im Bläschenpunktat möglich (IFL o. PCR): Ausnahmefälle.

Therapie
- Symptomatisch u. antipyretisch, bei starkem Juckreiz Antihistaminika (Dimetinden, Clemastin). Lokal Zinkschüttelmixtur aufpinseln.
- Bei sehr schwerem Varizellenverlauf (z. B. bei immunsupprimierten Pat.) i. v. Ther. mit Aciclovir 30 mg/kg KG/d in 3 Dosen.

Komplikationen   Bakt. Superinfektion (staphylokokkenwirksame Antibiose ▶ 27.4). Thrombopenie: selten, meist nicht behandlungsbedürftig. Selten: Pneumonie, Hepatitis, Pankreatitis, nekrotisierende Fasziitis u. a.

Prophylaxe   Impfung für alle Kinder ab dem 11. LM empfohlen (Impfplan ▶ 6.11.1). Passiv mit Hyperimmunglobulin möglich, für Risikopat. (Immunsupprimiert behandelte Pat., NG ungeschützter Mütter, Pat. mit Immundefekt). In der Klinik Isolierung. Zoster wenig kontagiös, direkter Kontakt mit immunsupprimierten Pat. etc. ist zu vermeiden.

6.6 Pilzinfektionen, Mykosen

Drei Gruppen von Pilzen spielen bei Infektionen eine Rolle, wobei nur die im Kindesalter relevanten ausführlicher genannt werden können. Weitere Mykosen bei Kindern selten.
- Hefepilze/Sprosspilze, z. B. Candida-Arten, Cryptococcus,
- Schimmelpilze, z. B. Aspergillus-Arten,
- Fadenpilze/Dermatophyten, z. B. Epidermophyton, Trichophyton, Microsporon.

6.6.1 Soor

Erreger   Candida albicans (90 %) u. a. Hefen. Erkr.: Soor, Moniliasis. ubiquitär verbreiteter Hefepilz, der als opportunistischer Erreger Erkr. hervorruft, z. B. be NG, Immundefekten, antibiotischer o. zytostatischer Behandlung, Diabetes, AIDS

Klinik
- Bei NG weißliche Beläge, teils festhaftend, bes. in den Wangentaschen. Trinkschwäche, aufgetriebener Bauch u. Koliken als Zeichen der intestinalen Beteiligung, dann auch meist Anogenitalsoor.
- Windelsoor: sehr häufig, als Superinfektion bei ammoniakalischer Dermatitis o. Infekten/antibiotischer Behandlung. Intensive Rötung, konfluierend mit Satelliteneffloreszenzen, scharf begrenzt mit leicht schuppendem Rand. Gelegentlich blutende Erosionen.
- Intertriginöse Kandidose in allen Altersstufen, Ösophagitis fast nur bei Immundefekten u. AIDS.
- Sepsis sehr selten, gelegentlich bei FG nach Besiedelung zentraler Katheter u. a. Fremdkörper.

Diagnostik   Erregernachweis aus Abstrichen, Stuhl, Blutkulturen. Serologie wenig zuverlässig, allenfalls bei V. a. septische Infektion.

Therapie
- Lokal mit Nystatin, Amphotericin B o. Miconazol, bei Windelsoor möglichst als Paste, sonst Salben.
- Oral Nystatin o. Amphotericin B, bei Sgl. z. B. nach jeder Mahlzeit 0,5–1 ml. Wird nicht resorbiert, atoxisch.

Prophylaxe   Bei Sgl. mit antibiotischer Behandlung genau auf die Entwicklung einer Soorinfektion achten, frühzeitige antimykotische Ther., evtl. sogar „prophylaktisch", ebenso bei Jgl. mit Mehrfachantibiose (z. B. Genitalmykose bei CF u. i. v. Antibiose)

6.6.2 Aspergillose

Erreger   Aspergillus fumigatus u. andere Arten. Verschiedene Erkr.

Klinik
- Aspergillom: Myzel: kreisrunder kavernenartiger Herd in der Lunge. Am häufigsten bei Kindern mit Immundefekt/Immunsuppression.
- Aspergillus-Infektion: selten, meist bei Immundefekt.
- ABPA bei Mukoviszidose (▶ 14.6).
- Allergie: Inhalationsallergie, meist Asthma mit vorwiegend verzögerter Reaktion.

Diagnostik
- Erregernachweis im Sputum (beweist nur Kontakt, häufig ohne klin. Relevanz, v. a. bei CF).
- Rö-Thorax: Rundschatten bei Aspergillom, fleckige, teils flüchtige Infiltrate bei ABPA.
- Serologie: Immunkomplexe (bei Aspergillose u. ABPA), IgE-AK (bei ABPA-Verdacht rekombinante Allergene rAsp1/2/4/6).
- Pricktest (bei ABPA).

Therapie   Je nach Reaktionsart u. Grunderkr.

6.6.3 Dermatophyten

Erreger   Microsporon, Trichophyton, Epidermophyton u. a. Arten. Übertragung von Mensch zu Mensch o. von Tieren. Besiedelung der Epidermis, Befall von Haaren u. Nägeln.

Klinik

- Meist flächenhafte, oft runde o. ovale Rötung, mit randständiger Schuppung, Haarausfall.
- Tinea manuum et pedum: Intertriginöse feuchte Schuppung, Rhagaden o. dyshidrosiforme Bläschen.

Differenzialdiagnosen Psoriasis, bes. Ekzemformen (atopisches Fußekzem).

Diagnostik Mikroskopisch im KOH-Präparat aus Hautschuppen (vom Rand der Effloreszenz abschaben) o. anderem Material, Präparation, Färbung u. Beurteilung durch erfahrenes Labor. Fluoreszenz unter Wood-Licht (UV). Oft keine Diagn. sinnvoll, Diagnose ex juvantibus nach Ther.-Versuch.

Therapie

- Lokal, z. B. mit Clotrimazol, Ketoconazol, Miconazol etc.
- Systemische Ther. bei tiefer Mykose o. persistierender Nagelmykose, z. B. mit Itraconazol o. Fluconazol o. Griseofulvin.

6.7 Protozoen

6.7.1 Toxoplasmose

Erreger Toxoplasma gondii. Übertragung meist durch rohes o. ungenügend erhitztes Fleisch mit Zysten, seltener durch Oozysten aus Katzenkot (Katze hat akuten Durchfall!). Inkubationszeit 4–21 Tage, Symptome nach 2 Wo.

Klinik

- Nach Erstinfektion in der SS Abort o. konnatale Toxoplasmose. Risiko der Übertragung steigt von 15 % im ersten bis zu 60 % im dritten Trimester. Symptome: Hydrozephalus o. Mikrozephalus, Chorioretinitis, Verkalkungen im Gehirn, bei Beteiligung der Hypophyse Diab. insipidus u. a. Folgen, schwere Entwicklungsverzögerung, Krampfleiden, Hepatosplenomegalie. Häufig Früh- o. Totgeburten.
- Bei älteren Kindern meist asymptomatisch (90 %); zunehmende Durchseuchung mit steigendem Alter. Klin. Symptome können sein: LK-Schwellungen, Krankheitsgefühl u. Schwäche ohne Fieber.
- Pat. mit AIDS o. Immundefekten können schwer erkranken mit generalisierten Infektionszeichen u. typischerweise ZNS-Befall.

Differenzialdiagnosen Konnatale Zytomegalie u. andere Infektionen.

Diagnostik

- Serologie: Nachweis eines deutlichen IgG-Titer-Anstiegs o. Nachweis von IgM-AK (schwierige Interpretation v. a. bei NG u. Sgl., nicht plazentagängige AK wie IgA sichern im Prinzip die Diagnose, IgG stammt dagegen von der Mutter, auch nichtinfizierte NG haben oft passiv übertragene AK).
- PCR zum Erregernachweis (z. B. im Fruchtwasser), aber nicht geeignet für postnatale Infektion.
- Erregernachweis aus Fruchtwasser, Heparinblut, Liquor (mittels PCR o. mikroskopisch, jeweils nur bei hoher Parasitendichte zuverlässig).
- Bei V. a. konnatale Infektion gezielte Suche nach typischen Organkomplikationen

Therapie

- Pyrimethamin 1 mg/kg KG/d max. 25 mg, in Kombination mit Sulfadiazin 75(–100, bei Sgl. 85) mg/kg KG/d, max. 6 g u. Folinsäure 2 × 5 mg/Wo. Weger

Leuko- u. Thrombopenie 2 ×/Wo. BB-Kontrollen! Zusätzliche Gabe von Folsäure kann Toxizität herabsetzen. Bzgl. Ther.-Dauer unterschiedliche Empfehlungen (6–12 Mon.; 6 Wo., danach Monother. im Wechsel über je 4 Wo. u. a.).
- Bei Unverträglichkeit o. Unwirksamkeit der Standardther. o. in der SS: Spiramycin 100 mg/kg KG/d, max. 3 × 1 g.

Prophylaxe Kein rohes Fleisch essen, Gemüse u. Früchte waschen, Handhygiene bei der Fleischzubereitung, Berührung mit Tierkot vermeiden, bes. Katzenkot! Meldepflicht für konnatale Infektion!

6.7.2 Kryptosporidien

Erreger Cryptosporidium parvum, darmpathogener Parasit bes. bei Kälbern, aber auch anderem Vieh, sporadisch auf Menschen übertragbar („Urlaub auf dem Bauernhof"), knapp 1.000 Fälle/J.

Klinik Infektion kann asymptomatisch verlaufen. Sonst wässrige profuse Durchfälle. Schwere Verläufe bes. bei Pat. mit angeb. o. erworbenen Immundefekten. Typischer Geruch nach Kuhstall. Bei Immundefizienz schwere Diarrhö ohne Erregerelimination mit langwierigem Verlauf, Gewichtsverlust u. Malabsorption.

Inkubationszeit 2–7 Tage.

Differenzialdiagnosen Darminfekte durch andere Erreger.

Diagnostik Mikroskopischer Nachweis in nach Ziehl-Neelsen gefärbten Stuhl ausstrichen. In Routinestuhlkulturen werden Kryptosporidien nicht gefunden!

Therapie Normalerweise selbstlimitierend, symptomatische Ther. der Diarrhö u. des Wasserverlusts. Bei Immundefizienz Versuch der Elimination mit Paromomycin 2–3 Wo. u. hoch dosiertem Azithromycin (off label).

6.7.3 Pneumocystis

Erreger Pneumocystis jiroveci (früher P. carinii). Normal harmlos, als Krankheitserreger nur bei immunologisch inkompetenten Pat., gelegentlich Sgl., bes. Pat. mit AIDS, aber auch anderen Immundefekten u. unter zytostatischen Ther.

Klinik Bei Sgl. zu Beginn Husten, leichtes Fieber, Tachypnoe u. zunehmende Atemnot, dann Einziehungen u. Zyanose. Bei älteren Kindern/Erw. oft plötzlicher Beginn mit Fieber, Tachypnoe u. Husten, Zyanose u. Atemnot. Relativ zur Schwere der Erkr. normaler Auskultationsbefund. Unbehandelt oft tödlicher Ausgang.

> Besiedelung mit Pneumocystis bedeutet noch nicht Erkr., Nachweis bedeutet noch nicht Ther.!

Diagnostik
- Erregernachweis in Bronchiallavage, evtl. auch (induziertem) Sputum (nach Inhalation mit Kochsalz 6 %) o. in transbronchialer Biopsie. Serologie häufig falsch pos. u. ohne Bedeutung.
- Rö-Thorax: ausgeprägte Überblähung, feingranuläre Zeichnung, vom Hilus ausgehende Infiltrate.

Therapie Trimethoprim-Sulfamethoxazol 20 mg/kg KG/d auf Trimethoprim bezogen, in 3–4 Dosen.

Prophylaxe Bei AIDS-Pat. Co-trimoxazol 6 mg/kg KG/d (bezogen auf Trime-thoprim) in 2 Dosen.

6.7.4 Malaria

Erreger Plasmodium (P.) falciparum (Malaria [M.]. tropica, am gefährlichsten), P. vivax u. P. ovale (M. tertiana), P. malariae (M. quartana). Übertragung durch Anopheles-Mücken (selten auch durch Bluttransfusionen). Endemiegebiete fast überall in den Tropen u. Subtropen, auch einige Gegenden der Türkei!

Klinik
- M. tropica: Fieber, evtl. Kopf- u. Gliederschmerzen, Allgemeinsymptome, manchmal Durchfall. Fieberverlauf unregelmäßig. Labor: Anämie, Thrombo-zytopenie, Hämolysezeichen. KO: zerebrale Malaria (Somnolenz, Koma, Krampfanfälle), Nierenversagen, nichtkardiales Lungenödem, Anstieg der Le-berenzyme, Hypoglykämie, seltener Myokarditis.
- Andere Formen: Fieberschübe bei M. tertiana alle 48 h, bei M. quartana alle 72 h. KO selten. Splenomegalie bei längeren Verläufen.
- ! Achtung! Rezidive bei M. tropica durch Medikamentenresistenz innerhalb ei-niger Mon. nach Ther. möglich. Rezidive bei M. tertiana durch in der Leber verbleibende Plasmodien („Hypnozoiten") jahrelang möglich.

Inkubationszeit Meist 7–27 Tage.

Differenzialdiagnosen Bei unklarem Fieber Reiseanamnese! Bei Fieber nach Tropenaufenthalt immer Malaria ausschließen.

Diagnostik
- Erregernachweis im Blutausstrich: Mehrere Ausstriche anfertigen, sehr gut antrocknen lassen, für eigenes Labor u. Tropeninstitut. „Dicker Tropfen" ähn-lich wie Ausstrich, Tropfen Blut auf Objektträger, mit Kanüle o. Ä. verteilen, so-dass durch das Präparat „Zeitung gelesen werden kann", antrocknen u. färben.
- Die AK-Diagn. im Serum spielt für die Diagnose der akuten Malaria keine Rolle.

Prophylaxe (Ther. richtet sich nach vermutetem Erreger u. Region):
- Prophylaxe mit Atovaquon 62,5 mg/Proguanil 25 mg: 5–8 kg KG ½ Tbl./d, 8–10 kg KG 1 Tbl./d, Jgl. 250-/100-mg-Tbl. 1/d.
- Stand-by-Ther. (wenn Symptome auftreten u. innerhalb 24 h kein Arzt zur Verfügung steht): Atovaqnon/Proguanil: 5–8 kg KG 2 Tbl/d, 8–10 kg KG 3 Tbl./d für 3 d, Jgl. 250-/100-mg-Tbl. 4/d.
- Bei Resistenz gegen Atovaquon/Proguanil alternativ Artemether/Lumefantrin. Aktuelle Situation bei der RKI o. der deutschen Tropenmedizinischen Gesellschaft erfragen: www.rki.de/DE/Content/Infekt/EpidBull/Merkblaetter o. www.dtg.org/malaria.html.

6.7.5 Giardiasis (Lambliasis)

Erreger Giardia lamblia, weltweit verbreitet. Schmierinfektion bzw. kontami-niertes Wasser. Reife Zysten können außerhalb des Körpers monatelang überleben.

Klinik Oft asymptomatisch, bei 40–80 % Durchfälle, Gewichtsverlust, Gedeih-störung. Plötzlicher o. allmählicher Beginn, oft selbstlimitierend, aber auch Über-gang in chron. Infektion mit Malabsorption, Disaccharidintoleranz etc. u. sek. Vitaminmangel möglich. Wegen der klin. Ähnlichkeit zu CED vor Koloskopie Lam-bliasis ausschließen.

Diagnostik Nachweis der Zysten in Stuhl, Duodenalsaft o. in Biopsien aus dem Duodenum. Immunologischer Antigennachweis im Stuhl möglich.

Therapie Metronidazol 30 mg/kg KG/d in 3 Dosen über 7–10 d. Alternativ Tinidazol.

6.7.6 Amöben

Erreger Entamoeba (E.) histolytica. Überwiegend in warmen Ländern, Infektion über kontaminierte Nahrungsmittel, Wasser bzw. Schmierinfektion.

Klinik
- Asymptomatische Zystenträger (Darmlumeninfektion).
- Amöbenruhr: Bauchschmerzen, Durchfälle meist blutig-schleimig.
- Amöbenabszess (Leberabszess, bei 1–7% der Kinder mit invasiver Amöbiasis): Fieber, Schmerzen im re. Oberbauch, schlechtes Allgemeinbefinden.

Inkubationszeit Ca. 2 Wo., aber auch noch nach Mon. Erkr. möglich.

Diagnostik
- Asymptomatische Zystenträger: Nachweis der Zysten im Stuhl.
- Amöbenruhr: Nachweis von E. histolytica, die Erythrozyten phagozytiert haben („Magna-Form") im Stuhl, am einfachsten im frischen Stuhl.
- Amöbenabszess: sonografischer Nachweis des Abszesses in der Leber. Bestätigung durch Nachweis spezifischer AK im Serum.

Therapie Amöbenruhr u. -leberabszess: Metronidazol 30 mg/kg KG/d in 3 Dosen für 10 d, o. Tinidazol, bei V. a. Darmperforation zusätzlich Chloroquin 10 mg/kg/d, max. 600 mg, für 2–3 Wo.

Komplikationen Leberabszess, Darmperforationen, Lungenbeteiligung.

6.7.7 Leishmaniosen

Erreger Viszerale Leishmaniose (Kala-Azar): meist Leishmania (L.) donovani. Kutane Leishmaniose (Orientbeule): meist L. tropica. Mukokutane Leishmaniose: L. brasiliensis, L. mexicana u. a. Subtropen u. Tropen, übertragen von Mücken.

Klinik
- Viszerale Leishmaniose: bei jüngeren Kindern meist plötzlicher Beginn mit Fieber, Übelkeit, Erbrechen, Husten, gelegentlich nur uncharakt. Allgemein- u. Bauchsymptome. Hepatosplenomegalie. Labor: Panzytopenie.
- Kutane Leishmaniose: Hautgeschwüre.
- Mukokutane Leishmaniose: zusätzlich evtl. Ulzerationen in Nase, Mund u. Pharynx.

Inkubationszeit Wochen bis Monate.

Differenzialdiagnosen Cave: Verwechslung mit Leukämie!

Diagnostik
- Viszerale Leishmaniose: mikroskopischer Erregernachweis (Knochenmark, evtl. Milzpunktat), Serologie.
- AK-Nachweis bei viszeraler Leishmaniose mittels IIF o. ELISA.
- Kutane u. mukokutane Leishmaniose: mikroskopischer Erregernachweis (Wundrand).

Therapie Viszerale Leishmaniose: liposomales Amphotericin B 3 mg/kg/d an 5 aufeinanderfolgenden Tagen u. an Tag 10. Erreger aus Mittel- u. Südamerika:

4 mg/kg KG/d. Noch nicht gesichert sind Wirksamkeit u. Verträglichkeit der Einmalgabe von 20 mg/kg KG/d.
Die früher verwendeten Antimonpräparate sind schlechter verträglich, hierzulande kaum gebräuchlich, von der WHO aber noch empfohlen.

6.8 Wurmerkrankungen

Einteilung
- **Nematoden** (Rundwürmer):
  - Intestinale Nematoden: Askariden, Oxyuren, Trichuris, Hakenwürmer.
  - Gewebsnematoden: Toxocara, Trichinen.
- **Trematoden** (Saugwürmer): Schistosoma, Leberegel etc.
- **Zestoden** (Bandwürmer).
Von allg. klin. Bedeutung sind einige Nematoden (Oxyuren, Askariden, Toxocara) sowie Bandwürmer. Alle anderen sind Raritäten.

6.8.1 Oxyuren

Erreger Enterobius vermicularis, Fadenwürmer. Fäkal-orale Übertragung (Eier z. B. unter Fingernägeln, in Kleidern, Betten). Sehr weitverbreitet.

Klinik Keine Allgemeinsymptome, harmlos. Im Stuhl ca. 1 cm lange weiße Würmer. Analer Juckreiz in der Nacht, da die Würmer nachts dort auswandern, um die Eier abzulegen.

Diagnostik Entweder sichtbare Würmer im Stuhl o. Tesafilmabzug perianal am Morgen, mikroskopischer Einnachweis.

Therapie Mebendazol 100 mg, alternativ Pyrantel einmalig 10 mg/kg, max. 1 g. Bei redizidivierender Oxyurasis Mebendazol 100 mg einmal alle 2 Wo. über 16 Wo.

6.8.2 Askariden

Erreger Ascaris lumbricoides, Spulwürmer, regenwurmähnlich, weit verbreitet. Übertragung der Eier über fäkal verschmutzten Boden etc. Innerhalb von 5–10 d Larvenstadium. Diese passieren Darmwand, gelangen in die Lunge, werden verschluckt, erst bei zweiter Darmpassage Ausreifung zum Wurm.

Klinik Oft subklinisch, Würmer werden durch Zufall gefunden. Gelegentlich Ileus, Gallenwegsobstruktion, Auswandern der Würmer aus dem Darm (nach oral o. anal!).

Diagnostik Nachweis der Wurmeier im Stuhl (serologischer Nachweis möglich, aber meist unsinnig). Gelegentlich bei Abdomensono sichtbar.

Therapie Pyrantel einmalig 10 mg/kg KG, max. 1 g, o. Mebendazol, 1 Tbl.

6.8.3 Zestoden (Taeniasis)

Erreger Taenia saginata (Rinderbandwurm, am häufigsten), Taenia solium (Schweinebandwurm, selten), Bothriocephalus latus (Fischbandwurm, sehr selten). Übertragung i. d. R. durch rohes (Rind-)Fleisch. Inkubationszeit 8–10 Wo.

Klinik Meist asymptomatisch. Evtl. Bandwurmglieder im Stuhl als erstes Zeichen. Gelegentlich uncharakt. Bauchsymptome, evtl. Anämie durch Vit.-B_{12}-Mangel.

Diagnostik Mikroskopischer Nachweis der Eier im Stuhl. Makroskopisch: wenn Bandwurmglieder auf dem Stuhl erscheinen. Bei Taenia saginata 1–2 cm lange, viereckige Glieder, Oberflächenzeichnung mit mehreren Seitenästen, noch mehrere Stunden beweglich. Taenia solium hat kürzere Glieder ohne Zeichnung.

Therapie
- Niclosamid: < 2 J. 1 Tbl., 2–6 J. 2 Tbl., > 6 J. 4 Tbl., gründlich zerkaut auf einmal nach dem Frühstück. Bei Obstipation Darmentleerung.
- Praziquantel: 50 mg/kg KG/d in 3 ED (ab 2 J.) für 15 d unzerkaut während der Mahlzeit.
- Mebendazol: Kinder 2 × 100 mg für 3 Tage; während der Mahlzeit.

6.8.4 Echinokokken

Erreger Echinococcus (E.) granulosus (Hundebandwurm, häufiger), E. multilocularis (Fuchsbandwurm, selten). Übertragung durch Hundekot bzw. Waldbeeren, die mit Fuchskot kontaminiert sind. Inkubationszeit wenige Monate bis viele Jahre.

Klinik Larven wandern in die Leber, dort infiltratives Wachstum, bilden zystenartige, teils monströs große Gebilde, die Tausende von Bandwurmköpfen enthalten können. E. granulosus kann auch andere Organe befallen (Milz, Lunge, Gehirn). Klin. Erscheinungen durch die Raumforderung je nach Lokalisation.

Diagnostik BB (ausgeprägte Eosinophilie). Serologie: ELISA, IFL, KBR, neg. Ergebnis schließt Infektion nicht sicher aus, falsch pos. bei Kreuzreaktionen mit anderen Würmern. Sono, CT.

Therapie Operative Entfernung bei großen Leberzysten: Chemother. durch Punktion u. (sofern kein Anschluss der Zyste an die Gallenwege) Desinfektion der Zyste mit 70–95 % Äthanol. Dann Entfernung der Zyste. Ferner PAIR-Verfahren (Punktion-Aspiration-Injektion-Reaspiration). Bei inoperablen Zysten Albendazol.

6.8.5 Toxocara

Erreger Toxocara (T.) canis (häufiger), T. cati. Erkr. als Larva migrans visceralis bezeichnet. Übertragung durch Hundekot. Über 25 % der Spielplätze (Sandkästen) sind verunreinigt, daher Erkr. meist bei KK.

Klinik Fieber (80 %), Husten mit Asthmasymptomatik (70 %), Krampfanfälle durch zerebralen Befall (20 %). Hepatomegalie (70 %), urtikarielle o. papuläre Exantheme (20 %), Lymphadenitis (8 %). Sonderform: okuläre Infektion mit Visusrückgang, Schielen, periorbitalen Ödemen, selten Blindheit.

Diagnostik BB mit sehr ausgeprägter Eosinophilie, bis > 60 %. Serologischer Nachweis (IFL, ELISA), EEG, Augenhintergrund.

Therapie I. d. R. keine Ther. notw. Bei ZNS- o. Augenbefall Albendazol 15 mg/kg KG/d über 4 Wo., evtl. Prednison zusätzlich.

Prophylaxe Durch Händewaschen nach dem Spielplatzbesuch bzw. nach Berühren von Hunden/Katzen.

6.9 Isolationsmaßnahmen, Hygiene

Isolationsmaßnahmen u. Hygiene bei Infektionskrankheiten (▶ Tab. 6.10).

Tab. 6.10 Isolationsmaßnahmen und Hygiene

Erkrankung, Erreger	Übertragung	Inkubationszeit	Isolierung	Ansteckung ab	Ansteckung bis	Kittelpflege	Schlussdesinfektion	Kindergarten	Nestschutz	Besonderheiten
Borrelien	Zecken	7–28 d	–	Nicht-infektiös	Nicht-infektiös	–	–	Wenn klin. gesund	–	Erythema migrans Vollbild 1–3 Mon.
Campylobacter	S	2–11 d	+	k.A.	k.A.	+	(+)	Nach Ende des Durchfalls	–	–
Cryptosporidien	S; Vieh, Kleintiere	2–7 d	+	k.A.	k.A.	+	–	Nach Ende des Durchfalls	–	–
Cytomegalie	S (?)	?	+ (Sgl.)	k.A.	Monate	+	–	k.A.	–	Bedeutsam ist vertikale Infektion in SS o. bei NG; auch durch Urin unter der Geburt
Exanthema subitum	Tr. (?)	?	–	k.A.	k.A.	–	–	Nach Fieberabfall	–	–
Haemophilus influenzae	Tr, S		+	k.A.	4. Tag der Antibiose	+	–	Nach ca. 1 Wo. Antibiose	–	Bei Meningitis, Epiglottitis erste 3 Krankheitstage Isolierung u. Kittelpflege
Hepatitis A	S	14–18 d	+	2 Wo. vor Ikterus	Abklingen des Ikterus	+	–	Nach Ikterus	–	–
Hepatitis B	S	60–180 d	+	2 Wo. vor Ikterus	Abklingen des Ikterus	+	Empfohlen nach stärkerer Verschmutzung	Nach Ikterus	–	Übertrag. durch Blut (Schutzimpfung!), Geschlechtsverkehr. Unzuverlässiger Schutz durch Kolostrum bzw. MM, besteht nur wenige Wo.

Tab. 6.10 Isolationsmaßnahmen und Hygiene (Forts.)

Erkrankung, Erreger	Übertragung	Inkubationszeit	Isolierung	Ansteckung ab	Ansteckung bis	Kittelpflege	Schlussdesinfektion	Kindergarten	Nestschutz	Besonderheiten
HIV, AIDS	Blut/GV	Jahre, bei NG Mon.	–	?	Tod	+	–	(–)	–	Isolierung nur um bei Pat. Infektionen zu verhindern. Kindergarten u. Schulbesuch möglich
Impetigo	S	Tage	(+)	Erkrankung	Klin. Heilung	+	+	Nach Abheilung	–	Kindergarten u. Schulbesuch möglich. Schlussdesinfektion auf Sgl.-Stationen
Masern	Tr	11–14 d	(+)	Ab 5. Inkubationstag	Abblassen des Exanthems	–	(+;)	1 Wo. nach Exanthem	+	Immune Kinder können zu Pat. gelegt werden
Poliomyelitis	S, Tr	10–14 d	+	3 Wo. vor Erkr.	1 Wo. nach Krankheitsbeginn	+	+	Nach ca. 10 d o. Gesundung	–	Unzuverlässiger Schutz durch Kolostrum bzw. MM, besteht nur wenige Wo.
Meningitis, bakteriell	Tr (E)	E	+	E	Nach 72 h wirksamer i.v. Ther.	E	E	Nach Keimelimination, Sport nach 4 Wo.	– (E)	–
Meningitis, viral	Tr (E)	E	(–)	E	E	–	(E)	10–14 d nach Entfieberung	+ (E)	–
Mononukleose	Tr	< 30–50 d	–	k.A.	k.A.	–	(–)	Nach Entfieberung	(+)	Sport nach 4 Wo., Gefahr der sek. Milzruptur

6

Tab. 6.10 Isolationsmaßnahmen und Hygiene (Forts.)

Erkrankung, Erreger	Übertragung	Inkubationszeit	Isolierung	Ansteckung ab	Ansteckung bis	Kittelpflege	Schlussdesinfektion	Kindergarten	Nestschutz	Besonderheiten
Mykoplasmen	(Tr)	14–21 d (?)	–	?	?	–	–	Nach 1 Wo.		4 Wo. kein Sport wegen Leistungsminderung
Mumps	Tr	17 d (14–21 d)	+	7 d vor Schwellung	9 d nach Beginn der Schwellung	–	(+)	Nach klin. Ausheilung, frühestens 10 d nach Beginn	+	Immune Kinder können zu Pat. gelegt werden
Noroviren	Tr. (Erbrochenes)	Stunden	+ + (Maske!)	Erbrechen	Ende Durchfall	+	+	Nach klin. Beurteilung	–	Sehr kontagiös! Kohortierung/Isolierung im Zimmer
Pertussis	Tr	5–10(–21) d	+ 4 d	?	(3–)4 d nach Antibiosebeg.	–	–	Nach antibiotischer Behandlung	– (!)	–
Pneumonien	E	E	–	E	E	–	–	1 Wo. nach Entfieberung bzw. klin. Heilung	–	Sport nach 3–6 Wo.; Isolierung bei Sgl. anstreben, auch bei Pneumocystis jiroveci
Pseudomonas	Tr	k.A.	+	k.A.	Bei CF dauerhaft?	–	–	k.A.	–	Übertragung evtl. auch durch Leitungswasser, Waschbecken; bei CF-Pat. Isolierung, Desinfektion

Tab. 6.10 Isolationsmaßnahmen und Hygiene *(Forts.)*

Erkrankung, Erreger	Übertragung	Inkubationszeit	Isolierung	Ansteckung ab	Ansteckung bis	Kittelpflege	Schlussdesinfektion	Kindergarten	Nestschutz	Besonderheiten
Röteln	Tr	14–23 d	+	6 d vor Beginn des Exanthems	8 d nach Höhepunkt des Exanthems	–	–	1 Wo. nach Abblassen	+	Immune Kinder können zu Pat. gelegt werden. Röteln in der SS ▶ 6.5.21
Rotaviren	S	2–4 d	+	2. d nach Ansteckung (?)	k. A.	+	+ (bei starker Verschmutzung)	Nach klin. Heilung	–	Isolierung
Salmonellen	S	8–72 h	+	–	Ende der Ausscheidung	+	–	Nach Ende der klin. Zeichen in Kindergarten, Schule	–	Dauerausscheider nach Ende der klin. Zeichen in Kindergarten, Schule
Skabies	Hautkontakt	k. A.	–	k. A.	Abheilung	+	–	Nach Abheilung	–	Nicht durch normale Pflege übertragbar
Scharlach	Tr	2–4 d	+	k. A.	3. d der antibiotischen Ther.	–	–	1 Wo. nach Antibiose bzw. nach klin. Heilung	–	–
Shigellen	S	1–3 d	+	k. A.	Ende der. Ausscheidung	+	Bei starker Verschmutzung	Ende der Ausscheidung	–	–
Toxoplasmose	Katzen u. a. Tiere/plazentar	k. A.	–	k. A.	k. A.	–	–	Entfällt	–	Übertragung meist durch Katze; transplazentare Übertragung ▶ 6.7.1

6

Tab. 6.10 Isolationsmaßnahmen und Hygiene *(Forts.)*

Erkran-kung, Erreger	Über-tragung	Inkuba-tions-zeit	Isolierung	Anste-ckung ab	Anste-ckung bis	Kittel-pflege	Schlussdes-infektion	Kindergarten	Nest-schutz	Besonderheiten
Tuberkulose	Tr	> 28 d	+ (offen)	k.A.	Variabel	(+)	+	Nach Ende der offenen Keimausschei-dung	–	Übertragung selten durch Milch. Desinfektion nur durch Desinfektor, vorge-schriebene Konzentrat. Keine Desinfektion durch Reinigungs- o. Pflegeper-sonal
Varizellen	Tr	18 d (11–21 d)	+	2 d vor Exanthem	Abfallen der letzten Kruste	–	(+)	Nach Abfallen der Krusten	+	Immune Kinder können zu Pat. gelegt werden

Abkürzungen: E – je nach Erreger; S – Schmierinfektion; T/I – durch Tiere o. Insekten; Tr – Tröpfcheninfektion; + ja; – nein; ? nicht bekannt, k.A. keine Angabe

Kittelpflege bedeutet: Neben dem Bett des Pat. hängt ein Schutzkittel, der von jeder Person angezogen wird (Schwester, Arzt, Krankengymnastin, Laborantin etc.), also patientenbezogener, vorne geschlossener, einfacher Schutzkittel.

Allgemeine Hygienemaßnahmen Die häufigsten Krankenhausinfektionen treten auf bei:
- NG: Rotaviren, Staphylokokken.
- Sgl.: Rota- u. Noroviren, RS-Viren u. andere Infekte der Luftwege.
- Älteren Kindern: Infekte der oberen Luftwege.

Bes. gefährdete Pat.-Gruppen sind NG u. FG, Pat. mit Immundefekten, onkologische u. frisch operierte Pat. Im Prinzip sind alle Kinder vor in der Klinik erwerbbaren Infekten zu schützen.

Vorbeugung von Krankenhausinfektionen
- Isolierung infektiöser Pat. (▶ Tab. 6.10).
- Persönliche Hygiene: „Hygienische Händedesinfektion", bes. auf Sgl.-Stationen, immer u. ohne Ausnahme! Alkoholische Desinfektion meist gut verträglich, Hände nur bei Verschmutzung nochmal waschen. Richtiges Mittel verwenden, bei Noro- o. Rotaviren spezielle viruzide Substanzen!
- ! Alkoholische Händedesinfektionsmittel nicht zur Flächen- u. Gerätedesinfektion benutzen, da sie oft rückfettende Substanzen enthalten, die auf Oberflächen einen Schmierfilm hinterlassen. Für das Stethoskop z.B. Einmal-Alkoholtupfer!
- Kittelpflege: Für jeden Pat. eigener Überkittel, der von allen Personen getragen werden muss, die mit dem Kind zu tun haben. Dieser patientenbezogene Kittel bleibt in der Nähe des Betts, mind. täglich wechseln.
- Instrumente: Wichtigster potenzieller Keimüberträger ist das Stethoskop, daher bei Sgl. am besten für jedes Kind eigenes Stethoskop. Ansonsten Desinfektion der Membran vor der Unters. (Alkoholtupfer).

Maßnahmen bei eingetretenen Krankenhausinfektionen
- Ein Pat. betroffen: Behandlung der Infektion. Eltern über eine in der Klinik erworbene Infektion offen informieren. Auch die Eltern müssen sich an Isolationsmaßnahmen etc. halten, z.B. kein allg. Spieltreff am Spätnachmittag auf dem Gang der Infektionsstation.
- Bei massenhaften Klinikinfektionen (z.B. epidemieartig ausgebreitete Rotaenteritis, Dyspepsie-Coli o. Staphylokokken auf NG-Stationen):
  – Kohortensystem, um Infektionskette zu unterbrechen, dabei auch getrenntes Personal! Es werden alle Kinder zu einer Gruppe zusammengefasst u. alle nachkommenden Kinder zu einer zweiten Gruppe. Diese beiden „Kohorten" sind streng voneinander zu trennen.
  – Intensivierte Überwachung der Händedesinfektion, gezielte Suche nach Hygienemängeln (meist mangelnde Sorgfalt, seltener bauliche o. technische Mängel).
  – Zusammenarbeit mit der Krankenhaushygiene bzw. Arbeitsmedizin, ggf. Umgebungsuntersuchungen (Handabklatsche, Rachenabstriche) auch beim Personal, um Infektionsquellen zu lokalisieren.

Infektionen des Personals Hauptgefahr ist die Übertragung von Hepatitis B, sehr selten HIV. Meist durch Stichverletzungen mit Kanülen → geeignete Entsorgung in stichfesten Behältern, kein Zurückstecken benutzter Nadeln in die Kunststoffhülle. Bei stattgehabter Stichverletzung bei Hepatitis-B-Verdacht o. -Kontakt sofort passive Immunisierung, vorher Titer abnehmen. Kontrollen (durch Betriebsärztin). Bei HIV-Kontakt Prophylaxe (▶ 6.5.11). Gefährdete Personen (z.B. Schwangere) müssen vor Infektionen bes. geschützt werden, v.a. CMV, Toxoplasmose, Tuberkulose, auch Röteln.

6

6.10 Meldepflicht

Nach dem Infektionsschutzgesetz (§§ 6,8,9 IfSG) sind zahlreiche Krankheiten zu melden. Dabei wird unterschieden zwischen der Meldung durch den Arzt (▶ Tab. 6.11) u. der Meldung durch das Labor (s. u.). Die aktuellen Bestimmungen u. Formulare bzgl. der Meldepflicht sind abzurufen über das Robert-Koch-Institut (www.rki.de/Infektionsschutz).

- Bei Zweifeln über die Meldepflicht Anruf beim zuständigen Gesundheitsamt.
- Die Meldung erfolgt an das nächstliegende Gesundheitsamt innerhalb 24 h.
- Verantwortlich für die Meldung ist der behandelnde Arzt, in Krankenhäusern der leitende Arzt. I. d. R. wird die Meldung stillschweigend delegiert. Der leitende Arzt bzw. dessen Vertreter (zuständiger Oberarzt) müssen aber über eine Meldung unbedingt informiert sein.
- Eine Kopie der Meldung gehört zur Dokumentation an die Akte.
- **Meldung durch das Labor:**
  - Gemäß §§ 7, 8, 9 IfSG ist das untersuchende Labor verpflichtet, u. a. bei folgenden Erkr. zu melden: HIV, Treponema pallidum (Syphilis), Plasmodium (Malaria), konnatale Röteln u. Toxoplasmoseinfektionen. Die Meldeformulare unterscheiden sich in den einzelnen Bundesländern u. können über das Robert-Koch-Institut angefordert werden (www.rki.de).
  - Ferner besteht eine anonyme tabellarische Meldepflicht bzgl. zahlreicher anderer Infektionen, die zu statistischen Zwecken aufgearbeitet werden.

Tab. 6.11 Meldepflicht bei infektiösen Erkrankungen (bundesweit; v. a. in den ostdeutschen Bundesländern sind wesentlich mehr Erkrankungen meldepflichtig)

Krankheit/Erreger	Kommentar/Ergänzung
Botulismus	
Cholera	
Creutzfeldt-Jakob-Krankheit	Einschließlich vCJK (= BSE)
Diphtherie	
Hämorrhagisches Fieber	Nur virusbedingt, z. B. Hantaviren
Hepatitis, akute virale	Typ: .... (A, B, C, weitere)
HUS (hämolytisch-urämisches Sy., enteropathisch)	Symptomatik angeben
Masern	Auch unkomplizierte Masern sind meldepflichtig
Meningokokkenmeningitis/-sepsis	
Milzbrand	
Paratyphus	
Poliomyelitis	Als Verdacht gilt jede akute schlaffe Lähmung
Pest	
Tollwut	
Tollwutexposition, mögliche	(§ 6 Abs. 1 Nr. 4 IfSG)

Tab. 6.11 Meldepflicht bei infektiösen Erkrankungen (bundesweit; v. a. in den ostdeutschen Bundesländern sind wesentlich mehr Erkrankungen meldepflichtig) *(Forts.)*

Krankheit/Erreger	Kommentar/Ergänzung
Typhus abdominalis	
Tuberkulose	Erkr./Tod auch bei fehlendem bakteriologischem Nachweis. Ferner sind Ther.-Abbruch/-Verweigerung meldepflichtig
Mikrobiell bedingte Lebensmittelvergiftung	Meldepflichtig bei Tätigkeit im Lebensmittelbereich o. bei mehrfachen Erkr. mit vermutetem epidemiologischem Zusammenhang. Angabe des Erregers
Gesundheitliche Schädigung nach Impfung	Gesonderter Meldebogen über das Gesundheitsamt zu beziehen
Häufung anderer Krankheiten	Art der Erkr. bzw. Erreger

6.11 Impfungen, allgemeine Prinzipien

6.11.1 Impfkalender

Impfkalender (▶ Tab. 6.12) für Sgl., Kinder, Jgl. u. Erw. nach den Empfehlungen der STIKO (Ständige Impfkommission am RKI), Stand 8/2013.

6.11.2 Impfstatus

Bei jedem stationär aufgenommenen Kind Impfstatus festhalten (nicht einfach „s. altes Krankenblatt" o. „wird nachgereicht").

Jede Impfung unmittelbar ins Impfbuch eintragen!
- Eintragung u. Bescheinigung von Impfungen ist Pflicht lt. § 22 IfSG.
- Das Impfbuch hat Dokumentcharakter.
- Eintragungen nur selbst vornehmen u. eigenhändig unterschreiben.
- Bei Lebendimpfungen: Chargennummer eintragen.
! Auch Tuberkulintests sollten eingetragen werden, wird häufig vergessen!

Tipps
- Stationären Aufenthalt nutzen, um auf Lücken aufmerksam zu machen, z. B. im Entlassungsbrief (höflich) erwähnen.
- Aber: Keine unnötige Impfdiskussion, denn dies erscheint den Eltern bei stat. Aufenthalten meist als absolute Nebensache. Impfgegner sind nur schwer zu überzeugen, gelingt in der Klinik meist nicht.
- Es gibt Kinder mit mehreren Impfausweisen! Vor allem Impfungen nach Unfällen (Simultanimpfung) werden oft nicht im normalen Ausweis bescheinigt, weil er nicht dabei war.

Tab. 6.12 Impfkalender

Alter	Säuglinge				Kleinkinder		Kinder		Jugendliche		Erwachsene	
Impfung	6 Wo.	2 Mon.	3 Mon.	4 Mon.	11–14 Mon.	15–23 Mon.	2–4 J.	5–6 J.	9–11 J.	12–17 J.	ab 18 J.	ab 60 J.
Tetanus		G1	G2	G3	G4		N	A1		A2	A (ggf. N)[7]	A (ggf. N)[7]
Diphtherie		G1	G2	G3	G4		N	A1		A2	A (ggf. N)[7]	A (ggf. N)[7]
Pertussis		G1	G2	G3	G4		N	A1		A2	A (ggf. N)[7]	A (ggf. N)[7]
Poliomyelitis		G1	G2[1]	G3	G4		N			A1	ggf. N	
Hepatitis B		G1	G2[1]	G3	G4		N					
Haemophilus influenzae B		G1	G2[1]	G3	G4		N[3]					
Pneumokokken		G1	G2	G3	G4	N[3]						S[4]
Rotaviren	G1[2]	G2		(G3)								
Meningokokken (Serogruppe C)					G1 (ab 12 Mon.)				N			
Masern					G1	G2			N		S[5]	
Mumps, Röteln					G1	G2			N			
Varizellen					G1	G2			N			

Tab. 6.12 Impfkalender *(Forts.)*

Alter	Säuglinge				Kleinkinder		Kinder		Jugendliche		Erwachsene	
Impfung	6 Wo.	2 Mon.	3 Mon.	4 Mon.	11–14 Mon.	15–23 Mon.	2–4 J.	5–6 J.	9–11 J.	12–17 J.	ab 18 J.	ab 60 J.
Influenza												S (jährl.)
HPV									S[6]			

A: Auffrischimpfung, G: Grundimmunisierung, N: Nachholimpfung (Grundimmunisierung aller noch nicht Geimpften bzw. Komplettierung einer unvollständigen Impfung), S: Standardimpfung

[1] Bei Anwendung eines monovalenten Impfstoffs kann diese Dosis entfallen

[2] 1. Impfung sollte bereits ab Alter von 6 Wo. erfolgen, je nach verwendetem Impfstoff 2 bzw. 3 Dosen im Abstand von mind. 4 Wo. erforderlich

[3] Anzahl der erforderlichen Impfungen altersabhängig

[4] Einmalige Impfung mit Polysaccharid-Impfstoff, Auffrischimpfung nur für bestimmte Ind. empfohlen

[5] Einmalige Impfung für alle nach 1970 geborenen Personen ≥ 18 J. mit unklarem Impfstatus, ohne Impfung o. mit nur 1 Impfung in der Kindheit, vorzugsweise mit MMR-Impfstoff

[6] Standardimpfung für Mädchen u. junge Frauen

[7] Td-Auffrischimpfung alle 10 J.; die nächste fällige Td-Impfung einmalig als Tdap- bzw. bei entsprechender Ind. als komb. Tdap-IPV-Impfung

6.11.3 Impfkombinationen und -abstände

Prinzip Gleichzeitige Impfung gegen verschiedene Erreger. Dies reduziert die Anzahl der Injektionen bei gleicher Wirksamkeit.

Typische Kombinationen für die Erstimpfung bei Kindern sind:
- Tetanus-Diphtherie-Pertussis-Polio-HiB-Hepatitis B (6-fach),
- Masern-Mumps-Röteln-Varizellen.

Für spätere Auffrischungen gibt es die jeweils empfohlenen Impfungen in Form altersangepasster Kombinationsimpfstoffe.

Abstände
- Lebendimpfungen entweder gleichzeitig o. mind. 4 Wo. Abstand.
- Lebend- u. Totimpfungen in beliebigen Abständen.
- Nach Infekten 4 Wo. (bei banalen Infekten auch 2 Wo.) Karenz bis zur nächsten Lebendimpfung (ist sonst immunologisch sinnlos, allerdings meist ungefährlich). Nach Masern möglichst 3 Mon. Abstand.
- Nach Gammaglobulin mind. 4 Mon. Abstand bis zur nächsten Lebendimpfung (Ausnahme: Gelbfieber).
- Zwischen Tot-/Toxoidimpfungen keine beliebige Verkürzung der Intervalle. 2. Impfung meist ab 4 Wo. Abstand möglich, nicht unter 3 Wo.! Verlängerung der Intervalle weniger problematisch als wesentliche Verkürzung.
- Impfungen in der Inkubationszeit (Mumps, Hepatitis B) möglichst schnell nach Kontakt.
- Notfallimpfungen (Tetanus, Tollwut) immer beginnen, dann aber gleichzeitig passiven Schutz gewährleisten (spezifisches Immunglobulin).

6.11.4 Vorgehen bei Komplikationen

Impfreaktion bedeutet nicht gleich KO. Lokalreaktionen an der Impfstelle sind meist harmlos. Stärkere Schwellungen in den ersten Tagen kein Abszess, sondern Zeichen der (teilweise) subkutanen Gabe statt i. m., v. a. bei Impfstoffen mit Adjuvanzien. Leichtes Fieber ohne Begleiterscheinungen meist auch normal. Bei Fieberkrämpfen in der Anamnese z. B. Paracetamol bzw. Anfallsprophylaxe (▶ 12.3). Eine Impfreaktion deutet auf die normale Funktion des Immunsystems u. zeigt, dass die Impfung „angeht", auch die Eltern entsprechend informieren.

Bei Verdacht auf Impfkomplikationen
- Alle Daten festhalten, evtl. stationäre Aufnahme.
- Impfenden Arzt informieren, fehlende Angaben erfragen.
- Kontakt zu Gesundheitsamt aufnehmen (hat bzgl. Impfungen aktuelle Informationen) u. Impfstoffhersteller (ist an Komplikationsmeldungen interessiert, hat meist aktuelle wissenschaftliche Informationen).

Haftung für Impfschäden
- Für öffentlich empfohlene Impfungen lt. § 20 IfSG haften die Länder (§§ 60 u. 61 IfSG). Klageerhebung gegen das Land beim Sozialgericht.
- Bei Fahrlässigkeit bzw. Kunstfehler haftet der impfende Arzt.
- Bei nicht zugelassenen Impfstoffen haftet der impfende Arzt.
- Daher bei Indikationsimpfungen, v. a. bei nicht zugelassenen Impfstoffen, schriftliche Einverständniserklärung des Pat., mit Angabe der Risiken.

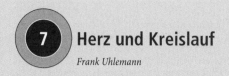

7 Herz und Kreislauf

Frank Uhlemann

7.1 Leitsymptome und Differenzialdiagnosen

Risiko für einen angeb. Herzfehler (AHF)
- Prävalenz für einen AHF in Deutschland ca. 1,0 %. Lt. Mutterschaftsrichtlinie muss der betreuende Frauenarzt „Herztätigkeit" nachweisen. Pränataldiagn. erfolgt bei ca. 30 % der AHF, davon wird der AHF bei ca. 40 % der Fälle pränatal diagnostiziert (pränatale Detektionsrate ca. 12,5 %; Daten der PAN-Studie des Kompetenznetzes Angeborene Herzfehler).
- Risikoerhöhung auf 1–3 %, wenn ein Geschwisterkind bereits einen AHF hat.
- Risikoerhöhung auf 2–4 %, wenn ein Elternteil einen AHF hat.

Neonatologische Aspekte bei AHF
- Immer an einen AHF denken! Ein Amnioninfektionssy. ist häufig, ein AHF ist selten, aber die klin. Präsentation kann initial sehr ähnlich sein!
- Ein gesundes NG braucht postnatal ca. 15–20 Min., bis es eine $tcSaO_2$ von 95 % erreicht! Bei $tcSaO_2$ < 95–97 % immer an einen AHF denken! Großzügig $tcSaO_2$ messen! Differenzialzyanose ausschließen! Eine $tcSaO_2$ von 95 % schließt einen komplexen zyanotischen AHF mit duktusabhängiger Systemperfusion (z. B. HLHS) nicht aus!
- Signifikante Klappen- u. Gefäßobstruktionen (valvuläre Pulmonal- u. Aortenstenose, Aortenisthmusstenose) können Neonaten schnell in eine kritische klin. Situation bringen, die dann dem Bild einer neonatalen Sepsis sehr ähnlich ist.
- Im Zweifelsfall bis zur echokardiografischen Klärung der Diagnose den PDA offen halten (Alprostadil = Minprog®)!
- Bei PDA-abhängiger Lungen- oder Systemperfusion keine hoch dosierte kontinuierliche O_2-Gabe! Führt zu vorzeitigen Verschluss des PDA!

Hauptsymptome für das Vorliegen eines angeb. oder erworbenen Herzfehlers sind Zyanose, Zeichen der Herzinsuffizienz (HI), Herzrhythmusstörungen, Herzgeräusche oder pathol. Herztöne.

7.1.1 Zyanose

Definition Blaurote Färbung von Haut u. Schleimhäuten bei > 5 g/dl reduziertem Hb.

Cave
Bei einer Anämie kann trotz arterieller Hypoxämie eine **sichtbare** Zyanose fehlen. Deshalb immer $tcSaO_2$ messen (Pulsoxymetrie, normal > 97 %).

Einteilung
- **Zentrale Zyanose** (Mischungszyanose): durch intrakardiale Mischung von venösem u. arteriellem Blut. Auch gut durchblutete Hautbezirke (z. B. Zunge, Konjunktiven) sind zyanotisch.
- **Periphere Zyanose** (Ausschöpfungszyanose): verstärkte O_2-Ausschöpfung des Bluts bei verminderter peripherer Durchblutung; Akrozyanose (Finger, Zehen, Lippen), P_aO_2 > 50 mmHg in Raumluft.
- **Differenzialzyanose:** differierende $tcSaO_2$-Werte an oberer u. unterer Körperhälfte.

Differenzialdiagnosen (▶ Tab. 7.1).

Tab. 7.1 Altersabhängige Differenzialdiagnose der Zyanose

Ursache		Typisches Alter			Kapitel
		NG	Sgl.	Kinder u. Jgl.	
Pulmonal	Atemnotsy.	+			▶ 4.5.1
	Pneumothorax	+	+	+	▶ 14.3.7
	Pleuraerguss	+	+	+	
	Obstruktive Bronchitis			+	▶ 14.4.2
	Asthma			+	▶ 14.4.3
	Bronchiolitis		+		▶ 14.4.1
	Atemwegsobstruktion durch Fremdkörper, Epiglottitis, Pseudokrupp		+	+	▶ 14.5, ▶ 14.3.2
	Pneumonie	+	+	+	▶ 14.3.4
Infektiös	Sepsis	+	+	+	▶ 6.3.1
	Meningitis	+	+	+	▶ 6.3.2
Kardial	D-Transposition der großen Arterien	+[1]	+		▶ 7.5.2
	Fallot-Tetralogie	+	+		▶ 7.5.1
	Kritische Pulmonalstenose	+[1]			▶ 7.4.4
	Pulmonalatresie	+	+		▶ 7.6
	Trikuspidalatresie	+	+		▶ 7.6
	Totale Lungenvenenfehlmündung	+[1]	+		▶ 7.6
	Truncus arteriosus communis	+	+		▶ 7.6
	Hypoplastisches Linksherzsy.	+[1]			▶ 7.6
	Kritische Aortenisthmusstenose	+[1]			▶ 7.4.5
Sonstiges	Hypoglykämie (BZ < 30 mg/dl)	+			
	Polyglobulie (Hkt > 70 %)	+	+	+	
	Methämoglobinämie	+	+	+	▶ 17.1.5
	Persistierende fetale Zirkulation (PFC) oder persistierende pulmonale Hypertonie des NG (PPHN)	+			▶ 4.6.2

[1] Können das klin. Bild einer NG-Sepsis imitieren

7

⚡ **Vorgehen bei Zyanose**
(Zyanose bei NG ▶ 4.1.3).
- **Anamnese:** Akut oder chron.? In Ruhe oder bei Belastung? Kardiale oder pulmonale Vorerkr.? Medikamente? Krampfanfall? Infektionshinweis? Drogenabusus? Pränataldiagn.?
- **Klinik:**
  - Uhrglasnägel/Trommelschlägelfinger → Zeichen der chron. Hypoxämie.
  - Fieber → V. a. Infektion.
  - Ödeme u. Hepatomegalie → V. a. HI.
  - Husten → V. a. Pneumonie, Fremdkörperaspiration, Linksherzinsuff.
  - Inspiratorischer Stridor → V. a. Pseudokrupp, Epiglottitis.
- **Auskultation:** Herzgeräusch? Stridor? Giemen? Seitengl. Atemgeräusch? RG?

- Labor: BB, Hkt, BZ, BSG, CRP; art. BGA vor u. während zusätzlicher O_2-Gabe.
- Erstmaßnahmen bei akuter Zyanose: O_2-Gabe; Atemwege freimachen; evtl. absaugen; evtl. Inhalation; evtl. Intubation.
- Überwachung: Monitor; Pulsoxymeter; RR.
- Weitere Diagn.: Rö-Thorax; bei V. a. kardiale Ursache EKG, Echo; bei V. a. primäre Lungenerkr. Lungenfunktionsprüfung; evtl. EEG.
- Wenn echokardiografisch ein Herzfehler nachgewiesen wurde oder klin. dringender Verdacht besteht, muss bei NG entschieden werden, ob mit Prostaglandingabe der Duktus zur Aufrechterhaltung der Lungen- oder Körperdurchblutung offen zu halten ist (▶ 7.4); Rücksprache mit kinderkardiologsichem Zentrum.
- ! Länger dauernde O_2-Atmung bei NG (FiO_2 100 %) **nur**, wenn ein duktusabhängiges Vitium sicher ausgeschlossen ist, ggf. Prostaglandininfusion probatorisch bis zur Diagnosestellung (Memo: Einem HLHS kann diese Maßnahme das Leben retten) (▶ 7.4).

7.1.2 Palpitation

Definition Bewusstwerden des eigenen Herzschlags; „Herzklopfen".

Differenzialdiagnosen
- Angst, Fieber, Anämie, Rhythmusstörungen (▶ 7.10).
- Herzklappenfehler, z. B. hämodynamisch bedeutsame Aorten- oder Mitralinsuff.
- Hyperthyreose (▶ 10.3.3): HF ↑; Nervosität; Wärmeempfindlichkeit; warme, feuchte Haut; feines, dünnes Haar; Stuhlfrequenz ↑.
- Medikamente, Drogen, Kaffee, Alkohol, Nikotin.

Diagnostik BB; Schilddrüsenhormone; RR; EKG; Langzeit-EKG; evtl. Echo, Belastungs-EKG, Rö-Thorax.

7

7.1.3 Synkope

Definition Plötzlicher u. rasch vorübergehender Bewusstseinsverlust, meist durch verminderte zerebrale Durchblutung mit resultierender Hypoxämie.

Differenzialdiagnosen
- **Vagovasale Synkope:** häufigste Ursache. Oft positive Familienanamnese. Provokation durch physische oder psychische Belastung; fast nie im Liegen. Prodromi: Schweißausbruch, Blässe, Schwindel.
- **Orthostase:** ▶ 7.12.2.
- **Affektkrampf:** durch Schmerz oder Frustration ausgelöster Bewusstseins- u. Tonusverlust bei KK; auch Muskelzuckungen möglich.
  - Zyanotische Form: mit Zyanose nach Schreien.
  - Blasse Form: plötzliche Blässe ohne Schreien.
- **Krampfanfall** (▶ 12.3): Gelegentlich schwer abzugrenzen. Anschließende Müdigkeit spricht für Krampfanfall. Evtl. Zungenbiss, Stuhl-/Urinabgang; EEG (▶ 12.2.1).
- **Herzerkr.:** Bei/nach Belastung bei z. B. signifikanter Pulmonal- oder Aorten-klappenstenose (▶ 7.4); HI (▶ 7.3); Herztumoren (mit obstruierender Wirkung); paroxysmale Tachykardie (▶ 7.10.1); Mitralklappenprolaps (▶ 7.6); Brugada-Sy., LQTS = Long-QT-Sy., ARVD = arrhythmogene rechtsventrikuläre Dysplasie, PCVT = polymorphe katecholaminerge ventrikuläre Tachykardie, PAH.

Diagnostik Anamnese oft hinweisend; BB; RR; Schellong-Test (▶ 7.12.2), EKG, EEG, Langzeit-EKG, bei wiederholten Synkopen Echokardiografie obligat (weitere Diagn. bei gezieltem Verdacht).

Cave
Bei wiederholten Synkopen ohne sicheren Hinweis für eine rein vasovagale oder neurol. Genese aggressive kinderkardiologische Diagn. zum Nachweis/ Ausschluss seltener Ursachen notwendig! Hinter dem „normalen" inkompletten RSB im Ruhe-EKG können sich unter Umständen vital bedrohliche Erkr. verbergen!

7.2 Diagnostische Methoden

7.2.1 Auskultation

Durchführung
- **Vor** der Auskultation palpieren: Herzspitzenstoß verlagert, verbreitert, hebend? Präkordiales Schwirren (bei erheblichen Klappenstenosen, drucktrennendem VSD)? Hyperdynames Präkordium (bei Druck- oder Volumenbelastung des Herzens)?
- **Während** der Auskultation: ruhige Umgebung; vergleichend im Liegen u. Sitzen; gleichzeitig peripheren Puls palpieren. Vom Atemgeräusch bei hoher Atemfrequenz beim NG/Sgl. nicht verwirren lassen! Immer auch interskapulär u. axillär auskultieren.
- **Auskultationsareale** (▶ Abb. 7.1). **Cave:** An Situsanomalien u. intrakranielle a.-v. Fehlbildungen denken!

Beschreibung des Auskultationsergebnisses

Herzaktion: Frequenz? Regelmäßig? Pulsdefizit? Respiratorische Arrhythmie?

Herztöne:

- **1. Herzton** (Myokardanspannungston, Schluss der AV-Klappen); P. m. über Erb:
  - laut bei Erhöhung von Schlagvolumen u. Kontraktilität (z. B. Fieber, Anämie),
  - gedämpft bei verminderter Kontraktilität (z. B. Myokarditis),
  - wechselnde Lautstärke bei AV-Block III°
- **2. Herzton** (Semilunarklappenschlusston); P. m. über Erb. Besteht aus 2 Komponenten: Zuerst schließt die Aortenklappe, dann die Pulmonalklappe; dadurch variable, atemabhängige Spaltung des 2. Herztons (physiologisch):
  - laut bei art. o. pulmonaler Hypertonie,
  - gedämpft bei Aorten- o. Pulmonalstenose,
  - fixierte, atemunabhängige Spaltung bei RV-Belastung (z. B. ASD, PAH),
  - umgekehrte Spaltung (Pulmonalklappe schließt vor Aortenklappe) bei LV-Belastung (z. B. Aortenstenose, ISTA).
- **3. Herzton** (Ventrikelfüllungston in der frühen Diastole).
- **4. Herzton** (Vorhofkontraktionston in der späten Diastole); bei Kindern/Jgl. physiologisch. Kann aber auch eine HI o. eine Mehrarbeit des Vorhofs anzeigen.

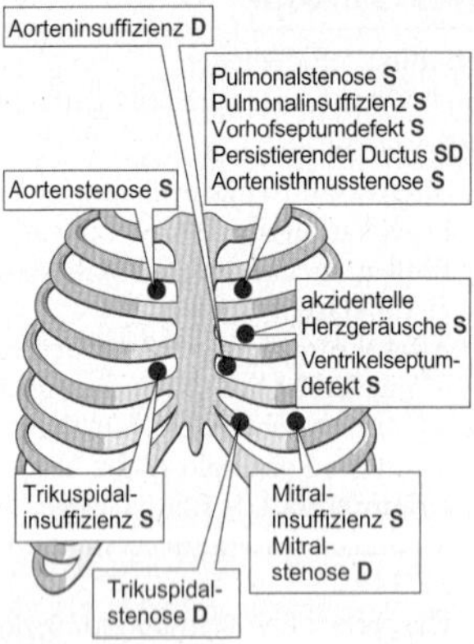

Herzgeräusche: Auf Relation zum Herzzyklus (proto-, meso-, tele-, holosyst. o. -diast., kontinuierlich), Beginn (Sofort- o. Intervallgeräusch), Lautstärke, Dauer Klangcharakter (rau, weich, gießend, musikalisch), Fortleitung (aortal, pulmonal) u. P. m. achten.

- **Akzidentelles Geräusch** (syst.): bei gesunden Kindern u. Jgl. häufig (sog. **Still-Geräusch**, s. u.). Häufige Ursache: akzessorischer Sehnenfaden im LV.
- **Funktionelles Geräusch** (häufig syst., selten diast.): bei erhöhtem HZV ohne organische Herzerkr. (z. B. Fieber, Anämie, Hyperthyreose).
- **Organisches Geräusch** (syst. o. diast.): bei organischen o. strukturell fixierten Anomalien des Herzens, der Gefäße o. Herzklappen.
- **Vorgehen bei Herzgeräuschen:** Wenn ein Herzgeräusch nicht eindeutig als akzidentell o. funktionell bewertet werden kann, muss weitere Diagn. folgen: EKG, Echokardiografie, Vorstellung beim Kinderkardiologen, evtl. Rö-Thorax.

Abb. 7.1 Auskultationsareale und Ursachen für syst. (S) und syst.-diast. (D) Geräusche [L106]

Labels in figure:
Aorteninsuffizienz D
Pulmonalstenose S
Pulmonalinsuffizienz S
Vorhofseptumdefekt S
Persistierender Ductus SD
Aortenisthmusstenose S
Aortenstenose S
akzidentelle Herzgeräusche S
Ventrikelseptumdefekt S
Trikuspidalinsuffizienz S
Mitralinsuffizienz S
Mitralstenose D
Trikuspidalstenose D

Merkmale akzidenteller Geräusche
Syst.; kurz; weicher o. musikalischer Klangcharakter. Lautstärke < ³⁄₆; im Sitzen deutlich leiser o. verschwindend. Meist 2.–3. ICR li. parasternal. Keine/nur geringe Fortleitung. Normaler 2. Herzton.

DD organischer Geräusche:
- **Systolikum:** VSD, ASD, Pulmonal- u. Aortenstenose, Mitral- u. Trikuspidalklappeninsuff., Mitralklappenprolaps (spätsyst.).
- **Diastolikum:** Pulmonal- u. Aorteninsuff., Mitral- u. Trikuspidalstenose.
- Kontinuierliches, syst.-diast. Geräusch: PDA, aorto-pulmonale Shunts, a.-v. Fisteln.
- Syst.-diast. Reibegeräusch: Perikarditis, häufig postoperativ.
- Stärkegrade der Herzgeräusche: (▶ Tab. 7.2).

Tab. 7.2 Stärkegrade der Herzgeräusche

Stärkegrad	Beschreibung
1/6	Sehr leise, nur in einer Atempause zu hören
2/6	Leise, auch während der Atmung zu hören
3/6	Mittellautes Geräusch, nie Schwirren
4/6	Lautes Geräusch, meist Schwirren
5/6	Sehr lautes Geräusch, durch die Hand auskultierbar
6/6	Sehr lautes Geräusch, hörbar bis 1 cm Abstand von der Thoraxwand; „Distanzgeräusch", z. B. Kunstklappenton

7.2.2 Röntgen-Thorax

Typische röntgenologische Zeichen

- Streifig-netzförmige Lungenzeichnung → interstitielles Ödem (z. B. Linksherzinsuff.; Mitralklappenfehler).
- Diffuse Eintrübung u. Verschleierung der Konturen des Herzschattens → alveoläres Ödem (z. B. Linksherzinsuff.; Mitralklappenfehler).
- Verstärkte Lungengefäßzeichnung → Lungendurchblutung ↑ → bei L-R-Shunt (z. B. VSD, ASD, AVSD, großer PDA).
- Verminderte Lungengefäßzeichnung (helle Lungenfelder) → Lungendurchblutung ↓ bei Obstruktion der RV-Ausflussbahn (z. B. Fallot-Tetralogie, Pulmonalatresie).
- Kalibersprünge der Pulmonalarterie (zentral weit – peripher eng) → zunehmende PAH (z. B. Eisenmenger-Reaktion; Lungenembolie).
- Zunahme der CTR (Cor-Thorax-Ratio) → Herzvergrößerung (z. B. Volumenüberlastung, HI). CTR = $(H_1+H_2)/T$ (normal: Sgl. etwa 0,6; sonst < 0,5).
- Vergrößerung der Herzlängsachse → LV ↑ (z. B. VSD; PDA; Mitralinsuff.).
- Angehobende Herzspitze, Querverbreiterung → RV ↑ (z. B. TOF, hochgradige Pulmonalstenose).

! Beachte: relativ breiter Thorax, horizontaler Rippenverlauf, etwas plumpes Herz u. unterschiedliche Mediastinalverbreiterung durch Thymus bei NG u. Sgl.

Auswertungsskizzen für Röntgen-Thorax: (▶ Abb. 7.2).

7

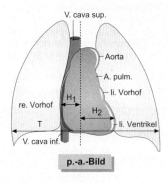

Abb. 7.2 Auswertungsskizzen für Röntgen-Thorax [L157]

7.2.3 EKG

Platzierung der Elektroden
- Extremitätenableitungen (Bezeichnungen: I, II, III, aVR, aVL, aVF): re. Arm → rot (R); li. Arm → gelb (L); li. Bein → grün (F); re. Bein → schwarz.
- Brustwandableitungen (Bezeichnung: V_1–V_6) ▶ Abb. 7.3.

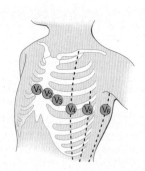

EKG-Auswertung
Reihenfolge: Rhythmus, HF, Lagetyp, Zeitintervalle (▶ Abb. 7.4, ▶ Tab. 7.3), QT-Zeit, Veränderungen der P-Welle, Form/Dauer des QRS-Komplexes, Beurteilung der Relation von R- u. S-Zacken, ST-Strecken-Veränderungen, Veränderungen der T-Welle.

Abb. 7.3 Platzierung der Elektroden [L106]

Lagetyp:
- Bestimmung durch Vergleich der Höhe der R- u. S-Zacken in den Extremitätenableitungen.
- Hilfsmittel: **Cabrera-Kreis** (▶ Abb. 7.5). Auswerteanleitung: Zunächst Ableitung mit dem größten pos. (R) u. größten neg. (S) Ausschlag in den Extremitätenableitungen bestimmen. Bei pos. Ausschlag (R) zeigt der Vektor in die Richtung der entsprechenden Ableitung des Cabrera-Kreises, bei neg. Ausschlag (S) in die entgegengesetzte Richtung. Bei gleich hohen R- u. S-Zacken in einer QRS-Gruppe ist die Richtung des Vektors um 90° nach li. o. re. gewendet.

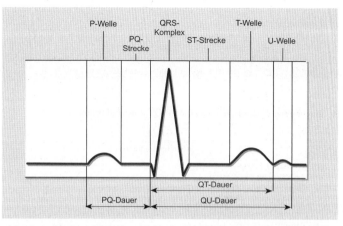

Abb. 7.4 EKG-Kurve: Zeitwerte u. Amplituden sind altersabhängig (▶ Tab. 7.3) [L157]

Tab. 7.3 Normalbereiche für P- u. QRS-Dauer sowie PQ-Zeit in Ableitungen I–III			
Alter	P [s]	PQ [s]	QRS [s]
1–5 Mon.	0,05–0,07	0,08–0,12	0,05–0,07
6–12 Mon.	0,06–0,07	0,09–0,15	0,05–0,07
2–6 J.	0,05–0,08	0,09–0,17	0,05–0,08
7–10 J.	0,06–0,08	0,10–0,18	0,06–0,09
11–15 J.	0,06–0,08	0,12–0,19	0,06–0,10

7

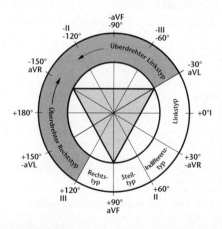

Abb. 7.5 Cabrera-Kreis [L190]

Faustregel
- Höchstes R in I → Linkstyp; höchstes R in II → Indifferenztyp; höchstes R in III → Rechtstyp; R in II + III gleich → Steiltyp.
- ! Überdrehter Rechtstyp (tiefe S in I u. II) u. überdrehter Linkstyp (tiefe S in II u. III) implizieren eine Pathologie → Echo!

QT-Zeit:
- Berechnung der korrigierten **QT-Zeit (QT$_c$; Bazett-Formel):**

$$QT_c = \frac{QT\text{-Zeit}}{\sqrt{(60/Herzfrequenz)}}$$

  - Normal: 0,35–0,44 s.
  - Bei NG bis 0,45 s.
- Bei Überschreitung des oberen Grenzwerts dringender V. a. LQTS (▶ 7.10.1). An Hypokalzämie u. Mg^{2+}-Mangel denken!
- QTc immer berechnen bei antiarrhythmischer Ther. → erworbenes LQTS (▶ 7.10.1).

Veränderungen der P-Welle   P-Welle = Erregungsausbreitung in den Vorhöfen. Veränderungen (▶ Abb. 7.6).
- **P dextrocardiale:** Überlastung des RA (z. B. Pulmonalstenose; PAH; Ebstein-Anomalie): P spitzgipflig mit hoher Amplitude (in II, III, aVF).
- **P sinistrocardiale:** Überlastung des LA (z. B. Linksinsuff., Mitralfehler): P verbreitert u. doppelgipflig (in I u. II) o. biphasisch (in III u. V$_{1-2}$).
- **P biatriale:** Überlastung beider Vorhöfe: P doppelgipflig mit Betonung des ersten Anteils (in II u. aVF) o. biphasisch (in V$_{1-2}$).
- Wechselndes P o. kein P abgrenzbar: Rhythmusstörungen (▶ 7.10).

Veränderungen der PQ-Zeit   PQ-Zeit = AV-Überleitungszeit; frequenzabhängig.
- PQ-Zeit ↓, normale P-Welle → Tachykardie, WPW-Sy. (▶ 7.10.1),
- PQ-Zeit ↓, verformte P-Welle → atriale Reizbildungs- o. Reizleitungsstörung.
- PQ-Zeit ↑ → AV-Block (▶ 7.10.2),

Veränderungen des QRS-Komplexes   QRS-Komplex = Kammererregung.
Hypertrophie-Zeichen: ▶ Abb. 7.7, ▶ Tab. 7.4.
- **RV-Hypertrophie** (z. B. Pulmonalstenose, Fallot): Steil- o. Re.-Typ, großes R u. kleines S in V$_1$, kleines R u. großes S in V$_{5-6}$, R in V$_1$ u. S in V$_6$ größer als der altersabh. Maximalwert (▶ Tab. 7.4).
- ! Beachte: Rückbildung der physiolog. RV-Hypertrophie innerhalb des 1. Lj.
- **LV-Hypertrophie** (z. B. Aortenstenose, ISTA, Hypertonus, Immunsuppression): evtl. Li.-Typ, tiefes u. schlankes S in V$_{1-2}$ (> 2,5 mV), hohes R in V$_{5-6}$ (evtl. auch schon in V$_4$), R in V$_5$ o. V$_6$ u. S in V$_1$ größer als der altersabhängige Maximalwert (▶ Tab. 7.4), zusätzl. bei signifikanter druckbedingter Hypertrophie: ST-Strecken gesenkt u. T-Welle negativ in V$_{5-6}$.
- Deutliche Q-Zacken in V$_{5-6}$ → Hypertrophie des LV o. beider Ventrikel.
- Verbreiterte tiefe Q-Zacken in I, aVL, V$_{5-6}$: Infarkt-EKG im Sgl.-Alter! V. a. Bland-White-Garland-Sy. (▶ 7.6).

Schenkelblockbilder: ▶ Abb. 7.8.
- **Kompletter LSB (LSB):** QRS-Komplex verbreitert u. deformiert (grob aufgesplitterte R-Zacke in I u. V$_6$), ST-Strecke u. T-Welle diskordant zu QRS → evtl. Zeichen einer Herzmuskelschädigung, z. B. Kardiomyopathie (▶ 7.9), Aortenstenose (▶ 7.4.6).

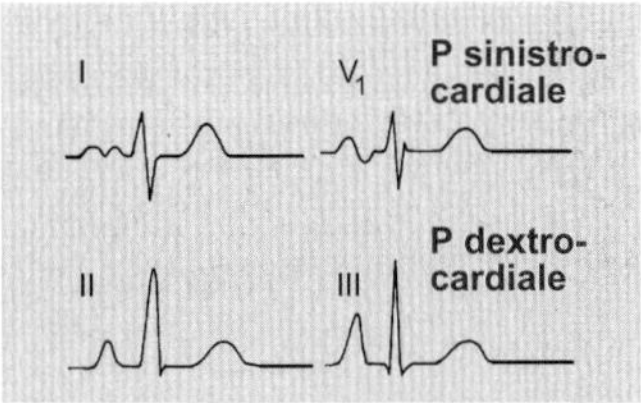

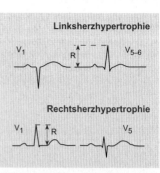

Abb. 7.6 Veränderungen der P-Welle [L157]

Abb. 7.7 Kammerhypertrophie [L157]

Tab. 7.4 Altersabhängige Maximalwerte für die R- bzw. S-Amplitude [mV]					
Alter	RV-Hypertrophie		LV-Hypertrophie		
	R (V₁)	S (V₆)	R (V₅)	R (V₆)	S (V₁)
0–1 Mon.	2,5	1,2	3,0	2,1	
1–6 Mon.	2,0	0,6	3,0	2,0	1,8
6–12 Mon	2.0	0,4	3,0	2,0	1,6
1–3 J.	1,8	0,4	3,6	2,4	2,7
3–8 J.	1,8	0,4	3,6	2,4	3,0
8–16 J.	1,6	0,5	3,3	2,2	2,4
> 16 J.	1,4	1,3	3,3	2,1	2,3

- **Kompletter RSB (RSB):** QRS-Komplex verbreitert u. deformiert (zweite R-Zacke in aVR u. V_{1-2}), ST-Strecke u. T-Welle diskordant zu QRS → meist nach Herz-OP, selten angeboren.
- **Inkompletter RSB:** QRS-Komplex **nicht** verbreitert, rSr'- o. rSR'-Konfiguration in V_1–V_2, keine Veränderung der Repolarisation → Volumenbelastung des RV (z. B. ASD, PAPVD, ▶ 7.4.2) → Echo, aber häufig bei herzgesunden Kindern.

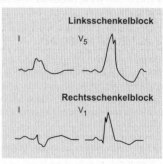

Abb. 7.8 Schenkelblöcke [L157]

Veränderungen der ST-Strecke (▶ Abb. 7.9).

- Hebung der ST-Strecke → Myokardischämie/Infarkt, Perikarditis, Lungenembolie.
- Senkung der ST-Strecke: aszendierend → unspezifisch; muldenförmig → z. B. Digitalis (zusätzl. PQ- u. QT-Verkürzung); deszendierend → Schädi-

gung der subendomyokardialen Schichten (z. B. Myokarditis, Ventrikelhypertrophie).
- QT-Dauer ↑ → Hypokalzämie, K ↓, Mg^{2+} ↓, LQTS (▶ 7.10.1).
- QT-Dauer ↓ → Hyperkalzämie.

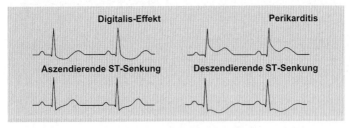

Abb. 7.9 Endstreckenveränderungen [L157]

Veränderungen der T-Welle
- Hohes T: Vagotonie, Hyperkaliämie (+ konvexbogige ST-Senkung), Infarkt.
- Flaches T: Myokarditis, Hypokaliämie (+ QT-Verlängerung durch Verschmelzung von T- u. U-Welle).
- Präterminal neg. T: normal in III, sonst bei Ventrikelhypertrophie, Digitalis, Perikarditis.
- Terminal neg. T: Peri- u. Myokarditis, Intoxikation, Infarkt.

7.2.4 Langzeit-EKG

Definition Kontinuierliche Registrierung des EKG über 24–72 h auf Datenträger. Mindestens 3 Ableitungen; Auswertung unter visueller Kontrolle.

Indikationen V. a. Herzrhythmusstörungen, Synkopen u. Apnoen unklarer Ursache; Überprüfung des Erfolgs antiarrhythmischer Ther.; routinemäßige Unters. nach Herz-OP.

7.2.5 Echokardiografie

Definition Darstellung kardialer u. vaskulärer Strukturen sowie der Blutflussrichtung u. -geschwindigkeit mittels Ultraschall von transthorakal o. transösophageal (alle Altersstufen).

M-Mode (motion-mode) Zeitliche Darstellung der Bewegung von kardialen Strukturen entlang einer Messlinie. Ermöglicht u. a. die Beurteilung der Kontraktilität des LV-Myokards durch die **Verkürzungsfraktion** (wichtig z. B. bei Myokarditis, Kardiomyopathie). Dabei wird der LV-Durchmesser knapp unterhalb der Mitralklappe am Ende der Diastole (LV_{ED}) u. der Systole (LV_{ES}) gemessen u. berechnet:

$$\text{Verkürzungsfraktion} = (LV_{ED} - LV_{ES}) \times 100 \div LV_{ED}$$

Pathologisch: < 28 %.

2-D-Mode (zweidimensional) Darstellung sektorförmiger Schnittbilder des schlagenden Herzens, dadurch gute Beurteilung aller kardialen Strukturen u. ihrer Funktion. Beurteilung der großen Arterien u. Venen.

Doppler-Echokardiografie
CW-Doppler (Continuous-Wave-Doppler): Messung entlang dem gesamten Ultraschallstrahl ohne bildliche Darstellung des Messorts, dient Erfassung hoher Geschwindigkeiten.
PW-Doppler (Pulsed-Wave-Doppler): Strömungsmessung in kleinem Messvolumen, das anhand eines 2-D-Schnittbilds platziert wird. Nicht geeignet bei hohen Strömungsgeschwindigkeiten.
Aus der Blutflussgeschwindigkeit (v) kann nach der modifizierten Bernoulli-Formel näherungsweise der Druckgradient (ΔP) über einer Stenose berechnet werden:

$$\Delta P = 4 \times v^2 \, [\text{mmHg}].$$

Normalwerte max. Blutflussgeschwindigkeit an den Herzklappen bei Kindern:
- Mitralklappe: 0,7–1,4 m/s.
- Trikuspidalklappe: 0,5–0,9 m/s.
- Pulmonalklappe: 0,6–1,2 m/s.
- Aortenklappe: 1,2–1,7 m/s.

Farb-Doppler: Blutfluss wird nach Richtung u. Geschwindigkeit verschiedenfarbig codiert u. in das 2-D-Bild projiziert. Dient raschem Überblick über pathol. Strömungsverhältnisse u. zur Beurteilung der Klappenfunktion.
Gewebedoppler-Echokardiografie: Messung der Bewegungsgeschwindigkeiten u. der Verformung des Myokards nach dem Doppler-Prinzip (neues Verfahren).

7.2.6 Herzkatheterdiagnostik

Definition Sondierung der einzelnen Herzhöhlen u. großen Gefäße mittels eines schattengebenden Katheters unter laufender Rö-Kontrolle.

Indikationen
- Bestimmung der Hämodynamik (Anatomie, Drücke); postop. Kontrolle.
- Oxymetrische Abschätzung des Verhältnisses von Lungen- (Q_P) zu Körperdurchblutung (Q_S). Verhältnis $Q_P/Q_S = 1$ (normal), $Q_P/Q_S > 1$ (L-R-Shunt), $Q_P/Q_S < 1$ (R-L-Shunt).
- Testung der pulmonalvaskulären Reagibilität bei Vorliegen einer PAH (▶ 7.5.3) mit verschiedenen Substanzen (O_2, NO, Prostazyklin, Iloprost) zur Klärung einer möglichen Operabilität bei Shuntvitium o. Planung/Überwachung einer medikamentösen Ther. der PAH.

7.2.7 Herzkatheterinterventionen

Palliative, OP vorbereitende/ergänzende o. definitive therap. Maßnahmen durch herzkatheterbasierte Techniken (▶ Tab. 7.5).
- Vorteil: keine Thorakotomie, kurzer stat. Aufenthalt, schnelle Rekonvaleszenz, z. T. ohne Rö-Exposition möglich.
- Nachteil: 12–18-jährige vs. über 40-jährige chir. Erfahrung.

Tab. 7.5 Herzkatheterinterventionen in der pädiatrischen Kardiologie	
Verfahren	**Indikationen**
Ballonatrioseptostomie nach Rashkind (meist echogesteuert auf Intensivstation)	TGA, komplexe Vitien
Ballonvalvuloplastie	Valvuläre Pulmonal- u. Aortenstenose (gute Erfolge)
Ballonangioplastie	Periphere Pulmonalstenosen, ISTA, Anastomosenstenosen
Blade-Atrioseptostomie (mittels eines messertragenden Katheters)	TGA, komplexe Vitien (bei unzureichender Vorhoflücke nach Rashkind-Manöver)
Verschluss septaler Defekte mit Okkludern	ASD II, muskulärer VSD, evtl. perimembranöser VSD
Gefäßverschluss mit Metallspiralen o. Plugs	PDA, aorto-pulmonale Kollateralen, a.-v. Fisteln
Endovaskuläre Implantation einer Gefäßstütze (Stent)	Pulmonalstenosen, ISTA, Re-ISTA, evtl. zum Offenhalten eines PDA o. des rechtsventrikulären Ausflusstrakts
Eröffnung einer atretischen Klappe mittels Hochfrequenzstrom Implantation einer stentgestützten Klappe	Pulmonalatresie RVOT- bzw. Pulmonalklappenstenose
Ablation mit Hochfrequenzstrom	WPW, akzessorische Leitungsbahn, postop. supraventrikuläre Tachykardie
Myokardablation durch Alkoholinjektion in den entsprechenden Koronararterienast (TASH)	Hypertrophe obstruktive Kardiomyopathie

7.2.8 Magnetresonanztomografie (MRT)

Die MRT hat in den letzten Jahren zunehmende Bedeutung bei der Beurteilung von AHF erlangt u. damit z. T. rein diagn. Herzkatheter ersetzt.

Indikationen
- Klärung der kardiovaskulären Anatomie (z. B. Aortenisthmus postop.).
- Objektivierung der Ventrikelgröße u. -funktion (v. a. RV bei PI nach TOF-Korrektur).
- Seitengetrennte Flussmessungen (Lunge).
- MR-Angiografie: Objektivierung komplexer Gefäßsituationen, Nachweis von Gefäßverschlüssen (z. B. A.-subclavia-Verschluss nach Shunt-OP).
- Late Enhancement: Nachweis myokardialer Areale mit verminderter Perfusion o. Narben.

7.3 Herzinsuffizienz

Definition Missverhältnis zwischen kardialer Pumpleistung u. Perfusionsbedar~~f~~

Ätiologie Je nach Altersgruppe u. zugrunde liegendem Vitium unterschiedlic~~h~~ (▶ Tab. 7.6).

Tab. 7.6 Altersabhängige Differenzialdiagnose der Herzinsuffizienz

Ursache		Typisches Alter			Kapitel
		NG	Sgl.	Kinder u. Jgl.	
Infektiös-toxisch	Sepsis	+	+	+	▶ 6.3.1
	Pneumonie	+	+	+	▶ 14.3.4
	Hypothyreose	+			▶ 10.3.2
	Hyperthyreose		+	+	▶ 10.3.3
	Kawasaki-Sy.		+	+	▶ 16.5
Kardial (angeb.)	Kritische Aortenstenose	+	+		▶ 7.4.6
	Aortenisthmusstenose	+	+	(+)	▶ 7.4.5
	Kritische Pulmonalstenose	+	+		▶ 7.4.4
	Großer PDA	+	+	(+)	▶ 7.4.3
	Großer VSD	(+)	+		▶ 7.4.1
	Kompletter AV-Kanal	(+)	+		▶ 7.6
	Totale Lungenvenenfehl-mündung	+	+ selten		▶ 7.6
	Truncus arteriosus communis	(+)	+		▶ 7.6
	Hypoplastisches Linksherz-Sy.	+			▶ 7.6
	Bland-White-Garland-Sy.		+	(+)	▶ 7.6
	A.-v. Fistel (Abdomen u. Schädel auskultieren)	+	+		-
Kardial (erworben)	Karditis	+	+	+	▶ 7.8
	Kardiomyopathie		+	+	▶ 7.9
	Rhythmusstörungen	+	+	+	▶ 7.10
Sonstiges	Volumenüberlastung (z. B. postop.)	+	+	+	-
	Hypoglykämie (BZ < 30 mg/dl)	+			▶ 4.3.4
	Hochgradige Anämie	+	+	+	▶ 17.1
	Hypokalzämie	+			▶ 9.4.1
	Nach peripartaler Asphyxie	+			▶ 4.7

7

Klinik
- In jedem Alter: Tachy-/Dyspnoe, Tachykardie, kalte marmorierte Extremitäten, Zyanose, Ödeme, Hepatomegalie, rasche Gewichtszunahme, Galopprhythmus.
- Zusätzlich bei NG u. Sgl.: Gedeihstörung, Trinkschwäche, schwaches Schreien.
- Zusätzlich bei Kindern/Jgl.: verminderte körperl. Aktivität (fragen nach Unterschied zu Altersgleichen), Husten (**cave:** Bei rezidiv. Luftwegsinfekten an Shuntvitium denken), feuchte RGs über der Lunge.

Differenzialdiagnosen ▶ Tab. 7.6.

Diagnostik
- **Labor:** BB; E'lyte (Hyponatriämie durch Wasserretention?); BGA; BSG, CRP, Temperatur, Blutkultur (schwere Infektion?); Urinstatus, Harnstoff, Krea (Nierenschädigung?), Transaminasen, NT-ProBNP. Immer auch an Troponin T denken.
- **RR:** Hypertensive Krise? Hypotonie? An allen Extremitäten messen!
- **EKG:** Ischämiezeichen? Rhythmusstörung? Zeichen der Links-/Rechtsherzbelastung? Myokarditis? Perikarditis?
- **Rö-Thorax:** Kardiomegalie, Lungengefäßzeichnung ↑ v. a. bei L-R-Shuntvitien, Lungenödem?
- **Echo:** LV-Verkürzungsfraktion < 28 %; RV-Problem? angeb. Herzfehler? ISTA?
- Bei bes. Ind.: **Herzkatheter** (▶ 7.2.6); Endomyokardbiopsie (Myokarditis, ▶ 7.8.3); Doppler-Sonografie peripherer Gefäße (große a.-v. Fistel?).
! Invasive Diagn. u. OP im Allgemeinen erst **nach** Rekompensation durch adäquate medikamentöse Ther., ggf. jedoch akut katheterinterventionelle Behandlung!

Therapie der Herzinsuffizienz   Kardiogener Schock (▶ 3.2.6).
Allgemeine Maßnahmen:
- Bettruhe, erhöhter Oberkörper, Beruhigung (evtl. Sedierung).
- Intensivüberwachung (Monitor, häufige RR-Messung, Pulsoxymetrie, Ein- u. Ausfuhr bilanzieren, tgl. Gewichtskontrolle, BGA- u. BZ-Kontrollen).
- O_2-Zufuhr mittels Haube o. „Nasenbrille"; z. B. 2–5 l/Min.
- Häufige, kleine Mahlzeiten. Nahrung evtl. sondieren.
- **Flüssigkeitsrestriktion:** 60–80 % des Erhaltungsbedarfs (Bilanz ist wichtiger!).
Bei NG u. Sgl. auf ausreichende Kalorienzufuhr achten u. Exsikkose vermeiden.
Medikamentöse Therapie der HI:
Unterscheide Ther. der akuten u. chron. HI!
Akute HI: Phosphodiesterasehemmer p. i., Diuretika i. v. o. p. i., ggf. Katecholamine p. i., ggf. Nachlastsenkung mit Nipruss p. i., ggf. HF-Kontrolle mit β-Blocker p. i., invasives Monitoring!
Chron. HI: vorrangig ACE-Hemmer, β-Blocker, Diuretika, Aldosteronantagonisten, in 2. Linie Digitalis (v. a. als AV-Knoten-Bremse zur Vermeidung einer tachykarden Überleitung bei atrialen Arrhythmien), AT-Blocker alternativ zum ACE-Hemmer.
- **Diuretika:**
  - Furosemid; akute HI → 0,5–1,0 mg/kg KG i. v. o. 2 mg/kg KG p. o. (alle 4–6 h); (max. 10 mg/kg KG/d p. i.); chron. HI → 1–5 mg/kg KG/d. Ggf. Komb. mit Thiaziddiuretikum. **Cave:** hypochlorämische Alkalose bei Daueranwendung.

- Spironolacton (Aldactone®) 3–5 mg/kg KG/d i. v. o. p. o., nach 5 d auf 2–3 mg/kg KG/d; kaliumsparend.
- **Phosphodiesteraseinhibitoren:**
  - Pos. inotrop u. nachlastsenkend; z. B. Enoximon (Perfan®) 5–20 μg/kg KG/Min. o. Milrinone (Corotrop®) 0,375–0,75 μg/kg KG/Min.
  - NW: Arrhythmien, Thrombo's ↓, Transaminasen ↑.
- **Vasodilatatoren** (zur Nachlastsenkung): akut z. B. Glyzeroltrinitrat (Perlinganit®) 0,1–5,0–(15) μg/kg KG/Min. i. v.; chron.: z. B. Captopril 0,1–1,5–(5) mg/kg KG/d p. o., unbedingt einschleichend dosieren, z. B. mit 0,1 mg/kg KG/d in 3–4 ED; dann alle 2 d Dosis verdoppeln, bis Zieldosis erreicht, dabei auf den Blutdruck achten!
- **Betablocker** (vermindern die Überaktivierung des adrenergen Systems, die als Folge der HI eintritt): z. B. Carvedilol: Initialdosis 0,05 mg/kg KG/d p. o. in 2 ED, über 6 Wo. langsam steigern auf 0,7 mg/kg KG/d p. o., max. Tagesdosis 50 mg/d. Alternativ reine kardioselektive β-Blocker (Metoprolol, Bisoprolol). Bei Sgl. Propranolol wegen der umfangreicheren Erfahrung mit diesem Medikament in diesem Alter. **Cave: RR!**
- **Digitalis:** AV-Überleitungszeit ↑, HF ↓, pos. inotrop. Dosierung s. u. (kein Medikament 1. Wahl!).
- **Dobutamin** (Dobutrex®): 2–20 μg/kg KG/Min.; pos. inotrop u. vasodilatierend. Evtl. mit Dopamin kombinieren. **Cave:** HF ↑, proarrhythmogen.
- **Katecholamine:** Suprarenin (stärkste positiv inotrope Wirkung!) und/oder Arterenol (**cave:** nur vasoaktiv!). Dosierung identisch 0,01–0,1 μg/kg KG/Min.; ggf. nach Effekt höher dosieren. Memo: Wirkung bei Azidose reduziert! Intensivstation!
- ! Alle pos. inotropen Substanzen können u. U. vorhandene RV- o. LV-Ausflussbahnobstruktionen bei gleichzeitiger Flüssigkeitsrestriktion verstärken. HF-steigernde Wirkung von Dobutamin nicht unterschätzen! (Koronarperfusion kann bei kurzer Diastole eingeschränkt sein!)

Digitalisierung:
- Normale Aufsättigung: 1. u. 2. Tag: 2,5fache Erhaltungsdosis; 3. Tag: 1,5-fache Erhaltungsdosis; ab 4. Tag Erhaltungsdosis.
- Sehr schnelle Sättigung (z. B. Tachyarrhythmien, ▶ 7.10.1): Initial 2,5-Faches der Erhaltungsdosis; nach 4 u. 12 h jeweils 1,25-fache Erhaltungsdosis.
- Angestrebter Digoxinspiegel (12 h nach letzter Einnahme): 1–2 ng/ml.
- Vor u. nach Digitalisierung: EKG, E'lyte, Harnstoff u. Krea; Dosisanpassung bei Niereninsuff.
- KI: lebensbedrohliche Kammerarrhythmien. **Relative KI:** RV- o. LV-Ausflussbahnobstruktionen, erhebliche pulmonale Hypertonie.
- ! **Erhöhung der Toxizität:** Hypokaliämie, Hyperkalzämie, entzündliche Herzerkr. (bei Myokarditis: Beginn mit 70–80 % der Erhaltungsdosis), FG (möglichst nicht vor 36. SSW einsetzen), zyanotisches Vitium.

Sonderfälle:
- Bei brady- o. tachykardieinduzierter HI: Antiarrhythmika (▶ 7.10.4).
- Bei NG, wenn ein Vitium mit duktusabhängiger Durchblutung von Lunge o. Körperkreislauf vorliegt: Duktus offen halten (TGA, Pulmonalatresie, kritische Pulmonalstenose, Ebstein-Anomalie, hochgradige ISTA, kritische Aortenstenose, hypoplastisches Linksherz-Sy.).
- Therapie der PFC.

7

⚡ **Offenhalten des Ductus arteriosus**
Nach Rücksprache mit kinderkardiologischem Zentrum Prostaglandin PGE_1 (Minprog Päd®) o. PGE_2 (Minprostin®) mit 0,01–0,1 µg/kg KG/Min. (initiale Dosis 0,033 µg/kg KG/Min.) infundieren. Dosis nach klin. Zustand (Erhaltungsdosis 0,025–0,05 µg/kg/Min.), Pulsoxymetrie, BGA, RR u. Urinmenge titrieren. Intensivstation! **NW:** Fieber, BZ ↓, RR ↓, Apnoe, Hypoventilation, Arrhythmien, Krämpfe. Hyperexzitabilität.

7.4 Kongenitale Herzfehler ohne Zyanose

7.4.1 Ventrikelseptumdefekt (VSD)

Defektlokalisationen Im membranösen Teil des Kammerseptums o. häufiger im muskulären Teil, an mehreren Stellen („swiss cheese"; sehr selten).

Hämodynamik Entscheidend für den L-R-Shunt sind die Defektgröße u. das Verhältnis der Widerstände im großen u. kleinen Kreislauf. Klin. Symptome meist im Alter von etwa 3 Mon., wenn der Lungengefäßwiderstand physiologisch abgesunken ist u. konsekutiv der L-R-Shunt zunimmt. Ab ca. 6. LM. steigt das Risiko einer Fixierung des pulmonalvaskulären Widerstands, im langfristigen Verlauf evtl. **Eisenmenger-Reaktion** (▶ 7.5.3).

Klinik Abhängig von der Shuntgröße.
- Kleine u. mittelgroße Defekte (Q_P/Q_S < 2, d. h. Shuntvolumen < 50 %): wenig Symptome, evtl. hebender Herzspitzenstoß.
- Großer Defekt (Q_P/Q_S > 2, d. h. Shuntvolumen > 50 %): gehäuft bronchopulmonale Infekte, Gedeihstörung, sonstige Zeichen der HI (▶ 7.3); PAH.

Diagnostik
- **Auskultation:** Lautes, raues syst. Sofortgeräusch im 3.–4. ICR li. u. Schwirren deuten auf hohen Gradienten hin, d. h. keine PAH. Hebender Herzspitzenstoß deutet auf Volumenbelastung, akzentuierte IIp-Komponente des II. HT auf PAH hin.
- **EKG:** HF ↑, biventrikuläre Hypertrophiezeichen, P sinistroatriale.
- **Rö-Thorax:** je nach Shuntgröße Herzgröße ↑, Lungengefäßzeichnung ↑, Prominenz des Pulmonalissegments.
- **Echo:** exakte Darstellung der Anatomie zur OP-Planung. Kleine Defekte teilweise nur mithilfe des Farbdopplers erkennbar.
- **Herzkatheter:** heute selten zur OP-Planung. Messung des Shuntvolumens; evtl. Testung der pulmonalvaskulären Reagibilität (▶ 7.2.6) bei PAH.

Therapie
- **Kleine u. mittelgroße Defekte:** häufig Verkleinerung o. Spontanverschluss in der ersten Lebensjahren. Kardiologische Überwachung; Verschlussind. überprüfen.
- **Große Defekte:**
  - Behandlung der HI (▶ 7.3). OP um den 3. LM.
  - OP-Ind.: Q_P/Q_S > 1,5, therapierefraktäre HI, erhebliche, noch nicht fixierte PAH.
  - OP-Methoden: Patch- o. Direktverschluss. Bei komplizierten Formen (z. B. multiple Defekte) evtl. zweizeitiges Vorgehen – zunächst Banding der Pulmonalarterie (▶ 7.7).

- In ausgewählten Fällen katheterinterventioneller Verschluss möglich bei z. B. großen muskulären VSD u. erhöhtem OP-Risiko (z. B. BPD).
- Inoperabilität bei fixierter PAH; Eisenmenger-Reaktion (▶ 7.5.3).
- Keine Endokarditisprophylaxe (▶ 7.8.1).

7.4.2 Vorhofseptumdefekt (ASD)

Defektlokalisationen
- Im mittleren Teil des Vorhofseptums (ASD II).
- Zu den Hohlvenen gelegen (oberer o. unterer Sinus-venosus-Defekt, häufig mit partieller Lungenvenenfehlmündung [PAPVD] kombiniert).
- Im AV-klappennahen Anteil des Vorhofseptums, (ASD I). Praktisch immer mit Mitralklappenspalt (Cleft) kombiniert = partieller AV-Kanal-Defekt.

Klinik Wenig Symptome; gelegentlich Belastungsdyspnoe, Palpitationen, häufig Luftwegsinfekte; evtl. Rhythmusstörungen.

Diagnostik
- **Auskultation:** Kein Geräusch durch den Defekt selbst! $^2/_6$–$^3/_6$ syst. Intervallgeräusch im 2.–3. ICR li. (durch relative Pulmonalstenose); fixierte Spaltung des II. Herztons.
- **EKG:** beim ASD II → Steil- o. Rechtstyp mit inkomplettem RSB; beim ASD I → überdrehter Linkstyp pathognomonisch.
- **Rö Thorax:** Herzgröße ↑; prominentes Pulmonalissegment; Lungengefäße ↑.
- **Echo:** Diagnosestellung u. Klärung der Anatomie für potenziellen katheterinterventionellen Verschluss! Fehlbelastungszeichen?
- **Herzkatheter:** Nur zum Ausschluss von Begleitfehlbildungen (z. B. PAPVD)! Sonst nur zum katheterinterventionellen Verschluss des ASD II.

Therapie Verkleinerungstendenz u. Spontanverschluss des ASD II häufiger als früher angenommen (bei Defektdurchmesser initial < 6 mm ca. 50 %)!
- Operativer o. interventioneller (nur ASD II) Verschluss im 3.–5. Lj.
- Interventioneller Verschluss meist möglich bei zentralen, nicht zu großen Defekten (≤ 20–25 mm je nach Körpergröße). **Cave:** u. U. Missverhältnis Device – Herz.
- Ind. zum Verschluss: jeder Defekt mit Fehlbelastungszeichen, klin. Symptome, milde PAH o. Rhythmusstörungen.
- Keine Endokarditisprophylaxe (▶ 7.8.1).

7.4.3 Persistierender Ductus arteriosus (PDA)

Ätiologie Bei termingeborenen NG meist aufgrund einer strukturellen Anomalie; späterer Spontanverschluss selten. Bei FG dagegen Zeichen der Unreife; späterer Spontanverschluss häufig.

Klinik Symptome nur bei großem Shunt. Dyspnoe, Gedeihstörungen, gehäuft bronchopulmonale Infekte, Zeichen der HI (▶ 7.3). Bei FG Entwöhnung von Beatmung oft nicht möglich.

Diagnostik
- Lebhafte periphere Pulse (Pulsus celer et altus); RR-Amplitude ↑ mit erniedrigtem diast. Wert.
- **Auskultation:** in den ersten Lebenswochen oft nur syst. Geräusch. Später kontinuierliches syst.-diast. Geräusch über dem 2. ICR li. u. am Rücken.

- **EKG:** Hypertrophie des LV o. biventrikuläre Hypertrophie.
- **Rö-Thorax:** Herzgröße ↑; prominentes Pulmonalissegment; Lungengefäß-zeichnung ↑, Aorta weit.
- **Echo:** farbdopplersonografischer Nachweis des syst.-diast. L-R-Shunts, Ab-schätzung des Gradienten (Ausschluss PAH), diast. Runoff in Aorta abdomi-nalis? (DD: kleine Aorta-A.-pulmonalis-Kollaterale, Bland-White-Garland-Sy., ▶ 7.6).
- ! PDA im 2-D-Bild nicht mit einem Ast der A. pulmonalis verwechseln.

Therapie
- Behandlung der HI (▶ 7.3).
- Meist interventioneller Verschluss möglich. Lediglich bei kleinen FG noch operativ.
- Ind. zum Verschluss: HI; **jeder** hämodynamisch relevante PDA nach dem 1. Lj.
- Keine Endokarditisprophylaxe, nur 6 Mon. nach interventionellem Ver-schluss (▶ 7.8.1).

Besonderheiten bei Frühgeborenen:
- Basistherapie: Flüssigkeitsrestriktion, Furosemid, Verbesserung der Oxyge-nierung, evtl. Transfusion bei Hkt < 45 %.
  - Medikamentöser Duktusverschluss: Indometacin (z. B. Vonum®): 3 × 0,2 mg/kg KG als Kurzinfusion jeweils im Abstand von 12 h; evtl. 3 weite-re Dosen. Alternativ: Ibuprofen (Pedea®) Tag 1: 10 mg/kg/d Kurzinfusion über 30 Min., Tag 2 u. 3: 5 mg/kg/d.
  - KI: Hirnblutung, Oligurie, Thrombozytopenie.
  - NW: Thrombozytenaggregation ↓, transiente Niereninsuff., intestinale Probleme.
- Bei Therapieversagen: OP.

7.4.4 Pulmonalstenose (PS)

Formen Man unterscheidet valvuläre (90 %), infundibuläre (= muskuläre Einen-gung der RV-Ausflussbahn), supravalvuläre u. periphere Stenosen.

Einteilung
- Leichte Stenose: Druckgradient < 30 mmHg.
- Mittelschwere Stenose: Druckgradient 30–80 mmHg.
- Schwere Stenose: Druckgradient > 80 mmHg.
- Kritische Stenose: hochgradige Stenose mit RV-Versagen u. Zyanose durch R-L-Shunt über PFO/ASD u. duktusabhängiger Lungenperfusion im NG-/Sgl.-Alter.

Klinik
- Leichte Stenose: meist keine Symptome.
- Mittelschwere Stenose: Belastungsdyspnoe.
- Schwere Stenose: Ruhedyspnoe, Rechtsherzinsuff., periphere Zyanose (▶ 7.1.1). Oft durch Entwicklung einer sek. infundibulären Hypertrophie all-mähliche Zunahme der Symptomatik.

Diagnostik
- **Auskultation:** 3–5/6 raues o. fauchendes syst. Intervallgeräusch 2. u. 3. ICR li. parasternal; evtl. tastbares Schwirren; fixierte Spaltung des 2. Tons nicht im-mer (IIp-Komponente mitunter sehr leise).
- **EKG:** rechtsventrikuläre Hypertrophie; Steil- bis Rechtstyp; P dextrocardiale.

- **Rö-Thorax:** normale Herzgröße; Prominenz des Pulmonalisbogens. Bei kritischer Stenose Herzgröße ↑.
- **Echo:** Bei valvulärer Stenose syst. Domstellung der Pulmonalklappe; Abschätzung des Druckgradienten, ggf. nach Belastung (Kniebeugen!).
- **Herzkatheter:** Messung des Druckgradienten, anschließend Ballondilatation.

Therapie
- Behandlung bei HI (▶ 7.3). Bei kritischer Stenose: Offenhalten des Duktus u. sofortiger Herzkatheter.
- Keine Endokarditisprophylaxe (▶ 7.8.1).
- Druckgradient < 50 mmHg: keine Ther. (**cave:** Belastungsabhängiger Gradient kann deutlich höher sein!). Druckgradient > 50 mmHg: Ballondilatation (▶ 7.2.7).
- OP-Ind.: frustrane Ballondilatation, evtl. Infundibuläre PS u. kleiner Pulmonalklappenring.

> **Tipps**
> - Eine Pulmonalklappeninsuff. postop. o. nach Dilatation ist meist wenig klin. bedeutsam.
> - Keine pos. inotropen Substanzen wegen der sek. infundibulären Hypertrophie (= dynamische Stenose).

7.4.5 Aortenisthmusstenose (ISTA)

Definition Einengung der Aorta descendens kurz nach dem Abgang der li. A. subclavia.

Einteilung
- Präduktale Stenose (= infantile Form): Symptombeginn im NG-Alter (▶ Abb. 7.10).
- Postduktale Stenose (= Erw.-Form): Symptome meist nach der Sgl.-Zeit.

Hämodynamik Durch Stenose Druckerhöhung in den Hals-Arm-Gefäßen. Entwicklung eines Kollateralkreislaufs über die Aa. mammariae int. u. intercostales → Rippenusuren. Bei präduktaler Stenose besteht meist ein PDA, der die untere Körperhälfte versorgt.

Klinik
- Fuß- u. Femoralispulse nicht o. nur abgeschwächt tastbar.
- In der NG-Zeit: Zeichen der akuten HI (▶ 7.3), Niereninsuff., Verbrauchskoagulopathie; klin. Bild einer Sepsis (duktusabhängige Perfusion der unteren Körperhälfte!)!
- Außerhalb der NG-Zeit: wenig Symptome. Rezidiv. Kopfschmerzen, Wadenschmerzen nach längerem Gehen, zufällige Entdeckung eines erhöhten Blutdrucks, rezidiv. Nasenbluten (▶ 7.12.1).

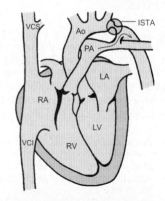

Abb. 7.10 Präduktale ISTA [L157]

Diagnostik

- **Auskultation:** ⅔–⅚ meso-telesyst. Geräusch im 3. u. 4. ICR li. parasternal u. am Rücken; lauter 2. Herzton.
- **RR-Messung:** An allen 4 Extremitäten: RR an den Beinen ↓. Normalerweise ist der syst. RR an den Beinen 10–20 mmHg höher als an den Armen; bei RR-Differenz zwischen li. u. re. Arm an hypoplastischen Aortenbogen denken, die li. A. subclavia kann in die Stenose einbezogen sein. Memo: A. lusoria (= A. subclavia re. aus Aorta descendens) könnte poststenotisch sein! (Korrekte größenangepasste Manschettenbreite!)
- **EKG:** linksventrikuläre Hypertrophie; normale ST-Strecke u. T-Welle.
- **Rö-Thorax:** Im Sgl.-Alter Herzgröße ↑; nach dem 10. Lj. Rippenusuren.
- **Echo:** Darstellung der Stenose u. Messung des Druckgradienten, diast. Tailing, Pulsatilität in Aorta abdominalis reduziert. Mitral- u. Aortenklappe auffällig?
- **Herzkatheter:** Diagn. begleitender intrakardialer Defekte; Ballondilatation, ggf. Stentimplantation (▶ 7.2.7).

Therapie

- Behandlung der HI, u. a. durch Offenhalten des Duktus (▶ 7.3).
- Bei symptomatischen NG: sofortige OP nach Rekompensation bzw. an einigen Zentren Ballondilatation (dann häufig kurzfristiges Rezidiv).
- Bei älteren Kindern primär o. im Fall einer Restenose: Ballondilatation (ggf. mit Stentimplantation) o. OP.
- OP-Methode: Exzision der Stenose u. End-zu-End-Anastomose.
- Nach späterer Korrektur häufig persistierende arterielle Hypertonie (unter Belastung).
- Keine Endokarditisprophylaxe (▶ 7.8.1).

7.4.6 Aortenstenose

Lokalisationen Valvulär (häufig), sub- u. supravalvulär.

Williams-Beuren-Sy. = supravalvuläre Aortenstenose + Hyperkalzämie (+ evtl. periphere PS). Wegen hoher Druckbelastung des LV bei gleichzeitig relativ niedrigem Druck in den Koronararterien (Unterschied zur ISTA!) frühzeitige Myokardschädigung.

Einteilung

- Leichte Stenose: Druckgradient < 50 mmHg.
- Mäßiggradige Stenose: Druckgradient 50–80 mmHg.
- Hochgradige Stenose: Druckgradient > 80 mmHg.
- Kritische Stenose: Stenose mit akuter HI im Sgl.-Alter.

Klinik Im Sgl.-Alter Zeichen der HI (▶ 7.3); jenseits des 10. Lj. Belastungsdyspnoe, Synkopen, Rhythmusstörungen, Angina-pectoris-Anfälle.

Differenzialdiagnosen Hypertrophe obstruktive Kardiomyopathie (▶ 7.9.1).

Diagnostik

- **Auskultation:** ⅔–⅚ raues syst. Intervallgeräusch im 2. ICR re. o. 3. ICR li. parasternal; Fortleitung in Karotiden u. Rücken; paradoxe Spaltung des 2. Herztons.
- **EKG:** LV-Hypertrophie, evtl. ST-Strecken ↓ u. T-Welle neg. → Alarmzeichen.
- **Rö-Thorax:** LV-Hypertrophie.

- **Echo:** „Domstellung" der Aortenklappe bei valvulärer Stenose; Abschätzung des Druckgradienten. Morphologie von Klappe u. Aorta ascendens (Erweiterung?).
- **Herzkatheter:** zur Druckmessung u. evtl. Ballondilatation (▶ 7.2.7).

Therapie
- Pat. mit valvulärer Aortenstenose sind meist klin. stabil. Regelmäßige Kontrollen! Bei zunehmendem Gradienten (> 50 mmHg), Hypertrophiezeichen, Repolarisationsstörungen, Arrhythmien, Präsynkope invasive Diagn., ggf. Ballonvalvuloplastie zur Gradientenreduktion. Wenn Herzkatheter nicht erfolgreich → OP.
- Bei kritischer Stenose (LV-Versagen, Gradient allein nicht aussagekräftig!): Offenhalten des Duktus (▶ 7.3), Notfall-Herzkatheter mit Dilatation o. OP.
- Keine Endokarditisprophylaxe (▶ 7.8.1).
- Postop. Probleme: ventrikuläre Rhythmusstörungen, Aorteninsuff., oft späterer Klappenersatz notwendig.

7.5 Kongenitale Herzfehler mit Zyanose

Unterscheide zyanotische AHF mit vermehrter o. verminderter pulmonaler Perfusion!
- **Verminderte pulmonale Perfusion:** Fallot-Tetralogie, alle Formen der Pulmonalatresie, isoliert o. in Komb. mit komplexen Vitien.
- **Vermehrte pulmonale Perfusion:** dTGA, totale Lungenvenenfehleinmündung, univentrikuläre Herzen mit malpositionierten großen Arterien ohne PS.

7.5.1 Fallot-Tetralogie (TOF)

Definition Komb. von PS, VSD, über dem VSD „reitender" Aorta u. sek. rechtsventrikulärer Hypertrophie (▶ Abb. 7.11).

Hämodynamik Klassischerweise R-L-Shunt mit deutlicher Zyanose, da die „reitende" Aorta Blut aus beiden Kammern erhält. Lungendurchblutung ↓.
- **Hypoxämischer Anfall:** durch überschießende Kontraktion des Infundibulums mit konsekutiver Verstärkung des R-L-Shunts u. Reduktion der Lungendurchblutung.
- **Pink-Fallot:** Lungendurchblutung aufgrund der RV-Ausflusstrakt-Anatomie u. der PS so balanciert, dass keine o. nur eine geringe Zyanose besteht (DD: VSD mit valvulärer PS).

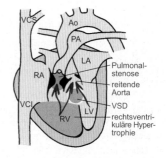

Abb. 7.11 Fallot-Tetralogie [L157]

Klinik
- Neonataler Notfall bei hochgradiger rechtsventrikulärer Ausflussbahnobstruktion (ductusabhängige Lungenperfusion).

- Milder u. unauffälliger Verlauf in den ersten Lebenswochen o. -monaten. Mit zunehmender körperl. Aktivität o. bei hochgradiger PS Zyanose, Dyspnoe, Gedeihstörung; Trommelschlägelfinger; Uhrglasnägel.
- Hypoxämischer Anfall: meist nach dem Schlaf. Zunächst Unruhe, Hyperventilation u. Verstärkung der Zyanose, dann Umschlagen in starke Blässe; evtl. Bewusstlosigkeit, Krämpfe.

Diagnostik
- **Auskultation:** $\frac{3}{6}$–$\frac{5}{6}$ syst. Austreibungsgeräusch 2.–4. ICR li.; 2. Herzton laut u. nicht gespalten.
- **EKG:** Rechtstyp; P dextrocardiale; rechtsventrikuläre Hypertrophie vom Druckbelastungstyp
- **Rö-Thorax:** Herzgröße normal; „leeres" Pulmonalsegment; Holzschuhform des Herzens; Lungengefäßzeichnung ↓ (außer bei „Pink-Fallot").
- **Echo:** Darstellung von VSD, „reitender" Aorta u. PS (infundibulär, valvulär, supravalvulär).
- **Herzkatheter:** zur OP-Planung (Größe der pulmonalen Gefäße, Koronaranatomie).

Therapie
- **Basismaßnahmen:** Reichlich Flüssigkeitszufuhr, insbes. vor u. während operativer Eingriffe u. bei Infektionen; ausreichend hoher Hkt → 50–60 %.
- **Hypoxämischer Anfall:** u. U. lebensbedrohlich! O_2-Zufuhr; „Hockerstellung" durch Anziehen der Knie an die Brust in Seitenlage des Kinds. Sedierung bei unruhigem Pat. Propranolol 0,1 mg/kg KG langsam i. v.; Morphin 0,1 mg/ kg KG s. c.; evtl. parenterale Infusion von Glukose-E'lyt-Lsg.; **keine** pos. inotropen Medikamente. Intensivüberwachung!
- **Endokarditisprophylaxe** (▶ 7.8.1).
- Operatives Vorgehen: Korrektur im 3.–6. LM. Bei ungünstiger Anatomie zunächst Anlage einer aortopulmonalen Anastomose (▶ 7.7), Korrektur-OP später.
- Korrektur-OP: Patch-Verschluss des VSD u. Erweiterung der RV-Ausflussbahn (abhängig von individueller Anatomie mit o. ohne Flicken).
- Postop. Probleme: Pulmonalinsuff.; höhergradiger AV-Block; Rhythmusstörungen. RV-Funktionsstörung (syst. u. diast.).

7.5.2 Transposition der großen Gefäße (TGA)

Synonym Komplette Transpostition, d-TGA (▶ Abb. 7.12). Simple TGA.

Hämodynamik Parallelschaltung der Kreisläufe. Oxygeniertes Blut gelangt nur über das PFO in den Körperkreislauf, desoxygeniertes Blut gelangt nur über den PDA in den Lungenkreislauf.

Klinik Symptombeginn kurz nach Geburt; tiefe Zyanose (DD: PFC/PPHN, ▶ 4.6.2); Tachy-Dyspnoe; HI (▶ 7.3), oft „kräftige" Neonaten.
! Eine d-TGA kann heute sicher pränatal diagnostiziert werden!

Diagnostik
- **Labor:** BGA, BZ, E'lyte, Hkt, BB u. CRP (zur Differenzierung anderer Ursachen von Zyanose u. HI).
- **EKG:** unspezifisch.
- **Rö-Thorax:** Herzgröße ↑; querovale Form des Herzens mit schmalem Gefäßband → „Egg on side".

- **Echo:** Parallelstellung der großen Gefäße: Aorta vorn u. Pulmonalis hinten. PDA offen? PFO restriktiv?
- **Herzkatheter:** Heute nur ausnahmsweise zum angiografischen Ausschluss begleitender Fehlbildungen; Ballonatrioseptostomie nach Rashkind heute unter rein echokardiografischer Steuerung als Notfallmaßnahme nach Diagnosestellung (▶ 7.2.7).

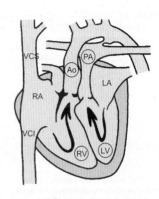

Therapie
- **Stabilisierung:** reichlich Flüssigkeitszufuhr; evtl. Transfusion o. Gabe von Eiweiß-Lsg. 5–10 ml/kg KG. Nach Diagnosestellung keine O_2-Zufuhr (**cave:** PDA-Verschluss!); evtl. Intubation u. Beatmung. Behandlung der HI, Offenhalten des Duktus (▶ 7.3).
- **OP-Methoden:** „Arterial Switch" (▶ 7.7) 5.–15. LT; in Ausnahmefällen Vorhofumkehr nach Mustard/Senning.

Abb. 7.12 Schema einer d-TGA. Ao: Aorta, LA: li. Vorhof, LV: li. Ventrikel, PA: Pulmonalarterie, RA: re. Vorhof, RV: re. Ventrikel, VCI: V. cava inferior, VCS: V. cava superior [L157]

- **Postop. Probleme:** nach Senning o. Mustard-OP Sinusknotendysfunktion, supraventrikuläre Tachykardien, Stenosen im Tunnelbereich. Nach Switch-OP Koronararterienstenosen; Aortenklappeninsuff., supravalvuläre PS.
- Endokarditisprophylaxe (▶ 7.8.1).

7.5.3 Pulmonale Hypertonie (PAH) und Eisenmenger-Reaktion

Formen
- **Pulmonale Hypertonie (PAH):** Erhöhung des Mitteldrucks in der Pulmonalarterie über 25 mmHg.
  - Primäre Form: unbekannte Ursache.
  - Sek. Form: Folge von L-R-Shuntvitien (pulmonale Rezirkulation), chron. Hypoxie (P_aO_2 < 50 mmHg), rezidiv. Lungenembolien.
- **Eisenmenger-Reaktion:** Umkehr eines lange bestehenden L-R-Shunts in einen R-L-Shunt (Zyanose!) durch zunehmend irreversible Widerstandserhöhung in der Lungenstrombahn. Verhinderung durch frühe Korrektur-OP (möglichst bis 6. LM.) o. PA-Banding (▶ 7.7).
- Endokarditisprophylaxe (▶ 7.8.1).

Bei einer fixierten PAH ist der Herzfehler inoperabel. Unterscheidung zwischen fixierter u. einer noch nicht fixierten PAH durch medikamentöse Testung der pulmonalvaskulären Reagibilität (▶ 7.2.6).

Therapie der fixierten pulmonalen Hypertonie Betreuung in spezialisierten Zentren! Iloprost-Inhalationstherapie, Endothelinblocker (Bosentan), Phosphodiesterasehemmer (Sildenafil), bei HI Digitalisierung, evtl. milde Vorlastsenkung mit Diuretika (**cave:** Hämatokrit). Zur Thromboseprophylaxe ASS 1–2 mg/kg KG/d o. Vit.-K-Antagonisten, Bsp.: Marcumar®. O_2-Supplementierung bei Pat., die davon profitieren, Herz-Lungen-Transplantation (umstritten, Problem des Timings!). **Cave:** Hämoptysen → Herzkatheter zum Verschluss bronchialer Kollateralgefäße.

❗ Eine chron. Hypoxie z. B. bei Mukoviszidose o. Kindern mit obstruktiven Atemwegsveränderungen kann zu einer PAH führen. Bei Verdacht nächtliche Pulsoxymetrie. Kinder mit M. Down u. Tonsillenhyperplasie → rechtzeitige Tonsillektomie sowie evtl. Versorgung mit einer Gaumenplatte.

7.6 Weitere Herzfehler

▶ Tab. 7.7.

Tab. 7.7 Weitere Herzfehler

Bezeichnung	Definition	Klinik	Therapie
Kompletter Atrioventrikularkanal (kompletter AV-Kanal)	Inlet-VSD + ASD I + Vorliegen nur eines AV-Klappenrings mit einer gemeinsamen Klappe mit atrialer und/oder ventrikulärer Kommunikation	HI in der frühen Sgl.-Zeit; früh PAH; häufig bei M. Down; EKG: überdrehter Linkstyp; Rö-Thorax: Lungengefäßzeichnung ↑; bei PAH Kalibersprung	Medikamentös:Ther. der HI OP: Korrektur-OP im 3.–6. LM (▶ 7.7)
Bland-White-Garland-Sy. (Koronaranomalie)	Fehlabgang der li. Koronararterie aus der A. pulmonalis (Rarität!)	Meist Bild der linksventrikulären HI, Mitralgeräusch; Infarkt-EKG. Fardoppler: diast. Turbulenz im Pulmonalishauptstamm – nicht mit PDA verwechseln!	Reimplantation der li. Koronararterie in die Aorta o. Umleitung des Bluts über einen künstlichen Tunnel durch die A. pulmonalis LV-Assist-System kann postop. notwendig sein!
Hypoplastisches Linksherzsy. (HLHS)	Hypoplasie LV, Aorta u. Mitralklappe	Postpartale Zyanose meist gering (> 90 %; R-L-Shunt über PDA) bei duktusabhängiger System- u. Koronarperfusion; frühe, schwerste HI	Initial PDA offen halten, kein O₂!! Dreistufige Norwood-OP (1. OP 4.–7. LT) o. primäre Herztransplantation
Mitralklappenprolaps (MKP)	Syst. Vorwölbung von 1 o. 2 Mitralsegeln in LA	Palpitationen, Arrhythmien, spätsyst. Extraton, evtl. Systolikum; meist ohne Beschwerden; Echo: Darstellung des MKP	Behandlung der Arrhythmie, wenn symptomatisch; keine Endokarditisprophylaxe (▶ 7.8.1)
Pulmonalatresie (PA)	Völlige Obliteration der Pulmonalklappe. Mit VSD: RV gut ausgebildet. Ohne VSD: RV hypoplastisch	Zyanose! Duktusabhängige PA-Perfusion! Rö-Thorax: Lungengefäßzeichnung ↓; Doppler: kein Fluss durch Pulmonalklappe	Duktus mit Prostaglandin offen halten (▶ 7.3) OP: primäre Korrektur-OP o. palliativ aorto-pulmonale Anastomose (▶ 7.7) bzw. Katheterintervention (▶ 7.2.7)

Tab. 7.7 Weitere Herzfehler *(Forts.)*

Bezeichnung	Definition	Klinik	Therapie
Trikuspidal-atresie (multiple Varianten)	Trikuspidalklappe fehlend; RV hypo-plastisch; immer zu-sätzlich ASD + VSD bzw. komplexe Ver-hältnisse	Lungendurchblutung ↑, ↓ o. normal; HI; EKG: P dextrocardia-le, Linkstyp u. LV-Hy-pertrophie	Je nach Lungen-durchblutung Ban-ding (7.7) oder aorto-pulmonale Anasto-mose; im Alter v. 1–4 J. mod. Fontan-OP (▶ 7.7)
A. lusoria	Fehlerhafter Abgang der A. subclavia dextra distal der A. subclavia sinistra + Kreuzung auf die Gegenseite hinter d. Ösophagus (20 % zwischen Trachea u. Ösophagus)	Schluckbeschwerden erst bei älteren Kin-dern; Breischluck: Im-pression der hinteren Ösophaguskontur im 1. schrägen Durch-messer. **Cave:** nicht mit normaler Öso-phagusperistaltik verwechseln	Absetzen, wenn möglich Umsetzen, der A. subclavia dextra
Aorto-pulmonales Fenster	Offene Verbindung zwischen Aorta as-cendens u. Pulmona-lis-Hauptstamm	Großer L-R-Shunt; kontinuierliches, syst.-diast. Geräusch wie beim PDA; HI; PAH; Farbdoppler: Blutfluss über den Defekt	Trennung der Gefä-ße u. Defektver-schluss mittels Patch
Cor triatum sinistrum	Membranöse Struk-tur im LA zwischen Lungenvenenmün-dung u. Mitralklap-pe mit Obstruktion	Klinik der Mitralste-nose, Dyspnoe, Lun-genödem, HI; Echo: Membran darstellbar	Exzision der Mem-bran
Doppelter Aortenbogen	Persistenz des paarig angelegten Aorten-bogens, der Trachea u. Ösophagus um-schließt; meist unter-schiedliche Kaliber, komplett o. inkom-plett	Schluckbeschwerden, Stridor, gehäuft bronchopulmonale Infekte, Diagn.: MRT o. Spiral-CT	Absetzen des kleine-ren, meist vorn gele-genen Bogens
Double Outlet Right Ventricle (DORV)	Gemeinsamer Ur-sprung der großen Gefäße aus dem RV; kombiniert mit VSD u. evtl. PS	Ohne PS: frühe HI (wie VSD). Mit PS: frühe Zyanose (wie Fallot)	VSD-Verschluss, so-dass der LV das Blut über den VSD in die Aorta pumpt u. Er-weiterung der RV-Ausflussbahn
Ebstein-Anomalie	Verlagerung von 1 o. 2 Trikuspidalklap-pensegeln in den RV mit Einbeziehung ei-nes Teils des RV in den RA	Zyanose, R-L-Shunt durch das Foramen ovale, evtl. HI; EKG: RSB, **cave:** WPW; Echo: Trikuspidal-klappe in Richtung Herzspitze verlagert, Trikuspidalklappen-insuff.	Individuelle Ent-scheidung! Sehr un-terschiedliche klin. Verläufe, Ausschluss akzessorische Lei-tungsbahn vor jeglicher OP!

7

Tab. 7.7 Weitere Herzfehler *(Forts.)*

Bezeichnung	Definition	Klinik	Therapie
Komplette Lungenvenenfehlmündung (TAPVD)	Mündung aller Lungenvenen in einen Konfluens hinter dem LA, der Anschluss an RA, V. cava sup. o. inf. hat Mischformen existieren	HI; Lungendurchblutung ↑; Zyanose; persistiert trotz Beatmung durch atrialen R-L-Shunt! Diagnose mit Echo: „Schneemannfigur"	Sofort Korrektur-OP! Bei kritisch kranken NG evtl. Rashkind-Manöver (▶ 7.2.7)
Double Inlet Left Ventricle (DILV)	1 Systemventrikel, in den beide AV-Klappen münden, +/− PS, Malposition der Aorta	Bei Komb. mit PS: Zyanose u. hypoxämische Anfälle. Ohne PS: frühe HI	Je nach Lungendurchblutung Banding (▶ 7.7) o. aortopulmonale Anastomose; mit 1–4 J. mod. Fontan-OP (▶ 7.7)
Truncus arteriosus communis	Aorta u. A. pulmonalis sind zu einem gemeinsamen Gefäßstamm verschmolzen, der über einem VSD entspringt	Lungendurchblutung ↑; HI; PAH; Echo: nur ein großes Gefäß mit großem Durchmesser; Trunkusklappe oft insuffizient o. stenotisch	VSD-Verschluss u. Absetzen der Pulmonalis-Äste vom Trunkus u. Anschluss an RV mit Gefäßprothese

7.7 Operationsverfahren

Aortopulmonale Shunts Bei verminderter Lungendurchblutung (z. B. Pulmonalatresie, Fallot-Tetralogie).

- **Blalock-Taussig:** direkte End-zu-Seit-Anastomose zwischen A. subclavia u. A. pulmonalis (klassisch), heute mit interponierter Kunststoffprothese (modifiziert).
- **Waterston-Cooley:** Seit-zu-Seit-Anastomose zwischen Aorta u. A. pulmonalis direkt o. mittels Kunststoffprothese (heute verlassenes Verfahren).
- **Zentraler Shunt:** Prothesenshunt von Aorta ascendens auf Pulmonalis-Stamm.
- **Sano-Shunt:** Prothesenshunt vom RVOT auf Pulmonalis-Stamm (bei mod. Norwood-I-OP).

Korrekturoperationen

- **Rastelli:**
  - Bei AV-Kanal: Rekonstruktion des Vorhof- u. Ventrikelseptums mittels Patchmaterial u. Rekonstruktion der AV-Klappen.
  - Bei Pulmonalatresie u. komplexer TGA: Verschluss des VSD u. Verbindung von RV u. A. pulmonalis mit einem Conduit (z. B. boviner Venengraft).
- **Senning/Mustard:** sog. Vorhofumkehr bei TGA. Redirektion des systemvenösen Bluts zur Mitralklappe (→ LV → PA) u. des pulmonalvenösen Bluts zur Trikuspidalklappe (→ RV → Aorta).
- **Arterieller Switch (nach Jatene):** bei d-TGA. Umsetzen der Aorta u. A. pulmonalis an die anatomisch richtigen Ventrikel mit notwendiger Umpflanzung der Koronararterien.
- **Fontan:** bei Trikuspidalatresie o. univentrikulären Herzen. Herstellung einer direkten Verbindung von RA u. A. pulmonalis.

- **TCPC** (mod. Fontan-OP): totale kavopulmonale Konnektion, z. B. bei Trikuspidalatresie o. univentrikulärem Herzen. End-zu-Seit-Anastomose zwischen V. cava sup. u. re. A. pulmonalis sowie Umleitung des Bluts aus der V. cava inf. durch einen RA-Tunnel in die V. cava sup.
- **Ross:** Ersatz der insuffizienten Aortenklappe durch die autologe Pulmonalklappe u. Ersatz derselben durch einen Pulmonalklappen-Homograft.

Sonstige OP-Verfahren

- **Banding der A. pulmonalis:** Bei L-R-Shunt-Vitien. Verengung des Pulmonalarterien-Hauptstamms mit einem Bändchen zur Reduktion der pulmonalen Perfusion u. des Pulmonalarteriendrucks.
- **Glenn:** End-zu-Seit-Anastomose der V. cava sup. an die re. A. pulmonalis (vorbereitender Schritt der Fontan-Palliation).

7.8 Entzündliche Herzerkrankungen

7.8.1 Endokarditis

Definition   Entzündung des Endokards, insbes. der gefäßlosen Herzklappen.

Ätiologie   Rheumatisch (rheumatisches Fieber, ▶ 16.3.2), Bakterien, Viren, Pilze, Protozoen.
Erreger: Streptococcus viridans (50 %; subakuter Verlauf = Endocarditis lenta; vorgeschädigte Klappen), Staph. aureus (20 %; hochakuter Verlauf; keine Vorschädigung), gramneg. Bakterien (15 %), Pilze (selten).
Typische Ausgangsorte der Infektion: Karies, Zahnextraktion, Tonsillitis, Sinusitis, Hautwunde, o. B. Panaritium o. infizierter Insektenstich, urogenitale Infektion, OP.

Klinik   Fieber, Müdigkeit, neues o. verändertes Herzgeräusch, Gewichtsverlust, Splenomegalie, Petechien, septische Embolien, fokale neurol. Zeichen, Meningismus.

Diagnostik

- **Labor:** Leukozytose, Anämie, CRP u. BSG ↑, Rheumafaktor u. kardiale AK pos. (als Zeichen immunologischer Begleitreaktion; evtl. Verlaufsparameter), Hämaturie, Proteinurie. Mindestens 3 Blutkulturen in kurzem Abstand.
- **Echo:** Vegetationen (> 2 mm Durchmesser nachweisbar), Klappeninsuff., Ventrikelfunktion ↓.
- **EKG, Rö-Thorax.**

Therapie

- **Strenge Bettruhe;** intravenöse antibiotische Ther. über 4–6 Wo. (http://leitlinien.dgk.org/images/pdf/leitlinien_volltext/2004–10_s2_Endokarditis.pdf).
- **Akuter Verlauf** (meist Z. n. Herz-OP, Drogenabhängigkeit, künstliche Herzklappe): sofort nach Blutkultur breite antibiotische Therapie. Initial: Ampicillin + Gentamicin + Flucloxacillin. Bei Penicillinallergie: Cefotaxim + Gentamicin o. Vancomycin + Gentamicin. Umsetzen entsprechend Antibiogramm.
- Subakuter Verlauf: Erregerdiagn. kann abgewartet werden. Evtl. Umsetzen entsprechend Antibiogramm.
- Antibiotikadosierungen (▶ 27.4, hoch dosieren!).
- ! Wird kein typischer Erreger gefunden, an Histoplasma, Candida, Q-Fieber u. atypische Mykobakterien denken!

Komplikationen   HI (▶ 7.3); chron. Klappenfehler (evtl. Klappenersatz); Abszesse; Arrhythmien (▶ 7.10).

Endokarditisprophylaxe

Die Empfehlungen zur Endokarditisprophylaxe (EP) wurden 2007 durch die American Heart Association maßgeblich geändert (http://circ.ahajournals.org/cgi/reprint/116/15/1736) u. durch die Fachgesellschaften auch für Deutschland angepasst (http://leitlinien.dgk.org/files/2007_Positionspapier_Endokarditis_Prophylaxe.pdf, ▶ Tab. 7.8).

Die Prophylaxe wird nur noch für Pat. mit erwartungsgemäß schwerem Verlauf einer Endokarditis empfohlen und nicht mehr für Eingriffe am Gastrointestinal- oder Urogenitaltrakt.

Die Bedeutung der Mundhygiene für die Prophylaxe einer infektiösen Endokarditis wird unterstrichen.

Patienten mit der höchsten Wahrscheinlichkeit eines schweren o. letalen Verlaufs einer infektiösen Endokarditis

- Pat. mit Klappenersatz (mechanische u. biologische Prothesen).
- Pat. mit rekonstruierten Klappen unter Verwendung von alloprothetischem Material in den ersten 6. Mon. nach OP (in diesem Punkt unterscheidet sich das vorliegende Positionspapier von den AHA-Leitlinien. Nach 6 Mon. wird eine suffiziente Endothelialisierung der Prothesen angenommen.).
- Pat. mit überstandener Endokarditis.
- Pat. mit AHF:
  - Zyanotische Herzfehler, die nicht o. palliativ mit systemisch-pulmonalem Shunt operiert sind.
  - Operierte Herzfehler mit Implantation von Konduits (mit o. ohne Klappe) o. residuellen Defekten, d. h. turbulenter Blutströmung im Bereich des prothetischen Materials.
  - Alle operativ o. interventionell unter Verwendung von prothetischem Material behandelten Herzfehler in den ersten 6 Mon. nach OP. Nach 6 Mon. wird eine suffiziente Endothelialisierung der Prothesen angenommen.
- herztransplantierte Pat., die eine kardiale Valvulopathie entwickeln.

Tab. 7.8 Empfohlene Prophylaxe vor zahnärztlichen Eingriffen

Situation	Antibiotikum	ED 30–60 Min. vor dem Eingriff	
		Erwachsene	Kinder
Orale Einnahme	Amoxicillin[1]	2 g p. o.	50 mg/kg KG p. o.
Orale Einnahme nicht möglich	Ampicillin[1,2]	2 g i. v.	50 mg/kg KG i. v.
Penicillin- o. Ampicillinallergie – orale Einnahme	Clindamycin[3]	600 mg p. o.	20 mg/kg KG p. o.
Penicillin- o. Ampicillinallergie – orale Einnahme nicht möglich	Clindamycin[3]	600 mg i. v.	20 mg/kg KG i. v.

[1] Penicillin G o. V kann weiterhin als Alternative verwendet werden
[2] Alternativ Cefazolin, Ceftriaxon 1 g i. v. für Erw. bzw. 50 mg/kg KG i. v. bei Kindern
[3] **Cave:** Cephalosporine sollten generell nicht appliziert werden bei Pat. mit vorangegangener Anaphylaxie, Angioödem o. Urtikaria nach Penicillin- o. Ampicillingabe.

Weitere Maßnahmen zur Endokarditisprophylaxe:
- Gute Zahnpflege u. regelmäßige zahnärztliche Kontrollen.
- Abklärung der Fieberursache bei Kindern mit Herzfehlern,
- bei manifesten bakt. Infektionen konsequente antibiotische Ther. über 8–12 d.

7.8.2 Perikarditis

Ätiologie Wie Myokarditis (▶ 7.8.3); Infusionsperikarditis (perforierter ZVK!). **Postperikardiotomie-Sy.:** ca. 1–2 Wo. nach Herz-OP als unspez. Begleitreaktion.

Klinik Retrosternaler Schmerz, Beklemmungsgefühl (im Liegen stärker), Dyspnoe, Perikardreiben (atemunabhängig; **nicht** bei Perikarderguss), oft Pleurareiben als Mitbeteiligung (atemabhängig).

Diagnostik Echo (Perikarderguss); Rö-Thorax (dreieckförmige u. vergrößerte Herzsilhouette; Ausnahme: Pericarditis constrictiva bei TB, Parvovirus); EKG (Niedervoltage, leichte ST-Hebung, später abgeflachte o. neg. T-Welle).

Therapie
- Behandlung der Grundkrankheit, evtl. Analgetika u. Antiphlogistika (z. B. ASS 30–50 mg/kg KG/d o. Ibuprofen).
- Perikardpunktion bei drohender Tamponade (Diagn. u. Ther. ▶ 2.7).
- Bei purulentem Perikarderguss o. häufigen Rezidiven operative Perikardfensterung, bei Pericarditis constrictiva durch TB radikale Perikardektomie.
- ! Bei großem Perikarderguss Zeichen der Einflussstauung (Pulsus paradoxus) u. Gefahr der Tamponade → notfallmäßige Perikardpunktion (▶ 2.7).

7.8.3 Myokarditis

Ätiologie
- Viren: Coxsackie B (häufig!), Zytomegalie, ECHO, Röteln, Epstein-Barr, Mumps, Varizellen, Influenza.
- Bakterien u. Parasiten: Mykoplasmen, Lues, TB, Toxoplasmose, Borrelien.
- Sonstiges: Diphtherietoxin, rheumatoide Arthritis, Kollagenosen, Sepsis.

Klinik Tachy-/Dyspnoe, Arrhythmien, sonstige Zeichen der HI (▶ 7.3).

Differenzialdiagnosen Dilatative Kardiomyopathie (▶ 7.9.2), Bland-White-Garland-Sy. (▶ 7.6), sek. Kardiomyopathie.

Diagnostik
- **Auskultation:** Galopprhythmus, Systolikum.
- **Labor:** BSG ↑; GOT u. LDH ↑; CK u. CK-MB ↑. Erregerdiagn. aus Stuhl, Urin, antimyolemmale u. antisarkolemmale AK.
- **Rö-Thorax:** Kardiomegalie, Pleuraerguss? Lungenstauung?
- **EKG:** ST-Strecke →, T-Welle neg., AV-Block, Extrasystolen.
- **Echo:** linksventrikuläre Verkürzungsfraktion ↓.
- **Herzkatheter** mit Endomyokardbiopsie: Ausschluss einer Koronaranomalie; Licht- u. Elektronenmikroskopie; Virushybridisierung.

Therapie
- Strenge Bettruhe; Intensivüberwachung; Behandlung der Grundkrankheit.
- Behandlung der HI (▶ 7.3). Digitalisierung umstritten, sonst mit 80 % der Erhaltungsdosis beginnen.
- Behandlung schwerer Rhythmusstörungen (▶ 7.10).

7

- Evtl. Thrombozytenaggregationshemmung (ASS 1–2 mg/kg KG/d).
- ! **Keine Kortikoide** (Ausnahme: Prednison + Azathioprin bzw. Ciclosporin A bei chron. lymphozytärer Myokarditis, bei eosinophiler Myokarditis, die vorher bioptisch gesichert werden muss).
- Interferonther. zurzeit im Erprobungsstadium.
- Immunsuppression in speziellen Fällen (eosinophile Myokarditis).

7.9 Kardiomyopathien

7.9.1 Hypertrophe obstruktive Kardiomyopathie (HOCM)

Definition Synonym: idiopathische, hypertrophe Subaortenstenose. Isolierte Hypertrophie der basalen Anteile des interventrikulären Septums mit Obstruktion der linksventrikulären Ausflussbahn. Evtl. zusätzlich rechtsventrikuläre Obstruktion. Familiäre Häufung.

Klinik Selten Beschwerden; Müdigkeit, Palpitationen, Belastungsdyspnoe, Angina pectoris, Synkope.

Differenzialdiagnosen Aortenstenose (▶ 7.4.6), sek. Kardiomyopathie mit Hypertrophie.

Diagnostik
- Auskultation: raues spindelförmiges Systolikum.
- Rö-Thorax: Herzgröße ↑.
- EKG: LV-Hypertrophie, spitzwinklig neg. T-Welle, ST ↑ o. ↓.
- Langzeit-EKG: Hinweise für ventrikuläre Arrhythmien?
- Echo: Septumdicke ↑, Verhältnis Septum-/Hinterwanddicke > 1,3, syst. Vorwärtsbewegung des vorderen Mitralsegels, Druckgradient.

Therapie
- 3–7 mg/kg KG/d Verapamil (z. B. Isoptin®) p. o.; alternativ β-Blocker.
- Bei Vorhofflimmern aggressive antiarrhythmische Ther.!
- Bei Versagen der medikamentösen Ther., Druckgradient > 50 mmHg u. starken Beschwerden: operative Myektomie o. interventionelle Myokardablation durch Alkoholinjektion in einen entsprechenden Koronararterienast (TASH).
- Keine starke körperl. Belastung.
- Ggf. ICD-Implantation.

Komplikationen Plötzlicher Herztod; Thrombembolien; Arrhythmien.

Prognose Schlecht bei Symptombeginn < 2 J., evtl. HTX.

> **Tipps**
> - Keine pos. inotropen Substanzen (z. B. Digitalis, Katecholamine, Phosphodiesteraseinhibitoren) u. keine Vasodilatatoren (z. B. ACE-Hemmer), da Verstärkung des Druckgradienten.
> - Familienmitglieder untersuchen!

7.9.2 Dilatative Kardiomyopathie (DCM)

Definition Erhebliche ventrikuläre Dilatation mit verminderter syst. Funktion unbekannter Ursache (Z. n. Virusmyokarditis?). Ausschlussdiagnose.

Klinik Tachy-/Dyspnoe, periphere Zyanose, sonstige Zeichen der HI.

! Kinder sind meist sehr lange asymptomatisch, trotz massiver Einschränkung der Ventrikelfunktion!

Differenzialdiagnosen Myokarditis (▶ 7.8.3).

Diagnostik
- EKG: linksventrikuläre Hypertrophie, Repolarisationsstörungen, Arrhythmie. Bei Infarktbild: V. a. Bland-White-Garland-Sy. (▶ 7.6).
- Rö-Thorax: Kardiomegalie, Lungenstauung?
- Echo: Ventrikeldilatation, linksventrikuläre Verkürzungsfraktion < 28 %. PAH? Mitralinsuff.?

! Unbedingt zusätzliche Diagn. zur Abgrenzung einer sek. Kardiomyopathie (nichtmyokardiale Ursache o. Teil einer Systemerkr., z. B. Z. n. Adriamycin- o. Strahlenther., Stoffwechsel- u. neuromuskuläre Erkr., Speichererkr., Karnitinmangel, Kollagenosen, Tachymyopathie).

Therapie Intensivüberwachung; Ther. der HI (Diuretika, ACE-Hemmer, β-Blocker/Carvedilol, Aldosteronantagonist niedrig dosiert, evtl. Digitalis, ▶ 7.3) u. der Rhythmusstörungen (▶ 7.10); Emboljeprophylaxe mit ASS 1–2 mg/kg KG/d. Bei LSB kardiale Resynchronisationsther. (= 3-Kammer-Schrittmacher). Anbindung an ein Transplantationszentrum. Bei Versagen der konservativen Ther. ggf. linksventrikuläres Assistsystem vor HTX.

7.9.3 Sekundäre Kardiomyopathien

Ätiologie Beruhen auf nichtmyokardialer Ursache o. sind Teil einer Systemerkrankung.

Klinik Meist wie bei dilatativer Kardiomyopathie (▶ 7.9.2). Auch hypertrophe Verlaufsform möglich (▶ 7.9.1).

Differenzialdiagnosen (▶ Tab. 7.9).

Tab. 7.9 Differenzialdiagnose bei Verdacht auf sekundäre Kardiomyopathie		
Untersuchung	**Dilatative Verlaufsform**	**Hypertrophe Verlaufsform**
Anamnese	Toxisch (Adriamycin, Alkohol, Kobaltbestrahlung), Kollagenose	Steroid- o. ACTH-Behandlung, diabetische Fetopathie
Rö-Skelett	–	Mukopolysaccharidose, Mukolipidose
ECHO, Herzkatheter	Bland-White-Garland-Sy. (▶ 7.6)	–
Endomyokardbiopsie (Biochemie, Licht- u. Elektronenmikroskopie, DNA/RNA-Virushybridisierung)	Chron.-lymphozytäre Myokarditis (▶ 7.8.3), eosinophile Myokarditis Endokardfibroelastose, Stoffwechselerkr., Speichererkr.	Amyloidose
BB, CK-MB, Herzmuskel-AK, Blut- u. Viruskultur, Serologie	Myokarditis (▶ 7.8.3)	–

7

Tab. 7.9 Differenzialdiagnose bei Verdacht auf sekundäre Kardiomyopathie *(Forts.)*

Untersuchung	Dilatative Verlaufsform	Hypertrophe Verlaufsform
E'lyte, Mg^{2+}, P	Mineralstoffwechselstörungen	–
BGA, Anionenlücke, Laktat, Pyruvat	Laktatazidose (M. Leigh), Mitochondriopathie	–
Hämatologische Unters.	Sichelzellanämie, Hämosiderose, Thalassämie	–
Lymphozyten	–	Sphingolipidose, Mukolipidose
Augenunters.	Ophthalmoplegie (Kearns-Sayre-Sy., bei Diagnosestellung Schrittmacherimplantation wegen AVB III°-Risiko)	Sphingolipidose (M. Fabry)
Neurol. Unters.	Friedreich-Ataxie	–
Muskel-, Nerv- u. Hautbiopsie	Muskuläre Dystrophie, myotonische Dystrophie, Mitochondriopathie	Mukolipidose
Urin u. Serum	Karnitinmangel (behandelbar), Aminoazidurie	Mukopolysaccharidose
Weitere Stoffwechselunters.	Vitaminmangel (B_1, C u. E), Hyper-, Hypothyreose	Glykogenose (IIA u. III), Akromegalie

7.10 Herzrhythmusstörungen

Ätiologie Elektrolytstörungen, infektiös-toxisch, Karditis, Kardiomyopathie, Z. n. Herz-OP, Herztumoren, idiopathisch, häufig auch bei gesunden Kindern.

Diagnostik
- **Anamnese:** Erstmaliges Auftreten? Medikamente? Nikotin? Alkohol? Zusammenhang mit physischer o. psychischer Belastung? Synkopen? Z. n. Herz-OP? Vegetative Begleitsymptome?
- **Labor:** BB, CRP o. BSG, E'lyte, Mg^{2+}, CK u. CK-MB, BZ, BGA, Schilddrüsenhormone.
- **Weitere Diagn.:** RR, EKG, Langzeit-EKG, Echo (Vitium? Herztumor?), evtl. Belastungs-EKG.

7.10.1 Tachykardien

Supraventrikuläre, paroxysmale Tachykardie (SVT)

Definition Anfallsweise Erhöhung der HF auf 180–300 Schläge/Min.; Beginn u. Ende abrupt; Dauer: Min. bis Tage.

Ätiologie WPW-Sy.; akzessorische Leitungsbahn; AV-Knoten-Reentry, fokal atriale Tachykardie.

Klinik Blässe, Unruhe, Schwitzen, Palpitationen; bes. im Sgl.-Alter Zeichen der beginnenden HI (▶ 7.3).

Diagnostik EKG → P-Welle nicht sicher abgrenzbar, QRS-Komplex schmal (▶ Abb. 7.13). Auf Zeichen für WPW-Sy. achten. Adenosin-Bolus diagn., immer mit EKG-Dokumentation.

> Tachykardie wird oft als Infektionszeichen oder als unruheassoziiert fehlgedeutet.

Therapie Medikamentöse Ther. (bei Sgl. oft auch zeitlich begrenzt; ▶ 7.10.4); evtl. Katheterablation.

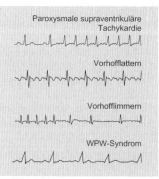

Abb. 7.13 **Supraventrikuläre Tachykardien** [L157]

 Anfallstherapie
- EKG-Monitoring; häufige RR-Messungen.
- Reflektorische Vagusreizung: Karotissinusdruck, Valsalva-Pressversuch, Auflegen kalter Kompressen beim Sgl. **Kein Bulbusdruck! Karotissinusdruck beim Sgl. unwirksam!**
- Medikamentöse Ther.: akut Adenosin (▶ 7.10.4), Propafenon, Metoprolol. Bei hartnäckigen Formen evtl. Komb. aus Flecainid u. β-Blocker o. Amiodaron (→ Konsultation spezialisierte Abteilung!).
- Bei vitaler Bedrohung: synchronisierte Kardioversion (Beginn mit 0,5 J/kg KG; evtl. um jeweils 0,5 auf max. 2,0 J/kg KG steigern); vorher Sedierung bzw. Narkose.
- Bei Vorhofflimmern bzw. -flattern vorher Ausschluss intrakardialer Thromben durch transthorakale o. transösophageale Echokardiografie.

Prognose Gut, wenn kein Vitium vorliegt. Bei Präexzitationssyndrom hohe Rezidivrate.

Präexzitationssyndrom
Definition Vorzeitige Kammererregung durch zusätzliche Leitungsbahn zwischen Vorhof u. Kammer; gehäuft supraventrikuläre Tachykardien.

Formen
- **WPW-Syndrom** (Wolff-Parkinson-White-Syndrom): verkürzte PQ-Zeit u. Verbreiterung des QRS-Komplexes durch sog. Delta-Welle. Häufig bei M. Ebstein!
- **LGL-Syndrom** (Lown-Ganong-Levine-Syndrom): verkürzte PQ-Zeit; QRS-Komplex normal; keine Delta-Welle. Für diese Form gibt es bisher keine elektrophysiologische Evidenz!

Klinik Symptome nur beim Auftreten einer Tachykardie.

Diagnostik u. Therapie Wie bei supraventrikulärer Tachykardie. Kein Digoxin! Katheterablation der pathol. Leitungsbahn mit zunehmendem Alter/zunehmender Körpergröße → kausale Ther. (ca. ab 5. Lj.)!

Ventrikuläre Tachykardie (VT)
Definition   Selten; HF 150–250 Schläge/Min.; gefährlich, da Übergang in Kammerflimmern möglich.

Ätiologie   z. B. Fallot-Tetralogie postop. mit signifikanter Pulmonalinsuff., hochgradige valvuläre Aortenstenose, HOCM, DCM.

Klinik   Schwindel, Präsynkope, Synkope, Palpitationen, Zeichen der HI (▶ 7.3).

Diagnostik   EKG → keine zeitliche Beziehung zwischen P-Welle u. QRS-Komplex; QRS-Komplex verbreitert u. deformiert.

Therapie   Bei Kreislaufstillstand Reanimation u. Defibrillation (▶ 3.1), β-Blocker (Metoprolol), Amiodarone i. v.

> Kein Digitalis!

Long-QT-Syndrom (LQTS)
Definition   Angeb. Verlängerung der QT-Dauer durch gestörte Erregungsrückbildung aufgrund einer veränderten Funktion von membranständigen Ionenkanälen. Diagn. des Gendefekts möglich (www.sads.org).

Einteilung
- Jervell-Lange-Nielsen-Sy.: aut.-rez., mit Taubheit in 30 %.
- Romano-Ward-Sy.: aut.-dom., keine Taubheit.

Klinik   Synkopen, meist durch physische o. psychische Belastung/Schrecksituation ausgelöst; ähneln neurogenen Anfällen.

Differenzialdiagnosen   Sinusbradykardie, AV-Block III°, Hypokaliämie, Hypokalzämie, Leistungssportler, medikamentös bedingtes LQTS (www.torsades.org bzw. www.azcert.org).

Diagnostik
- EKG: Torsades de pointes.
- EKG: QTc > 0,44 s (▶ 7.2.3). Im Zweifel Belastungs-EKG in Reanimationsbereitschaft → dabei weitere Zunahme der QT-Dauer. Risikoabschätzung mittels Schwartz-Score.

Therapie   β-Blocker, z. B. Propranolol (▶ 7.10.4), Metoprolol (▶ 7.12.1). Evtl. linksseitige Sympathektomie bzw. Implantation eines internen Defibrillators.

7.10.2 Bradykardien

Atrioventrikuläre Überleitungsstörungen (AV-Blöcke)
AV-Block I°:
- PQ-Zeit ↑; normales P.
- Ätiologie: Vagotonie; Digitalis.

AV-Block II° (Typ Wenckebach):
- Zunehmende Verlängerung der PQ-Zeit bis zum vollständigen Ausfall der Überleitung auf die Kammern.
- Ätiologie: Vagotonie.

AV-Block II° (Typ Mobitz):
- Verlängerte PQ-Zeit mit Ausfall der Überleitung auf die Kammern in einem bestimmten Rhythmus (2 : 1; 3 : 1; auch höhergradig).
- Ätiologie: immer pathologisch. Vorstufe zum kompletten AV-Block.

AV-Block III° (kompletter AV-Block):
- Keine Überleitung der Vorhoferregung auf die Kammern.
- Ätiologie: Siehe allg. Ätiologie; meist postoperativ, Borrelien, angeb. (mütterlicher SLE?); Digitalisüberdosierung.
- Klinik: Leistungsminderung, Schwindel, Synkopen, evtl. HI.
- Diagnose: Labor, EKG → langsame Kammerfrequenz, ca. 30–60 Schläge/Min.; evtl. Belastungs-EKG → bei nur geringem Frequenzanstieg ungünstige Prognose.
- Ther.: nur akut medikamentöser Versuch (▶ 7.10.4). Bei symptomatischem Pat. ggf. passagere transvenöse Stimulation vor permanenter Schrittmacherimplantation.

7.10.3 Extrasystolie

Supraventrikuläre Extrasystolen (SVES)
Definition Veränderte vorzeitige P-Welle; QRS-Komplex normal (▶ Abb. 7.14).

Klinik Meist ohne Bedeutung; Palpitationen.

Therapie Meist keine, evtl. β-Blocker.

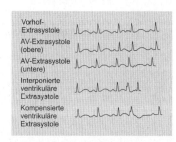

Abb. 7.14 Extrasystolen [L157]

Ventrikuläre Extrasystolen (VES)
Definitionen: vorzeitiger, schenkelblockartig deformierter u. verbreiterter QRS-Komplex.
- **Monotope VES:** VES sehen gleich aus u. stammen aus einem Erregungszentrum; meist bei herzgesunden Kindern.
- **Polytope VES:** VES mit unterschiedlichen Morphologien, stammen aus unterschiedlichen Erregungszentren → V. a. Herzerkr. (Myokarditis).
- **Bigeminus:** VES u. normaler QRS-Komplex im Wechsel.
- **Couplets:** 2 VES direkt nacheinander.
- **Triplets:** 3 VES direkt nacheinander.
- **Salven/run:** 4 u. mehr VES nacheinander.
- **R-auf-T-Phänomen:** VES fällt in die vulnerable Phase der vorangehenden T-Welle; Gefahr der Kammertachykardie.

Klinik Meist keine Beschwerden; Palpitationen.

Diagnostik Langzeit-EKG zur Diagn. u. Ther.-Kontrolle. Evtl. Belastungs-EKG: Verschwinden des VES unter Belastung eher günstig.

Therapie Ther. der Grunderkr., Ind. zur Ther. mit Antiarrhythmika (▶ 7.10.4): bestimmte VES nach Herz-OP, symptomatische Arrhythmien, prognostisch relevante Arrhythmien (Couplets, Salven u. R-auf-T-Phänomen).

7.10.4 Antiarrhythmika im Kindesalter

Vor u. nach Einleitung einer antiarrhythmischen Ther. **immer** EKG mit Dokumentation der Zeiten u. Intervalle, v. a. des korrigierten QT-Intervalls (QTc; ▶ 7.2.3).

Tab. 7.10 Antiarrhythmika

Medikament	Indikationen	Dosis Im Anfall	Dosis Dauertherapie	Bemerkungen
Adenosin (Adrekar®)	SVT	0,05 mg/kg KG i.v. initial; evtl. Dosissteigerung in 0,05-mg/kg-KG-Schritten; max. 0,25 mg/kg KG	–	**Cave:** Bradykardie, ventrikuläre Tachykardie (VT), RR ↓; Bronchospasmus
Amiodaron (Cordarex®)	Bedrohliche therapieresistente SVT; insbes. postop. AV-Knotentachykardie	5 mg/kg KG als Kurzinfusion über 30 Min., dann 10–20 mg/kg KG/d als DTI	10 mg/kg KG/d p.o. initial, dann 2,5–5 mg/kg KG/d p.o. (Wochenendpause)	Zahlreiche NW: Lunge, Hornhaut, Schilddrüsenfunktion, ggf. Spiegelbestimmung
Atropin	Sinusbradykardie	0,01–0,03 mg/kg KG i.v., s.c. alle 4–6 h (max. 0,4 mg/Dosis)	–	Tachykardie, Mundtrockenheit
Digitalis	SVT, Vorhofflimmern und -flattern	(▶ 7.3)	(▶ 7.3)	Vorsicht bei Präexzitationssy.
Flecainid (Tambocor®)	Reservemittel bei SVT	0,5–1 mg/kg KG i.v.	3–6 mg/kg KG/d p.o.	**Cave:** bei HI u. ischämisch geschädigtem Myokard; evtl. proarrhythmogen
Ipratropiumbromid (Itrop®)	Sinusbradykardie	–	0,5–0,8 mg/kg KG/d p.o. (in 3 ED)	Wie Atropin
Metoprolol (Beloc®)	SVT, LQTS, belastungsinduzierte VT	–	1–5 mg/kg KG/d p.o.	NW: Bronchospasmus, Hypoglykämie, Lipoproteine
Orciprenalin (Alupent®)	Sinusbradykardie, kompletter AV-Block	0,1–0,4 µg/kg KG/Min. als Infusion; nach Wirkung dosieren	3–4 Tr./kg KG/d p.o. (3–4 ED)	Tachykardie, Arrhythmie

Tab. 7.10 Antiarrhythmika *(Forts.)*

Medikament	Indikationen	Dosis		Bemerkungen
		Im Anfall	Dauertherapie	
Propafenon (Rytmonorm®)	SVT u. VT, Vorhofflattern u. -flimmern, VES	0,5–1,0 mg/kg KG i. v. (max. 3 mg/ kg KG), dann Infusion 4–7 µg/ kg KG/Min.	8–15 mg/kg KG/d p. o. (in 3 ED)	Sehstörungen, Schwindel, gastrointestinale Störungen, AV-Block, RR ↓
Propranolol (Dociton®)	VES, LQTS.	–	1–5 mg/kg KG/d p. o. (in 3 ED)	Schwindel, Übelkeit, Hypotension
Verapamil (Isoptin®)	Supraventrikuläre Tachykardie	0,1–0,2 mg/kg KG langsam (!) i. v. (1 : 5 verdünnt; max. 5 mg) evtl. nach 10 Min. wdhl.	3–6 mg/kg KG/d p. o. (in 3 ED)	KI: 1. Lj. wegen Gefahr der elektromechanischen Entkopplung

7

7.10.5 Herzschrittmacher im Kindesalter

Die Herzschrittmacherther. ist eine wichtige therap. Option im Kindesalter. Es handelt sich aber um sehr wenige Pat. Meist bestehen ein kompletter AV-Block (kongenital, erworben o. postop.) o. eine Sinusknotendysfunktion als Ursache für die Schrittmacherversorgung.

- Transvenöse Systeme: meist bei größeren Kindern u. Jgl. (älter als 6 J.)
- Epikardiale Systeme: bei Neonaten, kleinen Kindern u. komplexer Anatomie (z. B. univentrikuläre Palliation).
- Einkammersystem: eine Elektrode im/am Vorhof o. Ventrikel. Meist reiner Bradykardieschutz.
- Zweikammersystem: je eine Elektrode im/am Vorhof u. Ventrikel. Der AV-sequenzielle Erregungs- u. Kontraktionsablauf wird sichergestellt.
- Kontrollintervall gemäß Leitlinien: transvenös halbjährlich, epikardial viertel-jährlich.
- Jeder Pat. hat einen Schrittmacherausweis mit Angaben zu den Implantaten, der aktuellen Programmierung u. Kontaktdaten des betreuenden Schrittma-cherzentrums.
- Die grundlegende Schrittmacherfunktion kann i. d. R. gut in einem Ruhe-EKG beurteilt werden (ggf. an Schrittmacherzentrum faxen zur Mitbeurteilung).

Gute Info für betroffene Kinder/Jgl./Eltern: www.ukgm.de/ugm_2/deu/ugi-kik/8689.html

7.11 Betreuung herzkranker Kinder

- Ind. für eine „familienorientierte Rehabilitation" prüfen; diese kann sich auch vonseiten der Eltern o. Geschwister ergeben.
- Information über Möglichkeit der Anerkennung nach dem Schwerbehin-derten-Gesetz

Nicht operationsbedürftige Herzfehler Kinder sollen normales Leben führen; Kontrollunters. alle 1–2 J.; Endokarditisprophylaxe; gänzliche Befreiung vom Schulsport vermeiden.

Postoperativ
- Erholung nach dem Krankenhausaufenthalt: 2–3 Wo. „Schonung", danach Rückkehr in Schule o. Kindergarten. Befreiung vom Schulsport für einige Mon. 1. kardiologische Kontrollunters. ca. 4–8 Wo. nach Entlassung aus dem Krankenhaus.
- Späte postop. Phase: jährliche ambulante kardiologische Kontrollen. An Endo-karditisprophylaxe denken! Häufig bestehen nach der Korrektur-OP noch „Restdefekte", die eine lebenslange kardiologische Überwachung durch einen Spezialisten für AHF im Erw.-Alter (EMAH-Kardiologen) notwendig machen (Re-OP im Erw.-Alter, HI-Ther., Arrhythmien, erworbene Herzerkr., Schwan-gerschaft etc.). Ausführliche Diagn. am Ende des Körperwachstums mit Ein-tritt ins Berufsleben, um eine gute Empfehlung für das weitere Leben geben zu können (MRT, Herzkatheter, Spiroergometrie, EKG, Langzeit-EKG, Echo).

Inoperable Herzfehler Komplexe Vitien, meist mit einer PAH o. Eisenmenger Reaktion (▶ 7.5.3). Abnahme der Leistungsfähigkeit u. Zunahme der Schwere de Krankheitsbilds meist im 2. Lebensjahrzehnt. Bei zyanotischen Vitien mit hoher

Hkt (> 65–70 %) ASS 1–2 mg/kg KG/d p. o. u. evtl. Aderlässe, bei niedrigem Hkt evtl. Eisensubstitution (häufig mikrozytäre hypochrome Zellbildungsstörung). Behutsame Pat.-Führung erforderlich.

Körperliche Belastbarkeit Empfehlung bei angeb. u. erworbenen Herzfehlern:
- **Kein Sport:** Aortenstenose (Druckgradient > 40 mmHg), Pulmonalstenose (Druckgradient > 50 mmHg), Kardiomyopathie mit verminderter kardialer Funktion, HOCM, schwere Mitralinsuff., bedeutsame Arrhythmien nach Herz-OP, belastungsinduzierte Tachyarrhythmien, LQTS
- **Schulsport mit Einschränkungen (Eigenbestimmung):** zyanotische Herzfehler (Palliativ-OP), pulmonale Druckerhöhung bei Vitien mit L-R-Shunt, AV-Block III.°, Schrittmacherträger, arterielle Hypertonie, operierte zyanotische Vitien. Befreiung von isometrischen statischen Maximalbelastungen, extremen Ausdauerbelastungen u. kurzzeitigen Spitzenbelastungen.
- **Schulsport:** komplikationslos operierter ASD, VSD, PDA, Pulmonalstenose (Druckgradient < 50 mmHg), Aortenstenose (Druckgradient < 30 mmHg; auch postop.), Mitralkappenprolaps, nicht operationsbedürftige Herzfehler mit L-R-Shunt.
- ! Die genannten Richtlinien sind individuell anzuwenden; evtl. nach Absprache mit dem betreuenden kinderkardiologischen Zentrum.

Selbsthilfegruppen und Organisationen
- Bundesverband Herzkranke Kinder e. V., Robenstr. 20–22, 52070 Aachen, Tel.: 02 41/91 23 32, e-mail: bvhk-aachen@t-online.de. www.bv-hk.de.
- Kinderherzstiftung in Deutsche Herzstiftung e. V., Vogtstr. 50, 60322 Frankfurt, Tel.: 069/9 55 12 80. www.herzstiftung.de.
- Interessengemeinschaft Das herzkranke Kind e. V., c/o E. Rönnebeck, Steinenhausenstr. 37, 70193 Stuttgart, Tel.: 07 11/6 36 60 19. www.idhk.de.
- JEMAH (Jugendliche und Erwachsene mit angeborenen Herzfehlern) c/o T. Biermann, Erlengrund 20c, 31275 Lehrte, Tel.: 0 51 32/8 32 74. www.jemah.de.
- Nationales Register für Angeborene Herzfehler und Kompetenznetz Angeborene Herzfehler, Postfach 650651,13306 Berlin. www.kompetenznetz-ahf.de.

7.12 Kreislaufregulationsstörungen

7.12.1 Arterielle Hypertonie

Definition Konstante Erhöhung des arteriellen Blutdrucks > 95. Perzentile (Normalwerte ▶ 29). Hypertensive Krise: stark überhöhte RR-Werte u. evtl. neurol. Symptome.

Ätiologie
- Kinder < 10 J.: essenzielle Hypertonie (10 %), sek. Hypertonie (90 %): renoparenchymatös (▶ 8.8), vaskulär (z. B. Nierenarterienstenose, ISTA, mid-aortic syndrome), endokrin (z. B. Neuroblastom, Cushing-Sy.), Sonstiges (z. B. Hirndruck, Medikamente), Immunsuppression nach TX.
- Kinder > 10 J. u. Jgl.: bis 70 % essenzielle Hypertonie, meist mit Adipositas.

Klinik Meist keine Symptome. Fragen nach Medikamenten, Lakritzabusus, Nykturie, Kopfschmerzen, häufiges Nasenbluten, Visusveränderungen; bei älteren Mädchen: Schwangerschaft?

Diagnostik
- **Körperl. Unters.:** RR-Messung (mehrmals an verschiedenen Tagen; einmal Messung an **beiden** Armen u. Beinen; **cave** Sprechstundenblutdruck. Korrekte Manschettengröße – Manschette soll ⅔ der Oberarmlänge überdecken ▶ 2.11.). Gefäßgeräusche? Femoralispulse tastbar? Körpergewicht u. -größe; Funduskopie.
- **EKG:** Hypertrophiezeichen?
- **Rö-Thorax:** Herzgröße, Rippenusuren?
- **Ergometrie:** Insbes. nach ISTA-OP: hypertone Fehlregulation bei normalem Ruhe-RR.
- **Langzeit-RR-Messung:** Aufgehobene zirkadiane Schwankungen?
- **Echokardiografie:** Myokardhypertrophie? Aortenisthmusstenose (▶ 7.4.5)?
- **Übrige Diagn.:** (▶ 8.8).

Therapie
- Behandlung der Grundkrankheit.
- Basisther.: Gewichtsreduktion, Salzrestriktion, körperl. Bewegung.
- Medikamente ▶ Tab. 7.11, ▶ Tab. 7.12. Bei Neuverordnung o. Umstellung häufigere RR-Messungen u. Laborkontrollen.
- Regelmäßige RR-Kontrollen; möglichst RR-Selbstmessung.

Tab. 7.11 Stufenschema der medikamentösen, antihypertensiven Therapie	
Stufe I	β-Blocker **oder** ACE-Inhibitor **oder** Diuretikum **oder** Kalziumantagonist
Stufe II	β-Blocker + Diuretikum **oder** ACE-Inhibitor + Diuretikum **oder** Kalziumantagonist + Diuretikum
Stufe III	β-Blocker + ACE-Inhibitor + Diuretikum **oder** β-Blocker + Diuretikum + Kalziumantagonist **oder** β-Blocker + Diuretikum + Prazosin

Tab. 7.12 Antihypertensiva im Kindesalter					
Medikamenten-gruppe	Medikament (Beispiel)	Tagesdosis (mg/kg KG/d)	Maximaldosis (mg/kg KG/d)	Einzelgaben (pro d)	NW
Betablocker	Propranolol (Dociton®)	0,5–3,0	10	2–3	Bradykardie, Bronchospasmus, Hypoglykämie, Lipoprot. ↑
	Metoprolol (Beloc®)	1,0–3,0	5	1	S. o.
Alphablocker	Prazosin (Minipress®)	0,02–0,5	1	3	Orthostase, Tachykardie
Kalziumantagonisten	Nifedipin (Adalat®)	0,5–2,0	6	3	Tachykardie, Wasserretention
ACE-Inhibitoren	Captopril (Lopirin®)	0,5–4,0	6	2–3	Exantheme, Leukopenie, Proteinurie

Tab. 7.12 Antihypertensiva im Kindesalter *(Forts.)*

Medika-menten-gruppe	Medikament (Beispiel)	Tages-dosis (mg/kg KG/d)	Maximaldosis (mg/kg KG/d)	Einzel-gaben (pro d)	NW
	Enalapril (Xanef®)	0,05–0,1	0,3	1	S. o.
Diuretika	Furosemid (Lasix®)	0,5–3,0	10	2–3	In hoher Dosis ototoxisch, Hypokaliämie, Hyperurikämie
	Hydrochloro-thiazid (Esidrix®)	0,5–2,0		1–2	Hypokaliämie, Hyperurikämie
	Spironolacton (Aldactone®)	1–5		1	Hyperkaliämie, Gynäkomastie

❗ Besonderheiten
- Diuretika senken nicht den Hochdruck bei körperl. Belastung.
- Bei Einsatz von ACE-Inhibitoren nach vorheriger Gabe von Diuretika diese 2 d vorher absetzen o. ganz vorsichtig einschleichend dosieren (Gefahr des plötzlichen RR-Abfalls).

Differenzialther.:
- Renoparenchymatöse Hypertonie: Furosemid, ACE-Inhibitoren. **Vermeiden:** Thiazide.
- Reninaktivität ↑: β-Blocker, ACE-Inhibitoren, Spironolacton.
- Obstruktive Atemwegserkr.: keine β-Blocker.
- Diabetes mellitus: ACE-Inhibitoren. **Vermeiden:** β-Blocker, Thiazide.
- Neugeborene: Thiazide, Furosemid, Propranolol.

Hypertensive Krise
Klinik: Kopfschmerzen, Sehstörungen, Bewusstseinstrübung, neurol. Ausfälle, Krampfanfälle, Lungenödem, stark erhöhte RR-Werte:
- Alter < 7 J. → RR > 160/110 mmHg,
- Alter > 7 J. → RR > 180/120 mmHg,
- Jgl. → RR > 200/120 mmHg.

⚡ Therapie der hypertensiven Krise
- **Ziel:** RR-Senkung innerhalb 1 h um ca. 25 %.
- **Initialbehandlung:** sublinguale Applikation von Nifedipin 0,3–0,5 mg/ kg KG; Kapsel (= 5/10 mg) zerbeißen lassen! Bei Sgl. u. KK Kapselinhalt mit Tuberkulinspritze in den Mund träufeln; evtl. Wiederholung mit gleicher Dosis nach 15–30 Min.
- **Weiterbehandlung** in der Klinik:
  - Intensivüberwachung, kontinuierliche, nichtinvasive RR-Messung. Echo.
  - Weiter mit Nifedipin, ggf. als DTI 0,2–0,5(–1) µg/kg KG/Min.

- – Alternativ bei gleichzeitiger Tachykardie 2 µg/kg KG Clonidin i. v.; evtl. alle 30 Min. wiederholen bis Wirkungseintritt. Dosis kann auf 6 µg/kg KG erhöht werden.
- Alternativ, v. a. zur besseren Steuerung der RR-Senkung (z. B. intra- u. postop.):
  - – Dauerinfusion mit Urapidil (Ebrantil®); initial 2–4 mg/kg KG/h; nach 15 Min. auf 0,2–1,0 mg/kg KG/h reduzieren; RR „titrieren". **Cave:** zerebrale NW (Sedierungsverstärkung).
  - – Dauerinfusion mit 0,5–10 µg/kg KG/Min. Nitroprussid-Natrium; RR „titrieren". RR invasiv messen!

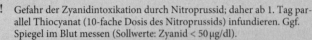

! Gefahr der Zyanidintoxikation durch Nitroprussid; daher ab 1. Tag parallel Thiocyanat (10-fache Dosis des Nitroprussids) infundieren. Ggf. Spiegel im Blut messen (Sollwerte: Zyanid < 50 µg/dl).
- Bei Überwässerung o. drohendem Lungenödem 0,2–1,0 mg/kg KG Furosemid i. v., ggf. per infusionem. Bilanzieren! Wiegen!

7.12.2 Orthostatische Dysregulation

Definition   Beschwerden durch eine Organminderdurchblutung nach dem Aufrichten. Häufig in der Pubertät u. bei großen, schlanken Kindern.

Klinik   Blässe, Schwindelgefühl beim Aufstehen o. längerem Stehen, Synkopen, Flimmern vor den Augen, Palpitationen.

Diagnostik
- Normale Veränderungen im Orthostasetest (▶ Tab. 7.13): syst. Druckabfall bis 10 %; syst. Druckanstieg bis 35 %; diast. Druckabfall bis 5 %; Anstieg der HF bis 50 %.
- Pathol. Veränderungen im Orthostasetest: Überschreiten der obigen Grenzwerte und/oder Auftreten eines Kollaps.
- Ggf. Kipptisch-Versuch.

Tab. 7.13 Orthostasetest nach Schellong (modifiziert für Kinder)

	Durchführung	Auswertung
Liegen	15 Min. Ruhepause im Liegen, in den letzten 5 Min. 3 × Messung von RR u. HF	Bestimmung des Ausgangswerts als Mittelwert der 3 Ruhemessungen
Stehen	Anschließend 10 Min. Stehen u. Messung von RR u. HF jede Min.	Berechnung der prozentualen Abweichung von RR u. HF während des Stehversuchs
Liegen	6 Min. Erholungspause im Liegen, dabei 3 × Messung von RR u. HF	
Monitorüberwachung während des Tests, Arzt in Rufweite		

Therapie
- **Bei Synkope:** Beine hochlagern. Evtl. Effortil®-Tr. (KK 5–10 Tr., SK u. Jgl. 10–20 Tr.) o. Kaffee.

- **Im Intervall:** über Harmlosigkeit aufklären. Langsames Aufstehen; bei längerem Stehen Betätigung der Wadenmuskulatur. Physikalische Ther., Sport, Diät (salzreiche Kost, Kaffee). Medikamente: Dihydroergotamin, Etilefrin (Effortil®-Tr.).
- Evtl. Metoprolol zur Vermeidung einer vagalen Gegenreaktion nach initial überschießender Sympathikusaktivierung (im Kipptisch-Versuch Wirkung überprüfen).

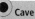
Cave
Bei rezidiv. Synkopen unbedingt an seltene kardiale Ursachen denken (▶ 7.1.3).

7

8 Nieren und ableitende Harnwege

Lutz T. Weber und Marcus R. Benz

8.1 Diagnostik und klinische Leitsymptome in der pädiatrischen Nephrologie

8.1.1 Anamnese

Die gezielte Anamnese in der kindernephrologischen Sprechstunde orientiert sich am Hauptsymptom des Kinds (Niereninsuff., Hämaturie, Proteinurie, HWI etc.). Wichtig ist, dass schwere Nierenerkr., z. B. die CNI., lange symptomlos bleiben können. Essenzieller Bestandteil der Anamnese: Trinkmenge u. Miktionsverhalten.

Ausführliche SS- und Geburtsanamnese: umso wichtiger, je jünger das Kind: Fruchtwassermenge (Spiegel der fetalen Urinproduktion), sonografische SS-Vorsorgeunters., mütterlicher Diab. mell., Medikamentenanamnese, Z. n. Asphyxie, APGAR, Geburtsmaße, Anzahl der Umbilikalgefäße (die einzelne Umbilikalarterie ist in 30 % mit Fehlbildungen der Nieren o. ableitenden Harnwege assoziiert). Die Notwendigkeit von Umbilikalkathetern beinhaltet das Risiko der Nierenarterien- o. Nierenvenenthrombose.

Familienanamnese: Konsanguinität, Erkr. der Nieren u. ableitenden Harnwege, art. Hypertonie u. Innenohrschwerhörigkeit in der Familie.

8.1.2 Untersuchungsbefunde

Bei vergrößerten, palpablen Nieren differenzialdiagn. an zystische Nierenerkr., extreme Nierenbeckendilatationen, Nierenvenenthrombosen o. Nierentumoren denken. Zu dokumentieren sind Gewicht, Körpergröße, ggf. Sitzhöhe, Beinlänge u. art. RR, Ödeme, Zeichen einer Rachitis u. angeb. Fehlbildungen, die mit einer Nierenerkr. assoziiert sein können: Ohrdeformitäten, Ohrporus, Gesichtsfehlbildungen, Augenerkr. (Aniridie, Kolobome, Uveitis, Augenhintergrund), Ausbildung der Bauchmuskulatur (Prune-Belly-Sy.), Sakralporus, Kryptorchismus, Genitalfehlbildungen u. a.

8.1.3 Laborbefunde

Blutwerte   Basisdiagn.: Krea, Harnstoff, Harnsäure, Cystatin C, Na^+, K^+, Cl^-, Kalzium, Phosphat, Mg^{2+}, BGA, Gesamteiweiß, Albumin, intaktes Parathormon u. BB mit Reti. Ergänzende Unters. wie z. B. immunologische u. virologische Unters. je nach differenzialdiagn. Überlegungen.

Urin   Uringewinnung ▶ 2.8.
GFR: von zentraler klin. Bedeutung. Eiweiß, Albumin, tubuläre Proteine, E'lyte, vorzugsweise quantitativ im Sammelurin.
Da das Nephron eine Funktionseinheit darstellt, zieht jede Einschränkung der GFR auch eine Veränderung der tubulären Funktion nach sich.

> **Praxistipp**
> Tubuläre Störungen können isoliert von Einschränkungen der GFR auftreten. Dagegen sind tubuläre Störungen bei reduzierter GFR nur eingeschränkt zu beurteilen.

Krea-Clearance
Klass. Krea-Clearance:

$$\mathrm{Krea_{Urin} \times Volumen \times 1{,}73 / Krea_{Serum} \times Sammelzeit\ [min] \times KOF}$$

In der Pädiatrie wird häufig die geschätzte GFR nach Schwartz zu Hilfe genommen, die auf Serum-Krea u. Körpergröße basiert.

Geschätzte GFR nach Schwartz:

$$\mathrm{k\ (Korrekturfaktor) \times Körperlänge\ [cm] / Serum\text{-}Krea\ [mg/dl]}$$

Korrekturfaktor bei Krea-Bestimmung nach Jaffé:

FG	0,33
Reifgeborene–1 J.	0,45
> 1 J.–13 J.	0,55
> 13 J., weibl.	0,57
> 13 J., männl.	0,7

 Merke
Diese Formel ist validiert für die Jaffe-Methode zur Bestimmung des Serum-Krea. Bei enzymatischer Bestimmung haben Schwartz et al. 2009 (J Am Soc Nephrol 20: 629–637) die Schätzformel
$$0{,}413 \times Körperlänge\ [cm] / Serum\text{-}Krea\ [mg/dl]$$
für die Altersgruppe > 1 J. bis 13 J. publiziert.

Die Methoden der Serum-Krea-Bestimmung fallen für die Aussage der Formeln nicht ins Gewicht, wenn sie *isotope dilution mass spectrometry (IDMS)-traceable* sind.

Einschränkungen von Krea in der Bestimmung der GFR:
Krea wird aus Kreatin gebildet, die Produktion ist daher direkt von der Muskelmasse abhängig. Geringe Muskelmasse im Vergleich zur Körperlänge (z. B. bei Dystrophie) → Überschätzung der GFR. Hinzu kommt der sog. kreatininblinde Bereich, in dem das Krea noch im Normalbereich liegt, die GFR jedoch schon abgesunken ist.

Eine Alternative zur Nierenfunktionsbestimmung bietet **Cystatin C**. Der Proteaseninhibitor wird von jeder kernhaltigen Zelle produziert, frei filtriert u. tubulär komplett reabsorbiert. Cystatin C i. S. kann auch zur Abschätzung der GFR verwendet werden:

Geschätzte GFR aus Cystatin C (nach Le Bricon für die allg. pädiatrische Bevölkerung):

[78/Cystatin C (mg/l)] + 4.

Die GFR steigt postnatal deutlich an, es bestehen altersabhängige Normalwerte (▶ Tab. 8.1).

8

Tab. 8.1 Altersabhängige Normalwerte für die GFR (aus Geary DF und Schaefer F, Comprehensive Pediatric Nephrology, Mosby Elsevier, 2008)

Alter	GFR [ml/Min. × 1,73m^2] MW ± SD
FG (29–34 SSW): bis 1. Wo.	15,3 ± 5,6
FG (29–34 SSW): 2.–8. Wo.	28,7 ± 13,8
FG (29–34 SSW): > 8. Wo.	51,4
Reifgeborene: bis 1. Wo.	41 ± 15
Reifgeborene: 2.–8. Wo.	66 ± 25
Reifgeborene: > 8. Wo.	96 ± 22
2–12 J.	133 ± 27
13–21 J. (weibl.)	140 ± 30
13–21 J. (männl.)	126 ± 22

Üblicherweise wird das Ausmaß einer Nierenfunktionseinschränkung in die Stadien I–V der chron. Nierenerkr. (chronic kidney disease, CKD) eingeteilt (▶ Tab. 8.2).

Tab. 8.2 Stadien der chronischen Nierenerkrankung

Stadium	Charakteristika
I	CKD mit GFR > 90 ml/Min./1,73 m^2 (Nierenerkr, vorhanden, normale GFR)
II	CKD mit GFR zwischen 60 u. 89 ml/Min./1,73 m^2 (meist noch keine Symptome)
III	CKD mit GFR zwischen 30 u. 59 ml/Min./1,73 m^2 (sek. laborbiochemische Auffälligkeiten u. klin. Symptome)
IV	CKD mit GFR zwischen 15 u. 29 ml/Min./1,73 m^2 (ausgeprägte sek. laborbiochemische Auffälligkeiten u. klin. Symptome)
V	CKD mit GFR < 15 ml/Min.1,73 m^2 (Ind. zur Nierenersatzther.)

8.1.4 Bildgebende Diagnostik

Sono: Basis der bildgebenden Diagnostik. Altersabhängige Normogramme für Länge u. Volumen der Nieren zur Überprüfung des Nierenwachstums.

MCU: Füllung der Blase mit Kontrastmittel über einen transurethralen Katheter o. nach suprapubischer Blasenpunktion. Unters. auf VUR u. Urethralklappen. Je nach Kontrastmittel radiologische, sonografische o. nuklearmedizinische Durchführung. Nur erstere hat das Potenzial, Urethralklappen zu diagnostizieren.

IVP: weitgehend aus der Routinediagn. verschwunden. Kontrastmittelgabe u. anschließende Darstellung der Kontrastmittelausscheidung hat ihren Stellenwert in der Lokalisation von Steinen u. Obstruktionen, die anders nicht zu eruieren sind. Nuklearmedizinische Techniken haben einen hohen Stellenwert in der pädiatrischen uroradiologischen Diagnostik. ^{99m}**Tc-Mercaptoacetyltriglycin (MAG-3** wird zu 95 % tubulär sezerniert u. ist das Kontrastmittel der Wahl zur Überprüfung der Ausscheidungsfunktion der Nieren. Für die exaktere Bestimmung de

Partialfunktionen der li. u. re. Niere dient ^{99m}Tc-**Dimercaptosuccininsäure** (**DMSA**). Es bindet an Cystein des proximalen Tubulus u. erlaubt die Darstellung des renalen Kortex u. möglicher Funktionsausfälle (Narben).
MRT bei speziellen Fragestellungen indiziert. Vorteile: hohe Auflösung anatomischer Strukturen, ggf. in Komb. mit Darstellung der Ausscheidungsfunktion (MR-Urografie).

8.1.5 Leitsymptom Hämaturie

Definition
- Makrohämaturie: sichtbare Braun- o. Rotfärbung des Urins durch Erys.
- Mikrohämaturie: > 5 Erys/µl Urin, aber keine sichtbare Rotfärbung des Urins.

Ursachen einer Braun- o. Rotfärbung des Urins:
- Endogene Ursachen:
  - Erys,
  - Hb,
  - Myoglobin,
  - Stoffwechselprodukte (Homogentisinsäure [Alkaptonurie], Porphyrine),
  - amorphe Urate (Ziegelmehl).
- Exogene Ursachen:
  - Nahrungsmittel: Rote Bete (Benidin), Rhabarber (Anthronderivate), Brombeeren, Lebensmittelfarbstoffe (z. B. Anilin).
  - Medikamente: Deferoxamin, Ibuprofen, Metronidazol, Nitrofurantoin, RMP, Phenytoin.
  - Bakterien: Serratia marcescens.

Nachweis von **Erys, freies Hb** u. **Myoglobin** mit Urinteststreifen. Bei pos. Urinteststreifen ist zur Differenzierung die Urinmikroskopie eines frisch gewonnenen Urins obligat. Bei Nachweis von Erys in der Urinmikroskopie kann die Morphe der Erys bei der Differenzierung zwischen glomerulärer u. nichtglomerulärer Erythrozyurie helfen. Akanthozyten (sog. „Mickymaus-Erythrozyten") sind pathognomonisch für eine glomeruläre Herkunft der Erys.
Daneben helfen Urinfarbe, Ery-Zylinder u. Höhe der Proteinurie zusätzlich, zwischen glomerulärer u. nichtglomerulärer Hämaturie zu differenzieren (▶ Tab. 8.3).

Tab. 8.3 Differenzierung zwischen glomerulärer und nichtglomerulärer Hämaturie

Parameter	Glomerulär	Nichtglomerulär
Urinfarbe	(Rot)braun bis colafarben	Rosa bis (hell)rot
Blutkoagel	Keine	Möglich
Erythrozytenmorphologie	Dysmorph (Akanthozyten)	Eumorph
Erythrozytenzylinder	Möglich	Keine
Proteinurie[1]	> 100 mg/m^2 KOF/d	< 100 mg/m^2 KOF/d

[1] Als Differenzierungsmerkmal nur bei Mikrohämaturie sinnvoll, da bei Makrohämaturie falsch pos. Befunde für die Proteinurie

8

Abhängig von Anamnese, Untersuchungsbefund u. Urindiagn. ist eine gezielte DD möglich (▶ Abb. 8.1, ▶ Abb. 8.2).

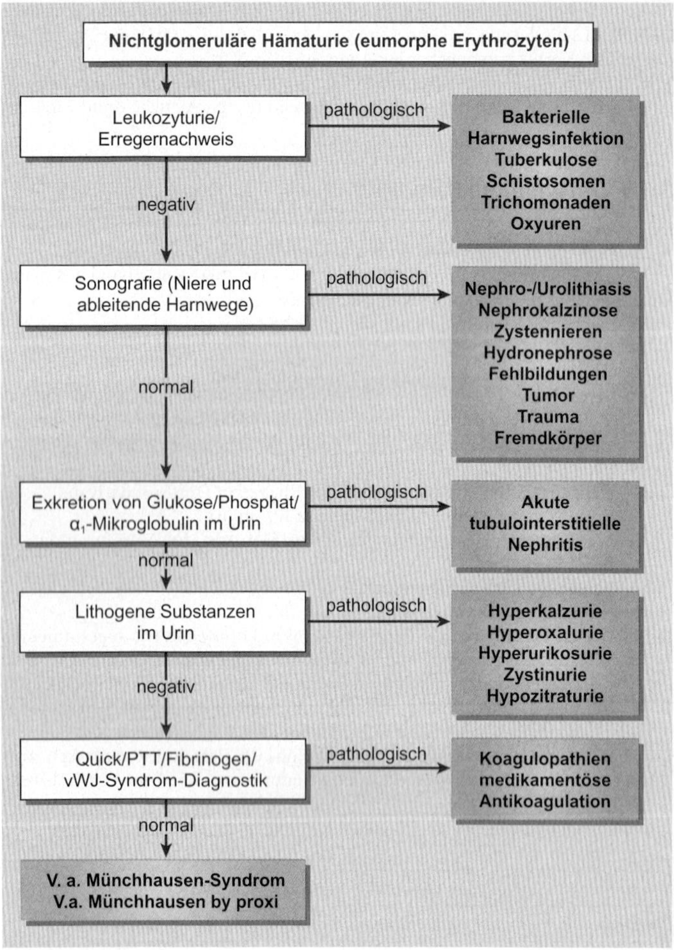

Abb. 8.1 Diagnostischer Algorithmus bei Hämaturie – eumorphe Erythrozyten [L157/F475]

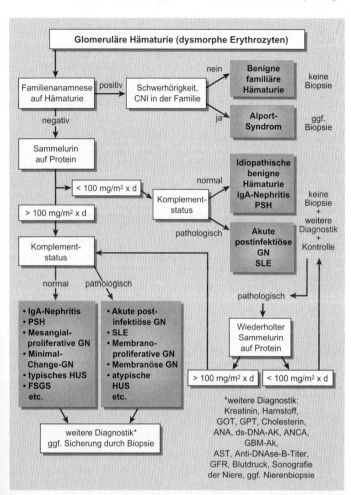

Abb. 8.2 Diagnostischer Algorithmus bei Hämaturie – dysmorphe Erythrozyten [L157/F475]

8.1.6 Leitsymptom Proteinurie

Definition

- Normale Eiweißausscheidung: < 100 mg/m² KOF/d.
- Kleine Proteinurie: Eiweißausscheidung von 100–1.000 mg/m² KOF/d.
- Große Proteinurie: Eiweißausscheidung von > 1.000 mg/m² KOF/d.

Eine Differenzierung der Eiweiße im Urin (Elektrophorese) u. das MG der im Urin nachgewiesenen Proteine geben Hinweise auf den Ursprung der Proteinurie (▶ Abb. 8.3).

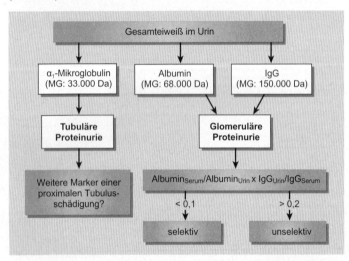

Abb. 8.3 Differenzierung der Proteinurie nach Molekulargewicht (MG) der Proteine [L157/T550]

Praxistipp

Die tubuläre Proteinurie wird vom orientierenden Urinteststreifen nicht erfasst.

Eine kleine glomeruläre Proteinurie ist im Kindesalter meist mit einer Hämaturie vergesellschaftet, eine isolierte Proteinurie ist eher selten (▶ Abb. 8.4). Die i. d. R. harmlose orthostatische Proteinurie, gekennzeichnet durch erhöhte Eiweißausscheidung tagsüber, aber nicht nachts, stellt eine Ausschlussdiagnose dar.

8

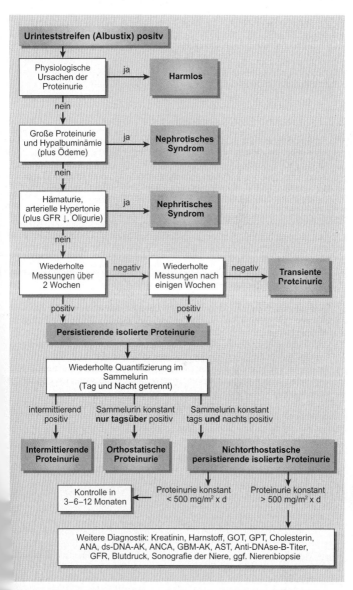

Abb. 8.4 Diagnostischer Algorithmus bei isolierter Proteinurie [L157/F475]

8.2 Angeborene und hereditäre Fehlbildungen von Niere und ableitenden Harnwegen

Fehlbildungen der Nieren und ableitenden Harnwege gehören zu den häufigsten Fehlbildungen überhaupt.

8.2.1 Lage- und Fusionsanomalien der Nieren

- **Beckenniere (kaudal-dystope Niere):** Lage der Niere im kleinen Becken, meist neben der A. iliaca communis, durch Ausbleiben der Nierenwanderung. 1 : 800 Geburten.
- **Gekreuzte Dystopie:** Die Nieren sind auf einer Seite untereinander angeordnet u. miteinander verschmolzen, der Ureter der dystopen Niere zieht über die Mittellinie u. mündet auf der gegenüberliegenden Seite in die Blase (1 : 8.000).
- **Hufeisenniere:** sehr häufige Form der Fusionsanomalie (1 : 500). Die Nieren sind über die Mittellinie hinweg – meist am unteren Pol – miteinander verschmolzen, die Nierenbecken zeigen nach ventral (gehäuft beim Ullrich-Turner-Sy.).
- **Kuchenniere:** Komplette Fusion der Nieren im Bereich der Mittellinie, liegt meist im kleinen Becken.
- **Doppelniere:** meist keine echte Verdoppelung der Nierenanlage, sondern Trennung des Nierenbeckens durch eine Parenchymbrücke in ein oberes u. ein unteres Nierenbecken (ca. 1 % der Bevölkerung). Die Trennung der ableitenden Harnwege kann bei Doppelnieren unterschiedlich stark ausgeprägt sein: von der Beschränkung auf das Nierenbecken mit einem gemeinsamen Ureter (dichotomes Nierenbecken) über einen Ureter fissus (getrennte Ureteren, die sich vor Einmündung in die Blase wieder vereinigen) bis zum Ureter duplex (separate Einmündung der Ureteren in die Blase, wobei ein Ostium dabei immer ektop liegt)
  Nach der **Meyer-Weigert-Regel** kreuzen beim Ureter duplex die Harnleiter im Verlauf, der laterokranial in die Blase mündende Ureter gehört zum unteren, der mediokaudal mündende zum oberen Pol der Niere.

Klinik Reine Anomalien von Lage u. Form der Nieren sind i. d. R. symptomlos. Auf HWI o. Entwicklung einer art. Hypertonie ist jedoch zu achten → zielführende Diagn. bzgl. weiterer Fehlbildungen des Harntrakts u. spez. Ther. notwendig.

> **Merke**
> Beim Vorliegen einer Doppelniere je nach klin. Situation Unterscheidung in unkomplizierte u. komplizierte Doppelniere:
> - Unkomplizierte Doppelniere: Zufallsbefund ohne klin. Symptome.
> - Komplizierte Doppelniere: Doppelniere mit HWI o. art. Hypertonie. Meist weitere Fehlbildung, die häufig mit Doppelnierenanlage assoziiert ist (VUR, terminale Uretermündungsstenose, Ureterozele, Megaureter).

8

Diagnose In erster Linie Sono. Bei symptomatischen Lage- o. Fusionsanomalien zum Nachweis einer begleitenden Fehlbildung MCU, dynamische u./o. statische Nierenszintigrafie, MRT.

> **Praxistipp**
> Bei bekannter Entwicklungsstörung der Nieren sollte RR-Messung bei den Vorsorgeunters. nicht fehlen.

Therapie Bei symptomlosen Lage- u. Fusionsanomalien i. d. R. keine Ther. erforderlich. Bei symptomatischen (= komplizierten) Doppelnieren im Verlauf ggf. Ind. zur antibakteriellen Infektionsprophylaxe o. chir. Korrektur prüfen.

8.2.2 Nierenagenesie

Einseitige Nierenagenesie (1 : 500–1 : 3.200 lebenden NG) meist symptomlos. Sonografisch kompensatorische Hypertrophie der kontralateralen Niere (auf Fehlbildungen achten!). Im Langzeitverlauf bleibt durch die kompensatorische Funktionsübernahme der kontralateralen Seite die übergeordnete Nierenfunktion i. d. R. erhalten.

> **Praxistipp**
> Neg. Einflussfaktoren auf die Nierenfunktion, z. B. rezidiv. HWI (z. B. VUR assoziiert) o. art. Hypertonie, sollten im Langzeitverlauf vermieden bzw. konsequent therapiert werden.

Die bilaterale Nierenagenesie (Häufigkeit: 1 : 10.000, männl. > weibl.) ist ohne Nierenersatzther. mit dem extrauterinen Leben nicht vereinbar. Intrauterin: Oligo- bzw. Anhydramnie, die zu einer Lungenhypoplasie des Fetus führt. Aus der intrauterinen Oligo-/Anhydramnie entwickelt sich die **Potter-Sequenz** mit typ. Stigmata:

- Lungenhypoplasie → postnatal Atemnotsy., schwer zu beatmen,
- weiter Augenabstand,
- Vogel- bzw. Hakennase,
- tief sitzende, gelappte Ohrmuscheln,
- Abflachung u. Verbreiterung der Nase,
- schmale Hände,
- Klumpfüße u. Arthrogryposis,
- schmaler, hypoplastischer Thorax.

> **Merke**
> Die Potter-Sequenz ist nicht pathognomonisch für die beidseitige Nierenagenesie, sondern bei allen schweren Fehlbildungen der Nieren u. ableitenden Harnwege, die mit einer verminderten intrauterinen Urinproduktion (= Oligo-/Anhydramnion) einhergehen, zu beobachten. Bei pränataler Diagnose einer Potter-Sequenz muss individuell u. interdisziplinär (Neonatologie, Pädiatrische Nephrologie, Gynäkologie, Psychologie) über das weitere Vorgehen entschieden werden.

8

8.2.3 Nierenhypoplasie

Verminderte Nierenmasse bei normalem mikroskopisch anatomischem Aufbau der Niere. Unilaterale Formen führen zur kompensatorischen Hypertrophie der kontralateralen Niere. Die einfache bilaterale Nierenhypoplasie – meist ohne gravierende Nierenfunktionseinschränkung – ist sehr selten u. von der Nierenhypoplasie mit gleichzeitig vorliegender Nierendysplasie (s. u.) u. der Oligomeganephronie abzugrenzen, die beide meist zu einer progredienten Niereninsuff. führen.

> **Merke**
> DD einer beidseitigen Nierenhypoplasie ist in erster Linie die Nephronophthise, die sonografisch jedoch mit weniger stark reduzierter Nierengröße erscheint.

Sek. Formen der Hypoplasie:
- als Folge eines VUR,
- bei Atrophie nach rezidiv. Pyelonephritiden,
- nach vaskulärer Ischämie,
- nach Nierenvenenthrombose,
- bei hypo-/dysplastischer Nierenanlage.

Die Oligomeganephronie ist durch ein stark erniedrigtes Nierengewicht u. eine ausgeprägte Verminderung der Nephronzahl (ca. 20 % der Norm) bei gleichzeitiger Hypertrophie derselben definiert. Sek. kommt es durch Hyperfiltration der verbliebenen Nephrone zur tubulointerstitiellen Fibrose mit weiterer Nierenfunktionseinschränkung bis zur terminalen Niereninsuff.

Weitere Sonderform: segmentale Nierenhypoplasie (Ask-Upmark-Niere), die möglicherweise jedoch nicht angeb., sondern Folge eines (intrauterinen) VUR ist.

8.2.4 Nierendysplasie

Eine Nierendysplasie ist meist mit anderen Anomalien des UGT, aber auch mit Fehlbildungssyndromen assoziiert. Die angeb. komb. Fehlbildung von Harntrakt u. Nieren wird als CAKUT (congenital anomaly of the kidney and the urinary tract) bezeichnet.

Eine Nierendysplasie ohne Zysten liegt häufig bei jeglicher Form von Harntransportstörungen, insbes. bei obstruktiven Uropathien, vor, ist aber von sek. Veränderungen, z. B. durch rezidiv. febrile HWI, schwierig zu unterscheiden.

8.2.5 Harntransportstörungen

Im gesamten ableitenden Harntrakt kann es durch unterschiedlichste Fehlbildungen zum Harnstau kommen, der zur Dilatation proximal des Hindernisses gelegener Strukturen u. schließlich zur Druckschädigung des Nierenparenchyms führen kann (▶ Abb. 8.5). Der VUR ist in seiner primären Form keine obstruktive Harntransportstörung, kann aber sek. aus einer subvesikal gelegenen Obstruktion o. einer neurogenen Blasenentleerungsstörung entstehen.

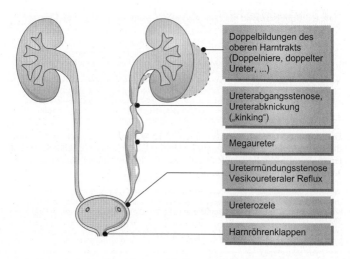

Doppelbildungen des oberen Harntrakts (Doppelniere, doppelter Ureter, ...)

Ureterabgangsstenose, Ureterabknickung („kinking")

Megaureter

Uretermündungsstenose Vesikoureteraler Reflux

Ureterozele

Harnröhrenklappen

Abb. 8.5 Schematische Darstellung der potenziellen Ursachen einer Harntransportstörung [L157/T550]

Ureterabgangsstenose (ureteropelvine Stenose)

Häufigste Ursache einer Dilatation des Nierenbeckenkelchsystems im Kindesalter (Inzidenz 1 : 1.500, männl. : weibl. 2 : 1, li./re.: 60/40 %). In ca. 10–40 % der Fälle beide Nieren betroffen. Ätiologisch Unterscheidung zwischen intrinsischer (Folge einer inkompletten Rekanalisierung des Harnleiters in der frühen embryonalen Entwicklungsphase u. extrinsischer Stenose (Folge einer Lumeneinengung von außen, z. B. durch aberrierende Polgefäße). Folge in beiden Fällen ist die sek. Dilatation des Nierenbeckenkelchsystems.

Klinik Meist prä- o. postnataler sonografischer „Zufallsbefund". Häufig keine o. uncharakt. Symptome wie Bauchschmerzen durch ausgeprägte Dilatation des Nierenbeckenkelchsystems o. Flankenschmerzen nach hoher Flüssigkeitzufuhr bei älteren Kindern. Der gestörte Harntransport kann zu fieberhaften HWI prädisponieren.

Diagnose
Sono: ▶ Tab. 8.4.

Tab. 8.4 Sonografische Klassifikation der Nierenbeckenkelchdilatation

Stadium	Befund
Normalbefund	Normal breites Parenchym; Pyelon nicht dilatiert, zarte Kelche
Stadium I	Parenchym normal breit; Pyelon aufgeweitet, Transversaldurchmesser des Nierenbeckens > 95. Perzentile, Kelche nicht dilatiert
Stadium II	Parenchym normal weit, Pyelon deutlich erweitert, Kelchhälse leicht erweitert, Kelche aufgeweitet, erhaltene Papillenspitzen, Fornixwinkel spitz

Tab. 8.4 Sonografische Klassifikation der Nierenbeckenkelchdilatation *(Forts.)*	
Stadium	**Befund**
Stadium III	Parenchym verschmälert; deutliche Nierenbeckenkelchsystemerweiterung, Kelche verplumpt, d. h. Papillen abgeflacht u. Fornixwinkel stumpf
Stadium IV	Erhebliche Parnchymverschmälerung; extreme Nierenbeckenkelcherweiterung, Kelche breit ausgewalzt, Grenzen zwischen Pyelon u. Kelchsystem teilweise bis vollständig aufgehoben

Dynamische Nierenszintigrafie mittels ^{99m}Tc-MAG3 zur seitengetrennten Funktionsbestimmung u. Bestimmung der Abflussverhältnisse. Goldstandard zur Differenzierung nichtobstruktiver (funktioneller) u. obstruktiver (potenziell interventionsbedürftiger) Abflussverhältnisse.

Praxistipp
Beim NG u. jungen Sgl. führen die verzögerte Diureseantwort bzw. die glomeruläre u. tubuläre Unreife zu Auswertungsproblemen der dynamischen Nierenszintigrafie. Durchführung daher frühestens im 2. LM.

Merke
Insbes. beim Auftreten fieberhafter HWI ist eine MCU zum Ausschluss eines ipsilateralen VUR indiziert, der in 7–10 % der Fälle assoziiert ist (komb. obstruktiv-refluxiver Ureter).

Therapie Bei ausgeglichener seitengetrennter Funktion u. nichtobstruktivem (funktionellem) Ausscheidungsmuster Beobachtung des Befunds u. Sono-Kontrollen. Nuklearmedizinische Unters. je nach Ausgangsbefund nach 3–6 Mon. wiederholen. Bei sonografisch schmalem Parenchym, szintigrafisch obstruktivem Ausscheidungsmuster u. Abnahme der seitengetrennten Partialfunktion der Niere OP der Stenose erwägen.
Im Fall einer akuten u. massiven Hydronephrose sollte zur Entlastung des Nierenbeckenkelchsystems eine Nephrostomie durchgeführt werden. Im Einzelfall, insbes. bei assoziiertem VUR, Notwendigkeit einer antibakteriellen Dauerprophylaxe erwägen.

Prognose Abhängig von der Ausprägung Rückbildung in den ersten Lebensjahren möglich.

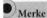

Terminale Ureterstenose (= primärer, konnataler Megaureter)
Unterbrechung der Ureterperistaltik im prävesikalen Uretersegment durch Rarefizierung der spiralförmig angeordneten glatten Uretermuskulatur. Zweithäufigste Ursache einer Dilatation des Nierenbeckenkelchsystems im Kindesalter. Männl. : weibl. 5 : 1.

Klinik Meist asymptomatisch, Zufallsbefund im prä- o. postnatalen Ultraschall. Ggf. Bauchschmerzen durch ausgeprägte Dilatation u., bei älteren Kindern, Flankenschmerzen nach hoher Flüssigkeitzufuhr. Prädisposition zu fieberhaften HWI.

Diagnose Wie Ureterabgangsstenose.

Merke
MCU durchführen, da VUR die wichtigste DD bei sonografisch retrovesikal darstellbarem Ureter ist.

Therapie Bei sonografisch schmalem Parenchym u. szintigraphisch obstruktivem Ausscheidungsmuster Ind. zur passageren Harnableitung o. primären Ureterneueinpflanzung.

Prognose Hohe Spontanheilungsrate. Eine operative Korrektur ist selten erforderlich, da der erweiterte Ureter als Druckabnehmer für das Nierenbeckenkelchsystem fungiert.

Sekundärer Megaureter
Sek. Erweiterung des Harnleiters (ätiologisch vom primären Megaureter abzugrenzen). Entsprechend ihrer Ursache funktionell obstruktiv o. refluxiv obstruktiv. Folge einer anatomischen o. funktionellen infravesikalen Obstruktion o. einer neuropathischen Blasenentleerungsstörung.

 Merke
Ein hochgradiger bilateraler VUR kann sonografisch das Bild einer infravesikalen Obstruktion vortäuschen.

Vesikoureteraler Reflux (VUR)
Retrograder Rückfluss von Urin in den Harnleiter bzw. bei ausgeprägteren Formen (▶ Tab. 8.5) bis in das Nierenbecken (vesikoureterorenaler Reflux). Häufigkeit: 1–2 : 1.000, weibl. : männl. 4 : 1. Ein intrarenaler Reflux reicht bis ins Nierenparenchym. Ätiologisch Unterscheidung in primären und sek. VUR. Ursache des primären VUR: Fehlanlage des Harnleiterostiums. Ein sek. VUR ist Folge einer Obstruktion distal der Blase o. einer neurogenen Blase.

Klinik Häufig asymptomatisch, Entdeckung im Rahmen der Abklärung anderer nephro-/urologischer Fehlbildungen. Ein symptomatischer VUR verursacht (rezidiv.) HWI mit der Gefahr der Nierennarbenbildung sowie konsekutiver Nierenfunktionseinschränkung. Heutzutage geht man davon aus, dass ein VUR per se nicht zu einer Nierenschädigung führt. Eventuell assoziierte konnatale dys- o. hypoplastische Nierenareale sind ebenso wie der VUR selbst Folge der Fehlentwicklung der Nieren u. ableitenden Harnwege u. müssen von sek. (infektionsbedingten) Nierenschäden (Narben) differenziert werden.

Diagnose
• **MCU.** Bei Jungen erste MCU immer röntgenologisch durchführen, da so zusätzlich die Urethra untersucht werden kann (zum Ausschluss von Urethralklappen). Klassifikation ▶ Tab. 8.5.

8

Tab. 8.5 Internationale Refluxklassifikation auf der Basis der Röntgen-Miktionszystourethrografie

Grad	Beschreibung
I	Reflux nur bis in den Ureter
II	Reflux bis in Nierenbecken u. -kelche. Keine Dilatation. Fornices normal

Tab. 8.5 Internationale Refluxklassifikation auf der Basis der Röntgen-Miktionszystourethrografie *(Forts.)*

Grad	Beschreibung
III	Leichte o. mäßige Dilatation u./o. Schlängelung des Ureters. Leichte o. mäßige Dilatation des Nierenbeckens, aber keine o. nur geringe Blähung der Fornices
IV	Mäßige Dilatation u./o. Schlängelung des Ureters. Mäßige Dilatation von Nierenbecken u. -kelchen. Scharfe Fornixwinkel komplett aufgehoben, aber Bestehenbleiben der Papillenimpressionen in der Mehrzahl der Kelche
V	Starke Dilatation u. Schlängelung des Ureters. Starke Dilatation von Nierenbecken u. -kelchen. Papillenimpressionen in der Mehrzahl der Kelche nicht mehr sichtbar

Praxistipp
Eine MCU sollte wegen der iatrogenen Infektionsgefahr erst nach der NG-Periode u. unter antibakteriellem Schutz durchgeführt werden.

Merke
Eine unauffällige sonografische Unters. schließt einen VUR nicht aus!

- Evtl. dynamische Nierenszintigrafie: Zusätzliche Obstruktion?
- Statische Nierenszintigrafie: Goldstandard der Diagnose einer Pyelonephritis u. postinfektiöser Narben.

Praxistipp
Die statische Nierenszintigrafie weist infektionsbedingte Perfusionsausfälle des Nierengewebes nach. Zur Differenzierung zwischen akuten u. chron. Veränderungen (pyelonephritische Narben) sollte sie zum Nachweis chron. Veränderungen erst 6 Mon. nach der akuten HWI durchgeführt werden.

- Wegen des Zusammenhangs von Blasenentleerungsstörungen u. VUR kommt funktionellen (urodynamischen) Untersuchungsmethoden (Blasentagebuch, Uroflowmetrie, Zystomanometrie) eine besondere Bedeutung bei der diagn. Abklärung eines VUR zu.

Therapie Abhängig von Refluxgrad, Alter u. Anzahl der HWI entweder keine Ther., antibiotische Langzeitprophylaxe, endoskopische suburetrale Kollageninjektion (SCIN) o. Ureterneuimplantation (z. B. mod. nach Politano-Leadbetter).

Komplikation Refluxnephropathie (VUR-assoziierte Nierenschäden). In Abhängigkeit der Schädigung des Nierenparenchyms kann der VUR mit der Entwicklung einer (renoparenchymatösen) art. Hypertonie assoziiert sein.

Prognose Stark abhängig vom Grad des VUR u. von der Anzahl der febrilen HWI. Je niedriger der Grad des VUR, desto größer die Wahrscheinlichkeit einer Rückbildung in den ersten Lebensjahren u. damit eines Verschwindens des VUR.

Urethralklappen

Obstruktion der proximalen Harnröhre durch Klappen als Folge einer embryonalen Entwicklungsstörung. Schwerste Form der Harnwegsobstruktion. Häufigkeit ca. 1 : 5.000–8.000 männl. NG. Die Obstruktion der distalen Harnröhre durch Klappen ist wesentlich seltener (1 : 40.000).

Klinik:

- Bereits pränatal stark vergrößerte u. konstant gefüllte Blase. Zeitpunkt von Auftreten u. Ausprägung eines Oligohydramnions bestimmen die pränatale Prognose. Zusätzlich ungünstig: begleitende Nierendysplasie. Mögliche Folgen der reduzierten Fruchtwassermenge: Lungenhypoplasie, Schnürfurchen, Kontrakturen.
- Eine ausgeprägte infravesikale Obstruktion führt i. d. R. zu einem sek. VUR, einer Blasenwandverdickung u. zu Pseudodivertikeln.
- Postnatale Nierenfunktion abhängig von der Schwere der Nierendysplasie, damit von Zeitpunkt u. Ausmaß der intrauterinen Schädigung. CNI bei 40–70 % der Kinder, die in den ersten Lebensmonaten auffallen. Begünstigt durch die Harntransportstörung bilden rezidiv., fieberhafte HWI eine zusätzliche Gefahr für die Nierenfunktion. Im weiteren Verlauf auf Miktionsstörungen u. Harninkontinenz achten, die die einzigen Symptome sein können, wenn die Kinder erst später auffällig werden.

Diagnose

- Sono der Nieren u. ableitenden Harnwege prä- u. postnatal: große Blase, Blasenwandverdickung, Pseudodivertikel, ggf. Megaureter u. Dilatation des Nierenbeckenkelchsystems. Nierendysplasie?
- MCU. massive (prästenotische) Dilatation der proximalen Urethra, stark trabekulierte Blasenwand, Pseudodivertikel, in 30–50 % der Fälle sek. VUR.
- Im Verlauf urodynamische Unters. zur Überprüfung der Blasenfunktion.

> **Praxistipp**
> MCU bei V. a. Urethralklappen mittels suprapubischer Punktion durchführen, um einer Verletzung der Urethra durch den transurethralen Katheterismus vorzubeugen.

Therapie Die akute Ther., insbes. in der NG-Phase, besteht zur Druckentlastung aus der Anlage einer suprapubischen Harnableitung. Später erfolgt die transurethrale Klappenresektion durch Zystourethroskopie, retro- o. anterograd über suprapubischen Katheter (meist ab 4 kg KG möglich). Insbes. bei begleitendem VUR antibakterielle Langzeitprophylaxe zum Schutz vor HWI. Bleibt nach der Beseitigung der Obstruktion eine hochgradige Erweiterung des oberen Harntrakts bestehen u. verschlechtert sich die Nierenfunktion → passagere supravesikale Harnableitung erwägen (z. B. Pyelokutaneostomie). Fortbestehender symptomatischer VUR ggf. Ind. zur Ureterreimplantation.

Die pränatale Ableitung des Harns von der Blase in die Amnionhöhle ist umstritten u. scheint bei Feten < 28 SSW keinen Vorteil hinsichtlich der Nierenfunktion zu erbringen.

Prognose Im Langzeitverlauf bei 10–30 % der betroffenen Knaben Entwicklung einer CNI. Ein weiteres Hauptproblem in der Langzeitbetreuung sind Blasenfunktionsstörungen. Kontinenzprobleme nach Klappenresektion bei 13–38 %.

8

8.2.6 Prune-Belly-Syndrom

ynonym: Bauchdeckenaplasie-Sy.. Häufigkeit: 1 : 35.000–50.000 NG (95–97 % ungen).

Symptome Klass. Symptomentrias:
- partielle bis totale Bauchdeckenaplasie oder -hypoplasie,
- Fehlbildungen der Nieren u. ableitenden Harnwege,
- bilateraler Kryptorchismus.

Das Spektrum der Harnwegsfehlbildungen ist weit u. bestimmt die Prognose. Pyelonephritiden sind häufig, ihr Risiko steigt bei CNI weiter an.

Therapie Entsprechend dem komplexen Krankheitsbild interdisziplinär mit operativen u. konservativen Maßnahmen (z. B. antibakterielle Dauerprophylaxe, perkutane Zystostomie, Orchidopexie, Bauchdeckenplastik).

8.2.7 Zystische Nierenerkrankungen

Nierenerkr., die mit Zystenbildung einhergehen, stellen keine einheitliche Krankheitsgruppe dar: Zystische Nierenerkr. können bereits *in utero* symptomatisch werden, aber auch bis ins hohe Erw.-Alter klin. stumm verlaufen. Nierenzysten sind häufig Teil komplexer Fehlbildungssyndrome (z. B. Jeune-, Bardet-Biedl-, Meckel-Gruber-Sy.).

Autosomal-rezessive polyzystische Nierenerkrankung (autosomal recessive polycystic kidney disease, ARPKD)

Aut.-rez. (Gen: PKHD$_1$ auf Chromosom 6 p21.1-p12) vererbt, betrifft ca. 1/20.000 NG. Makroskopisch stark vergrößerte Nieren mit mikroskopischer zystischer Erweiterung der Sammelrohre. Zusätzlich findet sich obligat eine hepatische Duktalplattenerkr., die sich als portale Fibrose u. Ektasie der intrahepatischen, später auch der extrahepatischen Gallengänge manifestiert. Im Verlauf der Erkr. können Hepatofibrose u. portale Hypertension auftreten.

Klinik Vergrößerte, funktionseingeschränkte Nieren, unterschiedliches Manifestationsalter:
- Pränatal (ca. 10 %): in schweren Fällen Oligohydramnion u. Lungenhypoplasie → Potter-Sequenz.
- NG (ca. 40 %): starke Nierenvergrößerung, vorgewölbtes Abdomen, riesige tastbare Nieren („Bauchtumor"), art. Hypertonie.
- 1. u. 2. Lj. (ca. 20 %): art. Hypertonie (meist Hauptproblem), HWI, Polyurie, Polydipsie, Azidose, renaler Salzverlust, Niereninsuff., kongenitale Leberfibrose (Hepatomegalie, Ösophagusvarizen, Splenomegalie), Ernährungsstörung.
- Ältere Kinder (ca. 30 %): Hier kann die Hepatosplenomegalie in der diagn. Abklärung zunächst im Vordergrund stehen. Die Diagnose ARPKD in der Adoleszenz o. im frühen Erw.-Alter ist eine Rarität.

70–80 % aller NG mit ARPKD haben eine eingeschränkte Nierenfunktion, die sich bei einigen Pat. mit zunehmender Reifung des Nierengewebes im Verlauf jedoch verbessern kann. Pat., die die Neonatalperiode überleben, haben eine gute Chance, erst in der späten Kindheit o. Adoleszenz niereninsuffizient zu werden. Ca. 70 % der Pat. sind noch mit 15 J. nicht terminal niereninsuffizient.

Die Nierenvergrößerung kann zu schwerer Atembehinderung führen, sodass – wie auch bei therapieresistenter art. Hypertonie – frühzeitig eine uni- o. bilaterale Nephrektomie erwogen werden muss.

Diagnose
- Sono: Nieren prä- u. postnatal stark vergrößert, diffus echoreich, verwaschene Mark-Rinden-Grenze. Zystengröße: zunächst max. 2 mm. Imponiert als diffuse Echogenitätserhöhung („Pfeffer-und-Salz-Muster"). Sono der Leber: Echogenitätserhöhung u. Hepatomegalie.
- Kernspintomografie: vergrößerte Nieren mit hyperintensen Signalen in der T2-Wichtung. Die mikrozystischen Dilatationen imponieren als typ. streifigradiäre Strukturen in Nierenrinde u. -mark.
- Molekulargenetische Unters. mit direkter Sequenzierung von *PKHD1*.

Differenzialdiagnose Wichtig: Erhebung der Familienanamnese u. Sono der Eltern u. ggf. Großeltern.
- Aut.-dom. polyzystische Nierenerkr. (ADPKD),
- syndromale Erkr., die mit Nierenzysten assoziiert sind,
- bei führender Leberfunktionseinschränkung primär hepatologische o. metab. Erkr.,
- bei Potter-Sequenz andere Ursachen der intrauterinen Niereninsuff.

Therapie Symptomatisch:
- Ther. der Lungenhypoplasie,
- Ther. der CNI (inkl. Dialyse u. Nierentransplantation),
- Ther. der art. Hypertonie (Medikament der Wahl: ACE-Hemmer, ggf. Kalziumkanalblocker, Diuretika, β-Blocker),
- Ernährungsther. (bes. wichtig in den ersten Lebensjahren, um adäquates Wachstum u. Gedeihen zu ermöglichen; ggf. mittels gastraler Sonde),
- Ther. der Leberfunktionsstörung (bis hin zur komb. Leber-Nieren-TX).

Prognose Insbes. die frühzeitige u. konsequente Ther. der art. Hypertonie mindert die Progression der Niereninsuffizienz. Das Pat.-Überleben in den ersten Lebensjahren liegt bei > 90 %.

Autosomal-dominante polyzystische Nierenerkrankung (autosomal dominant polycystic kidney disease, ADPKD)

Aut.-dom. vererbte, polyzystische Nierenerkr., bei der unter Betonung des proximalen Tubulus alle Nephronabschnitte von Zysten durchsetzt sind. Häufigste aut. erbliche Nephropathie (Prävalenz: 1 : 1.000). Mutationen in PKD1-Gen (85 %) o. im PKD2-Gen → Funktionsverlust der Genprodukte Polyzystin-1 o. Polyzystin-2. Bei der ADPKD1 beginnt das terminale Nierenversagen meist in der 5.–6. Lebensdekade, bei der ADPKD2 etwa 10 J. später.

Praxistipp
Bei typ. Hautveränderungen (z. B. „white spots") u. polyzystischen Nieren daran denken, dass die Gene für ADPKD1 u. die tuberöse Sklerose Typ 2 (TSC2) auf dem Chromosom 16 p13.3 in unmittelbarer Nachbarschaft liegen. Bei großen Deletionen können beide Erkr. (schon im Kindesalter) gemeinsam auftreten (Contiguous Gene Syndrome).

8

Merke
Das Spektrum der ADPKD im Kindesalter reicht vom noch asymptomatischen Anlageträger bis hin zu schweren neonatalen Manifestationsformen (genetischer „second hit").

Klinik I. d. R. Manifestation im mittleren Erw.-Alter. Nur ≈ 2 % werden im Kindesalter manifest u. zeigen dann ähnliche Symptome wie Kinder mit ARPKD: art. Hypertonie, z. T. stark vergrößerte Nieren, HWI, Hämaturie (durch rupturierte Zysten).
Wichtig ist die Beachtung der extrarenalen KO bei Erw.:
- Leberzysten (20–50 %), Pankreaszysten,
- Hirnarterienaneurysmata (10–36 %, Ausbildung erst im Erw.-Alter),
- Divertikulose (≈ 80 %),
- Nephrolithiasis (≈ 15 %).

Diagnose
- Sono: Parenchymzysten unterschiedlicher Größe (größer als bei der ARP-KD), die im Verlauf an Zahl u. Größe zunehmen. Durch Nierensono Erkr. bei > 90 % der Anlageträger bis zum 20. Lj. diagnostizierbar.
- Molekulargenetische Analyse bei entsprechender Familienanamnese nur bei besonderen Fragestellungen (z. B. potenzieller Organspender, Pränataldiagn. bei Geschwister mit frühmanifester Form der ADPKD).
- Wegen des dom. Erbgangs u. der insbes. im NG-Alter nicht immer einfachen Abgrenzung zur ARPKD ist die genaue Erfragung u. Dokumentation (Stammbaum) der Familienanamnese entscheidend für die Diagnose. Evtl. Sono-Untersuchungen der Eltern, Großeltern u. weiterer Verwandter notwendig.

Therapie Prognostisch entscheidend: frühe u. konsequente Ther. der art. Hypertonie u. evtl. HWI. Erste Unters. bei erwachsenen Pat. zeigen, dass die hohen Erwartungen an eine Ther. mit m-TOR-Inhibitoren nicht erfüllt werden konnten. Andere Ansätze, das Zystenwachstum zu hemmen (Vasopressinrezeptorantagonisten, Somatostatin u. a. m.) befinden sich in der klin. Erprobung.

Multizystische Nierendysplasie

Angeb., sporadische, nichthereditäre, nichtfamiliäre Nierenerkr., bei der in der betroffenen Niere die normale Nierenstruktur durch undifferenziertes, zystisch verändertes Gewebe ohne Funktion ersetzt ist. Die unterschiedlich großen flüssigkeitsgefüllten Zysten kommunizieren nicht miteinander u. haben keine Verbindung zum Harnsystem, der Ureter ist atretisch. Häufigkeit: 1 : 4.500 (männl. > weibl.), selten mit anderen Fehlbildungen (z. B. Stenosen des Gastrointestinaltrakts, Herzvitien) assoziiert.

Klinik Die Niere kann anfangs sehr groß sein (Abdominaltumor). In den ersten Lebensjahren Involution der betroffenen Niere u. kompensatorische Hypertrophie der kontralateralen Niere → keine Niereninsuffizienz. Zu achten ist auf eine art. Hypertonie u. rezidiv. HWI, die meist durch Anomalien der kontralateralen Nieren bedingt sind u. die renale Gesamtprognose beeinträchtigen können.

Merke
In 30 % der Fälle bestehen auf der kontralateralen Seite Fehlbildungen der Niere u. ableitenden Harnwege

Diagnostik In bis zu 70 % bereits pränatale Diagn. mittels Sono.
Sonografische Kriterien einer multizystischen Nierendysplasie:
- Multiple Zysten, die unterschiedlich groß, ungleichmäßig verteilt sind u. nicht kommunizieren.
- Die größte Zyste liegt meist exzentrisch.

- Kein Nierenparenchym.
- Ein art. Flusssignal wird üblicherweise dopplersonografisch nicht gefunden.

Bei sonografisch unsicherem Befund ist der Nachweis einer nuklearmedizinisch (z. B. statische DMSA-Szintigrafie) funktionslosen („stummen") Niere bestätigend.

Differenzialdiagnose   Ausgeprägte Ureterabgangsstenose.

Therapie   OP nur bei respiratorischen Problemen in der NG-Periode indiziert; bei art. Hypertonie wird die Entfernung der Niere erwogen. Sono-Kontrollen zur Überwachung des kompensatorischen Wachstums der kontralateralen Niere.

Komplikationen   Sehr selten (1 : 24 Mio.) maligne Entartung der multizystischen Niere (nicht bei vollständiger Involution).

Nephronophthise

Häufigste genetische Ursache des terminalen Nierenversagens im Kindes- u. Jugendalter. I. d. R. bereits ab dem Schulalter eingeschränkte Nierenfunktion. Progrediente tubulointerstitielle Nierenerkr. mit aut.-rez. Vererbungsmuster. Am häufigsten findet man eine Mutation im nphp1-Gen, seltener Mutationen in den Genen nphp2–6, die sich aber hinsichtlich der Erstmanifestation u. des Erreichens der terminalen Niereninsuff. unterscheiden. Inzwischen sind 13 verschiedene Nephronophthise-Gene kartiert worden. In jedem Fall ist nach extrarenalen Störungen zu suchen: Nystagmus mit tapetoretinaler Degeneration (Senior-Løken-Sy.), zentralnervöse Störungen mit Kleinhirnsymptomen (z. B. Joubert-Sy. mit Kleinhirnwurmhypoplasie), Zapfenepiphysen, Leberfibrose. Auch die asphyxierende Thoraxdysplasie (Jeune-Sy.) u. das Ellis-van-Creveld-Sy. sind Erkr. des Nephronophthise-Komplexes mit Skelettfehlbildungen u. Leberbeteiligung sowie bei letzterem zusätzlich auch Herzfehlern.

Klinik   Im Frühstadium vermindertes Urinkonzentrierungsvermögen mit Polyurie u. Polydipsie. Bei sich progredient entwickelnder Niereninsuff. RR häufig lange normal.

Diagnostik   Der Verdacht ergibt sich aus Anamnese, sonografischem Befund (aufgehobene kortikomedulläre Differenzierung, medulläre Zysten im Verlauf) u. dem evtl. Vorliegen einer Familiarität. Diagnosesicherung molekulargenetisch möglich.

Therapie   Keine kausale Ther. möglich. Frühzeitige u. konsequente Ther. von Polyurie, Azidose, Anämie u. Kleinwuchs. Angiotensinantagonisten können möglicherweise die Progression der interstitiellen Fibrose verlangsamen.

> **Praxistipp**
> Bei sek. Enuresis nocturna u./o. kindl. Harninkontinenz immer auch an einen Konzentrierungsdefekt der Nieren denken!

8

8.3 Glomerulopathien

8.3.1 Nephrotisches Syndrom (NS)

Definition   Obligate Kriterien:
große Proteinurie > 1.000 mg/m² KOF/d + Hypalbuminämie ≤ 25 g/l.

Zusätzliche fakultative Symptome: Ödeme u. Hyperlipidämie (Cholesterin, Triglyzeride ↑).

Ätiopathogenese Renaler Eiweißverlust → Hypalbuminämie → Verminderung des onkotischen Drucks → **Ödeme.**
Unterscheidung zwischen **idiopathischen (primären)** u. **symptomatischen (sek.)** Formen. Sek. NS kommen im Rahmen von Systemerkr. mit glomerulärer Beteiligung, bei Infektionen o. als Folge einer Medikamententoxizität vor u. machen im Kindesalter nur ca. 10 % aus. Mit 85–90 % ist die idiopathische Form des NS im Kindesalter die vorherrschende.

Idiopathisches nephrotisches Syndrom

Epidemiologie Jährliche Inzidenz: 3–7 : 100.000. Verteilung Jungen : Mädchen beim steroidsensiblen NS 2 : 1, beim steroidresistenten 1 : 1. Nach der Erstmanifestation treten in etwa 50–80 % der Fälle **Rezidive** auf, die Erkr. wird chron.-rezidivierend.
Definition des Rezidivs beim NS: Albumin-Konz. im Morgenurin ≥ 300 mg/dl (Urinteststreifen [Albustix®]) über 3 aufeinander folgende Tage o. im Sammelurin Proteinurie > 1.000 mg/m² KOF/d.

Klassifikation Hinsichtlich des Ansprechens auf Steroide u. der Rezidivhäufigkeit:
- **Steroidsensibel (SSNS):** Erzielen einer Remission (Normalisierung der Urin- u. Serumwerte für Albumin u. Rückbildung der Ödeme) unter standardisierter Ther. mit Prednison (s. u.).
- **Steroidresistent (SRNS):** keine Remission nach Ther. über 4 Wo. mit Prednison 60 mg/m²/d.
- **Frequent Relapser:** ≥ 4 Rezidive/12 Mon. o. ≥ 2 Rezidive innerhalb von 6 Mon. nach Erstmanifestation.
- **Steroidabhängig (SDNS):** Auftreten eines Rezidivs entweder in der alternierenden Ther. mit Prednison o. innerhalb von 14 d nach Absetzen von Prednison.

Symptome Manifestation im KK-Alter (> 12 Mon. u. < 8 J.). Auslöser: Infektionen, allergische Reaktionen o. Impfungen, häufig jedoch nicht zu eruieren. Innerhalb von Tagen bis Wochen treten Ödeme auf: morgendliche Lidödeme (typ.), außerdem prätibiale Ödeme, Skrotalödeme, Anasarka, Aszites u. Pleuraergüsse (deutliche Gewichtszunahme). Die intravasale Hypovolämie führt zur funktionellen Oligurie, fließender Übergang in prärenales Nierenversagen möglich. RR meist niedrig normal. Häufige Begleitsymptome: Inappetenz, Übelkeit, Erbrechen, Diarrhö, bisweilen glomeruläre Hämaturie (≈ 20 %).

Komplikationen Bedingt durch Hypovolämie, Hyperkoagulabilität, erhöhte Viskosität u. Immobilisierung, Thrombembolien möglich (z. B. Sinus-, Bein-, Nierenvenenthrombose). Infektionen – bedingt durch sek. AK-Mangel – sind selten, typ. ist die bakt. Peritonitis (*Streptococcus pneumoniae*). Bei einer nephrotische Krise kommt es zum Schock u. zur akuter Niereninsuffizienz. Bei stark ausgeprägten Ödemen Dyspnoe durch Lungenödem möglich.

Diagnostik Proteinurie > 1.000 mg/m² KOF/d (**selektive Proteinurie:** fast ausschließlich Albumin) bzw. per Urinteststreifen (Albustix®) semiquantitativ ≥ 300 mg/dl. Gesamtprotein-Konz. i. S. < 50 g/l bzw. Albumin-Konz. < 25 g/l. Erniedrigtes Gesamtkalzium bei i. d. R. normalem ionisiertem Kalzium. Ggf. niedriges Serumnatrium infolge Verschiebung des Na⁺ ins Interstitium.

Nierenbiopsie bei typ. Verlauf zunächst nicht indiziert. Ind.: atypisches Alter (< 1 o. > [8-]10 J.), Makrohämaturie, ausgeprägte art. Hypertonie, C3-Erniedrigung, Hinweis auf Systemerkr., schleichender Beginn über Monate o. Steroidresistenz sowie im Verlauf Steroidabhängigkeit o. Frequent Relapser vor Beginn einer dauerhaften immunsuppressiven Ther.

Histopathologie: Bei 77 % aller Pat. mit idiopathischem NS finden sich histopathol. minimale Glomerulusveränderungen (MCGN), in 8 % der Fälle eine FSGS. Die primäre Steroidresistenz betrifft ca. 10 % der Pat. mit idiopathischem NS. Histologisch findet man in diesen Fällen meist eine FSGS.

Molekulargenetische Diagn.: Beim steroidresistenten NS ist die Identifikation eventueller zugrunde liegender genetisch determinierter Strukturdefekte der podozytären Schlitzmembran, die bis zu 25 % der Fälle betreffen, von großer Bedeutung. Es handelt sich meist um monogene, aut.-rez. vererbte Mutationen (NPHS1, NPHS2), seltener *de novo* (z. B. WT1) oder aut.-dom. vererbte Defekte (z. B. TRPC6, $ACTN_4$, INF2).

Therapie Symptomatische Ther.: natriumarme Kost, ggf. Flüssigkeitsrestriktion u. Diuretika bei ausgeprägten Ödemen.

 Wegen der Gefahr von Thrombembolien u. Niereninsuff. vorsichtiges Ausschwemmen der Ödeme!

Nur bei ausgeprägten Ödemen o. Schocksymptomatik Infusion von Albumin u. anschließende Furosemidgabe indiziert. Verminderung des Thromboembolierisikos durch frühe Mobilisation u. prophylaktische Gabe von NMH. Bisweilen ist eine antihypertensive Ther. notwendig.

Bei lang andauerndem NS kann eine Substitution von Ig s. c. o. Thyroxin (Hypothyreose infolge Mangels an thyreoxinbindendem Globulin) notwendig werden.

Initialther. mit Prednison: 60 mg/m² KOF/d für 6 Wo., anschließend 40 mg/m² KOF alle 2 d für 6 Wo. Über 90 % der Pat. mit MCGN sind steroidsensibel, d. h., sie kommen mit diesem Ther.-Schema in Remission, unter den Pat. mit FSGS sind es 30 %.

Ther. des Rezidivs: Prednison 60 mg/m² KOF/d, bis der Urin über 3 aufeinanderfolgende Tage eiweißfrei ist (gemessen mit Albuminteststreifen), dann 40 mg/m² KOF alle 2 d für 4 Wo.

Abhängig vom weiteren Verlauf zusätzlich Cyclophosphamid, Ciclosporin A o. Mycophenolat-Mofetil.

Prognose Beim steroidsensiblen NS ist ⅓ der Pat. nach einer Episode geheilt, ⅓ hat seltene Rezidive u. ⅓ ist Frequent Relapser o. steroidabhängig.

Praxistipp
Zur frühen Rezidiverkennung ist eine tägliche Unters. des Morgenurins mittels Albuminteststreifen für mind. 1 J. nach dem letzten Rezidiv erforderlich.

8

Sonderform: kongenitales und infantiles nephrotisches Syndrom
Definitionen
- Kongenitales NS: Manifestation bis zum 3. LM.
- Infantiles NS: Manifestation zwischen 3. u. 12. LM.

Am häufigsten ist das kongenitale NS vom **finnischen Typ** (kommt häufig in der finnischen Population vor): Beginn in 90 % der Fälle in der 1. Lebenswo., Verer-

bung aut.-rez., codiert durch NPHS1 (Genprodukt: Nephrin). Symptomatische Ther. mit Albumin i.v., Diuretika, ggf. Nephrektomie (operativ o. medikamentös durch ACE-Inhibitoren u. Indometacin), diätetische Führung wegen drohender Malnutrition. Keine Immunsuppression. Ther.-Ziel: frühe Nieren-TX.
Eine weitere Form des kongenitalen bzw. meist infantilen NS ist die histologische Form der **diffusen mesangialen Sklerose**, die in etwa 30 % mit einem Pseudohermaphroditismus masculinus u./o. Wilms-Tumor assoziiert (Denys-Drash-Sy.) ist.

8.3.2 Nephritisches Syndrom

Definition Symptomenkomplex, der folgende Symptome umfassen kann: art. Hypertonie, glomeruläre Hämaturie, Ödeme (Volhard-Trias), (kleine) Proteinurie, Zylindrurie, Oligurie u. Einschränkung der GFR bis hin zum akuten Nierenversagen. Keine einheitliche Definition.
Eine Überlappung zwischen nephritischem u. nephrotischem Sy. ist möglich.

> **Merke**
> Nephrotisches u. nephritisches Sy. sind **klin.** definierte Symptomenkomplexe. Eine Aussage über die zugrunde liegende glomeruläre Erkr. ist nur durch eine **histopathol.** Unters. möglich.

Akute postinfektiöse Glomerulonephritis (AGN)

Ätiologie und Definition Häufigste Ursache eines akuten nephritischen Syndroms. Akute, exsudativ-proliferative Immunkomplex-GN, die 1–4 Wo. nach einer akuten Infektion u. sich klin. meist als nephritisches, selten als nephrotisches Sy. manifestiert. Häufig zwischen 4. u. 12. Lj., selten < 3. Lj.
Viele Erreger (Bakterien, Viren, Parasiten, Pilze) können eine AGN auslösen. Häufige Erreger: β-hämolysierende Streptokokken der Gruppe A (Poststreptokokken-GN). Durch konsequente antibiotische Ther. der primären Infektion wird die Poststreptokokken-GN zunehmend seltener.

> **Merke**
> Die Poststreptokokken-GN ist vom rheumatischen Fieber, einer weiteren Poststreptokokkenerkr., zu differenzieren.

Pathogenese Eine direkte Entzündung des Glomerulus wird nur bei einigen Viren beobachtet (z.B. HIV, Hepatitisviren). In der Mehrzahl der Fälle kommt es durch Antigene im Blut nach Immunantwort zur Bildung von Immunkomplexen. Immunkomplexe u. Komplementfaktoren (C3) lagern sich an Mesangium u. glomerulärer Basalmembran ab u. induzieren eine Entzündungsreaktion im Sinne einer endokapillären, exsudativen proliferierenden GN.

Klinik Typischerweise nephritisches Sy. 1–4 Wo. nach einer Infektion. Außerdem ausgeprägtes Krankheitsgefühl, Kopfschmerzen, Blässe, Appetitlosigkeit, Erbrechen. Dauer der klin. Symptome: ca. 1–2 Wo., Proteinurie u.v.a. Hämaturie können über viele Monate persistieren. In ca. 20 % asymptomatischer Verlauf, eine Mikrohämaturie sowie eine evtl. zusätzliche Proteinurie werden zufällig bei einer Vorsorgeunters. entdeckt.

Diagnostik Eine glomeruläre Mikrohämaturie ist obligat, eine Makrohämaturie häufig. Urinsediment: Ery-Zylinder u. dysmorphe Erys (Akanthozyten). Die meis begleitende Proteinurie liegt nur in 5 % > $1.000\,mg/m^2$ KOF/d. Zur Abschätzung der GFR Krea, Harnstoff u. Krea-Clearance bedtimmen. Komplement C3 ↓ (bei 60–90 % zu Erkr.-Beginn ↓). Bei V. a. Poststreptokokken-GN Rachenabstrich zur Sicherung der Diagnose u. Bestimmung von Antistreptolysintiter (ASL), Antihyaluronidase u. Antideoxyribonuklease B.

> **Praxistipp**
> ASL kann auch durch nichtnephritogene Streptokokken erhöht sein, bleibt andererseits bei Impetigo häufig neg. u. ist bisweilen lediglich ein persistierender Durchseuchungstiter. Bei fehlender Infektionsanamnese sollte differenzialdiagn. an eine C3-GN gedacht werden

Ind. zur Nierenbiopsie nur bei akutem Nierenversagen o. chron. Verlauf. Histopathol. diffuse, endokapilläre, mesangioproliferative GN, Ablagerung von Antigenen, AK u. Komplementfaktoren an den Kapillarschlingen der Glomeruli („Humps").

Therapie Ther. der zugrunde liegenden Infektion (bei Streptokokkeninfektion Penicillin V über 10 d). Ther. wird meist durchgeführt, auch wenn keine Erreger mehr nachweisbar sind. Weitere Ther.: symptomatisch (Antihypertensiva, Flüssigkeitsmanagement, ggf. Nierenersatztherapie).

Prognose Rückbildung der Symptome meist innerhalb von 1–2 Wo., Normalisierung der GFR innerhalb von Wochen bis Monaten. Restitutio ad integrum in 95 % der Fälle innerhalb von 2 Mon.

IgA-Glomerulonephritis (IgA-GN)

Definition Akute Erkr. im Kindesalter mit Ablagerung von IgA im Mesangium der Glomeruli. Knabenwendigkeit. Ursache unklar, exogene Antigene wie Viren, Bakterien o. Allergene als Auslöser o. primäre Dysregulation des Immunsystems werden diskutiert. Dies scheint zur Überproduktion von fehlerhaft glykolysiertem IgA_1 im KM zu führen, das sich dann glomerulär ablagert.

> Die histologischen Veränderungen der Niere bei Purpura Schönlein-Henoch und IgA-GN sind identisch, sodass man von ähnlicher Pathogenese ausgeht, wobei die Symptome verschieden sind.

Klinik Typisch (80 %) sind rezidiv. Makrohämaturieschübe für wenige Tage mit meist persistierender Mikrohämaturie im Intervall. Im Verlauf Proteinurie u. GFR-Abnahme möglich. Bisweilen verbirgt sich hinter einer akzidentell diagnostizierten Mikrohämaturie eine IgA-Nephritis. Sicherung der Diagnose nur durch Nierenbiopsie möglich (Ind.: Proteinurie > $500\,mg/m^2$/d u./o. GFR-Abnahme). In ca. 15 % ist IgA im Serum erhöht.

Therapie Keine kausale Ther. möglich, wenig klare Ther.-Leitlinien. Bei signifikanter Proteinurie ACE-Hemmer u. Angiotensin-II-Rezeptor-Antagonisten. Antibiotische Ther. von begleitenden akuten bakt. Infektionen. Immunsuppressive Ther. o. Plasmapherese bei persistierender großer Proteinurie u. eingeschränkter GFR.

Prognose Nach 10 J. sind 5–13 % der Kinder niereninsuffizient.

> **Merke**
> Eine Zöliakie kann mit einer IgA-GN einhergehen.

8

Rapid-progressive Glomerulonephritis (RPGN)

Gemeinsame charakt. Komb. aus Klinik u. Histologie unabhängig von der zugrunde liegenden Nierenerkrankung. Namensgebend sind die innerhalb von Tagen rasch absinkende Nierenfunktion u. der histologische Nachweis von Halbmondbildungen in mindestens 50 % der Glomeruli. Häufig bei Immunkomplexerkr.

Klinik   Neben Allgemeinsymptomen wie Fieber, Kopfschmerzen, Erbrechen, Blässe, Müdigkeit, Krampfanfällen besteht ein ausgeprägtes nephritisches Syndrom mit Makrohämaturie, art. Hypertonie, Ödemen, Proteinurie u. Oligurie o. Anurie.

Diagnostik   Nephritisches Sy. mit typ. Urinsediment (massenhaft Ery-Zylinder, dysmorphe Erys, Akanthozyten), art. Hypertonie u. eingeschränkter GFR in Komb. mit typ. Histologie (extrakapilläre proliferative u. nekrotisierende GN) in der Nierenbiopsie. Der Nachweis von Autoimmun-AK sowie Aktivierung des Komplementsystems können Hinweise auf die Grunderkr. geben.

Therapie   Symptomatisch, richtet sich nach der Ausprägung der akuten Niereninsuffizienz. Je nach zugrunde liegender Erkr. Komb.-Ther. aus Immunsuppressiva (Kortikosteroiden, Cyclophosphamid) u. Plättchenaggregationshemmern, bei linearen Ablagerungen u. pauciimmuner RPGN Plasmapherese.

Prognose   Insgesamt schlecht, abhängig von Anzahl u. Art der Halbmondbildungen sowie Ther.-Formen u. -Beginn.

8.3.3 Chronische Glomerulopathien

Fokal-segmentale Glomerulosklerose (FSGS)

Per Definition ist in der Histologie eine mesangiale Sklerose in einigen Glomeruli (= fokal) u. diese nur in einem Teil des Glomerulus (= segmental) zu sehen. Zweithäufigste Ursache des idiopathischen NS u. häufigste Glomerulopathie im Kindesalter, die zur terminalen Niereninsuff. führt. Neben der häufigen primären FSGS gibt es sek. Formen bei den verschiedensten primären Nierenerkr. (Refluxnephropathie, Nierendysplasie u. a.).

Therapie   Immunsuppressive (Prednison, Ciclosporin A) u. antifibrotische Ansätze (Blockade des RAAS)

Prognose   Schlecht hinsichtlich der Nierenfunktion.

Membranoproliferative Glomerulonephritis (MPGN) Typ I/III und Dense-Deposit-Disease

Wird auch als mesangioproliferative GN bezeichnet. Histopathologie: Verdickung der glomerulären Kapillarwände u. Proliferation der Mesangialzellen sowie Doppelkonturen der Basalmembran.

Wesentliche pathophysiologische Faktoren sind mesangiale u. kapilläre Ablagerungen von Ig u./o. Komplement. Eine MPGN als Folge eines gestörten Komplementsystems wird je nach elektronenmikroskopischem Befund weiter unterteil in eine „Dense-Deposit-Disease" o. eine C3-GN. Ig-pos. Formen erfordern di Suche nach einer primären Ursache (Infektion, Autoimmunerkr. o. Gammopathie). Sek. Formen – ausgelöst durch bakt. Infektionen o. Hepatitis B o. C, HIV SLE o. Kryoglobulinämie – zeigen einen Rückgang der Inzidenz in den Industrienationen.

8

Sehr seltene Erkr., betrifft ältere Kinder u. Jgl.

Symptome Makro- o. Mikrohämaturie, kleine o. große Proteinurie vom glomerulären Typ, art. Hypertonie u. bisweilen Nierenfunktionseinschränkung.

Therapie Optimale immunsuppressive Ther. mangels ausreichender Fallzahlen umstritten.

Prognose Ohne Ther. werden 50 % der Kinder terminal niereninsuffizient, mit Ther. haben 61–84 % nach 10 J. eine gute Nierenfunktion.

Membranöse Glomerulonephritis (MGN)

Im Gegensatz zum Erw.-Alter im Kindesalter extrem selten. Histologie: pathognomonische diffuse Verdickung der glomerulären Basalmembran infolge subepithelialer Immunablagerungen ohne glomeruläre Zellproliferation. Mögliche sek. Ursachen wie SLE u. andere Autoimmunerkr., Tumoren, Hepatitiden B u. C sowie Intoxikationen müssen ausgeschlossen werden.

Symptome In 70 % Manifestation primär als NS, in 30 % als asymptomatische Proteinurie. Mikrohämaturie u. selten art. Hypertonie treten begleitend auf.

Therapie Aufgrund der hohen Spontanremissionsrate im Kindesalter ist bei nichtnephrotischem Verlauf eine abwartende Haltung indiziert (Blockade des RAAS). Nephrotische Pat. sollten immunsuppressiv therapiert werden.

8.3.4 Hereditäre Erkrankungen mit glomerulärer Hämaturie

Klin. Unterteilung in **benigne familiäre Hämaturie** u. **Alport-Sy.**
Die **benigne familiäre Hämaturie** ist eine aut.-dom. vererbte, isolierte o. häufig wiederkehrende Hämaturie mit guter Prognose (keine Proteinurie, keine progressive Nierenerkr.). Da sie eine Ausschlussdiagnose ist, müssen alle anderen Ursachen einer Mikrohämaturie ausgeschlossen werden. Eine Abgrenzung zum Alport-Sy. ist nicht immer einfach, im Zweifel ist eine milde Verlaufsform desselben o. ein Sy. der dünnen Basalmembran (Mutationen in *COL4A3* und *COL4A4* [heterozygot]) nicht auszuschließen.
Das **Alport-Sy.** ist die häufigste hereditäre, progrediente Nierenerkr. (Prävalenz: 1 : 7.000). Vererbung zu 80–90 % X-chrom. (Mutationen in *COL4A5*), zu 10–20 % aut.-rez. (Mutationen in *COL4A3* u. *COL4A4*), in < 5 % aut.-dom. In der Kindheit Hämaturie (Mikro- o. Makrohämaturie) mit Proteinurie im Verlauf obligat. In der Adoleszenz zusätzlich Innenohrschwerhörigkeit, Augenveränderungen wie Lentikonus u. Makulapathie sind möglich. Die progrediente Niereninsuff. wird bei männl. Pat. in der (2.–)3.–4. Lebensdekade terminal. Bei Konduktorinnen kann neben einer glomerulären Mikrohämaturie eine Proteinurie u. selten eine Schwerhörigkeit u. CNI auftreten.

8

Praxistipp
Isolierte **nichtfamiliäre** Formen der Hämaturie können intermittierend auftreten u. stellen eine Ausschluss- u. Verdachtsdiagnose dar, da sie erst retrospektiv u. nach komplikationslosem Verlauf gestellt werden kann. Nicht selten findet sich bei wiederholter Diagn. noch eine Ursache für die Hämaturie (z.B. kann eine isolierte Mikrohämaturie Zeichen einer monosymptomatischen Zöliakie sein).

8.3.5 Systemerkrankungen mit glomerulärer und vaskulärer Beteiligung

Purpura Schönlein-Henoch

Häufigste systemische Vaskulitis im Kindesalter. Pathogenetisch liegen der Nierenläsion Ablagerungen IgA-haltiger Immunkomplexe zugrunde. Durch Komplementaktivierung kommt es zu Leukozyteninfiltration u. proteolytischer Endothelschädigung.

Symptome   Die leukozytoklastische Vaskulitis befällt kleine Gefäße von Haut, Gelenken, Gastrointestinaltrakt u. Nieren mit den Leitsymptomen nichtthrombozytopenische Purpura an abhängigen Körperpartien, Arthritis, abdominale Schmerzen u. nephritisches o. nephrotisches Syndrom. Eine Purpura cerebralis mit Kopfschmerzen u. Krampfanfällen kann auftreten. Betroffen sind hauptsächlich jüngere Kinder (Jungen > Mädchen).

Therapie   Zunächst rein symptomatisch:
- Bei Arthritis ggf. NSAID.
- Bei schweren abdominalen Symptomen verkürzt eine Ther. mit Prednison (1–2 mg/kg/d) die Schmerzdauer.
- Bei Invagination: konservative o. chir. Lösung.
- Bei Hodentorsion: OP.

Bettruhe bessert zwar die Purpura, jedoch nicht die Prognose der Erkr. u. ist daher nicht generell zu empfehlen.
Eine generelle Ther. aller Kinder mit Purpura Schönlein-Henoch mit u. ohne Nierenbeteiligung mit Steroiden ist nicht gerechtfertigt. Bei schwerer Nierenbeteiligung ist jedoch eine Behandlung indiziert, die sich nach klin. Verlauf u. Biopsieergebnis richtet. Neben einer antiproteinurischen u. nephroprotektiven Ther. mit ACE-Inhibitoren immunsuppressive Ther. bis hin zur Plasmapherese erwägen.

Prognose   In den meisten Fällen gut. Spontane Rückbildung der Hautveränderungen innerhalb weniger Tage. Wiederauftreten der Hautveränderungen in Schüben innerhalb von 6–8 Mon. jedoch nicht selten, v. a. bei körperl. Belastung. Bei Auftreten einer RPGN sehr schlechte Prognose.

Systemischer Lupus erythematodes (SLE)

Chron.-entzündl. Multisystemerkr. unklarer Ursache. Gekennzeichnet durch die Produktion von Autoantikörpern gegen Zellkernbestandteile u. Ablagerung von Immunkomplexen. Ätiologie nicht endgültig geklärt, hormonelle, endokrine u. genetische Ursachen ebenso wie äußere Triggerfaktoren möglich.
Diagnosestellung mittels Kriterien des American College of Rheumatology. Jedes Organ kann betroffen sein, doch die Schwere der Nierenbeteiligung (Lupusnephritis) bestimmt bei vielen Pat. die Langzeitprognose. Bei über 80 % der Kinder mit SLE besteht eine Nierenbeteiligung, betroffen sind v. a. ältere Kinder u. Jgl., bei denen die Lupusnephritis häufig akuter u. schwerer verläuft als bei Erw.

Klinik einer Lupusnephritis   I. d. R. Proteinurie (≈ 55 % als NS) mit Mikrohämaturie. Bei etwa der Hälfte der Pat. eingeschränkte Nierenfunktion bei Diagnosestellung. Zu einem akuten Nierenversagen kommt es jedoch nur ausnahmsweise. RR-Erhöhung bei etwa 40 % der Pat. Tubuläre Funktionen sind selten gestört.

Therapie

 Merke
Die immunsuppressive Ther. der Lupusnephritis richtet sich nach dem Ergebnis der Nierenbiopsie, sodass bei Pat. mit klin. Symptomen einer Lupusnephritis eine Nierenbiopsie unbedingt indiziert ist.

Eine frühzeitige adäquate Ther. kann den Krankheitsverlauf deutlich pos. beeinflussen u. das Mortalitätsrisiko senken.
Zu unterscheiden sind:
- Induktionsther. (z. B. Prednison-, Cyclophosphamid-Stoßther., Mycophenolat-Mofetil). Ziel: Normalisierung von Entzündungsaktivität (Komplementaktivierung), Nierenfunktion u. Proteinurie.
- Erhaltungsther. Ziel: Verhinderung eines Rezidivs, langfristige Vermeidung einer CNI mit Dialysepflichtigkeit. Besonderes Augenmerk ist auf die RR-Kontrolle (z. B. ACE-Hemmer mit antiproteinurischem u. nephroprotektivem Effekt) zu legen.

Prognose Prognose der Lupusnephritis abhängig vom klin. (Nierenfunktionseinschränkung, Ausmaß der Proteinurie) u. histologischen Typ (eher schlechtere Prognose bei Typ IV).

Hämolytisch-urämisches Syndrom (HUS)

Akute Erkr. der Endothelzellen mit typ. Symptomentrias:
- hämolytische Anämie mit Nachweis von Fragmentozyten,
- Thrombozytopenie,
- akutes Nierenversagen.

Pathoanatomisch findet man eine thrombotische Mikroangiopathie. Eine neurol. Beteiligung (Vigilanzstörungen, Krampfanfälle) beim HUS ist in 20 % der Fälle zu beobachten und prognostisch ungünstig.

 Merke
Aufgrund wachsender Erkenntnisse in der Pathophysiologie des atypischen HUS ist heutzutage eine Klassifikation nach der Ätiologie vorzuziehen (s. u.). Für Ther. u. Prognose bedeutsam ist jedoch nach wie vor die klin. Unterscheidung:
- **D+ HUS** (typ. HUS): gastrointestinale Prodromalerkr. (in 90 % basierend auf einer Infektion mit Shigatoxin bildenden Keimen [EHEC], die z. B. über den Verzehr von rohem Fleisch o. unpasteurisierter Milch übertragen werden). Das Prodromalstadium geht dem akuten HUS i. d. R. 3–10 d voraus (Bauchschmerzen, [blutige] Durchfälle, Erbrechen, Fieber). Häufigste Ursache des akuten Nierenversagens im Kindesalter, betrifft v. a. Sgl. u. Kinder < 5 J.
- **D− HUS** (atypisches HUS): keine Prodromalerkrankung. Minderzahl der Erkrankungen. Krankheitsbeginn oft > 5. Lj. Bei Hinweisen auf Komplementverbrauch (Parameter: CH50, APH50, C3, C4, C3d) weitergehende Analyse des Komplementsystems (Faktor H, Faktor I, Membran Cofactor Protein [MCP]), inkl. einer molekulargenetischen Suche nach evtl. Mutationen (Faktor H, Faktor I, Membrane Cofactor Protein [MCP] bzw. CD46, Faktor B, Thrombomodulin, C3). Häufig rezidiv. Verlauf.

8

Ursachen
- Angeb. (quantitative o. qualitative Defizienz von Faktor H, Faktor I, MCP) o. erw. (Faktor-H-AK) Defekte des Komplementsystems mit der Folge einer verminderten Kontrolle der Komplementaktivierung,
- infektiologisch (Neuraminidase produzierende Pneumokokken, Viren u. a. m.),
- vWF-Protease-Mangel (ADAMTS-13-Defizienz),
- Vit.-B_{12}-Mangel (Cobalamin-C-Mutation),
- sek. als Folge von Systemerkr. (SLE, Tumore u. a. m.) o. Medikamenten (Ciclosporin A, orale Kontrazeptiva u. a. m.).

Therapie
- D+ HUS: keine kausale Ther. verfügbar, rein symptomatische Ther. (Flüssigkeits- und Elektrolytbilanz, antihypertensive Ther., Nierenersatzther.).
- D– HUS: bei Verdacht exakte Fahndung nach der Ursache notwendig. Substitution fehlender Faktoren über die Gabe von Frischplasma o. bei oligurischem Nierenversagen Plasmapherese (evtl. Ther.-Ansatz der Zukunft: human-rekombinanter Faktor H). Der Ther.-Ansatz mit dem C5-AK Eculizumab, direkt in das aktivierte Komplementsystem bei atypischem HUS (Defekte des Komplementsystems) einzugreifen, ist eine elegante Ther.-Option.

Prognose   Beim typ. HUS insgesamt gut. Allerdings sterben noch immer 5–10 % der Pat. in der Akutphase, ca. 72 % erholen sich vollständig, die restlichen zeigen leichte bis schwere renale Restsymptome (Hämaturie/Proteinurie, Hypertonie, eingeschränkte Nierenfunktion bis hin zum terminalen Nierenversagen).
Prognose des atypischen HUS wesentlich ungünstiger.

8.4 Tubulopathien

> **Definition**
> Angeb. o. erw. Defekte einzelner o. mehrerer tubulärer Transportfunktionen bei primär normaler Glomerulusfiltration. Im Kindesalter überwiegen angeb. Störungen, betreffen meist einzelne (isolierte) Transporter. Erw. Formen (seltener) betreffen meist mehrere Abschnitte des Tubulus. Sek. Tubulopathien als Folge von Stoffwechselerkr. (z. B. Zystinose, Galaktosämie, hereditäre Fruktoseintoleranz) o. durch exogene Intoxikationen (z. B. Schwermetalle, Medikamente).

8.4.1 Renale Glukosurie

Definition   Angeb., aut-rez. o. -dom. vererbte Störungen der renalen Glukoseresorption u. Fehlen anderer tubulärer Störungen bei normalem BZ.
- Typ A: Defekt des Glukosetransporters SGLT2. Erniedrigte Schwelle für Glukoseübertritt, verminderte max. Resorptionskapazität.
- Typ B: Defekt des Glukosetransporters SGLT1. Verminderte Resorptionsschwelle bei erhaltenem Resorptionsmaximum, zusätzlich meist Glukose-Galaktose-Malabsorption.

Klinik   I. d. R. keine klin. Symptome (bei Typ B ggf. Diarrhö infolge Glukose-Galaktose-Malabsorption). Eine Hypoglykämie ist eine Rarität.

Diagnostik   Komb. normaler BZ u. isolierte erhöhte Exkretion von Glukose im Urin. Beweisend ist die Molekulargenetik.

Therapie   Keine.

8.4.2 Nephrogener Diabetes insipidus (NDI)

Definition   Verminderte Rückresorption von Wasser durch die fehlende Wirkung von ADH am distalen Tubulus u. in den Sammelrohren.
- Nephrogener Diabetes insipidus: vermindertes Ansprechen der Sammelrohre auf ADH bei normaler Sekretion von ADH.
- Zentraler Diabetes insipidus: verminderte Sekretion von ADH im Hypophysenhinterlappen (▶ 10.6.1).

Ätiologie   Seltene Erkr., meist X-chrom. rez. vererbt (Mutation im Vasopressin-V2-Rezeptor-Gen [*AVPR2*]). Konduktorinnen zeigen bisweilen ebenfalls eine Polydipsie. Aut.-rez. Vererbung weitaus seltener (Mutation im Gen für den Wassertransportkanal Aquaporin 2 [*AQP2*]).

Klinik   Leitsymptome Polydipsie u. Polyurie bereits im Sgl.-Alter. Erbrechen, Obstipation, Exsikkose, subfebrile bis febrile Temperaturen („Durstfieber"), Irritabilität u. Gedeihstörung. Zeichen der hypertonen Dehydratation mit Hypernatriämie, Hyperchloridämie u. erhöhtem(r) Hkt, Gesamteiweiß u. Serumosmolalität sind bei akuten fieberhaften Infektionen, die die Erkr. demaskieren können, aggraviert. Typ.: Ausscheidung eines hypotonen Urins durch mangelnde Konzentrierungsfähigkeit.

> **Merke**
> Beim Diab. insip. renalis übersteigt die Urinosmolalität niemals die Serumosmolalität!
> Zur Differenzierung zentraler versus nephrogener Diab. insip. wird der ADH-Test eingesetzt: nach ADH-Gabe kein Anstieg der Urinosmolalität bzw. kein Abfall der Serumosmolalität beim Diab. insip. renalis.

Therapie   Lebenslang. Prostaglandinsynthesehemmer (z. B. Indometacin) führen zur signifikanten Reduktion der Urinmenge. Zusätzlich können Thiaziddiuretika die Urinausscheidung auf 30–50 % reduzieren. Ausgleich der thiazidinduzierten Hypokaliämie durch Gabe von Kalium o. kaliumsparenden Diuretika. Ausreichende Flüssigkeits- u. Kalorienzufuhr möglichst kochsalzarm zur Senkung der osmotischen Last.

Prognose   Bei rechtzeitigem Ther.-Beginn gut. Die psychomotorische Entwicklung kann durch wiederholte, schwere Exsikkosen beeinträchtigt werden.

8.4.3 Bartter- und Gitelman-Syndrom

Salzverlusttubulopathien mit Aktivierung des Renin-Aldosteron-Systems. Man unterscheidet 3 antenatale vom klass. Bartter-Syndrom.

Diagnostik   Prostaglandin-E$_2$-Ausscheidung ↑. Beweisend: Molekulargenetik.

Therapie   Ausreichende Flüssigkeitssubstitution, Indometacin o. Ibuprofen, K$^+$-, Mg^{2+}- u. NaCl-Substitution.

8

Prognose Das antenatale Bartter-Sy. Typ IV führt zur terminalen Niereninsuffizienz. Prognose der anderen Formen hinsichtlich Nierenfunktion gut. Jedoch können im Langzeitverlauf Reizleitungsstörungen des Herzens durch chron. Hypokaliämie auftreten.

8.4.4 Dent-Erkrankung

X-chrom. vererbte Tubulopathie.

Klinik Hyperkalziurie, Proteinurie vom tubulären Typ, Nephrokalzinose/Nephrolithiasis, Rachitis, selten terminale Niereninsuff.

Therapie Symptomatisch.

8.4.5 Lowe-Syndrom (okulo-zerebro-renales Syndrom)

Mutation in OCRL1 (X-chromosomal) → Defekt der Inositol-Polyphosphat-5-phosphatase.

Klinik Sek. Fanconi-Sy., außerdem Katarakt, mentale Retardierung, Arthropathie, Muskelhypotonie, CNI.

Therapie Symptomatisch.

8.4.6 Renal-tubuläre Azidosen (RTA)

Definition Störungen des renalen Säure- o. Bikarbonattransports, charakterisiert durch eine hyperchlorämische Azidose bei normaler Anionenlücke im Serum.

- Proximale RTA (Typ II): reduzierte HCO_3-Resorption im proximalen Tubulus (selten).
- Distale RTA (Typ I): Störung der Ausscheidung von H^+ in Form von titrierbaren Säuren im distalen Tubulus.
- Hyperkaliämische RTA (Typ IV): Aldosteronmangel o. -resistenz führen durch verminderte Mineralokortikoidwirkung im distalen Tublus zu verminderter Natriumreabsorption u. Abnahme der K^+- sowie H^+-Sekretion (▶ Abb. 8.6).

Klinik Ähnliche Symptomatik bei proximaler u. distaler RTA: Erbrechen, mangelndes Gedeihen, Polyurie, Dehydratation, Gliederschmerzen, Nephrokalzinose/Nephrolithiasis, Rachitis/Osteopenie, Kleinwuchs. Bei der hyperkaliämischen Form fehlt die Nephrokalzinose. Die proximale RTA ist wesentlich seltener als die distale und kann sich im KK-Alter spontan bessern.

Diagnostik Säurebelastung (Gabe von 0,1 mg/kg Ammoniumchlorid): bei der proximalen RTA (Typ II) Abfall des Urin-pH innerhalb von 8 h auf < 5, bei der distalen RTA (Typ I) keine Senkung des Urin-pH < 5 möglich.

Therapie Orale Substitution von Basen als Bikarbonat o. Zitrat (2–6 mmol/kg KG/d) unter Kontrolle der BGA. Bei der hyperkaliämischen RTA zusätzlich Korrektur der E'lytverluste.

Prognose Abhängig von der Form. Ältere Kinder brauchen meist weniger Substitution, die proximale RTA kann nach den ersten Lebensjahren ohne Basengab auskommen.

8

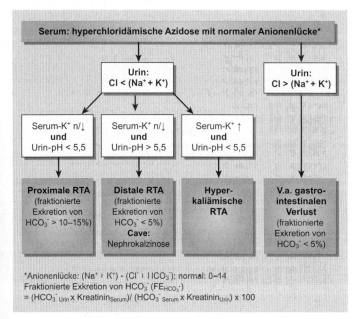

Serum: hyperchloridämische Azidose mit normaler Anionenlücke*

Urin:
Cl < (Na+ + K+)

Urin:
Cl > (Na+ + K+)

Serum-K+ n/↓
und
Urin-pH < 5,5

Serum-K+ n/↓
und
Urin-pH > 5,5

Serum-K+ ↑
und
Urin-pH < 5,5

Proximale RTA
(fraktionierte
Exkretion von
HCO3- > 10–15%)

Distale RTA
(fraktionierte
Exkretion von
HCO3- < 5%)
Cave:
Nephrokalzinose

**Hyper-
kaliämische
RTA**

**V.a. gastro-
intestinalen
Verlust**
(fraktionierte
Exkretion von
HCO3- < 5%)

*Anionenlücke: (Na+ ı K+) - (Cl- ı ı ICO3-); normal: 0–14
Fraktionierte Exkretion von HCO3- (FE_{HCO3-})
= (HCO3- _{Urin} x Kreatinin_{Serum})/ (HCO3- _{Serum} x Kreatinin_{Urin}) x 100

Abb. 8.6 Differenzialdiagnostik bei hyperchloridämischer Alkalose mit normaler Anionenlücke (adaptiert nach Rees et al.) [L157/F476]

8.4.7 DeToni-Debré-Fanconi-Syndrom

Definition Tubuläre Transportstörung des proximalen u. distalen Tubulus, primär (aut.-rez., aut.-dom., selten X-chrom. o. sporadisch) oder sek. bei hereditären Stoffwechselerkr. u. exogenen Intoxikationen. Renaler Verlust von H_2O, Na+, K+, Ca^{2+}, Phosphat, Bikarbonat (= sek. proximale RTA), Harnsäure, Glukose, AS u. kleinmolekularen Proteinen durch Beeinträchtigung verschiedenster Transportsysteme im proximalen u. möglicherweise distalen Tubulus.

Klinik Manifestation in den ersten 6 LM: Polydipsie, Polyurie, Dehydratation, Fieber, Erbrechen, Gedeihstörung, muskuläre Hypotonie, Knochenschmerzen, Rachitis/Osteopenie, Kleinwuchs.

Diagnostik Typ. Konstellation: metab. Azidose, erniedrigte Serum- und erhöhte Urin-E'lyte. Zusätzlich Erhöhung von kleinmolekularen Proteine, AS, Glukose u. Carnitin im Urin.

Therapie Symptomatisch mit Ausgleich der E'lyt-, Basen- u. Flüssigkeitsverluste (meist ca. 1–3 l zusätzliche Flüssigkeitszufuhr). Supplementierung von Kalzium u. Vit. D_3 o. 1,25-Dihydroxy-Vit. D_3 zur Verbesserung der Knochenmineralisation. Bei Kleinwuchs frühzeitige Ther. mit Wachstumshormon.

8

8.5 Akute tubulointerstitielle Nephritis (TIN)

Definition Akute Nierenerkr., die sich auf den tubulointerstitiellen Apparat beschränkt u. Glomeruli u. Gefäße weitgehend ausschließt.

Ätiologie Medikamente im Sinne einer idiosynkratischen Reaktion, Infektionen (direkt o. parainfektiös) o. Systemerkr., aber auch idiopathisch mit (Tubulointerstitielle-Nephritis-Uveitis-Sy. = TINU-Sy.) u. ohne begleitende Uveitis.

Klinik Beginn mit unspez. Symptomen: allgemeines Krankheitsgefühl, Müdigkeit, Blässe, Übelkeit, Erbrechen, Gewichtsverlust, Fieber, Polyurie u. Polydipsie durch eingeschränkte Konzentrierungsfähigkeit der Nieren. Das Auftreten einer akuten Niereninsuff. mit Oligurie ist möglich.
Uveitis bei ⅓ der Pat. mit idiopathischer Form. Die Uveitis kann der TIN vorausgehen, gleichzeitig auftreten o. nachfolgen.

Diagnostik Blut: Retentions- u. Inflammationsparameter ↑, E'lytstörungen, außerdem Eosinophilie v. a. bei medikamentös bedingter TIN.
Urin: kleinmolekulare Proteinurie ($α_1$-Mikroglobulin), Glukosurie, Hyperaminoazidurie, Hyperphosphaturie als Zeichen der proximalen Tubulusschädigung, erhöhte fraktionierte Exkretion von Na^+, Cl^- u. K^+ als Zeichen der distalen Tubulusschädigung; sterile Leukozyturie, nicht selten Mikrohämaturie.
Sono: vergrößerte, echoreiche Nieren.
Ind. zur Nierenbiopsie bei unklarer Genese zur Sicherung der Diagnose.
Regelmäßige ophthalmologische Kontrollen, auch bei initial unauffälligem Befund.

Therapie Behandlung der Ursachen, z. B. der zugrunde liegenden Infektion, Absetzen auslösender Medikamente, Flüssigkeits- u. E'lytkontrolle.
Je nach Schwere des Verlaufs Glukokortikoidther. erwägen (keine gesicherten Daten bzgl. des renalen Langzeitergebnisses). Ther. der Uveitis bei idiopathischer TIN lokal mit Steroiden.

Prognose Spontanremission meist nach Wo. bis Monaten, selten progrediente Niereninsuff.

8.6 Nierenvenenthrombose (NVT)

Akutes Krankheitsbild mit Thrombosierung einer o. beider Nierenvenen. Häufig bei
- NG u. Sgl. mit mütterlichem Diab. mell., Geburtstrauma, perinataler Asphyxie, Dehydratation, Schock, Sepsis, (75 % Manifestation im 1. LM),
- älteren Kindern mit NS, HI, Kontrastmittelapplikation,
- genetisch bedingter Thrombophilie (APC-Resistenz, ATIII-Mangel, Protein-C- und -S-Mangel).

Klinik Plötzliche Makrohämaturie, einseitige o. bilaterale Nierenschwellung, Thrombozytopenie. Bei beidseitiger NVT Oligurie → akute Niereninsuff.

> Bei NG mit Makrohämaturie u. Oligurie o. eingeschränkter Nierenfunktion an Nierenvenenthrombose denken!

Therapie Der therap. Ansatz ist insbes. bei einseitigem Befall umstritten u. ste ein konservativ abwartendes Verhalten mit Hoffnung auf Rekanalisierung ein Ther. mit NMH gegenüber. Bei beidseitigem Befall Heparin (soweit keine KI b

8

steht). Insbes. bei akutem oligurischem Nierenversagen lokale o. systemische Fibrinolyse, z. B. mit Urokinase, o. operative Intervention in Betracht ziehen.

Prognose   Abhängig von der Ausdehnung der Läsion, die zur sek. Atrophie der betroffenen Niere führen kann. Verläufe mit kompletter Restitution der Nierenfunktion möglich.

8.7 Niereninsuffizienz

8.7.1 Akutes Nierenversagen (ANV)

Definition   Innerhalb von Stunden bis Tagen eintretende Abnahme der Nierenfunktion um mindestens 50 %, die sich als Anstieg des Serum-Krea (und des Serumharnstoffs) manifestiert.
Modifizierte Definition beim NG:
* Krea > 1,5 mg/dl unabhängig von der Urinproduktion oder
* fehlendes Absinken unter das maternale Krea am 5.–7. d p. p. o. Ansteigen um ≥ 0,3 mg/dl pro Tag unabhängig von der Urinproduktion.

> ❗ Die produzierte Urinmenge sagt nichts über die Nierenfunktion aus. Ein ANV kann oligo-/anurisch, normurisch o. polyurisch sein.

Diese Zustände werden wie folgt definiert:
* Oligurie: Urinausscheidung < 300 ml/m²/d, bei NG < 1 ml/kg/h.
* Anurie: komplettes Sistieren der Urinausscheidung (resp. < 1 ml/kg/d).
* Polyurie: Urinausscheidung > 2 ml/kg/d.

Epidemiologie u. Ätiologie   Inzidenz: 40 pro 1 Mio. Kinder < 16 J., 1–6 % der Pat. auf einer pädiatrischen Intensivstation (ohne Neonatologie).
Hinsichtlich der Lokalisation Unterscheidung zwischen prärenaler, renaler u. postrenaler Ursache (▶ Tab. 8.6). Mit mehr als 70 % stellen prärenale Ursachen den größten Anteil dar. Postrenale Ursachen sind selten. In etwa 10 % besteht schon eine vorangegangene Schädigung der Niere, das ANV wird dann als „acute on chronic" bezeichnet.

Tab. 8.6 Mögliche Ursachen eines ANV im Kindesalter	
Ursachen	**Erkrankungen**
Prärenal	• Intravasaler Volumenmangel • Erniedrigter systemischer RR = Abfall des intraglomerulären Drucks
Renal	• Akute Tubulusnekrose • Akute GN • Vaskulär • Kongenitale Malformation • Infektiös • Akute tubulointerstitielle Nephritis • Tumorinfiltration der Niere (z. B. bei Leukämie) • Intratubuläre Obstruktion (z. B. Sulfonamide, Aciclovir, MTX) • Iatrogen (z. B. Nephrektomie einer Einzelniere)
Postrenal	• Strukturelle Anomalien des Harntrakts • Extraluminal bedingte Kompression • Intraluminal bedingte Kompression • Funktionelle Harnabflussstörungen

8

Klinik Anstieg der Retentionsparameter; Veränderung der Urinausscheidung, die normal bleiben kann, häufiger aber oligo-/anurisch o. polyurisch ist. In Abhängigkeit von der Ursache De- o. Hyperhydratationszustände mit Ödemen (evtl. HI, Lungen-, Gehirnödem, Aszites), art. Hypo- o. Hypertonie (mit zerebralen Krampfanfällen, Kopfschmerzen), Übelkeit, Erbrechen, Arrhythmien durch Hyperkaliämie o. urämisches Koma.

Diagnostik Wegweisend sind Anamnese u. klin. Symptomatik, bei der auf folgende Aspekte geachtet werden sollte:
- Serologische Parameter: neben den Parametern zur Einschätzung der Nierenfunktion (▶ 8.1.3) ggf. C3, C4, Gesamtkomplement (CH_{50}), ANA, Anti-dsDNA-AK, ASL, Anti-DNAse B, Anti-GMB-AK, CK, LDH, Haptoglobin, Blutkultur.
- Urin: Erys, Hb, Myoglobin (Urinmikroskopie); Krea, Harnstoff; Osmolalität; Na^+, K^+, Cl^-, Kalzium, Phosphat; Eiweiß, Albumin, α_1-Mikroglobulin, IgG; Urinkultur.
- Röntgen Thorax: Herzgröße? Lungenödem durch Überwässerung?
- Sono der Nieren: Vergrößerung, Hydronephrose, Echogenitätserhöhung, Mark-Rinden-Differenzierung?

Therapie Im Wesentlichen Ther. der Grunderkr. bzw. des Auslösers (z. B. Beseitigung der Dehydratation, Absetzen nephrotox. Substanzen, spez., z. B. immunsuppressive Ther.) u. symptomatische Behandlung (z. B. Ausgleich von E'lytstörungen, Hypertoniebehandlung). Ind. zur Dialysebehandlung wird anhand klin. (z. B. Überwässerung, Hypertonie) u. Laborparameter (z. B. Hyperkaliämie, Urämie) gestellt.
- Hypotensives prärenales ANV: v. a. Volumengabe u. kardiorespir. Stabilisierung → evtl. Verhinderung eines renales ANV.
- Oligo-/anurisches ANV mit Hypervolämie: sofortige Restriktion der Flüssigkeitszufuhr.

Überwachung eines Pat. mit ANV:
- Gewichtkontrollen (z. B. alle 12 h),
- Bilanzierung von Ein- und Ausfuhr (z. B. stdl.),
- RR-Kontrollen,
- Kontrolle des ZVD,
- Kontrolle der Serum-E'lyte u. Retentionsparameter,
- BGA,
- neurol. Beurteilung.

> ❗ Medikamente müssen an die Nierenfunktion angepasst werden. Der frühzeitige Dialysebeginn verbessert das intensivmedizinische Outcome.

Ind. für eine Dialysebehandlung:
- unkontrollierbare Ödeme/Überwässerung,
- unkontrollierbare Hypertonie,
- andauernde Oligurie mit Überwässerung,
- Anurie > 24 h,
- therapierefraktäre Azidose, Hyperkaliämie, Hyperphosphatämie, Hypo- o. Hypernatriämie,
- rapider Anstieg von Serumkrea o. -harnstoff (> 200 mg/dl resp. > 100 mg/dl Harnstoff-N),

- absolute Dialyseind. bei urämischen Symptomen (Blutungen, persistierender Brechdurchfall, Perikarditis, therapieresistente Konvulsionen, Bewusstseinsstörung),
- ausgeprägter Katabolismus trotz kalorienreicher Ernährung,
- dialysierbares Nephrotoxin als Ursache des ANV.

> **Praxistipp**
> Die Gabe von Diuretika (z. B. Furosemid) ist nur nach adäquater Volumengabe u. bei noch vorhandener Diurese sinnvoll! Ein- u. Ausfuhr können am einfachsten anhand einer mehrmals täglichen Gewichtskontrolle überwacht werden! Ziel bei Überwässerung ist eine neg. Bilanz, d. h. ein Gewichtsverlust.

Prognose Auch nach anscheinender Erholung der Nierenfunktion kann sich sek. eine Nierenatrophie entwickeln. Längerfristige Nachunters. in einem kindernephrologischen Zentrum zur frühzeitigen Erfassung renaler Symptome als Spätschäden (z. B. Mikroalbuminurie, Proteinurie, leichte Einschränkung der GFR, renale Konzentrationsschwäche, art. Hypertonie) sind daher zu empfehlen.

8.7.2 Chronische Niereninsuffizienz

Definition Irreversibler Verlust der GFR unter die altersabhängige Norm. Einteilung ▶ Tab. 8.1.
In Deutschland werden jährlich 5 : 1.000.000 Kindern < 15 J. terminal niereninsuffizient.

Ätiologie Die Ursachen sind vielgestaltig u. von denen der terminalen Niereninsuff. im Erw.-Alter unterschiedlich:
- Fehlbildungen der Nieren und ableitenden Harnwege ($\approx 40\,\%$),
- Glomerulopathien ($\approx 25\,\%$),
- hereditäre Nierenerkr. inkl. zystische Nierenerkr. ($\approx 20\,\%$),
- systemische Erkr. inkl. HUS ($\approx 10\,\%$),
- andere Nierenerkr./unbekannt ($\approx 5\,\%$).

Klinik Abhängig vom Stadium der CNI, kann folgende Symptome umfassen:
- Müdigkeit durch renale Anämie,
- Inappetenz, Übelkeit, Untergewicht,
- Kleinwuchs,
- Knochendeformitäten, Osteopenie,
- Oligurie o. Polyurie (ggf. sek. Enuresis),
- art. Hypertonie mit zunehmender Kreislaufbelastung u. HI,
- Blutungsneigung durch Thrombozytopenie und -pathie,
- Infektionsneigung,
- neurol. Auffälligkeiten.

Die sek. Folgen der CNI sind umso ausgeprägter, je niedriger die GFR ist:
- **Sek. Hyperparathyreoidismus:** Durch Phosphatretention verminderte Hydroxylierung von 1,25-Dihydroxycholecalciferol in der Niere → Kalziumresorption im Darm ↓ → Hypokalziämie → PTH ↑ → Freisetzung von Kalzium aus dem Knochen → renale Osteopenie.
- **Renale Anämie:** verminderte Synthese von Erythropoetin in der Niere → verminderte Stimulation des KM.
- **Art. Hypertonie:** infolge der Aktivierung des RAAS u. des Sympathikus sowie durch Hypervolämie.

8

- **Metab. Azidose:** durch gestörte Säureausscheidung u. Bikarbonatverluste.
- **Renaler Kleinwuchs:** infolge verminderter Wirkung von IGF-I (Endorganresistenz), metab. Azidose, Anämie, Malnutrition.
- **Polyurie** infolge Isosthenurie (Unfähigkeit der Urinkonzentrierung).
- **Malnutrition:** durch Inappetenz u. Übelkeit.

Therapie   Generelles Ziel: Erhalt der Nierenfunktion so lange wie möglich, Vermeidung bzw. Minimierung der KO der CNI.

- Kontrolle des E'lyt- u. Säure-Basen-Haushalts.
- Ther. der renalen Anämie. Mittels gentechnisch hergestellten Erythropoetins (Ziel: Hb zwischen 10 und 12 mg/dl). Ausreichende Korrektur eines Eisenmangels.
- Ther. der art. Hypertonie (wichtiger unabhängiger Progressionsfaktor der Niereninsuff.).
- Ther. der renalen Osteopathie (sek. Hyperparathyreoidismus). Substitution mit Vit. D bereits vor Auftreten einer renalen Osteopathie beginnen.
- Ther. der Wachstumsstörungen. Korrektur von Anämie u. Azidose, ausreichende Energiezufuhr über die Nahrung, frühzeitige Ther. mit rekombinantem Wachstumshormon, um eine Stigmatisierung der Pat. durch renalen Kleinwuchs zu verhindern (supraphysiologische Dosen können die Wachstumsgeschwindigkeit bei Kindern mit CNI beschleunigen).
- Adäquate Ernährung. Anders als bei Erw. ist eine konsequente Eiweißrestriktion nur bedingt auf Kinder u. Jgl. übertragbar. Insbes. im Sgl.- u. KK-Alter führt eine Eiweißrestriktion rasch zur Verringerung der Wachstumsgeschwindigkeit. Bei Kindern unter Dialysether. liegt die empfohlene tägliche Eiweißzufuhr wegen der verfahrensbedingten Verluste sogar über den altersentsprechenden Empfehlungen.
- Vorsorgliche psychosoziale Betreuung, um möglichen Fehlentwicklungen vorbeugen zu können. Ziele: Bewältigung persönlicher Probleme, Förderung einer erfolgreichen Schul- u. Berufsausbildung, Einbeziehung von Eltern u. Bezugspersonen, Einsicht in den Sinn von Behandlungsmaßnahmen, Compliancefförderung.
- Sport gehört zum Ther.-Konzept der CNI dazu u. richtet sich nach den individuellen Möglichkeiten.

Therapie der terminalen Niereninsuffizienz   Ind. zur Durchführung einer Nierenersatzther. ist individuell zu stellen. Absolute Dialyseind.: GFR < 5 ml/Min./1,73 m^2; relative Dialyseind. GFR zwischen 5 u. 15 ml/Min./1,73 m^2. Im Einzelfall ist die Schwere der Sekundär-KO der CNI ausschlaggebend, die heutzutage langfristig medikamentös u. diätetisch behandelbar sind, deren wahres Ausmaß aber oft erst nach Dialysebeginn demaskiert wird. Dem ist die psychosoziale Belastung des Dialysebeginns gegenüberzustellen. Diese betont die Notwendigkeit der psychosozialen Betreuung der betroffenen Familien. Individuell ist über eine präemptive (ohne vorherige Dialysebehandlung) Lebendnierenspende durch einen Angehörigen zu entscheiden.

Zur Ther. der terminalen Niereninsuff. stehen folgende Verfahren zur Verfügung
- Dialyse:
  - Hämodialyse: Blutreinigung mittels eines extrakorporalen Hämofilters. Die harnpflichtigen Substanzen werden über eine semipermeable Membran entlang einem Konz.-Gefälle nach dem Gegenstromprinzip entfernt.
  - Peritonealdialyse: Das Peritoneum dient als semipermeable Membran. Über einen Katheter werden Dialyseflüssigkeiten in die Bauchhöhle instil

liert. Es existieren kontinuierliche sowie (nächtliche) intermittierende Verfahren. Methode der Wahl bei Sgl., KK u. SK.

- Formen der Nierentransplantation:
  - (präemptive) Lebendspende,
  - Verstorbenenspende.

Im Einzelfall sind Vor- und Nachteile der Dialysemethoden individuell gegeneinander abzuwägen. Die Dialyse dient i. d. R. zur Überbrückung bis zur Nierentransplantation, die das Ther.-Ziel der CNI ist, da die Dialysether. mit höherer Morbidität u. Mortalität verbunden ist. Bevorzugt, weil mit überlegenem Langzeitergebnis verbunden, ist die Lebendnierenspende durch einen Angehörigen. In Deutschland werden jährlich etwa 120 Nierentransplantationen bei Kindern u. Jgl. durchgeführt. Zur Vermeidung von Abstoßungsreaktionen stehen verschiedene Regime zur immunsuppressiven Ther. zur Verfügung, die der individuellen immunologischen Situation des Pat. angepasst werden, i. d. R. eine Komb. aus Calcineurininhibitor (Tacrolimus, Ciclosporin A), Mycophenolsäure u. Glukokortikoid. 3-Jahres-Überleben eines Nierentransplantats im Kindes- u. Jugendalter: > 90 %.

8.8 Arterielle Hypertonie

▶ 7.12.1.

Definition ▶ Tab. 8.7.

Tab. 8.7 Einteilung der Blutdruckwerte

Diagnose	Definition
Normotonie	RR < 90. Perzentile
Prähypertensiv	RR 90.–95. Perzentile bzw. bei Adoleszenten Blutdrücke ≥ 120/80 mmHg
Arterielle Hypertonie	RR syst. o. diast. nach mehrfacher Messung (≥ 3) über der nach Alter, Geschlecht u. Körperlänge eruierten 95. Perzentile
Hypertonie Grad 1	RR um ≥ 5 mmHg über der 95.–99. Perzentile
Hypertonie Grad 2	RR um ≥ 5 mmHg über der 99. Perzentile

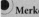
Merke
Die RR-Messung gehört zu jeder ärztlichen Untersuchung!

RR-Werte schwanken innerhalb eines Tags u. der Nacht z. T. erheblich u. sind bei Sgl. u. KK oft schwierig zu generieren. Zur Bestätigung des Diagnoseverdachts u. um eine evtl. Praxishypertonie auszuschließen, sollte eine kontinuierliche Blutdruckmessung über 24 h durchgeführt werden.

Ätiologie Die akute transiente art. Hypertonie (▶ Tab. 8.8) unterscheidet sich hinsichtlich der Ursachen von der chron. art. Hypertonie (▶ Tab. 8.9).

8

Tab. 8.8 Mögliche Ursachen einer transienten akuten arteriellen Hypertonie

Ursachen	Erkrankungen/Substanzen
Renal	• Akute GN • HUS • Akute Niereninsuff. • OP im Bereich der Niere o. ableitenden Harnwege • Pyelonephritis • Nierentraumata • Tumorinfiltrate in der Niere
Toxisch-medika-mentös	• Kortikosteroide • Ciclosporin • Sympathomimetika • Kokain, Amphetamine • Schwermetalle (Quecksilber)
Zentral-nervöse o. vegetative Ursachen	• Erhöhter ICP • Verbrennungen • Guillain-Barré-Sy. • Enzephalitis • Poliomyelitis • Frakturen langer Röhrenknochen

Tab. 8.9 Mögliche Ursachen einer chronischen arteriellen Hypertonie

Ursachen	Erkrankungen
Renoparen-chymatös	• Chron. GN • Narben nach rezidiv. Pyelonephritiden • Harntraktfehlbildungen • Nierendysplasie • Zystennieren • Nierentumoren (Wilms-Tumor, Reninom) • Nierentraumata • Transplantatabstoßung
Renovaskulär	• Nierenarterienstenose (fibromuskuläre Dysplasie, Thrombosen, Aneurysmen, Neurofibromatose, Vaskulitis) • Thrombose nach Nabelarterienkatheterisierung • Nierenvenenthrombose
Kardio-vaskulär	• Aortenisthmusstenose • Koarktation der abdominalen Aorta (mid-aortic syndrome) • Marfan-Sy.
Endokrin	• Hyperkortisolismus • Hyperthyreose • Hyperparathyreoidismus • Kongenitale Nebennierenhyperplasie • Hyperaldosteronismus • Hyporeninämische Formen der Hypertonie wie Liddle-Sy., Gordon-Sy.
ZNS	• Intrazerebrale Raumforderung • Hirnblutung • Z. n. Hirnverletzung • Tetraplegie
Primär idiopathisch	Essenzielle Hypertonie

Für die chron. art. Hypertonie gilt: Je jünger das Kind, umso wahrscheinlicher ist eine sek. art. Hypertonie u. umso intensiver muss nach ihrer Ursache gefahndet werden. Renovaskuläre u. renoparenchymatöse Erkr. sind die häufigsten Gründe für eine art. Hypertonie im Kindesalter. Die primäre essenzielle Hypertonie ist im Kindesalter seltener als bei Erw., tritt aber unter Jgl. aufgrund zunehmender Adipositas in dieser Altersgruppe immer häufiger auf.

Klinik Meist asymptomatisch.
Erst bei schwerem Hypertonus können je nach Alter folgende Symptome auftreten:
- Schreiattacken, Irritabilität,
- Dystrophie,
- Kopfschmerzen, Schwindel,
- Übelkeit, Erbrechen,
- hypertensive Enzephalopathie (Krampfanfälle, Somnolenz, Paresen, Visus-/ Hörstörungen).

Diagnostik Die Verdachtsdiagnose ergibt sich aus wiederholt erhöht gemessenen Gelegenheitsblutdruckwerten. Initial insbes. bei jüngeren Pat. RR-Messungen an allen Extremitäten durchführen. Etwa ab dem Schulalter ist eine 24-stündige ambulante RR-Aufzeichnung zur Diagnosesicherung durchzuführen.

Merke
Die Blutdruckmanschette sollte dem Oberarm angepasst sein. Der aufblasbare Teil der Manschette sollte eine Breite von 40 % u. eine Länge von 80–100 % des in der Mitte zwischen Olekranon u. Akromion gemessenen Armumfangs haben. Denn: zu kleine Manschetten führen zu falsch hohen Messungen.

Folgende Unters. komplettieren die Diagn., dienen der Ursachenfindung o. der Feststellung von Sekundärfolgen:
- **Körperl. Unters.:** Auskultation der Nierenarterien, RR-Messung an allen Extremitäten, Körpergewicht, -größe.
- **Labor:**
  - Serum: Krea, Harnstoff, E'lyte, Schilddrüsenhormone, Kortisol, Plasmareninaktivität, Aldosteron, Lipoproteine.
  - Urin: Status, Sediment; Sammelurin: Proteinausscheidung, Krea-Clearance, E'lyt-, Kortisol-, Katecholaminausscheidung.
- **Sono/Doppler-Sono der Nieren u. ableitenden Harnwege:** Nierengröße, Echogenität, Parenchymstruktur, Weite des Nierenbeckenkelchsystems, Flüsse in den Aa. renales u. Aa. interlobares.
- **DSA oder Angio-MRT:** bei V. a. Nierenarterienstenose.
- **EKG, Echokardiografie:** Erregungsleitungsstörung, Lagetyp, Vitium, muskuläre Hypertrophie, Ventrikelfunktion.
- **Augenhintergrund:** Fundus hypertonicus?

Therapie Wenn möglich, kausale Ther. (z. B. Intervention bei einer Nierenarterienstenose, Phäochromozytom). Wesentlich häufiger symptomatische Ther.
- Bei nur leichter Erhöhung u. V. a. essenzielle Hypertonie zunächst **konservativ**: Na⁺-Restriktion, regelmäßige Bewegung, Gewichtsreduktion, evtl. verhaltensther. Maßnahmen (Stressreduktion).
  Sind diese Maßnahmen nicht ausreichend o. liegt eine sek. art. Hypertonie vor, deren Ursache nicht behoben werden kann: **medikamentöse** Therapie. Diese folgt in Abhängigkeit von der Schwere der art. Hypertonie einem Stu-

fenschema (▶ 7.12.1, ▶ Tab. 7.11). Die Wahl des Antihypertensivums ist abhängig von der Grunderkr. u. den vorliegenden KI.

• Zunächst Monother. mit einem der folgenden Anthypertensiva zu empfehlen: ACE-Hemmer/AT$_2$-Rezeptor-Antagonist, Kalziumantagonist, β-Blocker, Diuretikum.

> **Merke**
> ACE-Hemmer sind bei renoparenchymatös bedingtem Hypertonus im Kindesalter meist Mittel der 1. Wahl, da so die nephroprotektiven u. evtl. auch antiproteinurische Wirkungen des ACE-Hemmers ausgenutzt werden können.

> Bei ausgeprägten Gastroenteritiden oder anderen Situationen mit schwerem Flüssigkeitsverlust ist die Therapie mit einem ACE-Hemmer oder AT$_2$-Rezeptor-Antagonist evtl. zu pausieren, um ein prärenales Nierenversagen zu vermeiden.

Erst bei einer ausbleibenden Blutdrucknormalisierung wird eine Komb.-Ther. notwendig (▶ Tab. 7.11).

> **Praxistipp**
> Langwirksame Präparate haben oft ein besseres Wirkprofil u. erhöhen durch die geringere Einnahmefrequenz die Compliance der Pat.

Eine gute RR-Einstellung ist für alle Erkr. u. zur Vermeidung von Folgeerkr. essenziell!

Ziel einer antihypertensiven Ther. bei chron. Nierenerkr.: RR-Einstellung < 75. Perzentile ohne Proteinurie bzw. < 50. Perzentile mit Proteinurie. Grundsätzlich sollte der RR < 90. Perzentile liegen.

8.9 Harnwegsinfektionen (HWI)

Definition Durch Mikroorganismen bedingte Infektion von Niereninterstitium, Nierenbecken, Harnleiter, Blase o. Harnröhre, gekennzeichnet durch eine Leukozyturie u. Nachweis des Erregers im Urin.

Epidemiologie 7 % aller Mädchen u. 2 % aller Jungen erkranken in den ersten 6 Lj. an einer HWI.

Klassifikation HWI können nach verschiedenen Kriterien eingeteilt werden:
• Nach der Lokalisation:
  – Zystitis: Infektion von Blase u. Harnröhre.
  – Pyelonephritis: zusätzlich Infektion von Harnleiter, Nierenbecken o. Niereninterstitium.
• Nach der Symptomatik:
  – Asymptomatische Bakteriurie: isolierte signifikante Bakteriurie ohne Symptome (definitionsgemäß keine Infektion).
  – Asymptomatische HWI: signifikante Bakteriurie u. Leukozyturie, aber ohne körperl. Symptome.
  – Symptomatische HWI: signifikante Bakteriurie u. Leukozyturie mit körperl. Symptomen (afebril o. febril)

- Nach Komplikationsmöglichkeiten:
  – Unkomplizierte HWI: normaler Harntrakt, normale Blasenfunktion, normale Nierenfunktion, normale Immunkompetenz.
  – Komplizierte HWI: bei Nieren-, Harntraktfehlbildung, Harnabflussbehinderung, VUR, Urolithiasis, neurogener Blasenentleerungsstörung, Immundefizienz, Fremdkörper, Diab. mell., Niereninsuff., Z. n. Nieren-TX.

Ätiopathogenese I. d. R. aszendierende Infektion. Häufigste Erreger: *Escherichia coli* (80 %). Bei komplizierten HWI *Enterokokken, Pseudomonaden, Klebsiellen o. Proteus.*

Symptome
- **NG u. junge Sgl.:** Erbrechen, Gewichtsverlust, Fieber, graublasses Hautkolorit, schrilles Schreien, Schreckhaftigkeit. Der Übergang in eine Urosepsis ist in diesem Alter fließend, sodass Sepsiszeichen wie Zentralisierung u. Berührungsempfindlichkeit häufig vorhanden sind.
- **Ältere Kinder:**
  – Zystitis: Dysurie, Schmerzen/Schreien beim Wasserlassen, Pollakisurie, Harninkontinenz o. Enuresis nach bereits erreichter Kontinenz.
  – Pyelonephritis: Fieber, diffuse Bauchschmerzen, evtl. charakt. einseitiger Flankenschmerz.

> Bei jedem Sgl. mit Fieber unklarer Ursache muss differenzialdiagnostisch eine HWI erwogen werden!

Diagnostik Anamnese: Evtl. Blasenfunktionsstörungen erfragen: Harninkontinenz? Imperativer Harndrang? Pollakisurie? Miktionsaufschub? Auffällige Haltemanöver? Miktionsauffälligkeiten im Sinne von Stottern oder Pressen? Obstipation? Enkopresis?
Laborunters.: ▶ 8.1.3.
Pathol. Befunde:
- Leukos > 20/µl (Spontanurin),
- Bakteriurie > 100.000 Keime/mm³ (Mittelstrahlurin),
- > 10.000 Keime/mm³ (Katheterurin),
- jeglicher Keimnachweis (suprapubische Blasenpunktion).

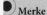 **Merke**
Während ein neg. Befund aus einem Urinbeutel eine HWI weitestgehend ausschließt, muss bei einem pos. Befund aufgrund der hohen Zahl falsch pos. Befunde eine Bestätigung mittels suprapubischer Blasenpunktion, transurethralen Einmalkatheterismus o. auch Clean-Catch-Urin erfolgen. Bei Jungen sollte der transurethrale Katheterismus zugunsten der suprapubischen Blasenpunktion vermieden werden.

8

Nitritnachweis im Streifentest: hohe Vorhersagekraft bei Mädchen jenseits des KK-Alters. Nitrit neg. bei kurzen Blasenverweilzeiten des Urins u. bei Bakterien, die kein Nitrit bilden können.

❗ Ein neg. Nitritbefund schließt eine HWI nicht aus.

[handschriftliche Notizen am Seitenrand oben: "Jungs: MCU, da Darstellung der Harnröhre → Harnröhrenklappen erforderlich; Mädchen: auch Sono-MCU möglich"]

Fieber, Leukozytose u. CRP > 20 mg/l bzw. Procalcitonin > 0,5 ng/l sind hinweisend auf Pyelonephritis u. sprechen gegen eine Zystitis. Bei Pyelonephritis ist die Abnahme einer Blutkultur obligat.

Technische Unters.:

- Sono der Nieren u. ableitenden Harnwege zum Ausschluss einer Harntransportstörung innerhalb der ersten 2 d nach Diagnosestellung,
- Röntgen-MCU bzw. sono-/szintigrafische Refluxprüfung – am o. nach Ende der Ther. – beim Sgl. o. KK nach der ersten Pyelonephritis,
- in Abhängigkeit der erhobenen Befunde evtl. spezielle weiterführende Diagn. mittels DMSA-Szintigrafie, MAG-3-Szintigrafie, MR-Urografie o. Zystomanometrie notwendig.

Komplikationen   Eine akute, seltene KO ist die Abszessbildung. Rezidiv. HWI können zur Narbenbildung bis hin zur Schrumpfniere u. Entwicklung eines renoparenchymatösen art. Hypertonus sowie einer Niereninsuff. führen.

Therapie

❶ Vor Beginn der Ther. Abnahme von Urin zur mikrobiologischen Erregerkultur u. Antibiogramm! Nach Beginn der antibakt. Ther. ist die Diagn. nicht mehr verwertbar!

Ther.-Ziele: Beseitigung der akuten Infektion u. damit der Symptome, Reduktion bzw. Vermeidung von Nierenparenchymschäden.

Ther.-Beginn unmittelbar nach Diagnosestellung, noch bevor das Ergebnis der Urinkultur inkl. Resistenztestung vorliegt. Zunächst kalkulierte Antibiotikather., ggf. Modifikation nach Erhalt des Antibiogramms.

Applikationsart des Antibiotikums (oral, parenteral) ist v.a. abhängig vom Lebensalter u. von der Schwere der Erkr.: bei Sgl., V.a. auf Urosepsis, deutlich redu-

Tab. 8.10 Empfehlungen zur kalkulierten antibakteriellen Therapie einer Pyelonephritis in Abhängigkeit von Alter und Schweregrad (nach DGPI Handbuch, 5. Aufl. 2009)

Erkrankung	Initiale kalkulierte Therapie	Applikation	Gesamte Therapiedauer
Pyelonephritis im 1. Lebenshalbjahr	Ceftazidim + Ampicillin[1] o. Aminoglykosid + Ampicillin[1]	Parenteral, bis mind. 2 d nach Entfieberung, dann orale Ther.[2] Bei NG: parenterale Ther. 7–14 d, dann orale Ther.	10(–14) d, NG: 14(–21) d
Unkomplizierte Pyelonephritis jenseits des Sgl.-Alters	Cephalosporin Gruppe 3[1,2]	Oral (initial ggf. parenteral)	(7–)10 d
Komplizierte Pyelonephritis/Urosepsis (jedes Alter)	Ceftazidim + Ampicillin[1] o. Aminoglykosid + Ampicillin[1]	Mind. 7 d parenterale, dann ggf. orale Ther.[3]	Mind. 10–14 d

[1] Nach Erhalt der Resistenztestung ggf. Umstellung der Ther.
[2] Oral z.B. Cefpodoximproxetil, Ceftibuten, Cefixim
[3] Umstellung auf orale Therapie nach Resistogramm, z.B. Oralcephalosporin

ziertem AZ, Trinkverweigerung, Erbrechen o. Durchfall sowie bei komplizierter HWI i. v. antibakterielle Ther. (▶ Tab. 8.10).
Wegen der in vielen Regionen stetigen Zunahme der Erregerresistenz von uropathogenen Keimen gegenüber Trimethoprim/Cotrimoxazol u. Ampicillin/Amoxicillin ist von einer primären Monother. mit diesen Substanzen abzuraten.

Dauerprophylaxe Obwohl wissenschaftlich nicht belegt ist, ob eine antibakterielle Dauerprophylaxe die Rekurrenz von HWI sicher verhindert o. vor renalen Parenchymnarben schützt, hat sich bei Vorliegen eines dilatierenden vesikoureterorenalen Refluxes ≥ Grad III die Durchführung einer antibakteriellen Dauerprophylaxe insbes. im 1. Lj. bewährt (Substanzen: ▶ Tab. 8.11). Weitere präventive Maßnahmen sind regelmäßige Stuhlentleerungen, Ansäuerung des Urins, schnelles Wechseln von nasser Wäsche sowie insbes. die Therapie von Blasenentleerungsstörungen.

Tab. 8.11 Substanzen zur antibakteriellen Infektionsprophylaxe

Substanz	Einmalige Tagesdosis [mg/kg KG]	Anwendungs- beschränkungen
Nitrofurantoin	1	< 3. LM, Niereninsuff., nicht länger als 6 Mon.
Trimethoprim	1(-2)	< 7. Lebenswo.
Cefaclor	10	Keine
Cephalexin	10	Keine
Cefixim	2	FG u. NG[1]
Ceftibuten	2	< 4. LM[1]
Cefuroximaxetil	5	< 4. LM[1]

[1] Keine ausreichenden Erfahrungen

8.10 Urolithiasis und Nephrokalzinose

In Europa u. den USA sind Steinbildungen in Niere u. ableitenden Harnwegen im Kindesalter relativ selten (1–5 : 10.000), in Afrika u. Asien, bedingt durch ein Mehr an Infektsteinen, wesentlich häufiger.

8.10.1 Urolithiasis

Definition Ablagerung von Steinen in den ableitenden Harnwegen.

Ätiologie Unterscheidung zwischen metab. bedingten Steinen u. Infektsteinen. Mischformen kommen vor.

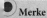
Merke
Bei Kindern mit Urolithiasis ist eine exakte Anamnese essenziell (Ernährungsgewohnheiten, Flüssigkeitszufuhr, Medikamente, Nahrungsergänzungsmittel, Grunderkr. wie CED, CF, Kurzdarmsy., neurol. Erkr. sowie angeb. Fehlbildungen der Nieren u. ableitenden Harnwege).

8

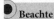

Beachte
Bei unbekannter Grunderkr. bzw. unbekannter Steinkomposition sollte jeder Stein einer Analyse mittels Infrarotspektroskopie o. Röntgendiffraktometrie zugeführt werden.

- **Metab. bedingte Steine:** 80 % aller Nierensteine enthalten Kalzium, die meisten bestehen aus Kalziumoxalat (45–75 %). Ursachen der Kalziumoxalatsteine sind Hyperkalziurie, Hypozitraturie, primäre Hyperoxalurie (▶ 8.10.3), sek. Hyperoxalurie bei Malabsorption. Seltener sind Kalziumphosphatsteine (14–30 %), Zystinsteine (1–5 %) u. Harnsäuresteine (ca. 4 %).
- **Infektsteine:** Magnesium-Ammonium-Phosphat-Steine (Struvitsteine) sind typische Infektsteine (5–13 % der Steine bei Kindern). Typ. Steinbildner bei Infektsteinen: ureasebildende *Proteus sp.*, aber auch einige *Pseudomonas, Klebsiella, E. coli* u. *Staphylococcus sp.* Harntransportstörungen wirken hierbei prädisponierend.

Beachte
Eine HWI beim Kind mit Nephrolithiasis ist nicht zwangsläufig indikativ für einen Infektstein, sondern kann vielmehr Folge der Nephrolithiasis aufgrund einer metab. Erkr. sein.

Praxistipp
Ein Infektstein ist nur zu diagnostizieren, wenn eine Infektion mit einem Ureasebildner plus Struvitkonkrement nachgewiesen wurde u. das metab. Screening unauffällig blieb.

Primäre Hyperoxalurie (PH): aut.-rez. vererbte Erkr. infolge eines verminderten Abbaus von Oxalat in der Leber mit konsekutiv gesteigerter Oxalsäureausscheidung u. Nephrolithiasis durch Kalziumoxalatsteine, Nephrokalzinose u. im Verlauf progredienter Niereninsuff.
- Typ I: Defekt des peroxisomalen Enzyms Alanin-Glyoxylat-Aminotransferase (AGT). Symptome in Abhängigkeit der zugrunde liegenden Mutation sehr variabel: Bereits im Sgl.-Alter kann sich eine Nephrokalzinose u. CNI entwickeln o. erstmals im Erw.-Alter eine Urolithiasis auftreten. Die Diagnose wird durch erhöhte Werte für Oxalat in Urin u. Plasma sowie molekulargenetisch gestellt (evtl. Leberbiopsie). Bei Niereninsuff. kommt es zu Ablagerungen von Oxalat in allen Organen (v. a. Knochen, Augen, Haut, Gefäße u. Reizleitungssystem des Herzens).
- Typ II: Defekt der D-Glyceratdehydrogenase. Wesentlich seltener als Typ I, verläuft leichter.
- Typ III: Defekt DHDPSL-Gen (codiert für 4-Hydroxy-2-Oxoglutarat-Aldolase).

Therapie: symptomatisch erhöhte Flüssigkeitszufuhr u. Harnalkalisierung, Pyridoxingabe (bei Typ I zeigen ≈ 40 % der Pat. Besserung) u. schließlich komb. Leber- (Aufheben des Enzymdefekts) u. Nieren-TX. Eine oxalatarme Diät hat ihren Stellenwert v. a. in der Ther. der sek. Hyperoxalurie.

Symptome   50 % der Kinder haben keine o. nur geringe Schmerzen. Je jünger die Pat., desto unspezifischer die Symptome: Mikro- o. Makrohämaturie, Spielen mi den Genitalien, Harnverhalt, HWI, Trinkverweigerung, abdominale Schmerzen mit Übelkeit und Erbrechen.

Diagnostik   Goldstandard: mehrfache Urinsammlungen über 24 h mit Bestimmung von Volumen, Kalzium, Oxalat, Zitrat, Harnsäure, Natrium, Phosphat, Kalium, Magnesium, Krea, pH, Osmolalität, Eiweiß, Glykolat u. Zystin. Ansäuerung des Urins mit Thymol 5 % in Isopropanol o. Salzsäure, um die Ausfällung der prolithogenen Substanzen u. somit falsch niedrige Messwerte zu verhindern.

Kalziumhaltige Nierensteine sind sonografisch als Konkrement mit Schlagschatten zu sehen. Die genaue Ausdehnung kann mittels CT detaillierter dargestellt werden.

> **!** Noch vorliegende Konkremente in den Harnwegen können zu falsch niedrigen Konz. prolithogener Substanzen führen.

Therapie   Die akute symptomatische Ther. beinhaltet Analgesie, Spasmolyse, erhöhte Flüssigkeitszufuhr u. antibiotische Ther. bei Infektionen. Je nach Lage, Größe u. Konsistenz des Steins extra- o. intrakorporale Stoßwellenlithotripsie, Schlinge, Zange o. operative Steinentfernung.

Die **Metaphylaxe** richtet sich nach der Ursache der Urolithiasis. Essenziell ist eine hohe Trinkmenge. Bei Kalzium-, Oxalat- und Uratsteinen Harnalkalisierung (bei Hypozitraturie mit Zitrat), bei Infektsteinen Harnansäuerung sinnvoll. Bei ausgeprägter Hyperkalziurie ggf. Ther. mit Hydrochlorothiazid. Bei sek. Hyperoxalurie oxalatarme Diät.

8.10.2 Nephrokalzinose

Definition   Ablagerung von Kalzium (als Kalziumphosphat o.-oxalat) im Nierenparenchym.

Die Ablagerung von Kalzium im Nierenmark (seltener auch Nierenrinde o. komb.) kann bei gleichzeitiger Normokalzämie, Hyperkalzämie o. seltener Hypokalzämie sowie bei Hyperoxalurie bestehen.

Symptome   Generell asymptomatisch, fällt entweder als sonografischer Zufallsbefund o. durch die Klinik der Grunderkr. auf. Ein V. a. eine metab. Grunderkr. besteht, wenn parallel Wachstumsretardierung, CNI, medulläre Nephrokalzinose, Polydipsie u. Polyurie, metab. Azidose o. Alkalose, rezidivierende Steinepisoden o. eine pos. Familienanamnese bestehen.

Diagnostik   Sono der Nieren.

Differenzialdiagnose   ▶ Tab. 8.12.

Tab. 8.12 Differenzialdiagnose der Nephrokalzinose	
Befund	**Diagnose**
Normokalzämie und Hyperoxalurie	• Primäre Hyperoxalurie • Sek. Hyperoxalurie
Normokalzämie und Hyperkalziurie	• Frühgeburtlichkeit • Diuretika • Vit.-D-Gabe • Immobilisation • Neonatale Bartter-Sy. • Osteogenesis imperfecta

8

Tab. 8.12 Differenzialdiagnose der Nephrokalzinose *(Forts.)*

Befund	Diagnose
	• Idiopathische Hyperkalziurie • Dent-Erkr. • Renal tubuläre Azidose
Hyperkalzämie und Hyperkalziurie	• Hyperparathyreoidismus • Vit.-D-Intoxikation • Immobilisierung • Williams-Beuren-Sy. • Hypophosphatasie • Tumoren • Idiopatische Hyperkalzämie
Hypokalzämie und Hyperkalziurie	Familiäre Hypomagnesiämie-Hyperkalziurie

8.11 Harninkontinenz

Definition   Bis zur Vollendung des 5. LJ. spricht man von **physiologischer Harninkontinenz,** da in diesem Zeitraum der hochkomplexe Prozess einer willentlichen Blasenentleerung in einer großen interindividuellen Bandbreite erlernt wird.

Harninkontinenz jenseits dieses Alters wird in funktionelle u. organische Harninkontinenz unterteilt.

• **Organische Harninkontinenz:** durch strukturelle Anomalien von Niere u. Harntrakt o. ZNS bedingt.
• **Funktionelle Harninkontinenz:** häufiger. Einnässen in Abwesenheit struktureller Anomalien.
  – **Monosymptomatische Enuresis (nocturna):** funktionelle Harninkontinenz, die isoliert nachts auftritt. Normale Füllung u. Entleerung der Harnblase, jedoch zur falschen Zeit (nachts, im Schlaf), am falschen Ort (im Bett).
  – **Nicht monosymptomatische Enuresis (nocturna):** Harninkontinenz mit Tagessymptomen (tagsüber auftretende zusätzliche Symptome wie auffällige Miktionsfrequenz, Harninkontinenz tagsüber, imperativer Harndrang, verzögertes Starten der Miktion, portionsweise Blasenentleerung etc.; Ausdruck einer Blasendysfunktion).
  – **Isolierte Harninkontinenz tagsüber mit Blasendysfunktion** fasst unterschiedliche Störungen der Blasenfunktion zusammen (Dranginkontinenz, Miktionsaufschub, dyskoordinierte Miktion, etc.).

Die Therapie der isolierten Harninkontinenz tagsüber mit Blasendysfunktion ist differenziert und umfasst unter anderem Urotherapie und Pharmakotherapie.

Monosymptomatische Enuresis
Das Trockenwerden in der Nacht ist ein physiologischer Reifungsprozess. Ungefähr 30 % der Kinder im Alter von 4 J. u. ca. 10 % der Kinder im Alter von 7 J. nässen nachts noch regelmäßig ein. Deshalb darf die Diagnose Enuresis erst gestellt werden, wenn das Kind mindestens 5 J. alt ist u. die Häufigkeit des Einnässens im Alter < 7 J. mindestens 2 ×/Mon. u. im Alter > 7 J. mind. 2 ×/Mon. beträgt.

Primäre Enuresis: Das Kind war noch nie länger als 6 Mon. am Stück trocken.

Sek. Enuresis: Wiederauftreten von Einnässen nach einer trockenen Periode von mind. 6 Mon.

Ätiologie Die Ursache der primären Enuresis ist multifaktoriell (Vasopressinmangel? Arousal-Dysfunktion), entscheidend ist auch die genetische Disposition mit familiärer Häufung u. dom. Erbgang (Familienanamnese).

Diagnostik Die Basisdiagn. dient v. a. dem Ausschluss organischer Ursachen u. dem Aufdecken einer möglichen Tagessymptomatik. Bewährt haben sich standardisierte Fragebögen u. Blasentagebücher (normal: 5–7 Miktionen/d u. Blasenkapazität von [Alter in Jahren + 1] × 30 ml).
Orientierend sind eine Urindiagn. (inkl. Urinosmolalität) u. Sono. der Nieren u. ableitenden Harnwege (inkl. Restharnprüfung) zu empfehlen.
Bei Vorliegen einer Tagessymptomatik o. Hinweis auf organische Erkr. weitere Diagn., z. B. Zystomanometrie.

> **Praxistipp**
> Bei der körperl. Unters. ist ein bes. Augenmerk auf die Lumbosakralregion zu richten (Porus? Nävus? Analreflex?, etc.).

Therapie Primäre Ther. von neurogenen, nephrologischen, urologischen o. anderen pädiatrischen Ursachen der Enuresis (z. B. Obstipation, Stuhlinkontinenz) sowie einer bestehenden Tagessymptomatik.
Monosymptomatische Enuresis: Nichtmedikamentöse Ther. (ausführliches Gespräch mit Kind u. Eltern u. Führen eines „Sonne-Wolken-Kalender" für trockene bzw. feuchte Nächte [Entlastung, Motivationsaufbau, pos. Verstärkung], Verteilen der Trinkmenge gleichmäßig über den Tag, apparative Verhaltensther.: Klingelhose o. -matte [Evidenzgrad I]) und medikamentöse Ther. (Analoga des ADH [DDAVP] oral abends). Ind. für DDAVP sind v. a. Situationen, die ein kurzfristiges Trockenwerden erfordern (z. B. Klassenfahrt). Nach Absetzen der Ther. mit DDAVP kommt allerdings häufiger zu Rückfällen als bei der Verhaltensther.

❗ Bei Flüssigkeitszufuhr nach der Einnahme von DDAVP kann es zu Hyponatriämie u. Wasserintoxikation kommen!

8

9 Wasser und Elektrolyte

Martin Claßen

9.1 Basisbedarf

Flüssigkeit   Berechnung der parenteralen Ernährung ▶ 5.5.3. Verschiedene Methoden zur Berechnung des Flüssigkeitsbedarfs möglich bzw. üblich:

- Alters- u. körpergewichtsabhängig (▶ Tab. 5.1, v. a. für FG u. NG).
- KOF-Methode (für Pat. > 10 kg): 1.500 ml/m² KOF/d. Nomogramm ▶ Abb. 28.14.
- Gewichtsformel (n. Holliday u. Segar, ▶ Tab. 9.1).
- ! Nicht für Kinder < 4 Wo. anwenden.

Tab. 9.1 Gewichtsformel zur Berechnung des Flüssigkeitsbedarfs (nach Holliday u. Segar)

Gewicht	Flüssigkeitsbedarf
Für die ersten 10 kg KG	100 ml/kg KG/d
Für die zweiten 10 kg KG	50 ml/kg KG/d
Ab dem 20. Kg KG	20 ml/kg KG/d

Beispiele:
Kind 15 kg: 1.000 + 250 = 1.250 ml/d
Kind 35 kg: 1.000 + 500 + 300 = 1.800 ml/d

Korrekturen:

- Fieber: + 5 ml/kg KG/d pro Grad über 37,5 °C.
- Dehydratation (▶ 9.2.1).
- Verluste über Drainagen, Ablaufsonden etc. berücksichtigen (▶ Tab. 5.6)!
- Ödeme, Oligurie, Niereninsuff.: Ausfuhrbilanz einberechnen, z. B. Ausfuhr + 400 ml/m²/d (Perspiratio insensibilis).

Elektrolyte   ▶ Tab. 5.5.

- Na^+: 2–4 mmol/kg KG/d (30–50 mmol/m² KOF/d).
- K^+: 1–3 mmol/kg KG/d (20–40 mmol/m² KOF/d).
- Ca^{2+}: 0,1–1 mmol/kg KG/d (1 mmol = 40 mg).
- Mg^{2+}: 0,1–0,7 mmol/kg KG/d.
- Cl^-: 2–5 mmol/kg KG/d.
- PO_4^{3-}: 0,5–1 mmol/kg KG/d (1 mmol = 31 mg bei einwertigem Phosphat).

Elektrolytverluste in Körperflüssigkeiten ▶ 5.5.3.

9.2 Wasserhaushalt

Verkleinerung des ECR = Dehydratation; Vergrößerung des ECR = Hyperhydratation. Osmolarität normal = Isotonie (281–297 mosmol/l). Bei erniedrigter Osmolarität wird von hypotoner, bei erhöhter von hypertoner Entgleisung gesprochen. Das Serum-Na^+ ist der wichtigste Parameter für die Osmolarität.

Faustregeln zur Abschätzung der Serumosmolarität
Grundformel:
Serumosmolarität[mosmol/l] = (Na^+ + K^+ [mmol/l]) × 2.

Berechnung bei Hyperglykämie bzw. Azotämie:
Serumosmolarität [mosmol/l] = (Na$^+$ + K$^+$ [mmol/l]) × 2 + (Glukose [mg/dl])/18 + Harnstoff [mg/dl]/6.

9.2.1 Dehydratation/Exsikkose

Ätiologie
- Gastroenteritis (Erbrechen ▶ 13.1.4, Durchfall ▶ 13.1.5).
- Infekte mit Nahrungsverweigerung; unzureichende Flüssigkeitsaufnahme aus anderer Ursache.
- Azetonämisches Erbrechen (▶ 9.7).
- Diab. mell. (Ketoazidose ▶ 11.1).
- Insbes. bei FG u. NG: fehlerhafte Flüssigkeitsbilanz, Polyurie bei Hyperglykämie (niedrigere Nierenschwelle!), nicht beachtete Verluste über Sonden, durch Verdunstung bei offener Pflege, bei Fototherapie.
- Seltenere Ursachen: Pylorusstenose (▶ 13.3.3), Ileus (▶ 13.4.1), Nierenversagen in polyurischer Phase (▶ 8.7.1), Diuretika, AGS mit Salzverlust (▶ 10.4.4), Diab. insip. (▶ 10.5.1), Verbrennung (▶ 3.5.1), Salzverlust bei CF (▶ 14.6).

Einteilung der Dehydratation
Hypertone Dehydratation– Hypernatriämie:
- Hypernatriämie, da Wasserverlust > Salzverlust (Serum-Na$^+$ > 150 mmol/l).
- Osmolarität ↑, dadurch Gefahr des Hirnödems bei Rehydrierung mit hypotonen Lsg. bzw. inadäquater Menge/Infusionsrate.
- Ursachen: Nahrungsverweigerung, Hyperpyrexie (bes. bei Virusinfektion o. Enteritis mit geringem Salzverlust), Diab. mell., Diab. insip., bei FG u. Sgl. durch mangelnde Flüssigkeitszufuhr, auch wenn Infusionen falsch berechnet u. bilanziert werden.
- Spez. Symptome (nur bei extremer Entgleisung): Kopfschmerzen, Koma, Übelkeit, erhöhter Muskeltonus, Krampfanfälle.

Isotone Dehydratation:
- Häufigste Form (80 %): Serum-Na$^+$ 130–150 mmol/l, da proportionaler Wasser- u. Salzverlust. Bei Rehydrierung evtl. Entgleisung anderer E'lyte!
- Ursachen: Gastroenteritis, Ileus, Erbrechen, Verbrennung, v. a. durch Verluste über Drainage, Absaugung von Körperflüssigkeiten etc.
- Spez. Symptome: Tachykardie, Unruhe.

Hypotone Dehydratation – Hyponatriämie:
- Hyponatriämie, da Salz- > Flüssigkeitsverlust (Serum-Na$^+$ < 130 mmol/l).
- Ursachen: anhaltende Durchfälle, CF (Salzverlustkrise bei Schwitzen, v. a. bei KK), AGS mit Salzverlust, CNI. Häufig: inadäquate Infusionsther.
- Spez. Symptome: Adynamie, Muskelschmerzen.

Klinik und Diagnostik
Klin. Abschätzung des Grads der Dehydratation ▶ Tab. 9.2.
- Flüssigkeitsdefizit wird bei hyponatriämischer Dehydratation eher überschätzt, bei hypernatriämischer eher unterschätzt.
- Insbes. bei Sgl. anamnestische Gewichte (Vorsorgeheft, Kinderarzt) berücksichtigen!
- Zeitpunkt der letzten Miktion erfragen.

Tab. 9.2 Klinische Zeichen und Schweregrade der Dehydratation (mod. n. WHO)

Kriterium	Bis 3 % minimal	3–8 % leicht bis mittel	> 8 % schwere Dehydratation
Verhalten	Wach	Unruhig, verlangsamt	Apathie, Somnolenz, Kußmaul-Atmung
Durst	Normal	Durstig, gierig	Kann nur schlecht trinken
Hautfalten	Verstreichen sofort	Verstreichen verlangsamt < 2 s	Stehende Hautfalten > 2 s
Augen	Normal	Haloniert	Tiefliegend, seltener Lidschlag
Schleimhäute	Feucht	Trocken	Ausgetrocknet
Fontanelle	Im Niveau	Eingesunkene Fontanelle	Stark eingesunkene Fontanelle
Extremitäten	Warm	Kühl	Kalt, zyanotisch
Diurese	Wenig reduziert	Oligurie	Oligurie – Anurie

⚡ **Notfalldiagnostik**
- Klin. Unters. mit Abschätzung der akuten Gefährdung: Bei leichter bis mittlerer Dehydratation (nach klin. Kriterien) unmittelbar mit oraler Rehydrierung beginnen; meist kann auf Labordiagn. verzichtet werden.
- Ausgangsgewicht registrieren!
- Bei Zweifeln bzw. klin. Hinweisen auf schwere Dehydratation rasche Labordiagn.: hohe Gefährdung bei Na^+ > 155 mmol/l o. Na^+ < 125 mmol/l.
- BB (Hkt ↑), BGA (Azidose?), Na^+, K^+, Cl^-, Ca^{2+}, BZ, Krea, Harnstoff, ggf. Albumin, Gesamteiweiß, Osmolarität.
- Urin: Glukose, spez. Gewicht, Azeton; Menge (Bilanzierung!).

Therapie
Schweregrad u. Typ der Dehydratation möglichst schnell feststellen, um adäquate Ther. zu gewährleisten.
- Bei leichter bis mittelschwerer Dehydratation (< 8 %) ohne KO: orale Rehydrierung.
- Bei schwerer Dehydratation u./o. KO: parenterale Rehydrierung, ggf. intensivmedizinische Ther.

Management der leichten Dehydratation
Orale Rehydrierung:
- Bei leichter Exsikkose, Kind > 6. LM, Verlust < 8 % des KG u., falls wenig Erbrechen, kein Schock, keine Bewusstlosigkeit, kein Ileus u. keine wesentliche E'lyt-Entgleisung.
- Praktische Durchführung: 60 ml/kg KG (bis 5 % Exsikkose) bzw. 100 ml/kg KG (6–8 % Exsikkose) einer oralen Rehydratationslsg. in den ersten 4 h.
- Lösungen nach ESPGHAN-Empfehlungen mit 60 mmol/l Na^+ bei Enteritiden in Europa verwenden. Handelsnamen: GES 60®, Infectodiarrstop®, Oralpädon 240®. Bei Rotavirusenteritis verkürzen Lactobazillen („LGG") die Diarrhödauer.

- Keine große Mengen in kurzer Zeit, sondern kontinuierlich kleine Portionen von den Eltern verabreichen lassen: „1 Teelöffel (5 ml) alle 1–2 Min." (alternativ per Spritze).
- Während der gesamten oralen Rehydrierung 10 ml/kg KG pro wässrigem Stuhl zusätzlich.
- Bei Erbrechen ggf. Ondansetron oral/sublingual (6 Mon.–10 J.): 2 mg bei 8–15 kg; 4 mg 15–30 kg; 8 mg > 30 kg.
- Racedadotril verkürzt Diarrhödauer, ggf. frühzeitig zur oralen Rehydratation zugeben.
- Nach 4 h erneut wiegen u. über weitere Rehydratation entscheiden – bei fehlendem Erfolg auf i. v. Route wechseln. Überwachungsparameter s. u.

Management der schweren Dehydratation

Prinzipien:

Erst Kreislauf stabilisieren bzw. Schockbehandlung, dann E'lyt-Defizite ausgleichen.

- Keine sofortige Normalisierung der E'lyte anstreben, denn schnelle Rehydrierung kann zu Krampfanfällen durch Verschiebung zwischen ICR u. ECR sowie Entgleisungen anderer E'lyte (Kalium) führen.
- Na^+-Konz. der Infusion entsprechend Osmolarität wählen, daher initialer Na^+-Wert sehr wichtig (Notfallbestimmung bzw. BGA-Gerät).
- „Isotonische NaCl-Lsg." hat 154 mmol/l Na^+, Ringer-Lsg. 147 mmol/l; Ringer-Laktat 130 mmol/l!

> **⚡ Schockbehandlung bei Dehydratation**
> ! Bei problematischem venösem Zugang: i. o. Zugang (▶ 2.1.4) o. ZVK (▶ 2.1.3).
> ! Bei Schocksymptomatik initial: 20–40 ml/kg KG NaCl 0,9 % o. Ringer-Laktat-Lsg. über 15–30 Min. Evtl wiederholen, bis Hämodynamik stabil. Alternative o. bei fehlendem Erfolg: Kolloid-Lsg. wie Humanalbumin 5 % o. Plasma; **nie** jedoch hypoosmolare Lsg. mit Na^+ < 100 mmol/l!
> - Azidoseausgleich: nur bei pH < 7,15, nach der Formel
>
> $$\text{Defizit} = \text{Base-Exzess} \times \text{kg KG} \times f^{ECR}$$
>
> f^{ECR} = altersabhängiger Anteil des ECR: NG 0,5; Sgl. 0,3; KK 0,25; SK/Erw. 0,2. Davon zunächst nur ½ bis ¾ geben, sonst häufig Überkorrektur, da auch Schockther. zur Verminderung der Azidose beiträgt! Bei Diarrhö spielt auch der Bikarbonatverlust über den Darm eine Rolle. Kurzinfusion einer 1 : 1-Mischung von $NaHCO_3$ 8,4 %: Aqua dest. (oder weiter verdünnt) über 15–30 Min.

Infusionstherapie/Rehydrierung

▶ Tab. 9.3.

Tab. 9.3 Infusionstherapie bei Dehydratation (nach Schockbehandlung)

Phase	Zeit	% der errechneten Gesamtmenge
I	0–8 h	50
II	9–24*(–48) h	50

* **Ausnahme:** hypernatriämische Dehydratation: Defizit erst innerhalb 48 h ausgleichen

Mengenberechnung

- **Phase I (0–8 h):**
  - ⅓ des Erhaltungsbedarfs pro Tag (▶ 9.1)
  - + ½ des nach klin. Kriterien (▶ Tab. 9.2.) o. durch Gewichtsverlauf geschätzten Defizits (z. B. 10 % des KG)
  - + geschätzte laufende Verluste (z. B. durch Erbrechen u. Durchfall) über 8 h.
- **Phase II bei isotoner u. hypotoner Dehydratation (8–24 h):**
  - ⅔ des Erhaltungsbedarfs pro Tag (▶ 9.1)
  - + ½ des geschätzten Defizits (z. B. 10 % des KG)
  - + geschätzte laufende Verluste (z. B. durch Erbrechen u. Durchfall) über 16 h (vorher Gewichts- u. Laborkontrollen ansetzen!).
- **Phase II bei hypertoner Dehydratation (9–48 h):**
  - Erhaltungsbedarf pro Tag (evtl. anteilig) (▶ 9.1)
  - + je ¼ des geschätzten Defizits (z. B. 10 % des KG) für 9–24 h u. für 25–48 h.
  - + geschätzte laufende Verluste (z. B. durch Erbrechen u. Durchfall, Gewichts- u. Laborkontrollen ansetzen!).

Berechnung des Elektrolytdefizits (extrazelluläre Ionen: Na+, HCO3–)

$$\text{Defizit} = (\text{Sollwert} - \text{Istwert}) \times \text{Gewicht [kg]} \times f^{ECR} \text{ (alle Werte in mmol/l)}$$

f^{ECR} = altersabhängiger Anteil des ECR: NG 0,5; Sgl. 0,3; KK 0,25; SK/Erw. 0,2
Gewicht: Mit dem Gewicht **vor** der akuten Erkr. kalkulieren!

Infusionslösung

Je nach Typ der Dehydratation (bis zum Vorliegen der Laborwerte mit Ringer-Laktat o. halbisotoner Lsg. ▶ Tab. 9.4, kaliumfrei weiter infundieren).

Tab. 9.4 Zusammensetzung gebräuchlicher Infusionslösungen (Angaben in mmol/l)

	Na⁺	K⁺	Ca²⁺	Cl⁻	HCO³⁻	Azetat/Laktat	Glukose	Osmolarität (mos-mol/kg)
Extra-zellular-flüssigkeit	142	4,5	2,5	103	24	-	2,8–5	291
NaCl 0,9 %	154	-	-	154	-	-	-	308
Ringer-Laktat	130	5	1	112	-	L 27	-	276

9

Tab. 9.4 Zusammensetzung gebräuchlicher Infusionslösungen (Angaben in mmol/l) *(Forts.)*

	Na$^+$	K$^+$	Ca^{2+}	Cl$^-$	HCO^{3-}	Azetat/ Laktat	Glukose	Osmolari- tät (mos- mol/kg)
⅔-Elektro- lytlösung	100	18	2	90	-	A 38	277,5 (5 %)	251
½-Elektro- lytlösung	70	2	1,25	55	-	A 22,5	277,5 (5 %)	151
⅓-Elektro- lytlösung	45	25	-	45	-	A 20	277,5 (5 %)	148

Isotone Dehydratation

In Phase I (anschließend an evtl. notw. Schockther.) halbisotone Infusions-Lsg. (z. B. 0,9 % NaCl mit 10 % Glukose 1 : 1 mischen) K$^+$-frei, nach Miktion K$^+$-haltig (z. B. Sterofundin HEG5®, Tutofusin HG5®), K$^+$-Zusatz s. u. Mengenberechnung s. o. Nach 8 h (Phase II) kann nach E'lyt-Verlaufskontrolle oft auf drittelisotone Lsg. mit K$^+$ (z. B. Sterofundin BG5®) übergegangen werden.

Hypertone Dehydratation

! Es gibt zahlreiche klinikspezifische Schemata; diese beachten! Bei Diab. insip. gelten besondere Regeln.

! Hauptgefahr ist Hirnödem, deswegen nicht zu viel freies Wasser (hypotone Lsg.) zuführen.

• **Langsame Senkung des Na$^+$-Werts, sofern Hypernatriämie länger als 24 h besteht: bei Serum-Na$^+$ > 160 mmol/l um max. 0,5 mmol/l/h bzw. max. 10 mmol/l/d** = Normalisierung nach 48–72 h! Auch den Ausgleich des berechneten Flüssigkeitsdefizits eher auf 48 h verteilen! Je höher der initiale Serum-Na$^+$-Wert, umso höher die Na$^+$-Konz. der Infusions-Lsg. wählen (zwischen 100 u. 70 mmol/l Na$^+$).

• In Phase I ½ des Gesamtdefizits ausgleichen mit ⅔ isotoner Lsg. mit 5 % Glukose (in einigen Fällen auch 2,5 % Glukose bei Hyperglykämien), in Phase II ein weiteres ¼ mit kaliumhaltiger halbisotoner Lsg. (z. B. Tutofusin HG5®). 25.–48. h: Korrektur des letzten ¼ des Defizits; ab Na$^+$-Werten < 145 mmol/l auf drittelisotone Lsg. wechseln (z. B. Sterofundin BG5®, Thomaejonin BG®).

• Häufige E'lyt-Kontrollen, in den ersten 24 h 4–6-stdl., ggf. Anpassung: bei zu raschem Abfall Flüssigkeitszufuhr reduzieren o. Infusions-Lsg. mit höherer Na$^+$-Konzentration verwenden.

Hypotone Dehydratation (Na$^+$ < 130 mmol/l)

• E'lyt-Defizit nach Formel berechnen (Na$^+$-Soll – Na$^+$-Ist × kg × f^{ECR}, s. o.).

• E'lyt- u. Flüssigkeitsdefizit in Phase I zu 50 %, innerhalb 24 h zu 100 % ausgleichen: z. B. halbisotonische (77 mmol/l Na$^+$) NaCl-Lsg. mit Glukose 5 % oder K$^+$-haltig, z. B. Tutofusin HG5® (70 mmol/l Na$^+$).

• Bei Ausgangs-Na$^+$ < 125 mmol/l evtl. zusätzliche NaCl-Gabe (NaCl 5,85 %, 1 ml = 1 mmol) v. a. bei neurol. Symptomen (Lethargie, Verwirrung, Koma bzw. Anfälle): hypertone NaCl-Lsg. (0,5 molar = 3 %) als Kurzinfusion (1-molare Lsg. 1 : 1 mit Glukose 5 % gemischt), davon 1 ml/Min., Menge nach der Defizitformel berechnen, max. 10 ml/kg.

9

- Natriumextragaben max. 5 mmol Na$^+$/kg KG/h.
- Kurzfristige E'lyt-Kontrollen (2–4-stündl.). Na$^+$ darf max. um 0,5 mmol/l/h bzw. 8 mmol/l/24 h steigen (Gefahr der osmotischen Demyelinisierung)! Allerdings kann in den ersten Stunden bei schweren Symptomen eine schnellere Korrektur notwendig werden – dann ist das Risiko der Hypotonizität größer als das Risiko der zu raschen Korrektur. Sobald die Symptome sistieren, langsamere Korrektur nach obigen Grenzen anstreben.
- **Cave:** Überinfusion bzw. weitere E'lyt-Verdünnung!

Infusionszusätze bei Rehydrierung

- Kaliumzugabe erst ab Einsetzen der Urinproduktion bzw. bei erniedrigtem Serum-K$^+$: ca. 2–4 mval K$^+$/kg KG/d bzw. Ausgleich von Defizit zusätzlich.
- **Cave:** Trotz normaler Serumkaliumwerte haben dehydrierte Pat. oft ein Defizit des Gesamtkörperkaliums! Insbes. bei länger dauernder Erkr. kommt es zu einem Verlust von K$^+$ aus den Zellen. Bei Rehydratation u. Azidoseausgleich wird K$^+$ wieder nach intrazellulär verlagert u. es entsteht eine gefährliche ECR-Hypokaliämie. Der K$^+$-**Bedarf** ist also i. d. R. erhöht (▶ 9.3.1)!
- Kalziumzugabe bes. bei Sgl. notwendig, etwa 1 mval/kg KG/d (NG ▶ 4.3.4).

Überwachungsparameter

- Klin. Kontrolle, KG nach 6 u. 24 h, Ein-/Ausfuhr-Bilanz 6–12-stdl., Puls u. RR (Monitor).
- E'lyte u. BGA nach spätestens 6, 24 u. 48 h kontrollieren. Infusionsther. entsprechend anpassen.
- Überwachung in dieser Weise bis zur Normalisierung von AZ, KG u. E'lyten!

Fehlerquellen

Bei Anurie/Oligurie initial keine K$^+$-Zugabe zur Infusion, sondern erst nach Beginn der Ausscheidung. **Aber:** engmaschige E'lyt-Kontrolle, da nach Ausgleich der Azidose oft eine Hypokaliämie auftritt (verschleiertes Kaliumdefizit!).
- Nach K$^+$-Zusatz Infusionsflasche immer gut durchschütteln!
- Bei Verdünnungen mit Glukose etc., Teilentfernung aus Flaschen sowie Mischungen gibt es häufig Rechenfehler bzgl. der E'lyt-Konzentrationen. Nachrechnen (lassen)!

9.2.2 Ödeme/Überwässerung

Definition Ansammlung von (Gewebs-)Flüssigkeit bevorzugt im Bereich des s. c. Binde- u. Fettgewebes. Lokalisiertes o. generalisiertes Auftreten.

Einteilung

Isotone Hyperhydratation:
- Ursache: Herz- o. Niereninsuff., Überinfusion isotonischer Lsg., KO bei Lungenödem; Hypoproteinämie (z. B. NS, intestinaler Verlust).
- Ther.: Reduktion der Infusion. Evtl. Diuretika (Furosemid 1–2 mg/kg KG o. Hydrochlorothiazid 1–2 mg/kg KG/d).

Hypotone Hyperhydratation– mit Hyponatriämie:
- Ursache: Überinfusion hypotoner Lsg. (z. B. Glukose 5 %), als KO bei Meningitis/Enzephalitis (SIADH).

9

- Ther.:
  - $Na^+ < 125$ mmol/l: Wasser-Restriktion, evtl. Furosemid 1–2 mg/kg KG.
  - $Na^+ < 125$ mmol/l u. gleichzeitig neurol. Auffälligkeiten bzw. Anfälle: hypertone NaCl-Lsg. (0,5 molar ≅ 3 %) 1 ml/min, max. 10 ml/kg; nach der Defizitformel:

$$\text{Defizit} = (\text{Sollwert} - \text{Istwert}) \times \text{kg} \times f^{ECR}$$

  - (alle Werte in mmol/l)
    f^{ECR} = altersabh. Anteil des ECR: NG 0,5; Sgl. 0,3; KK 0,25; SK/Erw. 0,2.
- ! Max. 5 mmol Na^+/kg KG/h. Na^+ max. um 10 mmol/l/d steigen lassen!

Hypertone Hyperhydratation:
- Ursachen: Überinfusion hypertoner Lsg., auch $NaHCO_3$! Ertrinken in Meerwasser, selten Conn-Sy., Cushing-Sy., Kortikoidther.
- Ther.: NaCl-Restriktion, vorsichtige Zufuhr von Wasser u. Furosemid. Bei $Na^+ \gg 160$ mmol/l evtl. Dialyse. Risiko eines Hirnödems groß!

Differenzialdiagnosen der generalisierten Ödeme
- **Wasser- u. E'lyt-Störungen:** Am häufigsten durch Überinfusion v. a. bei FG, NG u. Sgl., seltener durch Niereninsuff., sek. Hyperaldosteronismus, Steroide, Diuretika, Laxanzien.
- **Hypoproteinämie:** Bei Plasmaalbumin < 15–20 g/l Ödeme möglich, aber auch unterhalb 10 g/l nicht immer vorhanden.
  - NS (▶ 8.3.1): massive generalisierte Ödeme mit Betonung des Gesichts, massive Gewichtszunahme, gleichzeitig seröse Ergüsse u. Hypovolämie. Weniger ausgeprägte Symptomatik bei GN (▶ 8.3.2).
  - Niereninsuff. (▶ 8.3.9): bei erhöhter Flüssigkeits- u. Na^+-Zufuhr.
  - Proteinverluste durch Verbrennungen, proteinverlierende Enteropathie, Hauterkr. o. mangelnde Resorption, z. B. bei Zöliakie, CF, M. Crohn.
  - Selten bei Leberzirrhose; Kachexie.
  - Lang dauernder Hunger, eiweißarme Ernährung.
- **Kardial** (▶ 7.3): stauungsbedingt bei Rechtsherzinsuff., symmetrische, lageabhängige Ödeme bes. an den Unterschenkeln, evtl. auch Bauchdecken, mit Aszites u. Pleuraergüssen. Bei Linksherzinsuff. eher pulmonale Stauung bzw. Lungenödem.
- **Endokrin** (selten!): Myxödem (keine sichtbaren Dellen nach Fingerdruck!), Hyper- o. Hypothyreose (▶ 10.3.2, ▶ 10.3.3), Hyperaldosteronismus, inappropriate ADH-Sekretion (SIADH).

Differenzialdiagnosen der lokalisierten Ödeme
- Allergisch (Quincke-Ödem, v. a. Gesicht u. Hals, manchmal nur Lippen),
- infektbedingt („Zellulitis"), meist bei Sgl. o. KK, öfter im Gesicht,
- Lymphödem, z. B. nach Trauma, Lymphgefäßerkr.,
- venöse Stauung bei venösen Thrombosen,
- p. p. an Hand- u. Fußrücken bei Turner-Sy. (▶ 25.4.5).

Kontrollen und Überwachung Immer engmaschige E'lyt-Kontrollen, je nach Entgleisungsgrad 4–24-stdl., ferner Kontrollen von Albumin i. S., Urinmenge u. Osmolarität, Körpergewicht 12-stdl.

9

Bei Kindern unter Infusionsther. immer zuerst Infusionsregime überprüfen: Bilanz, Tagesmenge, weitere Flüssigkeitsquellen, E'lyt-Zufuhr adäquat? Hyperhydratation durch Überinfusion lässt sich bei guter Nierenfunktion fast

immer ohne weitere medikamentöse Maßnahmen unter entsprechender Ther.-Korrektur u. -Überwachung beheben.
Bei beatmeten Pat. Einstellung der Atemgasbefeuchtung überprüfen.

9.3 Kalium

- 98 % des K^+ in Körperzellen (Konzentration 150 mmol/l), nur 2 % im ECR.
- Resorption im oberen Dünndarm. Ausscheidung zu 90 % über die Nieren, 10 % über den Darm. Keine kaliumerhaltende Rückresorption, dadurch frühzeitige Störungen bei ungenügender Zufuhr o. renalen o. enteralen Verlusten.
- ! Azidose bedingt Abgabe von K^+ aus der Zelle: extrazelluläre Hyperkaliämie, intrazelluläre Hypokaliämie. Bei Alkalose umgekehrt. Bei Azidoseausgleich wandert K^+ in den ICR mit dem Risiko einer Hypokaliämie → K^+-Zufuhr erhöhen.
- Blut-pH-Änderungen um 0,1 bedingen bei Azidose eine Anhebung, bei Alkalose eine Absenkung des K^+-Spiegels um 0,4–0,5 mmol/l.

9.3.1 Hypokaliämie

$K^+ < 3,5$ mmol/l.

Ätiologie
- Enteraler Verlust: Erbrechen, Durchfallerkr., chron. Darmerkr.
- Unzureichende Zufuhr: Hunger, Nahrungsverweigerung, inadäquater Infusionszusatz, Anorexia nervosa.
- Renaler Verlust: GN, Pyelonephritis, Tubulopathien (RTA, Bartter-Sy., Fanconi-Sy.), Urämie, Dialyse.
- Diabetische Ketoazidose: K^+-Abfall v. a. unter Ther.!
- Laxanzien, Diuretika, Steroide, Katecholaminther.
- Hormonell: Cushing-Sy., Conn-Sy., Hyperaldosteronismus.
- Familiäre hypokaliämische periodische Paralyse.

Klinik
- Adynamie, Hyporeflexie, schlaffe Lähmung, Apathie, Somnolenz, Koma.
- Obstipation, paralytischer Ileus; Polyurie.
- Tachykardie, Arrhythmie, Hypotonie.
- Hypokaliämie plus art. Hypertonie deuten auf Hyperaldosteronismus, Reninerhöhung, Cushing-Sy. hin.

Diagnostik Neben E'lyten auch BGA, Krea, CK, BZ u. EKG (Vorhofflimmern, Tachykardie, Extrasystolen, hohes P, ST-Senkung, T-Abflachung). RR messen, ggf. Hormonbestimmungen (Renin, Aldosteron, Kortisol) u. Urinkalium.

Therapie
- **Faustregel:** Eine Erniedrigung des Serum-K^+ um 1 mmol/l entspricht bei fehlender Alkalose meist einem Verlust von 5–10 % des Gesamtkörperkaliums (= 50–55 mmol/kg KG), d. h. einem Defizit von 2,5–5 mmol/kg KG. Da 98 % des K^+ im ICR, Defizitformeln wie für Na^+ nicht anwendbar!

9

- **Oral bei leichten o. chron. Hypokaliämien u. normalem GIT:** Gabe von Grapefruit-, Tomaten-, Pflaumensaft, Bananen, Orangen, Trockenobst, Nüssen (Gehalt 3–6 mmol K^+/100 ml bzw. g). Kalium-Tbl. 1–4 mmol/kg KG/d in 2–4 ED (Kalinor® = 40 mmol, Rekawan® = 13,4 mmol).
! Tbl. nicht kauen, keine konzentrierten Lsg. oral (Gefahr von Ulzerationen).
- **Parenteral:** durch Zusatz von 0,5–3 mmol/kg KG/d KCl 7,45 % (1 ml = 1 mmol) zur Infusion zusätzlich zum Erhaltungsbedarf von 1–3 mmol/kg KG/d (20–40 mmol/m² KOF/d), Infusionsgeschwindigkeit normal bis 0,2 mmol/kg KG/h.
! In kritischen Situationen (**Arrhythmie**) 0,5–1 mmol/kg KG/Dosis über 1–2 h als Kurzinfusion unter EKG-Monitoring (0,5 mmol/kg KG/h); dann sofort Kontrolle K^+ u. BGA.

> K^+-Lsg. immer verdünnen als Infusionszusatz bzw. im Bypass mit gut markierter Spritzenpumpe (korrekte Berechnung u. Einstellung der Pumpe kontrollieren – Irrtümer können tödlich enden!). Infusionsflaschen nach K^+-Zusatz immer umschütteln/durchmischen!
> Keine K^+-Gabe bis zur gesicherten Ausscheidung, v. a. nicht bei Anurie! Vorsicht in den ersten Lebenstagen, nach OP, Trauma, bei Hypovolämie.

9.3.2 Hyperkaliämie

$K^+ > 5,5$ mmol/l.

Ätiologie Azidose; parenterale Zufuhr zu schnell o. zu hoch dosiert; Transfusion alter o. falsch gelagerter Blutkonserven; Niereninsuff., Hypoaldosteronismus, Diab. mell.; erhöhte endogene Freisetzung bei Verbrennung, Polytrauma, Hämolyse, Leukose, zytostatischer Ther., K^+-sparende Diuretika.

 Häufigste Ursache für einen erhöhten K^+-Wert ist eine hämolytische Blutprobe! Vor Ther.-Beginn Kontrolle abnehmen. Keine Abnahme aus Kanülen u. Kathetern o. proximal einer laufenden Infusion, schon geringe Kontamination kann verfälschen!

Klinik Arrhythmie (Kardiotoxizität ab 7 mmol/l; Herzstillstand ab 9 mmol/l, bes. gefährlich bei Komb. mit Hypokalzämie), Bradykardie. Störung der neuromuskulären Erregbarkeit, dadurch Muskelhypotonie, Paresen, Obstipation, Parästhesien, Hypo- u. Areflexie.

Diagnostik Neben E'lyten auch BGA (Azidose?), Krea; EKG (flaches P, verlängerte QT-Zeit, QRS-Verbreiterung, hohe T-Zacke, AV-Block, ventrikuläre Extrasystolen).

Therapie
! $K^+ > 6,5$ mmol/l immer Notfall! EKG-Monitor; Intensivstation!
- Kaliumfreie Infusionen u. Medikamente (**cave:** Antibiotika!).
- Ggf. Azidoseausgleich (▶ 9.6.1). Bei ausreichender Hydratation Furosemid 1 mg/kg KG/ED.
- V. a. bei Niereninsuff.: orale o. rektale Gabe eines Kationenaustauschers: 0,5–1–2 g/kg KG Resonium®A als 10–20-prozentige Lsg. (1 g p. o. bindet 1 mmol K^+).

Schwere Hyperkaliämie (K^+ > 7 mmol/l) u./o. Rhythmusstörungen:

- K^+-Einstrom in die Zellen aktivieren: Normalinsulin 0,1 E/kg KG i. v. mit 2,5 ml/kg KG Glukose 20 % (= 0,5 g/kg KG) über 30 Min. Kann nach 30–60 Min. wiederholt werden o. Dauerinfusion 0,1 E/kg KG/h Insulin mit 0,5 g/kg KG/h Glukoseinfusion.
- $NaHCO_3$ 1–2 mval/kg KG i. v. über 10 Min.; wirkt auch ohne Azidose.
- Bei EKG-Veränderungen: Kalziumglukonat 10 % 0,5 ml/kg KG/Dosis unter EKG-Kontrolle über 3–5 Min. i. v. geben, wirkt ca. 30 Min., evtl. einmal nach 10 Min. wiederholen. Senkt nicht den Serumkaliumwert.
- Dialyse, falls obige Maßnahmen scheitern.

9.4 Kalzium

9.4.1 Hypokalzämie

Gesamtkalzium < 2,1 mmol/l bzw. < 8,4 mg/dl; Kalzium ionisiert < 1,1 mmol/l bzw. < 4,4 mg/dl.

Ätiologie Vit.-D-Mangel (▶ 5.6.2), Hypoparathyreoidismus (▶ 10.3.2), Hyperventilation, Hyperphosphatämie, Verbrennung, Sepsis, Pankreatitis, ANV, Malabsorption; Antikonvulsiva. **NG:** Hypomagnesiämie, mütterlicher Hyperparathyreoidismus (▶ 4.3.4).

Klinik
- Siehe auch Rachitis (▶ 5.6.1), Hypoparathyreoidismus (▶ 10.3.2).
- Trophische Störungen bei chron. Kalziummangel.
- Epileptiforme Anfälle (▶ 12.3).
- **Tetanie:** Parästhesien, zeitweilige Gliederschmerzen, schmerzhafte Muskelkrämpfe in Form von Karpal- (Pfötchenstellung), Pedal- (Beinmuskulatur, Spitzfußstellung), Laryngospasmen, „Karpfenmaul".
- **Hyperventilationstetanie:** Ionisiertes Ca^{2+} sinkt durch die unter forcierter Atmung entstehende Alkalose ab.
- Hinweis auf **latente Tetanie:**
  – Chvostek-Zeichen: Zuckungen der vom N. facialis versorgten Gesichtsmuskulatur bei Beklopfen des Nervs vor dem äußeren Gehörgang.
  – Trousseau-Zeichen: Karpalspasmus nach 3-minütigem Aufblasen einer RR-Manschette oberhalb des syst. RR.

Diagnostik Gesamtkalzium ↓/n, ionisiertes Ca^{2+} ↓, Phosphat ↑, AP n/↑, Glukose, BGA, Mg^{2+}; EKG (QT-Verlängerung). Ca^{2+}, Phosphor, Krea im Urin. Ggf: PTH ↓/↑, 25-(OH)-Vit.-D.

Therapie
- **Akute Hypokalzämie:** Kalziumglukonat 10 % 1–2–(3) ml/kg KG = 10–20–(30) mg/kg KG in 5–10 Min, evtl. gefolgt von Dauerinfusion 50–75 mg/kg/d. Eine signifikante Hyperphosphatämie vor Kalziumgabe möglichst korrigieren (Risiko der Kalziumablagerung in Weichteilen). Fehlender Erfolg kann durch Hypomagnesiämie bedingt sein – substituieren!
- **Chron. Hypokalzämie:** Grunderkr. behandeln! Oral 1–3 g Kalzium als Kalziumchlorid (schlechte gastrointestinale Verträglichkeit), -glukonat o. -laktat; Vit. D, A.T.10® (Dihydrotachysterol).

9

9.4.2 Hyperkalzämie

Serumkalzium > 2,74 mmol/l (> 11 mg/dl): Eher seltenes Problem, nach Ursache suchen.

Ätiologie
- Iatrogen (zu hoher Zusatz zur Infusion), Diuretika,
- Hyperparathyreoidismus, Vit.-D-Intoxikation,
- maligne Tumoren, Leukosen, Miliar-TB, bes. bei Sgl.

Klinik Bei längerem Bestehen Gefahr der Nierenschädigung (soweit es sich nicht primär um ein renales Problem handelt u. die Niere ohnehin funktionell eingeschränkt ist).

Diagnostik Wie Hypokalzämie (▶ 9.4.1) plus Nierensono (Nephrokalzinose?).

Notfalltherapie
- Ursache beseitigen (Zufuhr unterbrechen etc.). Gute Hydrierung; Furosemid; Kortikosteroide bei Malignomen u. Vit.-D-Überdosierung.
- In schweren Fällen: Kalzitonin o. Biphosphonat i. v.

9.5 Magnesium

9.5.1 Hypomagnesiämie

$Mg^{2+} < 0,65$ mmol/l.

Ätiologie Diuretika, RTA; Hyperkalzämie; Malabsorption, Malnutrition, Kurzdarm; Diab. mell., Hyperaldosteronismus; Ciclosporin-Ther.

Klinik Tetanie, Hyperreflexie, Schwäche, Übelkeit, Inappetenz, Schwäche. EKG: Extrasystolen.

Diagnostik Kalzium ges./ionisiert, Mg^{2+}; EKG.

Therapie Magnesiumsubstitution (Magnesiumsulfat 25–50 mg/kg KG/Dosis 3–4 ×/d i. v o. 100–200 mg/kg KG oral; Magnesiumaspartat, -oxid oral).

9.5.2 Hypermagnesiämie

$Mg^{2+} > 1,2$ mmol/l.

Ätiologie Nierenversagen, exzessive Zufuhr (z. B. Antazida); bei NG mütterliche Ther.

Klinik Schwäche, Verwirrung, Lethargie. Risiko: Hypoventilation.

Diagnostik Kalzium ges./ionisiert, Mg^{2+}; Krea.

Therapie Mg^{2+}-Substitution stoppen; Diuretika; Kalziumchlorid i. v.; notfalls Dialyse.

9.6 Säure-Basen-Haushalt

9

Wichtige Laborparameter
Mittels BGA aus Kapillarblut (Fingerbeere, am besten hyperämisiertes Ohrläppchen, bei NG laterale Ferse) o. art. Blut (▶ 2.2) werden bestimmt (▶ Tab. 9.5):

- **pH-Wert:** normal 7,35–7,45. Azidose < 7,35, Alkalose > 7,45.
- **pCO$_2$:** normal 35–45 mmHg.
- **Bikarbonat:** normal 21–28 mmol/l.
- **Basenabweichung:** (BE, Basenüberschuss, base excess): normal –3 bis +3 mmol/l Abweichung von Pufferbasenkonzentration (normal 48 mmol/l).

Anionenlücke

Einfach aus Routineparametern zu berechnen (E'lyte, BGA). Gibt Hinweise auf Ursache von Azidosen (z. B. Anhäufung organischer Säuren).

- **Kationen:** $Na^+ + K^+ + Ca^{2+} + Mg^{2+}$ u. a.
- **Anionen:** $Cl^- + HCO_3^- + HPO_4^- + SO_4^-$ u. organische Säuren + Proteine.

Berechnung
Gemessene Ionen lt. Formel:

$$Na^+ - (Cl^- + HCO_3^-)$$

Normal: 7–16 mmol/l.
Erhöht bei Laktatazidose (▶ 11.5), Stoffwechselstörungen (▶ 11), Dehydratation, Ketoazidose, Ethanol-, Salizylatintoxikation, Niereninsuff., Hyperphosphatämie.
Erniedrigt bei Hypalbuminämie, Hämodilution.

Veränderungen
(▶ Tab. 9.5).

Tab. 9.5 Veränderungen des Säure-Basen-Haushalts

Ursache	Bezeichnung	pH-Wert	pCO$_2$	HCO$_3^-$	BE	K$^+$	Cl$^-$
Metabolisch	Azidose, dekomp.	↓	n/↑	↓↓	↓↓	↑	(↑)
	Azidose, komp.	n/(↓)	↓↓	↓↓	↓↓	↓/n	(↑)
	Alkalose, dekomp.	↑	n/↑	↑↑	↑↑	(↓)	n
	Alkalose, komp.	n/(↑)	↑	↑↑	↑↑	↓	↓
Respiratorisch	Azidose, dekomp.	↓	↑	n	n	↑	n
	Azidose, komp.	n/(↓)	↑	↑	↑	↓/n	↓
	Alkalose, dekomp.	↑	↓	n	n	(↓)	n
	Alkalose, komp.	n/(↑)	↓	↓	↓	↓	n

dekomp. = dekompensiert, komp. = kompensiert, BE = Basenüberschuss

9.6.1 Azidose

Ätiologie
- **Respir. Azidose:**
  - Pulmonale Erkr.: Asthma bronchiale, Bronchiolitis, Pneumonie, CF, Lungenödem, Krupp, Fremdkörperaspiration, Thoraxfehlbildungen bzw. -verletzungen, Pneumothorax, Pleuraerguss.

- Neurol. Störungen: ZNS-Schädigung, Paresen der Atemmuskulatur.
- Pharmaka: Sedativa, Neuroleptika, Narkotika, Opiate.
• **Metab. Azidose mit normaler Anionenlücke (hyperchlorämische Azidose):**
  - Bikarbonatverlust im Darm: Diarrhö bzw. akute Darmerkr., Dünndarm-fisteln, CED, Kurzdarmsyndrom. Niere: RTA, Fanconi-Sy.
  - Hyperalimentation; exzessive Zufuhr von Arginin- o. Lysinhydrochlorid.
• **Metab. Azidose mit erhöhter Anionenlücke:**
  - Laktatazidose: Gewebehypoxie, Muskelarbeit, Hypothermie, Methämo-globinämie, CO- u. Zyanidvergiftung, Glykogenose Typ I u. a. Stoffwech-selstörungen (▶ 11.5).
  - Ketoazidose: Hunger bzw. unzureichende Nahrungsaufnahme, Diab. mell., Alkoholintoxikation, Leukämie, Leberschädigung.
  - Anhäufung organischer Säuren: Stoffwechselstörungen, Gastroenteritiden.
  - Ausscheidungsstörung: akute u. chron. Niereninsuff., tubuläre Azidose.
  - Intoxikationen: z. B. mit ASS, Alkohol, Schwermetallen.

Klinik Symptome der Grunderkr., zusätzlich bei metab. Azidose vertiefte u. be-schleunigte Atmung (Kußmaul), Tachykardie, Herzrhythmusstörungen, Vasodi-latation, diast. RR ↓, Desorientiertheit, Stupor, Koma.

Therapie
• **Respir. Azidose:** kausale Ther. bzw. Sicherstellung einer ausreichenden Ven-tilation. Korrektur durch $NaHCO_3$ im Normalfall kontraindiziert!
• **Metab. Azidose:**
  - Behandlung der Grundkrankheit (z. B. bei Schock Vol.-Gabe, RR normali-sieren).
  - Sofortige Korrektur bei pH < 7,15 o. vitaler Ind.; ggf. als Blindpufferung mit 1 mval $NaHCO_3$/kg KG. Vorsicht bei nicht ausreichender Ventilation!
  - Korrektur mit $NaHCO_3$: 8,4 %-Lsg.; 1 ml = 1 mmol; hyperosmolar (1.500 mosm/l) u. für periphere Venen reizend, deswegen verdünnt (1 : 1) mit Aqua dest. **langsam** injizieren/infundieren;

▶ **Berechnung**

$$\text{Bedarf } NaHCO_3 \text{ in mmol} = BE \times kg \times f^{ECR}$$

f^{ECR} = altersabh. ECR; NG 0,5; Sgl. 0,3; KK 0,25; SK 0,2

! Zunächst nur 50 % der errechneten Menge injizieren! Danach BGA-Kon-trolle! **Cave:** Bei FG durch Pufferung erhöhte Hirnblutungsgefahr!
- Bei Hypernatriämie u./o. CO_2-Retention (trotz maschineller Beatmung): Korrektur mit Trometamol (THAM, Tris-Puffer – nur 0,3-molare Lsg. verwenden, ggf. mit 5 %-Glukose-Lsg. verdünnen), streng i. v. injizieren. Fördert H_2O-, K^+- u. Na^+-Ausscheidung. BZ ↓! **Cave:** keine Gabe bei An-urie, Vorsicht bei Oligurie.

9.6.2 Alkalose

9

Ätiologie
• **Respir. Alkalose:**
  - Hyperventilation (psychisch, maschinelle Beatmung),
  - neurol. ausgelöst (ZNS-Schädigung).

- **Metab. Alkalose:**
  - Säureverlust: Erbrechen, bes. bei Pylorusstenose, hohem Ileus, lang dauerndem Erbrechen verschiedener Ursachen; Magenablaufsonde (hypochlorämische Alkalose).
  - Alkalizufuhr: Überpufferung mit Bikarbonat; Salze organischer Säuren, Ketoazidose-Ther.
  - Kaliummangel: Saluretika, hoch dosierte Kortikoidther., Conn-, Cushing-, Bartter-Sy.
  - Seltene Stoffwechseldefekte: kongenitale Chloriddiarrhö.

Diagnostik BGA, Kalium (↓), Chlorid (↓), Kalzium (↓); Urin-pH (6,8–7,8).

Therapie
- **Respir. Alkalose:** Korrektur der Beatmungsparameter bzw. Beutel-Rückatmung bei psychogener Hyperventilation.
- **Metab. Alkalose:**
  - Notwendig bei BE > +7 mmol/l. Behandlung der Grundkrankheit, insbes. des K+-Mangels (▶ 9.3.1)!
  - Geringe Alkalose u. Chloridmangel: Infusion einer 0,9 %-NaCl-Lsg.
  - Alkalose mit pH > 7,65: i. v. Gabe von L-Lysinhydrochlorid (17,34 % : 1 ml = 1 mmol Cl⁻) o. L-Argininhydrochlorid (21 % : 1 ml = 1 mmol Cl⁻).
  - !Infusion über Stunden. Hypokaliämie beseitigen. **Cave:** Vorsicht vor Überkorrektur, zunächst **nur 50 %** der Berechnung ausgleichen.

> **Berechnung**
>
> $$\text{ml der 1-molaren Lösung} = BE \times kg \times f^{ECR}$$
>
> f^{ECR}= altersabh. ECR: NG 0,5; Sgl. 0,3; KK 0,25; SK 0,2

9.7 Azetonämisches Erbrechen, ketotische Hypoglykämie

Epidemiologie Betroffen sind bes. 3–8-jährige, meist schlanke Kinder, die im Rahmen von Infekten zur Ketonkörperbildung neigen (Azeton im Urin, entsprechender „obstartiger" Foetor ex ore).

Klinik Erbrechen, das nach Nahrungsaufnahme verstärkt auftreten kann. Eingefallener Bauch mit relativ geringer Peristaltik, reduzierter Hautturgor, trockene Schleimhäute, Bauchschmerzen.

Differenzialdiagnosen Andere Ursachen des Erbrechens, Gastroenteritis, Appendizitis, Diab. mellitus. Bei häufigen Rezidiven: im Intervall Abklärung („ketogene Belastung"), um seltene Stoffwechseldefekte auszuschließen (z. B. Glykogenosen, Methylmalonazidämie).

Diagnostik Azeton i. U., BGA, E'lyte, BZ! Bei gehäuften Episoden ketogene Belastung.

Therapie Infusion mit Glukose 5–10 % in halbisotoner NaCl-/E'lyt-Lsg., am nächsten Tag Nahrungsaufbau. Meist schnelle Erholung.

10 Endokrinologie

Markus Bettendorf, Jürgen Grulich-Henn und Kerstin Porrath

10.1 Diabetes mellitus Typ 1

Jürgen Grulich-Henn und Markus Bettendorf

Pathophysiologie Diab. mell. Typ 1 ist die häufigste Stoffwechselerkr. im Kindes-u. Jugendalter. Neuerkr. insbes. zwischen 12. u. 14. Lj. Verlust von Inselzellen des Pankreas führt zu Insulinmangel. Assoziation mit bestimmten HLA-Typen bedingt Prädisposition zur viralen Insulitis o. zu Autoimmunprozessen. Die diab. Stoffwechselentgleisung ist Folge eines Insulinmangels. Daraus resultieren u. a. eine ungebremste hepatische Glukoseproduktion, erniedrigte Glukoseutilisierung in der Peripherie, Glukosurie, Proteolyse, Lipolyse u. Ketoazidose. Spät-KO sind im Wesentlichen Folgen der chron. Hyperglykämie.

Klinik Erstmanifestation überwiegend im Kindes- o. jungen Erw.-Alter mit Polydipsie, Polyurie, z. T. Nykturie bzw. Enuresis, Gewichtsabnahme, Übelkeit, Erbrechen, Müdigkeit, Windelsoor (KK), Candida-Vaginitis (adoleszente Mädchen). Insbes. bei jungen Kindern auch Erstmanifestation als ketoazidotische Dekompensation.

Diagnostik Kriterien zur Diagnose eines Diab. mell. Typ 1 bei Kindern u. Jgl.:
- klassische Symptome (Polyurie, Polydipsie, unerklärter Gewichtsverlust),
- Gelegenheitsblutglukose ≥ 200 mg/dl (≥ 11,1 mmol/l) **oder**
- bestätigte Nüchternblutglukose ≥ 126 mg/dl (≥ 7,0 mmol/l) **oder**
- o-GTT-2-h-Wert ≥ 200 mg/dl (≥ 11,1 mmol/l).

Diagn. im Rahmen der Erstmanifestation:
- Blutglukose.
- Urin: Glukosurie, Ketonurie.
- BGA: Metab. Azidose?
- BB (Hkt ↑), E'lyte einschl. Phosphat, Krea, Cholesterin, Triglyzeride.
- HbA₁c: Aussage über die mittleren Blutglukosewerte der letzten 6–8 Wo.
- Insulin, C-Peptid, GAD-AK, Inselzell-AK (in ca. 80 % der Fälle pos.), Insulin-Auto-AK.
- Ggf. Auto-AK gegen Schilddrüsenmikrosomen, Thyreoglobulin, Gewebstransglutaminase-AK (Assoziation mit anderen Autoimmunerkr. möglich).
- Urin-Albumin/Urin-Krea (Mikroalbuminurie).
- Augenärztliche Unters.

Oraler Glukosetoleranztest (o-GTT): nur in Zweifelsfällen notw., z. B. bei intermittierender Glukosurie o. Hyperglykämie. **Durchführung:** Belastung mit 1,75 g/kg KG Glukose (max. 100 g) oral u. Bestimmung der Blutglukose nüchtern (normal < 130 mg/dl; < 7,2 mmol/l), nach 30, 60 u. 120 Min. (normal < 140 mg/dl; > 7,7 mmol/l).

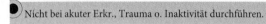 Nicht bei akuter Erkr., Trauma o. Inaktivität durchführen.

Differenzialdiagnosen
- **Diab. mell. Typ 2:** primär nicht insulinabhängig, nur bei massiver Adipositas bereits im Jugendalter manifest. **Häufigster Diabetes-Typ bei Erw. (90 %).**
  Bei Kindern in Deutschland selten (1,5 %), aber höhere Inzidenz in bestimmten Bevölkerungsgruppen.
- **Diab. mell. Typ 3:** andere spez. Diabetesformen, die genetisch determiniert o erworben sein können. Im Kindesalter sind v. a. von Bedeutung:
  - **MODY** (maturity-onset diabetes in the young): aut.-dom. vererbte Störun gen der Insulinfreisetzung (→ Familienanamnese!). Meist leicht verlaufender, nichtinsulinabhängiger Typ. Ther. durch Diät, ggf. orale Antidiabetik

– **Diab. mell.** bei Pankreaserkr., endokrinen Erkr., genetischen Sy. (insbes. CF, Turner-Sy., Zystinose), medikamentös induziert (z. B. Glukokortikoide), Störungen des Insulinrezeptors, verminderter Glukosetoleranz u. a.

Verlauf u. Komplikationen **Remission ("Honeymoon"):** Bei ca. 75 % aller Kinder 1–4 Wo. nach Erstmanifestation u. Beginn der Insulintherapie. Insulinbedarf vermindert auf < 0,5 IE/kg KG/d. Ursache: partielle Erholung der Inselzellen durch Insulintherapie. Dauer: Wochen bis 1–2 J.

Diabetische Ketoazidose:
- **Ätiologie:** Insulinmangel, im Rahmen der Erstmanifestation, unterlassene Insulininjektion, zu geringe Insulindosis bei erhöhtem -bedarf (z. B. fieberhafte Infekte), technische Fehler bei Injektion, OP.
- **Klinik:** Dyspnoe, Kußmaul-Atmung, Azetongeruch, Dehydratation, Hyperglykämie, Glukosurie, Bauchschmerzen (akutes Abdomen), Erbrechen, Präkoma bzw. Koma.

⚡ Therapie der diabetischen Ketoazidose:
- **Flüssigkeit:** zunächst NaCl 0,9 % 10–20 ml/kg KG innerhalb 1 h. Dann 100–150 ml/kg KG/d, davon ¾ innerhalb der ersten 8 h. Bei BZ-Werten < 270 mg/dl halbisotone NaCl-Lsg. mit 5 % Glukose-Anteil infundieren.
- **Normalinsulin:** Beginn 1–2 h nach Beginn der Flüssigkeitssubstitution. Zunächst 0,1 IE/kg KG/h i. v. über Perfusor. Langsamen BZ-Abfall von max. 100 mg/dl/h (5,5 mmol/l/h) anstreben. Bei zu raschem BZ Abfall droht Hirnödem. BZ-Kontrollen zunächst stdl.
- **K⁺-Substitution:** nach Einsetzen der Insulinther. u. bei vorhandener Diurese frühzeitig. Beginn zunächst mit 3–5 mmol/kg KG/d KCl. Engmaschige K⁺-Kontrollen bei i. v. Gabe erforderlich.
- **Azidosebehandlung** erfolgt bereits durch Insulingabe. Bikarbonatgaben i. d. R. kontraindiziert (**cave:** Hirnödem).
- **Kontinuierliche Überwachung der Vitalparameter:** EKG-Monitor, RR, Puls, Atmung, Flüssigkeitsbilanz, Glasgow Coma Scale.

Hypoglykämien:
- **Ätiologie:** lange körperl. Anstrengungen (z. B. Sport) ohne adäquate KH-Zufuhr, vermindertes KH-Angebot (Mahlzeit ausgelassen, zu langer Spritz-Ess-Abstand), Insulinüberdosierung, Alkoholgenuss, akzidentelle i. m. Insulininjektion.
- **Klinik:** individuell verschieden, u. a. Schwitzen, Heißhunger, Konzentrationsschwäche, Unruhe, Verwirrtheit, Zittern, Tachykardie, Kopfschmerzen, Bewusstlosigkeit, Krampfanfall.
- **Ther.:** bei leichter Hypoglykämie Zufuhr von 1–2 KE (z. B. in Form von Traubenzucker, Fruchtsäften). Bei schwerer Hypoglykämie (Bewusstseinsverlust, Krampfanfall) Glukagon i. m. (1 Amp. = 1 mg i. m.) bzw. i. v. Gabe von 20 %-Glukose-Lsg. (ca. 2 ml/kg KG).

Diabetische Spät-KO: Typ. sind Retino-, Nephro-, Neuropathie, Hypertonie, Veränderungen an Haut (Necrobiosis lipoidica) u. Gelenken (Cheiroarthropathie). Auftreten von Spätschäden meist nach 10–15-jähriger Diabetesdauer. Prävention bereits in der Kindheit wichtig: optimale Diabeteseinstellung mit möglichst normaler Blutglukose, niedrigen HbA_{1c}-Werten u. Vermeidung schwerer Hypoglykämien.

Therapie mit Insulinen Insulinpräparate: Heute sind nur noch Humaninsuline o. Insulinanaloga im Handel. Insulinanaloga sind genetisch veränderte Insuline, die die physiologische Insulinsekretion imitieren u. daher besser an die Bedürfnisse der Pat. angepasst werden können. Eine große Auswahl an Insulinen wird von verschiedenen Firmen angeboten (▶ Tab. 10.1).

In Deutschland gibt es noch unterschiedliche Insulinkonzentrationen: U40-Insuline (40 IE/ml) ausschließlich für Spritzen u. U100-Insuline (100 IE/ml) für Spritzen, Pens u. Pumpen. Insulinanaloga sind ausschließlich als U100-Insuline verfügbar.

Tab. 10.1 Wirkprofil von Insulinen

	Wirkungs-beginn	Haupt-wirkung	Dauer	Besonderheiten
Humaninsuline				
Normalinsulin	15–30 Min.	1,5–4 h	6(–8) h	Auch i.v. Gabe möglich
Verzögerungs-insulin	1,5–2 h	5–8(–10) h	12–16 (–22) h	NPH-(Neutral-Protamin-Hagedorn-)Insuline
Insulinanaloga				
Schnell wirkend				
Aspart	3–5 Min.	1–2 h	3–4 h	Zulassung ab 2 J.
Lispro				Zulassung ab Geburt
Glulisin				Zulassung ab 6 J.
Lang wirkend				
Glargine	90 Min.	Relativ konti-nuierlich	Bis 24 h	Darf keinesfalls mit anderen Insulinen gemischt werden! Zulassung ab 2 J.
Detemir	90 Min.	6–16 h (dosis-abhängig)	10–20 h (dosisab-hängig)	Zulassung ab 2 J.

- Für freie Mischung Normal- u. Verzögerungsinsulin derselben Spezies u. Firma verwenden.
- Aufbewahrung von Insulinpräparaten bei +2 bis +8 °C, am besten im Kühlschrank, nicht im Tiefkühlfach. Während der Zeit des Gebrauchs (z. B. im Pen) o. bei kurzen Reisen zeitlich begrenzte Aufbewahrung bei Zimmertemperatur (bis 4 Wo.) möglich.

Ther. bei Erstmanifestation ohne schwere Ketoazidose: Eine initiale i.v. Insulinther. mittels Perfusor (Startdosis: 0,05 IE/kg KG/h) empfiehlt sich bei Kindern im Vorschulalter, Kindern mit Übelkeit o. bei sehr ängstlichen Kindern. Ansonsten kann auch die Initialther. mittels intensivierter Insulinther. (s. u.) eingeleitet werden.

Intensivierte Insulinther. (Basis-Bolus-Konzept, ICT):
- Verzögerungs-(NPH-)Insulin abends bzw. Verteilung auf 2-malige Injektionen morgens u. abends, 40 % der Gesamtinsulinmenge als „Basis".
- Normalinsulin zeitlich u. in Dosierung individuell den KH-Einheiten (1 KE = 10 g Kohlenhydrate) anpassen („Bolus"). Als Richtdosis können bei Kindern herangezogen werden:
  - < 20 kg KG 0,25 IE/KE,
  - 20–40 kg KG 0,5 IE/KE,
  - ab 40 kg KG 1 IE/KE.
! Die individuell erforderlichen Dosen können stark schwanken u. unterliegen tageszeitlichen Schwankungen.

Insulinpumpenther.: In den letzten Jahren hat Insulinpumpenther. in der Pädiatrie an Bedeutung gewonnen u. wird insbes. auch bei Vorschulkindern eingesetzt. Bei der Insulinpumpenther. wird Insulin (i. d. R. schnell wirksames Insulinanalogon) über Katheter kontinuierlich s. c. appliziert. Vorteile sind v. a. die individuelle Anpassung der Basalrate sowie die größere Flexibilität bei Mahlzeiten (Bolusgaben ohne zusätzliche Injektion möglich). Die Katheter müssen nur jeden 2.–3. Tag gewechselt werden. Einsatz der Insulinpumpenther. bedarf aber gründlicher Schulung der Familien u. sollte nur von pädiatrischen Diabetes-Teams durchgeführt werden, die ausreichend Erfahrung in Pumpenther. haben u. eine 24-h-„Hotline" für ihre Pat. anbieten können.

Insulinther. bei operativen Eingriffen: Am Morgen des OP-Tags Infusionsbehandlung mit 5 %-Glucose-Lsg. in 0,45 % NaCl u. Zusatz von 2 mmol/kg KG/d KCl 7,45 % beginnen. Infusionsmenge entsprechend dem Erhaltungsbedarf.
- Notfall-OP o. längere Eingriffe: Normalinsulin in Infusionslsg. (1 IE Normalinsulin pro 4 g Glukose) o. im Bypass mit 0,05 IE/kg KG/h i. v. dosieren.
- Kürzere OP: Vor dem Eingriff die Hälfte der morgendlichen Dosis (Normal- u. Verzögerungsinsulin) s. c. injizieren, die andere Hälfte nach der OP.
- Häufige BZ-Kontrollen. Ziel: konstante Blutglukosekonzentration um 120 mg/dl.
- Bei i. v. Insulingabe: Sobald orale Nahrungszufuhr wieder möglich, Übergang auf s. c. Insulinsubstitution.

Praktische Tipps zur Insulinther.:
- **Insulinanpassung:** grobe Faustregel für Kinder u. Jgl.:
  - < 20 kg KG: 0,25 IE für 50 mg/dl (2,7 mmol/l) BZ-Senkung.
  - 20–40 kg KG: 0,5 IE für 50 mg/dl (2,7 mmol/l) BZ-Senkung.
  - > 40 kg KG: 1,0 IE für 50 mg/dl (2,7 mmol/l) BZ-Senkung.
  - Erw.: 1,0 IE für ca. 30 mg/dl (1,6 mmol/l) BZ-Senkung.
  - Bei hohen BZ-Werten (> 400 mg/dl; 21,6 mmol/l) Verdopplung der o. a. Insulineinheiten.
- **Insulinbedarf** bei diab. Kindern u. Jgl.: Remissionsphase bis 0,5 IE/kg KG/d, absoluter Insulinmangel 0,7–1,2 IE/kg KG/d (bis 1,5 IE/kg KG/d in der Pubertät) bei altersgerechter Ernährung, in der Ketoazidose 2–3 IE/kg KG/d.
- **Injektionshilfen (Pen):** Normal- o. Verzögerungsinsulin kann mithilfe einer Injektionshilfe (Pen) gegeben werden. Vorteil: rasche Verfügbarkeit u. Bequemlichkeit.
- **Somogyi-Effekt:** morgendliche Nüchternhyperglykämien, reaktiv nach vorausgegangener nächtlicher Hypoglykämie, meist Folge der Überdosierung der abendlichen Insulininjektion. Daher nächtliche BZ-Bestimmung, Ketonurie ohne Glukosurie am Morgen. Empfehlung: Verminderung der abendlichen Dosis des Verzögerungsinsulins zunächst um 10 %.

0

- **Dawn-Phänomen** (insbes. in der Pubertät): morgendliche Nüchternhyperglykämien mit kontinuierlichem Anstieg des BZ-Werts in den frühen Morgenstunden (zwischen 4:00 u. 6:00 Uhr). Folge erhöhter antiinsulinärer Hormone, daher hoher Urinzucker am Morgen. Empfehlung: abendliche Insulindosis aufteilen, d. h. Verzögerungsinsulin erst spät gegen 23:00 Uhr spritzen. BZ-Kontrollen! Pumpenträger: Erhöhung der Basalrate in den frühen Morgenstunden.

Ernährung
- Prinzip: altersgerechte, KH-kontrollierte Ernährung mit individueller Anpassung an den Bedarf des Kinds. Individuellen Ernährungsplan im Team (Diabetesberater, Diätassistent) zusammen mit Kind u. Eltern erstellen, dabei Gewohnheiten u. Vorlieben des Kinds berücksichtigen. Meist 3 Haupt- u. 3–4 Zwischenmahlzeiten zu möglichst konstanten Zeiten.
- Zusammensetzung: 55 % KH, 30–35 % Fette u. 10–15 % Eiweiß. Fette u. Eiweiß nicht berechnen. Aus dem Kalorienbedarf/d den individuellen KH-Bedarf berechnen. 10–12 g Kohlenhydrate = 1 BE bzw. KE (Austauschtabellen). Die Insulindosierung entsprechend anpassen.
- Die Ernährung sollte hohen Gehalt an Ballaststoffen aufweisen. Zum Süßen Zuckeraustauschstoffe (Fruktose, Sorbit, Xylit, nicht als KE berechnen) o. Süßstoffe (Saccharin, Zyklamat, Aspartam, keine Berechnung) verwenden.
- Der Kalorienbedarf von Kinder- und Jugenlichen mit Diab. mell. unterscheidet sich nicht von anderen Kindern (▶ Tab. 5.1).

Bewegung u. Sport Körperl. Aktivität o. Sport unter Anpassung der Diät bzw. Insulindosis ist möglich bzw. erwünscht, trotz Diabetes ist sogar Hochleistungssport möglich. HauptKO ist die Hypoglykämie, daher Zusatz-KE (rasch resorbierbare KH, z. B. Traubenzucker, Fruchtsaft-Trinkpäckchen) u./o. Insulinreduktion bei Sport o. körperl. Anstrengung.

Schulung Durch Diabetesschulungsteam: Facharzt mit Zusatzqualifikation Kinderendokrinologie u. -diabetologie (oder Diabetologe DDG), Diabetesberater, Diätassistent, Psychologe, Sozialpädagogen.
- Bei Erstmanifestation intensive Einzelschulung des Pat. u. seiner Eltern, stat. Aufenthalt bei Erstmanifestation ca. 7–14 d.
- Einzel- u. Gruppenschulungen müssen in altersgerechter Form wiederholt angeboten werden (inkl. Schulungswochen, Ferienlager).
- Praktische u. theoretische Inhalte: Grundlagenwissen über Diabetes, Selbstkontrollen, Insulinther., Injektionstechniken, Hypoglykämie, Ernährung, Dosisanpassung, Sport, Spätschäden, Vererbung, SS, psychosoziale Fragen.

Verlaufskontrollen Langzeitbetreuung in kinderdiabetologischen Spezialambulanzen:
- Protokollierte Selbstkontrolle: Insulindosis, BZ in Diabetestagebüchern o. mittels entsprechender Computersoftware protokollieren. Bei Bedarf Ketonkörperkontrolle i. U.
- Alle 3 Mon.: HbA$_{1c}$-Kontrolle sowie BZ-Messvergleich, Laborheimmessgerät. Körperl. Unters., einschl. Größe u. Gewicht, RR, Injektionsstellen (Lipodystrophie?)
- Jährlich Testung auf Mikroalbumin i. U., Cholesterin, Triglyzeride, Krea-Clearance, Schilddrüsen- u. Gliadin-AK.
- Augenärztliche Unters.: bei Diabetesdauer > 5 J. jährlich, bei Dauer > 10 J. halbjährlich, bei Erstmanifestation in u. nach der Pubertät jährlich.

10.2 Leitsymptome

Markus Bettendorf

10.2.1 Kleinwuchs und abfallende Wachstumsgeschwindigkeit

Definition Körperlänge (< 2 J. Messung im Liegen) o. Körperhöhe (Messung im Stehen) < 3. Perzentile u./o. Wachstumsgeschwindigkeit < 25. Perzentile (Normalkollektiv: Referenzkurven ▶ 29). DD: Gedeihstörung (▶ 13.1.8).

Ätiologie u. Differenzialdiagnosen
Normvarianten:
- **Konstitutionelle Verzögerung von Wachstum u. Entwicklung (KEV):** familiäre Häufung der Entwicklungsverzögerung, retardiertes Knochenalter, verspäteter Pubertätsbeginn → Wachstumsgeschwindigkeit fällt erst zum Zeitpunkt des Pubertätsbeginns des Normalkollektivs ab.
- **Familiärer Kleinwuchs:** altersentsprechende Wachstumsgeschwindigkeit, altersentsprechendes Knochenalter, Zielgröße entsprechend der Elterngröße (< 3. Perzentile).

Skelettfehlbildungen u. Osteopathien: Bsp. Achondroplasie: dysproportionierter Kleinwuchs mit einem Missverhältnis (Ratio ↑) der Höhe der oberen Körperhälfte zur Höhe der unteren Körperhälfte (↓) o. des Armspanns (↓) zur Körpergröße. Außerdem weitere Dysmorphiezeichen (z. B. KU).

Chromosomenanomalien u. syndromale Erkr.:
- **Ullrich-Turner-Sy.** (UTS, ▶ 25.4.5): Karyotyp XO o. Mosaik (SHOX-Gen Haploinsuffizienz). Ausprägung der Leitsymptome in %: Kleinwuchs (100 %), „streak" Gonaden/hypergonadotroper Hypogonadismus (> 85 %), kardiovaskuläre Fehlbildungen (55 %, auch sek.), Cubitus valgus (45 %), kurzer Hals (40 %), inverser Haaransatz (40 %), renale Fehlbildungen (37 %, Hufeisenniere), Hypothyreose (34 %), Pterygium colli (23 %), kongenitale Lymphödeme (21 %).
- **Noonan-Sy.:** Erscheinungsbild ähnelt UTS, aber Jungen u. Mädchen betroffen, keine Gonadendysgenesie; Pulmonalstenose.
- **Prader-Willi-Sy.** ▶ 25.4.6.

Intrauterine Wachstumsverzögerung: Niedriges GG/verminderte Körperlänge, bezogen auf Gestationsalter, mangelndes Aufholwachstum bei ca. 10 % der Kinder. Bei Infektionen (z. B. Röteln, Zytomegalie), Intoxikationen (Alkohol, Nikotin, Medikamente), Plazentainsuff., Russell-Silver-Sy. (großer, dreiecksförmiger Gesichtsschädel mit hoher Stirn u. spitzem Kinn, u. U. Körperasymmetrie, Café-au-Lait-Flecken).

Psychosozialer Kleinwuchs: Erhebung der Anamnese wichtig. Normales Wachstum nach Konfliktlösung. Bei sozialer Deprivation, Fehlernährung.

Chron. System- u. Organerkr.: Wachstum abhängig von Aktivität u. Behandlung der Grunderkrankung. Bei kardiovaskulären Erkr., Lungenerkr. (CF), gastrointestinalen Erkr. (Zöliakie; M. Crohn), Nephropathien, Hepatopathien, hämatopoetischen Erkr., rheumatoiden Erkr.

Iatrogener Kleinwuchs: z. B. durch Glukokortikoide, Zytostatika, Bestrahlung.

Stoffwechselkrankheiten: z. B. Glykogenosen, Mukopolysaccharidosen.

Hormonelle Störungen:
- **Hypothyreose** (▶ 10.3.2): angeb o. erworben. Dentition verzögert, Knochenalter retardiert.

- **Hypophysärer Kleinwuchs:** isolierter Wachstumshormonmangel o. multiple hypophysäre Hormonausfälle. Primär o. sek. bei Hirntumor (z. B. Kraniopharyngeom) o. nach perinatalem Trauma: proportionierter Körperbau, stammbetonte Adipositas, „Puppengesicht", Akromikrie, Hypoglykämien (NG-Periode: multiple hypophysäre Hormonausfälle), pathol. Wachstumsgeschwindigkeit oft erst nach dem 2. Lj., retardiertes Knochenalter, IGF-I u. IGF-BP3 i. S. ↓, niedriges Wachstumshormon nach Stimulation.
- **Wachstumshormonrezeptordefekte:** Wachstumshormon ↑ IGF-I u. IGF-BP3 i. S. ↓.
- Pseudohypoparathyreoidismus (▶ 10.4.3), Pubertas tarda (▶ 10.2.4), Pubertas praecox (▶ 10.2.4) u. Pseudopubertas praecox (▶ 10.2.4), Cushing-Sy. (▶ 10.5.1).

Diagnostik

- Anamnese: SS-Verlauf, GG u. Geburtslänge (intrauterine Wachstumsverzögerung), APGAR-Score, Geburtsverlauf (Wachstumshormonmangel nach perinatalem Trauma), psychomotorische Entwicklung, Dentition (→ Hypothyreose), Vorerkr., Medikamenteneinnahme, Ernährung, Stuhlgang (z. B. Zöliakie), Wachstumsverlauf (Beginn der Wachstumsstörung, Tumorerkr.). Körpergröße von Eltern, Geschwistern u. Großeltern (Familiarität), elterliche Pubertätsentwicklung (Menarchealter der Mutter).
- Berechnung der genetischen Zielgröße:
  - Bei Jungen: mittlere Elterngröße [cm] + 6,5 [cm].
  - !Bei Mädchen: mittlere Elterngröße [cm] − 6,5 [cm].
- Auxologie: Größe, Gewicht, KU, Armspann (entspricht normalerweise der Körperhöhe), Sitzhöhe (Erfassen der Körperproportionen); Berechnung der Wachstumsgeschwindigkeit (Differenz zweier Messungen der Körperhöhe im Abstand von 6–12 Mon.: cm/J.; im NG- u. Sgl.-Alter auch kürzere Abstände).
- Körperl. Unters.: eingehende internistische Unters., Erfassung von Dysmorphiezeichen u. Stigmata (Fazies, Haaransatz, Cubitus valgus: → UTS, Pubertätsstadien nach Tanner; ▶ 10.2.4).
- Rö der li. Hand: Bestimmung des Knochenalters nach Greulich u. Pyle u. Berechnung der prospektiven Endgröße nach Bayley-Pinneau (prozentuale Angabe der bereits erreichten Erwachsenengröße). Normalerweise prospektive Endgröße gleich Zielgröße.

Labordiagnostik:

- Allgemein: BSG, BB, Serumchemie, Urinstatus (→ Entzündungszeichen, E'lyt-Störungen, Anämie, Nephropathie, Hepatopathie?).
- Speziell: Gliadin-, Gewebstransglutaminase-AK (→ Zöliakie); IgA; TSH, T_3, T_4, fT_4 (→ Hypothyreose); IGF-I, IGF-BP3 (→ Wachstumshormonmangel); bei Mädchen immer Chromosomenanalyse (→ UTS).
- Weiterführende Diagnostik: Differenzierung isolierter Wachstumshormonmangel u. multiple hypophysäre Hormonausfälle durch Stimulationstests:
- Arginin; Insulin, i. d. R. stationär. TRH-, LHRH-Test, Kortisol-Tagesprofil; augenärztliche Unters. (Stauungspapille, Gesichtsfeldeinschränkung) z. B. bei Kraniopharyngeom; bei hypophysärem Hormonmangel immer kraniales MRT zum Ausschluss eines Tumors; Dünndarmbiopsie bei V. a. Zöliakie.

Hormonelle Therapie Biosynthetisches Wachstumshormon zugelassen bei hypophysärem Kleinwuchs, Ullrich-Turner-Sy., SHOX-Defizienz, CNI, Prader-Willi-Sy. (▶ 25.4.6; Genotropin; Verbesserung des Wachstums u. Normalisierung der Körperzusammensetzung). Die Behandlung des Kleinwuchses bei intrauterine

Wachstumsverzögerung mit Wachstumshormon ist im Gegensatz zu den anderen Ind. erst nach dem 4. Lj. zugelassen. Ther.-Beginn nach Diagnosestellung. Früher Behandlungsbeginn → gute Endgrößenprognose (= Zielgröße). Wachstumsstimulation auch möglich durch synthetische Steroidhormone (z. B. Oxandrolon) o. niedrig dosierte Sexualsteroidhormone (z. B. Testosteron) → **cave:** Pubertätsinduktion u. Knochenalterakzeleration. Bei schwerem IGF-I-Mangel nach dem 2. Lj. Behandlung mit rekombinantem IGF-I → **cave:** Hypoglykämie. Max. 120 µg/kg KG/d × 2 s. c. nach der Mahlzeit. Einschleichende Dosierung.

Selbsthilfegruppen
Bundesverband kleinwüchsige Menschen und ihre Familien, BKMF e. V. Beratungs- und Geschäftsstelle im Deutschen Zentrum für Kleinwuchsfragen, Leinestraße 2, 28199 Bremen, Telefon: 0421-336169-0, Fax: 0421-336169-18, e-Mail: info@bkmf.de.

10.2.2 Hochwuchs und beschleunigte Wachstumsgeschwindigkeit

Definition Körperlänge o. Körperhöhe > 97. populationsspez. Perzentile u./o. Wachstumsgeschwindigkeit > 75. populationsspez. Perzentile (Referenzkurven ▶ 29).

Ätiologie u. Differenzialdiagnosen
Normvarianten:
- **Familiärer Hochwuchs:** altersentsprechende Wachstumsgeschwindigkeit, altersentsprechendes Knochenalter, Gewichtsperzentile im Vergleich zur Größenperzentile eher niedrig, Eltern groß, entsprechende Endgrößenerwartung.
- **Konstitutionelle Beschleunigung von Wachstum u. Entwicklung:** frühnormale Pubertätsentwicklung, Knochenalter entsprechend akzeleriert. Familienanamnese (Pubertätsentwicklung der Eltern ebenfalls früh). Normale Endgrößenerwartung.
- **Adiposogigantismus:** Gewicht u. Größe oberhalb der 97. Perzentile, Wachstumsgeschwindigkeit beschleunigt, Knochenalter akzeleriert. Gewicht der Eltern oft auch hoch. Meist alimentär bedingt.

Chromosomenanomalien, syndromale Erkr.:
- **Klinefelter-Sy.:** XXY (▶ 25.4.4).
- **Fragiles-X-Sy.** (Martin-Bell-Sy. ▶ 25.4.7): psychomotorische Retardierung, postpubertär große Hoden.
- **Sotos-Sy.:** konnataler Großwuchs, Makrozephalus, Progenie, große Hände u. Füße, geistige Retardierung.
- **Marfan-Sy.:** Arachnodaktylie (Armspann ↑), Skoliose, Linsenluxation, Mitralklappenprolaps.
- **Wiedemann-Beckwith-Sy.** (▶ 25.4.8): konnataler Großwuchs, Makroglossie, Hypoglykämie, Nierentumoren, Exomphalos.
- **Homozystinurie** (▶ 11.5.4): Linsenektopie, Arachnodaktylie, Skelettdeformitäten, z. B. Kyphoskoliose.

Hormonelle Störungen: Pubertas praecox vera (▶ 10.2.4) u. **Pseudopubertas praecox** (▶ 10.2.4): vorübergehend beschleunigtes Wachstum durch frühen Pubertätsbeginn, aber früher Epiphysenschluss u. damit geringe Endgröße. Hyperthyreose; hypophysärer Hochwuchs: Übersekretion von Wachstumshormon; IGF-I u. IGF-BP3 ↑.

Diagnostik

- Anamnese: GG u. Geburtslänge (kongenitaler Hochwuchs), psychomotorische Entwicklung, Wachstumsverlauf (Pubertas praecox mit Wachstumsspurt). Ernährung (Adiposogigantismus), Körpergröße von Eltern, Geschwistern u. Großeltern, elterliche Pubertätsentwicklung (Familiarität).
- Auxologie (▶ 10.2.1).
- Körperl. Unters.: eingehende internistische Unters. (z. B. Herzgeräusch bei Marfan-Sy.), WS-Fehlhaltung (häufig bei Hochwuchs), Erfassung von Körperproportionen, Dysmorphiezeichen u. Stigmata (z. B. Makrozephalus bei Sotos-Sy., Arachnodaktylie bei Marfan-Sy., Missverhältnis Armspann zu Körpergröße bei Marfan-Sy., Eunuchoidismus), Verteilung des Muskel- u. Fettgewebes (gleichmäßige Fettverteilung bei Adiposogigantismus, aber bei Kortisolüberproduktion Stammfettsucht u. Kleinwuchs), Pubertätsstadien nach Tanner (▶ 10.2.4).
- Rö li. Hand: Bestimmung des Knochenalters nach Greulich u. Pyle. Bei der Berechnung der prospektiven Endgröße nach Bayley-Pinneau (BP) oft Überschätzung der Erw.-Größe, daher Berechnung der prospektiven Endgröße auch nach Roche-Wainer-Thissen u. ggf. Knochenalterbestimmung nach Tanner u. Endgrößenberechnung nach Tanner-Whitehouse.

Labordiagnostik:

- Allgemein: TSH, T_3, T_4, fT_4 (Hyperthyreose); IGF-I, IGF-BP3 (Überproduktion von Wachstumshormon). LH, FSH (Gonadarche bei Pubertätsbeginn; niedrig bei Pseudopubertät), Testosteron, Dihydrotestosteron (Jungen), 17-β-Östradiol (Mädchen, Pubertät); DHEA, DHEA-S (Adrenarche).
- Speziell: As i. U. (Homozystinurie); Chromosomenanalyse (Karyotyp, z. B. Klinefelter-Sy.).

Weiterführende Diagnostik: Augenarzt (Linsenluxation); Echokardiografie (Mitralklappe).

Hormonelle Therapie Relative Ind.: BP-Endgrößenprognose bei Jungen > 200 cm u. bei Mädchen > 183 cm. Verringerung der prospektiven Endgröße durch hoch dosierte orale Behandlung mit Östrogen/Gestagen bei Mädchen. Dabei Fortschreiten der Pubertät u. Menarche, deshalb Ther.-Beginn nach Rücksprache mit Eltern/Pat., Ther.-Dauer ~ 2 J. Überwachung von Gerinnung, Leberfunktion u. Fettstoffwechsel. Bei Jungen hoch dosiert Testosteron i. m. Ther.-Dauer umstritten, möglicherweise Hodenfunktionsstörungen. Überwachung der Leberfunktion. Günstige Beeinflussung einer Skoliose.

10.2.3 Intersexuelles Genitale (Unterschiede der sexuellen Entwicklung = Differences of Sex Development, DSD)

Definition Folge einer Störung der Geschlechtsdetermination o. -differenzierung. Fehlende Übereinstimmung zwischen gonadalem u. chromosomalem Geschlecht u. der phänotypischen Genitalentwicklung.

Ätiologie u. Differenzialdiagnosen

- **46, XX DSD:** XX-Karyotyp, Ovarien u. Uterus, virilisiertes o. zwittriges äußeres Genitale. Bei AGS, transplazentarer Virilisierung (exogene u. endogene mütterliche Androgene), Aromatasedefekt, ovotesticular DSD (s. u.). **DD:** unreifes Genitale bei FG.
- **46, XY DSD:** XY-Karyotyp, Testes (häufig rudimentär o. abnorm), äußeres Genitale unvollständig virilisiert, zwittrig o. weiblich. Bei Gonadendysgenesie

(inkomplett, komplett), Testosteron-Biosynthesedefekte (mit u. ohne NNR-Insuff.), Leydig-Zell-Hypoplasie, 5-α-Reduktase-Mangel, Androgenresistenz (inkomplett, komplett), ovotesticular DSD (s. u.). **DD:** Mikropenis, Maldescensus testis u. Fehlbildungen, z. B. Hypospadie.

- **Ovotesticular DSD (46, XX/46, XY DSD):** 50 % XX-, 20 % XY-Karyotyp o. Geschlechtschromosomenmosaik, ovarielles u. testikuläres Gewebe in den gleichen o. verschiedenen Gonaden, i. d. R. Uterus u. eine Tube auf der Seite des Ovars o. Ovotestis. Äußeres Genitale männlich, weiblich o. zwittrig.

Diagnostik
- Anamnese: Indexfälle in der Familie, z. B. Fehlbildungen des Genitales, ungeklärte Fertilitätsstörungen; Einnahme hormonhaltiger Medikamente in der SS; mütterliche Erkr. mit Hormonüberproduktion (Tumoren)?
- Körperl. Unters.: Gonaden tastbar? → Wenn ja, V. a. XY-DSD. Inspektion des äußeren Genitales zur Beurteilung der Virilisierung: Pigmentierung (Phallus, Skrotum, Labia majora bzw. Labioskrotalwülste; Fusion der Urethralfalten, Mündung der Urethra; Vaginalsekret exprimierbar (Uterus); Einteilung des virilisierten, weiblichen Genitale nach Prader; Hautturgor, Herzrhythmus, Blutdruck (Salzverlustsy.).
- Sono des inneren Genitales: Müller-Derivate (Uterus, Tuben, oberer Anteil der Vagina), Gonaden.

Labordiagnostik:
- Allgemein: Serum-E'lyte, BZ, BGA (metab. Azidose, Na⁺ ↓, K⁺ ↑), Salzverlust bei klassischem AGS auch erst nach den ersten Lebenswochen o. nur virilisierendes AGS.
- Speziell: Chromosomenanalyse (Genotyp), ACTH, 17-OH-Progesteron, Plasmareninaktivität (↑ bei AGS), LH, FSH (↑ bei Gonadendysgenesie), 17-β-Östradiol/Östron, Testosteron/Dihydrotestosteron (Ratio ↑ bei 5-α-Reduktase-Mangel).
- Weiterführende Diagn.: NNR-Steroidhormone i. P., Steroidhormonprofil i. U. (verschiedene Enzymdefekte bei AGS); DNA-Analytik (AGS, 5-α-Reduktase-Mangel, Androgenrezeptordefekte); hormonelle Stimulationstests (HCG/HMG-Test → Gonadenfunktion); Genitografie (Planung der OP); Laparoskopie (explorativ; Histologie der Gonaden).

Therapie Geschlechtserkennung unter Berücksichtigung der klin., genetischen u. biochemischen Befunde interdisziplinär zusammen mit betroffener Familie (http://www.ethikrat.org/dateien/pdf/stellungnahme-intersexualitaet.pdf). Operative Korrekturen zurückhaltend; ggf. vorher Ther. mit Testosteron zur Vergrößerung des Phallus. Bei Gonadendysgenesie mit Y-Chromosom (Entartung), Testosteronbiosynthesedefekten u. partieller Androgenresistenz (bei weiblichem Phänotyp Virilisierung in der Pubertät) klin. u. sonografische Beobachtung der intraabdominalen Gonaden. Strenge Ind.-Stellung zur Gonadektomie, Externalisierung der Gonaden. Bei hypogonadalen Pat. zum Zeitpunkt der Pubertät Sexualsteroidhormonsubstitution. Psychologische Betreuung. Peer-Beratung.

10.2.4 Störungen der Pubertätsentwicklung

Definition Auftreten der sek. Geschlechtsmerkmale vor dem 8. Lj. bei Mädchen Thelarche = Brustentwicklung) o. vor dem 10. Lj. bei Jungen (Vergrößerung der Hoden). Ausbleiben der sek. Geschlechtsmerkmale bis zum 14. Lj. o. Stillstand einer bereits begonnenen Pubertätsentwicklung. Jede Reihenfolgestörung des chronologischen Pubertätsablaufs.

10

Normale Pubertätsentwicklung
(▶ Abb. 10.1, ▶ Abb. 10.2).

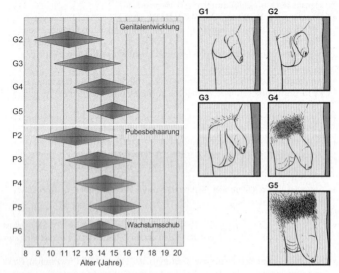

Stadien der männlichen Genitalentwicklung nach Marshall und Tanner
G1: Präpub., Penis, Skrotum, Testes entsprechen in Form und Größe der frühen Kindheit
G2: Skrotum, Testes vergrößert, Skrotalhaut ist verändert
G3: Wachstum von Skrotum und Testes, Penis nimmt an Länge, weniger an Umfang zu
G4: Penislänge und Umfang haben zugenommen, deutliche Glans-Kontur, weiteres Wachstum von Skrotum und Testes
G5: Voll entwickeltes Genitale
(Hodenvolumina siehe Abb. 29.14 im Tabellarium)

Abb. 10.1 Pubertätsstadien nach Tanner – Jungen [L157]

Pubertas praecox
Ätiologie u. Differenzialdiagnosen
Normvarianten:
- **Prämature Thelarche:** Vergrößerung der Brustdrüsen beim Mädchen nach der NG-Periode u. vor dem 8. Lj. Altersentsprechende Wachstumsgeschwindigkeit, altersentsprechendes Knochenalter, keine Progredienz. Keine Behandlung.
- **Isolierte prämature Menarche:** Fremdkörper, Verletzungen, Entzündungen im Bereich der Vagina, passagere Follikelzysten.
- **Prämature Pubarche/Adrenarche:** allenfalls geringfügig akzelerierte Wachstumsgeschwindigkeit u. akzeleriertes Knochenalter. Isoliert o. mit Axillarbehaarung u. Seborrhö. Ausschluss AGS. Ther. abhängig von klin. Verlauf, Grunderkr. u. Wachstumsprognose.
- **Pubertätsgynäkomastie bei Jungen:** bei übergewichtigen Pat. oft Pseudogynäkomastie (kein Drüsenkörper tastbar). Bei tastbarem Drüsenkörper (meist bds., selten einseitig) DD Östrogen produzierende Tumoren, bei Sekretion

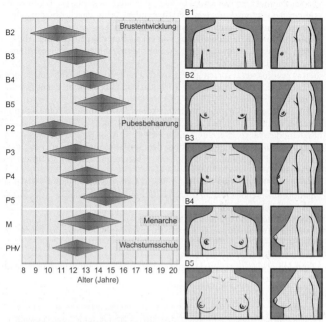

Stadien der Brustentwicklung nach Marshall und Tanner
B1: Präpuberal, keine palpablen Drüsen
B2: Brustdrüse und Warzenhof leicht erhaben, Brustknospung
B3: Brustdrüse größer als Warzenhof, Form wie Erwachsenenbrust
B4: Drüse im Warzenhofbereich hebt sich von der übrigen Brust ab
B5: Vorwölbung im Warzenhofbereich weicht in die runde Kontur der erwachsenen Brust

Stadien der Pubesbehaarung nach Marshall und Tanner
P1: Präpub., keine Behaarung
P2: Wenige, glatte oder leicht gekräuselte Schamhaare, leicht pigmentiert, an den Labia majora
P3: Schamhaare kräftiger, dunkler, umschrieb. Ausdehnung
P4: Behaarung wie beim Erwachsenen, Ausdehnung aber geringer, keine Behaarung auf den Oberschenkeln
P5: Erwachsenenbehaarung, horizontale Begrenzung nach oben, Übergang auf Oberschenkel ist möglich
P6: Behaarung entlang der Linea alba nach oben

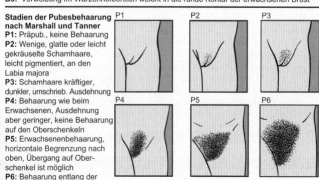

bb. 10.2 Pubertätsstadien nach Tanner – Mädchen [L157]

10

Prolaktinom. Operative Korrektur der Pubertätsgynäkomastie als Ultima Ratio nur bei sehr ausgeprägtem, persistierendem Befund nach Abschluss der Pubertätsentwicklung durch erfahrenen Chirurgen.

- **Konstitutionelle Beschleunigung von Wachstum u. Entwicklung:** Frühnormale Pubertätsentwicklung, Knochenalter akzeleriert. Familienanamnese (familiäre Häufung).

Pubertas praecox vera: vorzeitige (Re-)Aktivierung des LHRH-Pulsgenerators.

- Idiopathisch: 80 % Mädchen. Bei 80 % aller Pat. idiopathische Pubertas praecox.
- ZNS-Läsionen: Hydrozephalus, Hamartome, Astrozytome, Gliome, Ependymome.
- Systemerkr.: M. von Recklinghausen; MMC.

Pseudopubertas praecox: Produktion der Sexualsteroidhormone unabhängig vom LHRH-Pulsgenerator. Periphere Hormonproduktion (Testosteron, 17-β-Östradiol).

- **McCune-Albright-Sy.:** Café-au-lait-Flecken, fibröse Knochendysplasie, hormonproduzierende Ovarialzysten. Weitere autonome, endokrine Überfunktionen möglich.
- **Ovarialzysten:** Östrogenproduktion.
- **Familiäre Testotoxikose:** gonadotropinunabhängige Reifung der Leydig- u. Sertoli-Zellen.
- **AGS** (▶ 10.5.4).
- **Tumoren:** HCG-, androgenproduzierende Tumoren; hormonproduzierende Tumoren der Gonaden.

Diagnostik

- Anamnese: Zeitpunkt des Auftretens der ersten Pubertätszeichen, Längenwachstumsentwicklung (Wachstumsspurt), Veränderungen der Persönlichkeit, Begleiterscheinungen der Pubertätsentwicklung (Hautveränderungen, Körpergeruch), Gebrauch hormonhaltiger Kosmetika o. Medikamente. Pubertätsentwicklung der Eltern (Familiarität).
- Auxologie: Größe, Gewicht. Berechnung der Wachstumsgeschwindigkeit (Differenz zweier Messungen der Körperhöhe im Abstand von 12 Mon.: cm/J.).
- Körperl. Unters.:
  - Beurteilung der Pubertätsentwicklung gemäß der Einteilung in Pubertätsstadien nach Tanner (▶ Abb. 10.1, ▶ Abb. 10.2): harmonische Pubertätsentwicklung = Pubertas praecox vera, disharmonische Pubertätsentwicklung mit Reihenfolgestörung = Pseudopubertas praecox; isosexuell/heterosexuell o. Feminisierung/Maskulinisierung. Bei Mädchen Brustentwicklung, Pubes- u. Axillarbehaarung beurteilen, bei Jungen Hodengröße mittels Orchiometer, Entwicklung des Penis u. der Pubes- u. Axillarbehaarung.
  - Vorsichtige Inspektion der Vaginalschleimhaut: blass = infantil, rosig = östrogenisiert.
  - Internistische Unters. mit Beurteilung von Körpergeruch u. Hautveränderungen (Pusteln, Komedonen, Behaarung); Palpation des Abdomens u. rektale Unters. (intraabdominelle Raumforderung z. B. Ovarialzyste, Lebertumor).
- Knochenalter gegenüber dem chronologischen Alter akzeleriert.
- Sono Abdomen: NNR (Tumor), Uterus (Größe, Verhältnis Zervix zu Korpus, Endometrium), Gonaden (Volumen).

Labordiagnostik:
- Allgemein: DHEA, DHEA-S (Adrenarche), 17-β-Östradiol, Testosteron, Dihydrotestosteron (Gonadenfunktion), LH, FSH (Gonadarche; zirkadiane, pulsatile Ausschüttung beachten).
- Weiterführende Diagnostik: β-HCG, AFP (Tumormarker), NNR-Steroide (AGS). Stimulationstests: LHRH (Differenzierung zentrale o. periphere Pubertät), ACTH (Enzymdefekte der NNR-Steroidhormonsynthese). LH, FSH Sekretionsprofile (pubertäre Pulsatilität); Augenarzt (Stauungspapille); MRT (intrakranielle Raumforderung).

Therapie Grunderkr. behandeln. Bei idiopathischer Pubertas praecox vera Suppression der Gonadotropine durch zentral wirksame LHRH-Analoga. Bei Pseudopubertas praecox individuell.

Pubertas tarda

Ätiologie u. Differenzialdiagnosen
- **Normvarianten:** konstitutionelle Verzögerung von Wachstum u. Entwicklung (KEV, ▶ 10.2.1): familiäre Häufung der Entwicklungsverzögerung, retardiertes Knochenalter, verspäteter Pubertätsbeginn, Endgröße entsprechend der Zielgröße.
- **Syndromale Erkr.:** z. B. Prader-Willi-Sy. (▶ 25.4.6), Bardet-Biedl-Sy.
- **Hypogonadotroper Hypogonadismus:** hypothalamisch-hypophysäre Störung, LH/FSH ↓, Testosteron/Östradiol ↓. Bei chron. Organerkr. (Nieren-, Leberinsuff., Zöliakie, M. Crohn), Anorexia nervosa, Leistungssport, Hypopituitarismus, Hypothyreose, Kallmann-Sy. (Anosmie).
- **Hypergonadotroper Hypogonadismus:** Störung der gonadalen Funktion, LH/FSH ↑, Testosteron/Östradiol ↓. Bei Ullrich-Turner-Sy. (▶ 25.4.5), Klinefelter-Sy. (▶ 25.4.4), Vanishing-Testes-Sy. (sek. Hodenatrophie), Anorchie, Leydig-Zell-Hypoplasie, Testosteronbiosynthesedefekte, XY-DSD (Störung der Funktion des Testosteronrezeptors), Gonadeninsuff. (nach Infektion, Trauma, Bestrahlung, Chemother.).

Diagnostik
- Anamnese: Wachstumsverlauf, chron. Erkr. (z. B. Niereninsuff., Zöliakie, M. Crohn), Medikamenteneinnahme, Ernährungsgewohnheiten (Anorexie), Geruchssinn (Kallmann-Sy.), psychomotorische Entwicklung u. Schulleistungen, sportliche Aktivitäten, Pubertätsbeginn u. -verlauf der Familienangehörigen.
- ! Differenzierung: kein Auftreten sek. Geschlechtsmerkmale, Stagnation einer begonnenen Entwicklung (z. B. keine Menarche bei Hymenalatresie) o. nur sehr langsames Voranschreiten der Entwicklung (z. B. konstitutionelle Entwicklungsverzögerung).
- Körperl. Unters.: Körpergröße, Gewicht (Perzentilenkurven, Wachstumsgeschwindigkeit), Pubertätsstadium nach Tanner (▶ Abb. 10.1, ▶ Abb. 10.2), Körperproportionen (Armspann, Eunuchoidismus). Differenzierung zwischen harmonischer (z. B. konstitutionelle Entwicklungsverzögerung) u. disharmonischer Retardierung der Pubertätsentwicklung (z. B. Brustentwicklung ohne Pubesentwicklung o. Axillarbehaarung bei testikulärer Feminisierung; fortgeschrittene Pubesbehaarung u. kleine Hoden bei Klinefelter-Sy.). Knochenalter nach Greulich u. Pyle: Knochenalter gegenüber dem chronologischen Alter retardiert.
  Sono inneres Genitale: Uterus (Größe, Endometrium, Verhältnis Zervix zu Korpus), Ovar (Volumen, Echogenität).

Labordiagnostik:
- Allgemein: BSG, BB, Serumchemie, Urinstatus (Entzündungszeichen, Nephropathie, Hepatopathie, M. Crohn), DHEA, DHEA-S (Adrenarche), 17-β-Östradiol, Testosteron, Dihydrotestosteron (Gonadenfunktion), LH, FSH (Gonadarche; zirkadiane, pulsatile Ausschüttung beachten), TSH, T_4, fT_4, T_3, Prolaktin.
- Weiterführende Diagnostik: Stimulationstests (LHRH, HCG), LH-/FSH-Sekretionsprofile (pubertäre Pulsatilität). Chromosomenanalyse, Augenarzt (Stauungspapille). MRT (intrakranielle Raumforderung), Olfaktometrie (Kallmann-Sy.).

Therapie Bei Hypogonadismus einschleichende Substitution mit Sexualsteroidhormonen. Regelmäßige Befundkontrollen durch pädiatrischen Endokrinologen (Wachstum, Knochenalter).
- Mädchen: Östrogene u. zyklisch Gestagene; z. B. 1.–6. Mon. Östradiolvalerat 0,2 mg/d, 6.–12. Mon. Östradiolvalerat 0,5 mg/d (Tag 1–25) u. zyklisch (Tag 14–25) Chlormadinonazetat 2,0 mg/d, 2. J. Östradiolvalerat 1,0–1,5 mg/d u. zyklisch (Tag 14–25) Chlormadinonazetat 2,0 mg/d, 3. J. Östradiolvalerat 2,0 mg/d u. zyklisch (Tag 14–25) Chlormadinonazetat 2,0 mg/d.
- Jungen: Testosteron; z. B. 1. J. Testosteronenantat 50 mg/Mon. i. m., 2. J. Testosteronenantat 100 mg/Mon. i. m., 3. J. Testosteronenantat 250 mg/Mon. i. m.

10.2.5 Maldescensus testis

Formen Nach Lage Unterscheidung in Bauchhoden (Kryptorchismus), Ektopie, Leistenhoden. Bei Gleithoden lediglich vorübergehende Luxation ins Skrotum möglich. Normvariante ist der Pendelhoden (Lage spontan abwechselnd im Leistenkanal u. Skrotum), keine Ther. erforderlich (▶ 22.7.4).

 Unters. immer in warmer Umgebung u. mit warmen Händen. Auch im Stehen, Liegen u. Schneidersitz.

Differenzialdiagnosen des Kryptorchismus
- Bilateral: Anorchie, Vanishing-Testes-Sy., 46,XX DSD.
- Unilateral: X0/XY-DSD.

Diagnostik
- Sono: Lokalisation der Hoden bei Kryptorchismus.
- HCG-Test: 5.000 IE/m^2 KOF i. m., Testosteronbestimmung vorher u. 72 h nach Injektion (Nachweis von testikulärem Gewebe, Ausschluss Anorchie).
- Inhibin B.

Therapie Beginn ≥ 6. LM. Ziel: Deszensus innerhalb 1. Lj.
- Kombinierte Behandlung mit GnRH tgl. 3 × 2 Sprühstöße à 0,2 mg intranasal über 4 Wo., dann HCG i. m. 500 IE/Wo. × 3. Langfristige Befundkontrollen über Jahre.
- HCG i. m.: 1. Lj. 500 IE/Wo. × 5; 2.–6. Lj. 1.000 IE/Wo. × 5; ab 7. Lj. 2.000 IE Wo. × 5.
- Operative Versorgung: bei Ektopie, Leistenhernie u. Versagen der konservativen Therapie. Primäre OP < 1 Lj. (▶ 22.7.4).

10.3 Schilddrüse

Markus Bettendorf

10.3.1 Struma

Definition Vergrößerte Schilddrüse unabhängig von Ursache u. Funktion.

Einteilung (▶ Tab. 10.2).

Tab. 10.2 Einteilung der Struma	
Stadium	**Klinische Beschreibung**
I	Tastbare Struma
Ia	Bei normaler Kopfhaltung nicht sichtbare Struma
Ib	Bei rekliniertem Hals sichtbare Struma
II	Bei normaler Kopfhaltung sichtbare Struma
III	Deutlich sichtbare Struma

Objektivierung u. Quantifizierung durch sonografische Volumetrie! Populationsspez., altersabhängige Normalwerte entsprechend der Jodversorgung.

Klinik Meist asymptomatisch (abhängig von Schilddrüsenfunktion), lokales Kloß- o. Druckgefühl, inspiratorischer Stridor, Schluckbeschwerden.

Differenzialdiagnosen Jodmangel, Immunthyreopathien (Hashimoto-Thyreoiditis, M. Basedow), Entzündungen, Tumoren, thyreoidale Enzymdefekte, Hormonresistenz, Systemerkr. (z. B. Zystinose).

Diagnostik
- Körperl. Unters.:
  - Palpation: diffuse o. knotige Vergrößerung, solitärer Knoten, Verhärtung, Temperatur (bakt. Thyreoiditis), Verschieblichkeit (Tumor).
  - Auskultation: Strömungsgeräusch o. Schwirren bei starker Vaskularisierung (Hyperthyreose).
  - Halsumfang zur Verlaufsbeobachtung.
- Sono: Größe u. Struktur der Schilddrüse. Umschriebene Veränderungen (Knoten, Zysten).
- Labordiagn.: TSH, T_4, fT_4, T_3 (Schilddrüsenfunktion). AK gegen thyreoidale Peroxidase (TPO-AK), Thyreoglobulin (Tg-AK, z. B. bei Hashimoto-Thyreoiditis), TSH-Rezeptor (TRAK, z. B. M. Basedow).

Therapie Bei blander Struma Jodid: Sgl. 50–100 µg/d, Kinder 100 µg/d, > 10 J. 50–200 µg/d. Alternativ L-Thyroxin (▶ 10.3.2) o. L-Thyroxin-Jodid-Kombination. Bei Autoimmunthyreoiditis mit Hypothyreose o. Struma L-Thyroxin ▶ 10.3.2). Bei Hyperthyreose ▶ 10.3.3.

0.3.2 Hypothyreose

Definition Unzureichende Versorgung des Organismus mit Schilddrüsenhormon. Im Kindesalter Verzögerung aller Reifungsvorgänge (psychomotorische Entwicklung, Knochenreifung, Dentition, Pubertät).

10

Ätiologie

Primäre Hypothyreose: unzureichende Hormonbildung in der Schilddrüse. TSH i. P. hoch, T_4/T_3 i. P. ↓.

- Konnatale Hypothyreose: häufigste angeb. Endokrinopathie; bei 1 : 3.500 NG. 80–90 % Entwicklungsstörung der Schilddrüse ($\approx$ 40 % Athyreose, $\approx$ 35 % ektope Schilddrüse, $\approx$ 25 % Hypoplasie), 10–20 % Defekte der Schilddrüsenhormonsynthese. Transient: Jodmangel, Jodkontamination, mütterliche AK, pränatal thyreostatische Ther. der Mutter.
- Erworbene Hypothyreose: Radiatio, OP, Medikamente, Hypoplasie, Thyreoiditis (Hashimoto): chron., lymphozytäre Entzündung mit Fibrose u. Atrophie. Initial Hyperthyreose möglich, oft Euthyreose o. selten Hypothyreose. Nachweis von Auto-AK i. S. gegen TPO und/oder Thyreoglobulin (**cave** bei 10–20 % Gesunder pos. AK-Nachweis), Assoziation mit anderen Autoimmunerkr. (z. B. Diab. mell. Typ 1, Zöliakie, Adrenalitis). Sono zur Diagnosesicherung: Schilddrüsenvolumen normal, vergrößert o. verkleinert, aber Echogenität vermindert, Perfusion erhöht. Ther. mit L-Thyroxin nur bei Hypothyreose. Kein Jodid.

Sek. Hypothyreose: TSH i. S. ↓. T_4/T_3 i. P. ↓.

- Konnatale Hypothyreose (Häufigkeit $\approx$ 1 : 110.000): isolierter TRH- o. TSH-Mangel; Panhypopituitarismus. Klinik evtl. protrahiert.
- Erworbene Hypothyreose: zentrale Tumorerkr., nach Radiatio o. OP.

Klinik

- Bei konnataler Hypothyreose: Leitsymptom ist das im Screening erhöhte TSH. Typische klin. Symptome stellen sich erst in den ersten Lebenswochen ein.
- Adynamie, Trinkunlust, Obstipation, trockene/marmorierte Haut, stumpfe Haare, offene kleine Fontanelle, retardiertes Skelettalter, Icterus neonatorum prolongatum, Muskelhypotonie, Nabelhernie, Bradykardie, Anämie, Kleinwuchs, verzögerte Dentition, psychomotorische Retardierung (abhängig von Beginn), Myxödem.

Diagnostik

- **TSH-Screening:** immunologische Bestimmung von TSH im Trockenblut (nativ). Sek. Hypothyreosen (selten) werden nicht erfasst! Probenentnahme 36.–72. Lebensstunde bei **allen** NG. Bei unreifen o. kranken Kindern Zweitscreening (aber nie auf primäres Screening verzichten). Bei auffälligem Befund (TSH ↑) Kontrolle (TSH, T_4, fT_4, T_3) i. P. (▶ Abb. 10.3), Beginn Ther. nach Diagnosestellung.
- ! Kein automatischer Ausschluss einer Hypothyreose im Sgl.-Alter auch nach einem vermeintlich normalen (anamnestisch) Screeningergebnis.
- ! Störfaktoren mit falsch pos. o. neg. Werten: frühere Abnahme, Nabelschnurblut, Transfusion, Austauschtransfusion, Frühgeburtlichkeit, Intensivther., Medikamente: Dopamin, Steroide (systemisch u. inhalativ), Jod (Desinfektio des Geburtskanals o. des Kinds; Kontrastmittel; Medikamente).
- **Nachsorgeprogramm bei angeborener Hypothyreose:** Befundkontrollen bis TSH-Normalisierung wöchentlich (Ziel: TSH < 10 mE/ml innerhalb 3 Wo.), in 1. u. 2. Lj. 3-monatlich, dann 6-monatlich u. nach dem 6. Lj. jährlich mit Bestimmung von TSH, T_4, fT_4, T_3, (Tg) i. P., Größe, Gewicht, KU u. Zahnstatus. Langfristige Kontrollen von BB u. Serumchemie (Nieren-, Leberfunktion, Cholesterin, Triglyzeride, AP). Hörtest im 6. u. 12. LM. Regelmäßiger neurol. Status. Entwicklungstest (Griffith) mit 2 J. Psychologische Testung im 5. (KABC) u. 8. Lj. (HAWIK). Bestimmung des Knochenalters nur bei pathol. Wachstum Sono der Schilddrüse (Aplasie, Hypoplasie, Ektopie, Struma) im 2. Lj.

- Körperl. Unters.: bei Sgl. Palpation der Fontanellen, Schädelnähte u. Bruchpforten (Nabel). Beurteilung der Haare u. Haut (Turgor, Kolorit). Zahnstatus (Dentition). HF. Neurol. Status (Reflexe, Muskeltonus). Pubertätsstadien nach Tanner (▶ 10.2.4).
- Auxologie: Körpergröße, Wachstumsgeschwindigkeit, Gewicht, KU.
- Labor: TSH ↑, T_4, fT_4, T_3 ↓ (TSH ↓ bei sek. Hypothyreose). BB (normochrome Anämie), Cholesterin ↑, Thyreoglobulin (Nachweis von Schilddrüsengewebe; Verlaufskontrolle nach Schilddrüsenkarzinom; Kontrolle der Compliance bei T_4-Substitution). Bei V.a. Hashimoto-Thyreoiditis AK gegen thyreoidale Peroxidase (TPO) ↑ u. gegen Thyreoglobulin (TAK) ↑. TRH-Test bei V.a. latente Hypothyreose (TSH ↑, T_4, T_3 n).
- Sono Schilddrüse: Volumenbestimmung, Echogenität (↓ bei Hashimoto-Thyreoiditis).
- Knochenalter: Bestimmung vor dem 6. LM nach Senecal (Rö von Knie u. Fußwurzel), danach nach Greulich u. Pyle (Rö li. Hand u. Handwurzel) → Retardierung.

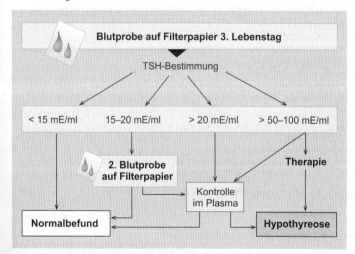

Abb. 10.3 Hypothyreose-Screening [L157/T551]

Therapie Steuerung nach Klinik (z.B. Wachstum) u. regelmäßiger Kontrolle der Schilddrüsenparameter i.P. Ziel: TSH niedrig (< 4 µU/ml), T_3/T_4 im altersentsprechenden Normalbereich. Richtdosierung: L-Thyroxin 100 µg/m² KOF = 2–12 µg/kg KG/d. FG 12 µg/kg KG/d; NG 12–15 µg/kg KG/d (NG/Sgl. 25–50 µg/d); KK 75 µg/d; SK 100 µg/d; Jgl. 150 µg/d. Bei erworbener Hypothyreose einschleichende Therapie. Keine Behandlung bei euthyreoter Hashimoto-Thyreoiditis ohne Struma.

Selbsthilfegruppen
Die Schmetterlinge e.V. – Schilddrüsenbundesverband, Postfach 10 08 11, 45008 Essen, http://www.sd-bv.de, Telefon: 0201–8718451, Telefax: 0201–3328273, E-Mail: info@die-schmetterlinge.de.

10.3.3 Hyperthyreose

Definition Folge einer vermehrten Schilddrüsenhormonwirkung unabhängig von der Ursache.

Ätiologie
- M. Basedow: konnatal, erworben.
- Autoimmunthyreoiditis (Hashitoxikose; vorübergehend).
- Autonomie (Adenom).
- TSH-vermittelte Hyperthyreose.
- Medikamente: Hyperthyreosis factitia, Jod, Amiodaron.
- T_4-Hyperthyreose: T_4 ↑, fT_4 n; euthyreote Stoffwechsellage; keine Ther. erforderlich. Ursachen sind familiäre TBG-Erhöhung, familiäre Dysalbuminämie, Östrogene („Pille").

Klinik Unruhe, Nervosität, Schlafstörung, Schwitzen, Enuresis, Konzentrationsschwäche, abfallende Schulleistung, Veränderung des Schriftbilds (!), Gewichtsabnahme bei gutem Appetit, Diarrhö, Tachykardie, Muskelschwäche, Hyperreflexie, Ophthalmopathie (weite Lidspalte, Lidschlag selten, Exophthalmus).

Diagnostik
- Labor: TSH ↓, T_4, fT_4, T_3 ↑, TRAK ↑ u. TPO-AK.
- Sono: Volumen (meist ↑), Echogenität, Perfusion (↑), umschriebene Veränderungen (Knoten).
- EKG: HF (↑), Rhythmus.
- Exophthalmometrie (nach Hertl).
- Szintigrafie: Differenzierung knotiger Veränderungen (Autonomie).

Therapie Thyreostatisch, z. B. Carbimazol für ≥ 1–2 J.: z. B. initial 0,5–1 mg/kg KG; nach 6–8 Wo. Dosisreduktion o. zusätzlich L-Thyroxin. NW: Granulozytopenie, Exantheme, Neuritis. Engmaschige Befundkontrollen. Initial auch Behandlung der adrenergen Symptome: z. B. Propranolol 1 mg/kg KG/d. Bei ernsten NW u. Rezidiv OP o. alternativ Radiojodther. Bei Autonomie primäre OP.

10.4 Nebenschilddrüse

Markus Bettendorf

10.4.1 Hyperparathyreoidismus

Definition Vermehrte PTH-Ausschüttung.

Ätiologie
- **Primärer Hyperparathyreoidismus:** sporadisch (Adenom), familiär (isoliert o. im Rahmen einer multiplen endokrinen Neoplasie MEN I u. II), hypokalziurische Hyperkalzämie.
- **Sek. Hyperparathyreoidismus:** kalzipenische Rachitis, Niereninsuff., Pseudohypoparathyreoidismus (▶ 10.4.3).

Klinik
- Zeichen der Hyperkalzämie: Anorexie, Übelkeit, Erbrechen, Muskelschwäche, Gewichtsabnahme, psychische Veränderungen, BR-Erhöhung.
- Zeichen der Hyperkalziurie: Polyurie, Polydipsie, Nephrolithiasis, Nephrokalzinose.
- Knochenschmerzen.

Diagnostik

- Labor: Gesamtkalzium ↑ (bei Pseudohypoparathyreoidismus ↓), Phosphat ↓, intaktes PTH (1–84) ↑, Krea, Harnstoff (Nierenfunktion). AP, 25-Hydroxyvitamin-D, 1,25-Dihydroxyvitamin-D (Rachitis). Kalzium-/Krea-Clearance (Hyperkalziurie, Niereninsuff.).
- Familienunters. bei primärem Hyperparathyreoidismus (MEN).
- Sono: Nebenschilddrüse, Hals (Adenom o. Hyperplasie der Nebenschilddrüse). Bei Hyperkalziurie Sono Nieren (Verkalkungen?).

Therapie   Behandlung der Grunderkrankung. Bei Adenomen OP. Bei hyperkalzämischer Krise Hydrierung mit 0,9 % NaCl-Lsg., Furosemid (Ca^{2+}-Ausscheidung), Kalzitonin o. Biphosphonate.

10.4.2 Hypoparathyreoidismus

Definition   Verminderte PTH-Sekretion o. verminderte PTH-Wirkung. Folgen sind Hypokalzämie u. Hyperphosphatämie.

Ätiologie

- **Primärer Hypoparathyreoidismus:** Sporadisch: Manifestation im NG-Alter (transitorisch o. persistierend: isoliert, DiGeorge-Sy.) o. nach dem NG-Alter. Familiär: isoliert; Blizzard-Sy. (Polyendokrinopathie Typ I); mit Schwerhörigkeit u./o. Nephropathie; mit ausgeprägtem Kleinwuchs u. psychomotorischer Entwicklungsverzögerung.
- **Sek. Hypoparathyreoidismus:** Postop.; Hypomagnesiämie; Bestrahlung; Hämosiderose; Infiltration z. B. bei Schilddrüsentumor.

Klinik   Tetanie, z. B. Laryngospasmus, Chvostek-Zeichen (bei Beklopfen der Wange Zuckungen im Gebiet des N. facialis) u. Trousseau-Zeichen (Pfötchenhaltung nach Kompression des Oberarms), Parästhesien, generalisierte o. fokale Anfälle, psychische Veränderungen, Pseudotumor cerebri, Verkalkungen (peripher, zerebral), hypokalzämische Katarakt, Zahnanomalien, Alopezie, Brüchigkeit der Nägel, Verlängerung der QT-Zeit.

Diagnostik

- Labor: Gesamtkalzium ↓, Ca^{2+} ↓, Phosphat ↑, intaktes PTH (1–84) ↓, Mg^{2+}, Gesamteiweiß, BGA (normal), Krea (Nephropathie).
- Rö/CT: Nachweis von Verkalkungen.
- Augenarzt: Katarakt.
- EKG: Verlängerung der QT-Zeit.

Therapie

- Akut: 1–2 ml 10 % Kalziumglukonat/kg KG i. v.
- Dauerther.: 0,5–1 g Kalzium p. o.; 50 µg/kg KG Vitamin D_3 (2.000 E/kg KG) o. 50 ng/kg KG 1,25-$(OH)_2$-Vit.-D_3 p. o. Ther.-Ziel: Kalzium i. S. ~ 2 mmol/l (**cave:** Hyperkalziurie), Kalzium i. U. ~ < 0,1 mmol/kg(4 mg/kg)/d o. < 0,7 mmol/mmol Krea (0,25 mg/mg).

10.4.3 Pseudohypoparathyreoidismus

Definition   PTH-Endorganresistenz. Nach PTH-Injektion kein cAMP-Anstieg U. u. i. P. Defekt des Adenylatzyklasesystems o. der Übertragung der cAMP-Botschaft. Gehäufte Assoziation mit Hypothyreose, Hypogonadismus, nephrogenem Diab. insip., Prolaktinmangel.

10

Klinik ▶ 10.4.2.
- Symptome meist erst im Schulalter.
- **Hereditäre Albright-Osteodystrophie** (kann aber auch fehlen): Kleinwuchs, rundes Gesicht, kurzer Hals, gedrungener Körperbau, geistige Retardierung, Brachydaktylie, subkutane Verkalkungen.

Diagnostik ▶ 10.4.2.
- Labor: Gesamtkalzium n/↓, Ca^{2+} n/↓, Phosphat n/↑, intaktes PTH (1–84) n/↑.
- Parathormoninfusionstest: cAMP-Ausscheidung i. U. Meist kein Anstieg bei Pseudohypoparathyreoidismus.
- Rö li. Hand: Brachymetakarpie IV u. V.

Therapie Wie bei Hypoparathyreoidismus (▶ 10.4.2). Aber Ther.-Ziel Kalzium i. S. ~ 2,5 mmol/l (Suppression PTH), Kalzium i. U. ~ < 0,1 mmol/kg (4 mg/kg/d) o. < 0,7 mmol/mmol Krea (0,25 mg/mg).

10.5 Nebennierenrinde

Markus Bettendorf

10.5.1 Cushing-Syndrom/M. Cushing

Definition Klin. Auswirkungen eines chron. Hyperkortisolismus.

Ätiologie
- **M. Cushing:** hypothalamisch-hypophysär bedingt. Hypophysenadenom (ACTH ↑), vermehrte hypothalamische CRH-Sekretion.
- **Cushing-Sy.:** peripherer Hyperkortisolismus. Iatrogen. NNR-Tumoren (Karzinom, Adenom), paraneoplastische ACTH-/CRH-Produktion.

Klinik Stammfettsucht, Vollmondgesicht, Stiernacken, Kleinwuchs, Striae distensae, Plethora, Seborrhö, Akne, Knochenschmerzen (Osteoporose), Myopathie mit Muskelschwäche, Kardiomyopathie, Hypertonus, pathol. Glukosetoleranz, Psychosen.

Diagnostik
- Kortisoltagesprofil i. P. o. im Speichel: Bestimmung von Kortisol um 6:00, 12:00, 18:00, 24:00 Uhr (↑, Tagesrhythmik aufgehoben). Parallel ACTH i. P. (bei M. Cushing ↑); DHEA-S, Testosteron; freies Kortisol in 24-h-Urin (↑).
- BB, E'lyte, BZ, Krea, Harnstoff.
- Sono der NNR (Adenom, Karzinom, Hyperplasie), Schädel-MRT (zentrale Raumforderung).
- Funktionsdiagn.: Dexamethason-Test (Suppression? DD Malignom). CRH-Test (ACTH-Stimulation? DD ektope ACTH-Produktion).

Therapie
- OP bei Tumoren (M. Cushing, Cushing-Sy.). **Cave:** postop. Steroidentzugssy. (▶ 10.5.3). Bei Karzinom abhängig vom Lokalbefund zytostatische Behandlung.
- Iatrogen: Dosisreduktion, alternierende Behandlung.

Selbsthilfegruppen
Netzwerk Hypophysen- u. Nebennierenerkrankungen e. V., Geschäftsstelle, Waldstr. 53, 90763 Fürth, Telefon (0049-)(0)911-9792009-0, Telefax (0049-) (0)911-9792009-79, E-Mail: netzwerk@glandula-online.de.

10.5.2 Hyperaldosteronismus

Definition   Überfunktion der NNR mit Mineralokortikoidexzess.

Ätiologie
- **Primärer Hyperaldosteronismus:** Conn-Sy. (autonome Aldosteronüberproduktion).
- **Sek. Hyperaldosteronismus (erhöhtes Renin):**
  - Mit Hypertonus: renovaskuläre Fehlbildungen, Nierentumoren, Tumoren des juxtaglomerulären Apparats.
  - Ohne Hypertonus: renaler Salzverlust, Bartter-Sy. (▶ 8.4.3).

Klinik
- Conn-Sy.: art. Hypertonus, hypokaliämische Alkalose, Hypernatriämie. Polydipsie, Kopfschmerzen, Schwindel, Parästhesien, Muskelschwäche, Kleinwuchs.
- Sek. Hyperaldosteronismus: hypokaliämische Alkalose, Hypochlorämie, Obstipation, Muskelschwäche, Kleinwuchs.

Diagnostik
- Labor: BGA (Alkalose), Na^+ ↑, K^+ ↓, Aldosteron i. P. (↑), Plasmareninaktivität o. Konzentration (↓ bei Conn-Sy.; ↑ bei sek. Hyperaldosteronismus), Aldosteronausscheidung im 24-h-Urin (↑).
- CT o. MRT der NNR: Nachweis eines Adenoms o. Karzinoms.
- Blutdruck: Hypertonus.

Therapie   OP bei Adenom u. Karzinom. Behandlung der Grunderkr. bei sek. Hyperaldosteronismus.

10.5.3 Primäre Nebennierenrindenunterfunktion

Ätiologie
- **Chron. NNR-Insuff. (M. Addison):** kongenitale NNR-Hypoplasie o. -Aplasie, Autoimmunadrenalitis, Adrenoleukodystrophie (peroxisomale Störung mit vermindertem Abbau sehr langkettiger Fettsäuren), Infektionen (Tuberkulose).
- **Partielle Defekte:** isolierter Glukokortikoidmangel (Triple-A-Sy.: Achalasie, Alakrimie, M. Addison), isolierter Mineralokortikoidmangel.

Klinik   Müdigkeit, Adynamie, Konzentrationsschwäche, Gewichtsverlust, Erbrechen, Übelkeit, Durchfälle, Hypoglykämien, Hypotonie, Hyperpigmentierung (Handinnenflächen, Narben), Kleinwuchs.

Diagnostik
- Labor: Na^+ ↓, Cl^- ↓, K^+ ↑, BGA (metab. Azidose), BZ ↓, ACTH ↑ u. Kortisol ↓ i. P. (Tagesprofil). Aldosteron i. P. ↓, Plasma-Renin-Aktivität ↑. Kortisol i. U. ↓. NNR-AK. Überlangkettige Fettsäuren (C26).
- ACTH-Test: Stimulation von Kortisol (?), da basale Spiegel noch normal sein können.

Therapie
    Dauerther.: Hydrocortison p. o. (z. B. Tbl.; bei niedrigen Dosierungen Briefchen anfertigen lassen) 12–15 mg/m^2 KOF/d; 50 % morgens, 25 % mittags, 25 % abends u. Fludrokortison p. o. 0,05–0,2 mg/d in 2–3 ED.
    Stresssituationen: 2–4-fache Tagesdosis Hydrocortison.
    Notfallausweis für Pat. ausstellen!

10

⚡ Akute primäre NNR-Insuffizienz
- **Ätiologie:** NNR-Blutung, Sepsis, KO des M. Addison.
- **Klinik:** Hypotonie, Tachykardie, Dehydratation, Apathie, Schock, Hypoglykämien.
- **Labor:** Hyponatriämie, Hypochlorämie, Hyperkaliämie, metab. Azidose.

Therapie
- Hydrocortison (z. B. Präparat, das keinen Alkohol enthält) i. v. Bolus: < 6 Mon. 25 mg, < 6 J. 50 mg, > 6 J. 100 mg. Anschließend 100–150 mg/ m² KOF/d (2–4 mg/kg KG/d) als Dauertropfinfusion.
- Volumensubstitution: 20 ml/kg KG über 30 Min. (450 ml 0,9 % NaCl + 50 ml Glukose 40 %); anschließend 1.500 ml/m² + 10 % des KG (Flüssigkeitsverlust; 450 ml 0,9 % NaCl + 50 ml Glukose 40 %). Im Schock Humanalbumin.
- Bei Hyperkaliämie: Kalziumglukonat 10 % 0,5–1 ml/kg KG i. v.; Kationenaustauscher-Präparat rektal. Insulin i. v. (▶ 10.1).
- Bei ausgeprägter, persistierender metab. Azidose: vorsichtig Natriumbikarbonat (▶ 9.6).

10.5.4 Adrenogenitales Syndrom (AGS)

Definition Aut.-rez. Enzymdefekte der Steroidhormonbiosynthese mit/ohne Salzverlust o./u. mit/ohne Virilisierung.

Ätiologie Klassisches AGS (21-Hydroxylase-Mangel): durch ineffektive Biosynthese von Kortisol u. Aldosteron Erhöhung von ACTH, adrenale Hyperplasie u. vermehrte Androgenproduktion. Früh- u. Spätformen.

Klinik
- Salzverlustsy.: Auftreten in den ersten Lebenswochen. Hypotone Dehydratation, Schock, Erbrechen, Hyponatriämie, Hyperkaliämie, metab. Azidose.
- Mädchen: normales inneres Genitale, maskulinisiertes äußeres Genitale. Hyperpigmentierung des Genitales (46, XX DSD ▶ 10.2.3).
- Jungen: verstärkte Pigmentierung des Genitales, Penisvergrößerung, aber Testes klein (Pseudopubertas praecox ▶ 10.2.4).

Diagnostik
- Screening aller NG (17-OH-Progesteron).
- Klin. Unters.: Hautturgor, Hyperpigmentierung, virilisiertes weibliches Genitale, Kryptorchismus, Hypospadie.
- BGA (metab. Azidose), Na⁺ ↓, K⁺ ↑, BZ ↓. 17-OH-Progesteron ↑, ACTH ↑, Plasmareninaktivität ↑, Testosteron ↑. 24-h-Urin: Pregnantriol ↑. **DD** seltene AGS-Formen: Multisteroidanalyse i. S., Urinsteroidprofil.
- Chromosomenanalyse (Genotyp). DNA-Analyse (auch pränatal möglich).

Therapie
- Dauerther.: Hydrocortison p. o. (z. B. Tbl.; bei niedrigen Dosierungen Briefchen anfertigen lassen); 15 mg/m² KOF/d; 50 % morgens, 25 % mittags, 25 % abends u. Fludrokortison p. o. 0,05–0,2 mg/d in 2–3 ED. Im 1. Lj. zusätzlich NaCl oral (0,5–1 g/d in mehreren ED).
- Stresssituationen: z. B. OP, hoch fieberhafte Infekte. 2–4-fache Tagesdosis Hydrocortison (▶ 10.5.3).
- ! Notfallausweis für Pat. ausstellen!

Selbsthilfegruppen
AGS-Eltern- und Patienteninitiative e. V., Baumschulenstr. 1, 89359 Kötz, https://www.ags-initiative.de, Telefon 08221–96 35 37, Fax 08221–96 35 38, E-Mail: geschaeftsstelle@ags-initiative.de.

10.5.5 Sekundäre Nebennierenrindenunterfunktion

Definition Verminderte Glukokortikoidsynthese durch mangelnde ACTH-Ausschüttung; i. d. R. kein Salzverlust.

Ätiologie Isolierter ACTH-Mangel o. Panhypopituitarismus. Hypothalamische Fehlanlagen, Tumoren. Iatrogen nach Absetzen einer Glukokortikoidther. (> 1 Wo. Ther.-Dauer) → Glukokortikoidther. (systemisch, inhalativ) langsam ausschleichen (▶ Tab. 10.3).

Tab. 10.3 Glukokortikoide – Potenz synthetischer Steroide (gemessen an der antiinflammatorischen Wirksamkeit)

Medikament (Beispiel)	Glukokortikoide Wirkung
Kortisol	1
Prednisolon	4–5
Methylprednisolon	5–6
Dexamethason	25–30
Betamethason	30

Klinik ▶ 10.5.3. Demaskierung der NNR-Insuff. oft erst in Stresssituationen. Notfallausweis.

Diagnostik ▶ 10.5.3. CRH-Test o. Insulin-Hypoglykämie (alternativ ACTH-Test) zur Überprüfung der stimulierbaren Kortisolausschüttung.

Therapie ▶ 10.5.3.

10.6 Wasserhaushalt

Markus Bettendorf

10.6.1 Diabetes insipidus

Ätiologie
- Zentral: passagerer o. permanenter ADH-Mangel des Hypothalamus o. Transportstörung zum Hypophysenhinterlappen. Idiopathisch, familiär (aut.-dom.) o. sek. (postop., Tumor [z. B. Germinom, Kraniopharyngeom ▶ 12.9] o. Metastasen, Leukämie, Enzephalitis, SHT, vaskuläre Prozesse, angeb. Fehlbildungen).
  Renal: mangelndes Ansprechen der Niere auf ADH (▶ 8.4.2).

Klinik Polyurie u. Polydipsie (auch nachts), Dehydratation, Müdigkeit, Fieber, Gedeihstörung, Erbrechen.

Differenzialdiagnosen Habituelle Polydipsie. Hyperkalziurie. Niereninsuffizienz. Hypertone Dehydratation: Diab. mell., Ther. mit osmotischen Diuretika.

Diagnostik
- Bilanzierung der Flüssigkeit.
- Serum: Na$^+$ ↑, Cl$^-$ ↑, Osmolarität ↑ (gleichzeitig Urinosmolarität ↓). Tumormarker (β-HCG bei Germinom), ADH ↓.
- Urin: Volumen ↑ (Ausfuhr > Einfuhr), spez. Gewicht, Osmolarität ↓.
- Durstversuch: nur stat. unter engmaschiger Gewichts- u. Kreislaufüberwachung. Bei Diab. insip. neurohumeralis ohne Flüssigkeitszufuhr fehlende Konzentrationsfähigkeit des Urins bei gleichzeitigem Na$^+$- u. Serumosmolaritätsanstieg mit Verlust von mehr als 10 % des KG (▶ 8.4.2).
- DDAVP-Test: nach Gabe von DDAVP (5–20 µg nasal) kein Anstieg der Urinosmolarität bei Diab. insip. renalis (DD zu Diab. insip. neurohumeralis).
- MRT: bei Diab. insip. neurohumeralis auch bei initial unauffälligem Befund. Kontrollen über Jahre (Diab. insip. kann Frühsymptom eines Tumors sein).

Therapie ADH-Substitution nasal o. oral. Einschleichende, individuelle Dosierung: z.B. Desmopressin nasal 1–2 × 2,5–20 µg/d. NG reagieren sehr sensibel → Dosis reduzieren u. individuell austitrieren. Überdosierung kann zu hyponatriämischer Hyperhydratation führen (▶ 9.2.2). Diab. insip. renalis (▶ 8.4.2).

10.6.2 Inadäquate ADH-Sekretion (SIADH; Schwartz-Bartter-Syndrom)

Definition Inadäquat hohe Sekretion von ADH.

Ätiologie SHT, Meningitis/Enzephalitis, primäre Hirntumoren (z.B. Kraniopharyngeom), intrakranielle Blutungen, Hydrozephalus, Lungenerkr. (Pneumonien, CF), Überdruckbeatmung, Medikamente (Vincristin, Cisplatin, Carbamazepin).

Klinik Akute Hyponatriämie: Übelkeit, Kopfschmerzen, Muskelkrämpfe, Somnolenz, Koma. Letalität ≥ 10–15 %. Meist keine Beschwerden bei chron. Hyponatriämie.

Differenzialdiagnosen Primäre Polydipsie, Infusion hypoosmolarer Lsg., M. Addison, Leberzirrhose, HI, akutes Nierenversagen.

Diagnostik
- Labor: Serum-E'lyte (Na$^+$ ↓), Osmolarität ↓, BB (Hkt ↓), Krea, Harnstoff.
- Urin: E'lyte (Na$^+$ ↑), Osmolarität ↑.
- Flüssigkeitsbilanz (pos.) u. Gewichtskontrollen (Zunahme).

Therapie
- Behandlung der Grundkrankheit.
- Flüssigkeitsrestriktion (≈ 60 % des Grundbedarfs) ≈ 1.000 ml/m^2 KOF/d. Evtl. Diuretika, z.B. Furosemid 1 mg/kg KG i.v.
- Langsame Normalisierung des Serumnatriums anstreben! Im Notfall bei Na < 125 mmol/l u. neurol. Symptomen auch vorsichtige Na$^+$-Zufuhr.
- Künftig selektive Vasopressinrezeptorantagonisten (V2; noch keine Zulassung im Kindesalter)

10.7 Kinder- und Jugendgynäkologie

Kerstin Porrath

10.7.1 Vulvaveränderungen

Vulvovaginitis

Häufigste kindergynäkologische Erkr., bis zu 60 % der Pat. Altersgipfel 3.–6. u. 12.–14. Lj.

Ätiologie

- Unspez. Vulvovaginitis: bakt. Infektion der östrogenarmen Scheide in der hormonellen Ruhephase, > 60 % Mischflora, Enterokokken u. E. coli. Häufige Problemkeime Streptokokken u. Staph. aureus (z. B. bei HNO-Erkr.).
- Spez. Vulvovaginitis: sehr selten meist nach Pubertätsbeginn (Chlamydien, Gardnerella, Trichomaden, Gonorrhö). **Cave:** vertikale Infektion. Vulvovaginalkandidose in der hormonellen Ruhephase Rarität. Benötigt das östrogenisierte Milieu der Neonatalperiode u. Pubertät.
- „Endogene" Ursachen: dyshormonaler Fluor, Allgemeinerkr. (z. B. HNO-Bereich, HWI, Gastroenteritis, Miktionsstörungen).
- Äußere Einflüsse: Fremdkörper, Darmparasiten (Oxyuren), Allergien, chemische (z. B. Waschzusätze) u. mechanische Ursachen.
- Viruserkr.: Herpes genitalis, Molluscum contagiosum, Condylomata acuminata, Varizellen.

Klinik

- Rötung (Introitus vaginalis, Vulva, perivulvär, perianal).
- Fluor vaginalis: weißlich-serös (Mischflora), gelblich-eitrig (z. B. Streptokokken, Staph. aureus), weißlich-käsig (Mykose), bräunlich-blutig (Fremdkörper, Streptokokken).
- Brennen u. Schmerzen: anhaltend o. bei Miktion.
- Juckreiz, Kratzspuren, Effloreszenzen (Superinfektion).
- Spez. Hautveränderungen (z. B. Mollusca, Kondylome).
- ! Keine Keimaszension im Kindesalter!
- ! **Cave:** entzündliche Darmerkr. → Mitreaktion der Adnexe.

Diagnostik

- Anamnese (!), insbes. Genitalhygiene, Waschzusätze, Sitzposition bei Miktion (vag. Reflux), rezidiv. HWI, analer Juckreiz, beengende Kleidung, Selbststimulation.
- Inspektion (Lichtquelle!) in Rückenlage. Traktion u. Separation der Labien. Evtl. Knie-Ellenbogen-Position.
- Abstrich (hinteres Scheidengewölbe ohne Berührung der Vulva) mit Säuglingsmagensonde (Ch 4–8) – distaler Teil → Kulturmedium. Evtl. angefeuchteter Watteträger o. steriler Harnkatheter. Nativpräparat u. Kultur, ggf. Rachen- u. Analabstrich (z. B. Streptokokken).
- Vaginoskopie immer bei blutigem Fluor, V. a. Fremdkörper u. therapieresistenten, rezidiv. Vulvovaginitiden.

Therapie Lokalther. mit estriolhaltiger Creme u. Sitzbädern (z. B. Tannolact, Kamillosan, Schwarz- u. Schachtelhalmtee). Selten antibiotikahaltige Lsg. intravaginal (Tropfpipette) o. systemische Antibiose notw. Ggf. Behandlung einer Grunderkrankung. Spez. (Parasiten, Viren).

10

Synechie der kleinen Labien

Ätiologie   Nichtinfektiöse Vulvaveränderung. Partielle o. subtotale Verklebung der Labia minora im nichtöstrogenisierten Milieu. Trigger: Infektionen, mangelnde Genitalhygiene, Reibung.

Therapie
- Lokal estriolhaltige Creme (z. B. 2 ×/d, 2–6 Wo.),
- ggf. Infektionsbehandlung,
- bei symptomatischer Synechie (HWI, urethrovaginaler Reflux, Miktionsstörung etc.) manuelle Lösung stumpf o. per Knopfsonde, ggf. in Sedierung (Midazolam).

Lichen sclerosus

Nichtinfektiöse Vulvaveränderung.

Ätiologie   Unklar; diskutiert werden Borrelieninfektion, Autoimmunphänomen, Assoziation mit atopischen Erkradnkungen. Familiäre Häufung.

Klinik   Trockene, gerötete Haut, weißliche Veränderung der Vulva. Quälender Juckreiz, Kratzeffloreszenzen, Einblutungen. Nach Abheilung weißliche atrophische Hautareale mit Hyperkeratose u. Sklerose perivulvär/perianal (Sanduhrkonfiguration).

Differenzialdiagnosen   Mykosen, atopisches Ekzem, Genitaltrauma, sexueller Missbrauch.

Diagnostik   Klin., nur in seltenen Fällen histologisch.

Therapie
- Schonende Hygiene, Sitzbäder, Basisther. mit lokal fettender Creme tgl., intermittierend Estriolcreme lokal.
- Lokale Applikation von Kortikoidcremes (z. B. Clobetasolproprionat 0,05 % 2 ×/d für 2–3 Mon.).
- Langfristige „Begleitung" der Pat. Definitive Heilung nicht möglich. Besserung durch körpereigene Östrogenproduktion in der Pubertät, z. T. völlige Beschwerdefreiheit u. histologische Remission. Maligne Entartung im Kindesalter nicht bekannt, Risiko (Vulvakarzinom) vom Langzeitverlauf abhängig.

Labienhyperplasie

Ätiologie   Nichtinfektiöse Vulvaveränderung. Erhöhte Ansprechbarkeit der Östrogenrezeptoren der kleinen Labien auf gesteigerte Hormonproduktion.

Klinik   Ein- o. beidseitig. Oft erheblich störend (Normalempfinden, Hygiene, Fahrradfahren).

Therapie   Beratung; ggf. Korrektur (Laser) nach Menarcheeintritt.

10.7.2 Sexueller Missbrauch

▶ 24.3.

Definition   Alle sexuellen Handlungen eines Erw. o. Jgl. mit, an o. vor einen Kind, die dazu dienen, die eigenen Bedürfnisse nach Nähe u. Intimität, Macht ι Kontrolle, Sex zu befriedigen.

Genaue Zahlen existieren nicht (hohe Dunkelziffer). Mädchen sind wesentlic häufiger betroffen als Jungen. In über 80 % kennt das Mädchen den Täter vorhe (Vater, Stiefvater, Onkel). Der Missbrauch ist meist chronisch. Er findet oft in d‹

Wohnung des Kinds statt, auch mit Wissen anderer Familienmitglieder (Mutter). Häufig sind Belohnungsangebote, Zwang, Drohung o. körperl. Gewalt. Angst u. Schuldgefühle des Kinds erschweren oft die Aufdeckung.

Klinik Es gibt kein spez. „Missbrauchsyndrom". Hinweisend sind meist emotionale u./o. Verhaltensstörungen, seltener körperl. Symptome. Das Alter des Kinds bestimmt im Wesentlichen die Art der Störung. Wichtigstes Element der Diagnose: Aussage des Kinds.

Hinweise im Verhalten: Distanzlosigkeit (ungewöhnlich schnelle, auch körperl. Kontaktaufnahme gegenüber Fremden), alters- u. milieuunangemessenes sexuelles Verhalten o. Sprache, Trennungsängste, regressives Verhalten, depressive Verstimmung, Schlafstörungen, Nachlassen der Schulleistungen, fehlender Kontakt zu Gleichaltrigen, Enuresis/Enkopresis, Änderungen im Essverhalten, Suizidalität. Bei Inspektion des Genitales: bei vorher guter Mitarbeit übergroße Angst o. „Erstarren". Die Kinder liegen steif, wie leblos, nur die Augen folgen dem Geschehen.

Körperl. Hinweise:
- Genitale u. rektale Verletzungen (Adams-Klassifikation).
- Nachweis von Geschlechtskrankheiten nach Ausschluss einer perinatalen Transmission.
- Nachweis von Sperma, Spermien, saurer Phosphatase am o. im Körper des Kinds.
- Schwangerschaft.
- Unspez. Befunde (Adams-Klassifikation 2): Miktionsstörungen, rezidiv. HWI, rezidiv. Vulvovaginitis, rezidiv. Fluor vaginalis, ekzematöse Veränderungen.

Vorgehen (▶ 1.4.5).
- Multiprofessionelle Intervention: erfahrene Kollegin, Psychologin, Sozialarbeiterin; Fallkonferenz.
- Um Zeit zu gewinnen, evtl. Aufnahme unter einem Vorwand.
- Gründliche körperl. Unters., auf extragenitale Verletzungen u. Hautveränderungen achten! Inspektion der anogenitalen Region nur durch kindergynäkologische Fachärztin durchführen lassen (Jungen u. Mädchen).
- ! **Cave:** Erhebliche normale Variationen des anogenitalen Befunds sind möglich.
- Bei akutem Missbrauch zeitnah! Spurensicherung (Abstriche, Labor, Unterwäsche, Bettwäsche). Bei V. a. chron. Missbrauch einen für das Kind günstigen Zeitpunkt wählen. In den meisten Fällen fehlen körperl. Befunde. Unters. jedoch „primär therapeutisch" (Fürniß 1986), um dem Kind seine körperl. Unversehrtheit/Normalität zu vermitteln. An sexuell übertragbare Erkr. denken!
- ! Alle Befunde dokumentieren! Auch Fotodokumentation!

❗ Fehlerquellen
- ! Das Fehlen körperl. Befunde schließt einen sexuellen Missbrauch niemals aus!
- ! Ein intaktes Hymen schließt einen Missbrauch nicht aus.
- **Spontane** Äußerungen von Kindern sind meist zutreffend. Im Zweifel immer den Kindern glauben, auch falls die Äußerungen später zurückgenommen werden.
- Adressen von Sozialarbeiterin, Kinderschutzbund, Wildwasser e. V., Familienfürsorge, Kinder- u. Jugendnotdienst in das Adressenverzeichnis der Station aufnehmen.
- Im Kindergartenalter sind „Doktorspiele" altersangemessen.

10.7.3 Störungen der Menstruation

Tempoanomalien
- **Primäre Amenorrhö:** Ausbleiben der Menarche bis zum vollendeten 15. Lj. Zentrale, gonadale, adrenale o. genitale Ursachen (▶ 10.2.4).
- Sek. Amenorrhö: Ausbleiben der Menstruation > 4–6 Mon. (nach Ausschluss einer SS). Ursachen können hypothalamisch (u. a. Leistungssport, Essstörung), hypophysär, ovariell, adrenal o. metab. (u. a. Sy. polyzystischer Ovarien = Hyperandrogenämie u. Insulinresistenz mit Adipositas, Übergewicht, Hirsutismus, Acne vulgaris, späte Menarche) bedingt sein (▶ 10.2.4).
- **Oligomenorrhö:** Zyklus von mehr als 35 d Dauer. In der frühen Postmenarche normal (80 % haben keine Ovulation. Bei anhaltenden anovulatorischen Zyklen Hormonsubstitution. Verlaufskontrollen, Übergang zur Amenorrhö möglich!
- **Polymenorrhö:** Zyklus < 25 d. Oft monophasischer Zyklus, selten verkürzte Follikelphase. Gestagensubstitution.

Regeltypusstörungen
Dysfunktionelle juvenile Dauerblutung: bei 2–5 % aller Mädchen, meistens einige Mon. nach der Menarche.
- **Ätiologie:** Follikelpersistenz mit verlängerter Östrogenwirkung u. Durchbruchsblutung aus proliferiertem Endometrium.
- **DD:** Abortus imminens, Entzündungen, Malignome, hämatologische Erkr. u. extragenitale Blutungen.
- **Diagn.:** Unters., Labor, Preg.-Test, Ultraschall.
- **Ther.:**
  – Blutung > 10 d: hoch dosierte Östrogen-Gestagen-Kombination. Pat. u. Eltern aufklären. Keine Abrasio.
  – Hb-Kontrollen (!), in seltenen Fällen Bluttransfusion erforderlich.
Hypermenorrhö/Menorrhagie:
- Verstärkte und/oder verlängerte Blutung.
- Ggf. Hormontherapie. Organische Ursachen (Gerinnungsstörungen, Entzündungen, Endometriumpolypen u. Fehlbildungen) ausschließen.

Dysmenorrhö
Primäre „funktionelle" Dysmenorrhö: Betrifft 20(–60)% der Mädchen in der Postmenarche (1. u. 2. J.).
- **Ätiologie:** „essenziell", schmerzhafte Kontraktionen u. Durchblutungsstörungen durch erhöhte Prostaglandinsynthese. Lageanomalien. Psychovegetative Komponente (Akzeptanz des Frauwerdens). Familiäre Häufung.
- **Klinik:** krampfartige Schmerzen, z. T. Übelkeit, Erbrechen, Kopfschmerzen u. Durchfall. Eingeschränkte Aktivität, Bettruhe. 10–15 % bleiben der Schule/Arbeitsstelle fern! Gynäkologischer Befund gewöhnlich unauffällig.
- **Ther.:** genaue Aufklärung. Lokale Wärme. Pflanzliche Präparate (z. B. Agnus castus). Prostaglandinsynthesehemmer wie Naproxen u. Ibuprofen. Salicylsäure nicht immer effektiv. Hormonther., z. B. niedrig dosiertes Kombinationspräparat.
Sek. „organische" Dysmenorrhö: oft erst Jahre nach der Menarche. Ursächlich Entzündungen, uterine Anomalien, Ovarialzysten u. Endometriose. Neben Anamnese gynäkologischer Unters. u. Ultraschall, ggf. Pelviskopie.

10.7.4 Kontrazeption

Berücksichtigung der spez., individuellen Aspekte der Jgl. (Sicherheit, Kosten, Verfügbarkeit, Complianceunabhängigkeit). Ausführliche Beratung! Bis zu 80 % der Mädchen entscheiden sich nach konkreter Beratung für eine hormonelle Antikonzeption.

Orale Präparate („Pille")
- Mittel der ersten Wahl sind niedrig dosierte Kombinationspräparate („Mikropille"), 30 µg Ethinylestradiol, Gestagen ohne androgene Partialwirkung.
  - Hohe Sicherheit, therap. Ind., geringe NW,
  - tgl. Einnahme, bei mangelnder Compliance Versagerquote bis 15 %.
- Gestagene („Minipille") nur bei Östrogen-KI, ↓ Sicherheit, hohe Compliance nötig.

Probleme:
- Disziplin bei tgl. Einnahme.
- Östrogen-NW.
- **KI** beachten: u. a. Thrombophilie (▶ 17.4.4), Lebererkr., zerebrale Anfallsleiden, Herzvitien, Rauchen.
- Kein Schutz vor „sexual transmitted diseases" (STD).

Lokale Präparate
- Vaginalring, der tgl. Östrogen-/Gestagenration (15 µg Ethinylestradiol, 120 µg Etonogestrel) freisetzt. Wird von Pat. selbst eingesetzt, 3 Wo. belassen. First-Pass-Effekt durch die Leber ↓. Sicherheit u. Compliance ↑ bei (älterer) Anwenderin. KI u. NW wie orale Präparate/Mikropille.
- Hormonpflaster, tgl. Freisetzen von Östrogen-Gestagen-Kombination. Über 3 Wo. alle 7 d erneuert. KI u. NW wie. orale Präparate/Mikropille. Bei Adipositas Wirkungsgrad eingeschränkt. Compliance z. T. höher als bei oralen Präparaten.

Langzeitkontrazeption
- Ausnahme bei medizinischer o. sozialer Indikation.
- Systemische Methoden:
  - Injektat 150 mg DPMA (Depot-Medroxyprogesteronacetat), die sog. „Drei-Monats-Spritze". Zyklusstörungen, ↑ Gewichtszunahme, Knochendichte ↓, Fertilität ↓ bis 1 J.
  - Implantat subdermal (Etonogestrel). Subkutane Insertion (4 cm Länge, 2 mm Durchmesser) Oberarminnenseite. Wenig Erfahrung bei jungen Mädchen.
- Lokale Methoden:
  - Kupfer- o. Gestagenintrauterinpessare. Sicherheit, Compliance unabhängig. NW → Blutungsstörungen. Schmerzhafte Insertion.
  - Kleine, gestagenhaltige „Mini-IUP" für Nullipara bereits in Entwicklung.

Barrieremethoden
- Kondom: nur zusätzliches Kontrazeptivum, keine Sicherheit bei alleiniger Anwendung. Antiviraler, antibakterieller Schutz. Leicht zu beschaffen, leichte Handhabung.
  Scheidendiaphragma, Portiokappe sind nicht geeignet!

10

Spermizide
Antiviraler, antibakterieller Schutz. Leicht zu beschaffen, leichte Handhabung.
Nachteile: geringer Schutz, Fluorflecken.

Natürliche Methoden
Symptothermale Methode (Basaltemperatur u. Zervixschleim), Billings-Methode, Berechnung nach Knaus u. Ogino sind bei Jgl. sämtlich nicht geeignet!

Notfallkontrazeption (postkoitale Verhütung)
Postkoitalpille: Neue Generation enthält ausschließlich Gestagene (0,75 mg Levenorgestrel). Anwendung 48(–72) h nach ungeschütztem Verkehr (2 × 1 Tbl. im Abstand von 12 h). Wissen über diese Möglichkeit im Notfall z. T. bei Jgl. noch sehr gering! Aufklärung mit Gespräch über geeignete Verhütungsmethode verbinden.

11 Stoffwechselerkrankungen

Ertan Mayatepek

11.1 Diagnostik angeborener Stoffwechselerkrankungen

Diabetes mellitus ▶ 10.1.

> Die meisten hereditären Stoffwechselerkr. sind selten. Wegen der großen Zahl der genetischen Defekte mit Krankheitswert machen sie aber als Summe einen wesentlichen Teil der Krankheitsfälle im Kindesalter aus. Angeb. Stoffwechselerkr. können im Kindesalter alle Stoffgruppen u. Organe betreffen, die für Struktur u. Funktion des menschlichen Körpers wichtig sind. Daher ist die klin. Symptomatik außerordentlich vielfältig. Nur die Einbeziehung von Stoffwechselerkr. in DD-Überlegungen kann eine rechtzeitige Diagnosestellung u. Behandlung ermöglichen.

11.1.1 Leitsymptome

Akute Stoffwechselerkrankungen bei NG u. Sgl. Nahrungsverweigerung, Erbrechen, Verschlechterung bei Nahrungszufuhr, auffälliger Körpergeruch, Hepatosplenomegalie, sepsisähnliches Bild, Multiorganversagen, Reye-Sy., Muskelhypotonie, Lethargie, Apnoen, Koma, Krampfanfälle.

Stoffwechselerkrankungen beim älteren Kind Entwicklungsretardierung, Sprachentwicklungsverzögerung, intermittierende Bewusstseinsveränderungen, Ataxie, muskuläre Hypo- bzw. Hypertonie, Krampfanfälle, Makrozephalus, zerebrale Fehlbildungen, Gedeihstörung, Dysmorphien, Hepato(spleno)megalie, Skelett-, Nieren-, Haut- o. Augenveränderungen.

Neuroradiologische u. -physiologische Hinweise Veränderungen der weißen Substanz, Kleinhirnatrophie, Basalganglienveränderungen, Pseudozysten, frontotemporale Atrophie, chron. subdurale Hygrome/Hämatome, „Burst-Suppression-Muster" im EEG, periphere Neuropathie, Myopathie.

Familienanamnestische Hinweise auf Stoffwechselerkrankungen Konsanguinität, Geschwistererkr., familiäre Erkr.

Auslösende Faktoren einer akuten Symptomatik Katabolismus (z. B. Nahrungskarenz, Fieber, Infektionen, OP), Eiweißexzess, Fruktose, Galaktose.

11.1.2 Screening

Neugeborenenscreening
Ziel: vollständiges u. rechtzeitiges Screening aller NG zur sicheren Erkennung behandlungsbedürftiger Erkr.
Umfang: Zu den bundesweit empfohlenen Zielerkr. mit konventionellen Laboruntersuchungsverfahren zählen Hypothyreose (▶ 10.3.2), AGS (▶ 10.5.4), Biotinidasemangel (▶ 11.5.5), Galaktosämie (▶ 11.6.1). Zu den empfohlenen Zielerkr. mittels Tandem-Massenspektrometrie zählen Aminoazidopathien (Phenylketonurie, ▶ 11.5.1), Ahornsirupkrankheit (▶ 11.5.2), Fettsäurenoxidationdefekte (z. B. MCAD-Mangel ▶ 11.3), Carnitinzyklusdefekte u. Organoazidopathien (▶ 11.5.5 Glutarazidurie Typ I, Isovalerianazidurie).

Probengewinnung: Auf Filterpapier-Testkarten gekennzeichnete Kreise müssen mit Blutstropfen (Nativblut, kein EDTA-Blut, kein Nabelschnurblut) vollständig durchtränkt werden.

Zeitpunkt des Screenings: Probenentnahme optimal zwischen 48. u. 72. Lebensstunde. Bei Entnahme ≤ 36. Lebensstunde o. bei sehr unreifen NG (< 32. SSW): Zweitscreening notw., ggf. Mutter Zweitkarte mitgeben u. Vermerk ins U-Heft.

Pathol. Screeningbefund: Verantwortlichkeit für Einleitung erforderlicher Maßnahmen (Information der Eltern, Organisation von Wiederholungsunters. u./o. Veranlassung einer Behandlung) liegt beim Einsender! Sofort fachspezifische ärztliche Beratung (Stoffwechselspezialist, Kinderendokrinologe) einholen.

Selektives Screening Suche nach Stoffwechselerkr. bei einem klin. auffälligen Kind. Die Methoden des selektiven Screenings sind wesentlich aufwendiger u. teurer als die beim NG-Screening. Für eine schnelle u. sichere Diagn. ist eine enge Zusammenarbeit zwischen dem Kliniker u. dem auf Stoffwechseldiagn. spezialisierten Labor notwendig.

11.1.3 Gezielte Diagnostik

Basisdiagnostik

! In der Phase der akuten Dekompensation müssen alle Parameter der Basisdiagn. bestimmt u. Urin u. Plasma für Spezialunters. asserviert werden. Intensivmedizinische Maßnahmen können die zugrunde liegende Stoffwechselerkr. verschleiern. Telefonische Kontaktaufnahme mit Stoffwechsellabor, Einsendung von Urin u. Plasma als Notfall mit Angabe aller bisherigen Befunde, Ernährung u. therap. Maßnahmen.

- **Blut (Plasma, Serum):** u. a. BB, Diff.-BB (Neutropenie, vakuolisierte Lymphozyten), E'lyte – Anionendefizit: $Na^+ - (Cl^- + HCO_3^-) > 16$ mval/l, BZ, BGA, Krea, Harnstoff, Harnsäure, CK, Cholesterol, Triglyzeride, Leberenzyme, Gerinnung, Ammoniak, Laktat.
- **Urin:** Farbe, Geruch, pH, Ketonkörper, reduzierende Substanzen (Clinitest), Sulfittest im frischen Urin (Sulfitoxidasedefekt), Brand-Probe (z. B. Homozystinurie ▶ 11.5.4), Harnsäure, Krea.

! Bei NG ist eine Ketonurie (einfache Stixbestimmung der Ketonkörper i. U.) ein entscheidender Hinweis auf das Vorliegen einer Stoffwechselerkr. (bei stoffwechselgesunden NG Ketonurie fast nie nachweisbar).

- **Diagn. post mortem:** soweit möglich, Urin, Plasma, Serum, Liquor bzw. Kammerwasser der Augen bei −20 °C tiefgefrieren. Hautbiopsie entnehmen (nicht einfrieren). Im Einzelfall: Leber- bzw. Muskelgewebe bei −70 °C tiefgefrieren.

Spezialdiagnostik Nur bei Pat. durchführen, bei denen die Synopsis (familien-) anamnestischer u. klin. Befunde sowie der „Basisdiagnostik" eine angeb. Stoffwechselerkr. möglich erscheinen lassen. Nur die Unters. durchführen, die für die spezielle Fragestellung notw. sind.

- **Blut (Plasma, Serum):** mehrfache prä- u. postprandiale Bestimmungen der unter Basisdiagn. aufgeführten Parameter (insbes. Glukose, Laktat, Ammoniak, Säure-Basen-Status); AS, freies Carnitin sowie Azylcarnitine, VLCFA (peroxisomale Erkr. ▶ 12.11.4), Gallensäuren, Coeruloplasmin, 7-Dehydrocholesterin (bei V. a. Smith-Lemli-Opitz-Sy.), Kupfer (bei V. a. M. Wilson o. Menkes-Sy.); isoelektrische Fokussierung (bei V. a. CDG-Sy.).

- **Urin:** AS, organische Säuren, Succinylazeton (bei V. a. Tyrosinämie Typ I ▶ 11.5.3), Carnitin/Azylcarnitine, Kupfer (bei V. a. M. Wilson ▶ 13.6.3), Purine u. Pyrimidine, Oligosaccharide, Neuraminsäure, Mukopolysacchariden (▶ 12.11.1).
- **Liquor:** Glukose, Eiweiß, Laktat, AS, Neurotransmitter.
- **Funktionstests:** metab. Tagesprofil, Fastentest, Belastung mit Glukose, Glukagon, BH_4 o. Allopurinol. Letzterer Test bei V. a. heterozygoten o. milden Ornithintranscarbamylase(OTC)-Mangel.
- **Enzymaktivitätsbestimmungen:** in Fibroblasten, Lymphozyten o. Biopsaten.
- **DNA-Diagn.:** z. B. OTC-Defekt (▶ 11.2), MCAD-Mangel (A958G-Mutation).
- **Laborchemische Leitsymptome akuter Stoffwechselkrankheiten:** neben einer metab. Azidose mit o. ohne Ketonurie (Diagn.: vornehmlich AS u. organische Säuren in Urin bzw. Plasma sowie Carnitin/Azylcarnitine) V. a. Hyperammonämien (▶ 11.2), Hypoglykämien (▶ 11.3), Laktaterhöhungen (▶ 11.4).

11.2 Hyperammonämie

Definition Eine bedeutsame Hyperammonämie besteht beim NG ab Ammoniak > 150 µmol/l (normal < 100 µmol/l), jenseits des NG-Alters ab Ammoniak > 100 µmol/l (normal < 80 µmol/l).

Ätiologie
- Harnstoffzyklusdefekte: Häufigste Ursache (kumulative Inzidenz ca. 1 : 8.000)! Alle Harnstoffzyklusdefekte werden aut.-rez. vererbt. Ausnahme: OTC-Defekt (X-chrom.-rez. vererbt). Jungen sind daher weitaus schwerer betroffen. Heterozygote Mädchen u. Frauen zeigen neurol. Symptome, passagere Hyperammonämien u. nur gelegentlich schwere Stoffwechselentgleisungen.
- Organoazidopathien, z. B. Propionazidurie.
- Störung des Transports von Harnstoffzyklusmetaboliten: z. B. lysinurische Proteinintoleranz, HHH-Sy. (= Hyperornithinämie-Hyperammonämie-Homocitrullinurie-Sy.).
- Sekundär: transiente Hyperammonämie des FG, Reye-Sy., Gefäßfehlbildungen, Valproat bzw. schwere Leberfunktionsstörungen.

Klinik ▶ 11.1.1.

Diagnostik Im Plasma AS u. Azylcarnitine. I. U. organische Säuren, Orotsäure u. Carnitine (▶ Abb. 11.1). Enzymdiagn. (Erys, Leber, Fibroblasten), Molekulargenetik.

Therapie

> 🗲 **Akuttherapie bei Hyperammonämie**
> Notfallther. bei Ammoniak > 200 µmol/l.
> - Katabolismus durchbrechen u. Anabolismus herstellen durch hohe Energiezufuhr: Glukose ≈ 10–20(–30) g/kg KG/d i. v. u. Insulin 0,05–0,5 IE/kg KG/h, Flüssigkeit u. E'lyte.
> - Proteinzufuhr sofort stoppen.
> - Forcierte Diurese zur Elimination tox. Metaboliten.

- Medikamentöse Entgiftung des Ammoniaks: Natriumbenzoat i. v., initial 250 mg/kg KG über 2 h, ED 250–350 mg/kg KG/d, bei Ammoniak < 200 µmol/l: 250 mg/kg KG/d; Natriumphenylbutyrat bzw. -azetat: 250–500 mg/kg KG/d p. o. bzw. i. v.
- Argininhydrochlorid i. v. 2 mmol/kg KG in 1 h, dann ED 2 mmol/kg KG/d. Argininkontrollen i. P. (Ziel: 80–150 µmol/l)!
- Carnitin i. v. 100 mg/kg KG/d.
- Dialyse: Hämodialyse o. kontinuierliche a.-v. Hämofiltration bei Hyperammonämie > 400 µmol/l erwägen.
- N-Carbamylglutamat bei NAGS-Mangel bzw. Propionazidämie, Methylmalonazidurie o. Isovalerianazidurie
! Proteinzufuhr bei Hyperammonämie nicht länger als 24–48 h stoppen (AS-Mangel!).

Langzeitther.: Spezialdiät nach Diagnosestellung, ggf. Arginin- bzw. Carnitinsubstitution, medikamentöse Entgiftung. Betreuung u. Laborkontrollen in Stoffwechselzentrum.

11.3 Hypoglykämie

Definition Hypoglykämie: Glukose i. P. < 2,6 mmol/l. Die haufigste Ursache schwerer persistierender Hypoglykämien im NG-Alter ist der kongenitale Hyperinsulinismus (früher: „Nesidioblastose").

Diagnostik
- Zur DD der Hypoglykämie: Glukose, BGA, Laktat, 3-Hydroxybutyrat, freie Fettsäuren, Ammoniak, Insulin, evtl. STH u. Kortisol. Ersten Urin nach Hypoglykämie asservieren; auf Ketonkörper u. organische Säuren untersuchen.
! Blut in der Hypoglykämie abnehmen (▶ Abb. 11.2).
- Kongenitaler Hyperinsulinismus: erhöhter Glukoseverbrauch > 10 mg/kg KG/Min. (normal beim Sgl.: 6–8 mg/kg KG/Min.), Erhöhung von Insulin (> 3 U/l bei erniedrigtem BZ < 2,6 mmol/l) bei erniedrigten Ketonkörpern u. freien Fettsäuren.
- **Fastentest:** Ind.: ungeklärte Hypoglykämien, Beurteilung der Fastentoleranz. Länge der Fastenperiode abhängig von Alter (Kinder von 6 Mon. bis 2 J. 12–18 h, > 2 J. 20–24 h) u. Erkr. so legen, dass klin. Symptomatik außerhalb der Dienstzeit unwahrscheinlich ist. Vor Beginn i. v. Zugang legen, Blutentnahmen richten (s. o.), Glukose bereitstellen. Abbruch bei Glukose < 45 mg/dl (< 2,6 mmol/) o. klin. Symptomatik.
! Dieser Test ist potenziell gefährlich, bes. bei Fettsäureoxidationsstörungen kann es zu Herzrhythmusstörungen bis hin zu Todesfällen kommen!
- **Mittelkettige-Azyl-CoA-Dehydrogenase(MCAD)-Mangel:** Häufigste Fettsäureoxidationsstörung. Klinik: Reye-ähnliche, oft foudroyant verlaufende Entgleisung, z. B. nach Fasten, bei interkurrenter Erkr., Lethargie, Erbrechen, Hypoglykämie, Krampfanfälle, Koma, auch asymptomatische Verläufe. Diagnose: Azylcarnitine, organische Säuren (Urin), Molekulargenetik. Ther.: Vermeiden von Fastenperioden, ggf. Carnitin.

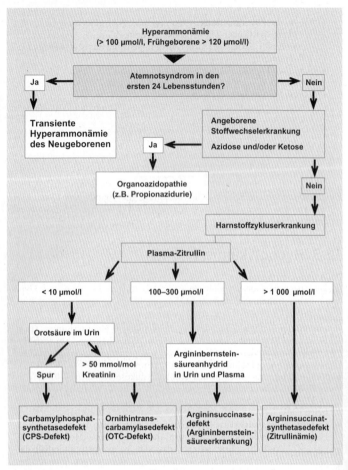

Abb. 11.1 Diagnostik der Hyperammonämie [L157/M552]

Therapie

Akuttherapie
- 0,5–1 g/kg KG Glukose i. v. anschließend kontinuierliche 10–15-prozentige Glukose-Infusion i. v.
- Stdl. BZ-Messung.
- Bis zur Diagnosestellung galaktose- u. fruktosefreie sowie protein- bzw. fettarme Diät.
- Langzeitther. entsprechend der Grunderkr.

Ther. des kongenitalen Hyperinsulinismus:

- Medikamentös: initial Glukagon (1 mg/kg KG/d i. v. kontinuierlich über 2–3 d), Diazoxid 5–15 mg/kg KG/d in 3–4 Dosen p. o.; Octreotid 3–20 µg/kg KG/d in 3–4 Dosen s. c.; selten Nifedipin 0,5–2,0 mg/kg KG/d p. o.
- Operativ: subtotale 90–95-prozentige Resektion des Pankreas. Sehr strenge Ind.-Stellung, nur bei persistierenden Hypoglykämien trotz ausreichend dosierter medikamentöser Therapie. Bei fokaler Form: gezielte Resektion der betroffenen Pankreasregion.

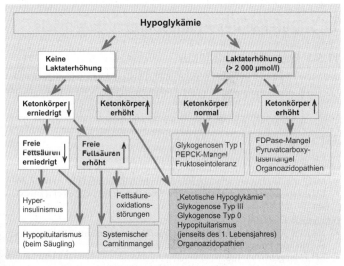

Abb. 11.2 Diagnostik der Hypoglykämie [L157/M552]

11.4 Hyperlaktazidämie

Definition   Eine bedeutsame Hyperlaktazidämie besteht ab Laktat > 2,5 mmol/l.

Klinik   ▶ 11.1.1.

Diagnostik

- Laktat im Blut im Tagesprofil (nüchtern, mehrfach vor u. nach den Mahlzeiten), bei ZNS-Beteiligung Laktat im Liquor, Pyruvat, Ketonkörper, Glukose, organische Säuren i. U., AS i. P. (Alanin ↑), Azylcarnitine (Trockenblutkarte), Neuroradiologie (u. a. MRT, MR-Spektroskopie), Muskelbiopsie, bei spezif. Verdachtsdiagnose molekulargen. Diagn.
- ! Die meisten Laktaterhöhungen sind Folge falscher Abnahmetechnik o. durch Herz- u./o. Kreislaufinsuff. bedingt!
- Korrekte Abnahmetechnik zur Laktatbestimmung: ungestaute Abnahme (Kubital- o. Kopfvene), Blut in Röhrchen mit 10-prozentiger Perchlorsäure im Verhältnis 1 : 1 tropfen lassen (Röhrchen steht auf Eiswasser!). Sofort gründlich mischen u. abzentrifugieren (für Versand tiefgefrieren).

Therapie Bei primären Hyperlaktazidämien (▶ 12.11.2) keine kausale Ther. verfügbar. Prinzip: Vermeidung einer katabolen Stoffwechsellage.
- Energie (mäßig Glukose, reichlich Fette), Flüssigkeit u. E'lyte zuführen.
! Bei Pyruvatdehydrogenase-Mangel kann es durch größere Mengen an Glukose zu krisenhafter Verschlechterung kommen!
- Konsequente Antipyrese, Vermeidung von Medikamenten, die die Atmungskette hemmen (z. B. Valproat).
- Versuchsweise Einsatz von Carnitin, Biotin, Riboflavin, Thiamin, Coenzym Q_{10}, Kreatin, ketogene Diät, aerobes Ausdauertraining.

11.5 Defekte des Aminosäurestoffwechsels

11.5.1 Phenylketonurie (PKU)

Definition Aut.-rez. vererbter Mangel an Phenylalaninhydroxylase, die die Umwandlung von Phenylalanin (Phe) in Tyrosin katalysiert. Daraus resultiert eine Akkumulation von Phe u. Phenylketonen. Häufigkeit ca. 1 : 7.000.

Klinik Unbehandelt schwerste psychomotorische Retardierung, Hyperaktivität, zerebrale Krampfanfälle, helle Haut, blaue Iris, blonde Haare, Ekzeme, mäuseartiger Körpergeruch.

Varianten
- PKU = diätpflichtig (verschiedene Schweregrade je nach Phe-Toleranz).
- MHP = milde Hyperphenylalaninämie, nicht diätpflichtig (Phe < 600 µmol/l).
- BH_4-responsive PKU = Abfall der Phe-Spiegel nach BH_4-Gabe bei relativ vielen Pat. mit milder PKU.

Differenzialdiagnosen
- Non-PKU-Hyperphenylalaninämie: Hyperphenylalaninämie (HPA) mit Restaktivität der Phenylalaninhydroxylase.
- **BH_4-Mangel:**
  - BH_4 ist Kofaktor der Phenylalanin-, Tyrosin- u. Tryptophanhydroxylase. Beim BH_4-Mangel kommt es zu gleichen biochemischen Veränderungen wie bei der PKU u. zusätzlich zu einem Dopamin- u. Serotoninmangel. Fünf verschiedene Enzymdefekte bekannt, Gesamthäufigkeit 1–3 % aller NG mit Hyperphenylalaninämie.
  - Klinik: Zeichen des Dopamin- u. Serotoninmangels.
  - Diagn.: Phe erhöht (**cave:** beim Sepiapterinreduktase-Mangel Phe normal), biogene Amine (Liquor), Pterine (Liquor, Urin), Enzymatik (alle in Fibroblasten, DHPR-Mangel in Trockenblutkarte). Bei allen NG mit erhöhtem Phe: oraler BH_4-Belastungstest (20 mg/kg KG BH_4 vor einer Mahlzeit). Blutentnahme nach 1, 2, 4, 8 u. 24 h. Bei BH_4-Mangel fällt der Phe-Spiegel meist stark ab.
  - Ther.: BH_4, L-Dopa, Carbidopa, 5-OH-Tryptophan. Bei DHPR-Mangel: Folinsäure + Phe-arme Diät, kein BH_4

Diagnostik
- NG-Screening (▶ 11.1.2) pos. bei Phe > 120 µmol/l (bei PKU-Pat. initial meist 600–1.200 µmol/l).
- Ausschluss eines BH_4-Mangels.
- Molekulargenetik möglich, aber nicht zwingend notwendig.

Therapie Behandlungsbeginn sofort nach Abschluss der Diagnostik. Zunächst Phe-freie Ernährung unter Berücksichtigung des Energiebedarfs. Wenn Phe-Spiegel < 600 µmol/l, Phe-arme Diät (Phe ca. 35–45 mg/kg KG/d). Deckung des Gesamteiweißbedarfs durch Phe-freie Spezialpräparate. Ziel: Serum-Phe-Spiegel 120–240 (max. 360) µmol/l. Ther. mind. bis 16. Lj., Behandlungsind. älterer Pat. individuell entscheiden. Betreuung einschließlich diätetischer Beratung in Spezialambulanz. Auf Selbsthilfegruppen hinweisen.

Die Diagnose einer PKU im NG-Screening schließt Stillen nicht aus!

Selbsthilfegruppe
Deutsche Interessengemeinschaft PKU u. verwandte angeborene Stoffwechselstörungen e. V. (DIG PKU), www.dig-pku.de.

Bei Non-PKU-HPA ist die Ind. zur Diät von der Höhe der Serum-Phe-Konz. abhängig: < 800 µmol/l keine Ther., konstant > 600 µmol/l: Behandlungsind. erneut prüfen, ggf. orale Phe-Belastung.
BH_4-responsive PKU: Ther. mit BH_4 im Einzelfall prüfen.

Prognose Unter frühzeitig (1. LM) begonnener u. adäquater Diät völlig normale Entwicklung u. Intelligenz.

Maternale Phenylketonurie

Definition Schädigung gesunder Feten durch HPA einer Mutter mit PKU o. Non-PKU-HPA.

Klinik Embryofetopathie (Zerebralschäden, Mikrozephalie, Herzfehler). Ausmaß von Dauer u. Höhe des mütterlichen Phe-Spiegels abh.

Prävention Geplante SS anstreben, vor Konzeption u. während SS diätetische Ther., engmaschige Überwachung der Serum-Phe-Spiegel, Ziel: 120–240 µmol/l.

11.5.2 Ahornsirup-Krankheit

Definition Aut.-rez. erblicher Mangel der Dehydrogenase für verzweigtkettige Alpha-Ketosäuren führt zum Anstau der Ketosäuren von Leucin, Isoleucin u. Valin. Häufigkeit ca. 1 : 150.000.

Klinik Meist akute Dekompensation innerhalb der ersten LT, ausgeprägte Ketose, Trinkschwäche, Apnoen, Areflexie, respir. Insuff., Krampfanfälle, psychomotorische Retardierung, Tetraspastik. Bei intermittierenden Formen: ausgelöst durch Infektionen o. erhöhte Eiweißzufuhr Episoden von Lethargie u. Ataxie.

Diagnostik NG-Screening. Stark erhöhte Plasmaspiegel von Leucin, Isoleucin, Alloisoleucin u. Valin. Erniedrigte Enzymaktivität in Fibroblasten, Molekulargenetik.

Therapie Lebenslange Ther. erforderlich.

Initiale Therapie bei Ahornsirup-Krankheit
- Meist intensivmedizinische Notfallther.: hochkalorische Infusion: Glukose, Fett, E'lyte u. Normalinsulin (0,1–0,2 IE/kg KG/h i. v.). Förderung

des Proteinanabolismus. Blutaustauschtransfusion o. Dialyse meist nicht notwendig.
- Versuch mit Thiamin (10–500 mg p.o.), meist erfolglos.
- Diät mit Reduktion Leucin-, Isoleucin- u. Valinzufuhr.

11.5.3 Tyrosinämie

Definition Typ I: aut.-rez. Abbaustörung von Tyrosin auf der Stufe der Fumarylazetoazetase. Führt zur Bildung tox. Metaboliten, z.B. Succinylaceton. Typ II (Richner-Hanhart-Sy.): Defekt der Tyrosinaminotransferase.

Klinik
- **Typ I (hepatorenaler Typ):** Erbrechen, Durchfall, Gedeihstörung, Hepatomegalie, Blutungsneigung, progrediente Hepatopathie, Nierenschädigung. Im Verlauf Leberversagen, Leberzirrhose, häufig hepatozelluläre Karzinome.
- **Typ II (okulokutaner Typ):** Auge (Erosionen u. Ulzerationen der Kornea, Tränenfluss, Photophobie, Sehstörungen) u. Haut (schmerzhafte Hyperkeratosen an Fußsohlen u. Handinnenflächen) betroffen, z.T. auch neurol. Symptome (Koordinations- bzw. Sprachstörungen).

Diagnostik
- Typ I: Nachweis von Succinylaceton i.U.; Tyrosinerhöhung i.P. meist nicht sehr ausgeprägt.
- Typ II: sehr hohe Tyrosinspiegel i.P. (mehr als 10-fach erhöht).

Therapie
- Typ I: Behandlung mit Nitisinon (= NTBC; verhindert Bildung tox. Metaboliten) u. Tyrosin- u. Phe-arme Diät, Leber-TX meist nicht mehr nötig.
- Typ II: eiweißarme Diät, ggf. mit Phe- u. tyrosinarmer Diät.

11.5.4 Homozystinurie

Definition Zystathionin-β-Synthetase-Mangel häufigste u. klin. bedeutsamste Ursache einer vermehrten Homozystinausscheidung. Aut.-rez. Erbgang, Häufigkeit ca. 1 : 200.000.

Klinik Linsenluxation, Myopie, Thromboembolien, marfanoider Habitus, Osteoporose, z.T. psychomotorische Retardierung, Epilepsie. Progrediente Symptomatik, oft erst ab Schulalter.

Diagnostik Homozystein u. Methionin i.P. erhöht, vermehrte Homozystinausscheidung i.U., Enzymaktivitätsbestimmung in Fibroblasten.

Therapie Vit. B_6, Betain, methioninarme Diät.

11.5.5 Organoazidopathien

Definition Aut.-rez. vererbte Defekte im Intermediärstoffwechsel der organischen Säuren. Viele verschiedene Erkr. (z.B. Propionazidurie, Methylmalonazidurie, Isovalerianazidurie, Glutarazidurie Typ I, Biotinidasemangel) bekannt.

Klinik Verschiedene Manifestationsformen: akute neonatale Stoffwechselkrise, späte Manifestationsform o. neurodegenerativer Krankheitsverlauf. Symptome vielfältig (▶ 11.1.1).

Diagnostik Meist metab. (Keto-)Azidose, quantitative Bestimmung organischer Säuren i. U., ggf. i. P. u. im Liquor, Azylcarnitinprofil (Trockenblutkarte), Enzymaktivitätsbestimmungen, ggf. molekularbiologische Untersuchungen. Glutarazidurie Typ I u. Isovalerianazidurie sind im NG-Screening mittels Tandem-MS mit eingeschlossen.

Im NG-Screening wird der Biotinidasemangel erfasst. Klinik: U. a. neurol. Auffälligkeiten, muskuläre Hypotonie, zerebrale Krampfanfälle, Entwicklungsretardierung, Hautausschläge, Haarverlust. Frühzeitige Ther. (Biotin 5–10 mg/d) erlaubt gute Prognose.

Therapie Abhängig von Grunderkr., meist Eiweißreduktion, Spezialdiät, Carnitin, Vitamine.

Isovalerianazidurie
Definition Aut.-rez. vererbter Mangel an Isovaleryl-CoA-Dehydrogenase.

Klinik In ca. 50 % neonatale hyperammonämische Krise, Schweißfußgeruch. Bei später Manifestation Episoden von Erbrechen, Lethargie bis zum Koma.

Diagnostik NG-Screening, Azylcarnitinprofil, organische Säuren i. U.

Therapie Carnitin, Eiweißreduktion, L-Glycin, Vermeidung kataboler Zustände.

Glutarazidurie Typ I
Definition Mangel an Aktivität der Glutaryl-CoA-Dehydrogenase.

Klinik Unbehandelt innerhalb der ersten 2 Lj. akute enzephalopathische Krise, dystone bzw. choreatische Bewegungsmuster, Verlust motorischer Fähigkeit, Makrozephalus, Sprach- u. Ernährungsstörung u. a.

Diagnostik NG-Screening, Azylcarnitinprofil, organische Säuren i. U., Enzymatik, Molekulargenetik.

Therapie Carnitin, Eiweiß-(Lysin-)Restriktion, Anabolismus aufrechterhalten.

11.6 Defekte im Kohlenhydratstoffwechsel

11.6.1 Galaktosämie
Definition Abbaustörung der Galaktose u. ihrer Metaboliten als Folge von 3 aut.-rez. vererbten Enzymdefekten des Galaktosestoffwechsels, unterschiedliche klin. Relevanz.

Klinik
- **Galaktose-1-Phosphat-Uridyltransferase-Mangel** (sog. klass. Galaktosämie): Symptombeginn meist in 1. Lebenswo. (nach Milchernährung), schwere Leberfunktionsstörung, Fanconi-Sy. (▶ 8.4.7), Sepsis (vorwiegend durch E. coli), Krampfanfälle, Koma. Im Verlauf psychomotorische Retardierung, Leberzirrhose, Kataraktbildung, Ovarialinsuffizienz. Häufigkeit ca. 1 : 40.000.
  Galaktokinasemangel: Kataraktbildung, normale mentale Entwicklung, Häufigkeit ca. 1 : 40.000 bis 1 : 100.000.

- **UDP-Galaktose-4-Epimerase-Mangel:** Meist benigne, bisher nur in Einzelfällen neurol. Symptomatik beschrieben, selten.

Diagnostik NG-Screening (**cave:** Beutler-Test erfasst nur „klassische" Galaktosämie!). Galaktose i. S. (30 Min. nach Milchmahlzeit bestimmen). Galaktose-1-Phosphat-Konz. u. Enzymaktivitätsbestimmung in Erys. Molekulargenetik.

Therapie
- Bei Verdacht sofort galaktosefreie Ernährung (keine Milchprodukte, stattdessen Sojamilch).
- Lebenslang laktosefreie u. galaktosearme Diät (Verzicht auf Milchprodukte).
- Betreuung u. Diätberatung in Spezialambulanz.

Selbsthilfegruppe
Galaktosämie Initiative Deutschland e. V., www.galid.de.

11.6.2 Glykogenosen

Definition Erkr., bei denen vermehrt Glykogen in verschiedenen Organen (Leber, Muskel) gespeichert wird (▶ Tab. 11.1). Ausnahme Glykogenose Typ 0, bei der Glykogen nur vermindert gebildet werden kann. Erbgang aut.-rez., Ausnahme: Glykogenose Typ VIa: X-chrom.-rez.

Tab. 11.1 Klassifikation der Glykogenosen

Typ	Enzymdefekt	Speicherorgan	Symptome
Ia (von Gierke)	Glukose-6-Phosphatase	Leber, Niere	Hypoglykämie, Hepatomegalie, Laktazidose, Hyperlipidämie, Hyperurikämie, Nephromegalie, Kleinwuchs, Blutungsneigung
I non-a	Glukose-6-Phosphat-Translokase/ Pyrophosphat-Translokase	Leber	Wie Ia, Neutropenie, Infektanfälligkeit ↑
II (Pompe)	Lysosomale α-Glukosidase	Generalisiert	• **Infantile Form:** Kardiomegalie, Hepatomegalie, progressive Muskelhypotonie • **Juvenile Form:** Myopathie
III (Forbe, Cori)	Amylo-1,6-Glukosidase	Leber, Muskel, Herz, Erythrozyten	Hypoglykämie, Hepatomegalie, Myopathie
IV (Andersen)	Branching enzyme	Leber	Hepatosplenomegalie, Leberzirrhose
V (McArdle)	Phosphorylase	Muskel	Muskelhypotonie, Muskelkrämpfe nach körperl. Belastung, rasche Ermüdbarkeit, Myoglobinurien

Tab. 11.1 Klassifikation der Glykogenosen *(Forts.)*

Typ	Enzymdefekt	Speicherorgan	Symptome
VI (Hers)	Phosphorylase	Leber, Erythrozyten	Hepatomegalie, Hypoglykämien
VIa	Phosphorylase-b-Kinase	Leber, Erythrozyten	Wie VI
VII (Tauri)	Phosphofruktokinase	Muskel, Erythrozyten	Wie VI
IX	Phosphorylase-b-Kinase	Leber, Muskel, Erythrozyten	Hepatomegalie. Verlauf meist schwerer als bei VIa
0	Glykogen-Synthetase	Leber	Hypoglykämien, Gedeihstörung

Diagnostik

- Hypoglykämieneigung? Fastentoleranz erniedrigt bei Typen I, III.
- Hyperlipidämie, Hyperurikämie, Laktazidose (bei Typ I).
- Neutropenie, Granulozytenfunktionsstörung (bei Typ I non-a).
- Abdomen-Sono: Hepatomegalie, Echogenität, Spleno-, Nephromegalie.
- Belastungstests: nur in Einzelfällen notwendig; z.B. o-GTT (Laktatabfall bei Typ I), oraler Galaktosetoleranztest (Laktatanstieg bei Typ III), Glukagonbelastung (Glukoseverminderung, Laktatanstieg bei Typen I, III) o. Exercise-Test (fehlender Laktatanstieg bei Typen V, VII).
- Messung des Glykogengehalts: in Leber bei Typen I, II, III, IV, in Muskel bei Typen II, V, VII.
- Leber- bzw. Muskelhistologie, ggf. Elektronenmikroskopie (Typen II, IV).
- Enzymaktivitätsbestimmung (in Leber bei Typen I, II, III, IV, V; in Muskel bei Typen II, V, VII; in Erys bei Typen III, VI, VIa, VII; in Leukos bei Typen II, IV).
- ! Vor Leberbiopsie zur Enzymaktivitätsbestimmung Rücksprache mit Speziallabor. Für Typ I non-a müssen Mikrosomen intakt sein!
- Molekulargenetische Unters. u.a. bei Typen Ia u. I non-a statt Leberbiopsie.
- Leberbiopsie bei Typ I nicht mehr zwingend notwendig!

Therapie

- Typ I: häufige (alle 2–3 h) Mahlzeiten, reich an Maltodextrin u. ungekochter Maisstärke. Nachts kontinuierliche nasogastrale Sondenernährung, keine Saccharose o. Fruktose, Laktose nur ca. 0,5 g/d. Hyperurikämie: Nabic, Allopurinol.
- Typ I non-a: zusätzlich G-CSF (2–3 µg/kg KG/d s.c., ggf. höher. Vorher KM-Punktion zum Ausschluss Myelodysplasie), individuelle Entscheidung.
- Typ II: Enzymersatzther., proteinreiche Ernährung mit Supplementung von Alanin u. Leucin.
- Typ III: wie Typ I, jedoch Milchprodukte u. Früchte ohne Restriktion.
- Typ IV: Leber-TX.
- Typ V, VII: ggf. proteinreiche Diät.
- Typ VI/IX: bei Hypoglykämieneigung lange Fastenperioden vermeiden.

Betreuung u. Diätberatung in Spezialambulanz, Selbsthilfegruppen.

Komplikationen   Insbes. bei Typ I mentale Retardierung infolge rezidiv. Hypoglykämien, Lebertumoren, Nierensteine, Tubulopathien, Niereninsuff., Gicht, Xanthelasmen, Pankreatitis, Anämie, Osteoporose, Ovarialzysten, „Crohn-like Disease" (Typ I non-a).

Prognose   Meist gut bei Typen I, III, V, VI, VII, IX. Bei Typ II u. IV meist Tod innerhalb der ersten Lebensjahre.

11.7 Lipoproteinstoffwechselstörungen

11.7.1 Hyperlipoproteinämien

Definition   Konz.-Erhöhung der Plasmalipide über altersentsprechende 95. Perzentile.

Formen
Familiäre Hypercholesterinämie (FH): aut.-dom. vererbt. Ursache: LDL-Rezeptor-Defekt mit ungehemmter Cholesterinsynthese.
- Heterozygote FH:
  - Häufigkeit ca. 1 : 500.
  - Klinik: in 2. Lebensdekade Xanthome, später Xanthelasmen, Arcus corneae; in 4.–5. Lebensdekade Herzinfarkt.
  - Diagn.: Cholesterin (> 5,9 mmol/l; > 230 mg/dl), LDL (> 4,3 mmol/l; > 170 mg/dl) u. Apoprotein B erhöht (> 1 g/l; Hyperlipidämie Typ IIa nach Fredrickson).
- Homozygote FH:
  - Häufigkeit ca. 1 : 500.000.
  - Klinik: frühzeitig Xanthome, Xanthelasmen, Arcus corneae, Atherosklerose, Herzinfarkt. Homozygote sterben früh!
  - Diagn.: Cholesterin meist > 15,5 mmol/l (> 600 mg/dl).

Familiärer Apoprotein-B-Defekt:
- Ursache: ineffektive Bindung an den LDL-Rezeptor.
- Diagn.: DNA-Analyse.
- Phänotyp, Häufigkeit u. Ther.: wie heterozygote FH.

Lipoproteinlipase(LPL)-Mangel:
- Aut.-rez. vererbt. Häufigkeit ca. 1 : 1.000.000.
- Ursache: durch LPL-Mangel verzögerte Hydrolyse der mit Triglyzeriden beladenen Chylomikronen.
- Klinik: Xanthome, Bauchschmerzen, rezidiv. Pankreatitiden, leichte Hepatosplenomegalie, Lipaemia retinalis.
- Diagn.: Serum milchig-trüb, Chylomikronen u. Triglyzeride (> 11,4 mmol/l; > 1.000 mg/dl) stark vermehrt, Cholesterin mäßig erhöht, LDL u. HDL erniedrigt.

Familiäre Hypertriglyzeridämie (FHT):
- Häufige (ca. 1 : 500), aut.-dom. vererbte Fettstoffwechselstörung mit Triglyzeriden ↑ u. VLDL ↑.

- Klinik: Adipositas o. metab. Sy. (Adipositas, Glukoseintoleranz mit Hyperinsulinämie, Hyperurikämie, HDL-Cholesterin ↓, art. Hypertonie), erhöhtes Risiko für Myokardinfarkte.
- Triglyzeride 2,2–5,7 mmol/l, VLDL ↑.

Sek. Hyperlipoproteinämien: bei Grunderkr. wie z. B. Diab. mell., Hypothyreose, NS, Adipositas, M. Cushing, Hepatopathien, Pankreatitis, Medikamenten (Östrogene, β-Blocker u. a.).

> **Merke**
> Bei Hyperlipidämie müssen mögliche Grunderkr. stets ausgeschlossen werden!

Diagnostik Screeningunters. des Cholesterinspiegels bei allen Kindern im Rahmen einer Kindervorsorgeunters. sinnvoll (etwa im Alter von 5 J.). Abnahme zunächst nicht unbedingt nüchtern. Falls Gesamtcholesterin > 5,6 mmol/l:
- eingehende Familienanamnese (kardiovaskuläre Erkr.?),
- Nüchternblutentnahme mit Bestimmung von Cholesterin, Triglyzeriden, HDL- u. LDL-Cholesterin,
- bei pathol. Untersuchungsergebnis innerhalb von 4 Wo. Kontrolle mit 2. Nüchternblutentnahme (Cholesterin, Triglyzeride, HDL- u. LDL-Cholesterin),
- bei erneutem pathol. Untersuchungsergebnis Familienuntersuchung.

Therapie
- **Heterozygote FH:** LDL-Cholesterin > 3,8 mmol/l → fett- u. cholesterinarme Diät (< 150 mg/d). Zusätzliche medikamentöse Behandlung ab 7.–8. Lj. erwägen, falls trotz adäquater Ernährungsumstellung über einen Zeitraum von 6–12 Mon. LDL-Cholesterin > 4,9 mmol/l o. bei Vorliegen zusätzlicher Risikofaktoren (z. B. familiär kardiovaskuläre Erkr. vor 55. Lj.) > 4,1 mmol/l: Cholestyramin ca. 2 × 2 g bei KK, bis zu 32 g (8 Btl.) bei Adoleszenten. Sitosterin. HMG-CoA-Reduktase-Inhibitoren: **Noch keine ausreichenden Erfahrungen im Kindesalter. Erst ab 16. Lj. einsetzen.**
- **Homozygote FH:** Diät u. HMG-CoA-Reduktase-Inhibitoren wenig effektiv, daher intensive Ther. in Stoffwechselzentrum, extrakorporale Verfahren (z. B. LDL-Apherese), ggf. portokavale Anastomose bzw. Lebertransplantation.
- **LPL-Mangel:** fettarme Diät mit mittelkettigen Triglyzeriden (MCT-Öl), fettlösliche Vitamine.
- **FHT:** Gewichtsnormalisierung, fettarme Diät.

11.7.2 Hypolipoproteinämien

Hypoalphalipoproteinämie
- Aut.-rez. vererbter Defekt der Apo-A-I-Synthese.
- Klinik: große gelbliche Tonsillen, Hepatosplenomegalie, periphere Neuropathie, Korneainfiltrationen, frühzeitige Koronarsklerose.
- Labor: HDL stark ↓, Cholesterin ↓, VLDL normal, Triglyzeride ↑.

Abetalipoproteinämie
- Aut.-rez. vererbte Störung mit abnormer Synthese Apo B enthaltender Lipoproteine.
- Klinik: Diarrhö, Fettmalabsorption, Retinitis pigmentosa, zerebelläre Ataxie, Akanthozytose.

- Labor: klares Serum, Cholesterin ↓, Triglyzeride ↓, Fehlen von Chylomikronen, LDL u. VLDL.
- Ther.: Substitution fettlöslicher Vit., mittelkettige Triglyzeride.

Siehe auch: Empfehlungen der Arbeitsgemeinschaft für Pädiatrische Stoffwechselstörungen (APS) zur „Diagnostik und Therapie von Hyperlipidämien bei Kindern und Jugendlichen", www.aps-med.de.

12 Neuropädiatrie

Georg-Christoph Korenke

12.1 Leitsymptome und ihre Differenzialdiagnosen

12.1.1 Retardierung

Definition Entwicklungsverzögerung im Vergleich zu Gleichaltrigen, entweder isolierte Sprachentwicklungsverzögerung, mentale, motorische o. globale Retardierung. Wichtig ist die Unterscheidung einer Entwicklungsverzögerung mit kontinuierlichen Entwicklungsfortschritten von einer neurodegenerativen Erkr. mit Verlust erworbener Fähigkeiten.

Differenzialdiagnosen der globalen Entwicklungsretardierung
Primär:
- Trisomie 21 (▶ 25.4.1): häufigste angeb. Ursache der mentalen Retardierung.
- Fragiles-X-Sy. (Martin-Bell-Sy.) meist bei Jungen. Hyperaktivität, große Ohren, postpubertär Makroorchidismus u. Progenie (▶ 25.4.7).
- Rett-Sy. bei Mädchen. Entwicklungsknick zwischen 9. u. 18. Mon. mit Verlust v. a. der Handfunktion, Kopfumfangsdezeleration bis zur Mikrozephalie, Handstereotypien, Hyperventilation (DNA: MecP2-, CDKL5-Gen).
- Genetisch definierte Dysmorphie-Sy.: z. B. Prader-Willi-Sy. (▶ 25.4.6).
- Neurometabolische Erkr. (▶ 12.11).
- Hirnfehlbildungen (▶ 12.5).
- Neuromuskuläre Erkr., z. B. Muskeldystrophie Duchenne (▶ 12.10.4).
- Endokrinologische Erkr., z. B. Hypothyreose.

Sekundär:
- pränatal, z. B. Infektionen (TORCHL), Toxine (fetales Alkoholsy.), maternale Ursachen (EPH-Gestose, Trauma, maternale PKU, ▶ 11.5.1),
- perinatal, z. B. Asphyxie, Trauma, Hirnblutung, Hypoglykämie, Ikterus, Infektion, infantile Zerebralparese (▶ 12.12),
- postnatal, z. B. Infektion (Meningitis/Enzephalitis), SHT, Intoxikation, Deprivation, Vernachlässigung, Misshandlung.

Diagnostik
- Neurol. Unters.
- Psychologische Testung zur Quantifizierung einer mentalen Retardierung.
  - IQ 50–69 leichte geistige Behinderung,
  - IQ 35–49 mittelgradige Behinderung,
  - IQ 20–34 schwere geistige Behinderung.
- Unters. von Visus u. Gehör.
- Labor: fT_3, fT_4, TSH, CK, GOT, GPT, Harnsäure, TORCHL.
- Wach-EEG, ggf. Schlaf-EEG: hypersynchrone Aktivität bei Epilepsie (z. B. ESES – elektrischer Status epilepticus im Tiefschlaf ▶ 12.3), charakteristische Veränderungen z. B. Angelman- o. Rett-Sy. (s. u.).
- Zerebrales MRT: primäre o. sek. Veränderungen.
- Stoffwechselunters.: Laktat, Ammoniak, Urin auf AS, organische Säuren, Purinen, Pyrimidine. Bei dysmorphen Stigmata zusätzlich Oligo-, Mukopolysaccharide.
- Chromosomenunters. bei dysmorphen Stigmata o. kombinierten Fehlbildungen. Ggf. Subtelomer-Screening, Array-CGH.
- Gezielte DNA-Diagn. (▶ 25.3).
- Liquorunters. bei V. a. neurodegenerative Erkr.

12.1.2 Mikrozephalus und Makrozephalus

Definition Mikrozephalus: Kopfumfang < 3. Perzentile. Kurven (▶ 29). Makrozephalus: Kopfumfang > 97. Perzentile.

Differenzialdiagnosen bei Mikrozephalus
- **Primär:** besteht bereits in den ersten Gestationsmonaten.
  - Genetisch: Chromosomenanomalien (Trisomie 13, 15, 18, 21), Syndrome, z.B. Cornelia-de-Lange-Sy., Smith-Lemli-Opitz-Sy., primäre Mikrozephalie-Sy.
  - Fehlbildungen: Migrations- u. Gyrationsstörungen.
  - Intrauterine Infektionen: TORCHL.
  - Chemisch o. metabolisch: Alkohol, maternale PKU, Diab. mell.
- **Sekundär:** Ursachen: hypoxisch-ischämisch (infantile Zerebralparese, ▶ 12.12), postinfektiös, posttraumatisch, metabolisch (z.B. GLUT1-Defekt), chron. Unterernährung, genetisch (z.B. Rett-Sy.).
- ! In über 90% ist ein Mikrozephalus mit mentaler Retardierung verbunden.

Differenzialdiagnosen bei Makrozephalus
Physiologisch bei familiärer Makrozephalie.
! Die häufigste Ursache des Makrozephalus ist die Erweiterung der inneren Liquorräume (Hydrocephalus internus).
Makrozephalus **ohne** Megalenzephalie:
- Kommunizierender o. nichtkommunizierender Hydrozephalus.
- Intrakranielle Raumforderung: Hirntumoren, Gefäßmalformationen (V.-Galeni-Aneurysma), Subduralerguss, subdurales Hämatom (Hydrocephalus externus), Arachnoidalzyste, Dandy-Walker-Zyste, Abszess.
Makrozephalus **mit** Megalenzephalie (vergrößerte Hirnsubstanz):
- Genetisch: Sotos-Sy., Weaver-Sy.
- Neurokutane Sy. (▶ 12.5.3): Neurofibromatose, tuberöse Sklerose.
- Neurometabolische Speichererkr. (▶ 12.11.1): Mukopolysaccharidosen, Mannosidose, Fucosidose, $GM_{1/2}$-Gangliosidose.
- Metabolisch: Glutarazidurie (▶ 12.11.3).
- Mit Leukodystrophie: M. Canavan, M. Alexander.
- Achondroplasie.
- Chron. Hirnödem: Pseudotumor cerebri (▶ 12.8).

Diagnostik Abhängig von Zusatzsymptomatik.
- Schädel-Sono bei offener Fontanelle, MRT (▶ 12.2.2).
- Funduskopie: Stauungspapille, Retinitis?
- Labor: CK, AP, 7-Dehydrocholesterin, TORCHL.
- Stoffwechselunters.: Laktat, Ammoniak, Urin auf AS u. organische Säuren, bei Makrozephalus zusätzlich Oligo- u. Mukopolysaccharide (▶ 12.2.3), β-Hexosaminidase A + B.
- Chromosomenunters. bei dysmorphen Stigmata o. kombinierten Fehlbildungen. Ggf. Array-CGH.
- Liquorunters. bei V.a. pränatale Infektion, neurometab. Erkr.
- DNA-Diagn. bei Migrationsstörungen, Angelman-Sy., Neurofibromatose, tuberöser Sklerose (▶ 12.5.3).
- EEG (▶ 12.2.1): charakteristisch z.B. bei Lissenzephalie, Angelman- o. Rett-Sy.

12

> **!** Stets Kopfumfangskurve anlegen, auch retrospektive Daten (gelbes Untersuchungsheft) eintragen, um perzentilenparallelen von perzentilenflüchtigem Mikro-/Makrozephalus unterscheiden zu können. Immer Kopfumfänge der Eltern u. Geschwister notieren (familiäre Mikro-/Makrozephalie).

12.1.3 Muskelhypotonie und Muskelhypertonie

Diagnostik Prüfung der passiven Beweglichkeit (▶ 1.2.3).

Muskelhypotonie

Definition Verminderte Muskelspannung mit vermindertem Widerstand bei passiver Gelenkbewegung. Unterscheidung: zentrale (zerebrale, spinale) u. periphere (neurogene, muskuläre) Muskelhypotonie.

Klinik Hypersalivation, offener Mund, Kinder „rutschen" beim Hochnehmen u. Halten unter den Achseln nach unten „durch", geringe Kopfkontrolle beim Traktionsversuch.

Differenzialdiagnosen
- Gehirn:
  - akute o. chron. Enzephalopathie,
  - genetische Sy., z. B. Down-Sy. (▶ 25.4.1), Prader-Willi-Sy. (▶ 25.4.6), Angelman-Sy.,
  - Fehlbildungen, z. B. Lissenzephalie (fehlende Gyrierung), Kleinhirnaplasie,
  - metabolisch, z. B. mitochondriale o. peroxisomale Störung (▶ 12.11),
  - infektiös, z. B. Meningitis/Enzephalitis, Sepsis,
  - toxisch-medikamentös, z. B. Sedativa, Antikonvulsiva,
  - hypoxisch-ischämisch, z. B. infantile Zerebralparese (▶ 12.12),
  - traumatisch: Contusio, Blutung (▶ 12.7).
- Myelon: Fehlbildung, Trauma.
- Vorderhornzelle: spinale Muskelatrophien (▶ 12.10.1). Keine Muskeleigenreflexe.
- Peripherer Nerv: hereditäre motorische u. sensible Neuropathien (HMSN, ▶ 12.10.2), sek. Neuropathien.
- Motorische Endplatte: Myasthenie (▶ 12.10.3), konnatale myasthene Syndrome.
- Muskulatur: Myopathien (▶ 12.10.4), myotone Dystrophie.

Muskelhypertonie

Definition Erhöhter Widerstand bei passiver Gelenkbewegung, oft lebhafte bis gesteigerte Muskeleigenreflexe.

Spastik

> Je rascher der Muskel gedehnt wird, desto größer die Tonuserhöhung (Taschenmesserphänomen: plötzlich nachlassender Muskeltonus). An den Armen sind vorwiegend die Beuger, an den Beinen vorwiegend die Strecker betroffen.

Ursachen
- Pyramidenbahnschädigung in Gehirn o. RM: infantile Zerebralparese (▶ 12.12), Z. n. Trauma, Blutung, Infektion, Tumor, neurometab. Erkr.
- Familiäre spastische Paraplegie (DNA-Diagn.).

Rigor
Unabhängig von Dehnungsgeschwindigkeit anhaltend zäher Muskeldehnungswiderstand, häufig mit Zahnradphänomen.

Ursachen Basalganglienschädigung (z. B. posthypoxisch, Mitochondrienzytopathie); M. Parkinson u. Parkinson-Sy. (z. B. medikamentös).

12.1.4 Parese und Plegie

- **Parese:** nichtvollständige Lähmung einzelner Muskeln o. Muskelgruppen.
- **Plegie:** vollständiger Funktionsausfall einzelner Muskeln o. Muskelgruppen.
- **Paraparese/-plegie:** isoliert Beine betroffen; bei spinaler Läsion o. bilateralem Mantelkanten-Sy.
- **Hemiparese/-plegie:** isoliert eine Körperseite betroffen; kontralateral bei Läsion im Bereich der Capsula interna, ipsilateral bei halbseitiger spinaler Läsion.
- **Tetraparese/-plegie:** Beine u. Arme gleichermaßen betroffen; bei hoher spinaler Läsion o. Hirnstammläsion.
- **Diparese/-plegie:** Beine stärker als Arme betroffen; beinbetonte Tetraplegie, z. B. nach periventrikulärer Leukomalazie.

12.1.5 Dyskinesien

Definition Basalganglienfunktionsstörung führt zu **unwillkürlichen** abnormen Bewegungen. Unterschieden werden Dystonie, Athetose, Chorea, Ballismus, Myoklonus u. Tremor. Chorea u. Athetose treten oft gemeinsam auf (Choreoathetose).

Dystonie
Definition Gestörtes Zusammenspiel der Muskulatur in Ruhe u. Bewegung mit gleichzeitiger Kontraktion von Agonisten u. Antagonisten, die zu bizarren Verdrehungen führt.

Differenzialdiagnosen
- **Fokale Dystonien:**
  - Medikamentös, z. B. Metoclopramid (Paspertin®). Gehäuft Dystonien im Kopf-, Hals- u. Schulterbereich sowie der äußeren Augenmuskeln bei Kindern unter 14 J. Ther.: Biperiden (Akineton®) 2 mg (2–6 J.), 3 mg (6–12 J.) langsam i. v.
  - Blepharospasmus: andauernder, krampfhafter Schluss der Augenlider.
  - Torticollis: langsame tonische Drehung des Kopfs mit Kopfneigung auf Gegenseite o. gleiche Seite. Ther.: evtl. Botulinustoxin.
  - Schreibkrampf: schmerzhafte Extensionsbewegung der Finger beim Schreiben.
- **Generalisierte Dystonien genetischer Ursache:**
  - Idiopathische Torsionsdystonie (Dystonia musculorum deformans, DYT1, > 17 genetische Dystoniesyndrome).
  - Segawa-Dystonie: spricht auf Ther. mit L-Dopa an (1–5 mg/kg KG).
  - M. Wilson: Kayser-Fleischer-Kornealring, Serum-Coeruloplasmin ↓, Serumkupfer ↓, Urinkupfer ↑ (▶ 13.6.3).
  - Mitochondriozytopathie: (▶ 12.11.2) z. B. M. Leigh.
  - Lesch-Nyhan-Sy.: X-chrom. Purinstoffwechseldefekt mit dystoner Bewegungsstörung ab dem Sgl.-Alter. Typische Selbstmutilationen erst ab dem 3. Lj., Harnsäure in Serum u. Urin ↑.

12

- Glutarazidurie (▶ 12.11.3).
- Zeroidlipofuszinose (▶ 12.11.1).
- Pantothenatkinase-Defekt (M. Hallervorden-Spatz): Eisenablagerung in Globus pallidus, im CT hyperdens (PANK-Gen).
- **Generalisierte symptomatische Dystonien:** infantile Zerebralparese (▶ 12.12), postinfektiös (z. B. nach Pertussis-Enzephalopathie), toxisch (z. B. nach Kernikterus, ▶ 4.1.1), posttraumatisch.

Diagnostik
- Zerebrales MRT u. CT: Veränderungen von Basalganglien o. Thalamus? Verkalkungen?
- Labor: Kupfer, Coeruloplasmin, Harnsäure, Laktat in Blut u. Liquor, AS, organische Säuren, vakuolisierte Lymphozyten, Molekulargenetik (z. B. DYT1).

Therapie Bei jeder dystonen Bewegungsstörung sollte ein initialer Ther.-Versuch mit L-Dopa (1–)5–20 mg/kg KG/d durchgeführt werden.

Athetose
Definition Langsam geschraubte, wurmartige, distal betonte Bewegungen (Hände u. Finger) aufgrund gleichzeitiger Anspannung von Agonisten u. Antagonisten. Klin. keine sichere Abgrenzung der Athetose von der Dystonie möglich, wobei der mehr historische Begriff der Athetose zunehmend durch Dystonie ersetzt wird.
DD u. Ther. s. o.

Chorea
Definition Blitzartig einschießende, ruckartige, arrhythmische Kontraktionen einzelner Muskeln o. Muskelgruppen.

Differenzialdiagnosen
- **Chorea minor Sydenham** (▶ 16.3): Symptom des rheumatischen Fiebers mit psychischer Labilität, Schulproblemen u. Chorea. Diagn.: ASL-Titer. Ther.: Penicillin, ggf. Tiaprid, Valproat, Sedativa.
- **Chorea Huntington:** Aut.-dom. neurodegenerative Erkr. mit initialen Verhaltensauffälligkeiten, Choreoathetose, Rigor, späte Demenz. Klinik beginnt bei 10 % vor dem 20. Lj., DNA-Unters. bei pos. Familienanamnese.
- **Lupus erythematodes** (▶ 16.4): Chorea kann Initialsymptom sein, oft gemeinsam mit Ataxie u. Anfällen. Diagn.: ANA, Anti-Doppelstrang-DNA-AK. Ther.: Glukokortikoide, evtl. Immunmodulation/-suppression.
- **Benigne familiäre Chorea.** (NKX2.1-Gen).
- Infantile Zerebralparese, Z. n. Kernikterus, M. Wilson, Mitochondriozytopathie, Lesch-Nyhan-Sy., Glutarazidurie, Pantothenatkinasedefekt: DD s. o.

Ballismus
Definition Meist halbseitige, hochamplitudige, kräftig schleudernd u. weit ausfahrende Bewegungen der proximalen Gliedmaßen, meist gemeinsam mit Chorea auftretend.

Differenzialdiagnosen Siehe oben. Chorea minor Sydenham, Lupus erythematodes (s. o.), kontralaterale, meist ischämische Schädigung des Nucleus subthalamicus.

Myoklonie
Definition Kurze, blitzartige, rhythmische o. arrhythmische Kontraktionen von Muskelfasern, Muskeln, Muskelgruppen o. des gesamten Körpers mit u. ohne B

wegungseffekt. Neurophysiologisch werden kortikale von subkortikalen Myoklonien unterschieden. Fließende Übergänge zu Faszikulationen u. Tremor.

Differenzialdiagnosen Physiologisch als Einschlafzuckungen u. während des REM-Schlafs.

Pathologisch bei:
- Epilepsien: infantile myoklonische Enzephalopathie, frühkindl. u. juvenile myoklonische Epilepsie, BNS-Anfälle, Lennox-Gastaut-Sy., progrediente Myoklonusepilepsien.
- Medikamente: L-Dopa, trizyklische Antidepressiva.
- Myoklonus-Enzephalopathie bei Neuroblastom (▶ 18.6.2).
- Z. n. ZNS-Verletzung (Trauma, Hypoxie), Lance-Adams-Syndrom.
- Basalganglien-Erkr.: idiopathische Torsionsdystonie, Pantothenatkinasedefekt, Chorea Huntington (s. o.).
- Neurometabolische Erkr. (▶ 12.11).
- Infektiös/postinfektiös.

12

> **Myoklonie abgrenzen von:**
> - **Chorea:** mehr zufällige Bewegungen, teilweise in willkürliche Bewegungen integriert. Demgegenüber ist eine Myoklonie nie Bestandteil einer größeren Bewegung.
> - **Tremor:** Zittern von Händen, Extremitäten o. Kopf als kontinuierliche Hin-und-her-Bewegung im Gegensatz zur Myoklonie mit Pause zwischen den Zuckungen, schneller als Myoklonien. Unterschieden werden physiologischer (10/s), essenzieller (10/s), zerebellärer (4–5/s) o. Parkinson-Tremor (4–7/s) sowie Halte-, Ziel- u. Intentionstremor.
> - **Tic:** gewöhnlich komplexeres u. stereotyp erscheinendes Bewegungsmuster, das, im Gegensatz zur Myoklonie, kurzfristig willkürlich unterdrückt werden kann. Als einziges abnorm-unwillkürliches Bewegungsmuster können Tics gut imitiert werden. Das **Tourette-Sy.** ist Kombination chron. motorischer u. vokaler Tics.

12.1.6 Ataxie

Definition Dekompensation von Bewegung, d. h. eine Koordinationsstörung mit Ungeschicklichkeit, Gleichgewichtsstörung, Stand- u. Gangunsicherheit, meist aufgrund zerebellärer o. spinaler (Hinterstrang-)Funktionsstörung.

Klinik Bei Sgl. schwer zu erkennen. Oft muskuläre Hypotonie u. motorische Entwicklungsverzögerung. Deutlicher, wenn die normalerweise zunehmende Geschicklichkeit ausbleibt.
- Erstsymptome: auffällige Imbalance beim Sitzen mit Instabilität von Kopf u. Rumpf, ungelenkes Greifen nach vorgehaltenen Gegenständen.
- Symptome bei älteren Kindern: breitbasiges Gangbild („wie betrunken").

Differenzialdiagnosen
- Angeb. Fehlbildungen des Kleinhirns: Dandy-Walker-Sy., Chiari-Sy. (▶ 12.5.1), Joubert-Sy. (Vermisaplasie, Atemregulationsstörungen). Prä-/perinatale Hirnschäden.
- Malignome: Hirntumor, Neuroblastom, M. Hodgkin.

- Infektiös/immunologisch:
  - Akute postinfektiöse zerebelläre Ataxie: Varizellen, Röteln, Masern, Mumps.
  - Miller-Fisher-Sy. (Guillain-Barré-Variante): Ataxie, Ophthalmoplegie, Areflexie.
  - Virusinfektion: ECHO, Coxsackie, Polio, Adeno, EBV.
  - Multiple Sklerose.
  - Hashimoto-Enzephalopathie.
- Medikamentös-toxisch: Phenytoin, Carbamazepin, Valproat, Piperazine, Vincristin, 5-Fluorouracil, Alkohol, Trichlorethylen, DDT, Lindan, Quecksilber, Blei, Thallium.
- Degenerative Erkr. mit progredienter Ataxie:
  - Aut.-rez. mit Hyperreflexie, z. B. M. Gaucher, Marinesco-Sjögren-Syndrom. 0–5 Lj. Ataxia teleangiectatica (Louis-Bar-Sy.), infantile neuronale Zeroidlipofuszinose, A-/Hypo-β-Lipoproteinämie.
  - Aut.-rez. mit Hyporeflexie, z. B. zwischen 6–16 Lj. Friedreich-Ataxie, M. Refsum. 15–25 J.: Roussy-Lévy-Sy.
  - Dominant: olivopontozerebelläre Atrophie, spinozerebelläre Ataxie.
- Gefäßerkr.: Basilarismigräne, Aneurysma, Hämorrhagien, Infarkte.
- Hypothyreose, Hartnup-Erkr., M. Leigh, Ahornsirup-Erkr., Folsäure-, Vit.-E-, Vit.-B$_6$-, Vit.-B$_{12}$-Mangel.

Diagnostik Koordinationsprüfung (▶ 1.2.3).

12.2 Untersuchungsmethoden

Kindl. Entwicklung (▶ 1.2.2), neurol. Unters. (▶ 1.2.3).

12.2.1 Elektrophysiologie

Elektroenzephalogramm (EEG)
Definition: Messung u. Aufzeichnung elektrischer Aktivität der Gehirnoberfläche durch Hautelektroden. Die EEG-Ableitung erfolgt an definierten Punkten der Kopfhaut (10–20 System) mit 16–21 Elektroden nach standardisierten Programmen. Auf 16–24 Kanälen werden sowohl bipolare Ableitungen zwischen 2 Messelektroden als auch mindestens eine Referenzableitung zwischen den Messelektroden u. einer inerten Referenzelektrode aufgezeichnet.
- Welle: Potenzialschwankung zwischen verschiedenen Ableitungspunkten.
- Rhythmus: rhythmische Folge gleicher Wellen.

Wellen u. ihre Frequenzen: β-Wellen (Beta): 14–40/s; α-Wellen (Alpha): 8–13/s; ϑ-Wellen (Theta): 4–7/s; δ-Wellen (Delta): < 4/s; Sub-Delta-Wellen: < 0,5/s.
Durchführung:
- Möglichst ohne Sedierung, wenn notwendig, z. B. Protactyl® (2 mg/kg KG p. o.)
- Ableitung: über mindestens 20 Min. artefaktfrei, möglichst im ruhigen Wach zustand. EEG kennzeichnen (Augenöffnen, Wachheitszustand, Artefakte).
- Grundaktivität mit geschlossenen Augen über der Okzipitalregion bestimmen. Sie nimmt mit zunehmendem Lebensalter zu: 1 J ≥ 5/s, 4 J ≥ 6/s, 5 J ≥ 7/s, 7 J ≥ 8/s.

Provokationsmethoden: Bei Erstunters. durchzuführen:
- Hyperventilation: ab 5. Lj. über 3 Min., anschließend mindestens 3 Min. weiter ableiten.
- Fotostimulation: mit Lichtblitzfrequenzen von 1/s bis 25/s.
- **KI:** keine Hyperventilation bei V. a. zerebrale Gefäßstenosen, V. a. Hirndruck u. schwere Lungenerkrankungen. Keine Fotostimulation bei bekannter fotosensibler Epilepsie.
- Wenn Wach-EEG mit Provokationsmethoden unauffällig, je nach Fragestellung Schlafentzugs-/Schlaf-EEG o. 24-h-Langzeit-EEG o. Langzeit-Video-EEG.
- Amplitudenintegriertes EEG (2-Kanal-Ableitung) zur Langzeitableitung in Neonatologie u. pädiatrischer Intensivmedizin. Ind.: Erkennen subklin. Anfälle, neonatale Anfälle, Status epilepticus.

Pathologische EEG-Veränderungen:
- Grundaktivität: Verlangsamung fokal o. generalisiert, Über- o. Unterlagerung schneller o. langsamer Wellen.
- Pathologische Potenziale: fokal o. generalisiert.
- Hypersynchrone Aktivität (HSA, Spitzenpotenziale): Spikes, Sharp Waves, Sharp slow Waves (▶ Abb. 12.1).
- ! Ein kombinierter Herd (HSA u. langsame Wellen) spricht für organische Läsion.
- ! Schwierig ist die Unterscheidung pathol. EEG-Veränderungen von Artefakten. Bulbus-/Lidschlagartefakte – frontal, Muskelartefakte – frontal o. temporal.

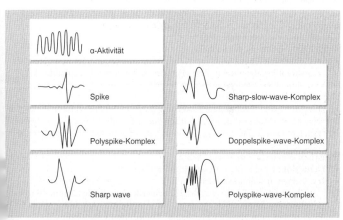

α-Aktivität

Spike

Sharp-slow-wave-Komplex

Polyspike-Komplex

Doppelspike-wave-Komplex

Sharp wave

Polyspike-wave-Komplex

Abb. 12.1 Normale α-Aktivität und hypersynchrone Aktivität [L157]

EEG-Ind.:
- **(V. a.) zerebrale Krampfanfälle:** Bestätigung klin. Verdacht und/oder Klassifizierung. Verlaufsunters. bei Epilepsien. Typ. EEG-Muster:
  - BNS-Anfälle: Hypsarrhythmie: kontinuierliche polymorphe Theta-/Delta-Wellen mit multifokalen Spikes u. Sharp Waves (West-Sy.: BNS-Anfälle plus Hypsarrhythmie).
  - Myoklonisch-astatische Anfälle: Spike-Wave-Variant-Muster.
  - Absence-Epilepsie: bilateral synchrone 3/s-Spike-Wave-Paroxysmen.

- **Bewusstseinsstörung/Koma:** DD von:
  - Meningitis/Enzephalitis: generalisierte o. fokale Verlangsamung.
  - Herpes-Enzephalitis: periodische Spikes o. Sharp Waves temporal.
  - Petit-Mal-Status: kontinuierliche Spike Waves.
  - Stoffwechselstörung: Burst-Suppression-Muster z. B. bei nichtketotischer Hyperglyzinämie, Sulfitoxidasedefekt.
- **V. a. Medikamentenintoxikation:** Benzodiazepine, Barbiturate, Neuroleptika: β-Wellen-Überlagerung,
- **Abklärung einer Entwicklungsretardierung:** Bei allen Kindern mit globaler Entwicklungsretardierung (v. a. mit Sprachabbau) sollte ein Schlaf-EEG zum Ausschluss eines Status epilepticus im Tiefschlaf (ESES) abgeleitet werden.
- Typische EEG-Muster z. B. bei:
  - Angelman-Sy.: abnorme hochamplitudige Theta-Rhythmen, langsame Spike Waves.
  - Rett-Sy.: Sharp Waves, die sich im Schlaf-EEG nach okzipital verlagern.
  - Neuronale Zeroidlipofuszinose: Polyspikes bei langsamer Einzelblitzstimulation.
  - Gyrationsstörung, infantile neuroaxonale Dystrophie: β-Wellen-Überlagerung.

Evozierte Potenziale

Definition: Ableitung kortikaler u. spinaler Antworten auf visuelle, akustische u. somatosensorische Reize („ereigniskorreliertes EEG"). Prüfung der zentralen Erregungsleitung. Abhängig von Alter (Reifungsgrad), Körpergröße u. Vigilanz. Beurteilt werden Potenzialmuster, Latenzen (Zeit in ms von Stimulus bis Peak) u. Amplitudenhöhe, absolut u. im Seitenvergleich.

Visuell evozierte Potenziale (VEP):
- **Definition:** Unters. der Sehbahn.
- **Ind.:** Erkr. von Auge (Amblyopie, Refraktionsstörungen), Sehnerv (Neuritis, Gliom, Optikusatrophie) u. ZNS (Hirndruck, Tumoren, Enzephalitis, MS, Vaskulopathien, Demyelinisierung, Speichererkr.) sowie psychogene Sehstörung.
- **Durchführung:** seitengetrennte Reizung durch Lichtblitzbrille (Sgl. u. KK) o. Schachbrett-Musterumkehr. Ableitung durch Oberflächenelektrode über okzipitalem Kortex. Zur Lokalisation einer retrochiasmalen Läsion Halbfeldreizung durchführen.

Akustisch evozierte Potenziale (AEP):
- **Definition:** Unters. der unteren Hörbahnabschnitte.
- **Ind.:** Diagn. u. Verlaufskontrolle von:
  - Hörstörungen: Ermittlung der Hörschwelle als Reizintensität in dB (objektive Audiometrie).
  - Hirnstammprozessen: Enzephalitis, Tumor, Demyelinisierung.
  - Koma: erhaltene Welle I mit Verlust III–V bei Hirntod.
- **Durchführung:** einseitige Click-Reize über Kopfhörer, Ableitung mit Oberflächenelektrode über ipsilateralem Mastoid.

Somatosensibel evozierte Potenziale (SSEP):
- **Definition:** Unters. des sensiblen Systems.
- **Ind.:** Diagn. u. Verlaufskontrolle von Erkr. von Nerven (Neuropathie, Neuritis), RM (Plexusparese, Läsion) u. Gehirn (Neoplasie, entzündl., degenerative o. metabol. Erkr.).
- **Durchführung:** Reizung des N. medianus u. N. tibialis. Ableitung definierter spinaler u. kortikaler postzentraler Potenziale.

- **Interpretation:**
  - Latenzverzögerung u. normale Amplitude bei Markscheidenschädigung. Unters. der Tibialis-SSEP ist sensitiver als die der Medianus-SSEP (längerer Leitungsweg).
  - Amplitudenminderung u. normale Latenzen bei partieller Leitungsunterbrechung (Raumforderung, entzündl. o. ischämischer Prozess) o. axonaler Schädigung (metabol., toxisch). Pathol. Tibialis-SSEP bei normalen Medianus-SSEP sprechen für eine Lokalisation kaudal von Th 1.

Nervenleitgeschwindigkeit (NLG) Die NLG ist stark altersabhängig u. verdoppelt sich von Geburt bis zum 8. Lj.

- **Motorische NLG:** Bestimmung nach proximaler u. distaler Reizung eines motorischen Nervs (z. B. N. ulnaris, N. peroneus) aus der Differenz der Latenzen bis zum Beginn des Muskelantwortpotenzials.
- **Sensible NLG:** Bestimmung zwischen 2 Punkten eines sensiblen Nervs (z. B. N. medianus, N. suralis) entweder orthodrom (afferent) o. antidrom (efferent).

Ind. u. Interpretation: entzündl., postinfektiöse, metabol., toxische, degenerative, traumatische Erkr. der peripheren Nerven. Verringerung der Geschwindigkeit bei Demyelinisierung. Abnahme der Amplitude bei axonaler Schädigung.

Elektromyogramm (EMG)   Prinzip, Ind. u. Durchführung: Differenzierung zwischen myogenen u. neurogenen Muskelerkr. durch Bestimmung von Spontan u. Willküraktivität durch i. m. Nadelelektroden. Normale Aktionspotenziale der motorischen Endplatte bei Einstich der Nadelelektrode beginnen mit Auslenkung nach oben (neg. Amplitude).

12.2.2 Neuroradiologie, bildgebende Verfahren

Schädelsonografie (▶ 4.2.6). Methode der Wahl für Erstunters. bei noch offener Fontanelle bei Fragestellungen wie intrazerebrale o. intrakranielle Blutung, Erweiterung der inneren o. äußeren Liquorräume, Hirnfehlbildung, periventrikuläre Leukomalazie, V. a. Schädelfraktur, Plagiozephalus, zum Ausschluss prämature Nahtsynostose.

> Bei Unters. nach SHT mit Frage nach Blutung immer auch von der Koronarnaht aus transversale Schichten darstellen.

Schädelröntgen Immer in 2 Ebenen, a. p. u. seitlich, nur in Ausnahmen bei V. a. Fraktur (bei neurol. Symptomatik CT aussagekräftiger), Shuntdysfunktion, chron. Hirndruckerhöhung, prämature Nahtsynostose.

Kernspintomografie (MRT) u. Computertomografie (CT)

Definition: Durch ein Magnetfeld (MRT) bzw. Röntgenstrahlung (CT) können Schichtbilder von Gehirn u. RM erstellt werden. Die MRT-Unters. liefert i. d. R. die besseren Bilder, die Durchführung ist jedoch aufwendiger. Es werden verschiedene Wichtungen gewählt. Wertigkeit von CT u. MRT (▶ Tab. 12.1). Aus Strahlenschutzgründen sollte grundsätzlich versucht werden, auf CT-Unters. zu verzichten.

Tab. 12.1 Vergleich MRT und CT	
MRT überlegen	**CT überlegen**
Tumor, Fehlbildungen (z. B. Gyrationsstörung), Erkr. der weißen Substanz (MS, Entzündung, Leukodystrophie), infratentorieller Prozess, Diffusionswichtung zeigt frische Durchblutungsstörung u. Blutung nach 30–60 Min., bei gutachterlicher Fragestellung (z. B. alte Blutung)	Notfall (Verfügbarkeit/Überwachung), Schädelfraktur (Knochenfenstereinstellung), frische Blutung: hyperdens → isodens (8 d) → hypodens (21 d), Verkalkung (hyperdens) – DD: postinfektiös, neurokutanes Sy., metabol. o. endokrine Erkr.

Vorbereitung: Für MRT möglichst physiologische Müdigkeits-/Schlafphasen ausnutzen. Bis ca. 6. Lj. mit Sedierung, z. B. Chloralhydratsaft 60 mg/kg KG (ggf. Wdh.), o. in Kurznarkose. Überwachung im MRT benötigt spezielle amagnetische Ausrüstung.

Durchführung: Schnittführung transversal, sagittal u. koronar. Mit Kontrastmittel bei V. a. Tumor, Entzündung, Abszess, Epilepsiediagn., White-Matter-Erkrankung. **Angio-MRT** bei V. a. Vaskulopathie, **Diffusionswichtungen** bei akuten Prozessen. **Hämo-Sequenz** bei V. a. Z. n. Blutung.

Interpretation: Aufgrund der sich entwickelnden Myelinisierung bes. im 1. Lj. schwierig. Myelinisierung beginnt zentral u. okzipital u. breitet sich nach peripher u. frontal aus.

12.2.3 Labordiagnostik

Serum/Blut

- **Muskelenzyme:** CK, CK-Isoenzyme, LDH, GOT, GPT, Troponin T (herzmuskelspezifisch).
- **Stoffwechsel:** BZ, BGA, Laktat, Ammoniak, AS, Carnitin, Acylcarnitin-Differenzierung, Cholesterin (↓ bei Smith-Lemli-Opitz-Sy.), Harnsäure. Diff.-BB: Vakuolisierte Lymphozyten (Hinweis auf Speichererkr.)? Bei speziellen Fragestellungen: Pyruvat, organische Säuren, Kupfer u. Coeruloplasmin bei V. a. M. Wilson o. Menkes-Sy., CDT (= Carbohydrate Deficient Transferrin) bei V. a. CDG-Sy., VLCFA, Phytansäure, Plasmalogene bei V. a. peroxismale Erkr. Chitotriosidase bei V. a. Niemann-Pick-Sy., Gaucher-Sy., GM_1-Gangliosidose. Pipecolinsäure bei Vit.-B_6-abhängiger Epilepsie.
- **Konnatale Infektionen:** TORCHL-Screening (▶ 6.2).
- **Chromosomen** (konventionell u. Array-CGH ▶ 25.3.2): Unters. auf verstärkte Chromosomenbrüchigkeit bei V. a. Ataxia teleangiectasia Louis Bar.
- **DNA** (▶ 25.3.2).

Leukozyten-/Fibroblastenenzyme Enzymunters. zum Nachweis von Mukopolysaccharidosen, Oligosaccharidosen, Sphingolipidosen, Glykogenosen u. Zeroidlipofuszinosen.

Neugeborenenscreening
Internetadressen: www.neoscreening.de, www.aps-med.de.

Liquor Technik (▶ 2.5).
Möglichst immer mit Liquordruckmessung kombinieren (Normalwerte ▶ 12.8)
! Nur durchführen, wenn kein erhöhter intrakranieller Druck (Augenhintergrund spiegeln). Direkt vor LP: BZ bestimmen, ggf. Serum zur Bestimmung der intrathekalen Immunglobulinsynthese.

Routinelabor: Zellzahl, Eiweiß, Glukose, Normalwerte (▶ 26.4).
- **Infektionsdiagn.:** bakt. Kultur, AK gegen neurotrope Viren u. Borrelien, Herpes-PCR.
- **Neurochemie:** oligoklonale AK, intrathekale Immunglobulinsynthese, spez. intrathekale AK-Synthese (ASI, z. B. Borrelien, Varizella-Zoster-Virus).
- **Stoffwechsel:** Laktat, AS.
- **Neurotransmitter** (immer den zweiten Milliliter des punktierten Liquors sofort in flüssigen Stickstoff): z. B. GABA, 5-OH-Indolessigsäure, Homovanillinsäure, Methylentetrahydrofolat, Tetrahydrobiopterin

Urin
- **Spontan-Urin:** AS, organische Säuren, Orotsäure, Carnitin, Sulfit-Test, Keto-Stix, Krea, Guanidinoacetat.
- Oligo- u. Mukopolysaccharide (ggf. 24-h-Sammelurin), Purine/Pyrimidine.

12.2.4 Histologie

- Durchführung einer **Hautbiopsie** zur elektronenmikroskopischen Unters. bei V. a. Speichererkr. o. zur Anzüchtung einer Fibroblastenlinie für metabol. o. genetische Unters. (3 % Glutaraldehyd für Elektronenmikroskopie, sterile Nährlsg. o. physiologische NaCl-Lsg. für Fibroblastenzüchtung).
- **Muskelbiopsien** bei V. a. angeb., entzündl. o. neurogene Muskelerkr. bzw. metabol. Erkr. mit Muskelbeteiligung.
- **Konjunktival- o. Nervenbiopsie** zur Nervenunters. bei V. a. Speichererkr. o. hereditäre Neuropathie.

12.3 Zerebrale Anfälle und Epilepsien

12.3.1 Fieberkrampf

Einteilung
- Einfacher Fieberkrampf (75 %): tonisch-klonischer o. tonischer, primär generalisierter zerebraler Gelegenheitskrampf bei Fieber nichtzerebraler Ursache. 6. LM.–6. Lj.
- Komplizierter Fieberkrampf (25 %) mit zusätzlich mindestens einem der folgenden Charakteristika: fokaler Anfallsbeginn, Anfall länger als 15 Min., postparoxysmale Paresen, hypersynchrone Potenziale im Intervall-EEG, mehr als 1 Anfall innerhalb von 24 h, Auftreten außerhalb des Prädilektionsalters, zerebrale Vorschädigung. Ein Fieberkrampf dauert meist 3–10 Min. u. damit länger als afebrile Anfälle bei Epilepsie.

Diagnostik
Nach Fieberursache suchen, z. B. Luftwegsinfekt, HWI, Exanthema subitum. LP, insbes. bei:
- geringstem klin. V. a. Mengitis/Enzephalitis,
- kompliziertem Fieberkrampf (fokal: Ausschluss Herpesenzephalitis),
- antibiotischer Vorbehandlung.
EEG bei fokal betontem Fieberkrampf kurzfristig.

⚡ Ersttherapie
- Anfallsunterbrechung durch **Diazepam-Rektiole** (0,5–0,7 mg/kg KG): Kinder bis 15 kg 5 mg, Kinder ab 15 kg 10 mg; ggf. ab 5. Min. wdh. o. **Clonazepam i.v.** (Rivotril®, 1 Mischamp. = 2 ml = 1 mg) 0,05 mg/kg KG i.v.
- Fiebersenkung durch **Paracetamol-Supp.** 10–20 mg/kg KG, Wadenwickel.

Prophylaxe
- **Eine sichere Prophylaxe ist nicht möglich, fiebernde Kinder nicht unbeobachtet lassen.**
- **Antipyretische Therapie.**
- **Intermittierende Diazepam-Prophylaxe:** bei kompliziertem Fieberkrampf.
  - Bei Fieber ≥ 38,5 °C mit Diazepam-Supp. 0,5 mg/kg KG alle 12 h, jedoch nicht länger als 48 h.
  - Problem: Fieberkrampf oft schon im 1. Fieberanstieg.
- **Antikonvulsive Ther.:**
  - Nur bei Übergang in frühkindl. Grand-Mal-Epilepsie (Dravet-Sy., häufige o. lang andauernde, komplizierte Krampfanfälle) mit Valproat (20–30 mg/kg KG) o. Phenobarbital (2–3 mg/kg KG). Nach 2-jähriger Anfallsfreiheit bei unauffälligem EEG ausschleichen.
  - Nachteil: Medikamenten-NW, Compliance-Verlust, verzögerte kognitive Entwicklung.

Prognose 3–4 % aller Kinder bekommen einen Fieberkrampf, 20–30 % erneut. Die Wahrscheinlichkeit steigt beim Vorliegen eines o. mehrerer zusätzlicher Risikofaktoren: Alter < 15 Mon., Auftreten eines komplizierten Fieberkrampfs, sehr häufiges Auftreten von Fieber, Körpertemperatur < 38,5 °C bei erstem Krampfanfall, Verwandte 1. Grads mit Fieberkrämpfen o. Epilepsie. 2–4 % der Kinder mit erstem Fieberkrampf entwickeln eine Epilepsie. Im Vergleich: 1 % der Gesamtpopulation hat eine Epilepsie.

12.3.2 Zerebrale Anfälle

Systematik
Partialanfälle (fokale Anfälle): Erste klin. u. EEG-Veränderungen sind auf eine Hirnhemisphäre beschränkt, mit o. ohne Ausbreitung (march) innerhalb der Hemisphäre. Partialanfälle können sekundär generalisieren.
- **Einfacher Anfall ohne Bewusstseinsstörung:** motorische (z. B. Jackson-Anfall), sensible, sensorische o. autonome Symptome. Einfache Partialanfälle können in komplexe Partialanfälle übergehen.
- **Komplexer Anfall mit Bewusstseinsstörung:** psychomotorischer o. Temporallappenanfall. Während der Bewusstseinsstörung können Automatismen auftreten (Kauen, Schlucken, Schmatzen, Nesteln, ggf. auch komplexere Abläufe).

Generalisierte Anfälle: klin. u. EEG-Veränderungen mit primärer o. sek. Beteiligung beider Hemisphären.
- **Tonisch-klonisch (Grand Mal):** zuerst tonische Kontraktion (10–20 s), eventuell mit Initialschrei o. Stridor, dann rhythmische Muskelzuckungen, meist spontanes Sistieren nach 2 Min., evtl. Zungenbiss u. Enuresis, gefolgt von Erschlaffung u. oft von Schlaf. DD primär u. sek. (▶ Tab. 12.2).
- **Isoliert tonisch, isoliert klonisch o. atonisch.**

- **Myoklonisch:** plötzlich auftretende, kurze, bilaterale Muskelkontraktionen.
- **Absence:**
  - Typisch (**Petit Mal**) kurze Bewusstseinsstörung, abrupt beginnend u. endend, von wenigen Sekunden bis zu Min. andauernd, Blick meist leicht nach oben gewendet, evtl. zusätzliche motorische, vegetative o. autonome Komponente. EEG: generalisierte, bilateral synchrone 3/s-Spike-Slow-wave-Komplexe, ab 5–6 s Dauer klin. sichtbar.
  - DD: Atypisch (**Petit-Mal-Variant o. komplex Petit Mal**) stärkere Ausprägung der motorischen, vegetativen o. autonomen Komponente, weniger abrupter Anfang u. Ende. EEG: irreguläre (multi-)fokale Spike-and-Slow-Wave-Komplexe.
- **Status epilepticus:** prolongierter o. rezidiv. Krampfanfall von über 30 Min. Dauer (epidemiologische Definition) bzw. > 5 Min. Dauer (operationale Definition), ohne dass währenddessen das Bewusstsein wiedererlangt wird. Grand-Mal-Status, Petit-Mal-Status sowie Stati von Partialanfällen (Dämmerzustand) unterscheiden. Die Unterscheidung ist wichtig für die Art der medikamentösen Dauerther.
- **Petit-Mal-Status:** kontinuierlicher Absencestatus, Dämmerattacken, myoklonisch-astatische Anfallserien (Nick-, Sturz-, Blinzelanfälle).

12

Tab. 12.2 Differenzialdiagnose primär und sekundär generalisierter Grand Mal

	Primär generalisiert	Sekundär generalisiert
Aura	Keine	Oft
Zeitpunkt	Aufwach-Grand-Mal	Grand-Mal im Schlaf
Therapie	Bsp.: Valproat	Bsp.: Carbamazepin

Therapie Management des zerebralen Anfalls (▶ 12.3.3).

⚡ Grand Mal und Grand-Mal-Status

- Ruhe bewahren, Pat. vor Verletzung schützen, Armbanduhr: Anfallsbeginn merken.
- Überprüfung der kardiorespiratorischen Funktion, Sichern der Atemwege, evtl. kardiopulmonale Reanimation, O_2-Gabe bei Zyanose, kein Mundkeil!
- **Medikamentöse Ther.:** bei jedem Anfall ab 3(–5) Min. Dauer (▶ Tab. 12.3).
- Die häufigste Todesursache des Status epilepticus ist die Medikamentenüberdosierung!
- ! **Cave:** Atemdepression, bes. bei Komb. von Benzodiazepinen u. Barbituraten.

Allgemeine Maßnahmen: EKG-Monitor, kontrollierte Atmung (Pulsoxymeter), Temperatursenkung ab 38,5 °C.
Hirnödemprophylaxe: Ind., wenn bei symptomatischem Status epilepticus innerhalb von 60 Min. nach Statusbeginn noch Bewusstlosigkeit. 0,5–1 mg/kg KG Dexamethason in 4–6 ED.
Je jünger das Kind, desto größer ist die Ödemneigung des Gehirns.

Tab. 12.3 Medikamentöse Therapie des Grand Mal

Reihenfolge	Zeitpunkt nach Ther.-Beginn in Min.	Medikament/ Management	Alter bzw. Gewicht des Kinds	Dosierung
1.	0	Diazepam-Rektiole	> 4 Mon., KG < 15 kg	5 mg
			KG ≥ 15 kg	10 mg
			Schulkind	10–20 mg
Falls nach 5 Min. kein Effekt, wiederholen oder:				
2.	5	Clonazepam (Rivotril®) i.v.	Alle	0,01–0,05 mg/kg KG = 0,02–0,1 ml/kg KG
3.	10	Pyridoxin i.v. und	< 2 J.	100 mg
		Kalziumglukonat 10 % i.v.		5–10 ml
Falls nach 5 Min. kein Effekt:				
4.	15	Phenobarbital (Luminal®) i.v. u. EKG-Monitor	< 2 J.	5–15 mg/kg KG fraktioniert
		Clonazepam i.v. (bei stabiler Atmung)	> 2 J.	0,05 mg/kg KG
Falls nach 5 Min. kein Effekt:				
5.	20–25	Phenytoin Schnellsättigung		
		Initial: Phenytoin (Phenhydan®) i.v. u. EKG-Monitor, RR-Kontrolle	Alle	10–15 mg/kg KG langsam in 15 Min.
		Anschließend: Phenytoin-Infusionskonzentrat		15–20 mg/kg KG in 24 h
Falls nach 20 Min. kein Effekt, spätestens jetzt Aufnahme auf Intensivstation				
6.	40	Falls bisher erst eine ED Clonazepam, dann nochmals i.v.	Alle	0,05 mg/kg KG
Falls nach 5 Min. kein Effekt:				
7.	40–45	Narkose mit Thiopental i.v.		
		Initial: als Bolus, evtl. wiederholen	Alle	5 mg/kg KG
		Anschließend: Infusion		3–5 mg/kg KG/h
		Oder		
		Midazolam i.v.		
		Initial: als Bolus	Alle	0,15 mg/kg KG
		Anschließend: Infusion		1 µg/kg KG/Min. alle 15 Min. steigern um 1 µg/kg KG/Min bis 5 µg/kg KG/Min.

I Bei Unklarheit über fraglichen Grand Mal sofort bis 20 Min. postkonvulsiv CK u. Prolaktin bestimmen. Eine Prolaktinerhöhung um den Faktor 2,5–3 spricht für einen zerebralen Krampfanfall.

Petit-mal-Status: Akutther. unter EEG-Kontrolle:
- **Diazepam** (Valium®): rektal 0,5 mg/kg KG, falls nach 15–20 Min. kein Erfolg:
- **Clonazepam** (Rivotril®): 0,05–0,1 mg/kg KG mit 0,1–0,2 mg/Min. langsam i. v., ggf. nach 1 h wiederholen.

Als Alternative zur rektalen Verabreichung von Diazepam zur Anfallsunterbrechung bei allen Anfallsarten ist seit 09/2011 Buccolam® Lsg (Midazolam) zugelassen, die sich aufgrund der einfacheren oralen Verabreichung insbes. für SK u. Jgl. eignet.

12.3.3 Epilepsien

Definition Mindestens 1 Anfall u. zusätzliche endogene Konditionen, die die Wahrscheinlichkeit für das erneute Auftreten eines Anfalls erhöhen, z. B. Spike Waves generalisiert, familiäre Disposition o. epileptogene Läsion.

Ätiologie
- Idiopathisch: genetische Disposition. Altersspezifischer Beginn mit typischer Klinik u. EEG-Veränderungen.
- Symptomatisch: sek. als Folge struktureller Gehirnläsion.
- Kryptogen: bisher unbekannte Ursache, vermutlich symptomatisch.

Klassifikation Gemäß der Internationalen Liga gegen Epilepsie von 1989 [Epilepsia 30: 389–99].
Fokal:
- Idiopathisch: benigne Partialepilepsie Rolando (3–13 J., ▶ 12.3.4).
- Symptomatisch: Temporal-, Frontal-, Parietal- o. Okzipitallappenepilepsie.
- Kryptogen.

Die benigne Partialepilepsie ist im Kindesalter häufig u. hat eine gute Prognose.
Generalisiert:
- Idiopathisch: benigne Neugeborenen- o. Säuglingsanfälle, benigne myoklonische infantile Epilepsie (6 Mon.–3 J.), myoklonisch-astatische Epilepsie (1–5 J.), Pyknolepsie (Absencen, 5–8 J.), Janz-Sy. (Myoklonien, 12–18 J.), Aufwach-Grand-Mal (10–25 J.).
- Symptomatisch: frühinfantile myoklonische Enzephalopathie, frühinfantile epileptische Enzephalopathie mit Burst Suppression (Ohtahara).
- Kryptogen/symptomatisch: West-Sy. (BNS-Anfälle, 3–9 Mon., ▶ 12.3.4), Lennox-Gastaut-Sy. (1–7 J.).

Epilepsien ohne Zuordnung fokaler/generalisierter Genese:
- Neugeborenenanfälle,
- kindl. myoklonische Epilepsie (6 Mon.–3 J.),
- ESES (electrical status epilepticus during slow sleep),
- Landau-Kleffner-Sy. (Epilepsie-Aphasie-Sy., 2–8 J.).

Gelegenheitsanfälle: Fieberkrämpfe (▶ 12.3.1).

Differenzialdiagnosen
Synkopen: reflektorisch (Orthostase, vagovasale Synkopen), kardiogen (QT-Sy., Rhythmusstörungen, Herzfehler), Affektkrämpfe; Narkolepsie (Schlafanfälle, Kataplexie), paroxysmale Vertigo, nächtliche Episoden (Angstträume, Pavor nocturnus, Somnambulismus, Enuresis nocturna; ▶ 7.1).

- **Anfallsartige Bewegungsstörungen:** Jactatio capitis, Tics, Tremor, Dyskine-sien, Einschlafmyoklonien, paroxysmale Choreoathetose, Hyperekplexie, Schauerattacken.
- **Vaskuläre Affektionen:** Migraine accompagnée, TIA.
- **Affektive/psychische Verhaltensänderungen:** psychogen-hysterische Anfälle, Simulation, Hyperventilationstetanie, Münchhausen-Sy. („by proxy" = Epi-lepsie durch Verwandte vorgetäuscht).

Diagnostik

- **Anamnese:** Familienanamnese (zerebrale Krampfanfälle?), Geburtsanamne-se, Vorerkr., z. B. Diabetes, Rachitis, SHT, Fieber, Medikamente, Alkohol, In-toxikation?
- **Labor:** BZ (ggf. 2 ml/kg KG 20-prozentige Glukose-Lsg.), Ca^{2+}, Mg^{2+}, Na^+, K^+, BGA, BSG, CRP, Serologie, Stoffwechsel (Ammoniak, Laktat), Toxikologie, ggf. Pipecolinsäure, ggf. SCN1A-Gen.
- **Liquor:** LP nur bei fehlenden Hirndruckzeichen u. bei V. a. auf GLUT1-De-fekt o. Infektion (▶ 12.2.3).
- **Urin:** Drogenscreening, Stoffwechseluntersuchungen.
- **MRT/CT:** bei V. a. fokale Symptomatik o. Hirndruckzeichen (▶ 12.2.2). DD: Raumforderung, Blutung, Fehlbildung.

Therapie

Medikamentöse Ther.:

- **Behandlungsbeginn:** schwere (prolongierte) o. häufige Anfälle (mehr als 2 ×/J.), unter Abwägung der Nachteile der medikamentösen Ther. gegenüber der Beeinträchtigung durch Anfälle. Krampfanfälle u. nicht alleinige EEG-Veränderungen (Ausnahme: bioelektrischer Status) behandeln (▶ Tab. 12.4, ▶ Tab. 12.5, ▶ Tab. 12.6). Immer als Monother. beginnen. Dosierung ausrei-zen, ggf. bis zum Auftreten von NW, bevor Komb.-Ther. begonnen wird.

Tab. 12.4 Grundprinzipien der Medikamentenwahl bei Epilepsien

	Fokale Epilepsien (E.)	Generalisierte Epilepsien
1. Wahl	Carbamazepin (CBZ), symptomat. E.; Sultiam (SLT), idiopathische E.	Valproat (VPA); Ethosuximid (ESM) nur bei Absencen
Weitere Wahl	Oxcarbazepin (OXC) ab 6 J.; Valpro-at (VPA); Lamotrigen (LTG) ab 2 J. als Zusatz-Ther.; Topiramat (TPM) ab 2 J.; Levetiracetam (LEV) ab 1. LM.; Phenytoin (PHT); Clobazam (CLB), idiopathische E.; PHB; Primidon (PRM); (Vigabatrin – VBT); Lacos-amid (LAC) ab 16 J.; Rufinamid (RUF) ab 4 J. bei Lennox-Gastaut-Sy.	Lamotrigen (LTG) ab 2 J. Zu-satz-, ab 12 J. Mono-Ther.; Levetiracetam (LEV) ab 12 J. bei juveniler myoklonischer E.; Topiramat (TPM) ab 2 J.; Phenobarbital (PBT)/Primi-don (PRM); Brom (BRO), frühkindl. Grand-Mal-E.; Sti-ripentol (STP) bei Dravet-Sy. (schwere frühkindl. E.)

Tab. 12.5 Parenterale Ersatzmedikation oraler Antikonvulsiva

Per os	Intravenös
CBZ, OXC	PBT, (PHT)
ESM	Diazepam
PRM	PBT

Tab. 12.6 Antikonvulsiva – Therapierichtlinien

Generikum Präparate (Bsp.)	Dosis in mg/ kg KG/d	ED/d	Aufbau-tempo	HWZ (d)	Abbau-tempo	Therap. Spiegel mg/l (μmol/l)
Carbamaze-pin (CBZ) Tegretal® Timonil®	(15)–20–30	3–4, 2 bei Re-tard-Tabl.	Langsam 3 Wo. (zere-brale Adap-tation)	¾–1¾	Bei Exan-them sofort, Entzugssym-ptomatik?	3–12 (13–50)
Clobazam (CLB) Frisium®	0,2–1	3	Langsam 2 Wo. nach NW	–	Langsam ausschlei-chen	–
Clonazepam (CZP) Rivotril®	0,15	3	Initial 0,05 mg/ kg KG, alle 3 d um 0,05 mg/ kg KG ↑	¾–1¾	Langsam	–
Ethosuximid (ESM) Petnidan®, Pyknolepsin®	(20)–30	3	1–2 Wo. 1 ED alle 4–5 d	¾–3	Rasch, kei-ne Entzugs-symptoma-tik	40–100 (280–700)
Lacosamid (LCM) Vimpat®	5–10 (?)	2	4 Wo.	½		2–8
Lamotrigin (LTG) Lamictal®	1 (mit VPA)–15 (mit CBZ)	2	Langsam 8–12 Wo.	1 (½–3)	Bei Exan-them sofort	2–10 (8–40)
Levetira-cetam (LEV) Keppra®	45–60–80	2	Initial 20–30 mg/ kg KG, wö-chentl. Nach Verträglich-keit um 10–20 mg/ kg KG ↑	–¾	250 mg alle 4–7 d	21–64 (12–38)
Oxcarbaze-pin (OXC) Timox®, Trileptal®	25–45	2	Wie CBZ, Umsetzen von CBZ 1 : 1		Bei Exan-them sofort	20–35 (80–140) 10-OH-Carbaze-pin
Phenobarbi-tal (PBT) Lepinal®, Luminal®, Luminalet-en®	(3)–4–(5)	1–2	Einschlei-chend ED alle 3 d (zerebrale Adaptation)	3–5	Langsam	10–40 (45–170)

12

Tab. 12.6 Antikonvulsiva – Therapierichtlinien *(Forts.)*

Generikum Präparate (Bsp.)	Dosis in mg/ kg KG/d	ED/d	Aufbau- tempo	HWZ (d)	Abbau- tempo	Therap. Spiegel mg/l (µmol/l)
Phenytoin (PHT) Epanutin®, Phenydan®, Zentropil®	5–7	1–2	Kein Ein- schleichen bei Mono- ther. **Cave:** Allerg. Re- aktion bei schneller Steigerung	1–2	Langsam	5–20 (20–80)
Primidon (PRM) Liskantin®, Mylepsinum®	(15)–20– (25)	3–(4)	Langsam 3 (–4) Wo. Tbl. alle 3–5 d	PRM: 3–24 h, PBT: 3–5 d	Langsam	4–15 (20–70)
Rufinamid (RUF) Inovelon®	30	2	Start 10 mg/ kg KG, wö- chentl. um 10 mg/ kg KG ↑	½	25 % alle 2 d	~ 15
Stiripentol (STP) Diacomit®	50	2–3	Langsam	¼–½	?	4–22
Sultiam (SLT) Ospolot®	3–8	3	Sofort volle Dosis	–	Sofort ab- setzen	–
Topiramat (TPM) Topamax®	5–10 (15)	2	Langsam 4–6 Wo.	¾–1 (kleine Kinder ↓)	–	–
Valproat (VPA) Orfiril®, Ergenyl®	20–30– (60)	2–3, 2 bei Re- tard- Tabl.	Einschlei- chend 1–2 Wo. 1 ED alle 3 d (intesti- nale NW)	8–15 h	Rasch ab- setzen	30–120 (180–820)
Vigabatrin (VBT) Sabril®	40–100– (150)	2	Langsam 1–2 Wo.	1–2	Langsam, auch dann Entzugs- krämpfe	–
Zonisamid (ZON) Zonegran®	4–12– (20)	1–2	Initial 2(–4) mg/kg KG, alle 3–4 d um 2 mg/ kg KG ↑	4	Langsam	20–30

- **Unters. vor Behandlungsbeginn:** sorgfältige klin. Untersuchung. Labor: BB mit Thrombos, BZ, Na$^+$, K$^+$, Ca^{2+}, Phosphat, GOT, GPT, γ-GT. Vor Valproa[t] zusätzlich: Quick, PTT, Fibrinogen, Blutungszeit, Lipase, Bilirubin. Bei unkl[aren] retardierten Kindern zusätzlich Ammoniak, Laktat, Stoffwechselscreening.

- **Behandlungskontrolle:** Anfallskalender, EEG, BB, AP sowie spez. NW (▶ Tab. 12.7). Bei Valproat gelten zusätzliche Regeln zur Behandlung u. Verträglichkeitskontrolle.
- **Blutspiegelkontrolle:** Bei Ther.-Resistenz trotz hoher Dosierung, Interaktionen verschiedener Antikonvulsiva, vor Dosissteigerung von Medikamenten mit nichtlinearer Kinetik (PHT, CBZ), Compliance-Kontrolle bzw. zur DD Intoxikation/Symptom der Grunderkrankung.

Tab. 12.7 Neben- und Wechselwirkungen der Antikonvulsiva

Generikum	Wirkung auf and. Med.	Beeinflussung durch andere Medikamente		Nebenwirkungen	Überdosis
		↑	↓		
Carbamazepin (CBZ)	LTG ↓, PBT ↓, PHT ↓, VPA ↓, Warfarin ↓, Doxycyclin ↓	SLT, VPA, Erythromycin, INH	PBT, PRM, PHT, Euphyllin	Müdigkeit, Sehstörung, Übelkeit, Obstipation, Durchfall, Schwindel, Dermatitis, Haarausfall, extrapyramidale Dys-/Hyperkinesie, Herzrhythmusstör., inadäquate ADH-Sekretion, Leuko-, Thrombopenie, Transaminasen ↑	Sehstörung, Nystagmus, Ataxie, Tremor, Kopfschmerzen, Müdigkeit, Erregbarkeit
Clobazam (CLB)	Gering	Gering	Gering	Verschlechterung tonischer Anfälle, Ataxie, Müdigkeit, Muskelhypotonie, Verhaltensstörungen	Bei CZP stärker als bei CLB
Clonazepam (CZP)	Gering	Gering	Gering	Übelkeit, Erbrechen, Hypersekretion von Speichel- u. Bronchialdrüsen	Aggressivität, Appetitlosigkeit
Ethosuximid (ESM)	PHT ↑, VPA ↓	Gering	Gering	Müdigkeit, Verstimmung, Euphorie, Schlafstörung, Appetitlosigkeit, Übelkeit, Erbrechen, Gewichtsverlust, Leukopenie, Proteinurie	Somnolenz, Erregbarkeit
Lacosamid (LCM)	Gering	Gering	CBZ, PHT, PBT/PRM	Schwindel, Kopfschmerzen, Doppelbilder, Somnolenz	–
Lamotrigin (LTG)	CBZ ↑	VPA, PB/PRM	CBZ, PHT, PHB/PRM	Toxisch-allergisches Exanthem, Sehstörungen, Müdigkeit	–
Levetiracetam (LEV)	Nicht bekannt	Nicht bekannt	Nicht bekannt	Müdigkeit, Schwäche, Somnolenz, Schwindel, psychische NW, z. B. Depression, Reizbarkeit	Somnolenz, Agitiertheit, Koma, Atemdepression

12

12

Tab. 12.7 Neben- und Wechselwirkungen der Antikonvulsiva *(Forts.)*

Generikum	Wirkung auf and. Med.	Beeinflussung durch andere Medikamente		Nebenwirkungen	Überdosis
		↑	↓		
Oxcarbazepin (OXC)	Gering	Gering	PBT, PHT	Wie CPZ, weniger sedierend, Hyponatriämie, keine Enzyminduktion	Wie CBZ
Phenobarbital (PBT)	CBZ ↓, PHT ↑↓, VPA ↓, Warfarin ↓, Doxycyclin ↓, Trimetoprim ↑	SLT, VPA	CBZ	Müdigkeit, Erregbarkeit, Hyperaktivität, Depression, Obstipation, Harnverhalt, Osteopathie, Exanthem, Verminderung der Vit.-K-abh. Gerinnungsfaktoren bei NG, Leukopenie	• Akut: Schläfrigkeit, Koma, Erregung • Chronisch: Verlangsamung
Phenytoin (PHT)	CBZ ↓, LTG ↓, VPA ↓, PRM ↑, PBT ↑↓, Doxycyclin ↓	Sulfonamide, Trimethoprim, INH, Chloramphenicol	SLT, (VPA) Theophyllin	Gingivahyperplasie, Exanthem, Hirsutismus, Vergröberung der Gesichtszüge, Osteopathie, Müdigkeit, Reizbarkeit, extrapyramidale Dys-/Hyperkinesie, Vit.-K-abh. Gerinnungsfaktoren ↓ (bei NG behandelter Mütter), megaloblastäre Anämie, Kleinhirnschäden	Ataxie, Schwindel, Erbrechen, Tremor, Doppelbilder, Blickrichtungsnystagmus, Müdigkeit, Erregung
Primidon (PRM)	CBZ ↓, PHT ↓↑, VPA ↓, Warfarin ↓, Doxycyclin ↓, Trimetoprim ↑	SLT, VPA	–	Bei Ther.-Beginn evtl. Schwindel, Schläfrigkeit, Erbrechen (PBT)	Wie PBT
Rufinamid (RUF)	CBZ ↓ 10 % LTG ↓ 10 % PBT ↑ 10 % PHT ↑ 15 %	VPA	CBZ, PHT, PBT	Sedierung, Erbrechen, Übelkeit	
Stiripentol (STP)	?	?	?	Appetitverlust, Schlaflosigkeit, Benommenheit	
Sultiam (SLT)	PHT ↑, CBZ ↑, PHT/PRM ↑	–	–	Tachypnoe mit metabol. Azidose, Parästhesien	–
Topiramat (TPM)	PHT ↑, VPA ↓ (?), Kontrazeptiva ↓	–	CBZ, PBT, PHT, VPA	Müdigkeit, Schwindel, Gewichtsabnahme, Nierensteine, psychische NW	–

Tab. 12.7 Neben- und Wechselwirkungen der Antikonvulsiva *(Forts.)*

Generikum	Wirkung auf and. Med.	Beeinflussung durch andere Medikamente		Nebenwirkungen	Überdosis
		↑	↓		
Valproat (VPA)	CBZ ↑, PBT ↑, PRM ↑, PHT ↑↓, LTG ↑, Warfarin ↑	Acetylsalicylsäure	PBT, PRM, PHT, CBZ, (ESM)	Übelkeit, Erbrechen, Appetit ↑ o. ↓, Tremor, Gerinnungsstörungen (Hypofibrinogenämie), Enzephalopathie, Hepatopathie, Pankreatitis, Ödeme, Haarausfall, Thrombozytopenie/ -pathie, Hyperammoniämie, Hyperglyzinämie/-urie	Schläfrigkeit, Tremor
Vigabatrin (VBT)	PHT ↓, PBT ↓	–	–	Erregung, Psychose, Diplopie, Entzugskrämpfe, irreversible Gesichtsfelddefekte (30 %)	
Zonisamid (ZON)	Gering?	–	CBZ, PHT, PHB/PRM	Müdigkeit, Kopfschmerz, Appetitverlust, Nierensteine, allergische Hautreaktion	Koma, Atemdepression

! Bei Anfallsfreiheit u. Fehlen von Intoxikationszeichen keine Dosisänderung zur Anpassung des Blutspiegels!

❗ Anfallsverstärkende Medikamente
- **Absolute KI:** Gyrasehemmer.
- **Relative KI:** Antihistaminika, Aciclovir, Indometacin, Sympathomimetika, Theophyllin, Neuroleptika.

- **Behandlungsbeendigung:** nach (2–)3-jähriger Anfallsfreiheit u. unauffälligem/unspezifisch verändertem EEG seit mindestens 1 J. Bei persistierenden hypersynchronen EEG-Veränderungen nach mindestens 5-jähriger Anfallsfreiheit. Bei Pyknolepsie u. Rolando-Epil. i. d. R. nach 2 J. Über ½–1 J. schrittweise ausschleichen, ggf. zuvor EEG-Kontrolle. Bei primär generalisierten Epilepsien Ther. nicht unmittelbar vor o. während Pubertät beenden. Rezidivquote insgesamt etwa 25 %, sehr niedrig bei Rolando-Epilepsie, bis zu 85 % bei juvenilem Aufwach-Grand-Mal.
- **Nichtmedikamentöse Ther.:**
- Wichtig insbes. bei primär generalisierten Epilepsien ist ein geregelter Schlafwach-Rhythmus. **Cave:** Schlafentzug, kein Alkohol. Bei fotosensibler Epilepsie (grün) getönte Sonnenbrille u. Vorsicht beim Fernsehen u. bei Computerspielen!
- Bei Ther.-Resistenz einer fokalen Epilepsie auf 2 potenziell wirksame, ausdosierte Antiepileptika ist die Option einer **epilepsiechirurgischen Behandlung** zu prüfen. Alternative Behandlungsmöglichkeiten fokaler u. primär generalisierter Epilepsien können die Implantation eines **Vagusnerv-Stimulators** u. die **ketogene Diät** sein.

Sozialmedizinische Beratung:
- **Schule:** Lehrer informieren, adäquate Schulform ohne Unter-/Überforderung.
- **Sport:** keine grundsätzlichen Bedenken. Einschränkungen lediglich in Phasen großer Anfallsgefährdung u. bei bes. gefährdenden Sportarten, z. B. Schwimmen nur unter sorgfältiger Aufsicht.
- **Führerschein:** Voraussetzung sind 1 J. Anfallsfreiheit u. EEG ohne ausgeprägte hypersynchrone Aktivität.
- **Berufsberatung:** Vorsicht bei bes. Unfallgefährdung wie Kraftfahrer, Dachdecker u. bei Wechselschicht (Schlaf-wach-Rhythmus).

Internetadressen: www.dgfe.info, www.izepilepsie.de, www.stiftung-michael.de.

> **Selbsthilfegruppen**
> Deutsche Epilepsie-Vereinigung, Zillestr. 102, 10585 Berlin, Tel.: 030/3 42 44 14, www.epilepsie-online.de.

12.3.4 Einzelne Epilepsien und Epilepsiesyndrome

Neugeborenenkrämpfe (▶ 4.1.5).

Blitz-Nick-Salaam-Anfälle (BNS-Anfälle, West-Syndrom)

Ätiologie
- Idiopathisch (30 %): meist unauffällige Entwicklung bis zur Epilepsiemanifestation. Bisher keine Ursache nachweisbar.
- Symptomatisch (70 %): bei strukturellen, neurometabol. o. entzündl. ZNS-Erkr.

Klinik   Blitzartige Myoklonie mit Kopfnicken, Auseinanderreißen der Arme u. langsam tonischem Zusammenführen wie bei Salaam-Gruß, in Serien auftretend. Beginn meist zwischen 3. u. 7. Mon.

Diagnostik
- EEG: diffuse gemischte hypersynchrone Aktivität wechselnder Lokalisation mit langsamen (1–3/s) u. hoch amplitudigen Wellen (> 200 µV$_p$) u. Spitzenpotenzialen (Hypsarrhythmie).
- LP, TORCHL, Wood-Licht-Lampe (White Spots bei tuberöser Sklerose), MRT/CT, Stoffwechselunters. (▶ 12.2.3), Augenhintergrund (Chorioretinitis?).

Therapie   (gemäß AWMF-Leitlinie: http://www.awmf.org/leitlinien):
- Kinder mit BNS-Epilepsie primär mit ACTH, oralen Kortikosteroiden o. Vigabatrin behandeln.
- **ACTH** (Synacthen Depot®) 15 IE/m^2 KOF/d morgens i. m. Bei ausbleibender Wirkung nach 2 Wo. Dosisverdoppelung, bei Anfallsfreiheit u. völligem Verschwinden der Hypsarrhythmie frühestens nach 2 Wo. Reduktion auf Gabe alle 2 d, dann weitere Intervallverlängerung u. Dosisreduktion über 4–5 Mon. nach Empfehlungen des Königsteiner Arbeitskreises für Epileptologie. Ther.-Abbruch, wenn nach 4 Wo. weder Effekt auf Anfälle noch Effekt auf EEG, Dosis alle 2–3 d halbierend ausschleichen. **NW:** Cushing-Sy., Verstimmung, Stupor, Hypertonie, hypertrophische Kardiomyopathie, Kalzinose von Nieren u. Pankreas, Nephrolithiasis, diabetische Stoffwechsellage, gesteigerte Infektanfälligkeit. Spezielle Diagn. vor u. während Ther. (Körpermaße, RR, Rö-Thorax, Rö-Handwurzel, EKG, Sono Herz u. Abdomen, Leberstatus, Tuberkulin-Test).
- **Orale Kortikoide,** z. B. Prednisolon nach UKISS-Studie mit initial 4 × 10 mg/d, in Abhängigkeit vom Ansprechen Dosismodifikation. Ther.-Dauer insgesamt 5 Wo.

- **Vigabatrin** (Sabril®), 60–150(–200) mg/kg KG/d. Sehr gute Wirksamkeit bei tuberöser Sklerose (hier Mittel 1. Wahl). **NW:** Gesichtsfelddefekte.
- **Sultiam** (Ospolot®): 10–15 mg/kg KG/d in 3 ED, Studienlage ist geringer, aufgrund der geringen unerwünschten Wirkungen kann es dennoch initial eingesetzt werden.
- Topiramat (5–15 mg/kg KG/d), Valproat (20–50 mg/kg KG/d), Zonisamid o. Benzodiazepine können eingesetzt werden, wenn Medikamente der ersten Wahl wirkungslos.
- Bei Kindern, die nicht auf eine medikamentöse Ther. ansprechen, früh die Möglichkeit eines epilepsiechirurgischen Eingriffs prüfen.

Prognose 20–30 % der Pat. sterben bis zum 3. Lj. 50 % entwickeln ein Lennox-Gastaut-Sy. mit mentaler Retardierung, schwer therapierbaren myoklonischen u. tonischen Anfällen u. diffuser hypersynchroner Aktivität.

Idiopathische Partialepilepsie (Rolando)

Definition Partialanfälle meist mit motorischer o. sensorischer Symptomatik ohne Bewusstseinstrübung, zwischen (2.–)7.–10.(–12.) Lj.

Klinik Meist aus dem Schlaf auftretende sensible u. motorische Ausfälle, typisch im Bereich von Mund, Mundhöhle u. Zunge mit meist tonischen Krämpfen von Kau- u. Gesichtsmuskulatur u. Speichelfluss; auch Grand Mal.

Diagnostik EEG (uni o. bilaterale zentrotemporale Sharp-Wave-Aktivierung im Schlaf).

Therapie Bei Anfallshäufung Sultiam (3–8 mg/kg KG/d in 3 ED) für bis zu 2 J.

Prognose Anfälle sistieren in Pubertät.

12.4 Kopfschmerzen und Migräne

Rezidivierende Kopfschmerzen treten bei 7,5–10 % aller Kinder auf.
Unterscheide
- idiopathische Kopfschmerzsy. (Migräne, Spannungskopfschmerz) von
- symptomatischen Kopfschmerzen.

Schmerzqualitäten: dumpf, drückend, pulsierend, bohrend, hämmernd, stechend.

Differenzialdiagnosen Kopfschmerz
- **Migräne (s. u.).**
- **Spannungskopfschmerz:**
  - Diffuser o. fronto-okzipital betonter Dauerschmerz, oft Gefühl eines engen Bands um den Kopf, meist > 10. Lj. Bevorzugt nachmittags u. abends, während Stress u. Depression. Keine assoziierten Symptome, meist keine Besserung mit Schlaf.
  - Ther.: Paracetamol, Relaxationstechniken, Psychother.
- **Refraktionsanomalien:** Myopie, Hyperopie, Astigmatismus.
- **Fortgeleiteter Schmerz:** Von Augen, Ohren, Nase, NNH, Zähnen, Pharynx, HWS.
- **Vaskulär:** Migräne (s. u.), art. Hochdruck.
- **Meningeal:** Meningitis (▶ 6.3.2), Leukämie, Blutung.
- **Nerval:** Neuritis (z. B. Trigeminusneuralgie).
- **Ossär:** Ostitis, Osteom, Fraktur.
- **Chron. erhöhter Hirndruck** (▶ 12.8): Neoplasma, Abszess, Trauma, Hydrozephalus, Pseudotumor cerebri.

- **Erniedrigter Hirndruck:** nach LP, Liquorleck z. B. nach Fraktur.
- **Psychogen:** Depression, Angst, Konversionssymptomatik.

Migräne
- **Klinik:** Akut einsetzende, oft halbseitige, frontotemporal betonte, bis mehrere Stunden andauernde Kopfschmerzen mit vegetativer Begleitsymptomatik (Licht- u. Geräuschempfindlichkeit), beschwerdefreies Intervall, keine Tageszeitbindung, unterschiedliche Auslöser (Anspannung, Schlafentzug, Fieber), meist mit der Pubertät beginnend, jedoch auch schon mit 2 J. möglich. Vor der Pubertät Kopfschmerz meist beidseitig u. nicht pulsierend. Pos. Familienanamnese in 70–80 % (zumeist Mutter).
- **Diagnostik:** Diagn. Kriterien (International Headache Society 2003).

Migräne ohne Aura
Mind. 5 Anfälle der Kriterien A–C.
- **A:** Kopfschmerzattacken von 1–72 h.
- **B:** mind. 2 der folgenden Kriterien:
  - einseitig,
  - pulsierend,
  - mäßig o. stark,
  - Verschlimmerung durch körperl. Belastung.
- **C:** mind. 1 der folgenden Kriterien:
  - Übelkeit und/oder Erbrechen,
  - Überempfindlichkeit auf Licht u. Lärm.

Migräne mit Aura
Mind. 2 Anfälle der Kriterien A.
- **A:** mind. 3 der 4 folgenden Kriterien:
  - 1 o. mehrere Aurasymptome, reversibel.
  - Hirnrinden- o. Hirnstammfunktionsstörung.
  - Mind. 1 Aurasymptom entwickelt sich über > 4 Min.
  - Max. Auradauer 60 Min.
  - Kopfschmerzen vor/während/innerhalb 60 Min.

  - Typische Aura: homonyme Sehstörung, einseitige Parästhesien, einseitige Kraftlosigkeit o. Aphasie o. unklassifizierte Sprachstörung.
  - Klin. Unters.: Augenhintergrund, neurol. Status mit Hirnnervenunters., RR, HNO-Status mit Mastoid u. NNH (ggf. Sono., Rö). EEG: sehr variabel, Störungen des Grundrhythmus, Verlangsamung, bis herdförmige Allgemeinveränderungen.
  - **Bei V. a. Hirndruckerhöhung:** MRT/CT; im Migräneanfall zeigt sich typisch ein periventrikuläres Ödem. Bei unauffälligem MRT/CT: evtl. LP mit Druckmessung, Borrelien-AK.
- **Therapie:** Ther.-Beginn möglichst im Prodromalstadium.

Akuttherapie der Migräne
- Allgemein: Reizabschirmung (dunkler Raum), kühle Umschläge, ätherische Öle.
- **Analgetika:**
  - Paracetamol: 10–15 mg/kg KG oral o. Supp. alle 6–8 h (max. 60 mg/kg KG/d) oder

- Ibuprofen: initial 10–15 mg/kg KG oral, Erhaltungsdosis 5–10 mg/ kg KG alle 6–8 h (max. 40 mg/kg KG/d).
- Antiemetika:
  - Metoclopramid (z. B. Paspertin®): initial 0,1 mg/kg KG, Erhaltungsdosis 0,1 mg/kg KG alle 4–6 h (max. 0,5 mg/kg KG/d) oder
  - Domperidon (Motilium®): initial 1 Tr./kg KG (max. 33 Tr./Dosis, für Kinder nicht zugelassen).
- **Schwerer Migräneanfall:** Sumatriptan (z. B. Imigran®): 10–20 mg/Dosis intranasal (ab 12 J. zugelassen), bessere Wirksamkeit u. weniger NW als Ergotamine.

- **Prophylaxe:**
  - Allgemein: Kopfschmerzkalender, Entspannungstechniken (progressive Muskelentspannung, autogenes Training), Biofeedback-Techniken, Diätversuche (Weglassen z. B. von Kuhmilch, Schokolade, Zitrusfrüchten).
  - **Medikamentös:** Wenn mehr als 2–3 starke Migräneanfälle/Aura pro Mon., Behandlungsdauer 6 Mon., dann ausschleichen. Metoprolol (z. B. Beloc zok®) 1–2,5(–5) mg/kg KG in 1–(2) ED abends, wirkt selektiver, weniger NW als Propranolol (Dociton®) 1–2 mg/kg KG in 1–(2) ED abends. **KI:** Asthma bronchiale, Herzerkrankungen.
- **Internetadressen:** http://www.dmkg.de.

12.5 ZNS-Fehlbildungen

12.5.1 Meningomyelozele

Einteilung
- **Spina bifida occulta:** fehlender Schluss des knöchernen Wirbelbogens.
- **Spina bifida aperta:**
  - Dermalsinus (Dermalfistel): Verbindungsgang zwischen Haut (oft in behaartem Pigmentfleck endend) u. Spinalkanal, meist sakrokokzygeal. Oft Verwachsungen mit Dura u. gutartigen Tumoren im Spinalbereich (Lipom, Dermoid).
  - Meningozele: Vorwölbung der Meningen (Dura u. Pia).
  - Meningomyelozele (MMC): Vorwölbung von Meningen u. RM.
  - Offene Myelozele: MMC plus zusätzlicher Hautdefekt.
  - Gelenkkontrakturen, Hüftluxationen, Klumpfußbildung, Skoliose.
- **Chiari-Malformation:** (90 % der MMC): Herniation des unteren Kleinhirns u. Hirnstamms durch Foramen occipitale magnum in zervikalen Spinalkanal → Hydrozephalus.

Klinik Das oberste betroffene Segment bestimmt die neurol. Ausfälle. Ausfall in Höhe S_2 führt zu Paresen kleiner Fußmuskeln u. Blasenentleerungsstörung. In aufsteigender Reihenfolge kommen Plantarbeuger, Hüftstrecker u. Darmentleerungsstörung (S_1), Kniebeuger u. Hüftabduktoren (L_5), Hüftadduktoren (L_4), Kniestrecker (L_3), Hüftbeuger u. Beckenbodenmuskulatur (L_2) sowie Unterbauch- u. Rückenmuskulatur (L_1) hinzu.

Diagnostik Sono Schädel, MRT spinal u. zerebral, Rö-Thorax/WS, Sono Abdomen mit Blase u. Nieren.

Therapie
- Pränatal bekannte MMC: Sectio anstreben. Sterile Versorgung des Kinds, Abdecken der Zele mit steriler Folie.
- Operative Versorgung (Neurochirurgie): offene Myelozelen am 1. LT (Infektionsgefahr), andere Formen der Spina bifida aperta in den ersten Lebenstagen. Ventrikulo-peritonealer Shunt in 1.–2. Lebenswoche (▶ 12.8) bei rasch progredientem Hydrozephalus.
- Krankengymnastik, orthopädische (Klumpfuß-Ther., Spitzfußprophylaxe, Unterschenkelgehschienen) u. urologische Behandlung (ggf. Blasentraining, antibiotische HWI-Prophylaxe, ggf. intermittierendes Einmalkatheterisieren bei Blasenentleerungsstörung, cave: Versorgung u. Katheterismus nur mit latexfreien Handschuhen), Mastdarmtraining.

Prognose Abhängig von betroffenem Segment. Schlecht bei hoher Lokalisation u. konnatalem Hydrozephalus. Bei Störung unterhalb von S_1 fast normales Gangbild, oberhalb von L_4/L_5 ist Gehen nur mit speziellen orthopädischen Hilfen möglich.

Prophylaxe Zufuhr von Folsäure (0,4 mg/d) präkonzeptionell bis zum Abschluss des 3. Schwangerschaftsmonats reduziert MMC-Prävalenz.

12.5.2 Tethered Cord

Definition Wegen des schnelleren Wachstums der Wirbelsäule kommt es in den ersten Lebensjahren zu einer Aszension des RM. Ist das RM an die Dura gefesselt (tethered), z. B. durch Verwachsungen bei MMC, Lipome o. Dermoide, entwickeln sich sek. neurol. Ausfälle.

Klinik Hinweise auf Lipom o. Spina bifida, progrediente Gangstörung, Beinschmerzen, Spitzfußhaltung, Reflexverlust, Blasen-Darm-Entleerungsstörungen.

Diagnostik Rö WS a. p. u. seitlich, spinales MRT, SSEP (N. tibialis pathol. bei normalem N. medianus), Urinstatus, Zystomanometrie mit Restharnbestimmung.

Therapie Neurochirurgisches Detethering u. ggf. Entfernung des Fehlbildungstumors.

> Präoperativ entstandene neurol. Defizite bleiben i. d. R. bestehen.

12.5.3 Neurokutane Syndrome

Definition Angeb. (phakos = Geburtsmal) Fehlbildungserkr. (Phakomatosen) der Ektodermabkömmlinge Nervensystem u. Haut. Meist aut.-dom. Vererbung, jedoch hohe Neumutationsrate (≥ 50 % bei tuberöser Sklerose), unterschiedliche Penetranz.

Neurofibromatose (NF)

Typ I = Morbus Recklinghausen
Häufigkeit: 1 : 3.000–1 : 4.000 (NF1, 17q11.2, 85 % aller NF).

Klinik Mindestens 2 der folgenden Symptome:
- mindestens 6 Café-au-Lait-Flecken (Durchmesser > 5/15 mm vor/nach Pubertät),
- axilläre u. inguinale Sprenkelung,
- mindestens 2 Neurofibrome o. ein plexiformes Neurofibrom,
- mindestens 2 Lisch-Knoten (pigmentierte Irishamartome),

- Optikusgliom,
- ossäre Dysplasien (Keilbeinflügel, Röhrenknochenkortikalis),
- ein Verwandter 1. Grads mit Neurofibromatose Typ I.

Weitere Symptome: Makrozephalus, Kleinwuchs, Skoliose, ADHS, mentale Retardierung, Epilepsie.

Diagnostik Jährliche klin. u. neurol. Unters., augenärztliche Kontrollen, bei Visusveränderung MRT zum Nachweis eines Optikusglioms.

Therapie Konservativ, nur in Ausnahmen neurochirurgische OP.

Typ II
(NF2, 22q11.2, 15 % aller NF).
Akustikusneurinom mit Symptomen wie Kopfschmerzen, Hörverlust, Tinnitus. Oft pos. Familienanamnese.

Tuberöse Sklerose (Bourneville-Pringle)
Häufigkeit 1 : 8.000.

Definition Dysplastische Veränderung von Nervensystem, Haut u. anderen Organen, gekennzeichnet durch Epilepsie (90 %), mentale Retardierung (50–60 %) u. Autismus. TSC1-Gen (9q34); TSC2-Gen (16p13).

Klinik Hypopigmentierte Flecken, bei Sgl. ggf. nur unter Wood-Licht (Wellenlänge 360 nm) erkennbar Angiofibrome (Adenoma sebaceum) perinasal u. nasolabial, Chagrin-Flecken (rau, lederartig) gluteal, BNS-Anfälle (▶ 12.3.4).

Diagnostik MRT (subependymale Knötchen, Riesenzellastrozytome, Tuber); Sono Abdomen (Nierentumor in 80 %, z. B. polyzystische Nieren, Angiomyolipom), Herz-Sono: Rhabdomyom (40 %); Augenhintergrund (Retinaveränderungen in 50 %).

Therapie Antikonvulsive Ther., wiederholte Dermabrasion/Laserther. der Angiofibrome. Ggf. Everolimus-Ther. bei Riesenzellastrozytom oder Angiomyolipom

Enzephalotrigeminale Angiomatose Sturge-Weber
Definition Kalzifizierende Angiomatose von Gefäßen der Pia mater, der Choroideageäße des Auges u. der Hautgefäße im Trigeminusbereich.

Klinik Krampfanfälle (75 %) aufgrund leptomeningealer Angiome, Buphthalmus u. Glaukom aufgrund Choroidea-Gefäßbeteiligung, Gesichtsangiom (planer Naevus flammeus, Portwein-Nävus).

Diagnostik Zerebrales MRT, 6-monatl. Augenarztkontrollen.

Therapie Antikonvulsive Ther., evtl. frühzeitige Epilepsie-Chirurgie.

Internetadressen
Informationsportal Neurofibromatose: www.von-recklinghausen.org.
Tuberöse-Sklerose Deutschland e. V.: www.tsdev.de.
Interessengemeinschaft Sturge-Weber-Syndrom e. V.: www.sturge-weber.de.

12.6 Schädel-Hirn-Trauma

Einteilung
Schädelprellung = stumpfes Kopftrauma ohne Symptome.

- **Schädel-Hirn-Trauma (SHT)** = durch äußere Gewalteinwirkung erlittene Funktionsstörung des Gehirns. Die Einteilung nach der mod. **Glasgow Coma Scale nach Ritz** (▶ 3.3) ist zur Klassifikation besser geeignet als die alte Einteilung in Commotio, Contusio u. Compressio cerebri.
  - Leichtes SHT: 17–19 Punkte.
  - Mittelschweres SHT: 12–16 Punkte.
  - Schweres SHT: < 12 Punkte.

Klinik Leitsymptom ist die posttraumatische Bewusstseinsstörung. Weitere Symptome:
- retrograde, anterograde (schweres SHT) Amnesie,
- vegetative Symptome (Blässe, Übelkeit, Schwindel, Erbrechen, Kopfschmerzen),
- neurol. Herdzeichen (bei substanziellen Hirnverletzungen),
- gravierende Kreislauf- u. Atemfunktionsstörung (bei schwerem SHT).

Diagnostik u. praktisches Vorgehen
Schädelprellung u. leichtes SHT:
- Keine Bewusstseinsstörung.
  - Allgemeiner u. neurol. Untersuchungsbefund unauffällig: Überwachung über mind. 24 h. Kontrollunters. nach 24 h. Bei Sgl. Schädel-Sono mit koronaren Schichten. Bei Kindern > 1 J. Überwachung evtl. auch durch ärztlich aufgeklärte Eltern zu Hause. Bei unklarem Unfallhergang immer stat. Überwachung.
  - Ausgeprägtes Galeahämatom, sonst unauffällig: CCT mit Knochenfenster o. Schädel-Rö in 2 Ebenen. Blutentnahme mit BB u. Hkt.
  - Bei Feststellung einer Fraktur (erhöhtes Risiko einer intrakraniellen Blutung) stat. Überwachung für 24–48 h. Neurochirurgische Versorgung erforderlich bei Impressionsfraktur (tiefer als Kalottendicke), Ping-pong- u. offener Schädelfraktur. Bei breit (> 3 mm) klaffenden Schädelfrakturen (evtl. Duraeinriss) u. Kindern < 4 J. nach 4–6 Wo. Rö- oder Sono-Kontrolle zum Ausschluss wachsende Fraktur.
- Bewusstseinsstörung und/oder neurol. Symptome: CCT, evtl. weitere bildgebende Verfahren, Kontrolle nach 24–48 h bei anhaltender Bewusstseinsstörung. EEG innerhalb von 24 h.

Stationäre Überwachung
Engmaschige Überwachung (Puls, RR, Atemfrequenz, Pupillenreaktion) in den ersten 12–24 h nach dem Trauma (intrazerebrale Blutungsgefahr am größten), möglichst stationär. Wird die stat. Aufnahme von den Eltern abgelehnt, aus juristischen Gründen gut dokumentieren.
Mindestens 24-stündige stat. Überwachung immer bei:
- Schwierigkeiten bei Beurteilung von Unfallmechanismus u. Bewusstseinsstörung,
- deutlichem Trauma und/oder primärer Bewusstlosigkeit,
- Unfallamnesie,
- Bewusstseinstrübung bei der Unters.,
- Schädelfraktur (Risiko intrakranieller Blutung um Faktor 12 erhöht),
- neurol. Symptomen,
- Erbrechen.
- Alter < 2 J.

Mittelschweres u. schweres SHT: Primärversorgung mit Kreislaufstabilisierung, Schockbekämpfung u. Atemstabilisierung (frühzeitige Intubation u. Beatmung), CCT als Primärdiagnostik. Neurol. Unters. (▶ Tab. 12.8).

Tab. 12.8 Klinik und anatomische Läsion bei Bewusstseinsstörungen/Koma

Anatomie	Symptomatik	Pupillen	Lichtreaktion
Großhirn	Gezielte Motorik, abnorme verbale Reaktionen	Normal	Normal
Dienze-phalon	Motorik enthemmt, Schmerz-reaktion verstärkt, Unruhe	Eng	Vorhanden
Mittel-hirn	Armbeugung u. Beinstre-ckung, Schmerzschreie	Mittelweit bis stark erwei-tert, ggf. asymmetrisch	Keine
Pons	Bei Zunahme Armstreckung, Bulbusdivergenz	Eng	Keine

Therapie

 Neurointensivbehandlung bei schwerem SHT
Hauptmaßnahme: zirkulierendes Blutvolumen, Herzminutenvolumen u. RR im Normalbereich halten, um Hirnischämie zu verhindern.
Ziel: intrakranieller Druck (ICP) u. zerebraler Perfusionsdruck (CPP) im Normalbereich, mindestens CPP im Normalbereich, wenn ICP therapiere-fraktär erhöht.
ICP < 20 mmHg.
CPP = MAD – ICP: 50–65 mmHg (> 1 J.) bzw. > 40 mmHg (< 1 J.).
- Hirndrucksonde zum kontinuierlichen Monitoring.
- Art. Druckmessung, ZVD, Pulsoxymetrie, Blasenkatheter, EEG, trans-kranieller Doppler (Überwachung art. Hirndurchblutung), AEP (Ver-laufsunters. bei schwerem Trauma).
- Kopfmittelstellung mit Oberkörperhochlagerung, 15–30°.
- Ggf. Kreislaufstützung, um ausreichenden CPP zu erreichen ▶ 3.2.2.
- Flüssigkeitsbilanzierung: bei ausreichender Urinproduktion (> 1–2 ml/ kg KG/h) restriktive Flüssigkeitszufuhr (50–70 % des Erhaltungsbedarfs), Blut-Osmolalität (Ziel 300–310 mmol/l). **Cave:** inadäquate ADH-Sekretion.
- Intubation: Wenn Hirndruckerhöhung, Ateminsuff. o. Glasgow Coma Scale < 11, Anästhesie mit Hypnomidate 0,2 mg/kg KG i. v. o. Fentanyl 2–5 µg/kg KG i. v., Muskelrelaxierung z. B. mit Vecuronium 0,1–0,2 mg/ kg KG i. v. (▶ 2.9). SaO₂ 95–98 %, zuerst Normoventilation (paCO₂ 35–40 mmHg), bei ICP ↑: milde Hyperventilation (paCO₂ 30–35 mmHg).
- Osmother.: Mannitol 0,25–0,5 g/kg KG über 15–20 Min. als Kurzinfusi-on alle (3–)4 h (KI: Volumenmangel), anschließend:
  – Diuretika: Furosemid (Lasix®) 0,2–(1) mg/kg KG i. V. alle 4 h.
  – Acetazolamid (Diamox®) 5 mg/kg KG i. v. zur Liquorproduktions-drosselung.
- Normothermie bis milde Hypothermie 35,5–36,5 °C durch physikali-sche Maßnahmen, evtl. medikamentös durch Chlorpromazin (Atosil®).
- Ggf. chirurgische Dekompression.
- Keine Gabe von Glukokortikoiden zur Hirnödem-Ther. (erhöhte 14-d-Letalität).

Prognose   Glasgow Coma Scale: Score < 8 für mehr als 72 h: > 50 % der Pat. sterben o. sind bleibend behindert.

12.7 Intrakranielle Blutung

12.7.1 Gerinnungsdiagnostik

Gerinnungsdiagn. ▶ 17.4.
Bei intrakraniellen Blutungen o. Ischämien immer Thrombozyten, Blutungszeit u. Gerinnungsstatus mit Quick, PTT, TZ, Fibrinogen, AT III u. zusätzlich bei:
- **V. a. Blutung:** Einzelfaktorenbestimmung inkl. Faktor XIII (nicht über globale Gerinnung testbar); Faktor-VIII-assoziierte Faktoren (Von-Willebrand-Faktor; Ristocetin-Cofaktor).
- **V. a. Thrombose:** Protein C, Protein S, APC-Resistenz, Prothrombin-Mutation, Lipoprotein (a), D-Dimere, Antiphospholipid-AK, Homocystein.
! Unmittelbar nach Blutung/Thrombose finden sich sek. Gerinnungsfaktorerniedrigungen, Kontrolle immer nach 4–6 Wo.

12.7.2 Epidurales Hämatom

Ätiologie   80 % art. (A. meningea media), 20 % venös (Duralsinus).

Klinik   Meist initialer Bewusstseinsverlust, mehrstündiges freies Intervall, progrediente Bewusstseinsstörung mit Anisokorie (homolaterale Mydriasis), Hirnnervenausfällen, Hirndrucksymptomatik u. kontralateraler Hemiparese.

Diagnostik   CT: meist bikonvexe Hyperintensiät, ggf. Mittellinienverlagerung.

Therapie   Trepanation.

12.7.3 Subdurales Hämatom

Ätiologie   Venös (Brückenvenen).

Klinik   Meist innerhalb weniger Stunden nach Trauma sich entwickelnde progrediente Vigilanzstörung mit homolateraler Ophthalmoplegie u. kontralateraler Hemiparese. Subakute u. chron. Verläufe sind möglich.

Diagnostik   CT: meist sichelförmige Hyperintensität, ggf. Mittellinienverlagerung.

Therapie   Ggf. drainieren, bei chron. Subduralergüssen evtl. subduroperitonealer Shunt.

> Bei Subduralerguss an **Schütteltrauma** denken, das ein klin. Spektrum von schwerer akuter Subduralblutung bis zu chron. Subduralergüssen verursachen kann. Diagn.: klin. Unters. (Misshandlungshinweise, ▶ 1.4.4, ▶ 24.3), Augenhintergrund (Retinablutungen?), Rö-Thorax u. -Extremitäten (andere Frakturen?), zerebrales MRT mit Diffusionswichtung.

12.7.4 Subarachnoidalblutung

Ätiologie Aneurysmen, meist im Aufzweigungsbereich der großen Hirnbasisarterien. Blutungen meist spontan, gelegentlich posttraumatisch. Blutung abhängig von Aneurysmagröße, -lokalisation u. art. RR.

Klinik Kopfschmerzen, Erbrechen, Meningismus u. Bewusstseinsstörung.

Diagnostik Schädel-CT, zerebrales MRT mit Angiosequenz.

Therapie Versuch der operativen Ausräumung u. Klippung. Aneurysma-Coiling über Angiografie oder operative Ausräumung und Klippung.

12.8 Hirndrucksteigerung

Definition Erhöhung des ICP über den Normalbereich: NG < 3, Sgl. < 7, KK 8–14, SK < 16 cmH$_2$O.

> Wichtiger als der Hirndruck ist der CPP: Mittlerer art. RR – ICP: 40–50 mmHg (1 mmHg = 1,36 cmH$_2$O).
> Bei CPP < 20 mmHg droht irreversible Hirnschädigung.

Ätiologie
- Kommunizierender o. nichtkommunizierender Hydrozephalus (▶ 12.8).
- Hirntumoren (▶ 12.9).
- Gefäßmalformationen (V.-Galeni-Aneurysma).
- Arachnoidalzyste, Dandy-Walker-Zyste (s.u.).
- Intrakranielle Blutung (▶ 12.7), posttraumatisches, zytotoxisches Hirnödem (s.u.).
- Meningitis, Abszess, Empyem (▶ 6.3.2).
- Pseudotumor cerebri: Intrakranielle Druckerhöhung mit klin. Hirndrucksymptomatik u. Stauungspapille von ungeklärtem Pathomechanismus, tritt auf bei Neuroborreliose, Endokrinopathien, HNO-Infektionen, Ther. mit Glukokortikoiden, Tetrazyklinen u. Vit. A. Diagn.: Schädel-Rö (ggf. Schädelnahtsprengung o. „empty sella"); MRT mit Hydrops N. optici, LP mit Liquordruckmessung. Ther.: ggf. wiederholte LP, Acetazolamid (10–50 mg/kg KG/d), Dexamethason (0,5 mg/kg KG/d).

Klinik
- Sgl. (offene Fontanelle, Nähte): schrilles Schreien, Sonnenuntergangsphänomen, Makrozephalus (perzentilenflüchtig), große vorgewölbte Fontanelle, weite Schädelnähte, Frontal Bossing (Stirnvorwölbung).
- Älteres Kind: dumpfe Kopfschmerzen, Stauungspapille, Nüchternerbrechen, Bradykardie, art. Hypertonie, Hirnnervenausfälle, Bewusstseins-/Atemstörung.

Diagnostik
- Fontanellenfüllung bei Sgl. palpieren.
- Schädel-Sono mit Doppler, solange Fontanelle noch offen, sonst:
- MRT mit Kontrastmittel.
- Schädel-Rö: Wolkenschädel, ausgedünnte Sella, Nahtsprengung?
- Augenhintergrund: Papillenunschärfe, Stauungspapille?
- VEP: Latenzverzögerungen?
- Wenn keine Einklemmungsgefahr: LP im Liegen mit an LP-Nadel angeschlossenem Schlauchsystem zur Druckmessung.

- Im Zweifelsfall invasive Hirndruckmessung epidural o. intrazerebral über 24–72 h.

> Allgemein gilt: Bei V. a. Hirndrucksteigerung keine Lumbalpunktion durch-
> führen, da durch die plötzliche Druckentlastung eine Hirnverlagerung mit
> Einklemmung auftreten kann.

Hydrozephalus

Definition   Erweiterung der intrakraniellen Liquorräume (intern u./o. extern)
aufgrund einer Störung des Gleichgewichts von Liquorproduktion u. -resorption,
i. d. R. mit erhöhtem Hirndruck (Ausnahme: Hydrocephalus e vacuo). Normale
Liquormenge bei NG 30–50 ml, bei Kindern 90 ml, bei Erw. 150 ml. Tgl. Liquor-
produktionsmenge bei SK 500 ml.

Ätiologie
- Erworbener Hydrozephalus: Häufigste Ursache ist die Hirnblutung bei FG.
- Angeb. Hydrozephalus: z. B. bei Aquäduktstenose, Arnold-Chiari-Malforma-
  tion (Verlagerung von Kleinhirntonsillen, Lobus posterior des Kleinhirns u.
  kaudaler Medulla oblongata in den Zervikalkanal), Dandy-Walker-Malformation (Kleinhirnhypoplasie mit Auftreibung des IV. Ventrikels).

Einteilung   Mit Hirndruckerhöhung (oft Makrozephalus):
- Obstruktiv: posthämorrhagisch, interventrikuläre Obstruktion (Mittellinien-
  tumor); Aquäduktstenose (angeb. o. postinfektiös, z. B. nach Mumpsenzepha-
  litis); Aquäduktkompression (Tumor o. Blutung in hinterer Schädelgrube);
  Foramina Monroi/Luschka-Verschluss (Dandy-Walker-Malformation,
  Arachnoidalzyste).
- Kommunizierend: malresorptivus (postinfektiös, nach Subarachnoidalblutung, Chiari-Malformation, Mukopolysaccharidose, Achondroplasie); hyper-
  secretorius (entzündl., Plexus-choroideus-Papillom).
Ohne Hirndruckerhöhung (oft Mikrozephalus) Hydrozephalus e vacuo bei Hirnatrophie, Porenzephalie, z. B. nach peripartaler Asphyxie.

Klinik u. Diagnostik   ▶ 12.8.

Therapie   Richtet sich nach Grundkrankheit. Bei Hirndrucksteigerung Druckentlastung.

Cave: Bei jedem Hydrozephalus mit obstruktiver Komponente ist vor Implantation eines ventrikuloperitonealen Shunts zu prüfen, ob eine endoskopische Ventri-
kulozisternotomie durchgeführt werden kann.

Operative Ther.:
- **Ventrikuloperitonealer Shunt (VPS):** Ther. der Wahl (Ausnahme Z. n. NEC,
  maligner Tumor). Proximaler Katheter (Spitze meist im Seitenventrikel) →
  Ein-Richtungs-Ventil (s. c. meist retroaurikulär); distaler Katheter endet in-
  traperitoneal. Postop. Diagn. zur Lagekontrolle u. Dokumentation: Sono
  Schädel, Rö-Schädel a. p. u. seitlich, Rö-Abdomen.
! Ein zu hoher Liquoreiweißgehalt (> 500–1.000 mg/dl) kann das Ventil ver-
  stopfen. Ventrikuloatrialer Shunt hat höheres Infektionsrisiko, kardiopulmo-
  nale KO sind möglich.
- **Rickham-Kapsel:**
  - Ableitung über subkutanes Reservoir (Rickham-Kapsel), das mehrmals
    täglich perkutan punktiert werden kann.

- Ind.: posthämorrhagischer Hydrozephalus mit anhaltend hohem Eiweiß-
  gehalt o. bei sehr kleinen FG.
- **Externe Ableitung:**
  - Zur vorübergehenden Druckentlastung Ableitung über Reservoir (z. B.
    Rickham-Kapsel) in externes System. Die Höhe, mit der das System am
    Bett befestigt wird, bestimmt die Menge des abzulaufenden Liquors.
  - Ind.: zu hoher Liquoreiweißgehalt nach/während Infektion o. Hirnblu-
    tung, Hirntumor mit Gefahr der peritonealen Aussaat, vorübergehende
    Ableitung während Shuntinfektion.

Vorgehen bei posthämorrhagischem Hydrozephalus: höhere KO-Rate bei Früh-
OP in den ersten 2–4 Wo., daher Festlegung des optimalen Zeitpunkts der Shunt-
implantation bei folgenden Ther.-Möglichkeiten:
- LP nur bei kommunizierendem Hydrozephalus. Frühzeitige u. rezidiv. LP bei
  Hirnblutung u. Zunahme der Ventrikelweite. Kann evtl. posthämorrhagi-
  scher Obstruktion vorbeugen.
- Ventilkatheter mit Rickham-Kapsel bei sehr kleinen FG.

> Definitive Shuntimplantation erst, wenn tatsächliche Shuntbedürftigkeit be-
> stätigt u. Liquoreiweiß in Abhängigkeit des zu verwendenden Ventils < 500–
> 1.000 mg/dl.

Komplikationen
Shuntinfektion: meist durch Staph. epidermidis bedingt.
- **Symptome:** Fieber (evtl. nur subfebril) ohne erkennbare andere Ursache, Meningismus, Berührungsempfindlichkeit, Wesensveränderung, schrilles Schreien.
- **Diagn.:** Blutkulturen, großes BB, BSG, CRP, Schädel-Sono/-CT zum Ausschluss einer Shuntdysfunktion. Nur die Liquorunters. ist beweisend. Rickham-Reservoir o. Ventil nur nach Rücksprache mit Neurochirurgen punktieren.
- **Ther.:** bei nachgewiesener Shuntinfektion initiale Dreifach-Komb. mit Vancomycin (40 mg/kg KG/d als Kurzinfusion in 3 ED) über 14 d. Meist Shunt-
  explantation u. vorübergehende externe Liquordrainage. In Ausnahmefällen
  intrathekale Vancomycin-Gabe (**cave:** Ototoxizität), 10 mg bei Sgl. u. KK,
  20 mg bei SK, 30 Min. Verweildauer, 1 ×/d.

Shuntdysfunktion: kann sich akut o. chron. manifestieren. Bei klin. V. a. Shunt-
dysfunktion immer Neurochirurgen konsultieren.
- **Symptome:** Hirndrucksymptome wie Somnolenz, Meningismus, Berüh-
  rungsempfindlichkeit, Wesensveränderung, vorgewölbte Fontanelle, Erbre-
  chen, Kopfschmerzen.
- **Diagn.:**
  - Inspektion u. Palpation des gesamten Katheterverlaufs (Liquorkissen?).
  - Test der Shuntfunktion (Ventil meist retroaurikulär o. präzentral): Auf
    das Ventil drücken u. Ausdrückbarkeit u. Wiederfüllung beurteilen
    (▶ Tab. 12.9).
    Nicht mehrmals wiederholen. **Cave:** Leerpumpen → Überdrainage, Plexusan-
    saugen.
  - Augenhintergrund: Papillenunschärfe? Stauungspapille? Venöse Kongestion?
    - Abdomen-Sono: freie Flüssigkeit = Liquor sichtbar?
    - Schädel- u. Abdomen-Rö: Shuntintegrität? Dislokation?
    - Schädel-MRT o. -CT: Ventrikelweite? Shuntdislokation?

- **DD:**
  - Shuntinfektion: Evtl. Rickham-Reservoir o. Ventil nach Rücksprache mit Neurochirurgen punktieren.
  - Ventrikel-Überdrainage: Das Ventil lässt eine relativ zu hohe Liquordrainage zu. Symptome: reduzierter AZ, Somnolenz, Kopfschmerzen, Erbrechen. Schädel-MRT: enge Ventrikel (Vergleich zu Voraufnahmen) bis hin zu Schlitzventrikeln. Ther.: Kopftieflage, forcierte parenterale Flüssigkeitszufuhr.
  - ! Keine klin. sichere Differenzierung zu Hirndrucksymptomatik möglich.

Tab. 12.9 Interpretation des Shuntfunktionstests

Shuntfunktion	Interpretation
Ventil lässt sich kaum ausdrücken	Distaler Katheter obstruiert
Ventil füllt sich sofort wieder	Evtl. distale Obstruktion
Ventil füllt sich sehr langsam	Proximaler Katheter disloziert o. obstruiert o. Überdrainage
Ventil füllt sich normal	Shuntdysfunktion nicht ausgeschlossen

12.9 Hirntumoren

Definition   Intrakranielle Tumoren sind mit einer Inzidenz von 1 : 2.000–3.000 die zweithäufigste Neoplasie des Kindesalters. Lokalisation u. histopathol. Diagnose bestimmen klin. Symptomatik, Ther.-Strategie u. Prognose.
Histopathol. (Grading ▶ Tab. 12.10) finden sich häufig Astrozytome (± 50 %), Medulloblastome (± 20 %), Ependymome (± 15 %) u. Kraniopharyngeome (± 6 %).

Tab. 12.10 Grading bei Hirntumoren

Grad 1	Normale Zellen
Grad 2	Gelegentliche anaplastische Transformationen, keine Mitosen
Grad 3	50 % anaplastische Transformationen, einige Mitosen
Grad 4	Ausgeprägte anaplastische Transformierung, massenhaft Mitosen

Low Grade: Grad 1 u. Grad 2, **High Grade:** Grad 3 u. Grad 4

Einteilung u. Symptome   Typische Symptome sind progrediente fokale Symptome, abhängig von Tumorlokalisation u. Hirndruck (▶ Tab. 12.11).

Jede Kopfschiefhaltung ist bis zum Beweis des Gegenteils verdächtig auf einen Hirntumor. Morgendliches Nüchternerbrechen ist immer verdächtig auf einen Hirntumor.

Differenzialdiagnosen
- Entzündliche Veränderungen (ADEM, MS, Abszess),
- Fehlbildungen (Hamartom, Heterotopie),
- Gefäßmalformation (Angiom, Kavernom),
- Metastasen (z. B. Leukämie).

Tab. 12.11 Tumorlokalisation und Klinik bei Hirntumoren

Tumor	Symptome
Tumoren der hinteren Schädelgrube (≈ 50 %)	
Medulloblastome, Ependymome, Zerebelläre Astrozytome, Hirnstammtumoren	Kopfschiefhaltung, Meningismus, Ataxie, Hypo-, Areflexie, Muskelhypotonie, Dysmetrie/Dystaxie ipsilateral, Pyramidenbahnzeichen, Hirnnervenausfälle mit Bulbärstörung (IX, XII), Nystagmus, Ataxie, Sensibilitätsstörungen
Supratentorielle Tumoren (≈ 30 %)	
Astrozytome, Oligodendrogliome, primitive neuroektodermale Tumoren	Anfälle, motorische u. sensible Ausfälle, Persönlichkeitsveränderung, Sprachstörungen, Gesichtsfeldstörungen
Mittellinientumoren supratentoriell (≈ 15 %)	
Kraniopharyngeome, Optikusgliome, Pinealislogentumoren, Thalamustumoren, Hypothalamustumoren, ventrikuläre Tumoren	Sprachstörungen, Dysmetrie, Koordinationsstörung, Gangstörung, Dystonie, Tremor, Visusstörungen, Bewusstseins-, Erinnerungsstörung, endokrinologische Ausfälle wie zentraler Diabetes insipidus, Hypothyreose, STH-Mangel, Visus-, Gesichtsfeldausfall
Spinale Tumoren (≈ 5 %)	
Astrozytome, Ependymome, Oligodendrogliome, Neurofibrome, dysembryoblastische Tumoren, Meningeome, Neuroblastome	Gangstörung, Pyramidenbahnzeichen, Sensibilitätsausfälle, Querschnittsymptomatik, Schmerzen, Skoliose, Enuresis, Enkopresis

12

Diagnostik
- Neurostatus mit ophthalmologischer Unters.: Stauungspapille, Gesichtsfeld.
- Labor: Kortisol, fT_3, fT_4, TSH, Prolaktin, Testosteron, β-HCG, AFP, spez. Gewicht im Urin.
- Liquor: Zytozentrifuge auf Tumorzellen (nur in frischem Liquor!).
- EEG: herdförmige Amplitudenreduktion, Verlangsamung o. hypersynchrone Aktivität, Allgemeinveränderung bei Hirndruck.
- MRT mit Kontrastmittel u. Angio-MRT.
- Schädel-Rö: Hirndruckzeichen, Hypophyse, Verkalkungen.
- Angiografie ggf. präoperativ.
- Stereotaktische Probebiopsie zur Bestrahlungsplanung, falls keine kurative neurochirurgische Ther. angestrebt wird.

Therapie
Primärther.: i. d. R. die neurochirurgische OP. Tumorgröße, Lokalisation u. Gefäßversorgung sowie der präoperative Zustand des Kinds entscheiden über die Operabilität. Abhängig vom Ausmaß der erfolgten Tumorexstirpation u. der Dignität des Tumors wird über eine postop. Strahlen- o. Chemother. entschieden.
Strahlenther.:
- High-Grade-Tumoren, auch nach makroskopischer Totalexstirpation, z. B. Medulloblastom u. Glioblastom des Kleinhirns, Ependymom der hinteren Schädelgrube.
  Subtotal operierte Low-Grade-Tumoren, z. B. Kraniopharyngeom.
  Alle aufgrund ihrer Lokalisation inoperablen Tumoren.

! Nicht bei Kindern < 3 J. wegen Wachstumsstörungen, ZNS-Folgeschäden.
- NW bes. bei jüngeren Kindern: intellektuelle Defizite, Verhaltensauffälligkeiten, Hör- u. Sehstörungen, Endokrinopathien, orthopädische Probleme wie Skoliosen, maligne Zweiterkrankungen.

Chemother.: adjuvante Chemother. i. d. R. als Zusatzther. zur Bestrahlung.
- Mögliche Ind.: Medulloblastom, primitiver neuroektodermaler Tumor (PNET), High-Grade-Astrozytome des Großhirns, maligne Keimzelltumoren (als Primärther. bei β-HCG-Nachweis in Serum u. Liquor), Pinealoblastome.
- Ther. gemäß den Studienprotokollen der GPOH (www.kinderkrebsinfo.de).

Zusatzther./Palliativther.:
- Hirndruckentlastung: vorübergehend durch Dexamethason (1–2 mg/kg KG in 4–6 ED) o. externe Liquorableitung. **Cave:** Verschleppung von Tumorzellen durch ventrikuloperitonealen Shunt.
- Antikonvulsive Ther.: Carbamazepin/Oxacarbazepin, Phenytoin, Levetiracetam (▶ 12.3).

Prognose Sehr unterschiedlich, 5-J.-Überlebensrate zwischen 10 % bei PNET u. 80–90 % bei zerebellären Astrozytomen.

12.10 Neuromuskuläre Erkrankungen

Definition Erkr. mit Funktionsstörungen der neuromuskulären Einheit u. den Leitsymptomen Muskelschwäche u. Muskelhypotonie (▶ Tab. 12.12).

Tab. 12.12 Klassifikation

Lokalisation	Erkrankung
Motorische Vorderhornzelle (= α-Motoneuron)	• Angeb.: spinale Muskelatrophie (▶ 12.10.1) • Erworben: Poliomyelitis
Motorischer peripherer Nerv	• Angeb.: Neuropathie (▶ 12.10.2) • Erworben: Guillain-Barré-Sy.
Neuromuskuläre Synapse	• Angeb.: kongenitale Myasthenie-Sy. • Erworben: Myasthenia gravis (▶ 12.10.3)
Muskulatur	• Angeb.: Muskeldystrophie Duchenne/Becker (▶ 12.10.4), kongenitale Strukturmyopathien, z. B. zentronukleäre Myopathie • Erworben: Myositis

Diagnostik
- Anamnese (▶ 1.1), neurol. Status (▶ 1.2.3).
- Elektrophysiologie (▶ 12.2.1).
- Labordiagn. (▶ 12.2.3).
- Histologie (▶ 12.2.4).

12.10.1 Spinale Muskelatrophien (SMA)

Definition Aut.-rez. vererbte Erkr. mit Degeneration der motorischen Vorderhorn zellen u. konsekutiver Muskelatrophie u. -schwäche. DNA-Diagn. u. pränatale Di agn. sind möglich (▶ Tab. 12.13; homozygote Deletion Exon 7 u. 8 des SMN1-Gens

Tab. 12.13 Spinale Muskelatrophien

	Werdnig-Hoffmann SMA I	Intermediärform SMA II	Kugelberg-Welander SMA III
Häufigkeit	25 %	50 %	25 %
Erkr.-Beginn	In utero	2. Lebenshalbjahr	2. Lj.–Erw.
Schwäche	Progredient, beinbetont, Froschhaltung, Trinkschwäche	Leicht progredient, beinbetont, kein Stehen, kein Gehen, Skoliose	Leicht progredient, proximal, beinbetont, watschelnder Gang, Probleme beim Rennen u. Treppensteigen, Skoliose möglich
Tremor	–	+	++
Faszikulationen	+	+	+
Muskeleigenreflexe	–	– o. (+)	– o. (+)
EMG: Denervationspotenzial	+	+	+
Muskelbiopsie: felderförmige Atrophie	+	+	+
Homozygote De. Exon 7 u. 8 SMN1-Gen	> 98 %	~ 94 %	~ 82 %
Therapie (s. a. www.treat-nmd.de)	Symptomatisch Atemther.	Symptomatisch, Atemther., evtl. Heimbeatmung	Symptomatisch, Atemther., evtl. Heimbeatmung
Prognose	Tod meist im 1. Lj.	Tod meist im 2. Lebensjahrzehnt	Abhängig von respir. Problemen

– nicht vorhanden, (+) schwach vorhanden, + vorhanden, ++ stark vorhanden.

12.10.2 Neuropathien

Hereditäre Neuropathien

Definition Hereditäre motorische u. sensible Neuropathien (HMSN), demyelinisierende o. axonaler Verlauf. Vererbungsmodus überwiegend aut.-dom., jedoch auch aut.-rez. u. X-chromosomal.

Einteilung Mehr als 30 unterschiedliche Formen. Am häufigsten sind **HMSN Typ I (Charcot-Marie-Tooth)**, demyelinisierende Form mit symmetrischer progredienter Atrophie von Fuß- u. Handmuskulatur, u. **HMSN Typ II**, axonale Form mit asymmetrischer Schwäche der Beine bei betonter Sensibilitätsstörung.

Klinik Gehprobleme im 1./2. Lebensjahrzehnt, Hohlfußbildung, MER abgeschwächt.

Diagnostik NLG ↓ bei demyelinisierender Neuropathie, Amplitude ↓ bei axonaler Neuropathie, DNA-Diagn. vor Nervenbiopsie.

Therapie Symptomatisch (KG + Orthopädie).

Polyneuropathie

- **Akut entzündliche polyradikuläre Neuritis (Guillain-Barré-Sy.):**
  - **Klinik:** aufsteigende Muskelschwäche, die zu Tetraplegie mit Phrenikus- u. Hirnnervenparese führen kann. Abgeschwächte bis nicht auslösbare MER.
  - **Diagn.:** LP (Eiweißerhöhung ohne/mit geringer Pleozytose); MRT zerebral u. spinal; NLG in 80 % verändert, ohne sichere Korrelation zum klin. Schweregrad.
  - **DD:** Myelitis, Tumor.
  - **Ther.:** symptomatisch (KG, Atemgymnastik). Bei rasch progredientem o. schwerem Verlauf Immunglobulin-Ther. (0,4 g/kg KG/d über 5 d).
  - **Prognose:** i. d. R. gut.
- **Chronische entzündliche demyelinisierende Polyradikuloneuropathie (CIDP).**
- **Chronische hypomyelinisierende Polyneuropathie:** z. B. bei M. Krabbe o. metachromatischer Leukodystrophie (▶ 12.11.1).

12.10.3 Myasthenia gravis

Definition Durch Auto-AK werden Acetylcholinrezeptoren blockiert u. zerstört. Störung der neuromuskulären Überleitung führt zu fluktuierender Ermüdbarkeit der Muskeln mit Haltefunktion (z. B. Lidheber) u. belastungsabhängiger Muskelschwäche. Gehäuftes Auftreten von Thymomen u. Thymushyperplasie. Einteilung in transiente neonatale Myasthenie (durch mütterliche AK) u. die häufigste, juvenile Verlaufsform.

Juvenile Verlaufsform

Klinik Ptosis (M. levator palpebrae), Augenmuskelparesen, später Kaumuskel- u. Extremitätenschwäche, Schwäche der Atemmuskulatur.

Differenzialdiagnosen Kongenitales Myasthenie-Sy., Neuropathien, Botulismus, endokrine Myopathien, Myositis, SLE.

Diagnostik
- **Tensilontest:** Atropin 0,01 mg/kg KG u. Ambubeutel bereitlegen. 0,2 mg/kg KG Tensilon® (Edrophoniumchlorid = Cholinesterasehemmer) i. v. ⅓ als Testdosis geben (**cave:** muskarinerge NW), dann Rest der Menge (**cave:** cholinerge NW). Führt bei 90 % der Pat. zur Besserung der Muskelkraft für einige Minuten.
- EMG mit wiederholter Reizung eines peripheren Nervs: Amplitudenabnahme der Aktionspotenziale (Dekrement) während der ersten 5 Reize.
- Acetylcholinrezeptor-AK im Serum: bei 85 % nachweisbar.
- Rö-Thorax, Thorax-CT zum Thymomnachweis.

Therapie
- Cholinesterasehemmer Pyridostigmin (Mestinon®) in niedriger Anfangsdosierung 4 × 10 mg/d bis max. 500 mg/d. **Cave:** Überdosierung!
- Thymektomie führt bei bis zu 75 % der Pat. zu klin. Verbesserung.
- Immunsuppression (Kortison, Azathioprin).

D Cave
Keine Medikamente mit Myasthenie verstärkender Wirkung geben, z. B. Benzodiazepine, Penicillin, Sulfonamide, Tetrazykline.

12.10.4 Muskeldystrophien

Definition Erbliche, primäre progrediente Skelettmuskeldegeneration.

Muskeldystrophie Duchenne (DMD)
Definition X-chrom. Muskeldystrophie (Häufigkeit 1 : 4.000, Jungen). Fehlerhafte Synthese des Muskelzellmembranproteins Dystrophin führt zu Muskelfaseruntergang mit progredienter Symptomatik.

Klinik Verzögertes Laufenlernen (18 Mon.), Erkr.-Beginn 2–5 J., Gehverlust 9–12 J., unsicherer watschelnder Gang, Schwierigkeiten beim Treppensteigen, proximal betonte Schwäche, Gowers-Zeichen + Trendelenburg-Zeichen. Hyperlordosierung der LWS, Skoliose, Pseudohypertrophie der Waden (Fett u. Bindegewebe), Kardiomyopathie, evtl. mentale Retardierung.

Differenzialdiagnosen
- Muskeldystrophie Becker: 10 % der X-chrom. Muskeldystrophie zeigen einen milderen Verlauf u. eine bessere Prognose mit normaler Intelligenz u. seltenerer Herzbeteiligung.
! Erkr.-Beginn 4–25 J., Gehverlust 15–30 J., Lebenserwartung 40–65 J. DD durch Muskelbiopsie mit Dystrophin-Immunhistochemie.
- Seltenere andere Formen der Muskeldystrophie: kongenitale Muskeldystrophie, fazio-skapulo-humerale Muskeldystrophie, Limb-Girdle-Muskeldystrophie.
- Dermatomyositis u. Myositis (▶ 12.10.5).
- Myotone Muskeldystrophie.

Diagnostik
- Unters. mit Prüfung grober Kraft, Muskelstatus u. Prüfung des Gower-Zeichens (▶ 1.2.3).
- CK-Erhöhung 5.000–25.000 U/l.
- EMG: myopathische Veränderungen.
- Muskelsono: verstärkte Muskelechogenität.
- DNA-Unters.: Nachweis von Deletionen im DMD-Gen in 60–70 %.
- Muskelbiopsie: Muskelfaserdegeneration u. Regeneration. Immunhistochemisch Nachweis fehlenden intakten Dystrophins.
- EKG/Herzecho: Kardiomyopathie.

Therapie KG, Immobilisation vermeiden, Skolioseprophylaxe (z.B. Stehen), Kontrakturprophylaxe, Orthesen, ggf. kombinierte Tendotomie nach Rideau von Achillessehne, M. biceps femoris u. M. tensor fasciae latae, Schienenhülsenapparate, Atemther., ggf. Heimbeatmung. Eine intermittierende Kortison-Ther. verzögert den Zeitpunkt des Gehverlusts um 1–2 J. Internet: www.treat-nmd.de.

Prognose Fortschreitender motorischer Funktionsverlust mit rezidiv. pulmonalen Infekten bestimmt die Lebenserwartung (≥ 20 J.).

12.10.5 Myositis

Im Kindesalter meist Dermatomyositis, eine Polymyositis ist sehr selten.

Klinik Proximal betonte Schwäche, meist mit Schmerzen; ödematöse Verdickung von Haut u. Unterhautfettgewebe; Gesicht mit bläulich livider Verfärbung, evtl. mit Schmetterlingsexanthem; subkutane Verkalkungen.

Differenzialdiagnosen Muskeldystrophien u. andere Myopathien.

Diagnostik CK-Erhöhung im Serum bis mehrere tausend U/l; MRT der Muskulatur, Muskelbiopsie (Fasernekrosen, Entzündung mit leukozytären Infiltraten).

Therapie Kortikosteroide (Prednison 2 mg/kg KG/d), alternativ Immunglobuline (Zyklen im 4-wöchigen Abstand mit je 2 g/kg KG über 5 d, d. h. 0,4 g/kg KG/d für 5 d).

Prognose Meist gut, Rezidive sind möglich.

Internetadressen Deutsche Gesellschaft für Muskelkranke e. V.: www.dgm.org.

12.11 Neurometabolische Erkrankungen

Definition
Multisystemerkr. meist mit progredienter neurol./muskulärer Symptomatik (▶ Tab. 12.14).

Tab. 12.14 Klinik neurometabolischer Erkrankungen

Klinik	Erkrankung (L = lysosomal, M = mitochondrial, P = peroxisomal)
Dysmorphe Stigmata	L, M, P, CDG-Syndrome, Cholesterinsynthesedefekte
Makrozephalus	L, Glutarazidurie Typ I
Vergröberte Gesichtszüge	L
Korneatrübung	L, P
Katarakt	L, P
Retinitis pigmentosa	M, P
Optikusatrophie	L, M, P
Schwerhörigkeit	L, M, P
Organomegalie	L
Kardiomyopathie	M, Fettsäureoxidationsdefekt
Myopathie	M, Fettsäureoxidationsdefekt
Hepatopathie	L, M, P
Dysostosen	L
Chondrodysplasie	P

12.11.1 Lysosomale Speichererkrankungen

Definition Lysosomale Enzymdefekte führen zu einer Anhäufung von Speichersubstanzen u. damit zu neurol. Symptomen mit Verlust erlernter Fähigkeiten. Mentale Retardierung u. Regression finden sich bei den meisten lysosomalen Erkr. (▶ Tab. 12.15).

Tab. 12.15 Klinik der lysosomalen Speichererkrankungen

	Gray Matter Disease	White Matter Disease
Symptomatik	Mentale Retardierung, Epilepsie, Optikusatrophie	Paresen, Spastik, NLG-Verlängerung, Liquoreiweiß ↑
Beispiele	Gangliosidosen, Sphingomyelinose, neuronale Zeroidlipofuszinose	Metachromatische Leukodystrophie, M. Krabbe, Adrenoleukodystrophie

Einteilung

- **Mukopolysaccharidosen** (Heteroglykanosen): Ablagerung von Mukopolysacchariden bes. in Knochen, Bindegewebe u. Nervensystem. Erhöhte Urinausscheidung von Abbaustoffen.
- **Oligosaccharidosen** (Glykoproteinosen): Abbaustörungen von Glykoproteinen. Klin. Symptomatik ähnlich den Mukopolysaccharidosen.
- **Sphingolipidosen:** Abbaustörungen von Membranbestandteilen, z. B. GM_1- u. GM_2- Gangliosidose (M. Tay-Sachs u. M. Sandhoff), M. Gaucher, M. Niemann-Pick, M. Krabbe, metachromatische Leukodystrophie u. neuronale Zeroidlipofuszinose. Je nach biochemischem Defekt ist klin. entweder die weiße o. die graue Substanz überwiegend betroffen.

Diagnostik ▶ 12.2.3.

12.11.2 Mitochondriozytopathien

Definition Progrediente Erkrankungsbilder mit sehr variabler Klinik mit Veränderungen im Mitochondrienstoffwechsel u./o. der Mitochondrienmorphologie.

Klinik Myopathie (oft belastungsabhängig), Enzephalopathie (Retardierung, Krampfanfälle), Kardiomyopathie (meist hypertroph), externe Ophthalmoplegie, Retinitis pigmentosa, Schwerhörigkeit, Kleinwuchs, Endokrinopathie, Tubulopathie, Hepatopathie.

Diagnostik

- Labor: Laktat ↑ in Blut, Liquor u. Urin, Alanin ↑ in Plasma, Carnitin ↓.
- MRT, EEG, AEP, VEP, EKG/Echo, Augenkonsil.
- Muskelbiopsie: lichtmikroskopisch „ragged red fibers". Elektronenmikroskopisch Veränderungen von Mitochondrienzahl u. -konfiguration, biochemische Enzymdefizienzen.
- Molekulargenetik in Abhängigkeit klin. Sy. u. biochemischer Befunde:
  - mitochondrale DNA, z. B. MERRF, MELPS, NARP,
  - nukleäre DNA, z. B. POLG1 bei M. Alpers; SURF bei Cox-Defekt.

Therapie Kofaktoren- o. Elektronenakzeptoren-Ther. in Abhängigkeit vom biochemischen Defekt, z. B. bei PDHC-Defizienz: Thiamin (Vit. B_1) 3 × 50–100 mg/d. Bei Komplex-I-Defizienz: Riboflavin (Vit. B_2) 3 × 50–100 mg/d, Carnitin, ketogene Diät bei PDHC-Defekt.

12.11.3 Amino-, Organoazidurien

Formen

Aminosäureabbaustörungen: Bei der häufigsten Aminoazidurie **Phenylketonurie** (1 : 10.000) sind neurol. Symptome durch Früherkennung u. Frühbehandlung vollständig vermeidbar (▶ 11.5.1).

- **Organoazidurien:** Akute krisenhafte Enzephalopathien mit Krampfanfällen (z. B. Glutarazidurie) o. langsam progrediente neurodegenerative Erkr. (z. B. Biotinidase-Defizienz). Störungen der Fettsäure-β-Oxidation (z. B. MCAD-Defizienz) können zu Reye-Sy.-ähnlichen Enzephalopathien (▶ 13.6.1) führen.

Diagnostik　AS u. organische Säuren in Urin, Plasma u. ggf. Liquor, Azylcarnitin-Differenzierung im Plasma (oft schon im NG-Screening).

Therapie　In Abhängigkeit des biochemischen Defekts mit Diät (z. B. Phenylketonurie), Kofaktoren-Gabe u./o. Carnitin (30–100 mg/kg KG/d).

12.11.4 Peroxisomale Erkrankungen

Definitionen　Fehlen von Peroxisomen (z. B. Zellweger-Sy.) o. Defekte einzelner peroxisomaler Enzyme (z. B. X-chrom. Adrenoleukodystrophie).

Formen
- **Zellweger-Sy.:** Manifestation im NG-Alter mit Muskelhypotonie, Krampfanfällen, Blindheit, Taubheit u. Dysmorphie (hohe prominente Stirn, flaches Gesicht).
- **X-chrom. Adrenoleukodystrophie (ALD):** Manifestation zwischen dem 5. u. 10. Lj. mit rasch progredienter neurol. Symptomatik (Verhaltensauffälligkeiten, Schulprobleme, Seh- u. Hörstörungen, Gangstörungen bis zu schwerer Tetraspastik), ggf. M. Addison.

Diagnostik　Überlangkettige Fettsäuren, Phytansäure im Plasma ↑, Plasmalogene in Erys. VLCFA.

Therapie　Symptomatisch, ggf. Hydrocortison, bei ALD ggf. frühzeitige KMT.

12.11.5 CDG-Syndrome

CDG = congenital disorders of glycolysation

Definition　Störung der Proteinglykolysierung im endoplasmatischen Retikulum u. Golgi-Apparat. > 20 Unterformen.

Klinik　Retardierung, Dysmorphie, Epilepsie, Hepatopathie.

12.12 Infantile Zerebralparese (ICP)

Definition　Chron. Störung von Bewegung u. Haltung aufgrund intrauterin, peripartal o. postnatal erworbener nichtprogressiver Schädigung des sich entwickelnden Gehirns. Häufigkeit korreliert mit Qualität der perinatalen Versorgung. Seit etwa 1980 nimmt Häufigkeit deutlich ab u. liegt bei ca. 1 : 1.000 Geburten.

Risikofaktoren
- Hohe Korrelation (30–100 %): Hirnblutung III–IV, periventrikuläre Leukomalazie II–III, Hirnatrophie, kindl. Hypoxie mit gleichzeitiger Hypotension.
- Mäßige Korrelation: niedriger art. Nabelschnur-pH, niedrige Apgar-Werte, Hirnblutung I–II, periventrikuläre Leukomalazie I–II.

Klinik
- **Frühsymptome:**
  - Muskeltonusveränderung: Hypotonie, Kreuzungstendenz, Fausten, Opisthotonus.
  - Persistierende NG-Reflexe: ATNR, gekreuzter Extensorreflex (▶ 1.2.3).

- Asymmetrie: Tonus, Sprungbereitschaft, MER (▶ 1.2.3).
- MER: Kloni, persistierender gekreuzter Adduktorenreflex.
- **Weitere Symptomatik:** Meist Mehrfachbehinderung. Langsame kontinuierliche Entwicklungsfortschritte, jedoch sind auch Entwicklungsrückschritte (Pseudoprogredienz) möglich. Am häufigsten sind Mischformen mit spastischer Extremitätentonuserhöhung, Rumpfhypotonie, Dystonie, Dyskinesie, Krampfanfällen u. mentaler Retardierung.
  - Spastische Diparese, Diplegie, beinbetonte spastische Tetraparese: beinbetonte hypertone Bewegungsstörung mit Spitzfußhaltung u. Überkreuzungsphänomen (bei periventrikulärer Leukomalazie ehemaliger FG nach hypoxisch-ischämischer Enzephalopathie).
  - Spastische Hemiparese/Hemiplegie: spastische Armbeugung bei geringer Beinextension, teilweise mit Krampfanfällen (vaskulär, z. B. nach A.-cerebri-media-Infarkt).
  - Dystone Zerebralparesen: choreatiforme u. athetoide Bewegungsmuster, z. B. nach neonataler Asphyxie o. Kernikterus.
  - Ataktische Zerebralparesen mit Ataxie, Intentionsmyoklonien u. Nystagmus nach Blutung, Trauma u. Hypoxie.

Differenzialdiagnosen
- **Neuromuskuläre Erkr.** (▶ 12.10):
  - Kongenital: Myopathie (▶ 12.10.4), Myasthenia gravis (▶ 12.10.3), hypomyelinisierende Neuropathie (▶ 12.10.2), spinale Muskelatrophie (▶ 12.10.1), myotone Dystrophie (wegen Atemmuskulaturbeteiligung oft zusätzliche hypoxische Enzephalopathie. Diagn. bei der Mutter: myotone Reaktion, Unmöglichkeit, die Wimpern beim Lidschluss zu begraben; EMG ▶ 12.2.1, DNA-Unters. ▶ 25.3.2).
  - Postnatal: Muskeldystrophie (▶ 12.10.4); spinale Muskelatrophie (▶ 12.10.1); hypomyelinisierende Neuropathie (▶ 12.10.2); dystone Bewegungsstörungen (▶ 12.1.5), z. B. Torsionsdystonie, Chorea Huntington, Chorea Sydenham, M. Wilson, Lesch-Nyhan-Sy., Glutarazidurie (▶ 12.11.3); Mitochondriozytopathien (▶ 12.11.2).
- **Ataxie** (▶ 12.1.6): Ataxia teleangiectatica Louis Bar, Friedreich-Ataxie.
- **Myelopathien:** spinaler Tumor, spinale Dysrhaphie (▶ 12.5.1), Tethered Cord (▶ 12.5.2).
- **Hirnfehlbildungen.**
- Langsam wachsender **Hirntumor** (▶ 12.9).
- **Neurometabolische Erkr.** (▶ 12.11).
- **Genetische Sy.** (▶ 12.1.1; ▶ 25.4): z. B. Prader-Willi-, Angelman-, Rett-Sy.

Auch bei eindeutig erscheinenden anamnestischen Hinweisen für die Ursache einer Zerebralparese (z. B. perinatale Hypoxie) sollten andere Ursachen der neurol. Störung ausgeschlossen werden, da auch eine primäre neurol. Erkr. des Kinds schwere peripartale Störungen verursachen kann.

Diagnostik
Anamnese: Hinweise auf prä- o. peripartale Störungen (Nabelschnurarterien-pH, Apgar-Werte).
Ausschluss von Hirnfehlbildungen, genetischen, neuromuskulären, -degenerativen u. -metabol. Erkr. durch:
- MRT: bei ICP Ventrikelasymmetrie, Hirnatrophie (DD: Hirnfehlbildung, Balkenagenesie, Gyrationsstörungen). Hypomyelinisierung, Verkalkungen bei konnatalen Infektionen.

- – EEG: bei ICP unspez. Veränderungen, hypersynchrone Aktivität. DD: spezifische Veränderungen bei Lissenzephalie, Angelman-Sy. (▶ 12.2.1).
- Elektrophysiologie (▶ 12.2.1), z. B. NLG-Erniedrigung bei M. Krabbe.
- Stoffwechselunters. (▶ 12.2.3, ▶ 12.11).
- TORCHL (▶ 6.2).
- LP, z. B. Eiweißerhöhung bei neurodegenerativen Erkr., chron. Infektionen.

Therapie
- **Physiother.:** krankengymnastische Behandlung auf neurophysiologischer Grundlage. Sek. KO wie Gelenkkontrakturen u. Muskelatrophien können durch KG vermindert werden. Üblich sind die Behandlungsmethoden nach Bobath u. Vojta.
  - – **Bobath:** Von bestimmten Schlüsselpunkten an Rumpf o. rumpfnahen Extremitäten werden pathol. Haltungsmuster u. Bewegungsabläufe **gehemmt,** sodass sich ein möglichst normaler Muskeltonus entwickeln kann. Gleichzeitig werden physiologische Haltungs- u. Bewegungsmuster (Stell-, Stütz- u. Gleichgewichtsreaktion) **gebahnt,** sodass eine differenzierte Willkürmotorik aufgebaut werden kann.
  - – **Vojta:** Durch bestimmte physiologische Ausgangsstellungen u. Druck- u. Dehnungsreize werden die reflexveranlagten Muskel- u. Bewegungsmuster des NG, das **Reflexkriechen** u. **Reflexumdrehen,** ausgelöst. Beide Bewegungsmuster bestehen aus Teilmustern der Sensomotorik gesunder Kinder u. enthalten alle notwendigen Komponenten menschlicher Fortbewegung.
- **Ergotherapeutische Behandlung** unterstützt die Entwicklung manueller u. feinmotorischer Fertigkeiten u. dient damit der sozialen Integration in Familie, Kindergarten u. Schule.
- **Logopädische Behandlung:** zur Ther. von Sprachstörungen. Basiert oft auf zuvor durchgeführter orofazialer Physiother. zur Unterstützung des Kauens u. Schluckens.
- **Orthopädische Behandlung:** Mobilitätsverbesserung durch Schienen, Gehhilfen, Stützen o. Spezialrollstühle. Kontrakturprophylaxe durch Nachtlagerungsschienen, ggf. OP wie Achillessehnenverlängerung.
- **Augenärztliche u. HNO-ärztliche Behandlung.**
- **Medikamentöse Behandlung:** ggf. antikonvulsive Ther. (▶ 12.3.3). In Ausnahmefällen Beeinflussung der Spastik durch Baclofen (Lioresal®) 2–3(6–8) mg/kg KG/d in 2–3 ED o. Vigabatrin (Sabril®) p. o. 30–60(–120) mg/kg KG/d in 2 ED. Bei schwerster Spastik als Ultima Ratio Baclofen intrathekal über s. c. implantiertes Pumpsystem. Lokale Injektionen von Botulinustoxin.
- **Heilpädagogische Behandlung u. Frühförderung:** Heilpädagogische Behandlung sowie die Gesamtkoordination aller therap. Maßnahmen erfolgt i. d. R. über Frühförderstellen u. sozialpädiatrische Zentren.

Rehabilitation u. soziale Integration   Hilfestellung bei Rehabilitation u. Integration sowie Beratung der Familien mit chron. kranken Kindern über psychologische, pädagogische u. sozialrechtliche Fragestellungen gewährleisten der Sozialdienste der Krankenhäuser, der Gesundheitsämter u. Krankenkassen sowie die Beratungsstellen der Wohlfahrtsverbände (z. B. DRK, Diakonie, AWO). Informationen über deutsche Rehabilitationszentren für Kinder/Jgl. über Kuratorium ZNS e. V.

Kuratorium ZNS e. V. Rochusstr. 24, 53123 Bonn, Tel. 02 28/9 78 45–0, www. kuratorium-zns.de.

13 Gastroenterologie und Hepatologie

Martin Claßen

13.1 Leitsymptome und Differenzialdiagnosen

13.1.1 Akute Bauchschmerzen und akutes Abdomen

Bei Bauchschmerzen sind gute Anamnese u. eine sorgfältige Unters. des gesamten, entkleideten Kinds (mit rektaler Unters.), ergänzt durch Sono u. Basislabor, entscheidend. Bei Sgl. sind die klin. Zeichen eines akuten Abdomens oft uncharakteristisch (anhaltendes Schreien, aber auch Apathie o. Nahrungsverweigerung).

Differenzialdiagnosen u. Diagnostik
Alle Altersperioden:
- **Appendizitis:** Häufigste Ursache! Typischer klin. Befund; evtl. Leukozytose, CRP ↑ (DD entzündetes Meckel-Divertikel); Sono: vergrößerte Appendix (▶ 13.4.4, ▶ 22.7.6).
- **Akute Gastroenteritis:** Umgebungserkr.; geblähtes Abdomen, Fieber, Diarrhö (oft mit Verzögerung!), Erbrechen (▶ 13.4.5). Sono: Hyperperistaltik.
- **Akute Obstipation** (▶ 13.5.1, ▶ 13.5.2): rektaler Befund. Sono: weites, stuhlgefülltes Rektosigmoid. Rö-Abdomenübersicht.
- **Invagination** (▶ 13.4.1): intermittierende Schmerzen, Blässe, Lethargie, tastbare Walze, blutig-schleimiger Stuhl (Spätsymptom!). Sono: Kokarde.
- **Peritonitis** (▶ 13.4.3): vorgewölbtes Abdomen, diffuse Abwehrspannung, Fieber; Leukozytose, BSG ↑, CRP ↑. Sono: freie Flüssigkeit, weite Darmschlingen, geringe Peristaltik. Abdomenübersicht: Spiegelbildung.
- **Mechanischer Ileus:** Briden, Fehlbildungen, Volvulus: metallisch klingende Darmgeräusche. Sono: weite Darmschlingen, auffällige Peristatik. Rö-Abdomenübersicht: Spiegelbildungen, dilatierte Darmschlingen (▶ 13.4.1).
- **Paralytischer Ileus** (▶ 13.4.1): post-OP, Hypokaliämie, als Folge mesenterialer Ischämie (E'lyte; BGA; EKG). Sono mit Doppler.
- **Hernie mit Inkarzeration** (Leiste, Nabel, Treitz-Hernie).
- **Tumor:** Wilms-Tumor, Neuroblastom.

Extraintestinale Erkr.:
- **Nieren u. Harnwege:** Pyelonephritis, Hydronephrose, Urolithiasis, akuter Harnverhalt: Leukozyturie, evtl. Erythrozyturie. Sono inkl. Blase.
- **Basale Pneumonie u. Pleuritis:** Unbedingt Rö-Thorax bei fiebernden Kindern mit Bauchschmerzen!
- **Hodentorsion** (▶ 22.6.2): Skrotalschwellung u. Verfärbung, Palpationsschmerz.
- **Stielgedrehtes Ovar, Ovarialzyste:** Sono bei voller Blase.
- **Ketoazidose** bei längerer Nahrungskarenz (azetonämisches Erbrechen!), Diab. mell. (auch Erstmanifestation!) o. andere Stoffwechselstörungen: Fötor; BZ; BGA; E'lyte, Azeton im Urin.
- **Nahrungsmittelunverträglichkeit, Allergien:** Nahrungsanamnese, frühere Ereignisse. Atopie?
- **Bakt. Lebensmittelvergiftung:** Nahrungsanamnese, Umgebungserkr.
- **Porphyrie.**

Akutes Abdomen bei NG u. kleinen Sgl.: ▶ 4.4.
- **Darmatresien u. Stenosen:** Höhe der Obstruktion bestimmt Symptomatik.

- Pylorusatresie, Duodenalatresie, Pancreas anulare, Duodenalmembran: Hydramnion, hoher Magenrest; Erbrechen (gallig bei Obstruktion distal der Papilla Vateri). Sono: Magen u. Duodenum dilatiert. Rö: Double-Bubble u. geringe/fehlende Darmgasfüllung.
- Jejunalatresie, Ilealatresie, Mekoniumpfropf-Sy., Kolonhypoplasie, Small-Left-Colon-Sy., M. Hirschsprung, Rektum- u. Analatresie: vorgewölbtes Abdomen, sichtbare peristaltische Wellen; fehlender Mekoniumabgang, Erbrechen (eher später im Verlauf).
- Pylorushypertrophie (▶ 13.3.3).
- Bei Darmatresien an andere Fehlbildungen (Ösophagus, Herz, Nieren) u. Chromosomenanomalien denken!
- **Mekoniumileus bei CF** (▶ 14.6): vorgewölbtes Abdomen, Magenreste, galliges Erbrechen, sichtbare Peristaltik. Sono u. Rö-Abdomen: weite, luftgefüllte Darmschlingen, evtl. auch granuläre Verdichtungen mit Lufteinschlüssen im unteren Abdomen. Intraabdominelle Verkalkungen bei intrauteriner Perforation.
- **Volvulus** (▶ 13.4.1): galliges Erbrechen, vorgewölbtes Abdomen, oft Schock; blutige, himbeergeleeeartige Stühle. Sono: schraubenförmiger Verlauf der Mesenterialgefäße um Mittelbauch. Rö: Ileuszeichen. Dringliche OP-Ind.!
- **Nekrotisierende Enterokolitis** bei FG u. NG mit kardialen Vitien (▶ 4.4.4).
- **Gallenwegszysten, Cholangitis:** tastbare Resistenz, Ikterus, typ. Sono-Befund.
- **Trimenonkoliken:** guter AZ, keine Begleitsymptome, Ausschlussdiagnose!

Akutes Abdomen bei größeren Kindern:
- **Pankreatitis** (▶ 13.7.1): Rückenschmerzen, Erbrechen, Meteorismus, diffuse Abwehrspannung, Tachykardie; z. T. Kreislaufschock. Lipase ↑.
- **Cholelithiasis u. Cholezystitis:** rechtsseitige Oberbauchschmerzen, evtl. tastbare Resistenz, Fieber, Ikterus. Sono: Steinnachweis, Wandverdickung.
- **Intraperitoneale Blutung** nach Trauma, Milzruptur etc.: Abwehrspannung; BB: Hb-Abfall. Sono: freie Flüssigkeit, evtl. Parenchymläsion.
- **Entzündliche Darmerkr.** (▶ 13.4.7): M. Crohn, Colitis ulcerosa: Diarrhöen z. T. mit Blut. Z. T. Gewichtsabnahme, Fieber, extraintestinale Symptome; tastbare Resistenzen; Leukozytose, BSG ↑, CRP ↑; Sono: Darmwandverdickung.
- **Gastritis, Ulcus ventriculi/duodeni:** Schmerzen im Epigastrium, nächtliche Schmerzen, Erbrechen mit Hämatin, Anorexie. Endoskopie (▶ 13.2.4).
- **Purpura Schoenlein-Henoch** (▶ 16.6): Exanthem, Hämaturie, blutige Stühle. **Cave:** Invagination dabei häufig!
- **Abdominalmigräne:** Familienanamnese; Kopfschmerzen.
- **Hämolytische Krise** bei Sichelzellanämie (▶ 17.1.5): Anamnese; BB, LDH, Bili.
- **Gynäkologische Probleme** bei adoleszenten Mädchen (▶ 10.7): Dysmenorrhö, Ovarialzysten ggf. mit Ruptur o. Torsion, Gravidität, Hämatokolpos, Adnexitis: Regelanamnese. Sono bei voller Blase; gynäkologisches Konsil.

Warnzeichen für wahrscheinliche chir. Ther.-Ind.:
- **Anamnestisch:** vorangegangene Abdomineingriffe, angeb. Fehlbildungen; Stuhlbeimengungen zum Erbrochenen; längerer Stuhlverhalt; Blut im Stuhl.
- **Klinisch:** AZ ↓; Abwehrspannung, tastbare Resistenzen, fehlende Darmgeräusche.
- **Laborchemisch:** hohe Entzündungsparameter, Anämie.

> Bei unklarer Situation u. zur Stellung einer OP-Ind. sind engmaschige Wiederholungen der klin. Unters. des Kinds essenziell. Möglichst erfahrene Kollegen einbeziehen.

Vorgehen bei Verdacht auf akutes Abdomen

- Stat. Aufnahme u. Beobachtung. Intensivpflege bei Blutungen, Schockzeichen. Chir. Kollegen informieren.
- Nahrungspause.
- Gesamter klin. Status u. Suche nach extraintestinalen Erkr. (Kinder klagen auch z. B. bei Entzündungen im HNO-Bereich u. bei Pneumonien primär über Bauchschmerzen!). Rektale Unters.! Genitale ansehen (Hernien, Hodentorsion?).
- Blutentnahme: BB, CRP, BSG, BGA, BZ, E'lyte, Harnstoff, Krea, GPT, γ-GT, LDH, AP, Lipase, Bili, Quick/INR, PTT, ggf. Blutgruppe u. Kreuzblut. Dabei venösen Zugang legen. Urinstatus.
- Infusionsther.: Bei jedem akuten Abdomen ist mit einem Volumendefizit zu rechnen! Größtes Defizit bei Pankreatitis, Ileus, Erbrechen, Diarrhö. Großzügiger Ausgleich mit kristallinen Lsg., z. B. Ringer-Laktat 20 ml/kg KG, dann laufende Verluste ersetzen (▶ 9)! Glukose zur Korrektur einer Azetonämie (erst dann können Abdominalbeschwerden eindeutig beurteilt werden!), Korrektur von E'lyt-Verschiebungen u. Azidose/Alkalose.
- Sono Abdomen, dabei bes. achten auf Blase, Douglas-Raum (freie Flüssigkeit?), paravesikale Megaureteren u. Weite der Nierenbecken; Weite, Wanddicke u. Motilität aller Darmanteile, Appendix; Pankreas; freie Luft o. freie Flüssigkeit, Chole- o. Nephrolithiasis; mesenteriale LK. Doppler Mesenterialgefäße.
- Weiter gehende Unters. abhängig von Verdachtsdiagnose, z. B. Abdomenübersicht im Hängen (alternativ im Liegen a. p. u. in Linksseitenlage auf der Station), Rö-Thorax, diagn. Peritoneallavage.
- Offene Magensonde bei V. a. Ileus: Verluste per Infusion ersetzen, z. B. NaCl 0,9 %!
- **Sofortige chir. Intervention:** massive Blutung mit Schock, Organruptur, Volvulus, Peritonitis (außer Pneumokokken, ▶ 13.4.3), Hodentorsion.
- Bei nicht dringlicher OP u. unklarer Diagnose: engmaschige Kreislaufkontrollen, Infusionsther. u. klin. Kontrollen. Anwendung auch von stärkeren Analgetika wahrscheinlich ohne Einfluss auf Stellung einer OP-Ind. u. deswegen grundsätzlich möglich.

13.1.2 Chronische und rezidivierende Bauchschmerzen

Ätiologie Bei 2- bis 6-Jährigen häufig organische Ursachen, bei SK in bis zu 90 % funktionell bedingt. Periumbilikale Schmerzen sind häufiger funktionell (Ausnahme Kohlenhydratmalabsorptionen); je weiter sie sich vom Nabel entfernen, desto wahrscheinlicher ist eine organische Ursache.

Differenzialdiagnosen u. Diagnostik

- **Funktionelle Abdominalbeschwerden:** Genese unklar. Charakteristika: kurz dauernde Schmerzepisoden P. m. periumbilikal mit wochen- o. monateweise

Häufung. Keine Beziehung zu Mahlzeiten u. Tageszeiten; kein nächtliches Aufwachen. Alter: ab 6 Jahre. Klin. Unters., Labor u. Sono o. B. Bei begleitenden Stuhlveränderungen (Diarrhö/Obstipation) als irritables Kolon (Reizdarm) einzustufen, falls organische Probleme sicher auszuschließen.

- **Untypisch für funktionelle Bauchschmerzen u. Ind. für weiter gehende Unters.** sind folgende Warnzeichen: Schmerzlokalisation abseits des Nabels, Ausstrahlen des Schmerzes, Aufwecken aus dem Schlaf, Erbrechen, Obstipation o. Diarrhö, rektale Blutung, Enkopresis, Leistungsknick, Gewichtsstillstand o. Wachstumsretardierung; Ulkus o. entzündl. Darmerkr. in der Familienanamnese.
- **Kohlenhydratmalabsorptionen** (Laktose, Fruktose, Sorbit): klin. Charakteristika wie bei funktionellen Abdominalbeschwerden. Diarrhö nicht obligat. Diagn.: H_2-Atemtest (▶ 13.2.1).
- **Infektionen u. postenteritisches Malabsorptionssy.** (Lamblien, Yersinien, Campylobacter): Stuhl auf pathogene Keime, Parasiten (▶ 6.4, ▶ 6.7, ▶ 6.8).
- **Peptische Magen- u. Duodenalerkr. + HP-Infektionen** (Gastritis, Ulkus ▶ 13.3.4): epigastrische Lokalisation, nächtliches Aufwachen, Beziehung zu den Mahlzeiten, Erbrechen, Anämie, okkultes Blut im Stuhl. DD: Refluxösophagitis!
- **Allergische Nahrungsunverträglichkeiten:** Atopie, Reaktionen auf Nahrungsmittel o. Karenz, begleitende Diarrhö (nicht obligat).
- **M. Crohn u. Colitis ulcerosa** (▶ 13.4.7): Tenesmen, Blut im Stuhl, Diarrhö (nicht obligat!), Gewichtsverlust; Analveränderungen, tastbare Resistenzen, Anämie; extraintestinale Manifestationen. Labor, Endoskopie.
- **Gallensteine:** kolikartige Beschwerden, z. T. Ikterus. Transaminasen, Cholestaseenzyme. Sono.
- **M. Meulengracht:** intermittierender Ikterus u. Bauchschmerzen nach Fasten u. Stress; indirektes Bili ↑, keine Hämolyse.
- **Seltene:** Chron./rezidiv. Pankreatitis: phasenweise heftige, diffuse Beschwerden, Ausstrahlung in den Rücken (Amylase, Lipase). Partielle Dünndarmobstruktion (rezidiv. Erbrechen; Diarrhö durch Dünndarmfehlbesiedlung; MRT-Sellingk). Abdominalepilepsie. Akute intermittierende Porphyrie (Urin auf Porphyrine). Familiäres Mittelmeerfieber (Familienanamnese; Fieber, Entzündungsparameter ↑ während der Episode). Harntransportstörungen, Urolithiasis (Urinstatus, Sono).

13.1.3 Gastrointestinale Blutung: Hämatemesis; Meläna und rektale Blutung

Art der Blutung
- Massive obere GIT-Blutungen können auch zum peranalen Abgang roten Blutes führen! Hämatemesis beweist obere GIT-Blutung.
- Teerstuhl kann von einer oberen GIT-Blutung stammen, bei langsamer Passage aber auch aus dem Ileum o. Kolon.
- Mit dem Stuhl vermischtes hellrotes Blut stammt aus Kolon o. Rektum (▶ Tab. 13.2).
- Dem Stuhl aufgelagertes hellrotes Blut u. hellrotes Blut am Toilettenpapier stammen aus dem Analkanal o. der Perianalregion.

Obere gastrointestinale Blutung: Erbrechen von hellrotem Blut o. Hämatin (Kaffeesatz). Zusätzlich evtl. Teerstuhl (Stunden nach Beginn der Blutung). DD ▶ Tab. 13.1.

Blut im Stuhl: Blutbeimengungen (Hämatochezie), Blutauflagerungen, Teerstuhl (Meläna). Ursachen ▶ Tab. 13.2.

Tab. 13.1 Differenzialdiagnose der oberen gastrointestinalen Blutung

Erkrankung	Alter	Blutmenge	Klinik	Ursache	Diagnostik
Verschlucktes mütterliches Blut (Geburt, blutige Brustwarzen)	NG bis 2. LT, gestillte Sgl.	Variabel	Guter AZ, keine Anämie	Blutiges Fruchtwasser (Anamnese!), Blutung aus mütterlicher Mamma	Apt-Downey-Test (adultes Hb in Mekonium); Gerinnung o. B.
Hämorrhagische Gastritis	NG	Groß	Krank, blass	Sepsis, Meningitis, Schock, Asphyxie, Nahrungsproteinallergie	Magensondenaspiration, Endoskopie
M. haemorrhagicus neonatorum	NG	Variabel	Meläna, Hautblutungen	Vit.-K-Mangel, Lebererkr., Stoffwechselstörungen	Quick, Leberwerte, metab. Screening. Bis zur Klärung keine Milch!
Magenvolvulus	NG, Sgl.	Gering	Intermittierendes Erbrechen	Volvulus, Malrotation	Obere Magen-Darm-Passage; Probelaparotomie
Fremdkörper	Sgl., KK	Gering – groß	Schmerzen, Dysphagie, evtl. Mediastinitis	Nadeln, Batterien, Magnete etc.	Rö-Übersicht, ggf. Endoskopie
Verätzungen	Sgl., KK	Gering	Erbrechen, Dysphagie, Speichelfluss, Schmerz	Säuren, Laugen	Anamnese, Endoskopie
Mallory-Weiss-Sy.	KK, Erw.	Mäßig – groß	Primär Erbrechen (jeglicher Ursache), sek. Blutung	Schleimhautlängsriss distaler Ösophagus bei heftigem Erbrechen	Endoskopie
Duodenalulkus, Stressulkus	Alle	Groß	Variabel: Erbrechen, Schmerz	Peptische Ulzera; Stress (Sepsis, Asphyxie, Verbrennung), HP	Endoskopie
Refluxösophagitis	Alle	Gering	Hämatin-Erbrechen, Dysphagie	Gastroösophagealer Reflux, Hiatushernie	Endoskopie (pH-Metrie)
Ösophagusvarizen	Alle	Groß	Abhängig von Menge/Ursache	Portale Hypertension	Lebersono + Doppler; Endoskopie
Verschlucktes Blut	Jedes Alter	Gering – groß	Übelkeit, Nasenbluten; nach Adenotomie, Tonsillektomie	Blutung aus Nase, Zähnen, Pharynx	Anamnese, Mund-Rachen-Inspektion

13

Tab. 13.2 Ursachen rektaler Blutungen

Erkrankung	Alter	Blutmenge	Klinik	Ursache	Diagnostik
Infektiöse Enteritis bzw. Enterokolitis	Alle	Gering, rot	Diarrhö, Fieber, Bauchschmerz	Salmonellen, E. coli, Shigellen, Campylobacter, Amöben	Stuhlkulturen; Mikroskopie
Pseudomembranöse Kolitis	Alle	Mäßig	Diarrhö, Koliken; Antibiotika!	Clostridium difficile (C. d)	Stuhl auf C.-d.-Toxin
Colitis ulcerosa, M. Crohn mit Kolonbeteiligung	Alle; meist > 1 J.	Variabel, rotes Blut, vermischt	Tenesmen, Diarrhö, Bauchschmerz, Anorexie	Immunologisch	Entzündungsparameter, Sono, Endoskopie
Eosinophile allergische Kolitis	Alle	Variabel, meist gering, vermischt	Diarrhö, Schleim, Tenesmen	Allergie Nahrungsprotein	Endoskopie, Biopsie, Karenz
Hämangiome, Teleangiektasien	Alle	Gering – groß	Keine Schmerzen, evtl. Hautmanifestation	Gefäßmalformation	Endoskopie (+ Kapsel), OP
Analfissur	Alle	Gering, hellrot, aufgelagert	Obstipationsschmerz, Defäkationsschmerz	Obstipation, Streptokokkeninfektion (mit perianaler Rötung)	Inspektion, Abstrich
Nekrotisierende Enterokolitis	FG, NG	Variabel, Himbeergelee	Akutes Abdomen, Schock, Sepsis	Sepsis, Enteritis, Minderperfusion	Rö-Abdomen, ggf. mehrfach; Sono, Klinik
Volvulus	NG, Sgl.	Variabel	Schock, Erbrechen	Malrotation	Sono, Rö, ggf. mit Kontrastmittel; Probelaparotomie
Allergische Proktokolitis des Sgl.	NG, Sgl.	Gering	Wenig beeinträchtigt; Stuhl weich, mit Schleim	Kuhmilch, Ei, Weizen (auch Spuren in MM!)	Karenzversuch
Invagination	Meist < 2. Lj.	Variabel	Bauchschmerzen, Erbrechen, akutes Abdomen	Idiopathisch, Polypen	Sono (ggf. mit Kolonfüllung)

13

Tab. 13.2 Ursachen rektaler Blutungen *(Forts.)*

Erkrankung	Alter	Blutmenge	Klinik	Ursache	Diagnostik
Meckel-Divertikel	Meist < 2. Lj.	Groß	Schock, Anämie, z. T. Meläna; schmerzlos	Malformation, heterotope Magenschleimhaut	Szintigrafie, Laparotomie
Polypen (häufig juveniler Kolonpolyp)	KK, SK	Klein – mittel	Schmerzlose Defäkation, oft aufgelagertes Blut	Inflammatorischer Polyp	Koloskopie mit Abtragung des/der Polypen
Fremdkörper	KK	Variabel	Rektale Schmerzen	Verletzung	Rö, Endoskopie
Purpura Schönlein-Henoch	3.–10. Lj.	Variabel	Purpura, Hämaturie, Bauchschmerz	Vaskulitis	Klin. Unters., Urin
Hämolytisch-urämisches Sy.	Meist < 5. Lj.	Gering – groß	Ödeme, Hämaturie, Oligurie	Verocytotoxin aus EHEC o. Shigellen	BB, Krea, Urin

❗ Bei 25 % aller GIT-Blutungen im Kindesalter kann die Genese (▶ Tab. 13.2) nicht geklärt werden!

⚡ Diagnostik und Vorgehen
- **Blutverlust abschätzen:** Puls, RR, ggf. ZVD. Schockzeichen (▶ 3.2).
- **Venösen Zugang** legen (auch wenn noch keine Schockzeichen vorliegen!), Laborentnahmen (s. u.); ggf. Volumensubstitution bzw. Schockther. (▶ 3.2.2), engmaschige Kreislaufüberwachung, Intensivstation. Bilanz.
- **Labor:** BGA, BB, Quick/INR, PTT, Fibrinogen, Blutgruppe u. Kreuzblut, GOT, GPT, γ-GT, Bili, CHE, E'lyte, Krea, Harnstoff, CRP, BZ; bei Hepatopathie NH_3, Faktoren II u. V; bei Schock D-Dimere.
- Blutkonserven kreuzen lassen!
- Anamnese u. klin. Ausschluss von Blutungen aus Nase, Rachen, Lunge.
- Fragen nach Koagulopathie, Systemerkr., Ingestion von Fremdkörpern, Toxinen, Trauma.
- Allg. Blutungsneigung, bekannte Hepatopathie: Gabe von Frischplasma 10 ml/kg KG; 5–10 mg Vit. K i. v. o. s. c.; definitive Korrektur nach Gerinnungswerten.
- Nach Zeichen eines akuten Abdomens suchen, chir. Konsil; ggf. dringliche Laparotomie.
- Sono (Invagination? Enteritis? Hepatopathie? portale Hypertension? Aszites?).
- Stabilisierung (Schockther., Korrektur einer schweren Anämie, Korrektur einer Gerinnungsstörung). Übertransfusionen vermeiden (Hkt von 30 % anstreben).

Falls **nur Teerstuhl** besteht u. unklar ist, ob obere o. untere GIT-Blutung vorliegt: Magensonde legen. Fehlendes Hämatin im Magensaft schließt eine Blutung aus Nasen-Rachen-Raum, Ösophagus u. Magen aus (Duodenalulkus möglich).

Obere GIT-Blutung (Blut im Magensaft u./o. Hämatemesis):
- Ösophagogastroduodenoskopie (▶ 13.2.4).
- Je nach Ursache: endoskopische Blutstillung, OP, Vasopressin, Octreotid. Portale Hypertension (▶ 13.6.4), peptische Magen-Darm-Erkr. (▶ 13.3.4).
- Nach erfolgreicher Blutstillung Überwachung durch Magensonde, die stdl. mit NaCl 0,9 % angespült wird, Kreislauf- u. BB-Kontrollen; Überwachung der neurol. Situation. Ggf. NH_3 u. Gerinnung kontrollieren. Ansteigende NH_3-Werte: Maßnahmen ▶ 13.6.1, ▶ 13.6.4.

Untere GIT-Blutung (weder Blut im Magensaft noch Hämatemesis):
- Untere GIT-Blutungen sind meist nicht kurzfristig lebensbedrohend, sodass eine Lokalisationsdiagn. mit folgenden Schritten möglich ist:
- Duodenoskopie zum Ausschluss eines blutenden Duodenalulkus, in gleicher Narkose ggf. Koloskopie (▶ 13.2.4): Bei aktiver Blutung beweist Blut im terminalen Ileum eine Blutungsquelle im Dünndarm (häufig: Meckel-Divertikel). Dann bei stärkerer Blutung Laparotomie, ggf. mit intraoperativer Dünndarmendoskopie.
- Weitere Optionen: Szintigrafie mit markierten Erythrozyten (bei schwächerer Blutung). Technetium-Szintigrafie (bei rezidiv. Blutung; Meckel-Divertikel?), Angio bei aktiv blutenden Läsionen. Videokapselendoskopie bei schwachen chron. Blutungen.

13.1.4 Spucken und Erbrechen

Spucken u. Erbrechen beim NG (▶ 4.1.6).

Definition
Spucken: Regurgitation kleiner Nahrungsmengen.
Erbrechen: größere Nahrungsmengen (z. T. im Schwall) mit Zeichen der Reizung des vegetativen Nervensystems (Übelkeit, Salivation, Blässe, Schwitzen, Tachykardie).

> **ℹ** Die Begriffe werden in der Bevölkerung unterschiedlich eingesetzt, deswegen genaue Beschreibung des Vorgangs, der Menge u. des Erbrochenen notwendig!

Differenzialdiagnosen

- **Malformationen:** Atresien, Mekoniumileus (direkt postpatal); Pylorushypertrophie (1. Wo–6. Mon.); M. Hirschsprung, Volvulus, Malrotation mit partieller Obstruktion (NG–KK).
- **Gastroösophagealer Reflux:** ohne/mit Hiatushernie (NG–Erw.).
- **Transportstörungen:** Achalasie u. Ösophagusstenose; erworbene Magenausgangsstenose, z. B. Ulkus (> 1. Lj.); Invagination (Sgl.–SK).
- **Entzündl. Erkr.:** Chron. entzündl. Darmerkr. (ab Sgl.); Gastritis/Ulkus (ab Sgl.); Appendizitis (Sgl.–Erw.); Pankreatitis.
- **Nahrungsmittelintoleranzen:** kuhmilchproteininduzierte Enteropathie (2. Wo.–KK); Zöliakie, andere Nahrungsmittelallergien. Hereditäre Fruktoseintoleranz (Sgl.–Erw.).
- **Funktionelle Störungen:** falsche Fütterungstechnik, zu große Nahrungsmenge (Sgl.–KK), Rumination, induziertes Erbrechen (Sgl.–Erw.); Sy. des zyklischen Erbrechens (SK).
- **Hepatische Erkr.:** Hepatitis, Hepatopathie (ab NG); Reye-Sy. (ab Sgl.).
- **Infektiöse Ursachen:** Sepsis, Infektionen der Atemwege u. Otitis media, Pertussis (NG–SK); Gastroenteritis, HP-Gastritis u. -Ulkus, Nahrungsmittelintoxikation, HWI (NG–Erw.).
- **Neurol. Erkr.:** Geburtstrauma, Asphyxie (NG); Meningitis/Enzephalitis (NG–Erw.); Reisekrankheit (ab Sgl.); Migräne (ab SK).
- **Erhöhter Hirndruck:** Hydrozephalus, subdurales Hämatom (NG–Erw.); Tumor, hypertensive Krise, Sonnenstich (ab Sgl.).
- **Metab. u. tox. Ursachen:** azetonämisches Erbrechen (▶ 9.7). AGS mit Salzverlust, Amino- u. Organoazidurien (NG–Sgl.); Niereninsuff., Medikamente (NG–Erw.); Hyperkalzämie, Vit.-A-Intoxikation, Gifte (ab Sgl.); diabet. Ketoazidose (ab KK).
- **Sonstiges:** zyklisches Erbrechen; SS; Bulimie; Nieren-, Gallenkolik.

> **ℹ** Gallebeimengungen bei vermuteter mechanischer Obstruktion weisen auf Hindernis distal des Duodenums hin.

Diagnostik

> **ℹ** Je nach Alter (bestimmte Erkr. manifestieren sich in engen Altersgrenzen u. begleitender Klinik unterschiedlich.

Allg. Diagn.:
- Urinstatus,
- BB, BGA, Krea, Harnstoff, E'lyte, Ca, GOT, GPT, γ-GT, Bili, BZ, Lipase, CRP.

Bei speziellem Verdacht:
- NH_3 (Hepatopathie, Reye-Sy., Harnstoffzyklusstörung). RAST auf Nahrungsmittel; Gewebstransglutaminase-AK. Galaktose, AS in Plasma u. Urin, organische Säuren im Urin (metab. Ursache); 17-OH-Progesteron (AGS); Medikamentenspiegel.
- Stuhl auf pathogene Keime; okkultes Blut (Ulkus, Refluxösophagitis).
- Abdomen-Sono (Magenentleerung, Harntransportstörung, Hepatosplenomegalie, Darmmotilität u. -kokarden, Weite des Hiatus, gastroösophagealer Reflux).
- Schädel-Sono, Augenfundus, EEG, MRT (zentrales Erbrechen).
- Endoskopie (Gastritis, Ulkus, Refluxösophagitis).
- Abdomenübersicht (Obstruktion), evtl. Magen-Darm-Passage (Obstruktion, Reflux, Hiatushernie).

Therapie Symptomatische antiemetische Ther. von rezidiv. Erbrechen.
- Bei Erbrechen durch Schwindel, Übelkeit: Dimenhydrinat 1,25 mg/kg KG bis 4 ×/d, Promethazin 1 mg/kg KG/ED.
- Falls ohne Erfolg bzw. bei gastrointestinaler Transportstörung: Metoclopramid 0,1 mg/kg KG/ED, max. 0,5 mg/kg KG/d.
- Erbrechen im Rahmen einer Gastroenteritis: Ondansetron oral 2 mg bei 8–15 kg KG; 4 mg bei 15–30 kg KG; 8 mg bei > 30 kg KG.
- Zytostatikainduziertes Erbrechen (▶ 18.3.3).

! Vor jeder rein symptomatischen antiemetischen Ther. muss eine stärkere Exsikkose ausgeglichen u. müssen ein akutes Abdomen, akute Stoffwechselentgleisungen u. zerebrale Erkr. ausgeschlossen werden!

13.1.5 Diarrhö

Definition Erhöhung der Stuhlfrequenz und/oder Verminderung der Stuhlkonsistenz bzw. Erhöhung der Gesamtstuhlmenge (normal bei Kindern: 5–10 g/kg KG/d; bei Erw.: 100–200 g/d).

Differenzialdiagnosen
Akute Diarrhö:
- **Infektiöse Gastroenteritis** (▶ 13.4.5): Noro-, Rota-, Adenovirus; enteropathogene E. coli, Salmonellen, Campylobacter jejuni, Yersinia enterocolitica, Shigellen; Giardia lamblia, Entamoeba histolytica, Kryptosporidien. Fieber, Umgebungserkr.
- **Hämolytisch-urämisches Sy.:** nach enteropathogener E.-coli- o. Shigelleninfektion. Oligurie, blutige Diarrhö.
- **Nahrungsmittelintoxikation:** z. B. Staphylokokkentoxin (▶ 6.4.20). Erbrechen, Umgebungserkr.
- **Pseudomembranöse Enterokolitis** durch Clostridium difficile (z. B. Antibiotikather. ▶ 13.4.6).
  - Leichte Diarrhöen sind unter Antibiotikather. gängig, an pseudomembranöse Enterokolitis trotzdem immer denken – v. a. bei Fieber, blutiger Diarrhö!
  - Diagn.: Stuhl auf Clostridientoxin.

- Obstipation mit „Überlauf"; M. Hirschsprung (Enterokolitis ▶ 13.5.1, ▶ 13.5.2).
- **Nahrungsmittelunverträglichkeiten:** Allergie, KH-Malabsorption (▶ 13.4.8, ▶ 13.4.9).
- Appendizitis → Diarrhö häufiges Begleitsymptom zu Beginn (▶ 13.4.4).
- **Extraintestinale Erkr.:** Otitis (▶ 21.4, ▶ 21.5) Pyelonephritis, Sepsis; AGS (▶ 10.5.4); NW einer Antibiose; Hyperthyreose.

Chronische Diarrhö: DD ▶ Tab. 13.3.

Tab. 13.3 Differenzialdiagnose chronische Diarrhö (> 3–4 Wo.)

Ursache	Alter	Klinik	Wichtigste Diagnostik
Häufige Ursachen			
Infektionen (▶ 6)	Alle	Umgebungserkr.	Anamnese; Stuhlunters. inkl. Lamblien, Kryptosporidien
Postinfektiöse Malabsorption	Alle	Anamnese; wässrige Diarrhö	Anamnese; Stuhl auf Erreger, Laktose-H_2-Atemtest, Zink
Nahrungsprotein-induzierte Enteropathie (Kuhmilch, Soja, ▶ 13.4.9)	Sgl.	Gedeihstörung, Erbrechen	Karenz/Exposition, Dünndarmbiopsie
IgE-vermittelte Nahrungsmittel-allergie (▶ 15.1.1)	Alle	Wässrige Diarrhö (episodisch – seltene Allergene), Erbrechen	Anamnese, RAST, Pricktest, Karenz/Exposition
Eosinophile Enterokolitis (▶ 13.4.9)	Alle	Blutig-schleimige Diarrhö	Fäkale Inflammationsmarker; Endoskopie plus Biopsie; Karenzversuche
Laktoseintoleranz (▶ 13.4.8)	Alle	Gedeihen normal, Meteorismus, Bauchschmerzen	H_2-Atemtest Laktose; DNA-Analyse für primäre Laktoseintoleranz (ca. ab 6. Lj.)
Fruktosemalabsorption (+ Sorbit) (▶ 13.4.8)	Ab 6. Mon.	Gedeihen normal, Meteorismus, Bauchschmerz	H_2-Atemtest Fruktose (ggf. Sorbit)
Zystische Fibrose (Mukoviszidose, ▶ 13.7.2, ▶ 14.6)	Alle	Fettstühle, Gedeihstörung, pulmonale Affektion	Schweißtest, Stuhl auf Elastase, DNA-Analyse
Zöliakie (▶ 13.4.9)	Ab 6. Mon.	Gedeihstörung, vorgewölbtes Abdomen, Appetit ↓	Transglutaminase-/Endomysium-IgA-AK, Dünndarmbiopsie; ggf. Gliadin-AK
M. Crohn (▶ 13.4.7)	Ab Sgl.	Bauchschmerzen, extraintestinale Sy., Gedeihstörung; Blut, Schleim im Stuhl	Analinspektion; fäkale Inflammationsmarker (Calprotectin, Laktoferrin), CRP, BSG, Sono, Endoskopie, MRT

Tab. 13.3 Differenzialdiagnose chronische Diarrhö (> 3–4 Wo.) *(Forts.)*

Ursache	Alter	Klinik	Wichtigste Diagnostik
Häufige Ursachen			
Colitis ulcerosa (▶ 13.4.7)	Ab Sgl.	Tenesmen; Blut, Schleim im Stuhl	Entzündungsparameter in Stuhl u. Blut, Endoskopie
Eosinophile Enterokolitis	Ab Sgl.	Blut, Schleim im Stuhl	Endoskopie mit Biopsie
Irritables Kolon des KK, Reizdarmsy. (▶ 13.4.10)	Ab KK	Guter AZ, Wechsel Obstipation – Diarrhö	Ausschlussdiagnose; alle Unters. normal
Bakt. Dünndarmbesiedlung (▶ 13.4.8)	Alle	Malabsorption, Gedeihstörung	H_2-Atemtest (Glukose o. Transitzeit), Kultur Duodenalsekret
Paradoxe Diarrhö bei Obstipation, oft mit Stuhlkontinenz (▶ 13.5.1)	Ab Sgl.	Anamnestisch Obstipation, übel riechender Stuhl, keine Gedeihstörung	Rektal-digitale Unters., Sono: stuhlgefülltes Kolon
Medikamenten-NW	Alle	Antibiotika, Laxanzien	Anamnese, Auslassversuch
Seltene Ursachen			
Immundefekte (IgA-Mangel, AIDS, kombinierte Formen; ▶ 15.2)	Alle	Rezidiv. Infekte, Fieber, z.T. Malabsorption mit Gedeihstörung	Immunologische Befunde; Erregersuche (inkl. Candida, Kryptosporidien, Cyclospora, Isospora)
Pankreasinsuff. (Shwachman-Sy., Lipasemangel; ▶ 13.7.2)	Alle	Massige, übel riechende Fettstühle, Kleinwuchs; z.T. Dysostosen, Neutropenie	Elastase im Stuhl; Pankreasfunktionstest. BB- u. Knochenveränderungen
Acrodermatitis enteropathica	Sgl.	Periorale u. perianale Dermatitis, Haarausfall, Beginn beim Abstillen	Zink i.S. (**cave**: Zinkmangel auch bei anderen chron. Diarrhöen häufig)
Chloriddiarrhö	NG	Schwere, wässrige Diarrhö, Dehydratation	E'lyte in Serum u. Stuhl, BGA (Alkalose)
Glukose-Galaktose-Malabsorption	NG	„Intraktable" wässrige Diarrhö, sistiert bei Nahrungskarenz, Gedeihstörung	Orale Glukosebelastung (H_2-Atemtest), DNA-Analyse. BGA: Azidose
Saccharase-Isomaltase-Mangel	NG, Sgl.	Wässrige Diarrhö nach Beikosteinführung	H_2-Atemtest Saccharose, Enzymbestimmung in Dünndarm-PE
Abetalipoproteinämie (Bassen-Kornzweig-Sy.)	NG, Sgl.	Fettstühle, großes Abdomen, neurol. Manifestationen	VLDL-, LDL-Cholesterin ↓, Triglyzeride, Vit. E ↓, Dünndarmbiopsie. Akanthozyten im Blutausstrich

13

Tab. 13.3 Differenzialdiagnose chronische Diarrhö (> 3–4 Wo.) *(Forts.)*

Ursache	Alter	Klinik	Wichtigste Diagnostik
Seltene Ursachen			
Fehlbildungen (Kurzdarm, blinde Schlinge etc.)	NG, Sgl.	Erbrechen, großes Abdomen, Gedeihstörung	Rö mit Kontrastmittel, Sono
Hormonaktive Tumoren (VIPome, Gastrinom, Neuroblastom)	Alle	Wässrige Diarrhö, Flush	Hypokaliämie, Hypochlorämie; VIP, Gastrin, Somatostatin, Enolase; Katecholamine i. U.
Mukosaerkr. (Mikrovillusatrophie, autoimmune Enteropathie, Lymphangiektasie)	Ab Sgl.	Meist Gedeihstörung; „intraktable Diarrhö"	α_1-Antitrypsin im Stuhl; Endoskopie + PE mit Elektronenmikroskopie; Enterozyten-Auto-AK
Abführmittelabusus; Münchhausen-by-proxy	Alle	Meist ohne Gedeihstörung	Anamnese, Beobachtung, Stuhlunters. auf Laxanzien
„**Intraktable**" **Diarrhö**	NG, Sgl.	Wässrige Diarrhö, oft postinfektiös	Dünndarmbiopsie; ggf. an Zentrum überweisen

Diagnostik bei chronischer Diarrhö

> Klinik u. Alter des Kinds beachten, um unnötige Unters. zu vermeiden!

Basisdiagn.:
- Stuhl auf pathogene Keime, Parasiten, Lamblien, Clostridium difficile, (ggf. Kryptosporidien); Pankreaselastase; Calprotectin o. Laktoferrin; evtl. reduzierende Substanzen, pH,
- BB (Anämie, Eosinophilie, entzündl. Veränderungen, Immundefekte),
- Ferritin, Eisen, Transferrin (Malabsorption, Blutverlust),
- Ca^{2+}, Phosphor, AP (Malabsorption, Vit.-D-Mangel),
- Transaminasen, Cholestaseenzyme (Hepatopathie, Cholestase),
- Elektrophorese (Eiweißsynthese, Albuminverlust; Akute-Phase-Proteine),
- Immunglobuline (Immundefekte, chron. Entzündungen), IgE (allergische Disposition).
- BSG, CRP (entzündl. Darmerkr., chron. Infekt),
- Krea (HUS.; CNI mit Diarrhö).
- Transglutaminase-/Endomysium-AK, IgG-/IgA-AK gegen Gliadin (Zöliakie),
- Schweißtest (Pilocarpin-Iontophorese [CF mit Pankreasinsuff.]),
- Wasserstoffexhalationstests Laktose, Fruktose (Kohlenhydratmalabsorption, postenteritische Malabsorption, bakt. Dünndarmfehlbesiedlung).

Spezielle Unters.: bei begründetem Verdacht o. unergiebiger Basisdiagnostik.
- **Stuhl:** 72-h-Stuhlfett (Fettmalabsorption, Pankreasinsuff., Abetalipoproteinämie Gallensäuremalabsorption), E'lyte; α_1-Antitrypsin (enteraler Proteinverlust).
- **Blut:** Zink (Acrodermatitis enteropathica, sek. Zinkmangel bei chron. Diarrhö); Vit. A, D, E (Fettmalabsorption); Folsäure u. Vit. B_{12} (Funktionsstörun

gen des Ileums); VIP, Gastrin, Serotonin, Sekretin. NSE (Hyperthyreose, VIPom, Gastrinom, Neuroblastom).
- Allergologische Diagn.: IgE-AK, Pricktests; Karenz- u. Expositionsversuche.
- **Sono:** Weite u. Wanddicke von Darm u. Rektum, Pankreas? Lymphadenitis, Tumoren?
- **Gastroduodenoskopie** mit Dünndarmbiopsie u. Unters. von Duodenalsaft auf Lamblien u. ggf. pathogene Keime.
- **Ileokoloskopie** mit Biopsien (eosinophile Kolitis; M. Crohn, Colitis ulcerosa).
- H_2-Atemtest Glukose o. Laktulose (bakt. Dünndarmbesiedlung).
- IgG-Subklassen, HIV-Serologie, sekretorisches IgA im Speichel (Immundefekt).
- **Urin** auf Vanillinmandelsäure u. 5-Hydroxyindolessigsäure (hormonaktive Tu.)
- Rö-Abdomenübersicht: stuhlgefülltes Kolon bei chron. Obstipation mit paradoxer Diarrhö.
- **MR-Dünndarmdarstellung** (Stenosen, Entzündung, Kurzdarm, M. Crohn).

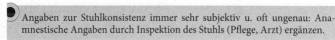

Angaben zur Stuhlkonsistenz immer sehr subjektiv u. oft ungenau: Anamnestische Angaben durch Inspektion des Stuhls (Pflege, Arzt) ergänzen.

13

13.1.6 Ikterus

Definition   Gelbliche Verfärbung von Haut u. Skleren durch Bili, erkennbar bei Serumwerten > 2–3 mg/dl (jenseits der NG-Periode). Ikterus bei NG (▶ 4.1.1, ▶ 13.6.2).

Jeder sichtbare Ikterus jenseits der 2. Lebenswoche muss abgeklärt werden!

Differenzialdiagnosen
Unkonjugierte Hyperbilirubinämie („prähepatischer Ikterus"): Typische Laborbefunde: Bili ↑↑, Bili direkt normal, GOT > GPT (bzw. normal), LDH ↑; γ-GT normal; evtl. Haptoglobin ↓.
- Hämolytische Anämie: vermehrter Anfall von Hb (▶ 17.1.5).
- Störungen der Glukuronidierung:
  – M. Gilbert-Meulengracht (häufig): indirekte Hyperbilirubinämie ohne Hämolyse bzw. Hepatopathie. Ursache: ↓ Aktivität der UDP-Glukuronosyl-Transferase. Bili zwischen 2 u. 6 mg/dl; Provokation durch Fasten; Symptome: Bauchschmerzen, Abgeschlagenheit. Diagn.: Ausschluss Hämolyse; DNA-Analyse; Bili-Bestimmung bei den Eltern.
  – Crigler-Najjar-Sy.: rasch postnatal einsetzender, z. T. sehr schwerer Ikterus durch weitgehendes Fehlen von Glukuronosyltransferase (selten). DNA-Analyse.
- Verschiedenes: MM-Ikterus, Hypothyreose, Rechtsherzinsuffizienz.
Gemischte Hyperbilirubinämie („hepatozellulärer Ikterus"): Typische Laborbefunde: Bili ↑↑, Bili direkt ↑, GPT ↑↑ > GOT, γ-GT ↑.
  Akute u. chron. Virushepatitiden (A, B, C, E, G, nonA-nonB, EBV, CMV, Röteln; Herpes, HHV 6, Masern, Varizellen. ▶ 6).
  Leptospirose (M. Weil), Toxoplasmose (▶ 6.7.1).
  Begleithepatitis bei Sepsis, Pyelonephritis.
  Chron. autoimmune Hepatitis (▶ 13.6.3).

- Stoffwechselstörungen: α_1-Antitrypsin-Mangel; CF (▶ 14.6); M. Wilson; Galaktosämie (▶ 11.6.1); Fruktoseintoleranz; Glykogenose Typ IV; peroxisomale Störungen; Tyrosinämie, Hämochromatose.
- TPN.
- Intoxikationen: z. B. Fliegenpilztoxin, Paracetamol (▶ 3.4).
- Leberzirrhose (▶ 13.6.4).

Vorwiegend konjugierte Hyperbilirubinämie („posthepatischer Ikterus"): Typische Laborbefunde: Bili ↑ ↑, Bili direkt ↑, γ-GT u. AP ↑. GOT u. GPT ggf. erhöht.

- Cholelithiasis: kolikartige Oberbauchschmerzen, intermittierender Ikterus, Begleitpankreatitis. Diagn.: Sono, MRCP, ERCP.
- Cholangitis: primär sklerosierende Cholangitis, bes. bei Pat. mit Colitis ulcerosa (▶ 13.4.7); aszendierende bakt. Cholangitis bei Gallenwegsanomalien, nach Gallenwegschirurgie, nach schwerer Enteritis, bei Immundefekt.
- Abflussbehinderung: intrahepatische Gallengangshypoplasie u. Alagille-Sy., extrahepatische Gallengangsatresie (▶ 13.6.2).
- Choledochuszysten: intermittierender Ikterus, Oberbauchschmerzen, tastbarer Tumor. Diagn.: Sono.
- Extrinsische Gallenwegsobstruktionen: Tumoren, Echinokokkuszysten.
- Stoffwechselstörungen: α_1-Antitrypsin-Mangel; CF (▶ 14.6); M. Wilson; Gallensäuretransporterdefekte (PFIC – M. Byler, BRIC. Leitbefund niedrige γ-GT!).
- Dubin-Johnson-Sy., Rotor-Sy.: Störung der Bili-Exkretion aus der Leberzelle. Normale Leber- u. Cholestaseenzyme, konjugierte Hyperbilirubinämie.
- DD des prolongierten konjugierten Ikterus beim NG (▶ 13.6.2).

Diagnostik
Primärdiagn. bei Ikterus:
- **Labor:** Bili ges. u. direkt, BB mit Retikulozyten (Anämie; auffällige Erythrozytenindizes bei Sphärozytose, Thalassämie); LDH, Haptoglobin als Hämolyseparameter; Coombs-Test; GOT, GPT, γ-GT, AP, Gallensäuren als Indikatoren für Hepatopathie/Cholestase. CHE, Albumin, Quick als Syntheseparameter; CRP, BSG, IgG, BZ. **Urinstatus:** Leukos, Urobilinogen.
- **Abdomen-Sono:** Lebergröße, -binnenstruktur, Konkremente, Splenomegalie, Gallenwegsanomalien; Pankreasgang, Portalvene.

Spezielle Diagn.:
- Hepatitisserologie A, B, C, E, G (ggf. mit PCR); EBV, Herpes, Varizella, CMV; Adeno-Enteroviren; Leptospirose- u. Toxoplasmose-AK. Gerinnung, CHE, Albumin (Synthesefunktion). IgG, ANA, SMA, LKM (autoimmune Hepatitis), ANCA (sklerosierende Cholangitis); Blutkultur, Urinkultur, fT_3, fT_4, TSH; Cholesterin, Triglyzeride.
- V. a. Stoffwechselstörung: Schweißtest, α_1-Antitrypsin-Phäno(/-Geno)-Typisierung; Kupfer im 24-h-Urin, Coeruloplasmin i. S.; Galaktose-1-Phosphat i. S., Galaktose-1-Phosphat-Uridyltransferase-Aktivität im Blut; spezielle DNA-Analysen. AS, organische Säuren im Urin. VLCFA i. S.
- Evtl. Cholangiografie: ERCP o. MRCP.
- Leberbiopsie.

13.1.7 Leberenzymerhöhung und Hepatomegalie

Ätiologie ▶ Tab. 13.4.

Tab. 13.4 Häufige Ursachen für Transaminasenerhöhungen

Erkrankung	Erläuterung/Anmerkung
Schock, Asphyxie, Hypoxie (▶ 3.2)	GOT > GPT, LDH ↑, GLDH ↑↑
Infektionen (▶ 6.5, ▶ 6.6, ▶ 6.7, ▶ 6.8)	Herpes, CMV, EBV, Röteln, Coxsackie, Varicella Zoster, Masern, Hepatitiden A, B, C, D, E. Brucellose, Leptospirose, Toxoplasmose, Amöbiasis, Echinokokkose; Malaria
Autoimmunerkr.	Autoimmunhepatitis; primär sklerosierende Cholangitis
Sepsis, Pyelonephritis (▶ 6.3.1)	„Begleithepatitis" z.B. bei E.-coli-, Listeriensepsis
Totale parenterale Ernährung	Häufig bei FG. Zusätzlich γ-GT, AP, Bilirubin (direkt + indirekt) ↑
Fettleberhepatitis (NASH; ▶ 13.6.3)	BMI erhöht; typischer Sono-Befund; ggf. Histologie.
HI (▶ 7.3)	Meist nur bei massiver Insuff. o. Perikarderguss, konstriktiver Perikarditis
Medikamente, Toxine	Bsp.: Ampicillin, Erythromycin, Chloramphenicol, Cotrimoxazol, Ceftriaxon, Amphotericin i.v., Tuberkulostatika, Valproat, Zytostatika, NSAID, MTX, Azathioprin, Paracetamol, Captopril, Alkohol, Knollenblätterpilz, Organophosphate
Stoffwechselstörungen (▶ 11)	α₁-Antitrypsin-Mangel, CF, M. Wilson, Galaktosämie, Fruktoseintoleranz, Diab. mell., Harnstoffzyklusstörungen; Porphyrie, Hämochromatose u.a.
Trauma mit Weichteilquetschung	GOT > GPT, LDH u. CK ↑
Myopathie (▶ 12.10)	GOT >> GPT, CK u. Aldolase ↑↑
Hämolyse (▶ 17.1.5)	Anämie, Retikulozytose, GOT >> GPT, LDH ↑, Haptoglobin ↓
Reye-Sy. (▶ 13.6.1)	Erbrechen, Enzephalopathie, BZ ↓, NH₃ ↑↑
Weitere Ursachen → DD Hepatomegalie; DD des Ikterus bei NG (▶ 4.1.1); prolongierter konjugierter Ikterus (▶ 13.6.2); Ikterus jenseits der NG-Periode (▶ 13.1.6)	

Differenzialdiagnosen der Hepatomegalie Normal: Leber bis zu 2 cm unter dem Rippenbogen tastbar, bei NG u. jungen Sgl. auch bis 3,5 cm normal. Pseudohepatomegalie bei tief stehendem Zwerchfell (Asthma bronchiale; Spannungspneumothorax). Splenomegalie (▶ 17.3.2).

* Metab. u. Speicherkrankheiten:
  – Fettleber: Adipositas, Mangelernährung, Fettinfusionen bei parenteraler Ernährung, CF (▶ 14.6), Diab. mell. (▶ 10.1), Medikamente, Reye-Sy. (▶ 13.6.1).

- Lipidspeicherkrankheiten: M. Gaucher, M. Niemann-Pick, Wolman-Sy.
- Glykogen: Glykogenosen; diab. Fetopathie (▶ 10.1); Wiedemann-Beck-with-Sy. (▶ 25.4.8).
- Verschiedene: α₁-Antitrypsin-Mangel, M. Wilson (▶ 13.6.3), Hämochromatose, Carnitin-Stoffwechselstörungen.
- **Entzündungen:** virale, bakt., parasitäre Infektionen; tox., autoimmunologisch. Abszess.
- Infiltration:
  - Tumoren: Hepatoblastom, Hämangiome, fokal noduläre Hyperplasie, Leberzell-Ca; Echinokokkuszyste (bildgebende Diagn., α₁-Fetoprotein, Echinokokkenserologie).
  - Leukosen (▶ 17.3), lymphoproliferative Erkr. (▶ 18.5), Histiocytosis X; Metastasen: Neuroblastom (▶ 18.6.2), Wilms-Tumor (▶ 18.6.1).
- Extramedulläre Hämatopoese: hämolytische Anämie, KM-Infiltrationen.
- Vergrößerung der intrahepatischen Gefäße:
  - Intrahepatische Obstruktion des venösen Abflusses: Lebervenenthrombose, Budd-Chiari-Sy. (Doppler-Sono, Angio, MRT).
  - Suprahepatische venöse Stauung: HI (▶ 7.3), Perikardtamponade, konstriktive Perikarditis (Echokardiografie ▶ 7.2.5, Rö-Thorax ▶ 7.2.2).
- **Vergrößerung der intrahepatischen Gallenwege:** bei extrahepatischer Cholestase, Gallengangsatresie, Gallenwegszysten.

13.1.8 Gedeihstörung und Dystrophie

Definition Störung der Gewichtszunahme (unter der 3. Perzentile), teilweise mit Beeinträchtigung des Längenwachstums (Kleinwuchs ▶ 10.2.1, Dysmorphiesy. ▶ 25.2).

> **Grundlage der Diagnostik**
> Bestimmung von Länge, Gewicht u. Kopfumfang sowie deren Perzentilränge; Vergleich mit anamnestischen Längen- u. Gewichtsdaten (Vorsorgeheft!); Pubertätsstadium. Ernährungsanamnese.

Differenzialdiagnosen
Gruppe 1: Gewichtsperzentile < Längenperzentile < Kopfumfangsperzentile.
- **Qualitativ o. quantitativ nicht ausreichende Ernährung** (▶ 13.1.9): Fehlernährung, unzureichende MM-Produktion, strenge Diäten, psychosoziale Probleme; Bindungs- u. Interaktionsstörungen (häufig!), Anorexia nervosa. Chron. Infektionen u. Entzündungen, Malignome, CNI, kardiale Dekompensation. Störungen des Oropharynx, neurol. Erkr., Ösophagitis.
- **Kalorienverluste durch Erbrechen:** gastroösophagealer Reflux, Hiatushernie, Rumination. Enterokolitis, Nahrungsallergien. Hepatopathien, Niereninsuff., neurol. o. metab. Erkr., Medikamente (DD ▶ 13.1.4).
- **Kalorienverluste über den Stuhl** bzw. Verdauungsinsuff.: CF, Pankreasinsuff., Zöliakie, nahrungsproteininduzierte Enteropathie, Kurzdarm, chron. Darminfektionen, bakt. Dünndarmbesiedlung, Immundefekte, M. Crohn (▶ 13.1.5).
- **Vermehrter Kalorienverbrauch:** Hyperaktivität, Hyperthyreose, chron. Entzündungen, CF, kardiale Vitien.
Gruppe 2: Gewichtsperzentile = Längenperzentile vermindert, aber normale Kopfumfang. Keine Dystrophie im engen Sinne (▶ 10.2.1 Kleinwuchs).

- Endokrinopathien: Hypothyreose, Wachstumshormonmangel (oft Gewichtsperzentile > Längenperzentile), Hypopituitarismus, Hypoparathyreoidismus.
- Familiärer Kleinwuchs; konstitutionelle Entwicklungsverzögerung.
- Skelettdysplasien.

Gruppe 3: Gewichtsperzentile = Längenperzentile = Kopfumfangsperzentile gleichmäßig retardiert; meist pränataler Beginn, „Small-for-Date"-NG.
- Chromosomenanomalien, Kleinwuchssy., ZNS-Fehlbildungssy.,
- intrauterine Infektionen, Plazentainsuff. u. Drogenabusus.

Diagnostik
- Anamnese (Essverhalten? Erbrechen? Stühle?), detailliert Ernährung erfragen; ggf. Ernährungsprotokoll über 7 d u. Berechnung der Kalorienzufuhr.
- „Basis"-Labor: BB, CRP, E'lyte, Phosphor, BGA, Krea, Harnstoff, Bili, GOT, GPT, γ-GT, AP, IgA, IgG, IgM, Elektrophorese, BZ, fT_3, fT_4, TSH, IgA- u. IgG-AK ggf. Gliadin (< 2 J.) bzw. Transglutaminase-IgA-AK (> 2 J.).
- Abdomen-Sono: Harntransportstörungen, Konkremente, Hepatopathie, Hiatushernie, Darmveränderungen.
- Stat. Aufnahme, Beobachtung des Essverhaltens u. kontrollierte Ernährung bei V. a. quantitative o. qualitative Fehlernährung. Psychologische Exploration.
- Ggf. Urin auf organische Säuren u. AS; NH_3 im Plasma.

Speziell bei Kindern der Gruppe 1 (▶ 13.1.5 Diarrhö; ▶ 13.1.4 Erbrechen):
- Schweißtest, Stuhl auf Pankreaselastase, quantitatives Fett.
- Stuhl auf pathogene Keime, Wurmeier u. Parasiten; Laktoferrin o. Calprotectin.
- Dünndarm-PE. Evtl Karenzversuche bei V. a. nahrungsproteininduzierte Enteropathie.
- Ggf. Gastro- u./o. Koloskopie; pH-Metrie; Rö: Magen-Darm-Passage.
- Schädel-Sono, Augenfundus, MRT (bei V. a. zentrale Störung).

Bei Kindern der Gruppe 2 ▶ 10.2.1.

Bei Kindern der Gruppe 3: Schwangerschaftsdaten; TORCH-Serologie; Chromosomenanalyse; Schädel-Sono, ggf. MRT; Syndromdiagn. (▶ 25.2).

13.1.9 Nahrungsverweigerung und Fütterstörungen

Eine Nahrungsverweigerung aufgrund von akuten Erkr. führt bei inadäquater Reaktion der Eltern u. wegen sich entwickelnder Ängste oft zur Chronifizierung; dies auch dann, wenn die organische Ursache passager besteht.
Fütterstörungen im engeren Sinne gehören wie Schrei-, Gedeih- o. Schlafstörungen zu den frühkindl. Regulationsstörungen, die häufig auch in Komb. auftreten.
Diese Anpassungsschwierigkeiten treten typischerweise bei Einführung der Beikost o. des selbstständigen Essens von fester Nahrung auf u. sind i. d. R. vorübergehend. Zu den Fütterstörungen gehören auch Essverhaltenstörungen (extrem eingeschränkte Nahrungsselektion, Ablenkbarkeit, …).

Differenzialdiagnosen
Organische Ursachen:
- Orofazial: Stomatitis, angeb. Fehlbildungen von Mund u. Rachen; Zahndurchbruch u. Entzündungen im Kieferbereich; Störungen der Mundmotorik; Tonsillitis, Pharyngitis, Retropharyngealabszesse.
- Gastrointestinal: Ösophagitis (eosinophil, Verätzung, Refluxkrankheit), Ösophagusstenosen, Achalasie. Gastritis, gastroduodenale Ulzera (HP). Intestinale Resorptions- u. Transportstörungen. Entzündungen des Dünn- u. Dickdarms. Nahrungsallergien u. -intoleranzen (z. B. Zöliakie). Obstipation.
- Neuromuskulär: Entwicklungsstörungen, neuromuskuläre Störungen, Muskelhypotonie, Muskelhypertonie. Sensorische Störungen.
- Chron. Organerkr.: HI, Zyanose; respir. Störungen; Malignome, Leukose (und NW der Zytostatika- u. Strahlenther.). Niereninsuffizienz. Hepatopathie. Stoffwechselstörungen. Chron. Infektionen. Systemische Entzündungen.
- Genetische Erkr. u. Syndrome (z. B. Sgl. mit Prader-Willi-Sy.; Cornelia-de Lange-Sy., Mikrodeletion 22q11.2).

Nichtorganische Ursachen:
- Ursachen beim Kind: aversive Erfahrungen im Mund-Rachen-Bereich (Beatmung, nasogastrale Sonden), Zwangsfütterungen.
- Elterliche Ursachen: eigene Essstörung, Überforderung, Traumata, Psychosen. Gestörte Interaktion in der Füttersituation. Kindesmissbrauch. Soziale Probleme.

Diagnostik Entscheidend in der Diagn. sind Anamnese, klin. Unters. u. Verhaltensbeobachtung in einer Esssituation (ggf. Videodokumentation). Bei Hinweisen auf organische Störungen müssen diese systematisch nach Leitsymptomen abgeklärt werden.

> Können organische Ursachen weitgehend ausgeschlossen werden, sollte bei Bestehen > 3 Mon. eine psychosoziale Intervention erfolgen.
> Details in der Leitlinie: www.uni-duesseldorf.de/AWMF/ll/028–028.htm.

13.2 Diagnostische Methoden

13.2.1 Funktionsuntersuchungen

Resorptionstests
Monosaccharidabsorption: Fruktose, Glukose, Galaktose: Durchführung als H_2-Atemtest.
Wasserstoffatemtests (H_2-Atemtest):
- Prinzip: H_2-Produktion nur durch enterale Bakterien bei der Vergärung von Zuckern. Im Darm entstehendes H_2 kann auch in der Exhalationsluft bestimmt werden.
- Ind.: Diarrhö, Bauchschmerz; evtl. Gedeihstörung.
- KI: Galaktosämie; hereditäre Fruktoseintoleranz (bisher keine Fruktosezufuhr?).
- Methodik: 8 h nüchtern (Sgl. 6 h). Atemgasabnahme für 0-Wert. Danach 1 g/kg KG (max. 25 g) – bei Monosacchariden (Glukose, Galaktose, Fruktose) bzw. 2 g/kg KG (max. 50 g) eines Disaccharids (Laktose, Saccharose) als

10 %-Lsg. in zuckerfreiem Tee geben. Kontrolle der H_2-Exhalation alle 30–120 Min. **Normal:** Anstieg der H_2-Exhalation < 20 ppm. Nüchternwerte > 50 ppm u. Anstieg vor 60 Min.: Hinweis auf bakt. Dünndarmbesiedlung.

- Problem: ca. 3 % Non-H_2-Producer, speziell unter Antibiose u. 4 Wo. danach.

^{13}C-Harnstoff-Atemtest

- Prinzip: nichtinvasiver Nachweis einer HP-Besiedlung bzw. Kontrolle des Eradikationserfolgs. Mit stabilem Isotop ^{13}C markierter Harnstoff wird durch Urease-Aktivität der Keime gespalten u. als $^{13}CO_2$ abgeatmet.
- Methodik: Abnahme von Gasproben vor u. 30 Min. nach Gabe von 75 mg markiertem Harnstoff in kaltem Orangensaft. Normal: Anstieg unter 5 ‰.
- Alternative: HP im Stuhl (ähnliche Sensitivität u. Spezifität wie ^{13}C-Test).

24-h-pH-Metrie, Ösophagusimpedanzmessung

- Prinzip: kontinuierliche Registrierung des pH im Ösophagus. Ggf. kombiniert mit Impedanzmessung → Erfassung neutraler Refluxe u. antegrader Säurepassage. Zeitliche Korrelation zwischen Reflux u. Klinik (z. B. Husten) wichtig.
- Ind.: rezidiv. Aspiration, Asthma bronchiale, rezidiv. Apnoen, rezidiv. Erbrechen. Für retrosternale Schmerzen, Dysphagie ist die Endoskopie erste Wahl.
- Methodik: pH-sensible Elektrode in Höhe von 87 % der Entfernung Nase – unterer Ösophagussphinkter platzieren: (Körperlänge × 0 , 252 + 5 cm) × 0 , 87. Nasales Einführen nach Nasenanästhesie mit Lidocain-Salbe. Kontrolle der Sondenposition mit Sono o. Rö. Protokoll mit Körperposition, Essen, Trinken, Erbrechen. Normal: Refluxindex < 12 % bei Alter < 1 J.; < 6 % ab 2. Lj.

13.2.2 Bildgebende Verfahren

Röntgen

Obere Magen-Darm-Passage: Fragestellungen: Ösophagusstenose, Achalasie, Reflux, Hiatushernie, Magenentleerungsstörung, Pylorusstenose, Duodenalstenose/-atresie.

Fraktionierte Magen-Darm-Passage: Gesamter Dünndarm; ggf. Sellingk-Technik. Fragestellung: Stenosen, Duplikaturen von Jejunum o. Ileum; Malrotation; M. Crohn. Alternativ: Hydro-MRT des Darms.

Kolonkontrasteinlauf: Fragestellung: Malrotation, Aganglionosen, M. Hirschsprung, Stenosen. ▶ 13.4.1.

! Besonderheiten

- Wegen hoher Strahlen- bzw. Gonadendosen Funktionsunters. mit Durchleuchtung vermeiden! Zunächst Endoskopie! MRT mit KM?
- Kein Barium bei Perforationsverdacht u. bis 3 d nach Entnahme von Biopsien.

onografie

D häufiger Sono-Befunde: ▶ Tab. 13.5.

13

Tab. 13.5 Differenzialdiagnosen häufiger Sono-Befunde

Differenzialdiagnose	Hinweise
Freie Flüssigkeit, Aszites	
• Peritonitis (auch lokal), familiäres Mittelmeerfieber; Enteritis • Perforation, traumatische Organrupturen • Pankreatitis • Leberzirrhose, portale Hypertension • Nephrotisches Sy., GN • Kardiale Vitien mit rechtsventrikulärer Stauung • Maligne Lymphome, Lymphabflussstörungen; Proteinverlierende Enteropathie	Primär retrovesikal suchen. Andere Prädilektionsorte: subhepatisch, re. Unterbauch am Zökalpol Nach Pleuraerguss suchen! **Cave:** geringe Mengen bei adoleszenten Mädchen, bis 14 d nach abdominalen Eingriffen u. bei ventrikuloperitonealen Shunts normal
Intraabdominelle Zysten	
• Ovarialzysten	Können auch im Mittelbauch lokalisiert sein u. erhebliche Größe erreichen
• Mesenterialzysten	Oft Septierungen; z.T. erhebliche Größe
• Zystische Lymphangiome	Multiple zystische Anteile
• Megaureteren u. Hydronephrose	▶ 8.2.5
• Leber- u. Gallenwegszysten; Nierenzysten	
Kokarden	
• Invagination • Darmwandverdickungen (M. Crohn, Mekonium-Ileus-Äquivalent bei CF; Enteritis, intramurale Lymphome) • Appendizitis • Pylorusstenose	Verlauf im Längsschnitt darstellen: • Blind endend: Appendix • Pseudo-Kidney: Invagination • Doppler: Hyperperfusion bei entzündl. Ursachen
Lymphknotenvergrößerung	
• Lymphadenitis bei Entzündungen des Darms (Enteritis, M. Crohn, Allergien u.a.) • Lymphotrope Viren (z.B. EBV, CMV) • Lymphome (Hodgkin, Non-Hodgkin) • TU-Absiedlungen	Paraaortale Stationen, parailiakale u. mesenteriale Stationen sowie Leber-, Milz- u. Nierenhilus durchsuchen. Splenomegalie?
Umschriebene Echogenitätsveränderungen der Leber	
• Leberzysten (kongenital, Hamartome, Epidermoid-, posttraumatisch; Echinokokkuszysten) • Leberabszesse • Verkalkungen nach Abszessen, Cholangitis • Fokale Steatose; fokal noduläre Hyperplasie, Hämangiome; nach Nekrosen • Tumoren (Hepatoblastom, Ca, Metastasen, Hämangiome, Hämangioendotheliome)	Echogenität, Randbegrenzung, Homogenität, Gefäßverlauf innerhalb der Läsion u. in der Umgebung dokumentieren. Sono mit Kontrastmittel. Läsionen in der Milz? Ggf. Serologie (Echinokokkus, Bartonella henselae u.a.)

13

DD Hepatomegalie ▶ 13.1.7; DD Splenomegalie ▶ 17.3.2.
DD häufiger Sono-Befunde an Nieren u. Harnwegen ▶ 8.1.4.

13.2.3 Bioptische Methoden

Rektale Saugbiopsie
- Ind.: M. Hirschsprung, neuronale intestinale Dysplasie, Kolitis, neurodegenerative Erkr., Amyloidose; Chloridkanalanalyse bei CF-Verdacht.
- KI: hoch floride Kolitis, Blutungsneigung.

Perkutane Leberbiopsie
- Ind.: unklare Hepatitis/Hepatopathie, neonatale Cholestase, Stoffwechselstörungen, Zirrhose.
- KI: Quick < 40 %; Thrombo < 40.000/µl; massiver Aszites; Lebervenenthrombose; Hämangiome; Bili > 25 mg/dl bei extrahepatischer Cholestase.
- Methodik: Blutgruppe, Gerinnung. Nüchtern. Kurznarkose o. tiefe Sedierung. Nach Biopsie Rechtsseitenlage auf Sandsack; Vitalparameterkontrolle. BB-Kontrolle (Hb-Abfall) u. Sono (Hämatom, freie Flüssigkeit) nach 6 h u. 24 h.

13

13.2.4 Endoskopie

Methode Möglichkeiten zur Beurteilung der Anatomie sowie Schleimhautfeinbeurteilung, Biopsie u. Interventionen (Polypektomie, Fremdkörperentfernung, Blutungsstillung Ösophagusvarizenther., PEG-Anlage).
- Überwachung: während der Endoskopie EKG + Pulsoxymetrie, danach auf Station Kontrolle Atmung, HF, RR. Nahrungszufuhr nach Abklingen der Sedierung u. Rachenanästhesie (außer nach operativer Endoskopie).
- Bei Risikogruppen (implantiertes Fremdmaterial?) Antibiotikaprophylaxe!
- Vor allem bei anamnestischen Risiken Gerinnungsdiagn. u. Blutgruppe bestimmen.

Ösophagogastroduodenoskopie
Ind.: Fremdkörperentfernung. Ösophagusverätzung, Ösophagusvarizen, Refluxösophagitis, Dysphagie, Blutungen, Gastritis, Ulkus, M. Crohn; zur Dünndarmbiopsie. Zur Anlage einer PEG; Dilatation von Stenosen.

Koloskopie, Sigmoidoskopie, Rektoskopie
- Ind.: M. Crohn, Colitis ulcerosa, Polypen, rektale Blutungen. Partielle Koloskopie, falls pathol. Prozess nur im distalen Kolon zu vermuten (schmerzärmer).
- KI: hoch floride Kolitis, Perforation, tox. Megakolon, Blutungsneigung.
- Darmreinigung (oft klinikspez. Regime):
  - Orthograde Darmspülung: Picoprep® plus klare Flüssigkeit nach Vorschrift o. 80–110 ml/kg KG Macrogol-Salz-Lsg. (z. B. Endofalk®) innerhalb 2–3 h oral o. per Sonde. Fortsetzen, bis klare Lsg. peranal abgesetzt wird.
  - Sgl.: nur klare Flüssigkeiten (Glukose-E'lyt-Lsg.) 12–24 h vor der Untersuchung.

13.3 Erkrankungen des oberen Magen-Darm-Trakts

13.3.1 Fremdkörper

Ätiologie   Meist Münzen, Knopfzellen etc. Bei jeder beobachteten Ingestion von größeren Fremdkörpern ist nachzuweisen, dass dieser nicht im Ösophagus verbleibt. Perforations- u. Mediastinitisrisiko! Knopfzellen im Ösophagus als Notfall sofort entfernen!

Klinik   Dysphagie, Speichelfluss, Bolusgefühl. Stridor bei retrolaryngealer Lokalisation.

Diagnostik   Rö-Thorax, ggf. mit KM. Neg. Rö schließt Fremdkörper nicht sicher aus! Bei eindeutiger Anamnese im Zweifel immer Ösophagoskopie.

Therapie
- Endoskopische Fremdkörperextraktion bei jedem ösophagealen Fremdkörper.
- Ein Fremdkörper im Magen muss nur dann entfernt werden, wenn er nicht auf normalem Wege ausgeschieden werden kann, tox. ist o. wahrscheinlich zu Verletzungen des Darms führt (z. B. multiple Magnete). Ausscheidung abdominaler Fremdkörper im Stuhl kontrollieren. Ggf. Rö-Kontrolle nach 72 h.

13.3.2 Gastroösophageale Refluxkrankheit, Hiatushernie

Gastroösophagealer Reflux (GÖR)
Ätiologie
- Funktionsstörung des unteren Ösophagussphinkters (Chalasie) u./o. Hiatushernie.
- Sek. bei Magenentleerungsstörungen, Darmtransportstörungen. Sehr häufig – auch oligosymptomatisch – bei Kindern mit Zerebralparese, bes. bei Spastik.
- Motilitätsstörung durch Nahrungsallergie (typisch Kuhmilch) bei Sgl. Fehlende Besserung auf Antirefluxmedikation kann hinweisend sein.
- Bei Sgl. ist ein höheres Ausmaß eines Refluxes physiologisch! Spucken allein ist keine Krankheit, sondern erst bei Nachweis von KO!

Klinik der gastroösophagealen Refluxkrankheit   Pathol. Refluxausmaß plus ≥ 1 KO:
- Sodbrennen, Thoraxschmerzen, epigastrische Schmerzen. Dysphagie u. Nahrungsverweigerung (Refluxösophagitis).
- Eisenmangelanämie als Folge der Ösophagitis.
- Gedeihstörung durch Kalorienverlust.
- Rezidiv. (Aspirations-)Pneumonie; Asthma bronchiale (▶ 14.4.3). Apnoen in Sgl.-Alter, akut lebensbedrohliche Ereignisse (ALE). Koliken. Trinkschwäche
- Torsionsdystonien (Sandifer-Sy.).
- Blut- o. Hämatinbeimengungen zum Erbrochenen sind Hinweise auf Refluxösophagitis.

Differenzialdiagnosen
- Magenentleerungsstörung, Erbrechen anderer Ursachen (z. B. zentral, Nahrungsunverträglichkeit ▶ 13.1.4), Gastritis.

- Infektiöse Ösophagitis: Candida, Herpes simplex, Zytomegalie. Bes. bei Immundefekten, unter Immunsuppression. Diagn.: Endoskopie, Abstriche, Serologie.
- Eosinophile Ösophagitis: z. T. durch Nahrungsallergie bedingte Entzündung mit Vermehrung von Eosinophilen. Symptome: Dysphagie; retrosternales Brennen. Sgl: Schluck- u. Gedeihstörung; Jgl.: Bolusobstruktion mit schlecht gekauten Stücken. Diagn. Endoskopie, mehrere Biopsien. Ther: Diät; lokale Steroide.

Diagnostik

- **24-h-pH-Metrie (ggf. + Impedanz):** erhöhter Refluxindex, lange Refluxepisoden, nächtliche Refluxe, zeitliche Korrelation zu Symptomen. Erfasst pathol. Refluxausmaß – beweist nicht die Refluxkrankheit. Primäre Unters. bei respir. KO u. zum Beweis eines pathol. Refluxausmaßes (▶ 13.2.1).
- **Endoskopie u. Biopsien:** Ind.: V. a. Refluxkrankheit (Ösophagitis), zum Nachweis einer Hiatushernie. Zum Ausschluss Obstruktion Magenausgang. DD der Ösophagitis – immer biopsieren, auch um Eosinophilie zu erkennen!
- **Sono:** Weite des Hiatus, Beobachtung von Refluxepisoden.
- **Obere Magen-Darm-Passage (Rö):** u. a. präop. zur Darstellung der Anatomie → Hiatushernie? Magenausgangsstenose?
- **Empirische Ther.** (s. u.), umstritten.
- Ergänzend: Erbrochenes auf Erys stixen; Stuhl auf okkultes Blut; Anämiediagn. (▶ 17.1.1).

13

Therapie

- Häufige, kleine Mahlzeiten. Bauchlage (nicht bei Sgl.!) + Hochlagern 30° (Hochlagern allein ohne Effekt). Linksseitenlage u. Vermeiden von Koffein, Schokolade u. Gewürzen bei älteren Kindern.
- Bei Sgl. 3-wöchiger Versuch mit allergenfreier Formula (Kuhmilchallergie?).
- Andicken der Nahrung (z. B. Reisflocken, Aptamil Anti reflux®) vermindert Erbrechen, bessert nicht die Säureexposition, deswegen nicht bei Ösophagitis.
- Medikamentöse Ther. → Säuresuppression: Omeprazol (0,5)–1(–1,2) mg/kg KG/d, max. 40 mg, in 2 ED. Beginnen mit hoher Dosis, dann Reduktion. H_2-Antagonisten nur in Ausnahmen. Antazida vermeiden.
- Endoskopische Überprüfung des Ther.-Erfolgs bei drittgradiger Ösophagitis.
- Ther. für mind. 8–12 Wo. planen, je nach Klinik u. Alter des Kinds.
- Ggf. Kontrollen nach Absetzen der Medikamente. Bei 95 % der Sgl. reift der Sphinkter spontan bis zum 2. Lj.
- Chir. Ther. bei Kindern > 2 J., die auf konservative Ther. nicht ansprechen, respir. KO, Stenosen, Barrett-Ösophagus.

Hiatushernie

Formen Meist axiale Gleithernien, paraösophageale Hernien bei Kindern selten.

Klinik Häufig asymptomatisch! Hiatushernie hat nicht immer einen gastroösophagealen Reflux zur Folge! Umgekehrt haben 15–75 % der Pat. mit Reflux eine Hiatushernie.

Therapie Konservative Ther. wie bei Reflux; chir. Ther. (Hiatoplastik + Gastropexie) in ausgeprägten Fällen o. bei Reflux-KO.

13.3.3 Pylorushypertrophie („Pylorusstenose")

Klinik
- Zwischen 2. u. 4. Lebenswoche beginnendes zunehmendes Erbrechen; früherer o. deutlich späterer Beginn möglich! Schließlich Erbrechen im Schwall, nie gallig.
- Gedeihstörung, Obstipation, Exsikkose, metab. Alkalose.

Differenzialdiagnosen AGS mit Salzverlust (K^+ ↑, Virilisierungszeichen; ▶ 10.5.4); Hirndruck (Schädel-Sono); Pyelonephritis, Sepsis; Duodenalstenose, Duodenalmembran, anuläres Pankreas, Malrotation (Erbrechen z.T. gallig!); Pylorusatresie. Antrumulkus, Duodenalulkus (▶ 13.3.4). Kuhmilchproteinallergie.

Diagnostik
- Gewichtsverlauf, Abdomenpalpation: Pylorusolive?
- Fütterungsversuch: großer Hunger, peristaltische Wellen, typisches Erbrechen.
- Bei allen Pat. notw.: E'lyte, BGA (hypochlorämische, metab. Alkalose).
- Sono-Kriterien: voller Magen 2–3 h nach Fütterung; kein Durchtritt von Nahrung durch den Kanal. Gesamtdurchmesser Pylorus > 15 mm, Länge > 16 mm, Muskeldicke > 2 mm bei NG u. FG, > 4 mm bei Sgl. Ggf. kurzfristige Kontrollen, wenn Grenzwerte noch nicht erreicht sind.

Therapie
- Zunächst Korrektur des Säure-Basen-Haushalts u. Ersatz des Flüssigkeitsdefizits, dann Pyloromyotomie. Präop. Magen per Sonde entleeren.
- Postop. nach 4–6 h füttern: Nahrungsfrequenz in 3–5 d von 12/d auf 6/d reduzieren.
- Konservative Ther. langwierig: häufige kleine Mahlzeiten (12–24/d) + Atropin i. v.

13.3.4 Gastritis, Magen- und Duodenalulkus

Ätiologie Zu über 90 % durch HP (B-Gastritis), in der Folge auch Ulcera ventriculi et duodeni. DD: chemische Gastritis durch Gallereflux (C-Gastritis); Zollinger-Ellison-Sy. (gastrinbildender Tumor), NSAR.
Sek.: Stress, OP, lebensbedrohliche Erkr., Verbrennungen, Intensivpat. (auch bereits bei Sgl.!).

Klinik
- Epigastrische Bauchschmerzen. Übelkeit, Erbrechen, Inappetenz, Gewichtsabnahme. Obere intestinale Blutung, Hämatemesis, Meläna. Symptomatik oft weniger typisch als bei Erw.!
- Bei Sgl. oft nur erhöhte Irritabilität u. Änderung des Essverhaltens.
- An H. P.-Gastritis u. -Ulkus als Bauchschmerzursache denken bei pos. Familienanamnese (vertikale Infektion!) o. bei Immigranten (höhere Prävalenz!).

Differenzialdiagnosen GIT-Blutung (▶ 13.1.3). DD rezidiv. Bauchschmerzen (▶ 13.1.2).

Diagnostik
- Klin. Diagnosestellung nicht möglich. Verdächtig (Ind. für Diagn.): epigastrische Schmerzen, Übelkeit, Erbrechen, Inappetenz, nächtliche Bauchschmerzen, Gedeihstörung.

- Generelles „Screening" von Kindern mit Bauchschmerzen auf HP-Infektion nicht sinnvoll! Kausalität zwischen HP-Nachweis u. Schmerzen oft fraglich.
- Endoskopie in Komb. mit Histologie, Urease-Schnelltest. **Ind. zur Endoskopie:** Blutung; Hämatin in Magenaspirat. Epigastrische u. nächtliche Bauchschmerzen u./o. nichtinvasiver Nachweis von H P (s. u.); nach Ausschluss anderer DD (▶ 13.1.2). Rö nicht indiziert! Resistenztestung von H P aus Biopsien anfordern!
- Nichtinvasiver Nachweis einer H. P.-Besiedlung: C_{13}-Harnstoff-Atemtest, HP im Stuhl (auch zur Kontrolle des Eradikationserfolgs, ▶ 13.2.1). Serum-AK gegen HP obsolet.
- Zusätzlich: okkultes Blut im Stuhl, Anämiediagn. (▶ 17.1.1). Bei rezidiv. Ulzera: Gastrin im Serum (Zollinger-Ellison-Sy.).

Therapie
- Vorgehen bei oberer gastrointestinaler Blutung ▶ 13.1.3.
- **Gastritis, Ulkus bei H P-Nachweis:** Triple-Ther. Nach Resistogramm für 7 d mit Amoxicillin 50 mg/kg KG/in 2 ED + Clarithromycin 20 mg/kg KG in 2 ED + Omeprazol 1 mg/kg KG, max. 40 mg in 2 ED. Antibiotika-Alternative zu Clarithromycin (Resistenzrate ca. 10–30 %): Metronidazol 20 mg/kg KG/d in 2 ED. HP-Spontaneradikationen kommen vor! Ther.-Versager: Compliance prüfen, Resistenztestung, Ther.-Dauer verlängern. Erregerpersistenz ist wahrscheinlicher als Neuinfektion (Reinfektionsrate 1 %/J.).
- **Sek. Ulzera ohne HP** (Antirheumatika, Stressulkus): Omeprazol; H_2-Antagonisten.
- **Stressulkusprophylaxe:** Bei schweren Verbrennungen, ZNS-Trauma: Magen-pH auf 5–7 anheben (Omeprazol). Problem: höhere Pneumonierate.

Komplikationen Blutung, Perforation, Penetration (z. B. in das Pankreas), Narbenstriktur mit Magenausgangsstenose. Nach Jahrzehnten maligne Entartung bei chron. HP-Gastritis möglich.

13.4 Dünn- und Dickdarmerkrankungen

13.4.1 Akute intestinale Obstruktion, Ileus

Ätiologie
- **Angeb. Fehlbildungen:** Atresien u. Stenosen; Rotations- u. Fixationsanomalien des Darms (Malrotation, ggf. mit Volvulus); Analatresie (▶ 22.5.3).
- **Erworbene mechanische Obstruktionen:**
  - Intraluminal: Invagination. Tumor, Polyp, Fäzes, Mekoniumileus u. Mekoniumileusäquivalent bei CF (▶ 14.6). Bezoar, Fremdkörper; Askariden (▶ 6.8.2).
  - Intramural: Strikturen (Anastomosen, M. Crohn, NEC); Tumoren; Hämatome.
  - Extrinsisch: Adhäsionen/Briden, Peritonitis; inkarzerierte Hernien, Volvulus.
  - Paralytischer Ileus: Entzündung (Peritonitis, familiäres Mittelmeerfieber, tox. Megakolon, schwere Enteritis); paretisch (postop., nach stumpfem Bauchtrauma); metab. (Hypokaliämie, Porphyrie); reflektorisch (basale Pneumonie, WS-Fraktur).

13

Klinik

- **Schmerzen:** viszerale Schmerzen ohne Lokalisation, oft mit Schweißausbruch, Erbrechen u. Schock (z. B. Zug am Mesenterium bei Invagination). Parietale, lokalisierte Schmerzen, Druckschmerz, Abwehrspannung (z. B. bei Peritonitis).
- **Erbrechen** (gallig bis fäkulent, je höher die Obstruktion, desto eher das Erbrechen), Obstipation, Abgang von blutigem Schleim (Invagination, Volvulus), vorgewölbtes Abdomen, Dehydratationszeichen, Schock.
- Bei angeb. Obstruktion Polyhydramnion.

Vorgehen bei Verdacht auf Ileus   Diagn. u. Ther.: → akutes Abdomen (▶ 13.1.1).

- Ein Ileusverdacht ist ein absoluter Notfall! Zeitverlust kann zu Darmgangrän u. anderen Folgeschäden führen! Dauernde Überprüfung einer evtl. OP-Ind.!
- Klin. Unters. mit Suche nach Narben (Vor-OP?), Hernien, tastbaren Darmschlingen o. Invaginationswalze. Abwehrspannung? Mechanischer Ileus: klingende Darmgeräusche; paralytischer Ileus: „Totenstille". Rektale Unters.!

⚡ Erstmaßnahmen bei Ileus
- Nahrungspause. Magen entleeren mit Magensonde (▶ 2.12); als offene Ablaufsonde liegen lassen, häufiger absaugen. Chirurgen informieren.
- Venösen Zugang legen, Flüssigkeitsdefizite u. laufende Verluste ersetzen → sehr wichtig; bei Ileus gehen große Flüssigkeits- u. Eiweißmengen in den Darm verloren. Das Defizit wird meist unterschätzt! Ggf. ZVD messen. Substitution mit kristallinen u. kolloidalen Lsg. unter Kontrollen von HF, Diurese u. Urinosmolarität, ZVD, E'lyten, Serumeiweiß, BGA (▶ 3.2.3).
- Laborminimalprogramm: BB, BGA, BZ, E'lyte, CRP, Krea, Harnstoff, Gerinnung, Lipase, GOT, GPT, γ-GT, AP, Bili, ggf. Blutkultur; Blutgruppe u. Kreuzblut; Urinstatus!
- Erythrozytenkonzentrat bestellen, falls OP nötig o. schwere Hypovolämie.

Bildgebende Diagn.:
- Abdomen-Sono (▶ Tab. 13.5): freie Luft, freie Flüssigkeit; Weite, Wand u. Motilität der Darmschlingen, Kokarden, Gefäße in Mesenterialwurzel (Malrotation), Chole- u. Nephrolithiasis, Harnaufstau.
- Abdomenübersicht im Hängen, Sitzen, Stehen o. bei Intensivpat. in Rücken- u. Linksseitenlage: Luftverteilung (freie bzw. intramurale), Weite der Darmschlingen, Flüssigkeitsspiegel, Verkalkungen (z. B. Mekoniumileus); Fremdkörper.
- Rö-Thorax: freie Luft unter dem Zwerchfell, basale Pneumonie u. Pleuritis.

Therapie
- **OP:** bei mechanischem Ileus, Perforationen, intraabdominellen Abszessen u. ggf. zur Klärung der Ätiologie.
- **Frische Invagination** (< 24–48 h): hydrostatische Reposition (▶ 13.4.1).
- **Paralytischer Ileus:** Ursache beseitigen bzw. behandeln, hohe Einläufe u. Darmrohr. Neostigmin (0,01–0,015 mg/kg KG verdünnt als Kurzinfusion über 1–2 h). Wasserlösliches Kontrastmittel oral.
- **Distales intestinales Obstruktionssy. (DIÖS), Mekoniumileusäquivalent bei CF:** orthograde Lavage mit Makrogol-Spüllsg. (▶ 13.2.4); hoch dosiertes

Acetylcystein (10 %-Lsg., 60 ml alle 4 h); verdünntes orales wasserlösliches Kontrastmittel. **KI:** komplette Obstruktion u. Peritonitis.
- **Postop. Adhäsionsileus:** bei multiplen Rezidiven, inkompletter Obstruktion, frühem postop. Auftreten konservatives Vorgehen versuchen.

Invagination
Formen
- Häufigste Form: ileokolische Invagination. Seltener: ileoileale, appendikozökale o. kolokolische Invagination.
- Typische Altersgruppe: Sgl. u. KK.

Ätiologie Meist ohne auslösende Ursache; häufiger bei Meckel-Divertikel, Purpura Schoenlein-Henoch, Lymphomen, Polypen (als Leitgebilde), Malabsorptionssy. – dann auch bei älteren Kindern.

Klinik u. Diagnostik
- Intermittierende, kolikartige Bauchschmerzen; anhaltendes Schreien bei Sgl.; Erbrechen; Blässe, Apathie, schockartiges Bild; blutig-schleimiger Stuhl (spät!).
- Tastbare Walze im re. Mittel-/Oberbauch, Blut am Fingerling (spät auftretend).
- Spätsymptome bzw. KO: Ileus, Perforation, Peritonitis.
- Abdomen-Sono: Kokardenstruktur mit Pseudo-Kidney-Zeichen im re. Mittelbauch o. subhepatisch. Perfusion des Invaginats mit Doppler prüfen.
- Abdomenübersicht: luftfreie Zone re. Unterbauch, ggf. Ileus, Perforationszeichen.
- Kolonkontrasteinlauf nur in Ausnahmefällen.

⚡ **Vorgehen bei Invagination**
- Venöser Zugang, Ausgleichen des Flüssigkeitsdefizits (wichtig!). Magensonde, Magen entleeren.
- Falls Anamnese < 48 h, keine Peritonitiszeichen o. Perforation: hydrostatische Reposition unter Sono-Kontrolle, bis freier Reflux des Kontrastmittels in das Ileum erkennbar ist. Alternative: pneumatische Reduktion. Erfolg in ca. 75–90 %, fehlender Erfolg deutet auf Leitstruktur hin. Perforationsgefahr unter 1 %. Rezidivgefahr ca. 10 % in den ersten Tagen, deswegen 24–48 h Nachbeobachtung.
- Versagen der hydrostatischen Reposition o. Peritonitiszeichen: OP.

❗ Da die Symptome gerade bei kleinen Sgl. uncharakteristisch sein können, ist das Wichtigste, an die Invagination zu denken!

13.4.2 Hernien
→ 22.6.1.

13.4.3 Peritonitis
Ätiologie
Perforation (Appendizitis, traumatisch, Fremdkörper, iatrogen), Durchwanderung (bei Enteritis, NEC, Volvulus, Invagination), Katheter (Peritonealdialyse, ventrikuloperitonealer Shunt),

- Mekoniumileus bei CF (▶ 14.6) mit Perforation, Gallenwegsperforation (gallige Peritonitis),
- hämatogen („primär", bes. bei Aszites, nephrotischem Sy.); i.d.R. Pneumokokken,
- Genitalinfektion bei postpubertären Mädchen (Gonokokken, Chlamydien),
- Abakteriell (familiäres Mittelmeerfieber).

Klinik Bauchschmerzen, Erbrechen, Fieber, vorgewölbtes Abdomen mit diffuser Abwehrspannung.

Differenzialdiagnosen (▶ 13.1.1), speziell: Porphyrie, Extrauteringravidität, akute Pankreatitis (▶ 13.7.1), diabetische Ketoazidose mit Pseudoperitonitis (▶ 10.1).

Diagnostik
- Klin. Befund: Druckschmerz, Abwehrspannung, Gummibauch, paralytischer Ileus.
- Labor: BB, BZ, CRP, BSG, E'lyte, Krea, Harnstoff, Lipase, GPT, γ-GT, Gerinnung, BGA, Blutkultur, Blutgruppe: Ery.-Konzentrate für OP bestellen.
- Abdomen-Sono: freie Flüssigkeit, freie Luft, Konkremente, Abszesse, Invagination, Harntransportstörung.
- Abdomenübersicht im Stehen o. Linksseitenlage: freie Luft bei Perforation, Spiegel bei Ileus, Konkremente, Verkalkungen bei neonataler Peritonitis.
- Rö-Thorax: freie Luft unter dem Zwerchfell, Zwerchfellhochstand bei subphrenischem Abszess, basale Pleuritis u. Pneumonie.
- Probepunktion, falls hämatogene Peritonitis vermutet wird. Bei Nachweis grampos. Bakterien (z.B. Pneumokokken) u. ohne Nachweis einer Perforation ist OP unnötig.

Therapie
- Nahrungspause, offene Magensonde.
- Stabilisierung des Kreislaufs, Schockther. bzw. Ausgleich von Flüssigkeitsdefiziten durch kristalloide Lsg., FFP, ggf. Katecholamine.
- I.v. antibiotische Ther.:
  - Primäre Peritonitis (ohne Perforation): Cefotaxim + Aminoglykosid. **Cave:** Nierenfunktion.
  - Sek. Peritonitis: Ampicillin + Aminoglykosid + Metronidazol o. Clindamycin (alternativ: Ampicillin/Sulbactam + Gentamycin).
- OP (außer bei Pneumokokkenperitonitis!).

❶ Fehlerquellen
- KO vorwiegend durch Schockgeschehen, deswegen gute Kreislaufüberwachung u. -stabilisierung!
- Klin. Zeichen bei Kortikosteroidther. weniger deutlich!

13.4.4 Appendizitis

Klinik u. Diagnostik ▶ 22.7.6.
- Abdominalschmerzen, zu Beginn oft diffus, dann scharf u. ständig im re. Unterbauch. Rücken- o. Leistenschmerzen bei retrozökaler Lage! Symptome u. Verlauf bei Sgl. + KK oft atypisch – daran denken!
- Evtl. Erbrechen, Fieber, Diarrhö, Tachykardie.
- Tastbare Resistenz, lokale Abwehrspannung.

- Diagnose klin. (inkl. rektale Unters.)! Laborbefunde (Leukozytose, CRP) u. Sono (verdickte Appendix > 6 mm, nicht komprimierbar, lokal freie Flüssigkeit) unterstützen die Diagnose. Neg. Sono-Befund schließt Appendizitis nicht aus.
- Immer Urinstatus erheben!

Differenzialdiagnosen DD des akuten Bauchschmerzes (▶ 13.1.1); speziell denken an:
- HWI: Dysurie, Pyurie.
- Gastroenteritis, speziell Yersinien, Campylobacter (Umgebungserkr.?); aber: Diarrhö auch bei Appendizitis häufig!
- Ileitis terminalis, M. Crohn (▶ 13.4.7).
- Entzündetes Meckel-Divertikel.
- Bei adoleszenten Mädchen: Adnexitis, Ovarialzyste, Extrauteringravidität (evtl. gynäkologisches Konsil).

13.4.5 Infektiöse Enteritis, Toxikose

 Kernproblem der (Gastro-)Enteritis sind die Flüssigkeits- u. E'lyt-Verluste!

13

Ätiologie
- **Viren:** Rota-, Noro-, Adenoviren. Hohe Kontagiosität, auch in der Klinik!
- **Bakterien:** Campylobacter, Salmonellen, Shigellen, Yersinien, E. coli (enterotox., enterohämorrhagisch, enteropathogen; auch Ursache für HUS, ▶ 8.3.5, ▶ 17.1.5), Clostridium difficile, Vibrio cholerae.
- **Parasiten:** Lamblien, Kryptosporidien, Blastozysten, Amöben, Cyclospora.
- Prävalenz infektiöser Gastroenteritiden bei Pat. mit Immundefekt o. unter Immunsuppression höher, Verlauf schwerer u. langwieriger. Daher auch nach selteneren Erregern (z. B. Kryptosporidien, CMV) suchen u. eher antibiotisch behandeln!

Diagnostik
- Wiegen! Flüssigkeitsverlust (▶ Tab. 13.6) schätzen (+ alte Gewichte!).
- Labor bei mittlerer bis schwerer Dehydration: BB, BGA, E'lyte, Harnstoff, Krea, Eiweiß, LDH, BZ, CRP, ggf. Blutkultur.
- Bilanz: Erste Urinausscheidung dokumentieren!
- Ggf. Stuhlunters. auf Rota-, Noro- u. Adenoviren, Salmonellen, Shigellen, Yersinien, Campylobacter, ggf. auch Lamblien, Kryptosporidien.

Tab. 13.6 Klinische Zeichen und Schweregrade der Dehydratation (mod. n. WHO)

Kriterium	Bis 3 % Minimal	3–8 % Leicht bis mittel	> 8 % Schwere Dehydratation
Verhalten	Wach	Unruhig, verlangsamt	Apathie, Somnolenz, Kußmaul-Atmung
Durst	Normal	Durstig, gierig	Kann nur schlecht trinken
Hautfalten	Verstreichen sofort	Verstreichen verlangsamt, aber < 2 s	Stehende Hautfalten > 2 s

Tab. 13.6 Klinische Zeichen und Schweregrade der Dehydratation (mod. n. WHO) *(Forts.)*

Kriterium	Bis 3 % Minimal	3–8 % Leicht bis mittel	> 8 % Schwere Dehydratation
Augen	Normal	Halonierte Augen	Tief liegende Augen, seltener Lidschlag
Schleimhäute	Feucht	Trocken	Ausgetrocknet
Fontanelle	Im Niveau	Eingesunkene Fontanelle	Stark eingesunkene Fontanelle
Extremitäten	Warm	Kühl	Kalt, zyanotisch
Diurese	Wenig reduziert	Oligurie	Oligurie–Anurie

Therapie   Rehydratation ist die entscheidende Ther.-Maßnahme! Klinikschema beachten! ▶ 9.2.1.

- **Oral** (bis zu 5–8 % Flüssigkeitsverlust bzw. nach initialer i. v. Ther.) mit Glukose-E'lyt-Lsg. 60 mmol NaCl/l. Menge: 30–100 ml/kg KG in 6 h, danach wiegen u. über weitere Rehydratation entscheiden! Ggf. Gabe per Sonde.
- Erbrechen verhindert effektive orale Rehydratation i. d. R. nicht. Wichtig: Nur kleine Mengen auf einmal zuführen: „1 Teelöffel alle 5 Min.". Ggf. Ondansetron oral 2 mg bei 8–15 kg KG, 4 mg bei 15–30 kg KG, 8 mg bei > 30 kg KG.
- **Intravenös** bei Verlust ≥ 8 % u./o. massivem Erbrechen, bei Schockzeichen u. pH < 7,1:
  - Initial Flüssigkeitsbolus zum Auffüllen des intravasalen Raums mit 20(40) ml/kg KG **isotoner** Flüssigkeit innerhalb von 30–60 Min.: NaCl 0,9 %, Ringer-Laktat (nicht bei Laktatazidose).
  - Evtl. Bikarbonat-Pufferung nur der Hälfte des nach BE berechneten Basenbedarfs (▶ 9.6) über ≥ 30 Min. (nur selten notw. – Volumenzufuhr meist ausreichend).
  - Kristalline Infusion bis zum Eintreffen der Laborergebnisse mit kaliumfreier, ⅔-isotoner Glukose-E'lyt-Lsg. mit 125 ml/m² KOF/h. Ab erster Miktion o. bei niedrigen K⁺-Werten Übergang auf kaliumhaltige ½-isotone Lsg., 125 ml/m² KOF/h.
  - Sobald E'lyt-Werte vorliegen, bei hypertoner o. hypotoner Dehydratation differenzierte Flüssigkeitsther. planen (▶ 9.2.1).
- Bei anhaltender Diarrhö weitere Verluste mit Rehydratationslsg. ersetzen: 10 ml/kg KG pro flüssigem Stuhl.

Antibiotika in speziellen Fällen: ▶ Tab. 13.7.

Realimentation: 2–3 h nach Beginn der Rehydratation wieder mit Nahrung beginnen. MM von Anfang an weitergeben u. mit Rehydratationslsg. ergänzen. Spezielle „Heilnahrungen" unnötig. Ältere Kinder: kohlenhydratreiche, fettreduzierte Nahrungsmittel wie Banane, Reis etc.

Tab. 13.7 Antibiotikatherapie in speziellen Fällen		
Erreger	Antibiotika	Indikationen
Vibrio cholerae	Co-trimoxazol 6–12 mg TMP/kg KG/d in 2 ED	Obligate Therapie
Entamoeba histolytica	Metronidazol 15–30 mg/ kg KG/d in 3 ED	Obligate Therapie
Enteritissalmonellen	Ampicillin i. v. 100 mg/kg KG in 3 ED	Nur bei Sgl., septischen Verläufen, Immundefekten
Clostridium difficile	Vancomycin 10–40 mg/ kg KG/d oral Metronidazol s. o.	Bei klin. Zeichen einer pseudomembranösen Kolitis
Shigellen	Co-trimoxazol s. o. Cefixim 8–12 mg/kg KG in 1–2 ED	Fakultativ
Campylobacter jejuni Yersinia enterocolitica	Erythromycin, 40–60 mg/ kg KG/d in 3 ED Co-trimoxazol s. o.	Meist nicht nötig; Effektivität nicht bewiesen
E. coli	Co-trimoxazol s. o. Rifaximin (> 2 J.) 10–40 mg/ kg KG in 2 ED	Sgl., EPEC, KI: HUS

13

D **Fehlerquellen**
- Die Rolle der Diät für den Verlauf einer Gastroenteritis wird allg. überschätzt. Lange Nahrungspausen führen zu Mukosaatrophie u. verlängern die Diarrhö!
- Rotavirusenteritiden werden durch Lactobacillus GG verkürzt.
- Racecadotril führt zur Verkürzung der Diarrhödauer u. kann additiv zur oralen Rehydratation eingesetzt werden.
- Motilitätshemmende Medikamente sind im Kindesalter obsolet!
- Pat. mit Enteritis pflegerisch von anderen Pat. trennen. Meldepflichten beachten (▶ 6.10).

Komplikationen
- Dehydratation, Hypovolämie, Schock, Hypernatriämie, Niereninsuffizienz.
- NEC kann durch Rotavirusenteritis bei FG entstehen – Hygiene!
- Septische KO (z. B. Osteomyelitis).
- HUS nach E.-coli-O157-Infektion (blutige Stühle! ▶ 8.3.5, ▶ 17.1.5).

13.4.6 Pseudomembranöse Kolitis

Ätiologie Clostridium difficile (C. d.) u. C.-d.-Toxine, z. B. bei Antibiotikather. Ribotyp 027 mit höherer Virulenz.

Klinik Diarrhö, z. T. blutig; krampfartige Bauchschmerzen; Tenesmen bei Stuhlentleerung; Fieber, Dehydratation, Erbrechen, Übelkeit.

Diagnostik Leukozytose, Hypalbuminämie. C.-d.-Toxin u./o. C. d. im Stuhl. Sigmoidoskopie u. PE.

Therapie Antibiose beenden, falls möglich. Flüssigkeitsdefizite korrigieren. Metronidazol 15–20 mg/kg KG/d in 3 ED für 10 d o. Vancomycin 10–40 mg/kg KG/d in 4 ED oral für 10–14 d. Bei tox. Megakolon ▶ 13.4.7. Isolierung!

❗ Die pseudomembranöse Enterokolitis kann fulminant verlaufen u. zum tox. Megakolon führen. Frühzeitig daran denken, wenn bei einem antibiotikabehandelten Kind eine Diarrhö auftritt! Strenge Isolierung, da nosokomial relevante Weiterverbreitung.

13.4.7 Chronisch entzündliche Darmerkrankungen (CED)

Morbus Crohn
Definition Chron., transmurale Entzündung, die jeden Teil des Magen-Darm-Trakts vom Mund bis zum Anus befallen kann. Zunehmende Inzidenz! Genetische Prädisposition: Familiäre Häufung.

Klinik
- Sehr variabel. Von Lokalisation, Ausbreitung u. Aktivität der Inflammation abhängig: Bauchschmerzen, Übelkeit, Erbrechen, Inappetenz, Leistungsknick; Diarrhö, z. T. mit Blutbeimengungen; Gewichtsverlust; Fieber; Arthritis, Erythema nodosum, Pyoderma gangraenosum. Trommelschlägelfinger, Hepatitis, Urolithiasis; Anämie, Vit.- u. Mineralienmangel (u. a. Zink); perianale Abszesse, Fisteln, Mariske; Aphthen, Stomatitis; tastbare abdominale Resistenzen. Wachstumsstillstand, Pubertas tarda (manchmal einziges Symptom des M. Crohn!).
- Tenesmen u. Blutbeimengungen sprechen für Kolonbeteiligung.
- Wichtig ist, wegen der vielen nicht lehrbuchmäßigen Pat. frühzeitig an den M. Crohn zu denken! Fehlende Diarrhö schließt einen M. Crohn nicht aus (ca. 12 %)!

Differenzialdiagnosen (▶ 13.1.1, ▶ 13.1.5). Wichtigste DD: infektiöse Enteritis/Kolitis u. pseudomembranöse Kolitis; Colitis ulcerosa; Appendizitis; allergische, eosinophile Enterokolitis; Purpura Schoenlein-Henoch; Anorexia nervosa; AIDS; Darm-TB.

Diagnostik
- **Labor:** BB, BSG, CRP; Elektrophorese, Immunglobuline (Entzündungsparameter ↑), E'lyte, Mg^{2+}, Ca^{2+}, Phosphor; Eisen, Ferritin, Transferrin; Transaminasen, AP; Yersinien-Serologie (wichtige DD). ANCA u. ASCA. Zink, Folsäure, Vit. B_{12}, A, E, D (sek. Mangelzustände). Urinstatus.
- **Stuhl:** Laktoferrin/Calprotectin (sensitivster Marker für Inflammation!), pathogene Keime, Clostridium difficile; Parasiten, okkultes Blut. **Sonst.:** Tuberkulin-Test.
- Zur Diagnosestellung:
  - Koloskopie mit Inspektion des terminalen Ileums u. Stufenbiopsien auch aus makroskopisch normalen Abschnitten (▶ 13.2.4).
  - Ösophagogastroduodenoskopie mit Biopsien (auch bei fehlender Klinik häufig pos. Befunde!). Videokapselendoskopie bei V. a. isolierten Dünndarmbefall (KI: Stenosen).
- Hydro-MRT des Dünndarms o. Rö Magen-Darm-Passage n. Sellingk. Kolonkontrasteinlauf nur bei Stenosen. MRT kleines Becken bei Fisteln, Abszessen.
- Sono: Darmkokarden, Motilität, prästenotische Dilatation; intraabdominelle LK u. Abszesse.

- Zur Abklärung extraintestinaler/allg. Manifestationen: Rö li. Hand (Knochenalter), Spaltlampenbefund (Iridozyklitis). Sono des Harntrakts (Lithiasis), H_2-Atemtest Laktose (Laktoseintoleranz häufig).

> **Tipps**
> - Zur Diagn. gehören bes. die Suche nach Stomatitis, Analveränderungen, extraintestinalen Manifestationen (Arthritis, Erythema nodosum etc.) u. die Dokumentation des Pubertätsstadiums.
> - Normale Entzündungsparameter im Blut schließen M. Crohn **nicht** aus. Laktoferrin/Calprotectin im Stuhl sind sensitiver.
> - Zur Ther.-Planung muss der Befall aller Darmabschnitte überprüft werden, deswegen Gastroskopie plus Dünndarmdarstellung plus Koloskopie.
> - Krankheitsaktivität mit dem Pädiatrischen Crohn-Aktivitätsindex abschätzen (PCDAI).

Therapie
- **Ernährungsther.:**
  - **Ind.:** Malnutrition, Wachstumsverzögerung, Fisteln, Strikturen. Entzündungshemmende Wirkung u. Verbesserung des Ernährungszustands. Kalorien 140–150 % des Normalbedarfs für Länge u. Alter. NW-frei, aber bzgl. Motivation der Jgl. oft schwierig.
  - Enterale Formulaernährung mit „Astronautenkost" oral o. per Sonde; spezielle Nahrungen: Alicalm®, Modulen IBD®. Kompletter Ersatz normaler Nahrung notwendig! Mindestens 6 Wo. planen (▶ 2.12, ▶ 5.3).
  - TPN (bei Fisteln, schweren abdominalen KO).
  - Diät: Vermeiden von Reizstoffen; ballaststoffarm bei Stenosen u. laktosearm bei nachgewiesener Laktoseintoleranz. Supplementation von Vit. u. Spurenelementen bei nachgewiesenem Mangel: Eisen, Zink, Mg^{2+}, Folsäure, Vit. D, Vit. B_{12}.
- **Medikamente:**
  - Azathioprin, 6-Mercaptopurin (alternativ MTX) frühzeitig → vermindert Steroidbedarf u. Rezidivhäufigkeit; kann Mukosaremission bewirken. Verzögerter Wirkungseintritt.
  - Kortikosteroide: Prednisolon 2 mg/kg KG/d, max. 60 mg in 3 Dosen bis zum Erreichen einer Remission, dann Umsetzen auf 1 Morgendosis u. wochenweise bis 2-wöchentlich, Ausschleichen unter klin. u. Laborkontrollen. Wirksam bei Befall aller Abschnitte des GIT. Steroide stellen keine Dauerlösung dar! Überwachung von NW (Auge, RR, Wachstum) u. Osteoporoseprophylaxe mit Vit. D u. Kalzium! Lokal wirksames Steroid Budesonid mit geringeren systemischen Wirkungen bei Befall von Ileum + Colon ascendens: 9 mg/d oral. Bei Rektumbefall Budesonid Klysma (1 × 2 mg).
  - Mesalazin 60 mg/kg KG/d in 1–3 ED. **Cave:** Magensaftresistente Tbl. 1 h vor den Mahlzeiten geben – besser Granulat! Wirkung bei M. Crohn umstritten. Alternativ bei Dickdarmbefall u./o. Ileitis o. Arthritis: Sulfasalazin 50–75 mg/kg KG/d in 3–4 ED, max. 3–4 g/d. Beide Präparate auch zur Remissionserhaltung.
  - Bei Ther.-Resistenz o. Fisteln TNF-α-AK diskutieren (Zentren). **Cave:** Infektions- u. Lymphomrisiko. TB ausschließen.

- Metronidazol 15–25 mg/kg KG/d in 3 ED o. Ciprofloxacin 20 mg/ kg KG/d, speziell bei Fisteln, Ileum- u. Kolonbefall. Strenge Ind.-Stellung u. zeitliche Limitation!
- **OP:** Ind: Strikturen, Fisteln, Abszesse; Perforation; „Resistenz" gegen medikamentöse Therapie. Hohe Rate postop. KO sowie Befall noch nicht betroffener Darmsegmente, deswegen strenge Ind.-Stellung (Zentren).

Kontrollen Klin. (Wachstum, Pubertät, Resistenzen, Analbefund) → PCDAI; Labor (BB, BSG, CRP, IgG, Elektrophorese + Medikamenten-NW; ggf. -Spiegel); Sono. Endoskopie nur bei Wechsel des klin. Bilds o. V. a. KO.

Komplikationen Extraintestinale Manifestationen (s. o.). Adhäsionen, Strikturen, Fisteln, Abszesse. Maligne Entartung nach langjährigem Verlauf.

Prognose Sehr unterschiedlicher Verlauf mit asymptomatischem Langzeitverlauf in 10 %; häufig aber chron. aktiver o. schubweiser Verlauf, dann Immunsuppressiva frühzeitig beginnen! Kompetente Langzeitbetreuung mit psychosozialer Unterstützung in pädiatrisch-gastroenterologischem Zentrum wichtig!

Colitis ulcerosa

Definition Chron., nur das Kolon betreffende Entzündung der Mukosa u. Submukosa.

Klinik

- Diarrhö, Schleim- u. Blutbeimengungen zum Stuhl; Bauchschmerzen, insbes. als Tenesmen vor u. Schmerzen nach der Defäkation; Fieber, Gewichtsverlust; Wachstumsstillstand.
- **Extraintestinale Manifestationen:** Erythema nodosum, Arthritis, chron. Hepatitis, sklerosierende Cholangitis (chron. abakterielle Entzündung der intrau./o. extrahepatischen Gallenwege mit Hepatopathie, Ikterus. Diagnose durch MRCP/ERCP u. Leberbiopsie).

Differenzialdiagnosen u. Diagnostik Wie bei M. Crohn (s. o.). Prinzip: Zusammenschau klin., endoskopischer u. histologischer Befunde erlaubt die Einordnung als Colitis ulcerosa bzw. M. Crohn in 90 %. Sonst Klassifikation als Colitis indeterminata. Bei Kindern überwiegt ein Befall des gesamten Kolons.

Therapie

- Leichte Krankheitsaktivität (zur Remissionsinduktion u. -erhaltung): Mesalazin; Sulfasalazin (Dosierung wie bei M. Crohn).
- Unverträglichkeit gegen Mesalazin: E. coli des Stamms Nissle 1917 (Mutaflor®).
- Mittlere bis hohe Krankheitsaktivität: systemische Steroide (Dosierung wie bei M. Crohn).
- Anhaltender Steroidbedarf u. chron.-rezidiv. Verlauf: frühzeitig immunsuppressive Ther. (Azathioprin, 6-Mercaptopurin).
- Bei linksseitiger Kolitis können Steroide bzw. Mesalazin lokal als Schaum o. Klysmen verabreicht werden (ggf. zusätzlich zu oraler Ther.).
- Schwere, fulminante Kolitis mit fehlendem Ansprechen auf Steroide: Verlegung in Zentrum. Optionen: Ciclosporin A; Tacrolimus; Infliximab; Kolektomie.
- Die totale Kolektomie führt zur Heilung der Colitis ulcerosa; im Kindesalter nur in therapierefraktären Fällen o. bei Perforation bzw. tox. Megakolon.
- Ohne nachgewiesene Wirksamkeit: Ernährungsther.; Diät; Antibiotika.
- Bei Rezidiven unter Immunsuppression: CMV-Kolitis? Serologie, ggf. PCR in Biopsie.

Komplikationen
- **Tox. Megakolon:** akute Dilatation des Kolons mit Fieber, aufgetriebenem Abdomen, Dehydratation. Ther. (Zentrum) mit Nahrungskarenz, Flüssigkeit, i.v. Steroiden; Antibiotika; bei Ther.-Resistenz auch Ciclosporin A o. Infliximab. Notfalls Kolektomie.
- **Maligne Entartung:** Nach > 8-jährigem Verlauf jährliche Vorsorge-Koloskopie, da 4–6-fach erhöhtes Risiko eines kolorektalen Karzinoms.
- Extraintestinale Manifestationen (s. o.).

Selbsthilfegruppen
Deutsche Morbus Crohn/Colitis ulcerosa Vereinigung (DCCV), Tel. 030–2000 392 11, www.dccv.de.

13.4.8 Kohlenhydratmalabsorptionen

Ätiologie
Primär: Aut.-rez. Enzymdefekte der Disaccharidasen.
- Laktasemangel:
    - Kongenital: sehr selten. Beginn bei NG.
    - Adulte Form: sehr häufig. Betrifft ca. 10 % der Mitteleuropäer u. 90 % der Chinesen u. Afrikaner. Beginn meist > 5. Lj.
- Saccharase-Isomaltase-Mangel: Manifestation nach Beikosteinführung.
Sek.:
- „Postenteritische Malabsorption": Reduktion der Enzymaktivität durch Mukosaschaden. Bei prolongierter Diarrhö nach Darminfektion daran denken!
- Laktasemangel: häufig, nach Infektionen, Lambliasis, bei Zöliakie u. M. Crohn (bei Zottenschädigung, da Laktase vorwiegend an den Zottenspitzen lokalisiert ist).
Unklare Ursache:
- Fruktosemalabsorption (betrifft auch Sorbit): sehr häufig. Manifestiert sich nach Genuss von Obst(säften) u. Süßigkeiten, die reich an Fruktose u./o. Sorbit sind (Apfel, Pflaume, Birne; „zuckerfreie" Süßigkeiten).
- Generelle KH-Malabsorption durch bakt. Dünndarmbesiedlung. Diagn. mit H_2-Atemtests (früher H_2-Anstieg) u. Duodenalsekretuntersuchung.

Klinik
- Rezidiv. Bauchschmerzen im SK-Alter (häufigste Ursache für rezidiv. Bauchschmerzen!); Trimenonkoliken, Blähungen.
- Diarrhö, wässrig, säuerlich (v. a. bei Sgl. u. KK; bei SK nicht obligat).
- Gedeihstörung u. Störung des Allgemeinbefindens eher selten!

- Die Symptome sind dosisabhängig. Auftreten oft erst Stunden nach Ingestion des KH, sodass die Diagnose aus der Anamnese schwer zu stellen ist.
- KH-Malabsorptionen u. -Intoleranzen sind so häufig, dass sich eine Unters. auf Laktose- u. Fruktosemalabsorption bei allen Kindern mit rezidiv. Diarrhöen u. rezidiv. Bauchschmerzen lohnt, bes. bei normalem Gedeihen u. unbeeinträchtigtem AZ.

Diagnostik
- H_2-Atemtests (▶ 13.2.1). Alternativ probatorischer Diätversuch.
- DNA-Analyse des Laktase-Gens (jenseits des 6. Lj.).
- Ausschluss Lambliasis, Zöliakie, M. Crohn bei Laktoseintoleranz.
- Dünndarmbiopsie mit histologischer Unters. u. evtl. Bestimmung der Aktivitäten der Laktase u. Saccharase-Isomaltase.
- Verlaufskontrolle des H_2-Tests Laktose nach ca. 6 Mon. zur Differenzierung einer postenteritischen von einer primären Laktoseintoleranz.

Therapie
- Ursache einer sek. KH-Malabsorption therapieren (z. B. Lambliasis).
- **Diät:** Menge des malabsorbierten KH beschränken. Völlige Karenz meist unnötig. Die individuelle Verträglichkeitsgrenze ausprobieren; laktosearme Sgl.-Nahrungen für Sgl. u. KK; laktosearme Milchprodukte überall erhältlich.
- Enzymzusatz zum Essen, z. B. Laktase bzw. Saccharase.
- Erleichterung der Diffusion: Bei der Fruktosemalabsorption erleichtert die Anwesenheit von Glukose die Resorption der Fruktose, deswegen Obstsorten mit niedrigem Fruktose- u. hohem Glukosegehalt geben (z. B. Banane).

13.4.9 Nahrungsmittelproteinallergien

Klinische Manifestationen
- IgE-vermittelte anaphylaktische Reaktion, Schock, Urtikaria; Erbrechen, Diarrhö; orales Allergiesy.; respir. Symptome (Typ-I-Allergie ▶ 15.1.1).
- Nahrungsproteininduzierte eosinophile Kolitis, eosinophile Gastroenterokolitis.
- Nahrungsproteininduzierte Enteropathie (Dünndarm!): verzögerte Reaktion.
- Gluteninduzierte Enteropathie (Zöliakie).

Eosinophile Gastroenteritis, eosinophile Kolitis
Definition   Durch Nahrungsallergie bedingte Entzündung mit Gewebeeosinophilie. Lokalisation bestimmt die klin. Symptome.

Klinik
- Mukosabefall: Bauchschmerzen, Inappetenz, Übelkeit, Gewichtsverlust, Anämie, Diarrhö (+/– Blut), proteinverlierende Enteropathie. Befall der Muskularis: Magenausgangsobstruktion, Ileus. Serosabefall: Aszites.
- Spezielle Manifestation: allergische eosinophile Proktokolitis des Sgl., oft unter MM.

Diagnostik
- Endoskopien mit Biopsien – obligatorisch, außer bei Sgl.
- **Labor:** Gesamt-IgE u. Eosinophile nur in 50 % erhöht. Spez. IgE-AK fehlen!
- **Karenzversuch:** Meist sind potente, regelmäßig zugeführte Allergene verantwortlich (Kuhmilch, Ei, Weizenmehl, Soja).

Therapie
- **Diätversuch:** nach Alter u. Akzeptanz entweder Aminosäure-Formula o. oligoantigene Diät; Diät der stillenden Mutter.
- **Medikamente:** Steroide (ggf. lokal). Montelukast (Fallberichte).

Nahrungsproteininduzierte Enteropathie

Definition Nahrungsproteininduzierte Enteropathie (Milch, Soja, Getreide, Ei) mit zellulärer Immunreaktion u. Dünndarmmukosaschaden bis zur Zottenatrophie (früher als KMPI bezeichnet). Keine IgE-AK!

Klinik Diarrhö, Malabsorption; Gedeihstörung; Erbrechen; Bauchschmerzen; intestinaler Proteinverlust, Anämie.

Differenzialdiagnosen Chron. Diarrhö (▶ 13.1.5), Erbrechen (▶ 13.1.4), Gedeihstörung (▶ 13.1.8).

Diagnostik
- **Karenz u. Exposition:** > 3 Wo. streng kuhmilchfrei, danach ggf. Reexposition. Bei Sgl. AS-Formula o. extensives Hydrolysat (▶ 5.2.2). Bei guter Durchführung aussagekräftiger als Labortest! Bei typischer Klinik u. guter Besserung auf Karenz Reexposition erst nach 1 J. durchführen.
- **Dünndarmbiopsie:** wegen fleckförmiger Verteilung z. T. auch normale Histologie.
- **H₂-Atemtest Laktose:** zum Ausschluss Laktoseintoleranz, die aber bei Zottenatrophie auch sek. entsteht.
- **IgG-AK:** ohne diagn. Beweiskraft, da auch bei anderen Darmerkr. u. Gesunden vorkommend.
- **IgE-AK u. Pricktests** sind neg., aber zur Abgrenzung zur Typ-I-Allergie sinnvoll.
- **tTG-AK, Gliadin-AK:** Zöliakie wichtigste DD. Glutenzufuhr unbedingt erfragen.

Therapie Diät ohne Kuhmilchprotein (Hydrolysat- o. AS-Nahrungen). Dauer der Diät 1–2 J., dann Reexposition, da Unverträglichkeit meist verschwindet. **Cave:** ausreichende Kalziumzufuhr sicherstellen!
- Sojamilch führt häufig (> 20 %) zu Sensibilisierung gegen Soja u. sollte wegen der Phytoöstrogene bei Sgl. vermieden werden.
- Medikamentöse Ther. (DNCG, Ketotifen) ohne Wirkung.

Zöliakie

Ätiologie Autoimmunprozess mit chron. Entzündung u. Zottenatrophie im Dünndarm, ausgelöst durch lebenslang bestehende Intoleranz gegen Gluten (Gliadin – Klebereiweiß in Getreide) mit polygenem Vererbungsmodus.

Risikogruppen IgA-Mangel, Typ-1-Diabetes, Thyreoiditis, M. Down, Ullrich-Turner-Sy.

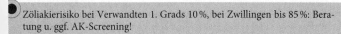

Zöliakierisiko bei Verwandten 1. Grads 10 %, bei Zwillingen bis 85 %: Beratung u. ggf. AK-Screening!

Klinik Diarrhö (nicht obligat, bes. nicht bei älteren Kindern; Obstipation möglich!), Gedeihstörung, Kleinwuchs, Gewichtsverlust, Erbrechen (v. a. bei Sgl.), Inappetenz, vorgewölbter Bauch, Bauchschmerzen, schlechte Laune, auffälliges Verhalten, Ödeme, Muskelhypotonie, Anämie (schlechtes Ansprechen auf Eisengabe); erhöhte Leberenzyme.

Die Zöliakie verläuft sehr häufig oligosymptomatisch. Suche nach Zöliakie bei Kleinwuchs, auch wenn keine GIT-Symptome bestehen!

Diagnostik

- IgA-AK gegen Gewebstransglutaminase (tTG-ELISA o. IFT gegen Endomysium – höchste Spezifität, aber falsch neg. bei IgA-Mangel o. < 2 J.); IgG- u. IgA-AK gegen Gliadin. Erhöhung aller drei AK korreliert in > 95 % mit der bioptischen Diagnose Zöliakie. Isolierte Erhöhungen der IgG-AK gegen Gliadin sind unspezifischer (Zeichen erhöhter Dünndarmpermeabilität, z. B. Enteritis, M. Crohn).
- Immer Gesamt-IgA bestimmen. Bei IgA-Mangel IgG-AK gegen tTG anfordern.
- Dünndarmbiopsie: Zottenatrophie, Infiltration der Lamina propria mit Lymphozyten, Klassifikation nach Marsh. Nur aussagekräftig, wenn vorher ausreichende Mengen Gluten zugeführt wurden! Verzicht auf Biopsie unter bestimmten Bedingungen (10-fache Erhöhung der tTG-AK, EMA-pos., HLA DQ2 o. DQ8 pos.: http://espghan.med.up.pt/position_papers/Guidelines_on_coeliac_disease.pdf)
- Zusätzlich zum Ausschluss sek. Probleme: BB (Anämie?); Eisen, Ferritin, Transferrin (Eisenmangel?); AP, Rö-Hand (Rachitis); Zink, Folsäure (sek. Mangel); Albumin (Hypoproteinämie); Gerinnung (Vit.-K-Mangel); BZ, fT$_3$, fT$_4$, TSH. Sono Abdomen.

13

Zottenatrophie und Antikörper
- Die Zottenatrophie ist nicht allein für die Zöliakie spezifisch! **DD der Zottenatrophie:** nahrungsproteininduzierte Enteropathie, Lambliasis, CF, Gastroenteritis, tropische Sprue, Protein-Kalorie-Mangelsy.
- Diagnosekriterien: 1. Klinik, 2. Dünndarmmukosaveränderungen, 3. AK-Erhöhung, 4. Ansprechen auf Diät.
- Dünndarm-PE weiterhin empfohlen (Ausnahme s. o.).
- Zöliakie obligat mit HLA-Typen DQ2 o. DQ8 assoziiert. Fehlen dieser HLA-Typen schließt eine Zöliakie weitgehend aus; Nachweis sichert **nicht** die Diagnose.
- Bei untypischen Befunden, Alter < 9 Mon. Kontrollbiopsie nach 2 J. u. Reexposition gegen Gluten mit 3. Biopsie nach 24 Mon. zum Beweis der Zöliakie u. zur Abgrenzung zur transitorischen Glutenintoleranz.

Therapie
- Ersatz von Weizen, Roggen, Gerste, Dinkel durch Mais, Reis, Hirse, Buchweizen. Da viele Fertigprodukte verstecktes Gluten enthalten, ist eine aktuelle Liste der glutenfreien Nahrungsmittel wichtig (über die Deutsche Zöliakie-Gesellschaft). Beratung!
- Kontrollen der AK zur Überprüfung der glutenfreien Diät nach 3 u. 12 Mon., dann 1 ×/J. Persistierende Erhöhung der AK über mehr als 12 Mon. spricht für Diätfehler. Kontrollen (Gewicht, Länge; Begleiterkr.).
- Symptome verschwinden innerhalb von Wochen u. Pat. sind im Langzeitverlauf nicht beeinträchtigt. Rezidiv. Schulung u. Motivation der Pat. wichtig.

Komplikationen Sek. Malabsorptionen (Vitamine, Spurenelemente; s. o.); Osteoporose, Thyreoiditis, Diab. mell., Lymphome des Dünndarms, Infertilität be Erw. ohne Diät.

Selbsthilfegruppe
DZG – Deutsche Zöliakie-Gesellschaft e. V., Tel. 07 11/4 59 98 10, www.dzg-online.de.

13.4.10 Irritables Kolon des Kleinkinds

Ätiologie Unbekannt; beschleunigte Darmpassage ohne Malabsorption o. Maldigestion. Betrifft Kinder von 8 Mon.–5 J. („Toddlers diarrhea").

Klinik

- Diarrhö; morgens festerer Stuhl, im Lauf des Tages zunehmend weicher; unverdaute Nahrungsreste, Schleimbeimengungen. Wechsel von Diarrhö u. Obstipation.
- AZ unbeeinträchtigt, eher hyperaktive Kinder. Keine Gedeihstörung, kein Gewichtsverlust (selten durch unnötige Diät!).
- Diarrhö in Stresssituationen auch bei Elternteil o. Geschwisterkind!

Diagnostik DD chron. Diarrhö (▶ 13.1.5), Laktose- u. Fruktosemalabsorption u. entzündl. Erkr. mittels fäkaler Inflammationsmarker ausschließen.

Therapie

- Eltern über Harmlosigkeit der Störung aufklären.
- Besserung der Stuhlkonsistenz durch Erhöhung der Fettzufuhr (!), normalen bis hohen Ballaststoffgehalt. Einschränkung der Flüssigkeitszufuhr auf normale Mengen. Nächtliche Trinkmenge u. Zahl der Mahlzeiten begrenzen. Fruchtsäfte u. kalte Getränke vermeiden. Medikamentöse Ther. ist unnötig!

13.5 Erkrankungen von Rektum, Anus

13.5.1 Chronische Obstipation und Stuhlinkontinenz

Physiologie Normale Stuhlfrequenz: Sgl. unter MM 10 ×/d bis 1 ×/14 d! Sgl. unter Formulanahrung 1–4 ×/d. Ab KK: 0,5–3 ×/d.

> Auch eine „normale" Stuhl**frequenz** schließt eine Stuhlretention nicht aus, wenn die ausgeschiedene Stuhl**menge** nicht der Stuhlproduktion entspricht!

Ätiologie u. Differenzialdiagnosen
Primär = „idiopathisch" = „chron. funktionelle Obstipation":

- Reaktion auf schmerzhafte Defäkation u. Manipulationen am Anus; falsches Sauberkeitstraining (häufig). Toilettenphobie.
- Akute perianale Läsionen: Analfissur, perianale Entzündungen (▶ 13.5.3).
- Bewegungsmangel; alimentäre Faktoren (Ballaststoffe, Flüssigkeit).

Sek. durch angeb. Erkr./Fehlbildungen: Leitsymptom: Beginn der Obstipation im Sgl.-Alter → M. Hirschsprung (▶ 13.5.2), Dysganglionosen u. neuronale intestinale Dysplasie, RM-Läsionen (Innervationsstörung), anorektale Fehlbildungen, z. B. dystoper Anus; Currarino-Syndrom.

Sek. durch erworbene Erkr.: Kuhmilchallergie bei KK (!), Zöliakie, CF, Medikamente, Hypothyreose (▶ 10.3.2), Laxanzienabusus, chron. Flüssigkeitsverlust, E'lyt-Imbalancen (renal, endokrin, medikamenteninduziert), Immobilisation, Bewegungsstörungen, Retardierung.

Klinik Schmerzen bei der Defäkation; Blutbeimengungen zum Stuhl (aufgelagert); paradoxe Diarrhö, Inkontinenz (Stuhlschmieren, Enkopresis): sek. Zersetzung des eingedickten Kots. Der entstehende weiche, übelriechende Stuhl läuft unkontrolliert nach außen. Bauchschmerzen, Übelkeit, Blähungen, Erbrechen; Inappetenz u. Abgeschlagenheit; Analprolaps; Gedeihstörung.

Diagnostik   Anamnese: Beginn der Erkr.; Ernährung; Stuhlanamnese, besser Stuhlprotokoll (Frequenz, Konsistenz, Blutbeimengungen, Kaliber); Stuhlkontinenz; Defäkations-, Bauchschmerzen; Harninkontinenz, HWI (häufige Komorbidität). Psychische Komorbiditäten.

Unters.:
- Meteorismus, tastbare Skybala.
- Perianale Veränderungen, Lage des Anus, Fissuren (Spreizen des Anus!), Analreflex.
- Rektal-digital: Sphinktertonus, Ampullenweite, Stuhlfüllung.
- ! Bei schmerzhafter Stuhlentleerung u. sichtbaren Fissuren initial rektal-digitale Unters. nicht erzwingen (Schmerzen → weiteres psychisches Trauma).
- Analabstrich auf Streptokokken (bei schmerzhaftem perianalem Erythem u. multiplen Fissuren liegt häufig eine lokale Streptokokkeninfektion vor → systemische Antibiose).
- Sono: Rektumweite (normal < 4 cm), Verdrängung der Blase, Harntransportstörung?
- **Weiter gehende Unters. zum Ausschluss organischer Ursachen:** bei Beginn der Obstipation im frühen Sgl.-Alter, Gedeihstörung, Erbrechen, Fieber, Entleerung von Luft u. Stuhl unter Druck bei rektal-digitaler Unters., bei rektal nicht tastbarer Ampulle sowie Erfolglosigkeit einer konsequenten konserv. Ther. nach 3–6 Mon.
- Rektumbiopsie (Saugbiopsie o. endoskopisch) zum Ausschluss eines M. Hirschsprung, einer neuronalen intestinalen Dysplasie. Histologie mit Acetylcholinesterasefärbung.
- Rektomanometrie mit EMG des Beckenbodens.
- MRT der WS bei V. a. Innervationsstörung (z. B. Tethered Cord).
- Kolonkontrasteinlauf mit Defäkogramm: strenge Ind.-Stellung (hohe Gonadendosis).

> Wichtig ist insbes. eine gute Beratung über die Pathogenese u. eine konsequente, längerfristige (meist Monate) ärztlich überwachte Ther.

Allg. Maßnahmen:
- Aufklärung, Information, Demystifizierung. Verhaltensther., Belohnungen.
- Initiale Desimpaktion: Klistiere 1–2 ×/d über 2 d (Sorbitol; z. B. Yal®). **Cave:** Bei starker Angst in Sedierung applizieren. Alternative: hoch dosiert Polyethylenglykol oral für 3 d (1,6–2 g/kg/d). Fäkolithen rektal-digital in Kurznarkose entfernen.
- Ballaststoffreiche Kost (Obst, Gemüse, Vollkornbrot). Milchzufuhr, Schokolade, Süßigkeiten begrenzen. Reichlich (kalorienfreie) Flüssigkeit, viel Bewegung, Sport. Regelmäßiger Toilettenbesuch mit ausreichend Zeit.
- 3-wöchiger Versuch mit kuhmilchfreier Diät (Sgl. u. KK).

Medikamentöse Langzeitther. – über Monate notwendig:

> Medikamente, die direkt auf die Darmmotilität wirken, sind obsolet. Notwendigkeit u. Unschädlichkeit der stuhlaufweichenden Dauerther. ausführlich mit Eltern besprechen!

- Macrogol (Movicol Junior®): (0,5)–0,8(–1,0) g/kg KG/d in 1–2 ED. Effektivstes durch Studien belegtes Medikament. Dosisanpassung nach Wirkung.

- Laktulose, osmotisch wirksam, Sgl. 5–15 ml, KK 20–30 ml, SK 30–90 ml in 1–3 Tagesdosen; Dosis nach Effekt variieren. Probleme: Meteorismus, Geschmack.
! Zu Beginn Darm entleeren u. mit hohen Dosen Stuhlweichmacher behandeln, um den Teufelskreis zwischen Obstipation u. schmerzhafter Defäkation zu unterbrechen. Danach über Mon. Dosis reduzieren. Entscheidend sind ausreichende Dosis u. Dauer der Ther., Anbindung der Familien u. Kontrollen des Ther.-Erfolgs (z. B. Stuhlprotokoll, Sono).
! Laktose (Milchzucker) ist als Stuhlregulans schlecht geeignet (kein Wirknachweis). Ebenfalls unbewiesen: Weizenkleie als Füllmittel; Probiotika.
- Ther. von Analveränderungen (▶ 13.5.3).

13.5.2 Morbus Hirschsprung (Megacolon congenitum)

Ätiologie Fehlen intramuraler Ganglienzellen auf unterschiedliche Länge proximal des Anus führt zu Engstellung des betroffenen Kolonsegments u. sek. Dilatation proximal davon befindlicher Kolonabschnitte („Megakolon").

Klinik Fehlender Mekoniumabgang in den ersten 48 Lebensstunden. Obstipation; Erbrechen; Diarrhö (!) selten; Gedeihstörung. Langer, enger Sphinkter; Ampulle nicht tastbar.

Differenzialdiagnosen ▶ 13.5.1.

Diagnostik (▶ 13.5.1):
- Rektumbiopsie mit Acetylcholinesterasefärbung.
- Rektomanometrie: zur Differenzierung ultrakurzes aganglionäres Segment u. funktionelle Obstipation (fehlende Sphinkterrelaxation bei Rektumdehnung).

Therapie Operative Resektion des engen Segments u. Durchzugs-OP. Bei NG passager Anus praeter.

Komplikationen Enterokolitis. Bis zur OP klin. Überwachung notw.!

13.5.3 Proktologische Erkrankungen

Analfissur
Definition Schleimhauteinrisse im Bereich des Anus, häufig verursacht u. unterhalten durch harten, großkalibrigen Stuhl. Bei chron. Analfissur bakt. Superinfektion.

Klinik u. Diagnostik
- Blutbeimengung zum Stuhl (aufgelagert) mit schmerzhafter Defäkation u. fester Stuhlkonsistenz beweist beinahe eine Fissur! Sek. Obstipation.
- Lokalbefund: beim Spreizen des Anus sichtbare Fissur, meist bei 6 o. 12 Uhr in Steinschnittlage. **Cave:** rektal-digitale Unters. extrem schmerzhaft!

Differenzialdiagnosen
- DD rektale Blutung (▶ 13.1.3), DD Obstipation (▶ 13.5.1).
- Bakt. perianales Ekzem durch Streptokokken (oft multiple Fissuren!).
- Perianales Ekzem bei Kuhmilchallergie.
- Rektumpolyp: Blutbeimengung, keine Schmerzen.
- Kolitis: Blutbeimengung, schmerzhafte Defäkation, weicher Stuhl.
- Analveränderungen bei M. Crohn (Analfisteln u. Abszesse). Fäkale Inflammationsmarker (Calprotectin, Laktoferrin) bestimmen!

Therapie

- Entscheidend ist die Ther. der ursächlichen bzw. begleitenden Obstipation (▶ 13.5.1). Für weichen Stuhl sorgen.
- Lokale Ther.: Sitzbäder mit Tannosynt® nach jedem Stuhlgang; Salbenbehandlung. Bei schmerzhafter Defäkation vorheriges Auftragen eines Lokalanästhetikums (z. B. Xylocain-Gel). Bei Streptokokken Cephalosporin oral.

Analabszess und Analfisteln

Ätiologie Ausbreitung einer Hautinfektion in tiefere Schichten; infizierte Morgagni-Zyste. Je nach Abflussverhältnissen Bildung eines Abszesses mit o. ohne Fistelgang in das Rektum o. nach außen.

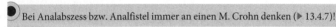

Bei Analabszess bzw. Analfistel immer an einen M. Crohn denken (▶ 13.4.7)!

Klinik Rötung, Schwellung, Schmerz. Bei Vorliegen einer Fistel Absonderung von Eiter.

Therapie Bei Abszessen chir. Drainage. Bei Fisteln ggf. chir. Ther., danach Lokalbehandlung durch Sitzbäder nach dem Stuhlgang.

13.6 Erkrankungen der Leber und Gallenwege

13.6.1 Akutes Leberversagen, Reye-Syndrom

Akutes Leberversagen

Definition Akute, massive Störung der Leberfunktion mit Hyperbilirubinämie u. Lebersynthesestörung innerhalb von 8 Wo. nach Beginn einer Lebererkr., meist mit Entwicklung einer hepatischen Enzephalopathie. Hohe Letalität ohne Behandlung.

Ätiologie ▶ Tab. 13.8.

Tab. 13.8 Ätiologie des akuten Leberversagens

Verlauf	Alter		
	0–6 Monate	6–36 Monate	> 36 Monate
Fulminant	Kongenitale Infektionen: ECHO-, Coxsackie-, Herpes-, Parvo-, Zytomegalie-, Adenovirus, Hepatitis B Neonatale Hämochromatose, Galaktosämie, M. Niemann-Pick, Atmungskettendefekte/Mitochondriopathien, Gallensäuresynthesedefekte Familiäres Hämophagozytose-Sy. Trauma	Hepatitis A, Hepatitis B, Hepatitis D, EBV-Hepatitis, Parvo B19 Autoimmunhepatitis Fettsäureoxidationsdefekte Intoxikationen: z. B. Paracetamol, Fliegenpilz, Valproat Trauma	Hepatitis A, Hepatitis B, Hepatitis D, EBV-Hepatitis Autoimmunhepatitis Reye-Sy. Intoxikationen: Paracetamol, Fliegenpilz, Valproat Trauma

Tab. 13.8 Ätiologie des akuten Leberversagens *(Forts.)*			
Verlauf	**Alter**		
	0–6 Monate	6–36 Monate	> 36 Monate
Verzögert	Tyrosinämie Zellweger-Sy. Wolman-Sy. Gallensäuresynthese- u. Transportdefekte	Fruktoseintoleranz Non-A-E-Hepatitis M. Alper	M. Wilson Non-A-E-Hepatitis

Sonstige Ursachen: Ischämie, Budd-Chiari-Sy., gramneg. Sepsis mit Schock, leukämische Leberinfiltration; Medikamente (Zytostatika, Narkotika u. a.)

⚡ Vorgehen bei akutem Leberversagen
- Kausale Ther. anstreben; behandelbare Ätiologie abklären! Sono u. ggf. frühzeitig Leber-PE, um Ursache u. Prognose abschätzen zu können.
- Labormonitoring:
  - Bei Aufnahme zur ätiologischen Klärung: Virusserologie (→ Ätiologie), Urin auf CMV. Kupfer, Coeruloplasmin, 24-h-Urin auf Kupfer, α_1-Antitrypsin-Phänotypisierung. IgG, ANA, SMA, LKM, ANCA. Drogen- u. Toxin-Screening i. S. bzw. i. U. AS u. organische Säuren i. U. u. i. S. Galaktose u. Galaktose-1-P-Uridyltransferase-Aktivität in Erys (bei Sgl.). Ggf. Spiegel Paracetamol o. Valproat. α-Fetoprotein.
  - Initial + im Verlauf mind. tgl.: GOT, GPT, γ-GT, AP, Bili ges. u. direkt, Gesamteiweiß, Albumin, CHE (lange HWZ!), NH_3; Quick, Faktoren II, V u. VII; PTT, AT III, Fibrinogen, Harnstoff, Krea, Lipase, Amylase, Laktat.
  - Initial u. ggf. mehrfach tgl: BB, BZ, Urinstatus, E'lyte, Ca^{2+}, Phosphor, BGA, CRP.
- **Allg. Monitoring:** Temperatur, Puls, Atmung, art. Druck, ZVD (kontinuierlich), SaO_2, Diurese (Blasenkatheter), Magensaft-pH, Enzephalopathie-Score (s. u.) 4-stdl., EEG tgl.

Komplikationen
Prävention u. Ther. von KO:
- **Hypoglykämie:** 8–12 mg/kg KG/Min. Glukose (hochprozentige Lsg.), um BZ > 90 mg/dl (5 mmol/l), am besten zwischen 150 u. 180 mg/dl (8,3–10 mmol/l) zu halten, Schwankungen vermeiden.
- **E'lyt-Störungen** u. **Blutvolumenveränderungen; relativer Hyperaldosteronismus, Flüssigkeitsretention:** Na^+-Zufuhr knapp mit 1–2 mval/kg KG/d; K^+ 3–6 mval/kg KG/d (!), Phosphat 1–2 mmol/kg KG/d, Mg^{2+}-Bedarf hoch. Flüssigkeit mit 60–80 ml/kg KG/d streng bilanzieren. Spironolacton 2 mg/kg KG/d als Diuretikum. Bei Volumenmangel o. Abfall des Serumeiweißes < 5 mg/dl Gabe von FFP. ZVD-Soll 3–5 mmHg. RR-Monitoring, ggf. Katecholamine.
- **Ernährung:** TPN mit 50–60 kcal/kg KG/d, vorwiegend durch höherprozentige Glukose. Proteinrestriktion auf 0,5–1 g/kg KG/d (nach NH_3), AS-Gemische mit hohem Anteil verzweigtkettiger AS wohl vorteilhaft. Lipide vermeiden; essenzielle Fettsäuren in Form von FFP zuführen.

- **Gastrointestinale Blutung** (bis zu 70 %!):
  - Prophylaxe: Magensonde (ggf. als Ablaufsonde), Nahrungspause, regelmäßige Kontrolle des Magensafts auf Hämatin u. pH. Magen-pH > 5,0 halten durch Ranitidin 5–10 mg/kg KG/d o. Omeprazol 1–2 mg/kg KG/d.
  - Manifeste Blutung: FFP- u. Volumengaben, um ZVD zu halten (Gefahr des Nierenversagens!). Magenspülungen mit Ringer-Lsg. Spez. Maßnahmen bei Ösophagusvarizen (▶ 13.6.4).
- **Gerinnung:** Vit. K 2,5–10 mg/kg KG/d parenteral; unter strenger Ind.-Stellung wegen Proteinbelastung bei manifester Blutung FFP (ca. 10–20 ml/kg KG); bei Volumenproblemen Faktorenkonzentrate (z. B. Faktor VII), AT III ausgleichen.
- **Aszites:** Bei Atmungsproblemen o. V. a. bakt. Peritonitis punktieren. Na^{2+}-Restriktion, ggf. Spironolacton 2–3 mg/kg KG/d in 2 ED.
- **Infektion:** frühzeitig Breitspektrumantibiose wegen hohen Sepsisrisikos. Candidaprophylaxe.
Hepatische Enzephalopathie: alle 4–6 h Monitoring nach Schema (▶ Tab. 13.9).

Tab. 13.9 Monitoring bei hepatischer Enzephalopathie

Grad	Verhalten
0	Normal
I	Gestörte räumliche Orientierung, veränderter Schlaf-wach-Rhythmus
II	Schläfrig, aber erweckbar; verwaschene Sprache, Verwirrung, Tremor
III	Stupor, erweckbar durch Schmerzreize
IV	Koma

- **Maßnahmen ab Grad I–II:** Proteinrestriktion (0,5–1 g/kg KG/d). Laktulose 1 ml/kg KG 4–6 ×/d, Stuhl soll sauer u. wässrig sein. Colistin 50.000E/kg KG/d, Paromomycin 50 mg/kg KG/d in 4 Dosen o. Rifampicin. Keine Sedativa, keine Barbiturate! Vermeiden von respir. Alkalose, Hypokaliämie, Hypoglykämie, Infektion, Blutungen im GIT, Hypoxie.
- **Ab Grad III:** Intubation + Evaluation für Leber-TX.
- **Hirnödem** (häufige Todesursache!): Hirndruckmessung. Ventilation sicherstellen → Intubation. Lagerung des Kopfs; Osmother. mit Mannit u. Furosemid (▶ 12.8). RR stabilisieren, ggf. Hypothermie 33–34 °C; Indometacin; N-Acetylcystein bei Jgl.
- **Hepatorenales Sy.** (Nierenversagen): Vermeiden von RR-Abfällen u. Veränderungen des Blutvolumens; ZVD (kontinuierlich gemessen) 3–5 mmHg. Dopamin ohne Effekt. Bei Oligurie Versuch mit Mannit u. gleichzeitiger Gabe von Furosemid, dabei Abfall des ZVD rasch ausgleichen. Frühzeitige Dialyse!
- **Sepsis:** hohes Risiko; bei CRP-Anstieg Antibiose (Dritt-Generation-Cephalosporin).

⚡ **Warnzeichen beim akuten Leberversagen – baldige Verlegung in TX-Zentrum bei**
- Hyperventilation u. Alkalose,
- Entwicklung von Aszites, Verkleinerung der Leber bei persistierend hohem Bili,
- Änderung des Wachheitsgrads/Enzephalopathie; Koma Grad II–III,

- Hypoglykämie, hoher Glukosebedarf, Abfall der Transaminasen, Leuko-zytose,
- niedrigen Spiegeln von Harnstoff, Albumin, Cholesterin, hohes Bili (> 20 mg/dl).
- Vit.-K-resistenter Quick-Erniedrigung < 20 %, Faktor V o. VII < 20 %.

Reye-Syndrom

Definition   Seltene akute Enzephalo- u. Hepatopathie unklarer Ätiologie. Auslö-sung durch ASS? Reye-ähnliche Erkr. bei Stoffwechselstörungen (z. B. MCAD)!

Klinik   Unstillbares Erbrechen; Lethargie, Agitiertheit, Halluzinationen; Eintrü-bung, Koma; Hirndruckzeichen. Hepatomegalie; Symptomatik wie akutes Leber-versagen, aber Bili meist normal.

Differenzialdiagnosen: Koma u. abnorme Leberenzyme   Hypoxischer Zerebral- u. Leberschaden. Bakt. Sepsis mit Schock; Salmonellosen, Shigellosen; Meningitis. Ful-minante Hepatitis. Malaria tropica. Stoffwechselerkr. (▶ 11.1.2, ▶ 11.3): Harnstoffzy-klusdefekte, Organoazidurien, Fettsäureoxidationsdefekte, Carnitinmangel, Frukto-seintoleranz, Störungen der oxidativen Phosphorylierung. Medikamente u. Toxine: Aflatoxin (Pilzvergiftung), Insektizide, Isopropylalkohol, Salizylate, Valproat.

Diagnostik   Transaminasen (auf das 3–100-Fache des Normalwerts erhöht), Am-moniak > 90 μmol/dl, BZ (bei ↓↓ V a Stoffwechseldefekt), Bili (↑), Gerinnung (we-nig verändert im Gegensatz zu fulminantem Leberversagen), BGA (resp. kompen-sierte metab. Azidose). CT: Hirnödem. Augenfundus: evtl. Stauungspapille. Leber-PE: akute Leberverfettung. Liquor: normal! **Cave:** Hirnödem u. Einklemmung! Blut für Virusserologie, Blutgruppe, freie Fettsäuren, Acylcarnitin; organische Säuren i. U.

Therapie   Behandlungsbedürftige Stoffwechselstörungen ausschließen. Sonstige Maßnahmen wie bei Leberversagen.

13.6.2 Gallengangsatresie und konjugierter Ikterus

Extrahepatische Gallengangsatresie

Definition   Obliteration der größeren u. kleineren Gallenwege mit fetalem o. pe-rinatalem Beginn, wahrscheinlich entzündl. Genese.

Klinik   Vorwiegend konjugierter, prolongierter Ikterus mit Beginn zwischen 1. u. 5. Lebenswoche; acholische Stühle; dunkelgelber bis brauner Urin; Hepatomegalie, später Splenomegalie. **Seltener:** spontane Blutungen, Zeichen der chron. Hepato-pathie (▶ 13.6.4).

Differenzialdiagnosen   DD der prolongierten, konjugierten Hyperbilirubinämie bei Sgl.:

- Infektionen: **TORCHLL** (= **T**oxoplasmose, **R**öteln, **C**MV, **H**erpes, **L**ues, **L**is-teriose), Hepatitiden A, B, C, E; HHV 6; bakt. Sepsis.
- Metab. Erkr.: Galaktosämie, Glykogenose Typ 4, Tyrosinämie Typ 1, α_1-Antitrypsin-Mangel (▶ 13.6.3), CF, Hypothyreose, Fruktoseintoleranz, neo-natale Hämochromatose, Panhypopituitarismus. M. Niemann-Pick; LCAD-Mangel, Mitochondriopathien; Zellweger-Sy., Wolman-Sy., M. Gaucher. Gallenwege: intrahepatische Gallengangshypoplasie: teilweise mit auffälliger Fazies, Fehlbildungen des Herzens, der Wirbel, des Auges (arteriohepatische Dysplasie = Alagille-Sy.). Cholelithiasis; Sy. der eingedickten Galle; Stenosen

der Gallenwege; neonatale sklerosierende Cholangitis; cholangiodysplastische Sy. (Zysten, Caroli-Sy.).

- Verschiedene: Hypoxämie, Schock; Chromosomenanomalien; mütterlicher Lupus erythematodes disseminatus; TPN; intestinale Obstruktion; Gallensäuretransporterdefekte (PFIC, z. B. Typ 1 = M. Byler); Gallensäuresynthesedefekte. Infiltration der Leber (z. B. Leukose, Hämophagozytosesy.).

Diagnostik
- Diagn. Vorgehen bei Ikterus (▶ 4.1.1).
- Vorgehen bei direkter Hyperbilirubinämie: Stuhlfarbe; Bili ges. + direkt, GOT, GPT, γ-GT, AP, CHE, Gallensäuren, Quick, LPX (Lipoprotein X), PTT, Faktoren II u. V, Albumin, NH_3.
- Serologie: Toxoplasmose, Röteln, CMV, HSV, HHV 6, Hepatiden A, B u. C, HIV, Parvovirus B19, ECHO-Viren, Coxsackieviren A u. B, Adenoviren. Metabolik: $α_1$-Antitrypsin-Phänotypisierung; Schweißtest, ggf. DNA-Diagn.; Laktat, Pyruvat, VLCFA, Cholesterin, Triglyzeride, Eisen, Ferritin, Transferrin; Urin: AS, organische Säuren, reduzierende Substanzen, Carnitinstatus, VLCFA, Succinylaceton.
- Sono (triangular cord sign? Choledochuszysten? Gallenblase + postprandiale Entleerung? **Aber:** Nachweis einer Gallenblase schließt eine Gallengangsatresie nicht aus).
- Nach Ausschluss infektiöser u. metab. Erkr., um OP-Ind. bei extrahepatischer Gallengangsatresie zu sichern: Leber-Galle-Sequenzszintigrafie; perkutane Leberbiopsie; ERCP (Zentrum).

Therapie Laparotomie u. Hepatoportoenterostomie nach Kasai. Substitution fettlöslicher Vit.; ggf. Phenobarbital 3–5 mg/kg KG/d u. Ursodeoxycholsäure 20 mg/kg KG/d.

! Die OP muss vor der 6. Lebenswoche erfolgen! Zügige Diagn. u. frühzeitige Vorstellung im Zentrum bzw. beim Kinderchirurgen notw.!

! γ-GT > 450 U/l u. LPX > 5 g/l sind verdächtig auf extrahepatische Atresie.

13.6.3 Chronische Lebererkrankungen

Chronische Hepatitis
HBs-Ag-neg. chron. Hepatitis:
- Infektiöse Ursachen: Hepatiden C, E, Non-A-non-B-Virus, EBV, CMV, Schistosomiasis.
- Autoimmune chron. Hepatitis mit hohem IgG u. Serumauto-AK (ANA, LKM, SMA): frühzeitige immunsuppressive Ther. (Steroide, Azathioprin) wichtig!
- Die Einschätzung von entzündl. Aktivität u. Prognose (Fibrose/Zirrhose) ist nur histologisch möglich. Normale Transaminasen schließen eine persistierende Entzündung nicht aus!

Metabolisch bedingte chronische Hepatopathie
- **M. Wilson:** Aut.-rez., gestörter Kupfermetabolismus mit Hepatopathie unterschiedlicher Präsentation, bei älteren Pat. auch ZNS-Symptome u. Kornealring. Kann ab 3. Lj. mit klin. Bild jeder anderen Lebererkr. beginnen! Frühzeitige Diagn. (Coeruloplasmin ↓; 24-h-Urin auf Kupfer! – Ggf. unter D-Penicillamin; Kupfer in Leberbiopsit; DNA-Analyse) ermöglicht Ther. mit Chelatbildnern (D-Penicillamin) o. Zink. Einzelne Tests können neg. sein, ohne die Diagnose auszuschließen → pädiatrischen Hepatologen zuziehen!

- α_1-**Antitrypsin-Mangel:** aut.-rez.; homozygoter Mangel (Phänotyp ZZ; SS; Null Null) kann ab NG zu chron. cholestatischer Hepatopathie führen; leichte Hepatopathie auch bei Heterozygoten (MZ; SZ). Diagn.: α_1-Antitrypsin-Phäno- o. Genotypisierung → Spiegel kann falsch normal sein. Ther.: fettlösliche Vit., Ursodeoxycholsäure 20–25 mg/kg KG/d. **Cave:** keine Zigarettenrauchexposition für Eltern u. Kind wegen Emphysemrisiko!
- **Fettleberhepatitis (nichtalkoholische Steatohepatitis – NASH):** meist KO der Adipositas, bes. bei metab. Sy. (▶ 5.7). Transaminasenerhöhung, Hepatomegalie. Sono: erhöhte Echogenität, vermehrte intrahepatische Schallabschwächung. Ggf. Leber-PE, um DD auszuschließen (M. Wilson) u. Notwendigkeit einer konsequenten Ther. zu beweisen: Gewichtsreduktion, Sport.
- **Andere Ursachen:** CF (▶ 14.6), hereditäre Fruktoseintoleranz (▶ 11.6.2), Tyrosinämie (▶ 11.5.3), Glykogenosen (▶ 11.6.2), Sphingolipidosen, Mukopolysaccharidosen, Mukolipidosen, Zystinose, lysosomale Speichererkr. (▶ 12.11.1), Hämochromatose. Diab. mell.

Cholestatische chronische Hepatopathien

Ätiologie
- Sklerosierende Cholangitis: häufig bei Colitis ulcerosa (▶ 13.4.7). Mischformen mit autoimmuner Hepatitis möglich. Neonatale Form beschrieben.
- Intrahepatische Gallengangshypoplasie, Alagille-Sy. Progressive intrahepatische Cholestase (M. Byler); α_1-Antitrypsin-Mangel, M. Wilson.

Diagnostik u. Therapie   Bei jeder > 6 Wo. anhaltenden o. mit klin. Problemen assoziierter Hepatopathie:
- Ausschluss behandelbarer Ursachen: chron. Hepatitis B, autoimmune Hepatitis, M. Wilson, sklerosierende Cholangitis, Choledochuszysten u. konstriktive Perikarditis.
- Adäquate Isolations- u. Prophylaxemaßnahmen bei infektiösen Ursachen: bei HBsAg-pos. chron. Hepatitis B aktive Immunisierung der Familie u. evtl. Sexualpartner! (▶ 6.5.8).
- Auch bei unbehandelbarer Ursache regelmäßige Kontrolle Lebersyntheseparameter, Gerinnung u. Suche nach portaler Hypertension. **Wichtig:** hoch dosierte Vit.-Substitution A, D, E, K u. Ernährungsrehabilitation (sek. Leberzirrhose, ▶ 13.6.4).
- Bei cholestatischen chron. Hepatopathien ist ein Ther.-Versuch mit Ursodeoxycholsäure 20–30 mg/kg KG/d in 2–3 ED sinnvoll.

13.6.4 Leberzirrhose und portale Hypertension

Leberzirrhose
Definition   Endzustand vieler Formen der Leberschädigung mit irreversibler Veränderung der Leberarchitektur u. Fibrose → Leberinsuff., portale Hypertension.

Ätiologie   Ca. 60 verschiedene Lebererkr. können zur Zirrhose führen, z. B.:
- Stoffwechselerkr., z. B. M. Wilson, α_1-Antitrypsin-Mangel, Mukoviszidose, Hämochromatosen,
- Infektionen (akut o. chron.), u. a. Hepatiden B, C, non-A-non-B; aszendierende bakt. Cholangitis,
- biliäre Zirrhose (Gallengangsatresie; intrahepatische Gallengangshypoplasie; Choledochuszysten; primär sklerosierende Cholangitis),
- postnekrotische Zirrhose durch Toxine, Medikamente, Bestrahlung, chron. aktive autoimmune Hepatitis, chron. venöse Stauung.

Klinik
- **Kompensierte Zirrhose:** Oft oligosymptomatisch!! Zeichen der Grunderkr., z. B. Ikterus, neurol. Auffälligkeiten. Malnutrition, Gedeihstörung, Fettmalabsorption; Spider-Nävi (signifikant, wenn Zahl > 10); Palmarerythem; Trommelschlägelfinger; Hypoxämie durch pulmonale AV-Shunts; Splenomegalie, meist mit kleiner Leber; Kollateralgefäße im Nabelbereich.
- **Zeichen der Dekompensation:** Enzephalopathie; rasches Auftreten eines Ikterus bei bis dato anikterischem Verlauf; Foetor hepaticus; Spontanblutungen (Haut u. GIT); periphere Ödeme, Aszites; Anämie; rezidiv. GIT-Blutungen.

Diagnostik Leberbiopsie (▶ 13.2.3); Abdomen-Sono u. Doppler der Portalvene (Aszites, Leberbinnenstruktur, Splenomegalie); Gastroskopie (Ösophagusvarizen?); Labor (Elektrophorese, Gerinnung, CHE, Transaminasen, C3-Komplement, AP, γ-GT, Bili, BB, Cholesterin, Ammoniak).

Therapie Prävention weiterer Leberschädigung, sofern Ätiologie bekannt. Prävention o. Kontrolle der KO.
- Ernährung: Kaloriensupplementation. Eiweißrestriktion bei Enzephalopathie. Cholesterinreduktion bei Hypercholesterinämie.
- Vitaminsupplementation: v. a. bei gleichzeitiger Cholestase, Vit. A, D, E, K in hohen oralen Dosen (Vit. A: 10.000–15.000 E/d; Vit. D: 5.000–8.000 E o. 3–5 µg/kg KG/d 25-OH-Cholecalciferol; Vit. E: 50–400 E/d; Vit. K: 1–2,5 mg/d Phytomenadion). Kontrollen der Spiegel bzw. der biologischen Wirkungen notw.! Alternativ parenterale Applikation.
- Aszites u. Ödeme: Na²⁺-Einfuhr beschränken (5 mval/d bei 1–4 J.; bis 20 mval/d bei 5–11 J.; bis 30 mval/d bei 12–14 J.). Diuretika: Spironolacton, evtl. in höherer Dosis, ggf. Furosemid. Komb. von Albumininfusionen u. Furosemid.
- Enzephalopathie: Proteinrestriktion (etwa 1 g/kg KG/d); Ammoniakanfall durch Darmflora reduzieren: Laktulose 3 × 2,5–10 ml, Neomycin; MCT reduzieren; Korrektur einer Hypokaliämie; Sedativa vermeiden; Vermeiden GIT-Blutung.
- Anämie: je nach Ursache Fe, Vit. E; Kortikoide bei Coombs-pos. Anämien.
- Spontane bakt. Peritonitis: ▶ 13.4.3.
- Portale Hypertension s. u.

Leber-TX bei Dekompensation; frühzeitig in Transplantationszentrum vorstellen!

Portale Hypertension
Definition Anstieg des Drucks im Portalvenensystem > 10–12 mmHg (normal: 7 mmHg).

Ätiologie
- Extrahepatisch (Leberzellfunktion oft normal): Obstruktion der Portal- o. Milzvene (z. B. nach Portalvenenthrombose, Omphalitis, Nabelvenenkatheter); erhöhter Blutfluss (AV-Fisteln).
- Intrahepatisch (oft gestörte Lebersynthesefunktion): Leberzirrhose, Leberfibrose.
- Posthepatisch: Lebervenenverschluss (Budd-Chiari-Sy.), Polyzythämie, Leukosen, Infektion, Trauma; konstriktive Perikarditis.

⚡ Maßnahmen bei Ösophagusvarizenblutung
(Obere GIT-Blutung ▶ 13.1.3).
- Kreislaufstabilisierung, Gerinnungsnormalisierung (Erys, FFP, ggf. Thrombos); ZVK.

- Octreotid 1–3 µg/kg KG als Bolus, dann 1–3 µg/kg KG/h Dauerinfusion.
- Omeprazol 1–2 mg/kg KG/d.
- Ösophagoskopie mit Gummibandligatur o. Varizensklerosierung.
- Laktulose 3 × 20–50 ml (ggf. Neomycin 50 mg/kg KG/d) → Prävention der Enzephalopathie. Antibiose wegen hoher Infektionsgefahr (z. B. Unacid®).
- Prophylaxe: Propranolol 0,5–1 mg/kg KG/Dosis bis 4 ×/d, kann bis 2–5 mg/kg KG/d gesteigert werden. Ziel: HF-Abfall um 25 %.

Selbsthilfegruppen
Verein leberkrankes Kind: www.leberkrankes-kind.de.
Deutsche Leberhilfe: www.leberhilfe.org.

13.7 Erkrankungen des Pankreas

13.7.1 Akute Pankreatitis

Ätiologie Autodigestion des Pankreas durch vorzeitige Aktivierung von Pankreasenzymen, ausgelöst durch Infektionen (z. B. Mumps), Systemerkr. (z. B. Schock, Kollagenosen), metab./tox. (z. B. Hyperlipoproteinämie, Hyperkalzämie, Valproat, Azathioprin, Alkohol), Abflussbehinderung (z. B. Pancreas divisum, Cholelithiasis, Choledochuszysten), Trauma (z. B. Fahrradlenker), hereditär.

Klinik Bauchschmerzen z. T. mit Ausstrahlung in den Rücken, Erbrechen, Übelkeit; Dyspnoe (selten); Koma (selten).
Befund: Druckschmerz (ohne P. m.), Abwehrspannung (initial mäßig; „Gummibauch"), vorgewölbtes Abdomen, verminderte o. fehlende Peristaltik; art. Hypotension o. Schock, Tachykardie (oft durch Abdominalbefund nicht ausreichend erklärbar!); Fieber; Pleuraergüsse u. Aszites; Oligurie/Anurie; Atemnot; bläuliche Verfärbung periumbilikal o. an den Flanken.

⚡ Vorgehen bei akuter Pankreatitis
Bei klin. u. laborchemischer Diagnose Pankreatitis kann der Verlauf nicht sicher vorhergesagt werden. Zunächst sind deswegen bei Zeichen einer schweren Pankreatitis Intensivmaßnahmen indiziert. Die Höhe der Lipase allein hat keine prognostische Bedeutung.
Schwere Pankreatitis: pO$_2$ < 60 mmHg, Harnstoff/Krea ↑↑, Ca^{2+} < 1,85 mmol/l, Leuko > 20.000/µl, Hkt-Abfall > 10 %, BE < −4 mval/l. CRP > 150 mg/l in den ersten 3 d, Glukose > 125 mg/dl (7 mmol/l) sprechen für nekrotisierenden Verlauf.
Maßnahmen:
- Intensivstation, Bettruhe. Nahrungskarenz; (offene) Magensonde. ZVK.
- **Monitoring:** Atmung, RR, SaO$_2$, ZVD, Urinmenge, Bilanz.
- **Labor:** bei Aufnahme u. ≥ 1 ×/d: Lipase, Amylase, BB, CRP, BZ, BGA, Krea, Harnstoff, E'lyte, Ca^{2+}, Gesamteiweiß, Albumin, Gerinnung, D-Dimere, Bili, Cholesterin, Triglyzeride.

- Medikament als Auslöser? → Absetzen!
- Reichliche Flüssigkeitsgabe (nach ZVD, Puls, RR), da Hypovolämie Hauptursache für weitere KO: kristalline Infusionen, FFP, Humanalbumin. Falls RR trotzdem niedrig: Dopamin, Noradrenalin. Low-Dose-Heparin. Ca^{2+}, Mg^{2+}, BZ, pH normalisieren!
- **Sono:** Mindestens tgl.! Aszites? Pankreasödem, Nekrose, Zysten? Gallenwege u./o. Ductus pancreaticus erweitert? Konkremente?
- **MRT o. CT mit Kontrastmittel:** Unterscheidung zwischen ödematöser u. hämorrhagisch-nekrotisierender Pankreatitis (hohe Letalität). Frage: Ind. für OP (Abszess?).
- **ERCP:** falls Anhalt für Cholelithiasis (γ-GT ↑, Sono: Erweiterung der Gallenwege). Papillotomie u. Steinextraktion bei Kindern nicht evaluiert.
- **Rö-Abdomenübersicht** (Ileus? Verkalkungen?). **Rö-Thorax:** Atelektasen, Erguss? Pulmonale KO häufig; frühzeitige O_2-Gabe. Beatmung bei $pO_2 < 60$ mmHg!
- **Antibiotika:** bei Fieber, CRP ↑↑, Leukos ↑↑, Thrombos ↓, Abszessbildung (Imipenem o. Cephalosporin 3. Generation + Metronidazol). **Cave:** Mykotische Infektion!
- **Schmerzbekämpfung:** Metamizol-Perfusor; Opioide i. v., ggf. Periduralanästhesie.
  - **OP-Ind.:** Mit Chirurgen prüfen. OP-Ind.: Versagen des konservativen Vorgehens über > 3 d, schwere Peritonitis, infizierte Pankreasnekrose, massive Blutungen, progredientes Multiorganversagen. Maßnahmen: Dekompression einer Obstruktion des Ductus pancreaticus; zur Ther. von KO wie Abszess o. Zyste. Alternativ: CT-gesteuerte perkutane oder endoskopisch transgastrale Drainage.
  - **Nachbehandlung:** Nach neueren Daten frühzeitige enterale Ernährungsther. ab 3. Krankheitstag, Elementardiät kontinuierlich per Sonde. Kostaufbau mit fettarmer, eiweißreduzierter Nahrung unter regelmäßigen Kontrollen der Laborwerte.
  - Bei rezidiv. Pankreatitis o. familiärem Auftreten DNA-Analyse Trypsinogen, SPINK1 u. CFTR (hereditäre Pankreatitis).

Komplikationen
- **Lebensbedrohlich:** Schock, DIC, ARDS, akutes Nierenversagen, akutes Leberversagen; ausgedehnte Nekrosen von Pankreas u. Retroperitoneum, Hypokalzämie, Hyperglykämie, Sepsis.
- **KO auch bei milderen Verlaufsformen:** Pankreaspseudozyste, evtl. mit Verdrängung von Nachbarorganen.

13.7.2 Pankreasinsuffizienz

Ätiologie
- Zystische Fibrose (▶ 14.6): bei Weitem häufigste Ursache!
- Shwachman-Sy.: zweithäufigste Ursache einer Pankreasinsuff. im Kindesalter aut.-rez. Pankreasinsuff., Kleinwuchs, zyklische Neutropenie, Knochenveränderungen wie Thoraxdystrophie u. metaphysäre Dysostosen.
- Sonstige, seltene Ursachen: Johanson-Blizzard-Sy. Kongenitale Pankreashypoplasie, isolierte Enzymdefekte, chron. Pankreatitis; nach Resektion.

Klinik
- Diarrhö mit gräulichen, fettigen, nichtwässrigen, extrem übel riechenden Stühlen,
- Gedeihstörung trotz großer Nahrungsmenge u. meist guten Appetits,
- Ödeme, Hypoproteinämie,
- Anämie (Eisen-, Vit.-E-Mangel), Rachitis (Vit. D ↓), Blutungen (Vit. K ↓).

Differenzialdiagnosen Andere Ursachen von Diarrhö (▶ 13.1.5), Gedeihstörung (▶ 13.1.8).

Diagnostik
- Schweißtest (Pilocarpin-Iontophorese). Wegen der Seltenheit anderer Ursachen der Pankreasinsuff. wichtigstes Diagnostikum! (▶ 14.6). DNA-Analyse CFTR.
- Pankreaselastase im Stuhl (3 verschiedene Spot-Proben): Normalwerte schließen schwergradige Pankreasinsuff. aus! Pathol. Werte durch Schweißtest o. Nachweis anderer Ätiologie bestätigen (DD: Verdünnungseffekt bei Malabsorptionssy.).
- 72-h-Stuhl auf quantitatives Fett (erhöht), Fettresorptionskoeffizient < 93 %.
- Pankreas-Sono, ggf. MRT.

Therapie Enzymsubstitution: Gabe mikroverkapselter Pankreasenzympräparate zu allen Mahlzeiten u. Zwischenmahlzeiten. Beginn mit ca. 5.000 E Lipase/kg KG/d; Titrieren der Dosis unter Beachtung von Fettgehalt der Mahlzeit, Stuhlkonsistenz u. Überdosierungserscheinungen (Bauchschmerzen). Richtdosis Lipase 10.000 E/kg KG/d bzw. 2.000–4.000 E/g Fett.

❗ Besonderheiten bei der Enzymsubstitution
- Dosis weitgehend vom Fettgehalt der Einzelmahlzeit abhängig, variiert stark.
- Auch unter optimaler Enzymsubstitution wird eine normale Stuhlkonsistenz oft nicht erreicht, weil auch die Bikarbonatsekretion des Pankreas für das Erreichen des pH-Optimums der Enzyme ausgefallen ist. Magensäureblockung trotzdem nur in Ausnahmefällen notw. (Omeprazol). Alternativ Rhizo-Lipase mit saurem pH-Optimum.

Ernährungsther.:
- Gesteigerte Fettmenge (!), reich an ungesättigten Fettsäuren. Ernährungsberatung!
- Ggf. Supplementation von MCT-Fetten 2 g/kg KG/d: Absorption z. T. pankreaslipaseunabhängig, kann aber zu einem Mangel an essenziellen Fettsäuren führen.
- Kalorienanreicherung mit Maltodextrin (4 g/kg KG/d, amylaseunabhängige Spaltung).
- Bei Untergewicht Formulanahrung als Supplementation o. alleinige (Sonden-)Nahrung (▶ 5.3).

❗ Besonderheiten der Vitaminsubstitution
- Vit.-Substitution, speziell der fettlöslichen Vit. A, D, E, K auch bei guter Enzymsubstitution notw.: Vit. A 5.000–10.000 E/d, Vitamin E < 6 Mon. 25 IE/d; > 6 Mon. 50 IE/d; 1–4 J. 100 IE/d; 4–10 J. 100–200 IE/d; > 10 J. 200–400 IE/d; 1 mg entspr. 1 IE; Vit. D 400–1.000 E/d. Spiegelkontrollen der Vit. sinnvoll!
- In allen Multivitaminpräparaten reicht für diese Ind. der Vit.-E-Gehalt nicht aus, deswegen Einzelsubstitution aller fettlöslichen Vit.!

14 Atemwege und Lunge

Stephan Illing

14.1 Leitsymptome und Differenzialdiagnosen

14.1.1 Atemnot (Dyspnoe)

> Dyspnoe zeigt sich je nach Altersstufe unterschiedlich, bei NG u. Sgl. v.a. thorakale, ansonsten juguläre u. epigastrische Einziehungen, Nasenflügelatmen, bei älteren Kindern Benutzung der Atemhilfsmuskulatur, Tachy-, Orthopnoe.

Differenzialdiagnosen
Akute Atemnot:
- Pneumonie (meist Fieber, überwiegend asymmetrischer Auskultationsbefund), Asthma u. obstruktive Bronchitis (Giemen, über allen Lungenabschnitten), Fremdkörper (▶ 14.5), Atelektasen, Pneumothorax (einseitig fehlendes Atemgeräusch), Mediastinalemphysem, Pleuraerguss, Perikarditis, Herzversagen.
- ! Nicht verwechseln mit Hyperventilation.
- Bei NG (▶ 4.1): ANS, Sepsis, Pneumonie, Fruchtwasser- o. Mekoniumaspiration, bronchopulmonale Fehlbildungen, Zwerchfellhernie, Choanalatresie, Robin-Sequenz, persistierende fetale Zirkulation.
- ! Nachwirkung der mütterlichen Narkose o. Schmerzbekämpfung bei der Geburt mit Opiaten ruft keine eigentliche Atemnot, sondern eher Ateminsuff. hervor.

Chron. o. rezidiv. Atemnot:
- **Pulmonale Ursachen:** meist Asthma. Seltener Fehlbildungen mit mechanischer Verdrängung des Parenchyms o. Bronchus- bzw. Tracheaobstruktion, CF, interstitielle Lungenerkr., Tracheomalazie.
- Kardiale Ursachen: Vitien (mit HI), pulmonale Hypertonie.
- Thorakale Ursachen (selten):
  - Mediastinal: LK, Tu, Pneumomediastinum.
  - Äußere Deformierungen: schwere Skoliose, Osteogenesis imperfecta, selten Trichterbrust.
- **Abdominelle Ursachen** (selten): Aszites, Tu mit Verdrängung des Zwerchfells, Zwerchfellhernie (meist bei Geburt manifest, gelegentlich aber kleine Hernien mit allmählicher späterer Manifestation).
- Sonstige Ursachen:
  - Adenoide o. chron. hypertrophierte Tonsillen (meist nächtliche Atemnot).
  - Allergische Rhinitis (anamnestischer Bezug).
  - Anämie (bei chron. Anämie bei Hb < 4–5 g%, dann mit Tachypnoe u. Tachykardie sowie Dyspnoe).
  - Struma: bei Kindern nur sehr selten Auslöser von Atemsymptomen.
  - Neurol.: Zwerchfellparese, neuromuskuläre Erkr. mit Beteiligung der Atemmuskulatur.
  - Extreme Adipositas.

14.1.2 Stridor

Definition Pfeifendes Atemgeräusch durch Einengung der oberen Atemweg inspiratorisch und/oder exspir., auf Distanz hörbar.

Akut:
- Pseudokrupp o. Epiglottitis, Unterscheidung (▶ 14.3.2),
- Laryngitis, Tracheitis (oft mit Heiserkeit),
- Fremdkörper (Anamnese? Fehlende Infektzeichen, < 3 J.),
- Tonsillitis, bes. durch EBV,
- selten Trauma, Tetanie, Diphtherie, angioneurotisches Ödem.

Chron. o. rezidiv.:
- Seit Geburt bzw. frühem Sgl.-Alter:
    - Laryngealer o. trachealer Stridor: meist gutartig.
    - Mikrognathie, Robin-Sequenz, andere Fehlbildungen im Zungenbereich.
    - Doppelter Aortenbogen bzw. andere Gefäßfehlbildungen.
- Bei Kindern:
    - Tracheomalazie (erw. z. B. durch Trauma, Beatmung etc.).
    - Fremdkörper (auch im Ösophagus durch indirekten Druck!).
    - Stimmbandlähmung, Struma (▶ 10.3.1), Larynxpapillomatose (sehr selten).
    - Hämangiome, Neurofibrome u. andere obstruierende Strukturen.

! Artefakt: Bes. ältere Kinder können einen Stridor bei Bedarf produzieren!

14.1.3 Husten

Differenzialdiagnosen
- **Akuter Husten:** alle Infekte der oberen Atemwege, Pneumonien, obstruktive Lungenerkr., Keuchhusten, Aspiration.
- **Anfallsweiser Husten:** bei Husten jeglicher Genese, typ. bei Pertussis mit stakkatoartigen Hustenstößen (▶ 6.4.15), evtl. Zyanose u. tiefem Atemzug am Ende, teils Erbrechen. Pertussisanfall auslösbar z. B. durch Racheninspektion mit Spatel.
- **Chron. bzw. rezidiv. Husten:** rezidiv. Infekte bei hyperreagiblem Bronchialsystem, Asthma bronchiale (Auskultationsbefund, Überblähung), Adenoide mit gehäuften Infektionen (Mundatmung, typ. Gesichtsausdruck), CF o. Bronchiektasen anderer Genese, TB, interstitielle Lungenerkr., gastroösophagealer Reflux (▶ 13.3.2).

! Achtung: Überbewertung normaler Infekte bes. bei KK („hustet dauernd").
- Passives Rauchen.
- Funktionell, meist bei älteren SK (hinweisend ist meist sehr lauter Reizhusten mit weit offenem Mund, der bei Ablenkung verschwindet, im Schlaf nie auftritt).

14.1.4 Giemen

Definition Bei Auskultation pfeifendes, quietschendes, sehr wechselndes Nebengeräusch durch schwingende Sekretfäden o. Obstruktion, v. a. endexspir., vor dem Mund, evtl. auch auf Distanz gut hörbar.

Ätiologie Asthma bronchiale (immer symmetrisch), andere infektiöse Erkr. mit Sekretproduktion, CF, Fremdkörper (meist lokalisierter bzw. asymmetrischer Befund), Rauchexposition, alle bronchialen u. trachealen Stenosen, Fehlbildungen in Trachea, Bronchien u. Gefäßen.

14.1.5 Hämoptyse

Definition　Hellrotes, schaumiges Sputum (Blutbeimengung beim Husten), vermischt mit Sekret. Blutmenge wird meist überschätzt! Oft verwechselt mit erbrochenem Blut, das entweder aus dem GIT stammt o. verschluckt wurde, z. B. bei Nasenbluten, daher sorgfältige Inspektion des Nasen-Rachen-Raums.

Ätiologie
- Pertussis, seltener auch Pneumonien u. andere Atemwegsinfektionen,
- Bronchiektasen, v. a. bei CF,
- Fremdkörper,
- iatrogen, z. B. nach bronchopulmonalen Eingriffen o. Bronchoskopie,
- sehr selten Fehlbildungen, Kollagenosen, Goodpasture-Sy., Tumoren.

14.1.6 Atemauffälligkeiten

Hyperventilation
Definition　Schnelle, hechelnde o. stark vertiefte Atmung, Folge ist eine respir. Alkalose. Meist bei älteren SK, dann i. d. R. funktionell bzw. psychogen mit begleitenden „Herzschmerzen", subjektiver Atemnot.
BGA während der Symptomatik zeigt respir. Alkalose!

Therapie　Beruhigung.

Azidoseatmung
Definition　Sehr tiefe, oft auch langsame Atemzüge.

Ätiologie
- Ketonämie, z. B. bei Exsikkose, Coma diabeticum,
- Intoxikationen, v. a. mit nichtflüchtigen Säuren, insbes. Salizylat,
- Urämie,
- einige entgleiste konnatale Stoffwechseldefekte.

14.2 Diagnostische Methoden

14.2.1 Körperliche Untersuchung

Befunde　(▶ 1.2.3).
- **Thoraxform:** Fassthorax als Zeichen der Überblähung, Flankeneinziehung als Zeichen der chron. Obstruktion, Trichterbrust, Kielbrust, Deformierungen, Fehlbildungen, sichtbares Fehlen o. Asymmetrie der Thoraxmuskulatur (z. B. M. pectoralis).
- **Atemexkursionen:** steifer Thorax, nur Bauchatmung, nur Thoraxatmung, seitengleiche Bewegungen, Einziehungen als Dyspnoezeichen.
- **Atmungstyp:** flache, tiefe, unregelmäßige Atmung, Bauch-, Schnappatmung etc
- Atemfrequenz (▶ Tab. 29.2).
- **Auskultation** (▶ 1.2.3): unterschiedliche Befunde je nach Lebensalter. Das normale Atemgeräusch des NG u. jungen Sgl. hört sich an wie das Atemgeräusch bei größeren Kindern mit Pneumonie.
- ! Auf Seitengleichheit, symmetrische u. gleichmäßige Verteilung von Nebengeräuschen achten.
- **Perkussion:** bei Kindern weniger sinnvoll, v. a. nicht bei Sgl.

14

Differenzialdiagnosen der Atemfrequenz
Erhöhte Atemfrequenz:
- Bei NG: ANS (▶ 4.5.1), Pneumonien.
- Entzündl. Erkr.: Pneumonien etc.
- Obstruktive Erkr.: Asthma, obstruktive Bronchiolitis.
- Interstitielle Erkr.: nach kurzer Anstrengung (1 Min. Laufen) bereits sehr stark erhöht. Auch im Schlaf erhöht.
- Psychisch/Aufregung: bei Ablenkung o. im Schlaf normal, Hyperventilation (▶ 14.1.6).

Erniedrigte Atemfrequenz:
- Bei NG: Hirnblutungen, Meningitis, ANS im Erschöpfungsstadium, neuromuskuläre Erkr. (z. B. Werdnig-Hoffmann-Sy., ▶ 12.10.1), mütterliche Narkose (Opiate).
- Bei Kindern: neurol. Ursachen mit Beeinträchtigung des Atemzentrums, akut bei Stammhirneinklemmung sowie Meningitis, Enzephalitis, Hirnödem.
- Intoxikationen (▶ 3.4).
- Schock o. Bewusstlosigkeit (▶ 3.2, ▶ 3.3).

14.2.2 Radiologische Untersuchungen

Röntgen-Thorax
Indikationen Bei V. a. Pneumonie oder Aspiration, bei Hinweisen auf andere akute u. chron. Erkr. der Lunge (▶ Abb. 14.1), bei V. a. thorakale Raumforderung (▶ Abb. 14.2), zur Unters. der Herzfigur, Zwerchfellbeweglichkeit. Fraglich indiziert als Ausschlussunters. bei unklarem Fieber.

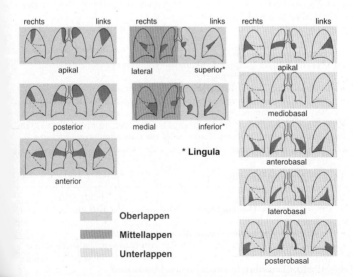

rechts links | rechts links | rechts links

apikal | lateral · superior* | apikal

posterior | medial · inferior* | mediobasal

anterior | * Lingula | anterobasal

laterobasal

posterobasal

Oberlappen
Mittellappen
Unterlappen

Abb. 14.1 Verschattung im Röntgenbild, Befundbeschreibungen [L157]

Nicht indiziert als Routinemaß-
nahme bei stat. Aufnahme, auch
nicht bei fiebernden Kindern!

Technik Normal im Stehen bzw. Sitzen, bei Sgl. im Hängen; im Inkubator
u. auf der Intensivstation auch im Liegen. Meist nur p. a. Aufnahme (bzw. bei
Sgl. a. p.). Seitliche Thoraxaufnahme ist
praktisch nie nötig, allenfalls zur Differenzierung von Raumforderungen.

Interpretation
- **Strahlentechnik:** Zu weich täuscht
  (interstitielle) Pneumonie vor. Zu
  hart: Gefahr der Unterinterpretati-
  on von Lungenbefunden.
- **In- o. Exspiration** führt zu unterschiedlicher Lage der Mediastinal-
  organe, bes. des Herzschattens. Bei
  Exspirationsaufnahme evtl. Überdiagn. bzgl. Pneumonie.

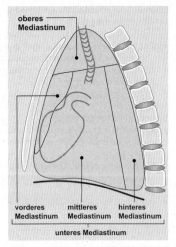

Abb. 14.2 Lokalisation Mediastinaltumoren [L157]

- **Tipp:** Rippen abzählen, bei guter Inspirationsaufnahme Zwerchfell in Höhe
  des 8. ICR bei Sgl., 9. ICR bei SK.
- **Nebenbefunde** (nur dokumentieren, wenn pathol.): Herz- u. Thymusschatten, Gefäßband, Kalksalzgehalt, Skoliose, Frakturen, Artefakte (Zopf hinter
  dem Thorax täuscht Pneumonie vor!).
- Bei schreienden Sgl. oft feinfleckige Zeichnung ohne pathol. Bedeutung.

Thorax-CT/MRT (Kernspin)
Im Thorax-CT lassen sich viele strukturelle Veränderungen differenzieren:
- Tu u. andere Raumforderungen.
- Fehlbildungen, Zysten, Bronchiektasen (Pneumonien).
- Interstitielle Veränderungen (hierbei hochauflösende Schichten anfordern,
  aber nicht der kompletten Lunge zur Verminderung der Strahlenbelastung).
- Im Thorax-MRT kann man bei geringerer Auflösung meist dieselben Verän-
  derungen wie im CT sehen. Kardio-MRT zur Darstellung von Gefäßen z. B.
  bei V. a. Lungensequester, ansonsten weniger validiert als CT.

14.2.3 Lungenfunktion

Indikationen :
- Obstruktive Erkr. (Asthma) nach Stabilisierung u. zur Ther.- u. Verlaufskontrolle,
- bei unklaren pulmonalen Erkr. o. Atemnotsymptomatik,
- bei allen anderen chron. pulmonalen Erkr. zur Status- u. Verlaufskontrolle
  (Z. n. BPD, CF),
- vor/nach Chemother. je nach Schema u. Medikament,
- bei orthopädischen o. neurol. Erkr., die einen Einfluss auf Thorax u. Lunge
  haben können,

- nach thoraxchir. Eingriffen (Z. n. Ösophagusatresie, Zwerchfellhernie, größeren kardiochir. OP etc.).

Verschiedene Geräte bzw. Techniken

- **Spirometer:** forcierte Ausatmung in Gerät, Aufzeichnung eines einzelnen Atemzugs, zur Erfassung von FVC u. FEV_1 (▶ Tab. 14.1). Meist ab 4./5. Lj. möglich, kooperationsabhängig (▶ Abb. 14.3)!
- **Fluss-Volumen-Kurve** (▶ Abb. 14.4): forcierte Ausatmung, Aufzeichnung von Ein-/Ausatem-Kurve, nur letztere relevant. Angabe von FVC, PEF, $MEF_{75/50/25}$, FEV_1. Wichtigste Lufu-Unters., kooperationsabhängig!
- **Bodyplethysmografie:** Messung in geschlossener Kammer, Druck- u. Vol.-Aufnehmer am Pat. u. in der Kammer. Messung bzw. Berechnung sämtlicher Volumina, v. a. auch RV sowie genauere Messung des Atemwiderstands. Kooperationsabhängig.
- FeNO: exspir. Stickoxid, ↑ bei (allergischem) Asthma. ↓ bei PCD.
- O_2-**Sättigung:** Einzelmessung bei allen Erkr. mit potenzieller Hypoxämie.
! Lufu-Unters. aus Kooperationsgründen erst ab 5./6. Lj. gut möglich.
! Normalwerte abhängig von Körpergröße, Geschlecht, Gewicht u. Alter, daher diese Angaben bei Anforderung der Lufu angeben!

Tab. 14.1 Wichtige Parameter der Lungenfunktion

Abk.	Bezeichnung	Maßeinheit	Kommentar
FVC	Forcierte Vitalkapazität	Liter (l)	–
FEV_1	Forciertes exspir. Vol. nach 1 s	Liter (l)	Normalwert > 80 % FVC
PEF	Peak expiratory Flow = max. Stromgeschwindigkeit	l/s o. l/Min.	Auch Selbstkontrolle mit Mini-Peak-Flowmeter
MEF_{75} MEF_{50} MEF_{25}	Max. exspir. Flow bei 75/50/25 % gefüllter Lunge	l/s o. l/Min.	Beschreibung der Fluss-Volumen-Kurve
TLC	Totale Lungenkapazität	l	Restriktive Lungenerkrankung?
ERV	Exspir. Reservevolumen	l	Wichtig für die Berechnung des RV
RV	Residualvolumen	l	Sehr wichtig, Maß für Gefährdung bei Asthma
R, RAW	Resistance of Airways = Atemwegswiderstand	mbar/l/s kPa/l/s	Oszillationsmethode, Bodyplethysmografie
DLCO	Diffusionskapazität der Lunge für CO	ml/ Min. × Torr	Bei interstitiellen Lungenerkr.

14

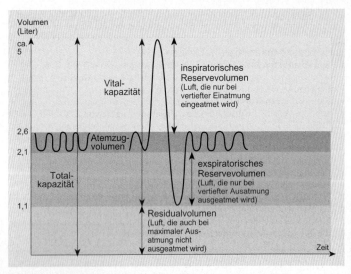

Abb. 14.3 Spirometrie/Atemvolumina [L190]

14

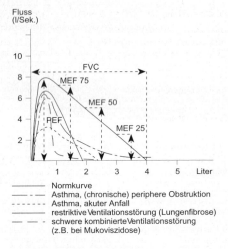

Normkurve
Asthma, (chronische) periphere Obstruktion
Asthma, akuter Anfall
restriktive Ventilationsstörung (Lungenfibrose)
schwere kombinierte Ventilationsstörung
(z.B. bei Mukoviszidose)

Abb. 14.4 Fluss-Volumen-Kurven [L157]

14.2.4 Bronchoskopie

 Bei Fremdkörperverdacht mit starrem Bronchoskop u. in Vollnarkose, bei „pneumologischer/diagn." Ind. Fiberbronchoskop, ggf. in Sedierung.

Indikationen
- V. a. Fremdkörperaspiration,
- V. a. auf bronchopulmonale Fehlbildungen,
- bei chron./chron.-rezidiv./lokalrezidiv./ätiologisch unklaren Pneumonien o. bronchialen Infektionen,
- zur Gewinnung von mikrobiologischem Kulturmaterial sowie Zellen zur Differenzierung verschiedener Erkr. BAL.

Kontraindikationen Dekompensierte HI, Status asthmaticus, Gerinnungsstörungen (akute Infektionen erhöhen das Risiko, sind aber keine generelle KI).

Komplikationen Stridor, Schleimhautschwellungen, Granulome, Blutungen, Provokation eines Asthmaanfalls, Rhythmusstörungen, Perforation.

❗ Ind. v. a. bei Sgl. („konnataler Stridor") zurückhaltend stellen. Oft wird aus der Unters. keine therap. Konsequenz gezogen u. in vielen Fällen verschlechtert sich durch die Manipulation der Stridor.

14.3 Akute Erkrankungen und Infektionen

14

14.3.1 Infekte der oberen Luftwege

Infekte der oberen Luftwege sind die häufigsten akuten Erkr. im KK-Alter, Durchschnitt 1 x/Mon., im 1. Kindergartenjahr auch mehr. Es handelt sich meist um eine Rhinitis (Schnupfen), oft mit Begleiterkr. wie Pharyngitis, Otitis, Sinusitis (ab ca. 4 J.), Laryngitis, Tracheitis, Bronchitis. KO bes. durch Otitiden, Sinusitiden, Bronchitiden bzw. Pneumonien.
Ther. u. DD (▶ 21.1).

14.3.2 Pseudokrupp und Epiglottitis

(„Echter" Krupp bei Diphtherie praktisch ohne Bedeutung)
- **Pseudokrupp** (= stenosierende Laryngitis bzw. Laryngotracheitis = subglottische Laryngitis): Ursachen sind (Virus-)Infekte (Infektkrupp) u. unspez. Faktoren (spasmodischer Krupp). „Umweltfaktoren" spielen eine kleine, aber doch nachweisbare Rolle als Kofaktor.
- **Epiglottitis**: meist durch HIB (▶ 6.4.9) hervorgerufen. Prädisponierende Faktoren (IgG$_2$-Mangel) spielen nur geringe Rolle. Seit Einführung der HIB-Impfung sehr selten geworden, daher eher gefährlicher (Impfanamnese!).

Rechtzeitige Unterscheidung von vitaler Bedeutung (▶ Tab. 14.2)!
Behandlung (▶ Tab. 14.3) u. Prognose des **Pseudokrupp-Anfalls** hängen vom Schweregrad ab!

Tab. 14.2 Differenzierung Pseudokrupp und Epiglottitis

	Pseudokrupp	Epiglottitis
Symptom		
Fieber	Meist leicht	> 39–40 °C
Speichelfluss	Kaum	Sehr stark
Schluckstörung	Keine	Meist
Heiserkeit	Ausgeprägt	Kaum
Halsschwellung	Wenig	Meist stark
Anamnese	Oft Infekt	Keine Hinweise
Risikofaktor		
Alter	1.–**3.**–7. Lj.	Meist 2.–5. Lj.
Tageszeit	> abends, nachts	Ganztags
Jahreszeit	> Herbst	Ganzjährig
Prognose	Sehr gut	Hohe Mortalität
Rezidiv	Häufig	Selten

Tab. 14.3 Therapie des Pseudokrupp-Anfalls

Grad	Symptome	Therapie
I	Bellender Husten, Heiserkeit, leichter inspiratorischer Stridor	Frische (kalte) Luft, keine stat. Aufnahme
II	**Zusätzlich:** stärkerer Stridor, leichte Atemnot, kaum Einziehungen	Inhalation mit Suprarenin 1 : 1.000 u. NaCl 0,9 % gemischt 1 : 1 (je 1 ml) o. Infectokrupp® 0,5 ml in 3,5 ml Aqua dest., kaltvernebelte Luft; **stat.**: Ermessenssache
III	Starker Stridor, deutliche Atemnot, Einziehungen, Unruhe, Tachykardie	**Zusätzlich:** Dexamethason oral 0,2–0,3 mg/ kg KG (2,5–7,5 ml), alternativ Hydrocortison i. v.; immer stat.
IV	Starke Dyspnoe, Stridor (bei langsamerer Atmung) eher leise, Zyanose, evtl. Bewusstseinsstörung, muskuläre Hypotonie	Sofort Intensivstation, **zusätzlich zu III:** O_2, Intubation, Antibiotikaprophylaxe z. B. mit Amoxicillin, Sedierung

⚡ **Bei Verdacht auf Epiglottitis**
Kind sofort auf Intensivstation bringen, wo möglich, Anästhesisten hinzuziehen, erst dort Inspektion des Rachens. Bei Bestätigung des Verdachts Sedierung, anschließend Intubation. Tubus gut fixieren! Beatmung meist nicht nötig, Kinder können spontan atmen, wenn sie den Tubus tolerieren. Antibiotische Behandlung mit Cephalosporin. Extubation, wenn Tubus nicht mehr „dicht" ist, frühestens nach 24 h, möglichst nicht länger als 72 h.

❶ Fehlerquellen
- Wenn der V. a. eine Epiglottitis besteht, nur in Reanimationsbereitschaft Rachen inspizieren. Reflektorischer Herz- o. Atemstillstand kann auch durch harmlose Maßnahmen induziert werden!
- Wirkungseintritt eines Steroids bei Pseudokrupp erst nach 1–2 h, also Geduld!
- Beim Pseudokrupp oft Rezidiv in der folgenden Nacht, bei Entlassung o. amb. Pat. darauf hinweisen.
- Pseudokrupp verschlechtert sich durch Stress, daher unnötige Blutentnahme vermeiden.

14.3.3 Bronchitiden

❷ Häufigste Erkr. der Atemwege bei KK, oft mehrere Episoden im Jahr. Ausgelöst meist durch Virusinfektionen (z. B. RSV). Im Herbst u. Winter gehäuft.

Klinik   Beginn mit Schnupfen, dann Husten u. meist nur leichtes Fieber. Akutes Stadium dauert meist nur wenige Tage, danach aber oft noch 1–3 Wo. lang Reizhusten. Zu Beginn bei entsprechend disponierten Kindern gehäuft Erbrechen, Bauchschmerzen.

Diagnostik   Rö-Thorax nur bei klin. V. a. Pneumonie o. unklaren anamnestischen Angaben. Labor (BB, Infektionsparameter) nur bei KO notw., Serologie fast immer unnötig.

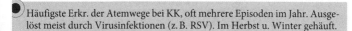

Therapie   Die unkomplizierte Bronchitis ist meist selbstlimitierend.
- Sekretolytika (z. B. ACC) haben keinen reproduzierbaren Effekt, auch wenn viele (ältere) Ärzte daran glauben; Hustensäfte sind sinnlos.
- Inhalation mit NaCl-Lsg. möglich.
- Physiother. zur Sekretmobilisierung.
Keine Antibiotika (nur bei chron. Grunderkr., z. B. CF)!
Im Normalfall kein Grund zur stat. Aufnahme (nur bei KO [Pneumonie] o. Nahrungsverweigerung).

❸ Bei KK kann Fremdkörperaspiration als Bronchitis fehlgedeutet werden. Bei unklarer anamnestischer Angabe: plötzlicher Beginn ohne andere Infektzeichen (Schnupfen) verdächtig auf Aspiration!

Komplikationen
- Übermäßige Schleimhautschwellung, massive Sekretbildung → Übergang in obstruktive Bronchitis (▶ 14.4.2), bei älteren Kindern zusätzlich bronchiale Obstruktion durch Spasmus der glatten Muskulatur, dann Infektasthma (▶ 14.4.3).
- Übergang in Bronchopneumonie. Übergang fließend, es gibt keine feste Definitionsgrenze, auch im Rö-Bild nicht. Bei sehr langem fieberhaftem Verlauf, erneutem Ansteigen des Fiebers, konstant asymmetrischem Auskultationsbefund u. ansteigenden Infektparametern antibiotisch behandeln (▶ 14.3.4).

14.3.4 Ambulant erworbene (community-acquired = CAP) Pneumonien

Einteilung

- **Bronchopneumonie:** häufig (4 %/J.), in allen Altersgruppen (▶ Tab. 14.4). Übergang zwischen Bronchitis u. Pneumonie ist fließend. In den ersten Krankheitstagen ist der klin. Befund führend, das Rö-Bild kann „nachhinken". Häufig unterschiedliche Interpretation desselben Bilds durch verschiedene Untersucher („Pneumonie, Infekthili, Peribronchitis"). Grenzfälle sollten keine Streitfälle sein! Bei klin. Pneumonie als solche behandeln.
- **Lobärpneumonie:** lokalisiertes Infiltrat, oft Begleiterguss. Übergangsformen zur Bronchopneumonie existieren.
- **Interstitielle Pneumonien:** diffuse Erkr. des Lungenparenchyms, z. B. durch Virusinfekte, aber auch nichtinfektiöse interstitielle Lungenerkr. mit sehr unterschiedlichen therap. Konsequenzen.

Tab. 14.4 Klinische Formen der Pneumonie

	Bronchopneumonie	Lobärpneumonie	Interstitielle Pneumonie
Husten	Anfangs trocken, später produktiv	Oft fast pertussiform	Trockene, kurze Hustenattacken
Atemnot	Meist nicht	Gelegentlich	Meist anfallsweise
Zyanose	Meist nicht	Gelegentlich	Während Hustenattacke
Atemfrequenz	Normal	Leicht erhöht	Stark erhöht
Fieber	Unterschiedlich, meist mittelhoch	Oft sehr hoch	Je nach Ätiologie
Sputum, Sekret	Wechselnd, eher wenig	„Rostbraun"	Weißlich, schaumig
Auskultation	RG, Befund sehr variabel, bei Sgl. verstärktes Bronchialatmen	Knistern im Beginn, feinblasige RG	Vermindertes, leises AG, feinblasige RG
Perkussion	Normal	Lokale Dämpfung	Normal
Ursachen/ Auslöser	Viren u. Bakterien (Superinfektion)	Pneumokokken u. andere Bakterien	Viren, Bakterien, immunologische Auslöser
Alter	Jedes, bes. KK	Jedes	Infektbedingt: Sgl., nicht infektbedingt: SK

Ätiologie u. Erreger   Ca. 40 % viral, 40 % bakt., 20 % primär Mischinfektion viral/bakteriell.

Virale Pneumonien: RS-Viren u. zahlreiche andere Viren (Parainfluenza-, Influenza-, Adenoviren etc.), im Einzelfall meist nicht nachweisbar, auch nicht nötig. Immer Übergang von Bronchitis o. Peribronchitis, daher i. d. R. Bronchopneumonie, bei Sgl. auch interstitielle bzw. nekrotisierende Bronchiolitis. Klin. nicht sicher von bakt. Pneumonie zu unterscheiden!

Labor: BSG normal o. nur leicht ↑, im Diff.-BB meist relative Lymphozytose, CRP < 40 mg/l. Jenseits des Sgl.-Alters keine antibiotische Ther. bei unkompliziertem Verlauf, aber auf Superinfektion achten (verlängertes Fieber bzw. erneuter Anstieg, Verschlechterung des klin. Befunds, Anstieg der BSG, Linksverschiebung). **Bakt. Pneumonien:** Viele Pneumonien sind bakt. superinfiziert. Bei primär bakt. Pneumonien kommen folgende Erreger infrage:

- Pneumokokken.
- Streptokokken: bes. bei NG (▶ 6.4.21)!
- Staphylokokken: befallen bes. Sgl., selten ältere Kinder, dann meist als Mischinfektion mit anderen Erregern. Spätfolge: Bronchiektasen!
- Haemophilus influenzae.
- Pseudomonas u. a.: nur bei bes. Risikogruppen, z. B. CF.
- Chlamydien: bei NG (▶ 6.4.4).
- Mykoplasmen: Sonderform, s. u.
- Pilze (selten): Candida bei Immundefekten, Aspergillus bei Tumorpat. o. CF.
- Protozoen (Pneumocystis, ▶ 6.7.3): bei AIDS, selten bei Sgl.

Diagnostik
- Bei unkomplizierter Bronchopneumonie: Rö-Thorax (nicht unbedingt erforderlich!), BB, BSG, CRP, bei Infusionsther. E'lyte, sonst im Prinzip keine Routinediagnostik. Bei unkompliziertem Verlauf sind Kontroll-Rö, Serologie, EKG etc. unnötig!
- Bei schwer verlaufenden Pneumonien (v. a. interstitiell) zusätzlich: BGA, E'lyte, Blutkulturen, ggf. Sputumbakteriologie, Serologie.
- Rö-Kontrolle nach 7–10 d bei parakardialem Infiltrat re. (DD: Aspiration), Lobärpneumonie, atyp. Pneumonien, Begleiterguss.

Therapie
- Bei schwerer Pneumonie O₂ nach klin. Befund u. BGA.
- **Antibiotika:** bei NG u. Sgl. bis 3 Mon. im Prinzip wie bei Sepsis (▶ 6.3.1), später bei viraler Pneumonie nur bei Hinweisen auf Superinfektion. Bei vermuteter bakt. Pneumonie Amoxicillin, alternativ Cephalosporin, bei kleineren Kindern o. schwerem Verlauf zunächst i. v. Therapie. Makrolide sind wenig geeignet, bei Pneumokokken oft Resistenz.
- **Sekretolytika:** Ausreichend Flüssigkeit ist das beste Sekretolytikum! Alles andere wirkungslos.
- **Antitussiva** (z. B. Codein o. Noscapin): nur bei Begleitpleuritis, also wenn anfangs beim Husten erhebliche Schmerzen bestehen. Sonst eher Gefahr der Sekretretention!
- **Inhalationen:** werden oft durchgeführt, sind aber wirkungslos.
- **Physiother.:** ab dem 3. Krankheitstag. Ziel ist Sekretmobilisierung. Zu früher Beginn ist unangenehm bzw. schmerzhaft! Wirkung nicht nachgewiesen.
- **Bettruhe** muss nicht unbedingt eingehalten werden. Isolierung nur bei Sgl. o. Risikogruppen o. Hinweis auf ungewöhnlichen Erreger.

Mykoplasmenpneumonie
Epidemiologie (Mykoplasmen ▶ 6.4.14) Meist im Schulalter, Häufungen etwa alle 5–7 J. Wenig kontagiös, daher meist keine Familienerkr. o. Schulepidemien (Isolierung daher nicht nötig).

Klinik Meist hohes Fieber um 40 °C, zu Beginn kein Husten, kaum charakt. Krankheitszeichen, daher auch die Bezeichnung „primär atypische Pneumonie". BSG meist hoch, bis > 100/h. Kälteagglutinine bei ca. 60 % positiv. Rö-Thorax: oft

Hilusbeteiligung mit Verdichtung u. zentralen Infiltraten. Begleitend oft Exantheme, meist morbilliform, aber auch urtikariell, dann meist stammbetont. Evtl. Organmanifestationen: Myokarditis, Neuritis, hämolytische Anämie u. Polyarthritis, Stomatitis, Konjunktivitis.

Therapie Wirksam sind Makrolide, bes. Erythromycin sowie Tetrazykline. Bei Kindern < 10 J. immer Erythromycin 40–60 mg/kg KG/d, bei älteren Kindern u. Jgl. Doxycyclin (1. Tag 4 mg/kg KG, dann 1 Wo. lang 2 mg/kg KG/d in einer Dosis). **Cave:** Sekundärinfektion mit Staphylokokken (Pleuritis).

14.3.5 Sekundäre (symptomatische) Pneumonien

Bei einer Vielzahl von Erkr. besteht ein erhöhtes Risiko für die Entwicklung einer Pneumonie, wobei oft spezielle Verlaufsformen o. Erreger typisch sind.
- Aspiration: bei länger liegendem Fremdkörper (> 3 d) o. Aspiration von Flüssigkeiten/Nahrung häufig bakt. Superinfektion.
- Beatmung/Tracheostoma: Klebsiellen, Pseudomonas, Pilze, aber auch „normale" Bakterien.
- CF (▶ 14.6): Pseudomonas, Staphylokokken, Aspergillus u. a.
- Asthma, hyperreagibles Bronchialsystem: v. a. Viruspneumonien.
- Bronchiektasen, Fehlbildungen mit Anschluss an das Bronchialsystem: Pseudomonas, Staphylokokken, andere Keime, auch Anaerobier; Aspergillus, seltener andere Pilze.
- Vitien mit Stauung: alle fakultativ pathogenen Keime.
- AIDS: Pneumocystis, aber auch andere opportunistische Keime; CMV.
- Immunopathien: oft atypische, sonst „harmlose" Bakterien; Pilze, bes. Candida; manche Viren, v. a. CMV.
- Neuromuskuläre Erkr. mit Hypoventilation: bakt. Superinfektion durch Sekretstau u. Minderbelüftung. Erreger: alle fakultativ pathogenen Keime.
- Down-Syndrom: Pneumokokken, aber auch andere Bakterien.
- LKG-Spalte, Robin-Sequenz, andere Sy. mit Beeinflussung der Atmung: meist Superinfektion bei multiplen kleinen Nahrungs- o. Speichelaspirationen.

14.3.6 Nichtinfektiöse Pneumopathien

In einigen Fällen sind „Pneumonien" primär nicht durch Infektionserreger bedingt. Normalerweise bestehen aber anamnestische Hinweise auf die Ursache.
- Allergisch: interstitiell ablaufende Immunkomplexreaktionen (Alveolitis).
- Rheumatoide Arthritis: flüchtige Pneumonien, selten mit Übergang in Lungenfibrose.
- Kollagenosen: pulmonale Beteiligung beim SLE ca. 20 %. Fleckförmige Pneumonie (Prognose gut) o. Übergang in Fibrose (Prognose schlecht).
- Speicherkrankheiten, v. a. von Neurolipiden: Pneumonie durch das gespeicherte Substrat.
- Aspiration bzw. Inhalation von tox. Substanzen (Kohlenwasserstoffe, Rauch): akute Pneumonie, i. d. R. durch Capillary Leak u. sek. bakt. Superinfektion.

14.3.7 Pneumothorax

Hauptrisikogruppen: beatmete NG, Jgl., Pat. mit Bronchiektasen, bes. bei CF. Entstehungsweise:

- **Iatrogen:** bei beatmeten FG u. NG, aber auch durch invasive Eingriffe, zentrale Katheter, nach thoraxchir. Eingriffen etc.
- Durch Verletzungen: Verkehrsunfall, stumpfes Trauma, Stichverletzungen etc.
- Spontan: v. a. bei Jgl. u. jungen Erw., meist re., hohe Rezidivrate. Meist durch Emphysemblase bedingt, seltener bei Asthma, Infektionen (TB).
! Spannungspneumothorax: Ventilmechanismus, Luft dringt in Pleuraspalt, kann nicht zurück, Verdrängung des Mediastinums auf die kontralaterale Seite u. damit zunehmende Dyspnoe, dann Tachykardie, Schocksymptomatik durch Gefäßkompression. Daher sofortige Drainage nötig!

⚡ Vorgehen bei Pneumothorax
- Lokalisation feststellen: sofort Rö-Thorax, bei NG auch Diaphanoskopie (verwendet wird eine Lampe mit geringer Streustrahlung, z. B. Kaltlichtquelle: bei Pneumothorax Aufleuchten des gesamten Hemithorax, deutlicher Helligkeitsunterschied im Vergleich mit der gesunden Seite).
- Spannungspneumothorax? Bei Hinweisen wie z. B. Schockzeichen sofortige Punktion (s. u.), ansonsten Bülau-Drainage bzw. bei kleinem Pneumothorax abwarten unter zunächst intensivmedizinischer Überwachung u. Rö-Kontrolle nach 6 h.
- Notfallpunktion (NG/Sgl.: 4. ICR vordere Axillarlinie; Jgl.: 2. ICR MCL) z. B. mit Braunüle bei aufgestecktem 3-Wege-Hahn, Abziehen der Luft mit Perfusorspritze. Schnelles Legen einer Bülau-Drainage (▶ 2.7).
- Ther. des Spontanpneumothorax: zunächst abwartendes Verhalten, körperl. Schonung, auch im Anschluss keine schweren körperl. Belastungen für mehrere Monate. Bei Rezidiv thorakoskopischer Eingriff bzw. Verklebung.

14

14.4 Obstruktive Lungenerkrankungen

Die Grenzziehung zwischen Bronchiolitis, obstruktiver Bronchitis u. Asthma ist etwas willkürlich (▶ Tab. 14.5). Jedoch ist die Ther. abhängig von der Pathogenese („bronchiolitis" ist in der englischsprachigen Literatur anders definiert!).

Tab. 14.5 Differenzialdiagnose obstruktiver Lungenerkrankungen

	Bronchiolitis	Obstruktive Bronchitis	Asthma bronchiale
Schleimhautschwellung	+++	+	+ bis ++
Hypersekretion	+	+++	+
Dyskrinie (zäher Schleim)	+	+	+++
β-adrenerge Stimulation	(+)	+	+++
Überblähung	+++	+	+ bis +++[1]
Infektinduziert	+++	+++	+
Allergisch	–	+	+ bis +++[2]

[1] Unterschiedliche Verlaufsformen
[2] Im Schulalter ⅔ allergisch, später weniger

14.4.1 Bronchiolitis des Säuglings

Ätiologie   Meist Virusinfekte, bes. RS-Viren.

Klinik   Oft uncharakteristisch. Beginn wie Schnupfen, dann Trinkschwäche, anstoßender trockener Reizhusten, meist nur leichtes Fieber, später Einziehungen, abgeschwächtes Atemgeräusch (je leiser, desto bedrohlicher für das Kind!) bei Tachypnoe, scheinbare Hepatomegalie durch Überblähung. Feinblasige RG, evtl. Zyanose.

> **❗ Cave**
> Akute Verschlechterungen mit Gefahr plötzlicher Todesfälle durch Apnoen bzw. Erschöpfung. Monitorkontrolle!

Diagnostik   BGA (CO_2 ↑ ?), BB (Linksverschiebung?), RSV-Schnelltest, Rö meist überflüssig bzw. nur bei KO.

Therapie
Schweregrad abschätzen:
- Atemfrequenz < 50/Min. in Ruhe, O_2-Sättigung > 92 % → amb. o. Normalstation.
- Atemfrequenz 50–70/Min., aber pCO_2 < 60 mmHg → Normalstation, Monitor, ggf. O_2-Gabe bei O_2 < 92 %, bei Trinkschwäche Infusion.
- Atemfrequenz > 70/Min. o. O_2-Sättigung < 88 % o. pCO_2 > 60 mmHg o. schnelle klin. Verschlechterung → Intensivstation, Intubationsbereitschaft, O_2-Dauergabe.
- pCO_2 > 60 mmHg mit steigender Tendenz o. respir. Erschöpfung → Beatmung (▶ 3.9).

Bei leichterem Verlauf:
- Das Kind so wenig wie möglich aufregen: keine unnötigen Unters., Blutentnahmen, Trinkversuche etc. („minimal handling").
- Ausreichende Flüssigkeitszufuhr, Infusion (▶ 2.1).
- Bei Hypoxämie O_2 über Nasensonde 1–2 l/Min. (Sättigung soll über 92 % liegen).
- Medikamente: Die Wirkung von β-Mimetika, Anticholinergika, Adrenalin, systemischen o. inhalativen Steroiden, Theophyllin, Antibiotika u. Sekretolytika ist niemals nachgewiesen; alles ist gleichermaßen unwirksam, auch wenn manche „Erfahrung" dagegen steht u. in vielen Kliniken unergiebige Diskussionen geführt werden.
- Die systemische Steroidgabe hat keinen Soforteffekt, kürzt aber den stat. Aufenthalt bzw. die Zeit des O_2-Bedarfs etwas ab.
- Bei älteren Sgl. können β-Mimetika sinnvoll sein, bes. wenn schon vorherige Obstruktionsepisoden bestanden. Diese Kinder haben ein erhöhtes Asthmarisiko.
- Isolierung bzw. Kohortierung.

Zusätzlich bei schwerem Verlauf:
- O_2 über Nasensonde (1–2 l/Min.) o. CPAP (▶ 3.9). FiO_2 von ca. 30–40 % anstreben, immer unter BGA-Kontrolle. Ansteigender O_2-Bedarf bedeutet meist, dass das Kind beatmungspflichtig wird.
- Intubation u. Beatmung bei Hyperkapnie bzw. Erschöpfung (▶ 3.9).

Therapiekontrollen:
- Rö-Thorax nur bei Verschlechterung, Hinweisen auf Superinfektion, aber nicht nur „zur Kontrolle",

- BGA bei Verschlechterung bzw. Ther.-Kontrolle bei O_2-Gabe, dann mindestens 8-stdl.,
- E'lyte bei Dauerinfusion mind. alle 48 h,
- ggf. Flüssigkeits- u. Gewichtsbilanzierung.

Dauerther.: im Anschluss an eine Bronchiolitis nicht sinnvoll.

> **🄳 Fehlerquellen**
> - Häufig inadäquate Flüssigkeitszufuhr (zu wenig, seltener zu viel, dann Hyponatriämie o. SIADH).
> - Medikamentöse Überther. u. dadurch bedingte Unruhe.
> - Inhalationsther. fast wirkungslos.

14.4.2 Obstruktive Bronchitis des Kleinkinds

Ätiologie   Meist Virusinfekte, seltener allergisch, stress- o. anstrengungsbedingt. Oft Zusammenwirken mehrerer Faktoren.

Klinik   Exspir. Dyspnoe, trockener Husten, Giemen, (fortgeleitete) grobblasige RG („Brummen"), Exspirium verlängert, Tachypnoe, selten Zyanose, häufig Bauchschmerzen u. Erbrechen.

Differenzialdiagnosen   Pneumonie, Aspiration, selten pulmonale Fehlbildungen bzw. sek. anatomische Veränderungen, bei rezidiv., v. a. langwierigen Episoden o. atypischem Verlauf pulmonale Grunderkr. ausschließen.

Diagnostik   Rö-Thorax nur bei erster Episode o. schwerem Verlauf bzw. V. a. Pneumonie o. Aspiration. BB (Linksverschiebung?), BGA.

Therapie   Da schwere Verläufe selten sind, kann bei leichten Fällen evtl. auf Monitoring verzichtet werden. Kriterien für Intensivstation wie bei Asthma.
- Eltern u. Kind beruhigen.
- Ausreichend **Flüssigkeit**, evtl. Infusion.
- Inhalative Ther. mit **Betamimetikum** (z. B. Salbutamol 1 Tr./Lj. mindestens 3, max. 20 Tr., Inhalation max. 3–4-stdl.). In Ausnahmefällen bei massiven Mitarbeitsproblemen auch orale Ther. möglich. Komb. mit inhalativen Parasympatholytika möglich, aber kein großer Zusatzeffekt (z. B. Ipratropiumbromid).
- **Steroid** nur bei schwerem Verlauf: Hydrocortison i. v. 2–4 mg/kg KG o. Methylprednisolon i. v. 1–2 mg/kg KG initial o. Dexamethason 0,2 mg/kg KG. Wdh. nach 6–8 h möglich. Bei Steroidbehandlung über mehr als 3 d schrittweises Absetzen über mehrere Tage.
- Sekretolytika (Ambroxol, ACC, Bromhexin u. a.) sind ohne Effekt, inhalativ sogar kontraindiziert.
- Antibiotika nur bei Hinweis auf bakt. Superinfektion o. Übergang in Bronchopneumonie, z. B. Ampicillin 50–100 mg/kg KG/d i. v. o. Cephalosporin.

Dauerther.:
- Bei rezidiv. obstruktiven Bronchitiden („Infektasthma" des KK) Steroid (Budesonid 0,5–1 mg 1–2 × tgl.),
- alternativ Montelukast (4–5 mg/d),
- β-Mimetika nur bei akuter Verschlechterung zusätzlich u. vorübergehend,
- Physiother., Kuren, Umgebungssanierung (▶ 14.4.3).

14

D **Fehlerquellen**
- Sedativa (v. a. in Komb. mit Sekretolytika), Antitussiva u. Antihistaminika sind nicht sinnvoll bzw. kontraindiziert.
- Fremdkörperaspiration nicht übersehen!

14.4.3 Asthma bronchiale

Ätiologie Reversible Bronchialobstruktion auf dem Boden einer bronchialen Hyperreagibilität infolge
- Hyper- u. Dyskrinie (zu viel u. zu zäher Schleim),
- Schleimhautschwellung,
- Spasmus der bronchialen glatten Muskulatur (v. a. ab 2.–3. Lj. von Bedeutung).
Häufigkeit: Ca. 5 % der SK leiden zumindest zeitweise an Asthma. In ungünstiger Umgebung (starke Umweltverschmutzung) bis 15 %!

Asthmaauslöser
- Infekte: bes. bei KK, > ⅔ der Episoden.
- Allergien: ca. ⅔ der Asthmaepisoden bei SK.
- Unspez. Auslöser (Rauch, Staub, Kälte etc.): meist verschlimmernd, selten alleiniger Auslöser.
- Anstrengung: bei größeren Kindern gelegentlich alleiniger Auslöser, i. d. R. aber Zeichen, dass die Asthmather. nicht ausreicht.
- Psychischer Stress ist praktisch nie alleiniger Asthmaauslöser, aber verschlimmernder Faktor.

Klinik
- Hustenreiz bzw. trockener Husten, Atemnot, Bauchschmerzen (bes. bei KK).
- Sichtbare Überblähung, verlängertes Exspirium, Giemen, bei schwerem Asthmaanfall auch abgeschwächtes Atemgeräusch („silent obstruction"), Benutzung der Atemhilfsmuskulatur, Unmöglichkeit, längere Sätze zu sprechen, Angst, Unruhe, Zyanose, Bewusstseinstrübung, paradoxer Puls, RR-Anstieg.
- Zeichen der chron. (unterschwelligen) Obstruktion: Thoraxdeformierung, Flankeneinziehung, Verkürzung der Pektoralis-Muskulatur mit entsprechender Haltung.
- Schweregrad: I (leicht): < 5 Anfälle/J.; II (mittelschwer): 10–12 Anfälle/J.; III (schwer): wöchentliche Anfälle; IV (sehr schwer): dauernde Ruhedyspnoe. Einteilung problematisch, weil individuelle Gesichtspunkte nicht berücksichtigt sind (z. B. Pat. mit seltenen, aber lebensbedrohlichen Episoden).

Differenzialdiagnosen Bronchitiden u. Pneumonien, angeb. u. erw. Anomalien der Bronchien, Aspiration, Bronchialkompression aus anderer Ursache, CF, gastroösophagealer Reflux (kann nächtliches Asthma vortäuschen) sowie Hyperventilation/funktionelle Atemstörung.

Diagnostik Alle bisherigen Medikamente u. Maßnahmen erfragen, bes. die der letzten Stunden: β-Mimetika-Missbrauch bzw. hoher Bedarf deuten auf bedrohlichen Zustand bei gleichzeitiger Fehleinschätzung hin!

⚡ Notfalldiagnostik
- BGA (CO_2 ansteigend trotz Ther. o. initial > 50 mmHg → Intensivstation). **Cave:** Beim leichteren bis mittelschweren Asthmaanfall sinkt das CO_2 zunächst u. steigt erst beim bedrohlichen Asthmastatus wieder an.

- $O_2 < 40$ mmHg → O_2-Gabe, Intensivstation, Ther.-Ziel: art. O_2 > 80 mmHg.
- Rö-Thorax bei V. a. Superinfektion, Atelektase, Pneumothorax.
- E'lyte, BZ, BB als Ausgangswerte vor Infusionstherapie.
- Lufu, wenn vom Zustand her möglich.
- Kontrollen von RR, Puls, Atemfrequenz.

Im Intervall bzw. zur ursächlichen Abklärung:
- Lufu: Grad der Obstruktion? Broncholysetest, ggf. Provokation (Laufbelastung, Methacholin bzw. Histamin). Verlaufskontrollen in regelmäßigen Abständen, bei Jgl. mit Überblähung in kurzem Intervall (alle 2 Wo.), bei gut eingestellter Dauerther. 1 ×/J.
- Allergietestung (▶ 15.1.2), Ig (IgA-Mangel?), **einmalig** Schweißtest, Rö-Thorax (Ausschluss Fehlbildungen bzw. erw. lokale Störungen), je nach individuellen Besonderheiten bzw. anamnestischen Hinweisen weitere Diagnostik.

Therapie
Ther. des leichteren Asthmaanfalls (meist ambulant):
- Ruhe bewahren!
- Lagerung: sitzende o. aufgestützte Position, damit Atemhilfsmuskulatur ökonomischer eingesetzt wird.
- Ausreichend Flüssigkeit (schluckweise oral).
- Inhalation mit β-Mimetikum: Faustregel bei Salbutamol-Inhalationslsg.: 1 Tr. pro Lj., mind. 3 Tr., max. 20 Tr., verdünnt mit 2 ml NaCl 0,9 % o. Dauerinhalation über 60 s unverdünnt. Evtl. Wdh. nach 3–4 h.
- Antihistaminikum bei allergischer Genese
- Ggf. Dauerther. einleiten (s. u.).

Ther. des schweren Anfalls und Status asthmaticus:

⚡ Bei $CO_2 > 50$ mmHg, drohender respir. Erschöpfung bzw. Verschlechterung des Zustands trotz Ther. → Intensivstation. Infusionsmenge 1,8–2 l/ m^2 KOF/d.

- **Betamimetikum:**
  - Inhalation: falls noch Wirkung zu erzielen, Salbutamol 20 Tr. = 5 mg, verdünnt mit 2 ml NaCl 0,9 % o. Dauerinhalation über 60 s unverdünnt.
  - I. v. β-Mimetika: nur unter intensivmedizinischen Bedingungen (Monitor!). Salbutamol 0,1–0,2–1,0 µg/kg KG/Min. (Perfusor 0,14 ml/kg KG ad 24 ml Gluc. 5 %, dann sind 1 ml/h = 0,1 µg/kg KG/Min.).
  - NW: Zittrigkeit, Tachykardie, RR-Steigerung, bei i. v. Gabe Hypokaliämie, Laktatazidose, Hyperglykämie, sehr selten obere GI-Blutung.
  - KI: Rhythmusstörungen, Vitien mit linksventrikulärer Belastung.
- **Steroid:**
  - Hydrocortison i. v. 2–4 mg/kg KG o. Methylprednisolon i. v. 1–2 mg/ kg KG initial o. Dexamethason 0,2 mg/kg KG. Wirkungseintritt nach 1–4 h! Wdh. nach 6–8 h möglich.
  - Orales Steroid meist nur für wenige Tage nötig. Bei voraussichtlich längerem Bedarf parallel inhalatives Steroid ansetzen, bevor systemische Ther. reduziert wird.

- **O$_2$:** nur bei Hypoxämie. Sättigung (pulsoxymetrisch) sollte über 92 % liegen. Der Atemantrieb wird bei Kindern vergleichsweise wenig beeinträchtigt.
- **Flüssigkeit:** Infusionsther. mit Erhaltungsmenge (▶ 2.1).
- **Sonstiges:**
  - Ipratropiumbromid: inhalativ 20 Tr. = 250 µg (alternativ Dosieraerosol).
  - Antibiotika: nur bei Fieber bzw. Hinweisen auf eine bakt. Superinfektion, z. B. Cefuroxim 25 mg/kg KG/d o. Amoxicillin (Dosierung ▶ 28).
  - Theophyllin: Bolus (3–)6 mg/kg KG über 30 Min.; DTI (5–)10(–20) mg/ kg KG/d. Spiegelkontrolle: optimal 15–15 µg/ml, max. 20 µg/ml; geringe therap. Breite!
  - Lagerung (s. o.) u. Atemtherapie.

Bei Ateminsuffizienz/Hypoxämie und/oder ansteigendem CO2
- Intubation: mit kontrollierter o. assistierter Beatmung bei respir. Erschöpfung. Beatmung ist komplikationsreich (▶ 3.9)!
- Ggf. therap. Bronchiallavage.

> **Tipps und häufige Fehler bei der Akutbehandlung**
> - Ruhe bewahren.
> - Nicht nur Medikamente zählen als Ther.!
> **!** Fehleinschätzung bei reiner Überblähung („silent chest").
> - Keine Sedativa (Atemdepression!), keine β-Blocker (verstärken Obstruktion).
> - Sekretolytika (Bromhexin, ACC, Ambroxol etc.) können die Obstruktion verstärken u. sind daher kontraindiziert.
> - Keine unnötigen Antibiotika.
> - Kein ASS bei Fieber, eher Paracetamol o. Verzicht auf fiebersenkende Medikamente. Die ASS-Intoleranz ist bei Kindern allerdings seltener als bei Jgl. u. Erw.
> - Dauermedikamente wie inhalative Steroide o. Montelukast sind im Notfall unwirksam.
> - Atemther. nicht vergessen.

Hinweise zur Inhalationsbehandlung:
- Als Trägersubstanz für Medikamente nur isotone Lsg., z. B. NaCl 0,9 % o. handelsübliche Fertiginhalate.
- Druckvernebler sind zur Medikamentinhalation besser geeignet als Ultraschallvernebler. Tröpfchengröße zwischen 2 u. 5 µm wählen.
- Reinigung von Inhalationsgeräten regelmäßig, keine Desinfektionsmittelrückstände. Heimgeräte nur mit heißem Wasser ausspülen u. trocken aufbewahren.
- Mundstück sinnvoller als Maske.

Hinweise zur Verwendung von Dosieraerosolen:
- Bei starker Obstruktion kommt das Medikament kaum in die Peripherie.
- Bei β-Mimetika u. Komb. sollen oft 2 Hübe inhaliert werden. Abstand von 5–10 Min. einhalten! Wirkung ist besser, weil 1. Hub eine leichte Bronchospasmolyse bewirkt u. 2. Hub dann besser in die Peripherie gelangt.
- Inhalative Steroide sollten mit einigen Min. Abstand **nach** dem β-Mimetikum inhaliert werden, wenn beides getrennt verwendet wird. Die Substanz wird besser deponiert.

- Bei Neu- u. Ersteinstellung mit einem Demo-Spray üben: selbst demonstrieren, Pat. mit Placebo-Patrone üben lassen.
- Ablauf der Inhalation:
  - Spray schütteln. Bei längerer Nichtbenutzung 1 Hub in die Luft, um Düse freizusprühen u. Funktion zu prüfen.
  - Tief ausatmen, Mundstück in den Mund nehmen (richtig herum, Patrone nach oben).
  - Zu Beginn der Inspiration Spray betätigen.
  - Tief einatmen.
  - Einige Sekunden (5–10) die Luft anhalten.
  - Langsam durch die Nase ausatmen.
- **Inhalierhilfen:** sind zur korrekten Inhalation empfohlen, bes. bei Verwendung inhalativer Steroide. Für Kinder geeignet ist z. B. Vortex® mit universellem Ansatzstück für alle Dosieraerosole, für die ersten 2 Lj. auch mit Maske.
- Füllungszustand des Sprays überprüfen.
! Trick: Spray-Patrone in Glas mit sauberem Wasser legen: Wenn sie wie ein Korken schwimmt – fast leer. Die meisten Patronen enthalten 200 ED.

Dauerther.: Wichtiger als jedes Stufenschema ist die individuelle Ther.-Planung. Überlegen, was von Kind u. Eltern wirklich geleistet werden kann. Bei jeder Langzeitther. muss eine ausführliche Aufklärung über Sinn, Wirkung u. NW der Behandlung erfolgen, sonst wird meist keine ausreichende Mitarbeit erzielt (▶ Tab. 14.6).

Tab. 14.6 Empfehlung zur Asthmatherapie bei Kindern (Leitlinie der Gesellschaft für pädiatrische Pneumologie, www.gpp.de)

Stufe	Definition	Dauermedikation	Bedarfsmedikation
1	Intermittierendes Asthma	Keine	Kurzwirksame β-Mimetika
2	Geringgradig persistierend	Niedrig dosiertes inhalatives Steroid (ICS), in begründeten Fällen alternativ Montelukast	Kurzwirksame β-Mimetika
3	Mittelgradig persistierend	Mittlere ICS-Dosis, ggf. komb. mit lang wirksamem β-Mimetikum o. Montelukast	Kurzwirksame β-Mimetika
4	Schwergradig persistierend	Hohe ICS-Dosis, komb. mit lang wirksamem β-Mimetikum u./o. Montelukast bzw. retardiertem Theophyllin, bei Verschlechterung zeitweise o. länger dauernd systemisches Steroid in der niedrigsten noch effektiven Dosis	Kurzwirksame β-Mimetika

Nichtmedikamentöse Ther.:

- Bei allergischen Auslösern Umgebungssanierung u./o. Hyposensibilisierung (▶ 15.1.4).
- Rauchverbot in der Umgebung, Vermeiden anderer unspez. Reize.
- KG mit Atemther. u. Atemschulung.
- Asthmaschulung nach standardisiertem Programm (www.asthmaschulung.de).

- Klimather. nur sinnvoll, wenn Umgebungsfaktoren eine Rolle spielen u. während der Kur eine Schulung vorgenommen wird.
- Gezielte Anleitung zum Sport, z. B. in amb. Asthmasportgruppen. Ziele: Vermeidung einer Außenseiterrolle u. normale körperl. Leistungsfähigkeit.
- Verhaltens-/Psychother. in Ausnahmefällen.

> **Tipps und häufige Fehler bei der Dauertherapie**
> - Häufig wird eine sinnvolle Dauerther. ausgerechnet in der Klinik abgesetzt o. während der Notfallbehandlung unterlassen. Rechtzeitig bzw. überlappend wieder beginnen bzw. weitergeben.
> - Jede Dauerther. besprechen, üben, kontrollieren u. Erfolg verifizieren.

14.5 Fremdkörper

Epidemiologie Aspirationen von Fremdkörpern (FK) v. a. im 2. u. 3. Lj., bei Sgl. und älteren Kindern ohne neurol. Auffälligkeiten recht selten. Mechanismus: sehr häufig, wenn das Kind mit Nahrung im Mund läuft u. fällt o. bei Schreckreaktionen. Gegenstände u. Nahrungsmittel mit glatter Oberfläche werden leichter aspiriert, sie „fliegen" in die Trachea, während weiche u. klebrige Nahrungsmittel in den Ösophagus „rutschen".

Art der Fremdkörper (häufigste):
- Erdnüsse u. andere Nüsse: mit Abstand häufigste Gruppe. Frische Erdnüsse können durch das Öl zusätzlich eine Obstruktion auslösen.
- Erbsen u. a. Hülsenfrüchte (wegen Quellfähigkeit bes. gefährlich).
- Apfel-, Karottenstücke (roh!), Fischgräten, Hühnerknochen u. a.
- Bonbons bzw. Stücke von Süßigkeiten.
- Spielzeuge, z. B. kleine Plastikteile, Halmafiguren, Perlen, Knöpfe, kleinere Münzen etc. können bei entsprechender Größe zur fast totalen Verlegung der Trachea o. zu Ventilmechanismen führen.
- Insekten (lebende!) werden gelegentlich aspiriert u. wirken stark irritativ.

Anamnese Nicht in allen Fällen wird das Aspirationsereignis eindeutig berichtet. Hinweise: plötzlich einsetzender Husten; sehr starker Hustenanfall aus dem Wohlbefinden heraus, dann baldige „Besserung" (FK hat Kehlkopf u. Trachea passiert). Bei länger liegendem FK: plötzliche „Bronchitis", die nach einigen Tagen o. Wochen fieberhaft wird.

Symptomatik u. Diagnostik
- Asymmetrisches Atemgeräusch (bei einseitiger Totalobstruktion), lokalisierter Stridor bzw. Giemen, manchmal auch Ventilgeräusch (in- u. exspir. wechselndes Giemen). Asymmetrischer Perkussionsbefund (aspirierte Seite hypersonor); asymmetrische, evtl. gegenläufige Atemexkursionen, daher Inspektion des Thorax beim Atmen!
- **Rö:** Oft unauffällig! Ansonsten asymmetrische Überblähung; Teilatelektase; bei metallischen FK direkter Nachweis; bei Durchleuchtung Mediastinalwandern u. asymmetrische Zwerchfellbewegungen. Hilusnahe FK (aspirierter Milchzahn) können mit verkalkten LK verwechselt werden.

Chron. Fremdkörper Viele FK werden erst nach Tagen o. Wochen entdeckt (nach erfolglos behandelter „Pneumonie"), sehr oft anamnestisches Versäumnis! Meist nach ca. 1–4 Wo. Entwicklung von Atelektasen, Pneumonien, auch Abszedierungen, Pneumothorax. Lokale Granulome, die die Entfernung des FK erschweren u. für Wiederauftreten der klin. Symptomatik sorgen können. Als Spätfolge evtl. Bronchiektasen.

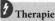 **Therapie**
Endoskopische Entfernung des FK. Geschieht dies nicht innerhalb von 24 h, muss oft antibiotisch behandelt werden. Bei chron. FK evtl. wiederholte Endoskopie zum Abtragen von Granulationen.
Bei entsprechender Anamnese u. klin. Symptomatik (plötzlich einsetzender Husten ohne Infektzeichen) ist in jedem Fall eine Bronchoskopie indiziert, auch wenn das Rö-Bild keinen Hinweis liefert. Eine sichere Ausschlussdiagn. gibt es nicht. Wenn Pneumonien erfolglos behandelt werden o. immer an derselben Stelle auftreten, muss an eine chron. Aspiration gedacht werden. Manchmal werden FK spontan wieder ausgehustet. Dann findet man endoskopisch nur noch das Granulom.

14.6 Mukoviszidose (CF)

Definition u. Genetik Häufigste aut.-rez. vererbliche Erkr. (ca. 1 : 2.200). Defekt auf Chromosom 7, ca. 2.000 verschiedene Mutationen bekannt. Keine gute Genotyp-Phänotyp-Übereinstimmung. Der Gendefekt betrifft einen Chloridkanal, der bes. für exokrine Drüsen wichtig ist.

Klinik
- Mekoniumileus als Erstsymptom bei ca. 5–8 %.
- Pankreasinsuff. (bei ca. 90 %, meist früh beginnend, selten nach dem 10. Lj.): fettige, massige, faulige Stühle, gleichzeitig Dystrophie. Aufgetriebenes Abdomen, häufig Bauchschmerzen u. Unruhe, auffallend große Nahrungsmenge!
- Pulmonale Symptome: bei Sgl. u. KK meist rezidiv. Pneumonie o. langwierig bzw. atyp. verlaufende Atemwegsinfekte; chron. „obstruktive" Bronchitiden, lange Erholungszeit nach banalen Atemwegsinfekten, häufig produktiver Husten, bes. nach dem Aufstehen. Bei einigen Pat. anfangs relativ geringe pulmonale Probleme.
- Chron. Sinusitis.
- Allgemeinsymptome: Dystrophie, sek. Minderwuchs; blasses, leicht livides Hautkolorit, Uhrglasnägel bzw. Trommelschlägelfinger.
- Seltenere Erstsymptome: Salzverlust mit auffällig niedrigem Chlorid bei Fieber o. Hitze; verlängerter Ikterus; Subileus; Infertilität.

Diagnostik
- **Schweißtest:** Gewinnung von Schweiß durch Pilocarpin-Iontophorese. Bestimmung des Chlorids („Goldstandard"): normal < 40 mmol/l, Grenzbereich 40–60 mmol/l, CF-verdächtig bei > 60 mmol/l, bei CF meist Werte > 100 mmol/l. Alternativ Bestimmung der Gesamtosmolarität im Schweiß (Nanoduct®), normal bis 60 mmol, Grenzbereich 60–80 mmol. Bei klin. Verdacht u. grenzwertigem Befund immer mehrere Kontrollen, da sowohl falsch pos. als auch falsch neg. Bestimmungen möglich. Bei jedem chron. hustenden o. aus unklarer Ursache dystrophen Kind sollte ein Schweißtest vorgenommen werden!
  Bei einigen (< 5 %) der CF-Pat. bleibt der Schweißtest neg., meist Erw. mit atypischer Symptomatik.

14

- Molekulargenetik sowohl bei unklaren Fällen als auch bei gesicherter Diagnose (mutationsspezifische Ther. verfügbar). Bei Nachweis nur einer Mutation in der Routinediagn. ggf. in Absprache mit Genetikern Sequenzierung des Gens. Bei neg. u. nicht beweisender Genetik u. weiter bestehendem Verdacht: Nachweis des Chloridkanaldefekts: entweder direkt Messung an einzelnen Zellen aus Rektumbiopsat mit funktionellem Nachweis der CFTR-Eigenschaften o. Messung der Potenzialdifferenz an der Nasenschleimhaut. **Cave:** etwas störanfällig, nur in wenigen Kliniken verfügbar.

Diagnosemitteilung
- Durch Erfahrenen, der sich mit der Erkr. auskennt u. Pat. auch dauerbetreut. Individuelles Gespräch, das den aktuellen Fragen der Eltern, deren Aufnahmefähigkeit etc. Rechnung trägt.
- Keine beschwichtigenden Auskünfte („kann man heute transplantieren", „sicher bald Genther. möglich", „nicht mehr so schlimm wie früher") u. keine Antworten auf nicht gestellte Fragen.
- Keine Zahlen („Ihr Kind kann 30 werden").

Bestandsaufnahme nach Diagnosestellung
- Körperl. Status? Dystrophie? Längen-Gewichts-Perzentilen?
- Pankreasinsuff. → Elastase 1 u. Fett im Stuhl bestimmen.
- Rö-Thorax → CF-typische Veränderungen?
- Sono Abdomen → Pankreasfibrose? Leberstruktur? Darmwandveränderungen?
- Bakteriologie (Sputum o. Rachenabstrich): Staph. aureus? Pseudomonas aeruginosa? Andere Problemkeime? Schimmelpilze?
- Lufu.
- Labor: wie bei Routinekontrolle (s. u.).

Kontrolluntersuchungen Alle 2–3 Mon. Vorstellung in CF-Zentrum/spezialisierter Ambulanz!
- Gewicht/Länge/Längensollgewicht (< 18 J.), BMI (> 18 J.): Abnahme o. Stillstand deutet auf unzureichende Enzymsubstitution, Essprobleme, erschwerte Kalorienzufuhr o. chron. pulmonale Infektion hin.
- Sputum/tiefer Rachenabstrich: 2–3-monatlich, zusätzlich bei akuter Infektion o. Veränderung des Sekrets (z. B. plötzlich grün), Keimdifferenzierung u. Antibiogramm.
- Lufu (ab 6. Lj.): immer mit bakteriendichtem Filter!
Jährliche Unters. (bei entsprechenden Problemen auch häufiger):
- Rö-Thorax: Verlaufskontrolle.
- Abdomen-Sono (s. o.).
- Blutentnahme: BB, BSG, CRP, GOT, GPT, γ-GT, Krea, IgG, IgE, Quick, PTT, Eisen, Lipase, RAST Aspergillus bzw. rASP4/6-Serologie, Pseudomonas-AK, Vit.-Spiegel (A, D, E), ggf. weitere Untersuchungen.
- Oraler Glukosetoleranztest (ab 10. Lj. jährlich) → CF-Diabetes?
- EKG, Echokardiografie, ggf. Spiroergometrie ab Jugendalter.

Therapie Betreuung in CF-Zentrum mit komplettem Team (CF-erfahrene Arzt, Physiotherapeutin, spezialisierte Kinderkrankenschwester, Diätassistentin, Psychologin, Sozialarbeiter etc.). Zentrumsbetreute Pat. haben langfristig die bessere Prognose.
Durch konsequente Ther. sind in den letzten Jahren der Gesundheitszustand u. damit die Lebenserwartung der CF-Pat. kontinuierlich angestiegen. Zielkriterie

sind Erreichen u. Einhaltung eines guten EZ, da dies die Basis für funktionierende Infektabwehr u. gute Lufu ist.

Therapie der Pankreasinsuffizienz (▶ 13.7.2).
- Enzymsubstitution: mit mikroverkapseltem magensaftresistentem Enzympräparat. Dosierung sehr unterschiedlich, da Restfunktion des Pankreas individuell verschieden, außerdem bei einigen Pat. schlechte Enzymwirksamkeit durch fehlende Neutralisierung der Magensäure im Duodenum. Faustregel: 2.000 E Lipase/g Nahrungsfett, Durchschnittsbedarf ca. 10.000 E Lipase/kg KG/d. Am wirksamsten ist Gabe während der Mahlzeit, die Hälfte zu Beginn u. die Hälfte in der Mitte. Bei Sgl. nach dem Stillen.
- Vit.-Gabe: Dauersubstitution fettlöslicher Vit.: 1.000 E/d Vit. D, 5.000 E/d Vit. A, 100–200 mg/d Vit. E, 5 mg/Wo. Vit. K.
- Ernährungsther.: hochkalorische, fett- u. eiweißreiche Ernährung. Ca. 110–120 % des DGE-empfohlenen Bedarfs sind das Ziel, das aber oft nicht erreicht werden kann. Beratung durch qualifizierte Diätassistentin. Wenn mit natürlichen Nahrungsmitteln keine adäquate Ernährung möglich ist, intensivierte Kalorienzufuhr durch Zusatznahrung o. in einzelnen Fällen PEG-Sonde u. nächtliche Zufuhr von Sondennahrung. **Cave:** Enzymgabe dann nicht vergessen!

Therapie der Lungenerkrankung Ziele sind Mobilisierung des zähen Sekrets, Vermeidung u. Bekämpfung von Infektionen u. damit Hinauszögern der pulmonalen Destruktion.
- **Physiother.:** durch spezialisierte Physiotherapeutin mit Schulung von Eltern bzw. Kind. Sport zählt zwar nicht als Physiother., ist zur Sekretdrainage aber günstig, daher regelmäßige körperl. Aktivität.
- **Antibiotika:** bei Atemwegsinfekten. Sobald Fieber o. Husten über mehrere Tage auftritt, selbst wenn es sich um „unkomplizierte" Infekte handelt (s. u.).
- Inhalationsther.:
  - NaCl-Lsg. 0,9 % ggf. mit Zusatz eines β-Mimetikums. NaCl 6 % (5,85 %/7 %) führt zu besserer Sekretolyse, falls verträglich. Neu: mikrokristallines Mannitol zur Sekretolyse.
  - Mukolytika (z. B. ACC) sind nicht wirksam, bei inhalativer Anwendung sogar problematisch u. daher obsolet.

Bei fortgeschrittener Lungenerkr. bzw. spezieller Ind. kann zusätzlich notw. sein:
- Dornase alpha (DNA-spaltendes Enzym): DNA aus zerfallenen Leukos wird durch Inhalation von Dornase alpha gespalten, dadurch wird das Sekret flüssiger. Bei akuter Infektion problematisch. Kühlkette einhalten! Relativ teuer.
- O_2-Ther.: bei nächtlicher Hypoxämie, regelmäßig < 90 % O_2-Sättigung, dauerhafte Anwendung von Flüssigsauerstoff (z. B. 1–2 l/Min.), bei beginnender pulmonaler Globalinsuff. auch tagsüber O_2-Ther. mit tragbarem O_2-Reservoir.
- Lungen-TX als Ultima Ratio, meist bei Jgl./Erw.: Wartezeit oft mehrere Jahre. Viele Pat. versterben „auf der Warteliste". 5-Jahres-Überlebensrate ca. 60–70 % bei Erw., < 50 % bei Kindern, Tod meist durch obliterative Bronchiolitis bzw. chron. CMV-Infektion.

Therapie der pulmonalen Infektion Unterschiedliche antibiotische Strategie je nach Klinik u. Bakteriologie.
Häufige bzw. wichtige Situationen sind:
  Akute pulmonale Verschlechterung ohne Nachweis von Pseudomonas aeruginosa: orale Ther. nach Antibiogramm, z. B. mit Cefuroxim 25 mg/kg KG/d,

14

Amoxicillin/Clavulansäure, Cotrim. Bei massivem Staph.-Nachweis auch als Zweifachther. (zusätzlich Flucloxacillin).

- **Erstnachweis von Pseudomonas aeruginosa** ohne wesentliche klin. Verschlechterung: bei Sgl. bzw. KK: i. v. Ther. (s. u.), ab ca. 3. Lj. orale Ther. mit Ciprofloxacin 25 mg/kg KG/d in 2 ED (Saft o. Tbl.) über 1 Mon. sowie Colistin 2 × 1 Mio. I. E./d (bis 6 Mio. I. E./d) o. Tobramycin inhalativ über 3 Mon.
- **Dauernachweis von Pseudomonas aeruginosa u. akute Verschlechterung:**
  - **Bei akuter Verschlechterung oder routinemäßig alle 3 Mon.:** Zweifach-i. v.-Ther. mit Ceftazidim 200 mg/kg KG/d (max. 3 × 3 g) in 3 ED, alternativ auch 100 mg/kg KG/d als Dauerinfusion, u. Tobramycin 1 × 10 mg/kg KG/d (Erw. 8 mg/kg KG/d) unter Spiegelkontrolle, jeweils für 14 d. Alternativ je nach Antibiogramm auch Meropenem, Cefepim, Fosfomycin, Piperacillin etc., ggf. auch Dreifachther.
  - **inhalative Dauerther. mit Tobramycin flüssig (2 × 300 mg) oder als Pulver (Tobi podhaler®), Colistin flüssig (2 × 1 Mega) oder als Pulver (Colobreath®);** Aztreonam flüssig (Cayston®).
- Nachweis/Dauerbesiedelung mit **Burkholderia cepacia:** sehr oft Multiresistenz, kausale Ther. schwierig. In vitro sind meist Cotrim, Doxycyclin o. Ciprofloxacin wirksam. Je nach Serotyp schlechte Prognose. Strengste Isolierung des Pat. (keine Kontakte mit anderen CF-Pat., auch nicht in Funktionsräumen, eigenes Lufu-Gerät). Ebenfalls problematisch: Achromobacter xylosoxidans, Inquilinus limosus.
- **MRSA-Nachweis:** strenge Isolierung u. Hygiene. Ther. nach Antibiogramm, z. B. mit Linezolid oral o. i. v., in Komb. z. B. mit Teicoplanin o. Vancomycin. In vitro ist RMP meist wirksam, kann aber nur zur Schleimhautsanierung zusätzlich versucht werden. Sanierung der Nasenschleimhaut mit Turixin®-Nasensalbe.

Allgemein: Intensivierung der Physiother., ggf. Beginn o. Intensivierung einer antiobstruktiven Ther.

Komplikationen

- **Pneumothorax:** plötzlich einsetzende Atemnot, einseitiger Thoraxschmerz. Selten bei Kindern. Gelegentlich nur „Mantelpneu", der nur der stat. Überwachung bedarf. Sonst Drainage, ggf. auch Pleurodese.
- **Hämoptysen/Lungenblutung:** Blutiges Sputum o. kleinere Blutmengen sind häufig, v. a. ab Jugendalter. Schwere lebensbedrohliche Lungenblutungen (> 250 ml/d) sind selten.
- **Atelektasen:** Segment- o. Subsegmentatelektasen sind häufig u. gelegentlich Zufallsbefund: Physiother. gezielt intensivieren, Infektionsschutz.
- **Asthma/Inhalationsallergie:** bei ca. ⅓ der CF-Pat., auch schon bei kleineren Kindern. Broncholysetest (Lufu vor u. nach β-Mimetikum) zur Unterscheidung von sekretbedingter Obstruktion. Ther. wie bei Asthma (▸ 14.4.3).
- **ABPA (allergische bronchopulmonale Aspergillose):** Immunkomplexerkr. (IgE- u. IgG-vermittelt). Klin. nicht von Infektion mit pulmonaler Verschlechterung zu unterscheiden, aber keine Besserung durch antibakterielle i. v. Ther. Im Rö. wechselnde „Infiltrate", hohes IgE (meist > 1.000 U/l) u. pos. RAST gegen Aspergillus, pos. spez. rASP4/6-AK, Eosinophilie. Aspergillus-Nachweis im Sputum ist **kein** sinnvolles Kriterium!
- **Salzverlustsyndrom:** durch vermehrtes Schwitzen bei heißem Wetter o. fieberhaften Infekten bzw. nach körperl. Anstrengung. Bes. gefährlich bei Sgl., aber gelegentlich auch bei älteren Pat. (▸ 9.2.1).

- **Diab. mell. (CFDM):** zunehmende Inzidenz (Kinder < 3 %), Jgl. bis 10 %, ab 20. Lj. steigend bis über 30 %. Meist schon jahrelang vorher gestörte Glukosetoleranz mit verschlechterter Lufu mit erhöhtem 2-h-Wert im o-GGT, daher regelmäßige Kontrollen.
- **Ileus (DIOS, „Mekoniumileusäquivalent"):** in jedem Lebensalter. Klin. meist Walze im re. Unterbauch tastbar, Zeichen des Subileus, vom Unerfahrenen oft Appendizitis diagnostiziert. Ursache ist Stuhlimpaktion durch verlangsamte Passage u. Schleimimpaktion. Akutther.: Macrogol-Spüllsg. wie vor Koloskopie; alternativ Einlauf mit ACC-Lsg. OP sollte vermieden werden, was bei rechtzeitiger Diagnose auch meist gelingt (▶ 13.4.1).
- **Rektumprolaps:** v. a. bei unbehandelten Pat., also vor Diagnosestellung, bzw. bei inadäquater Enzymsubstitution, sonst sehr selten.
- **Hepatopathie/Leberzirrhose:** erste Zeichen nur laborchemisch (Transaminasenerhöhung) bzw. sonografisch (herdförmige Fibrose). Frühther. kann Übergang in manifeste Zirrhose mit Ösophagusvarizen u. entsprechenden KO verhindern o. zumindest verzögern. Daher im Zweifelsfall Dauerther. mit UDCA beginnen, 25 mg/kg KG/d.
- **Gallensteine** führen nur in seltenen Fällen zu akuten KO. Kleine kontrahierte Gallenblase mit u. ohne Steine ist ein relativ häufiger Befund.
- **Osteoporose:** Sehr häufige Spät-KO, die es zu verhindern gilt: Adäquate kalziumreiche Ernährung, ausreichend Sport (bei schlechter Lufu Krafttraining) u. konsequente Gabe von Vit. D sind entscheidend.

> **Selbsthilfegruppe**
> Mukoviszidose e. V., In den Dauen 6, 53117 Bonn: www.muko.info.

14.7 Fehlbildungen

> Bronchopulmonale Fehlbildungen sind selten. Doppelseitig fehlende bzw. schwer fehlgebildete Lungenanlage (Potter-Sequenz, ▶ 25.4.11), einseitig sehr kleine Lunge bei Zwerchfellhernie (**cave:** PH). Sehr viele bronchopulmonale Fehlbildungen haben eine anfangs geringe Symptomatik u. werden daher lange übersehen.

Anomalien des Bronchialbaums
Verzweigungsanomalien können in fast allen Abschnitten der Lunge vorkommen. Dadurch Atelektasen, Stridor an der atyp. Abgangsstelle u. Bronchiektasen durch rezidiv. Infektionen. Auch kann das Versorgungsgebiet des atyp. Bronchus fehlgebildet sein. Diagnose durch Bronchoskopie u. Thorax-CT, evtl. MRT mit Gefäßdarstellung. Ther. bei persistierenden Symptomen chirurgisch.

Bronchusstenosen und Bronchomalazien
Einteilung
- Extramural, etwa durch fehlverlaufende Gefäße (A. lusoria, Gefäßring, doppelte Aorta etc.), seltener erw. durch Tu, Struma etc.
- Intramural, z. B. bei Fehlbildungen des Knorpelskeletts. Häufig bei Ösophagusatresie.

- Intraluminär, angeb. allerdings sehr selten, meist erw., z. B. durch Granulationsgewebe, FK, Tu etc.

Klinik (Exspir.) Stridor, (anfallsweise o.) bei Infekten vermehrte Dyspnoe. Oft Ventilmechanismus, daher peripher entweder Überblähung, meist aber Atelektase (z. B. **Mittellappensyndrom**), Sekretstau mit schubweisen Infektionen.

Diagnostik Auskultatorisch nicht sicher! Rö-Thorax, auch nach akuter Erkr.; Bronchoskopie.

Therapie Konservativ evtl. mit antibiotischer Ther., Physiotherapie. Persistierende Stenosen mit konstanter Atelektase meist operativ.

Zysten
Formen Am häufigsten bronchogene Zysten, die bronchialen Aufbau zeigen, entweder extrapulmonal, also von Trachea o. Stammbronchien ausgehend, o. intrapulmonal, dann meist in Hilusnähe.
Kongenitale **Bronchiektasen** sind eine Sonderform der zystischen Fehlbildung. Meist multipel in den Unterfeldern, Symptome durch Superinfektion.

Klinik Große Zysten können v. a. bei Sgl. durch Verdrängung der Lunge zu Dyspnoe u. klin. Überblähung führen. Ansonsten: rezidiv. Infektion, teils Sekretspiegel.

Differenzialdiagnosen
- Erw. Zysten im Rahmen von Infektionen (z. B. Staphylokokken), oft unter konsequenter Antibiotikather. rückläufig.
- Lobäres Emphysem durch Ventilmechanismus.
- Konnatale Parenchymzysten (histologisch aufgeweitete respir. Endstücke) sind selten.

Diagnostik Auskultatorisch nicht sicher! Rö-Thorax, CT.

Therapie Im Sgl.-Alter haben selbst große Zysten eine gute Spontanprognose, ansonsten in den meisten Fällen chirurgisch.

Sequester („Nebenlunge")
Definition Anatomisch sind klassische Lungensequester nicht an das Bronchialsystem angeschlossen, also nicht belüftet, u. werden meist durch gesonderte Gefäße, die in vielen Fällen aus der Aorta entspringen, versorgt. Auf hämatogenem Weg ist eine Infektion möglich, wobei die Latenz bis zu den ersten Symptomen Jahrzehnte betragen kann. Auf Rö-Bildern meist als Atelektasen o. abszedierende Pneumonie fehlgedeutet. Bei V. a. Sequester daher CT/MRT u./o. Angio. Intrapulmonale Sequester sind komplexe Fehlbildungen.

Therapie Akut parenterale antibiotische Ther., kurativ nur chirurgisch. Angio bzw. MRT-Angio vor OP immer empfohlen, da oft atypische Gefäßversorgung, z. B. direkt aus der Aorta.

Primäre ziliäre Dyskinesie (PCD-Syndrom, Kartagener-Syndrom)
Definition Verminderte Beweglichkeit der Zilien durch ultrastrukturelle Defekte, aut.-rez. erblich, Häufigkeit ca. 1 : 6.000, mindestens 19 (klin. u. strukturell) unterschiedliche Defekte, die getrennt vererbt werden.

Klinik Bei ca. 50 % kompletter Situs inversus, rezidiv. Pneumonien mit nachfolgender Entwicklung von Bronchiektasen, bronchiale Überempfindlichkeit, eitriger Schnupfen, chron. Sinusitis, Infertilität bei Männern.

Diagnostik Nachweis der verminderten Zilienbeweglichkeit im Phasenkontrast-mikroskop, als „Screening" Nachweis der verminderten NO-Produktion der Nasenschleimhaut. Elektronenmikroskopische Unters. unzuverlässig.

Therapie Bei Infekten antibiotisch, Physiother. ähnlich wie bei CF, ggf. antiobstruktive Ther.
Betreuung in kinderpneumologischem Zentrum o. CF-Ambulanz.

> **Selbsthilfegruppe**
> Kartagener-Syndrom Primäre Ciliäre Dyskinesie e.V.: www.kartagener-syndrom.org.

14.8 Interstitielle Lungenerkrankungen

> Bei Kindern selten, werden aber meist spät diagnostiziert. Die Symptomatik ist unabhängig von der Ätiol. durch die entzündl. Veränderungen des Lungengerüsts bedingt.

Ätiologie
- Medikamente o. Chemikalien bes. in der Onkologie: Zytostatika (MTX, Cyclophosphamid u.a.), Nitrofurantoin.
- Virusinfektionen.
- Bakt. Infektionen: v.a. bei Mykoplasmen, Pertussis, Rickettsien u. Chlamydien.
- Exogen allergische Alveolitis, z.B. durch Vogelantigene o. Heu. Bei Kindern sehr selten andere Auslöser (hohes IgG, Nachweis von spez. Immunkomplexen)
- Idiopathische Lungenfibrose (Hamman-Rich-Sy.): sehr selten, Ausschlussdiagnose. Biopsie nötig.
- Systemerkr., bes. rheumatische Erkr., Kollagenosen o. anderen Autoimmunerkr., Histiocytosis X, einige Speicherkrankheiten, Sarkoidose. Alles bei Kindern sehr selten.

Klinik Tachypnoe, auch in Ruhe; Reizhusten; Zyanose, die sich unter Belastung deutlich, oft anfallsweise, verstärkt. Gewichtsverlust, Müdigkeit o. nachlassende Leistungsfähigkeit mit Stimmungsschwankungen. Bei chron. Erkr. Trommelschlägelfinger als Zeichen der Hypoxämie.

Diagnostik
- Rö-Thorax: feinretikuläre, milchglasartige diffuse Eintrübung meist homogen in allen Abschnitten. Nicht verwechseln (fehlinterpretieren) bei „weicher" Aufnahme!
- Lufu: restriktive Ventilationsstörung bei normalem o. nur mäßig erhöhtem Atemwiderstand. Diffusionskapazität deutlich vermindert.
- Weitere Diagn. wie BAL in pädiatrisch-pneumologischem Zentrum.

Therapie Je nach Ursache.

15 Allergologie und Immunologie

Stephan Illing

15.1 Allergologie

Allergische Krankheiten sind bei Kindern sehr häufig (bis 10 % der SK).

15.1.1 Leitsymptome

Symptome u. Krankheitsbilder, die allergisch ausgelöst sein können:
- Anaphylaxie: durch Nahrungsmittel, Insektengift (Biene, Wespe), iatrogen (z. B. Hyposensibilisierungslösungen), seltener Medikamente.
- Asthma bronchiale: bei KK meist infektbedingt, bei SK zu 70 % allergisch.
- Konjunktivitis: rezidiv. Verlauf, bes. jahreszeitlich, weist auf Allergie hin.
- Rhinitis: Bei chron. Rhinitis ohne weitere Symptome werden Allergien oft lange übersehen! An Milben- u. Schimmelpilzallergie denken.
- Quincke-Ödem: kann allergisch sein. Meist Nahrungsmittel o. Insektenstiche, sonst eher infektbedingt.
- Urtikaria:
  - In den wenigsten Fällen (< 5 %) allergisch bedingt, wird aber oft als Ursache vermutet!
  - Häufigste Ursachen: Infekte, physikalisch (Wärme, Kälte, mechanisch), Begleitsymptom bei immunologischen Erkr., in ca. 50 % unklar.
- Atopische Dermatitis: bei KK häufig Sensibilisierungen. Klin. Relevanz oft fraglich, bei < ⅓ relevante Allergien (▶ 19.5).
- Gastroenteritische Symptome (Durchfälle, Bauchschmerzen, Koliken, Reflux) können allergisch bedingt sein (▶ 13.4.9), meist Komb. mit anderen Symptomen, z. B. akute Urtikaria.
- Alveolitis (Farmerlunge, Vogelzüchterlunge).

Allergische Reaktionsarten Einteilung nach Coombs u. Gell (▶ Tab. 15.1, pathophysiologisch nicht mehr ganz korrekt).

Tab. 15.1 Allergische Reaktionsarten

Reaktionsart		Klinisches Korrelat (Bsp.)
I	Sofortreaktion	Alle allergischen Sofortreaktionen, v. a. Asthma, Rhinokonjunktivitis etc.
II	Zytotoxische Reaktion	Autoimmunreaktionen durch Medikamente
III	Immunkomplexreaktion	Alveolitis, „Serumkrankheit"
IV	Zelluläre Reaktion Tuberkulin/Ekzemtyp	Allergisches Kontaktekzem, z. B. auf Schwermetalle
(V)	IgE-vermittelte Kontaktreaktion	Verzögerte Reaktion auf Inhalations- u. Nahrungsmittelallergene bei atopischer Dermatitis

Tox. Hautreaktionen (z. B. auf Pflanzen wie Herkulesstaude, feuchtes Gras etc.) sind keine Allergien! Lyell-Sy. durch Staphylokokken o. Medikamente ist keine Allergie.

15.1.2 Diagnostische Methoden

 Immer erst anamnestische Eingrenzung, dann Test. Ungezielte Tests bringen meist keine vernünftigen Ergebnisse u. kosten viel.

Serologische Tests

Radioallergosorbent-Test (RAST)   RAST u. Modifikationen (CAP):

- Prinzip: Mit Allergen beschichtete Papierscheibe (oder Baumwollfaden, Plastikkugeln, Stix) bindet durch Inkubation mit Patientenserum spezifische IgE-AK des Pat. Nachweis des gebundenen IgE mit Anti-IgE, das (radioaktiv) enzymatisch o. durch Fluoreszenz markiert ist. Einteilung in Klassen 0–4(–6).
- Bewertung: 3 u. darüber meist Allergie, 0–2 neg. o. fraglich. Zuverlässig (80–90 %) bei Pollen, Staubmilben, Tieren außer Hunden, Biene, Wespe. Mittelmäßig zuverlässig bei Nahrungsmitteln, Schimmelpilzen (ca. 50 %), wenig zuverlässig bei Penicillin, Schadstoffen.
- Vorteil: immer, auch beim akut Kranken, durchführbar.
- Nachteil: beschränktes Spektrum, teuer.

Sammeltests mit mehreren Allergenen („Phadiatop", SX1 etc.) u. der Aussage „Allergie ja/nein" sind sinnvoll als Screeningtests v. a. in der Praxis.
Gesamt-IgE als Allergiemarker ungeeignet (je ca. 20 % falsch pos. o. falsch neg.).

Hauttests

Pricktest

- Allergenlsg. auf Unterarm auftropfen, mit Prick-Lanzette durch den Tropfen hindurch stechen (minimale Hautverletzung, kein Blutaustritt, für jedes Allergen neue Lanzette). Nach 15 Min. ablesen (Durchmesser von Rötung u. Quaddel).
- Vorteil: relativ wenig belastend, schnell u. billig, auch mit nativem Material (z. B. Milch, Ei) möglich.

Intrakutantest   Allergenlsg. i. c. injizieren, Rötung u. Quaddel nach 15–20 Min. ablesen. Wird bei Kindern nur für bestimmte Allergene verwendet (Insektengift, Penicillinmetaboliten).

Epikutan- u. Patch-Test   Kontaktallergene (bei atopischer Dermatitis auch Umgebungsallergene) werden für 24 h aufgeklebt u. nach (48)/72/(96) h abgelesen.

Bei allen Hauttestungen bestehen Fehlermöglichkeiten, bes.:

- Medikamente nicht beachtet (z. B. Antihistaminika ▶ 15.1.4): falsch negativ.
- Ungeeigneter Hautzustand (Ekzem, Steroidbehandlung): Testreaktion zu gering/negativ.
- Ungeeignete, fehlgelagerte, verwechselte Lsg.: nicht reproduzierbare Testergebnisse.

Testung nur

- nach Medikamentenanamnese,
- außerhalb des akuten Krankheitsstadiums,
- bei infektfreiem Pat.,
- bei sehr ängstlichen Kindern nur bei wirklicher Notwendigkeit,
- nur durch Erfahrene, die die Reaktionen auch beurteilen können!

15

Karenz- und Provokationsproben

Bei unsicherem o. zweifelhaftem Testergebnis, bes. bei Nahrungsmitteln, oft einziger Weg, Allergie zu beweisen o. auszuschließen. Karenz zu diagn. Zwecken zeitlich begrenzen (z. B. 2–4 Wo.), bes. bei Grundnahrungsmitteln. **Cave:** Mangelernährung! Genauen Plan aufstellen, auch an versteckte Nahrungsmittel, z. B. in Kosmetika u. Pflegemitteln, denken. Fehlinterpretationen möglich, wenn während der Karenzzeit andere Einflüsse auf den Krankheitsverlauf wirksam werden, etwa andere Therapie.

Provokationsmethoden   Durchführung nur durch Erfahrene: Nach Rechtslage (seit 1.1.1996) sollten solche Untersuchungen nur von Allergologen vorgenommen werden. Sonst besteht grobe Fahrlässigkeit! Bei vermuteter allergischer Allgemeinreaktion stat. (24 h)!

- **Oral mit Nahrungsmitteln:** Beginn mit kleiner Menge, z. B. 0,05–0,1 ml Milch, dann Steigerung in 30-Min.-Abstand bis zum Eintritt einer Reaktion (z. B. 0,1; 0,5; 1,0; 5; 10 ml Milch), bei beginnender Allgemeinreaktion (klin., RR) Abbruch. Ratsam ist ein i. v. Zugang, ferner Bereitstellung der Notfallmedikamente (nicht aufziehen, aber ausrechnen u. unmittelbar verfügbar bereithalten). Isolierte Spät- u. Ekzemreaktionen nach mehreren Stunden o. am nächsten Tag sind nicht eindeutig allergisch.
- **Inhalativ, nasal, konjunktival:** nur in Spezialabteilung. Bei bronchialer Provokation 24-h-Überwachung wegen möglicher Spätreaktion, meist nach 8–12 h (kann auch ohne Sofortreaktion vorkommen!).
- **Mit Medikamenten** (z. B. ASS, andere Analgetika, Antibiotika): strenge Ind.-Stellung. Engmaschige Überwachung der Vitalparameter, bei schnell eintretenden subjektiven Symptomen (z. B. Brennen im Rücken) sofortige Schockbehandlung (▶ 3.2.5), bei stärker pos. ASS-/Antiphlogistika-Provokation (meist nach 2–4 h Reaktionsbeginn) hoch dosierte Steroide i. v.

15.1.3 Häufige Allergene

❗ Nahrungsmittel sind bes. bei Sgl. u. KK wichtige Allergieauslöser. Trotzdem wird die Bedeutung überschätzt. Nicht jede Reaktion ist auch eine Allergie!

Nahrungsmittelallergie

Differenzialdiagnosen   ▶ 13.4.9.
- Allergie: entweder Soforttyp (Urtikaria, Asthma, Durchfall z. B. nach Erbsen o. Walnuss) o. verzögert (z. B. Ekzemschub nach Hühnerei).
- Eosinophile Erkr. des Magen-Darm-Trakts (EGID): Ösophagitis, Gastritis o. Kolitis. Histologisch nachzuweisen, Allergietests meist sinnlos. Bei jungen Sgl. Proktokolitis mit blutigen Stühlen: meist durch Kuhmilch bedingt direkt o. eher über MM, bei späterer guter Verträglichkeit von Milch (▶ 13.4.9).
- Disaccharidintoleranz, z. B. Laktasemangel (▶ 13.4.8): häufig mit Milchallergie verwechselt. Fruktosemalabsorption: häufig als Obstallergie angesehen.
- Zöliakie (Glutenunverträglichkeit): genetisch bedingte immunologische Reaktion mit Zottenatrophie. Hat nichts mit einer Allergie zu tun, wird aber oft als „Getreideallergie" bezeichnet (▶ 13.4.9).

- Enteropathie durch Nahrungsmittelproteine: meist Kuhmilch. Zelluläre Reaktion der Darmmukosa, meist Diarrhö, auch Erbrechen, klin. u. histologisch ähnlich Zöliakie. Diagnose durch Karenz. Langzeitprognose gut.
- Pseudoallergie: unspez. Aktivierung von Mediatoren, ähnlich wie bei Medikamenten (ASS).
- Intoxikationen, z.B. Durchfälle durch Staphylokokkentoxin, werden gelegentlich auch als Allergie fehlgedeutet.
- Fehlernährung: Durch ungeeignete Nahrungsmittel o. zu große Mengen hervorgerufene Symptome werden gerne als allergisch angesehen. Eine Fehlernährung als Folge einer eingebildeten (oder wirklichen) Nahrungsmittelallergie ist nicht selten.

Wichtigste Nahrungsmittelallergene:
- **Sgl.:** Kuhmilch(produkte), Hühnerei, Soja, seltener Getreide, Gemüsearten, sehr selten Obstsorten u. noch seltener Fleisch.
- **KK:** Kuhmilch, Hühnerei, Hülsenfrüchte (Erbsen, Erdnüsse), andere Nüsse, Gewürze, selten Fisch, Getreidearten, sehr selten andere Nahrungsmittel.
- **Jgl. u. Erw.:** Gewürze (Sellerie als Leitgewürz, Kreuzallergie mit sehr vielen anderen Gewürzen u. Beifußpollen), Nüsse, Hülsenfrüchte, Fisch, Schalentiere, Milch, Ei, Kartoffeln, Getreide u. seltener viele andere Nahrungsmittel.

Pollen
Von Bedeutung sind überwiegend Pollen windbestäubter Pflanzen, insektenbestäube lösen meist nur bei direktem Kontakt Symptome aus (Korbblütler als Gärtnerallergie). Informationen zum Pollenflug im Internet z.B. unter www.pollenflug.de.

Staubmilben
Staub- u. Mehlmilbe (Dermatophagoides pteronyssinus u. farinae), andere Arten weniger bedeutsam. Allergen ist der Milbenkot. Milben leben von organischem Material, daher hauptsächlich im Bett, auf Polstern, im Staub, aber auch in Teppichen etc.

Tierepithelien
Bes. Tiere mit Fell u. Federn, bes. Katzen, Meerschweinchen, Hamster, Hunde, Pferde, auch Ziervögel, selten andere. Dauerkontakte in der Wohnung sind wesentlich bedeutungsvoller als gelegentliche Kontakte z.B. auf der Straße. Auch an indirekte Probleme denken (Fischfutterallergie, Heu als Tierfutter u. Lagerstreu, Milbenbesiedelung der Wohnung bei Vogelhaltung).

Schimmelpilze
Sehr zahlreiche Arten. Wichtig Alternaria u. Cladosporium, deren Sporen ähnlich wie Pollen verbreitet sind. Zahlreiche Arten innerhalb feuchter Häuser wichtig (z.B. Aspergillus-Arten, Mucor u.a.). Diagn. u. Sanierung meist sehr schwierig, Beratung erfordert spezielle Kenntnisse.

Insektengift
Wichtig nur Biene u. Wespe! Bei Hornissen durch große Giftmenge tox. Reaktion, Kreuzallergie mit Wespen, bei anderen Insekten extrem selten Allergie, meist unspez. Überempfindlichkeit.

15

Reaktionsgrade bei Insektengiftallergie:

- LLR (large local reaction): verstärkte Lokalreaktion, lokale Schwellung > 5–10 cm (bis ganze Extremität), Maximum am 2. o. 3. d, bis 7 d. Ungefährlich, keine antibiotische Behandlung, auch bei „Lymphangitis" nicht! Risiko für Anaphylaxie beim nächsten Stich ca. <1 %.
- Leichte Allgemeinreaktion: Urtikaria, u./o. Quincke-Ödem.
- Schwere Allgemeinreaktion: Asthma, Kollaps, Erbrechen, Bewusstlosigkeit.

Therapie Anaphylaxie-Ther. (▶ 3.2.5), 1 d Überwachung, anschließend Notfallapotheke (▶ 15.1.5) rezeptieren, frühestens nach 4 Wo. Testung in Spezialambulanz.

Medikamente

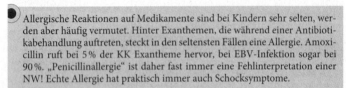

Allergische Reaktionen auf Medikamente sind bei Kindern sehr selten, werden aber häufig vermutet. Hinter Exanthemen, die während einer Antibiotikabehandlung auftreten, steckt in den seltensten Fällen eine Allergie. Amoxicillin ruft bei 5 % der KK Exantheme hervor, bei EBV-Infektion sogar bei 90 %. „Penicillinallergie" ist daher fast immer eine Fehlinterpretation einer NW! Echte Allergie hat praktisch immer auch Schocksymptome.

Reaktionsarten auf Arzneimittel:

- Allergie: immunologisch vermittelte Überempfindlichkeit.
- Pseudoallergie: nichtimmunologische Überempfindlichkeit, z. B. durch Eingriff in den Mediatorenstoffwechsel, etwa ASS-Intoleranz, andere Antiphlogistika/Antipyretika.
- Toxizität: dosisabhängige Giftreaktion.
- Überempfindlichkeit: individuell u. aus ungeklärter Ursache erfolgende Reaktion, z. B. Erbrechen schon bei niedrigen Theophyllindosen.
- NW: z. B. Amoxycillin-Exanthem (< 6 J. fast nie allergisch).
- Idiosynkrasie: Überempfindlichkeit durch genetische Besonderheit, z. B. G6PD-Mangel.

Latex

Sowohl Kontakt- als auch Inhalationsallergen. Schockreaktion möglich. Bes. gefährdet neben OP-Personal sind Pat. mit häufigen OP, v. a. MMC-Kinder u. urologische Pat. Anamnestischer Hinweis: periorale Urtikaria beim Luftballonaufblasen. Kreuzallergie mit Banane bei ca. ⅓.

Kontaktallergene

Spielen bei Kindern eine untergeordnete Rolle, z. B. Nickel (Modeschmuck) u. Haarfärbemittel bei Jgl. Berufsallergene u. Kosmetika brauchen meist einen mehrjährigen Kontakt zur Allergieinduktion.

15.1.4 Antiallergische Therapie

Allergischer Schock ▶ 3.2.5; Asthma ▶ 14.4.3; atopische Dermatitis ▶ 19.5.
In der Klinik meist nur Notfallbehandlung bzw. Einleitung einer Dauerther., z. B. bei allergischem Asthma. Allergiether. kann je nach Symptomatik u. Auslöser beinhalten:

- Medikamente, i. d. R. Antihistaminika, z. B. Cetirizin.
- Karenzmaßnahmen (z. B. auslösende Nahrungsmittel meiden, Tierkontakte vermeiden, Milbensanierung).
- Immunther. (Hyposensibilisierung), z. B. bei Pollen-, Insektengiftallergie: nur nach eindeutigem Nachweis der Allergie u. nur bei geeigneten Allergenen u. Pat. Ind.-Stellung durch Allergologen bzw. allergologisch erfahrenen Pädiater.

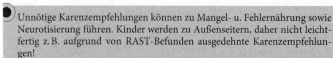

Unnötige Karenzempfehlungen können zu Mangel- u. Fehlernährung sowie Neurotisierung führen. Kinder werden zu Außenseitern, daher nicht leichtfertig z. B. aufgrund von RAST-Befunden ausgedehnte Karenzempfehlungen!
Medikamente: Bei eindeutigen allergischen Reaktionen (nicht bei Arzneimittelexanthemen!) Allergiepass ausstellen!

15.1.5 Notfallapotheke für die Selbstbehandlung

Indiziert nach stattgehabter Anaphylaxie, v. a. bei nicht sicher vermeidbaren Allergenen (bes. Biene u. Wespe, aber auch bei schwer verlaufenden Soforttypallergien auf Nahrungsmittel). Gleich rezeptieren lassen, nicht erst im Brief darauf hinweisen, kann zu spät sein!

- Bei starker Sensibilisierung Adrenalin-Fertigspritze (150 μg für Kinder mit 15–30 kg, 300 μg für Jgl./Erw.) nach entsprechender Schulung, dabei i. m. Injektion anzustreben. Suprarenin als Spray ist als Notfallmedikament (noch) nicht etabliert.
- Antihistaminikum: nur schnell wirksames. Immer flüssig, denn Tabletten können bei Quincke-Ödem nicht geschluckt werden! Bsp. Cetirizin o. Dimetinden.
- Steroid: flüssiges Steroid (Betamethason = Celestamine N 0.5 liquidum®). ED einmalig: 5–15 ml.

Schriftliche Gebrauchsanweisung mitgeben!

15.1.6 Atopieprophylaxe

Sichere Vermeidung von Allergien ist nicht möglich. Bei belastender Familienanamnese o. frühzeitig auftretenden Atopiezeichen kann die Allergieentwicklung zumindest verzögert u. gemildert werden, wobei einige Maßnahmen statistisch als wirksam gesichert sind (Leitlinie Atopieprävention: www.awmf.org/leitlinien.html):

- Stillen: Möglichst ausschließlich in den ersten 4 Mon., v. a. kein Zufüttern von Milch- o. Sojanahrungen in den ersten Lebenstagen. Wenn zugefüttert werden muss bzw. nicht gestillt werden kann, ist für die ersten 4 LM eine Hydrolysatnahrung empfohlen (extensive Hydrolysate scheinen besser wirksam zu sein als Teilhydrolysate).
- Einführung von Beikost nach dem vollendeten 4. LM, keine unnötigen Zusätze wie z. B. Gewürze.
- Keine Haustiere in der Wohnung (regelmäßiger tgl. Aufenthalt im Stall bzw. enger Kontakt mit Tieren im 1. Lj. reduziert das Atopierisiko). Hunde scheinen relativ unproblematisch zu sein, wenn sie bei Geburt des Kinds schon vorhanden sind.

- Kein passives Rauchen.
- Keine Schimmelbelastung in der Wohnung.
- Weitere Maßnahmen (Reduzierung von Innenraumschadstoffen z. B. durch ausreichendes Lüften, Vermeidung von Adipositas, Durchführung der Routineimpfungen) werden empfohlen.

Selbsthilfegruppe
Arbeitsgemeinschaft allergiekrankes Kind (AAK), Auguststr. 20, 35745 Herborn, www.aak.de.

15.2 Immunologie

Immunologische Abweichungen sind zwar nicht so häufig, werden aber oft erst sehr spät erkannt. Autoimmunerkr. ▶ 16.4.

15.2.1 Leitsymptome

Häufig wird die Frage nach Immundefekt vonseiten der Eltern geäußert („mein Kind ist dauernd krank"). Eine Unters. u. anschließende „Stärkung" des Immunsystems ist ein häufig vorgetragener Wunsch.
Bei den folgenden Hinweisen bzw. anamnestischen Angaben handelt es sich meist um **keinen** Immundefekt:

- Gehäufte (banale) Infekte: bei KK sind 5–12 Infekte/J. normal. Tagesheim- u. Kindergartenkinder haben häufiger Infekte.
- Verlängerte Hustenepisoden nach Infekt deuten auf ein hyperreagibles Bronchialsystem (= „Infektasthma", ▶ 14.4.2).
- KK mit Geschwistern im Kindergartenalter erkranken oft bereits im späten Sgl.-Alter gehäuft an fieberhaften Infekten. Die Eltern sind dies vom ersten Kind nicht gewöhnt.
- Normales Gedeihen spricht gegen einen Immundefekt.
- Nichtgeneralisierende bakt. Infekte (z. B. Tonsillitiden) sind auch bei höherer Frequenz kein Hinweis auf eine immunologische Störung.

Verdächtig auf Immundefekte sind folgende Symptome:

- unklare Dermatitiden, meist ekzemähnlich, mit Infektionszeichen,
- Graft-versus-Host-Reaktion bei Sgl. (Rötungen an Händen u. Füßen, uncharakt. Exanthem),
- chron. mukokutane Candidiasis,
- Gedeihstörung mit o. ohne chron. Durchfälle (Sgl.-Alter),
- auffallend hypoplastische Tonsillen u. LK trotz Infekten,
- fehlender Thymusschatten im Thoraxbild bei Sgl.,
- unklare Arthritiden,
- Autoimmunerkr., bes. kombiniert mit Infektionen,
- rezidiv. bakt. Infektionen, v. a. mit immer denselben Erregern (z. B. > 8 eitrige Otitiden/J. o. > 2 schwere Sinusitiden o. Pneumonien/J. o. 2 o. mehr viszerale Infektionen, z. B. Meningitis, Sepsis, Osteomyelitis etc.),
- ungewöhnlich therapieresistente Infektionen (antibiotische Ther. über > 2 Mon. ohne Effekt), v. a. tiefe Haut- o. Organabszesse,
- KO bei Lebendimpfungen,

- ungewöhnliche Erreger, z. B. Pneumocystis jiroveci, Candida, Staph. epidermidis, Aspergillus, atypische Mykobakterien,
- atypisch verlaufende Virusinfektionen.

Auszuschließen sind Erkr., die einen Immundefekt vortäuschen können:
- bei Hautinfektionen Ekzeme, Artefakte, Misshandlung,
- bei rezidiv. Atemwegsinfektionen CF, bronchiale Fehlbildungen, Fremdkörperaspiration, Zilienfunktionsstörungen,
- bei rezidiv. Otitis o. Sinusitis Adenoide, Allergien,
- bei rezidiv. Meningitis Neuroporus, Liquorfistel.

15.2.2 Diagnostik bei Verdacht auf Immundefekt

Es gibt keine Globaltests für Immunfunktionen. Wenn klin. Symptome auf einen Immundefekt hinweisen u. andere Erkr. ausgeschlossen sind (▶ 15.2.1), können die meisten immunologischen Störungen mithilfe der folgenden relativ einfachen Unters. ausgeschlossen werden. Die differenzierte beweisende Diagn. ist Fachzentren zu überlassen.

- Basisdiagn.: Diff.-BB u. Thrombos.
- Bei Hinweis auf humoralen Defekt (s. u.): immer: IgA, IgM, IgG, IgE, evtl. IgG-Subklassen. Impftiter (Tetanus, Diphtherie) als Zeichen für normale Immunantwort.
- Bei Hinweis auf zellulären Defekt (s. u.): T-Zell-Subtests, T-Zell-Gesamtzahl im peripheren Blut; Lymphozytentransformationstest.
- Bei Hinweis auf Granulozytendefekt (s. u.): Diff.-BB u. Feststellung der Absolutzahl Granulozyten, am besten mehrere Kontrollen. Unters. der Chemotaxis u. weitere Funktionstests sind relativ aufwendig bzw. nicht überall verfügbar.
- Bei Hinweis auf Komplementdefekt: CH_{50}, AP50 (▶ 15.2.3).
- Bei V. a. HIV-Infektion: Serologie (s. a. Leitlinie www.wmf.org sowie www.kinderimmunologie.de).

15.2.3 Wichtige Immundefekte

 Immundefekte sind insgesamt relativ selten. Aufgrund der Komplexität des Immunsystems ist eine verbindliche u. übersichtliche Einteilung der sehr heterogenen Defekte nicht möglich. Neben den hier genannten u. zahlreiche weitere Defekte u. Varianten bzw. Komb. bekannt. Pat. mit klin. manifesten Immundefekten sollten grundsätzlich in Spezialambulanzen betreut werden, mit denen bei KO Kontakt aufzunehmen ist.

Humorale Defekte (B-Zell-Defekte)

IgA-Mangel 1 : 600, bei Allergikern 1 : 300, häufig asymptomatisch. Von niedrigen Serum-IgA-AK kann nicht auf komplettes Fehlen geschlossen werden. Nachweis auch im Speichel! Bei gestillten Kindern verspäteter Anstieg, daher keine endgültige Diagnose vor dem 2. Lj.
Symptome: In den meisten Fällen keine! Sonst rezidiv. Pneumonien, Enteritiden, Inhalations- u. Nahrungsmittelallergien, gehäuft Diab. mell. u. autoimmune Endokrinopathien. IgA-Mangel häufig bei anderen Sy. u. chromosomalen Defekten. Klin. Relevanz steigt bei Komb. mit anderen humoralen Immundefekten, bes. IgG-Subklassen-Mangel.

IgG-SubklassenMangel Oft subklin. Verlauf!
- IgG_2l: am häufigsten. Evtl. rezidiv. Pneumonien, Bronchiektasen, auch Hautinfektionen.
- IgG_3: Pneumonien, eitrige Infektionen im HNO-Bereich.
- IgG_1: oft wenig Symptome, wenn Ausgleich durch andere Subklassen.
- IgG_4: oft fehlend, klin. Relevanz unbekannt, verstärkt Symptome bei gleichzeitigem IgG_2-Mangel.

Common variable Immunodeficiency (CVID) Überwiegend B-Zell-Defekt, aber nicht eindeutig definiertes Krankheitsbild. Starke Verminderung o. Fehlen aller AK, Suppressorzellen relativ erhöht. **Klinik:** Rezidiv. bakt. Infektionen, Pyodermien, Autoimmunerkr., Gelenkbeschwerden, atrophische Gastritis. Hyper-IgM-Sy. ist ein komplexer genetisch nachzuweisender Defekt mit deutlicher Reduktion der anderen Ig-Klassen u. frühzeitigen, meist pulmonalen schweren Infektionen. Zahlreiche sehr unterschiedliche, in den meisten Fällen genetisch definierte Erkrankungen.

Agammaglobulinämie M. Bruton: X-chrom. rez. vererbt, Manifestation bei Knaben ab ca. 6. LM mit Pneumonien, atypische Virusinfektionen. Ohne Substitution letaler Ausgang. Neben dem klass. M. Bruton mind. 7 weitere meist aut.-rez. Defekte.

Zelluläre (T-Zell-)Defekte

Insgesamt selten, z. B. Nezelof-, DiGeorge-, Wiskott-Aldrich-Sy. u. a. Gelegentlich kombiniert mit chromosomalen Defekten. Klin. meist Erkr. in den ersten Lebensmonaten, z. B. persistierender Soor, schwere virale Infektionen (Herpes, CMV, Varizellen) mit tödlichem Verlauf, interstitielle Pneumonie (Pneumocystis jiroveci), Gedeihstörung. Nach BCG-Impfung Generalisierung mit tödlichem Verlauf, nach Virus-Lebendimpfungen gehäuft Enzephalitiden.

Kombinierte Immundefekte (B- und T-Zellen)

Selten. Genetisch bedingter teilweiser o. kompletter Ausfall lymphozytärer Funktionen; verschiedene Unterformen. SCID (severe combined immunodeficiency) mit frühzeitigen schwersten Infektionen. Vorwiegend bronchopulmonale Infektion, Candidiasis, Enteritis, Sepsis, Graft-versus-Host-Reaktion nach exogener o. maternofetaler Transfusion. Neben symptomatischer Ther. (Substitution, Antibiotikather., Antimykotika, Isolierung) spez. Ther. nur mit KM-Transplantation.

Zelluläre (Phagozytose-)Defekte

Heterogene Gruppe, meist aut.-rez. erblich. Klin. meist Stomatitis, Pyodermien, subkutane Abszesse, eitrige LK-Infektionen, Otitis, Mastoiditis, Pneumonien, Leberabszesse, Osteomyelitiden. Am wichtigsten:
- Shwachman-Sy.: Granulozytopenie u. exokrine Pankreasinsuff., letztere steht klin. im Vordergrund (▶ 13.7.2).
- Kostmann-Sy.: schwere kongenitale Neutropenie.
- Zyklische Neutropenie: meist periodisch alle 3 Wo. auftretende Fieberschübe.
- Septische Granulomatose: häufigster funktioneller Granulozytendefekt, X-chrom. rez. vererbt, aber auch andere Erbgänge. Klin. zu Beginn meist ekzemähnliche infizierte Stellen um die Körperöffnungen, Lungeninfiltrate, Durchfälle, LK-Abszesse. Bei Osteomyelitis Verwechslung mit TB möglich.

Komplementdefekte

Komplement System von ca. 15 Serumproteinen, die ähnlich wie die Gerinnun kaskadenartig aktiviert werden. Bedeutung bei der Abwehr von Bakterien, Elim nation von Immunkomplexen, Vermittlung von Entzündungsreaktionen, Immunregulation. Es sind über 20 hereditäre Komplementdefekte bekannt.

Klinik Rezidiv. bakt. Infektionen stehen im Vordergrund. Dabei handelt es sich oft um spezielle Erreger, sodass bei schweren Infektionen mit immer demselben Keim an Komplementdefekt gedacht werden muss. Häufiger treten Autoimmun- bzw. Immunkomplexerkr. auf, bes. SLE, andere Kollagenosen, GN, rheumatoide Arthritis etc. Eine Sonderform ist das hereditäre angioneurotische Ödem (HANE), bedingt durch C_1-Esterase-Inhibitor-Mangel: Klin. stehen Quincke-Ödem-artige Schwellungen u. gleichzeitige adyname Zustände im Vordergrund, Manifestation meist ab dem 10. Lj.

Diagnostik Bei Komplementdefekten: Sache des Spezialisten. C_3/C_4-Bestimmung hilft nicht weiter. Als Suchtest mit gewissen Einschränkungen CH_{50}-Bestimmung (gesamthämolytisches Komplement) bzw. AP50 (alternative Pathway-Lyse).

Therapie Kausal bisher nur bei HANE möglich (Substitution), ansonsten evtl. kurzzeitiger Ausgleich durch Frischplasma, Antibiotikaprophylaxe.

Erworbene Immunstörungen

Bei zahlreichen endogenen, exogenen o. iatrogenen Ursachen kann es zu vorübergehenden o. bleibenden Störungen der Immunabwehr kommen (▶ Tab. 15.2).

Tab. 15.2 Erworbene Immundefektzustände

Erkrankung/Ursache	Zelluläre Immunität	Humorale Immunität	Granulozyten
Infektionen • AIDS (▶ 6.5.12) • Masern • Mononukleose • Rötelnembryopathie	↓ ↓ ↓ n	↓ (Regulation) n ↓ ↓ (IgA)	n n n –
Bestrahlung	↓	↓	(↓)
Medikamente • Steroide • Phenytoin • Tuberkulostatika • MTX • Cyclophosphamid	↓ n n ↓ ↓	n ↓ (IgA, Hemmung) ↓ (Hemmung) n ↓	n/↓ n n – ↓
Splenektomie	N	n	↓
Autoimmunerkrankung	↓	↑	n
Leukämie	N	↓	n
Urämie	↓	n	↓
Nephrotisches Syndrom	N	↓ (Verlust)	n
Verbrennungen	↓	↓ (Verlust)	↓
Diabetes mellitus	N	n	↓
Narkosen	N	n	↓
Enteropathie	N	↓ (Verlust)	n
Mangelernährung • Zinkmangel • Selen (+ Vit. E)	↓ ↓ n	n n ↓ (Produktion)	n/(↓) ↓ n

15

15.2.4 Immuntherapie/-substitution

❗ Immunstimulanzien, die zuverlässig eine endogene Synthese von Ig induzieren o. zelluläre Defekte ausgleichen können, gibt es nicht.

Antibiotische Behandlung In den meisten Fällen nur phasenweise nach Bedarf. Eine prophylaktische Dauerbehandlung ist selten notwendig. Im Prinzip ist jedes Mal ein Erregernachweis sinnvoll. Anfangsther. bis zum Erregernachweis u. Antibiogramm: Co-trimoxazol o. Amoxycillin + Clavulansäure. In vielen Fällen ist eine gleichzeitige antimykotische Behandlung nötig. Antibiotika werden bei Pat. mit Immundefekten immer relativ hoch dosiert!

Substitution mit Immunglobulinen bei Antikörpermangel Zu unterscheiden sind eine Dauersubstitution (z. B. bei Agammaglobulinämie) u. eine intervallmäßige nach Bedarf (z. B. bei IgG$_2$-Mangel). Bevorzugt i. v. Präparate verwenden. Um Serumkonz. von 3–5 g/l zu erreichen, ist die Infusion von 0,2–0,6 g/kg KG Gammaglobulin alle 4 Wo. nötig. Abstände u. Menge variieren individuell erheblich. Möglichst Präparate normaler IgG-Subklassen-Verteilung verwenden. Zur Dauerther. der Agammaglobulinämie sind auch s. c. Infusionen zur Selbstther. verfügbar. Aktuelle Informationen dazu in immunologischen Zentren.

❗ Vor einer ersten Substitution mit Ig Diagn. abschließen, am besten bei noch nicht ganz geklärter Ursache Restserum einfrieren, denn danach ist für 2–4 Mon. keine serologische Unters. möglich. Bei den meisten Immundefekten sind Lebendimpfungen kontraindiziert! Bei dringendem V. a. Immundefekt daher Impfungen bis zum Beweis zurückstellen.

15

16 Rheumatologie

Günther Dannecker

16.1 Anamnese, Befund und Diagnostik

Die Diagnose einer rheumatischen Erkr. wird fast ausschließlich klin. gestellt, Anamnese u. Befund sind deswegen von zentraler Bedeutung. Labordiagn. u. apparative Unters. unterstützen lediglich die Diagnose o. schließen andere Erkr. aus.

Anamnese und klinische Untersuchung

Familienanamnese   Bes. abzufragen sind: Psoriasis, Spondarthritiden, rheumatische u. andere Autoimmunerkr., chron. entzündl. Darmerkr. (CED), Augen- u. Nierenerkr., Urethritis, Prostatitis.

Eigenanamnese   Immer die folgenden Punkte **nachfragen!**

- **Allgemein:** Müde, abgeschlagen, Blässe, Nachtschweiß, Appetit, Gewichtsverlust, Zeckenbiss? Bes. bei KK: Entwicklungsstillstand, Verlust bereits gelernter motorischer Fähigkeiten (z. B. Gehen, Treppensteigen, Greifen), Stimmung (Schmerzen werden nicht benannt!)?
- **Gelenkbeschwerden:** Schmerzen, Schwellung, Rötung, Überwärmung, **Morgensteifigkeit**, Gangbild? → JIA, SLE, reaktive Arthritiden, Lyme-Arthritis, Kawasaki-Sy., PSH.
- **Hauterscheinungen: Ausschlag juckend, schmerzhaft, nur bei Fieber, wandernd? Form beschreiben lassen!** → Vaskulitiden, M. Still, SLE, Sklerodermie, Dermatomyositis, Erythema nodosum, Kawasaki-Sy., PSH.
- **Augensymptome: Sehstörungen, rotes Auge, schmerzhaft** → JIA, reaktive Arthritiden, Kawasaki-Sy., Takayasu-Arteriitis.
- **Fieber: Intermittierend, remittierend, Kontinua, Höhe, Ansprechen auf Medikamente?** → Sepsis, eitrige Arthritis, JIA (M. Still, Polyarthritis), Kawasaki-Sy.
- **Gastrointestinale Symptome:** Offene Stellen im Mund (Aphthen), Schluckbeschwerden, Durchfall, Bauchschmerzen, Blut im Stuhl? → SLE, Sklerodermie, reaktive Arthritiden, CED, PSH.
- **Urogenitale Symptome:** Schmerzen bei Wasserlassen, blutiger Urin? → reaktive Arthritiden mit Urethritis, Balanitis, PSH.
- **Wachstum:** Wachstumsstillstand, Minderwuchs? → bei schweren chron. Verläufen von JIA (insbes. M. Still) u. CED.

Spezielle körperliche Untersuchung

Immer vollständige körperl. Unters. des komplett ausgezogenen Pat. Bewegungsablauf beobachten **vor** der nachfolgenden klin. Unters.

Bewegungsapparat:

- **Gelenke:** Alle Gelenke untersuchen, nicht nur die anamnestisch betroffenen: Schmerzen, Schwellung, Rötung, Überwärmung. Beweglichkeit (Neutral-Null-Methode). Beinlängendifferenz? **Cave:** Befall Kiefergelenke!
- **Muskulatur:** Atrophie, Schwäche, Seitendifferenz, Kraft messen.
- **Sehnen:** Schmerzhaftigkeit der Sehnenansätze bei Enthesitis → plantarer Fersenschmerz (Plantaraponeurose), Fersenschmerz (Achillessehnenansatz).

Hauterscheinungen:
- Exantheme:
  - lilafarbenes Erythem der Oberlider u. Gottron-Papeln über Fingerknöcheln bei Dermatomyositis,
  - Schmetterlingserythem im Gesicht bei SLE,
  - Erythema marginatum bei rheumatischem Fieber,
  - Erythema chronicum migrans bei Borrelieninfektion,
  - flüchtiges, stammbetontes blassrotes Exanthem im Fieberanstieg bei M. Still,
  - palpable Purpura (Glutealregion u. untere Extremitäten) bei PSH,
  - polymorphes Exanthem bei Kawasaki-Sy., später Hautschuppung v. a. Endglieder der Finger.
- Knötchen:
  - Noduli rheumatici bei JIA (selten, nur bei polyartikulärer, RF⁺-Form) u. bei rheumatischem Fieber (im Anfang). Pseudorheumaknötchen abzugrenzen, diese sind harmlos.
  - Erythema nodosum: schmerzhafte Papeln (bis mehrere cm groß, rot-violett, erhaben) an den Unterschenkeln bei chron. Entzündungen (Infektionen, TB, M. Crohn). Immer nach Ursache suchen.
- Raynaud-Phänomen: **SLE, Mischkollagenose**, Sklerodermie, aber auch idiopathisch.

Fingernägel:
- Ölflecke u. Tüpfelnägel bei Psoriasis,
- Nagelfalzkapillaren erweitert bei Dermatomyositis.

Augen:
- Rötung, Schmerzen bei reaktiver Arthritis, JIA-Enthesitis assoziiert.
- Trockenes Auge bei Keratoconjunctivitis sicca.
- Konjunktivitis bei Kawasaki-Sy.
- Iridozyklitis bei JIA (oligoartikulär) sehr häufig ohne erkennbare Symptome.
- ! Bes. beim kleinen Kind mit oligoartikulärer Form der JIA ist der Augenbefall fast immer nur durch eine fachärztliche Unters. (Spaltlampe) zu diagnostizieren.

Internistisch:
- Herzgeräusche,
- Arrhythmien,
- Blutdruck,
- Hepatosplenomegalie,
- LK.

Laboruntersuchungen

▶ Tab. 16.1. **Zielsetzung:**
- Ausschluss anderer Erkr., v. a. Malignome, Infektionen.
- Nachweis u. Ausmaß der entzündl. Aktivität.
- Klassifikations- u. Prognoseparameter.
- ! Nicht automatisch alle labordiagn. Verfahren anfordern. Die Ind. ist von der klin. Situation abhängig.

Tab. 16.1 Laboruntersuchungen bei Verdacht auf rheumatische Erkrankung

Parameter	Indikation/Befund
Immunologische Parameter	
IgG, IgM, IgA	↑ bei langfristig erhöhter Entzündungsaktivität (bes. IgG) ↓ bei AK-Mangelsy.
Antinukleäre AK (ANA)	ANA als Screening-Methode, oft erhöht bei JIA (v. a. oligoartikulär), dort keine weitere Spezifität zu finden Weitere Typisierung/Differenzierung durch Anti-ds-DNA-/spez. AK: Anti-dsDNA bei SLE ENA (extractable nuclear antigen) finden sich v. a. bei Kollagenosen: • Anti-Ro/SS-A u. Anti-La/SS-B bei Sjögren-Sy. • Anti-RNP bei Mischkollagenosen • Anti-Sm bei SLE • Anti-Scl-70 bei systemischer Sklerodermie • Anti-Zentromer bei Pat. mit CREST-Variante der Sklerodermie
Rheumafaktor (RF)	Bestimmung nur sinnvoll bei polyartikulären JIA-Formen, ist nur in ca. 5 % pos. Auch pos. bei SLE, Mischkollagenosen u. Sklerodermie Häufig **unspez.** ↑ bei akuten Viruserkr., nach Impfungen, Malaria, chron. entzündl. Erkr. Weder zur Verifizierung noch zum Ausschluss einer JIA geeignet
Anti-Citrullin-AK	Fast immer nur pos. bei RF⁺ polyartikulärer JIA, kein Screening!
HLA-Typisierung (HLA-B27)	HLA-B27 ist sehr häufig (ca. 90 %) bei der enthesitisassoziierten Form der JIA (ältere Jungen) nachweisbar, ebenso bei Pat. mit reaktiven Arthritiden. Vorkommen in der gesunden Normalbevölkerung ca. 8 % Eine weitere HLA-Typisierung ist außerhalb wissenschaftlicher Studien nicht indiziert
Komplementanalyse (C3, C4, CH₅₀)	Bei Kollagenosen, Vaskulitiden u. Kryoglobulinämie Verbrauch von Komplement über Immunkomplexbildung Auch zum Ausschluss von Komplementdefekten, diese gehen mit einer erhöhten Rate von Kollagenosen einher C3 u. C4 ↓ bei aktivem SLE
Abgrenzung zu Infektionen	
Serologie/Keimnachweis	Zur Diagn. bei Erstmanifestation o. bei Suche nach Auslöser einer reaktiven Arthritis: • **Borrelien** (muss bei Erstmanifestation einer Arthritis immer gemacht werden), **AST** • EBV, Hepatitis B, Röteln, Chlamydien, Parvoviren, Mykoplasmen, Yersinien (35 %), Salmonellen (15 %), Shigellen (2 %), Campylobacter (2 %) (% = Häufigkeit einer reaktiven Arthritis nach Infektion mit entsprechendem Keim bei HLA-B 27-pos. Individuum) Suche nach darmpathogenen Erregern nur sinnvoll, wenn Diarrhö in Anamnese
Blutkultur	DD Sepsis/M. Still DD eitrige Arthritis o. Osteomyelitis/Oligoarthritis **Cave:** bei klin. V. a. bakt. Genese immer Gelenkpunktion

Tab. 16.1 Laboruntersuchungen bei Verdacht auf rheumatische Erkrankung *(Forts.)*

Parameter	Indikation/Befund
Stoffwechsel	
Harnsäure	↑ bei Leukämien u. anderen Malignomen
Katecholamine	↑ bei Neuroblastomen, DD Fieber unklarer Ursache u. Arthralgien!
Immunologische Parameter	
GPT, LDH, Ca²⁺, Phosphat, AP	DD Leber- u. Knochenerkr. ↑ LDH bei Leukämien/Malignomen
Krea	Ther.-Kontrolle NSAID, Nierenfunktion SLE
CK	↑ bei Dermatomyositis
Gerinnung	Verlängerte PTT bei SLE als Zeichen eines Antiphospholipid-Sy.
Entzündungsaktivität	
BSG, CRP	↑ BSG reagiert träger als CRP auf Veränderungen, aber BSG für langfristigen Verlauf sehr sinnvoll
Eiweißelektrophorese	α₂- u. γ-Gobuline ↑ bei chron. Entzündung
Serumeisen	↓ bei Entzündung jeglicher Art
Ferritin	↑ bei Entzündung, ↓ bei Eisenmangel
Urinuntersuchung	
Normalstatus	Blut? Eiweiß? Leukozyten?
Eiweiß/24 h o. Eiweiß-Krea-Ratio	↑ bei Nierenbeteiligung SLE, PSH
Knochenmarkuntersuchung	
	Wichtig zum Ausschluss von Leukämie, Neuroblastom. Bes. bei atypischer klin. Präsentation; vor Beginn einer Steroidther.

Analyse von Gelenkflüssigkeit
Ind. Ausschluss bakt. Entzündung (eitrige Arthritis) u. Blutung bes. bei Monarthritis.
Leukozytenzahl (15.000–20.000/μl bei JIA u. 80.000–150.000/μl bei septischer Arthritis) unzuverlässig zur Abgrenzung, immer Kultur anlegen.

Apparative Diagnostik
MRT   Nicht indiziert für die Diagnose einer typischen JIA (oligo o. poly).
Indiziert zur Abgrenzung Osteomyelitis/septische Arthritis, für die Darstellung Ileosakralgelenk, WS, Kiefergelenke.
Ganzkörper-MRT: Fokussuche bei Fieber unbekannter Ursache u. chron. rezidiv. multifokale Osteomyelitis (CRMO), Abgrenzung Malignome.

Röntgen
- Gelenke: Ind. Abgrenzung zu einer nichtarthritischen Erkr. (Tumor, Trauma). Rö-Veränderungen fehlen bei JIA meist zu Beginn. (Spät-)Veränderungen: Erosionen, Destruktionen, Usuren, Gelenkspaltverschmälerung, Achsabweichung.
- Thorax: Herzvergrößerung (Perikarderguss, Peri-, Myokarditis), Lungenveränderungen (Infiltrate, Fibrose, Pleuraerguss).
- Ösophagusbreischluck: Ösophagusmotilität (aufgehoben bei Sklerodermie).

Sono
- Gelenke: sehr empfindliche Methode für Diagn. u. Verlauf, bes. Hüfte: Erguss, Synovia?
- Innere Organe: Herz, Serositis, Hepatosplenomegalie?

EKG/Echokardiografie   Niedervoltage bei Perikarderguss, Tachykardie, Arrhythmie, Perimyokarditis: SLE, M. Still, Kollagenosen, rheumatisches Fieber.

Szintigrafie   Ganzkörper-MRT ist vorzuziehen! Falls dieses nicht möglich, Ind. wie bei MRT.

Biopsie   Hautbiopsie bei Vaskulitiden, V. a. Sklerodermie, kutanen Lupus. Haut- u. Muskelbiopsie bei V. a. Dermatomyositis, wenn klin. Kriterien nicht eindeutig. Bei Pseudorheumaknötchen zur Diagnosesicherung. Nierenbiopsie bei SLE, evtl. PSH.

Augenuntersuchung   Spaltlampe (Uveitis mit zellulärem Exsudat in der Vorderkammer, Präzipitate an der Hinterseite der Linse u. Synechien durch Adhärenz der Iris an der Vorderfläche der Linse).

> Wichtig zur Verlaufsbeobachtung bei Augenbeteiligung u. prophylaktisch bei JIA, da **jederzeit im Krankheitsverlauf** eine okuläre Mitbeteiligung auftreten kann. Regelmäßige Kontrollen notwendig!

16.2 Juvenile idiopathische Arthritis (JIA)

Definition   Mind. 6 Wo. anhaltende Arthritis unbekannter Ursache, Beginn < 16 J. Ältere Nomenklatur: Juvenile chron. o. rheumatoide Arthritis (JCA, JRA).

Klassifikation   (▶ Abb. 16.1). Eingeteilt wird 6 Mon. nach Krankheitsbeginn, dabei sind die folgenden Ausschlusskriterien zu beachten:
- A: Ärztlich gesicherte Psoriasis beim Pat. o. bei Verwandtem 1. Grads.
- B: Arthritis bei HLA-B27+ Jungen > 6 J.
- C: HLA-B27-assoziierte Erkr. bei einem Verwandten 1. Grads.
- D: Nachweis RF 2 × im Abstand von > 3 Mon.
- E: Zeichen der systemischen Arthritis.

Systemische Arthritis (Morbus Still)
Einschlusskriterien   Über 2 Wo. Fieber (intermittierend) u. Arthritis plus einer o. mehrere der folgenden Punkte:
- Exanthem,
- LK-Vergrößerung (generalisiert),
- Hepatosplenomegalie,
- Serositis.

Ausschlusskriterien A, B, C, D.

Klinik

- Gelenke: meist polyartikulärer Befall, große u. kleine Gelenke.
- Fieber: oft in den Abendstunden. 1–2 Fieberzacken/d, spontane Entfieberung.
- Haut: Exanthem klein-mittelfleckig, blassrosa, nicht erhaben, meist nicht juckend, stammbetont. Oft nur flüchtig im Fieberschub sichtbar.
- Herz: Perikarditis/Myokarditis, häufig ohne Symptome, sonst Herzschmerzen, Dyspnoe, Tachykardie, Kardiomegalie, HI.
- Praktisch nie Augenbefall.

Gruppe		Klinik	Besonderheiten
1 **Systemisch (M. Still)**	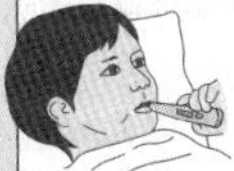	• Arthritis • Fieber • Organbeteiligung	• ♀ = ♂ • Typ. Alter: 4–5 J. • Hohe BSG, Anämie, Leuko-, Thrombozytose • ⅓ schwerer Verlauf • 10–20% aller JIA
2 **Oligo** persistierend - extended	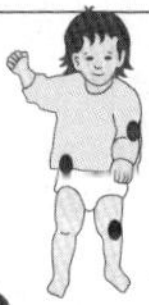	• ≤ 4 Gelenke • > 4 Gelenke (6 Mon.) • Asymmetrisch, große Gelenke • 50% Monarthritis	• ♀ >> ♂ • Typ. Alter: 2 J. • ANA + • Cave: Uveitis! • 50–60% aller JIA
3 **RF⁻ Poly**	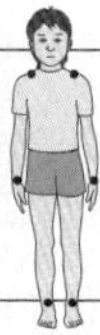	• > 4 Gelenke • Symmetrisch, kleine Gelenke	• ♀ >> ♂ • Typ. Alter: 4–6 J. • 20% aller JIA
4 **RF⁺ Poly**	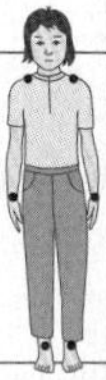	• > 4 Gelenke • Symmetrisch, kleine Gelenke	• ♀ >> ♂ • Typ. Alter: > 12 J. • Erosiv und schnell destruierend • 5–10% aller JIA
5 **Psoriasis-arthritis**	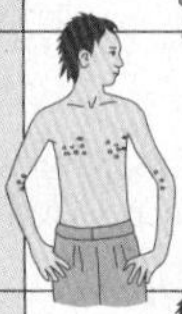	• Arthritis ± Psoriasis • Daktylitis	• Familienanamnese • 5–10% aller JIA
6 **Enthesitis-assoziiert**	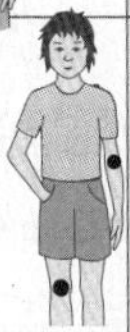	• Arthritis ± Enthesitis	• ♀ >> ♂ • Typ. Alter: > 10 J. • HLA-B 27⁺ • 5% aller JIA

Abb. 16.1 Subgruppen der JIA [L157/T531]

Oligoarthritis
Einschlusskriterien
- Arthritis. In den ersten 6 Mon. nicht mehr als 4 Gelenke betroffen.
- Persistierend = auch im Verlauf nicht mehr als 4 Gelenke.
- Extended = im Verlauf nach 6 Mon. > 4 Gelenke.

Ausschlusskriterien A, B, C, D, E.
Klinik Meist kleine Mädchen, oft wenig Schmerzangabe, häufig zurückgezogenes Verhalten, motorischer Entwicklungsstillstand o. -rückschritt. Morgensteifigkeit typisch, aber nicht immer vorhanden.

RF⁻ Polyarthritis
Einschlusskriterien
- Arthritis, die in den ersten 6 Mon. mind. 5 Gelenke betrifft,
- neg. RF.

Ausschlusskriterien A, B, C, D, E.
Klinik Polyarthritis, meist symmetrisch, kleine Gelenke betroffen.

RF⁺ Polyarthritis
Einschlusskriterien
- Arthritis, die in den ersten 6 Mon. mind. 5 Gelenke betrifft,
- RF 2 × positiv.

Ausschlusskriterien A, B, C, E.
Klinik
- Größere Mädchen, meist symmetrische Polyarthritis mit Befall der kleinen Gelenke. Oft schwerer Verlauf mit Erosionen.
- Subkutane Knötchen (Rheumaknötchen): harte, verschiebliche, nichtschmerzhafte linsen- bis erbsgroße Knötchen an den Streckseiten der Extremitäten u. im Verlauf der langen Sehnen.
- Identisch mit seropos. rheumatoider Arthritis des Erw.

Psoriasisarthritis
Einschlusskriterien Arthritis + Psoriasis o. Arthritis u. mind. 2 der folgenden Kriterien:
- Daktylitis,
- Nagelauffälligkeiten (Tüpfel, Onycholyse),
- ärztlich gesicherte Psoriasis bei einem Verwandten 1. Grads.

Ausschlusskriterien B, C, D, E.

Klinik Arthritis kann der Psoriasis um Jahre vorausgehen, meist asymmetrisch mit Befall der Knie- u. Sprunggelenke sowie der kleinen Gelenke von Hand u. Fuß. **Cave:** Uveitis anterior.

Enthesitisassoziierte Arthritis (EAA)
Einschlusskriterien Arthritis + Enthesitis o. Arthritis o. Enthesitis u. mind. 2 der folgenden Kriterien:
- Druckschmerz über Ileosakralgelenken (aktuell o. anamnestisch) u./o. entzündl. Rückenschmerz lumbosakral,
- HLA-B27⁺,
- Beginn bei Jungen > 6 J.,

16

- akute Uveitis anterior,
- HLA-B27-assoziierte Erkr. bei Verwandtem 1. Grads.

Ausschlusskriterien A, D, E.

Klinik Enthesitis (= Entzündung/Schmerzen in den Sehnenansätzen, z. B. Achillessehne), asymmetrische Arthritis, oft Hüftgelenke, Großzehengelenke.

Andere (undifferenzierte) Arthritis
Arthritis ist keiner o. mehreren der oben genannten Gruppen zuzuordnen.

Differenzialdiagnosen
JIA ist oft eine Ausschlussdiagnose, die Liste der möglichen DD ist umfangreich. Bei Oligoarthritis untypisch: sehr starke Schmerzhaftigkeit, Rötung, systemische Zeichen. Vorhandensein dieser Punkte ist Hinweis auf septische Arthritis o. rheumatisches Fieber.

„Arthritis" in Hüfte JIA beginnt selten in der Hüfte, deswegen:
- 0–3 J.: DD septisch, Dislokation, Trauma.
- 4–10 J.: septisch, Coxitis fugax, M. Perthes, Tumoren.
- 11–18 J.: Epiphyseolysis capitis femoris, Tumoren, septisch.

Rheumatisches Fieber ▶ 16.3.4.

Fever of unknown Origin (FUO) M. Still ist eine DD des FUO, insbes. wenn ohne Arthritis.

Lyme-Arthritis Borrelientiter, oft Monarthritis Knie.

Maligne Knochenerkr., Leukämie, Neuroblastom Thrombopenie, Anämie. KM-Punktion, Bestimmung von Katecholaminen in Serum o. Urin, Messung von LDH u. Harnsäure als Parameter für vermehrten Zelluntergang.

Hüftschnupfen, Coxitis fugax Kürzerer u. milderer Verlauf, häufig sonografisch Nachweis von Ergüssen, i. d. R. CRP nicht o. gering erhöht.

Eitrige Arthritis/Osteomyelitis Meist Monarthritis, starke Schmerzen, Rötung u. Überwärmung, Gelenk wird **nicht** belastet. MRT, Diagnosesicherung durch Punktion (großzügige Ind.).

Pseudorheumaknötchen Enge Beziehung o. Identität zu Granuloma anulare: v. a. an Streckseiten der Extremitäten, Fußrücken, Hinterkopf vorkommende Knötchen, die vom Tastbefund u. von der Histologie nicht von Noduli rheumatici zu unterscheiden sind. Harmloser Befund, der keiner Behandlung bedarf.

Therapie
Allgemeine Prinzipien
- Keine kausale kurative Ther. bekannt. Ziel der Behandlung ist Kontrolle von Schmerzen u. Entzündung unter Erhaltung der Gelenkfunktion einschließlich Muskelstärke u. Verhinderung von Deformitäten. Dabei normale physische u. psychische Entwicklung des Kinds unter Berücksichtigung der familiären Situation beachten.
- Ambulante Betreuung in heimatnaher spezialisierter Kinder-Rheumaambulanz anstreben, stat. Behandlung nur, wenn notwendig (evtl. Gelenkinjektionen, Kontrakturbehandlung, Exazerbation) u. möglichst kurzzeitig in angeschlossener Kinderklinik (Betreuung durch das gleiche Team).
- Aufklärung u. Weiterbildung von Kind u. Familie.

- Multidisziplinärer Ansatz notwendig: **Kinderrheumatologe**, Kinderkranken-schwester, Orthopäde, Ophthalmologe, Kieferorthopäde, Physiotherapeut, Ergotherapeut, Sozialarbeiter, Psychologe, Lehrer.
- Grundlagen jeder Behandlung sind medikamentöse u. physikalische Ther. (KG, Ergother., Hilfsmittel).

Medikamentöse Therapie Unkomplizierte Fälle der JIA (z. B. Oligoarthritis) wer-den mit NSAID u. evtl. intraartikulären Steroidinjektionen behandelt. Bei schwe-reren Verläufen wird häufig eine Komb.-Ther. aus NSAID, intraartikulären u. teilweise auch systemisch verabreichten Kortikosteroiden, Immunsuppressiva (v. a. MTX) u. Biologika (z. B. TNF-Blocker) notwendig (▶ Tab. 16.2).
Die Ther. muss dem Einzelfall angepasst werden, mögliche Ther.-Pläne ▶ Tab. 16.3.

Physikalische Therapie Physikalische Ther. (KG, Ergother., Hilfsmittel) ebenso wichtig wie medikamentöse Ther.; muss kindangepasst durchgeführt werden.

Operative Maßnahmen
- Synovektomien in Ausnahmefällen,
- Umstellungsosteotomien, Sehnenverlängerung, Totalendoprothesen sehr sel-ten bei schweren Verläufen.

Psychosoziale Betreuung
- Psychologische Führung häufig notwendig, da Probleme von Eltern u. Kind bei Krankheitsverarbeitung, Akzeptanz, Auswirkungen auf den Alltag, Pers-pektiven bei chron. Erkr.
- Information von Lehrern, Organisierung des Schulbesuchs (Transport, Trep-pensteigen in der Schule, 2. Satz Schulbücher).
- Organisation Reha-Maßnahmen, Schwerbehindertenausweis, Selbsthilfe.

Prognose
Abhängig von Subtyp. Bei Oligoarthritis meist gut, Ausheilung bei bis zu ⅔ der Fälle berichtet. Andererseits geht die RF⁺ Polyarthritis sehr häufig in eine chron. Polyarthritis im Erw.-Alter über, ebenso nehmen ungefähr ⅓ aller Kinder mit M. Still einen schweren Verlauf.

> Wichtig für die Prognose ist auch die Augenbeteiligung. Es kann trotz inten-siver Ther. zu schweren Beeinträchtigungen der Sehfähigkeit einschließlich Erblindung kommen.
> Deshalb sind auch nach Verschwinden der Gelenksymptome ophthalmolo-gische Kontrollen notwendig, die Häufigkeit der augenärztlichen Unters. wird in Abhängigkeit vom Subtyp definiert: alle 3 Mon. bei Oligoarthritis (zu Beginn sogar alle 6 Wo.), alle 6 Mon. bei allen anderen Formen für bis zu 7 J.

Tab. 16.2 Medikamente

Substanz		Dosierung	Bemerkungen	Nebenwirkungen
NSAID	Naproxen	10–15–20 mg/kg KG/d in 2 Dosen	Lange HWZ vorteilhaft, Suspension über internationale Apotheke zu beziehen	Interstitielle Nephritis, Hepatitis, gastrointestinale NW (immer nach Mahlzeiten nehmen), morbilliforme Exantheme, Fotodermatitis/Pseudoporphyrie (Bläschen im Gesicht) bes. unter Naproxen, Stimmungsschwankungen, Konzentrationsstörungen.
	Indometacin	1,5–2 mg/kg KG/d in 3 Dosen	Suspension erhältlich	
	Diclofenac	2–3 mg/kg KG/d in 3 Dosen	Keine Suspension, Retardpräparate können vorteilhaft als Einzeldosis gegeben werden	
	Ibuprofen	20–40 mg/kg KG/d in 3 Dosen	Suspension erhältlich	Regelmäßige Urinkontrollen, gelegentliche Kontrolle von BB, Thrombos, Transaminasen u. Krea
	Meloxicam	0,125–0,25 mg/kg KG/d in 1 Dosis	Suspension erhältlich. Vorwiegend COX-2-Hemmer	
Steroide	Lokale Ther.	0,5–1 mg/kg KG in große Gelenke, kleinere entsprechend weniger	Intraartikuläre Gabe von Triamcinolonhexacetonid sehr effektive Ther.-Option, bes. bei Oligoarthritiden	Infektion, Verkalkung, Hautatrophie
	Systemische Ther.	• Oral: Bis 2 mg/kg KG/d Prednisolonäquivalent. Nach Wirkungseintritt Reduktion, Erhaltungsdosis möglichst ≤ 0,2 mg/kg KG/d, evtl. alternierende Gabe jeden 2. d, möglichst morgens • Steroid-Pulsther.: Methylprednisolon 10–30 mg/kg KG/d an 3 aufeinanderfolgenden d unter stat., konsequenter Überwachung (E'lyte, Herzrhythmus)	Ind.: systemischer Einsatz bei schwer kranken Pat. bis zum Wirkungseintritt der DMARD, M. Still (bes. bei Perikarditis u. Myokarditis), schwere Uveitis, die nicht durch lokale Gabe von Steroiden beeinflusst werden kann	Multipel, u.a. Wachstumsstillstand, Cushing-Syndrom, Magen-Darm-Ulzera, Katarakt, Glaukom, Steroidakne, Osteoporose

Tab. 16.2 Medikamente (Forts.)

Substanz	Dosierung	Bemerkungen	Nebenwirkungen
DMARD (Disease Modifying Anti Rheumatic Drugs) Methotrexat (MTX)	10–20 mg/m² KOF, 1 ×/Wo., p.o./s.c./i.m.		Erbrechen, Übelkeit (sehr häufig), Hepatopathie (regelmäßige Kontrollen der Leberfunktionswerte), Anämie, Thrombozytopenie, Leukozytopenie, Dermatitis, pulmonale NW (Fibrose, sehr selten). Evtl. 24–48 h nach MTX Folsäure
Sulfasalazin	30–40 mg/kg KG/d in 2–3 Dosen, einschleichend dosieren 10 mg/kg KG/d für 1 Wo., dann jeweils um 10 mg/kg KG pro Wo. steigern	Hauptsächliches Ind.-Gebiet: EEA	Häufig gastrointestinale NW (Übelkeit, Erbrechen), Exanthem, Leber/Niere, Anämie, Thrombozytopenie, Leukozytopenie
Leflunomid	• < 20 kg KG: 10 mg/d • > 20, < 40 kg KG: alternierend 10 u. 20 mg/d • > 40 kg KG: 20 mg/d • 3 d zu Beginn Ladedosis	Ähnlich wirksam wie MTX, sehr lange HWZ	Leber/Niere, Exanthem

Tab. 16.2 Medikamente *(Forts.)*

Substanz		Dosierung	Bemerkungen	Nebenwirkungen
Biologika	Etanercept	0,4 mg/kg KG, 2 ×/Wo., s. c., alternativ 0,8 mg/kg KG, 1 ×/Wo.	Fusionsprotein TNF-Rezeptor/IgG. Gute Wirksamkeit bes. bei Polyarthritiden, auch wenn refraktär gegenüber NSAID + MTX ± Steroid	Injektionsstelle, gehäuft Infektionen, TB-Risiko ↑, Langzeit-NW noch unbekannt
	Infliximab	3–6 mg/kg KG i. v.; Wo. 0, 2, 6, danach alle 8 Wo.	Chimärer Anti-TNF-AK	
	Adalimumab	24 mg/m² KOF s. c. alle 14 d, max. 40 mg	Humanisierter Anti-TNF-AK	
	Anakinra	1–3 mg/kg KG/d s. c.	IL-1-Rezeptor-Antagonist	Injektionen schmerzhaft
	Canakinumab	4 mg/kg KG s. c. alle 4 Wo	Anti-IL-1β-AK	Infektionen, gastrointestinal
	Abatacept	10 mg/kg KG i. v.; Wiederholung nach 2 u. 4 Wo., dann alle 4 Wo.	Fusionsprotein CTLA-4/IgG; T-Zell-Kostimulationsblockade	Infektionen
	Rituximab	375 mg/m² KOF i. v., evtl. 4 × im Abstand von 4 Wo.	Anti-CD20-AK (B-Zell-Depletion)	Allergische Reaktionen, vermehrt Infektionen
	Tocilizumab	12 mg/kg KG für Pat. < 30 kg KG i. v.; 8 mg/kg KG für Pat. ≥ 30 kg KG	Anti-IL-6-Rezeptor-AK	Infektionen, Allergien

Anmerkung: Bzgl. der Zulassung wird auf die geeignete Fachliteratur verwiesen, z. B. Dueckers et al., (2012) Clin Immunol: 176–193

16

Tab. 16.3 JIA – Therapiepläne	
Erkrankung	**Therapie**
Oligoarthritis	NSAID, nach 4–8 Wo. Evaluation • Besserung: NSAID für 3–6 Mon. nach Eintritt der Remission • Keine Besserung: Intraartikuläre Steroide unter weiterer Ther. mit NSAID, evtl. wiederholte Injektionen notwendig. Nach Remission NSAID einige Wo. weiterführen. Zusätzlich MTX (o. Sulfasalazin bei EAA)
Polyarthritis (RF⁺)	NSAID allein meist nicht ausreichend, deswegen zu Beginn Komb. mit MTX • Bei schwer kranken Pat. zusätzlich Steroidpuls(e)/Steroide intraartikulär, evtl. niedrig dosierte Steroide oral • Keine Besserung: TNF-Blocker
M. Still	NSAID allein (fast) nie ausreichend, deswegen Komb. mit Steroiden • Keine Besserung: plus MTX • Keine Besserung: Tocilizumab (Anti-IL-6-AK); evtl. Anakinra (Il-1-Rezeptor-Antagonist) o. TNF-Blocker

16.3 Infektassoziierte Arthritiden

16.3.1 Coxitis fugax

▶ 23.1.4.

16.3.2 Reaktive Arthritis

Definition Sterile Entzündung des Gelenks (Oligo- od. Polyarthritis), getriggert durch extraartikuläre (gastrointestinal, urogenital) Infektion. Der Erreger lässt sich nicht aus dem Gelenkpunktat kultivieren, häufig sind aber bakt. Antigene im Gelenk nachweisbar.

Ätiologie u. Erreger Typische Erreger: Chlamydien, Campylobacter, Clostridium difficile, Salmonellen, Shigellen, Yersinien. Bis zu 90 % der Pat. sind HLA-B27-pos.
Anmerkung: Auch die Lyme- u. die Poststreptokokken-Arthritis entsprechen der Definition einer reaktiven Arthritis. Sie sind aber nicht HLA-B27-assoziiert u. werden im Allgemeinen getrennt betrachtet.

Klinik Meist akute, asymmetrische Oligoarthritis der unteren Extremitäten 1–4 Wo. nach einer nicht immer bemerkten Infektion. Gelenke sind oft stark geschwollen, schmerzhaft u. gerötet. Häufig Allgemeinsymptome wie Fieber, Gewichtsverlust, Müdigkeit u. extraartikuläre Beteiligung: Haut, Schleimhäute, Augen, GIT.

Therapie
• Medikamentöse Ther.:
  – NSAID.
  – Steroide intraartikulär.
  – Sulfasalazin bei protrahierten Verläufen, insbes. bei HLA-B27-Assoziation, MTX. Bei mono- o. oligoartikulären Verläufen intraartikuläre Steroide.

– Bei reaktiver Arthritis nach Darminfektion antibiotische Behandlung
wahrscheinlich nicht sinnvoll; bei reaktiver Arthritis nach urogenitalen
Infektionen ja.
• Physikalische Therapie.

16.3.3 Lyme-Arthritis

▶ 6.4.1. Im Stadium III (meist einige Mon. nach Infektion) kann es u. a. zu einer
oligoartikulären Arthritis (am häufigsten Gonarthritis mit Erguss) kommen.

16.3.4 Rheumatisches Fieber

Definition 2–3 Wo. nach Streptokokkeninfektion (Gruppe A) auftretende Immunkomplexerkr. mit Manifestation an Gelenken, Herz u. ZNS, bedingt
durch eine Kreuzreaktion von Anti-Streptokokken-AK mit humanen Antigenen.
In Industrieländern sehr seltene Erkr., dennoch wichtige DD!

Klinik
• **Karditis (bei 50 % der Pat.):** Tachykardie, Verschwinden des Sinusrhythmus,
Galopprhythmus, leiser erster Mitralton. Typisch ist das Auftreten von neuen
Herzgeräuschen (meist Mitralinsuff.).
• **Arthritis (70 %):** Typisch sind Polyarthritis mit asymmetrischem Befall der
großen Gelenke, rasch wechselnde Lokalisation, Diskrepanz zwischen ausge-
prägten Schmerzen u. geringen objektiven lokalen Entzündungszeichen (Ar-
thralgie), Dauer 1–2 Wo.
• **Noduli rheumatici** (5 %; ▶ 16.1).
• **Erythema marginatum** (5 %): girlandenförmiges, stammbetontes Erythem,
das sich zentripetal unter zentraler Abblassung ausbreitet.
• **Chorea minor (15 %):** unfreiwillige ziellose Bewegungen mit emotionaler Labilität. Bes. betroffen sind Hand- u. Gesichtsmuskeln, Dysarthrie.
! Symptome der Chorea minor können zeitlich isoliert von den anderen Symptomen des rheumatischen Fiebers auftreten!

Diagnostik Jones-Kriterien (▶ Tab. 16.4). Bei Vorliegen von 2 Hauptkriterien o.
1 Hauptkriterium u. 2 Nebenkriterien kann mit hoher Wahrscheinlichkeit die
Diagnose rheumatisches Fieber gestellt werden. Diese Kriterien ermöglichen die
Diagnose, sind aber kein Beweis u. müssen andererseits auch nicht immer erfüllt
sein (z. B. reicht Chorea alleine für Diagnose).

Tab. 16.4 Jones-Kriterien	
Hauptkriterien	**Nebenkriterien**
• Karditis • Polyarthritis • Chorea • Noduli rheumatici • Erythema marginatum	• Fieber • Arthralgie • Vorhergegangene rheumatische Karditis • Verlängertes PR-Intervall im EKG • Erhöhte BSG o. CRP

Therapie
• Bei V. a. rheumatisches Fieber stat. Aufnahme, Bettruhe.
• **Penicillin:**
– Akut: zur Elimination evtl. noch vorhandener Streptokokken (100.000 IE/
kg KG/d für 14 d).

- Prophylaxe: 1 ×/Mon. Depotpenicillin (Benzathinpenicillin, 600.000 IE i. m. < 27 kg KG; 1,2 Mio IE > 27 kg KG) o. bei guter Compliance 2 × 200.000 IE/d Oralpenicillin. Dauer abhängig von Herzbeteiligung ≥ 5 J. bis lebenslang.
- **Acetylsalicylsäure (ASS)**
  - 60–80 mg/kg KG/d **in 3 Dosen**, bis Zeichen der entzündl. Aktivität verschwunden sind, zur Antipyrese u. Behandlung der Arthralgie.
  - Neben **dem Kawasaki-Sy. ist das rheumatische Fieber noch die einzige Ind. aus dem rheumatischen Formenkreis für ASS. NSAID sollen aber gleich gut wirksam sein.**
- **Steroide:** 2 mg/kg KG/d bei Karditis für ca. 4 Wo.

Prognose Abhängig vom Ausmaß des Herzbefalls. Andere Manifestationen haben eine gute Prognose.

16.4 Systemischer Lupus erythematodes (SLE)

Definition In Schüben verlaufende chron.-entzündl., klassische Autoimmunerkr. mit möglicher Beteiligung fast aller Organsysteme. Pathophysiologisch gekennzeichnet durch AK gegen Zellkernbestandteile.

Klinik Differenzialdiagn. an SLE denken bei:
- FUO,
- Arthritis u. Nephritis,
- unklaren Hautveränderungen,
- Zeichen einer Enzephalopathie insbes. bei erhöhter BSG,
- hämatologischen Symptomen mit klin. o. labormäßigen Zeichen einer Entzündung,
- entzündl. imponierenden Erkr. nach Ausschluss von Infektionen,
- Müdigkeit, Gewichtsverlust.

Typisch für SLE sind hohe BSG, aber normales o. gering erhöhtes CRP.
Symptome des SLE ▶ Tab. 16.5.

16

Tab. 16.5 Symptome des systemischen Lupus erythematodes	
Organsystem	**Art der Schädigung**
Haut u. Schleimhaut	• **Schmetterlingsförmiges Erythem des Gesichts mit Aussparung der Nasolabialfalten** • **Diskoide Lupusherde** (scheibenförmig, gerötete, schuppende Plaques mit zentraler Atrophie) • **Fotosensitivität** • **Mundschleimhautulzerationen**
	• Alopezie • Raynaud-Symptomatik • Vaskulitis
Gelenke	• **Nichterosive Arthritis (> 2 periphere Gelenke)**
	• Muskelschmerzen, Muskelschwäche
Serosa	• **Pleuritis o. Perikarditis**
	• Peritonitis

Tab. 16.5 Symptome des systemischen Lupus erythematodes *(Forts.)*

Organsystem	Art der Schädigung
Herz	• Myokarditis
Niere	• **Nephritis** (Proteinurie > 500 mg/d o. Zylindrurie)
	• Arterielle Hypertonie
ZNS	• **Enzephalopathie (Psychose o. zerebrale Anfälle)**
	• Vaskuläre Insulte
Auge	• Chorioiditis • Exsudationen u. Hämorrhagien der Retinagefäße
Hämatologie	• **Hämolytische Anämie, Leukopenie o. Thrombopenie**
	• AK gegen neutrophile Granulozyten u. Thrombos • Gerinnungsstörung (Hyperkoagulabilität), Lupus-Antikoagulans
Allgemeines	• Fieber, „Sepsis" • Lymphadenopathie, Hepatosplenomegalie
Immunsystem	• **Antinukleäre AK (ANA)** • **Anti-dsDNA-AK o. Anti-Sm-AK o. Antiphospholipid-AK**
	• Cardiolipin-AK

Diagnostik Diagnose kann mit einer Sensitivität u. Spezifität von jeweils 96 % gestellt werden, wenn mind. 4 der in ▶ Tab. 16.5 fett gedruckten 11 Kriterien erfüllt sind.

Therapie

! Unbedingt Behandlung nur in Zusammenarbeit mit einem kinderrheumatologischen/kindernephrologischen Zentrum durchführen.

• **Glukokortikoide:**
  – Prednisolon 0,5–2 mg/kg KG/d in 3 Dosen bei schwerem Verlauf bzw. akuter Exazerbation **kontinuierlich** o.
  – Methylprednisolon 10–30 mg/kg KG/d i. v. an 3 aufeinander folgenden Tagen (**„Pulstherapie"**) bei Nichtansprechen auf kontinuierliche Ther. o. bei „Krisen" wie schwerer Nephritis, Manifestation eines zerebralen LE od. hämatologischer Krise. **Cave:** E'lyt-Störungen, Herzrhythmusstörung, nur unter stat. Überwachung.

• **Nichtsteroidale Antirheumatika:**
  – NSAID (▶ 16.2): bei leichten Verläufen (Arthralgien, Myalgien).
  – ASS als Thrombozytenaggregationshemmer (3 mg/kg KG/d) bei Vorhandensein Antiphospholipid-AK u./o. Cardiolipin-AK.

• **Hydroxychloroquin** ca. 5 mg/kg KG/d, bes. bei kutanen Symptomen, großzügige Indikation.

• **Immunsuppressiva** bei Erfolglosigkeit o. nicht akzeptablen NW einer Glukokortikoidther.:
  – Cyclophosphamid-Pulsther. 0,5–1 g/m² KOF/Mon.,
  – Azathioprin 2–3 mg/kg KG/d,
  – Cyclosporin 3–5 mg/kg KG/d,
  – Mycophenolat-Mofetil: 10–40 mg/kg KG/d (max. 2 g/d),
  – B-Zell-Depletion, z. B. Rituximab (monoklonaler Anti-CD20-AK).

16

Prognose Oft schwere Erkrankung. Unbehandelt schlechte Prognose, die wesentlich durch die Art der Nierenbeteiligung bestimmt wird. Durch adäquate Behandlung aber Überlebenswahrscheinlichkeit nach 10 J. > 90 %.

16.5 Kawasaki-Syndrom

Definition Das Kawasaki-Sy. (KS) ist eine nekrotisierende Vaskulitis der kleinen u. mittleren Arterien, die multiple Organe befallen kann. Bedeutsam ist mögliche Beteiligung der Koronararterien. Klin. ist es durch eine akute systemische fieberhafte Erkr. gekennzeichnet; Altersgipfel zwischen dem 1. u. 2. Lj.

Klinik Fieber ist der häufigste Grund für Arztbesuch. Das Fieber ist antibiotikaresistent, spricht aber meist auf Antipyretika an. Zusätzliche anamnestische Angaben: Allgemeinsymptome, Hautveränderungen u. LK-Schwellungen.

Hauptsymptome:
Das klin. Bild ist durch folgende Hauptsymptome (% = Häufigkeit) gekennzeichnet, die gleichzeitig die diagn. Kriterien des Kawasaki-Sy. sind:
- Fieber über mind. 5 d (100 %).
- Nachweis von 4 der folgenden 5 Veränderungen (wichtig: Diese treten oft nacheinander auf):
  - Beidseitige konjunktivale Injektion ohne eitriges Exsudat (88 %).
  - Veränderungen der Schleimhaut der Lippen u. der Mundhöhle: hochrot, rissig, Erdbeerzunge (90 %).
  - Veränderungen an Extremitäten (distal): Rötung/Schwellung an Handteller u. Fußsohlen (Palmar- u. Plantarerythem, 70 %). Ab 2.–3. Krankheitswoche Schuppung Fingerspitzen, Zehen.
  - Polymorphes stammbetontes Exanthem (80 %).
  - Akute, nichtpurulente Schwellung der Hals-LK, oft einseitig (70 %).
- Ausschluss anderer Ursachen.

Folgende **Nebensymptome u. KO** sind beschrieben:
- Frühphase Myokarditis/Pankarditis u. Mitral- o. Aortenklappeninsuff., Koronararterienveränderungen bei 20–25 % der unbehandelten Pat. ab Tag 7,
- Bauchschmerzen, Diarrhö, Erbrechen, paralytischer Ileus, Perforation, Gallenblasenhydrops (Sono),
- Husten u. Rhinitis mit radiologisch sichtbaren pulmonalen Infiltraten,
- Irritabilität mit laborchemischen Zeichen der aseptischen Meningitis,
- Proteinurie u. Leukozyturie.
- Arthralgien/Arthritiden.

Diagnostik Klin. Diagnose, es gibt keine beweisenden Laboruntersuchungen. Bei Vorliegen der klassischen Symptome Diagnose auch schon < 5 d Fieber möglich; ebenso wenn weniger als 4 der 5 o. g. Veränderungen aufgetreten sind („inkomplettes Kawasaki-Sy.". **Cave:** Sgl.). Dies ist v. a. dann gültig, wenn eine Koronararterienbeteiligung nachgewiesen wurde.
BSG ↑, CRP ↑, Thrombozytose (> 500.000/µl) in der 2. Krankheitswoche. Je nach Organbefall zusätzlich z. B. erhöhte Transaminasen, Hyperbilirubinämie, sterile Pyurie, Proteinurie.
Zwingende Durchführung einer 2-D-Echokardiografie bei V. a. Kawasaki-Sy.
Differenzialdiagn. sind abzugrenzen: rheumatisches Fieber, M. Still, EBV-Infektion, andere virale Erkr., Karditis, Sepsis, Scharlach, Erythema exsudativum multiforme, tox. Schocksy., Leptospirose, infantile Periarteriitis nodosa.

16

Komplikationen Beteiligung der Koronararterien mit Aneurysma, Koronarthrombose u. Myokardinfarkt, Arrhythmien, Hämoperikard, Herzbeuteltamponade. Erhöhtes Risiko für Koronararterienaneurysmen bei:
- Alter < 1 J.,
- lang dauerndem Fieber o. 2-gipfligem Fieberverlauf,
- Leukozyten > 12.000/µl,
- CRP > 3 mg/dl,
- Herzvergrößerung, Arrhythmie, infarktähnliche Symptome,
- rezidivierendem Verlauf.

Therapie Ziel ist Hemmung der Entzündung, v. a. aber Vermeidung von Koronararterienaneurysmen. Ther.-Beginn so früh wie möglich, spätestens aber bis zum 10. Krankheitstag, kombinierte Gabe von i. v. Immunglobulinen u. ASS.
- Immunglobuline (IgG, intaktes Molekül), 2 g/kg KG als **einmalige** Infusion (IVIG).
- ASS 30–100 mg/kg KG/d in 4 Dosen. Dosierung wird kontrovers diskutiert. 48–72 h nach Entfieberung 3–5 mg/kg KG/d (1 Dosis/d), bei fehlenden Koronararterienveränderungen Beendigung nach 6–8 Wo.
- Steroide i. d. R. nur bei IVIG-resistenten Krankheitsverläufen indiziert, dann Pulsther. (▶ 16.4).

Prognose Selbstlimitierender Verlauf, sehr selten Todesfälle (Sgl., Herzbeteiligung) im Akutstadium. Durch konsequente IVIG-Ther. Reduktion der Koronararterienaneurysmen von über 20 % auf ca. 3 %.

16.6 Purpura Schoenlein-Henoch (PSH)

Definition Leukozytoklastische Vaskulitis mit überwiegendem Befall der kleinen Gefäße von Haut, Gelenken, GIT u. Nieren. Bei Kindern < 2 J. selten, hier ist das als PSH-Variante auftretende akute hämorrhagische Säuglingsödem abzugrenzen.

Klinik Anamnestisch Hauteffloreszenzen, häufig diffuse Bauch- u. Gelenkschmerzen.

Manifestationen:
- **Haut:** palpable Purpura/petechiales/urtikariell-ödematöses Exanthem untere Extremitäten/Gesäß.
- **Abdomen:** kolikartige Bauchschmerzen, blutige Stühle, Hodenschmerzen bei Orchitis.
- **Gelenke:** Arthritiden/Arthralgien; Sprung- u. Kniegelenke; Schwellung Fuß-/Handrücken.
- **ZNS:** Kopfschmerzen, Krampfanfälle, Paresen sehr selten.
- **Lunge:** Husten, Tachydyspnoe u. Hämoptoe bei pulmonaler Hämorrhagie.
- **Nieren:** Makrohämaturie, Ödeme. Kopfschmerzen als Folge einer arteriellen Hypertonie. Nieren sind häufig beteiligt.

Diagnostik Klin. Diagnose!
- Labor unspez., geringe Leuko- u. Thrombozytose. Serum-IgA zu ca. 50 % ↑.
- Urinstatus, RR, Harnstoff, Krea, Albumin.
- Sono bei Bauchschmerzen (**cave:** Invagination). Evtl. Pankreatitis abklären.

Differenzialdiagnose Sepsis/Meningitis mit Verbrauchskoagulopathie, Thrombozytopenie, selten SLE, andere Vaskulitis. Schwierige Diagnose, falls andere Organe sich vor der Haut manifestieren.

16

Therapie
- Bettruhe häufig angewandt, aber nicht gesichert.
- Linderung von Bauch- u. Gelenkschmerzen mit Paracetamol/NSAID.
- Bei Bauchschmerzen ist Prednisolon (1–2 mg/kg KG/d) empfehlenswert.
- ! Der Einsatz von Steroiden zur Prophylaxe einer Nephritis kann derzeit nicht empfohlen werden. Eine bereits etablierte schwere Nephritis muss meist immunsuppressiv behandelt werden.
- ! Es wird empfohlen, nach einer PSH (auch bei fehlenden Nephritiszeichen) den Urin über 6 Mon. zu kontrollieren.

Prognose Prognose sehr häufig gut, auch bei rezidiv. Verläufen (oft erneute Hauterscheinungen nach körperl. Belastung). Langzeitprognose wird durch Nierenbeteiligung bestimmt.

16.7 Hereditäre autoinflammatorische Syndrome (periodische Fiebersyndrome)

Definition Unter diesem Begriff werden Erkr. zusammengefasst, bei denen es zu immer wieder auftretenden Episoden mit Fieber u. Entzündung der serösen Häute unter möglicher Beteiligung von Muskeln, Gelenken u. Haut kommt. Zwischen den Attacken sind die Pat. völlig beschwerdefrei. Die Fieberschübe treten über mehr als 6 Mon. auf, sind selbstlimitierend u. die Pat. zeigen während der Attacken hohe Entzündungsparameter. Kursorische Darstellung ▶ Tab. 16.6.
Weitere monogene Erkr. mit rezidiv. Fieber sind u. a. das NALP12-abhängige periodische Fiebersy., das CANDLE-Sy. (chron. atypische neutrophile Dermatose mit Lipodystrophie u. erhöhter Temperatur), das DIRA-Sy. (Defizienz des IL-1-Rezeptor-Antagonisten) u. das DITRA (Defizienz des Interleukin-36[thirty-six]-Rezeptor-Antagonisten).

16

Tab. 16.6 Übersicht über hereditäre autoinflammatorische Syndrome

Name	FMF	HIDS	TRAPS	CAPS			PFAPA	PAPA
				FCAS	MWS	CINCA = NOMID		
Gen	MEFV	MVK	TNFRSF1A	CIAS1 = NALP3			?	CD2BP1
Erbgang	Rez.	Rez.	Dom.	Dom.				Dom.
Vorkommen	Mittelmeer	Europa	Weltweit	Europa	Europa	Weltweit	Weltweit	?, sehr selten
Symptome	Fieber, Serositis (Peritoneum, Perikard, Pleura, Hodenhüllen), Arthritis (> 80 % Monarthritis)	Bauchschmerzen, Erbrechen, Diarrhö, Exanthem, zervikale LK, Arthralgien, nonerosive Polyarthritis	Periorbitales Ödem, Konjunktivitis, Arthritis, Myalgie, Exanthem, Bauchschmerzen, Thoraxschmerzen	Nach Kälteexposition: Arthralgien, urtikarielles Exanthem, Fieber, Konjunktivitis, Kopfschmerzen, Übelkeit, Bauchschmerzen	Innenohrschwerhörigkeit, Konjunktivitis, Episkleritis, Aphthen, urtikarielles Exanthem, Bauchschmerzen, Arthralgie, Arthritis	Arthritis, mentale Retardierung, Schwerhörigkeit, aseptische Meningitis, LK, Bauchschmerzen, Konjunktivitis, Uveitis	Fieber, Aphthen, Pharyngitis, Adenitis, Bauchschmerzen	Destruierende Polyarthritis, Pyoderma gangraenosum, Akne
Beginn	80 % < 10. Lj.	Meist 1. Lj.	Alle Altersstufen	Kälte	Alle Altersstufen	Neonatal	< 5 Lj.	Kindesalter
Anfallsdauer	12–72 h	3–7 d	Wochen	12–24 h	Wenige Tage	Chron. mit Episoden	3–6 d, streng periodisch	Episodisch, Wochen bis Monate

16

Tab. 16.6 Übersicht über hereditäre autoinflammatorische Syndrome *(Forts.)*

Name	FMF	HIDS	TRAPS	CAPS			PFAPA	PAPA
				FCAS	MWS	CINCA = NOMID		
Diagn.	Trias: • Rezidivierendes Fieber • Ethnische Herkunft • Serositis Genetik	Klinik IgD Mevalonat im Urin (Anfall) Genetik	Klinik Genetik	Klinik Genetik			Klinik Ausschlussdiagnose	Trias (Name!): • Purulente Arthritis • Pyoderma gangraenosum • Akne
Prognose	Ohne Colchicin Amyloidose in 30–40 %	Amyloidose selten	Amyloidose selten	Amyloidose selten	Amyloidose 10–50 %	Schwierig, Amyloidose	Gut	?

? = Unbekannt.

Abkürzungen: CAPS = Cryopyrin-assoziiertes periodisches Sy.; CD2BP1 = CD2-binding protein-1; CIAS1 = cold induced autoinflammatory syndrome 1; CINCA = chronisch infantiles neurokutanes artikuläres Sy.; FCAS = familial cold autoinflammatory syndrome; FMF = Familiäres Mittelmeerfieber; HIDS = Hyper-IgD-Sy.; MEFV = Mediterranean fever (familiäres Mittelmeerfieber); MVK = Mevalonatkinase; MWS = Muckle-Wells-Sy.; NALP3 = NACHT, LRR-and PYD-containing protein 3; NOMID = neonatal onset multisystem inflammatory disease; PAPA = purulente Arthritis, Pyoderma gangraenosum, Akne; PFAPA = periodisches Fieber, Aphthen, Pharyngitis, Adenitis; TNFRSF1A = tumor necrosis factor receptor superfamily 1A; TRAPS = Tumornekrose-faktor-Rezeptor-assoziiertes periodisches Syndrom

16

17 Hämatologie und Gerinnung

Hermann L. Müller

17.1 Anämie

Definition Verminderung von Hb, Ery-Zahl u./o. Hkt unter den altersbezogenen Normalwert (▶ 26.2).

Klinik Symptome erst bei stärkerer Anämie: rasche Ermüdbarkeit, Appetitlosigkeit, Konzentrationsschwäche, Kopfschmerzen, Belastungsdyspnoe, Tachykardie, akzidentelles Systolikum, Schwindel, Blässe. Rascher Hb-Abfall kann zu RR-Abfall u. HI führen. Langsamer Abfall wird lange Zeit gut kompensiert.

Differenzialdiagnosen

Hypochrome (mikrozytäre) Anämien (MCV ↓, MCH ↓):
- Eisenmangelanämie (▶ 17.1.4): Fe i. S. ↓, Ferritin ↓, Transferrin ↑. Nach Ernährungsgewohnheiten fragen, Malabsorption?
- Infekt- u. Tumoranämie (▶ 17.1.6): Fe n o. ↓, Ferritin oft ↑ o. n, Transferrin n o. ↑, Infekthäufigkeit erfragen.
- FG- u. „Trimenon"-Anämie: Fe n o. ↓.
- Sideroachrestische Anämie (sehr selten).
- Thalassämie (▶ 17.1.5): Herkunftsland, Familienanamnese, Splenomegalie.

Normochrome (normozytäre) Anämien:
- Akute Blutungsanämie: Symptome variieren abhängig von Höhe u. Geschwindigkeit des Verlusts. Bei 15–20 % o. mehr RR-Abfall, Tachykardie, Atemnot, Ohnmacht, Schock; nach 5–7 d Retikulozytose, Aniso- bis Poikilozytose, Leuko-, Thrombozytose. Hauptursachen: Trauma, GIT-Blutungen. Hb o. Hkt unmittelbar nach Blutung kaum verändert.
- Hämolytische Anämien (▶ 17.1.5): Indirektes Bili ↑, Reti ↑, LDH ↑, freies Hb i. S. ↑, freies Hb i. U. erst nach Sättigung von Haptoglobin, Haptoglobin i. S. ↓.
- Hämatologische Systemerkr. (▶ 17.4).

Hyperchrome (makrozytäre, megaloblastäre) Anämien (MCV ↑, MCH ↑, MCHC ↑):
- Folsäure- u./o. Vit.-B$_{12}$-Mangel: durch gestörte Resorption, Infektionen, Malabsorption, Zytostatika o. Antikonvulsivather., bei gestillten Kindern vegetarisch ernährter Mütter.
- ! Auf Veränderungen der Granulo- u. Thrombopoese achten!
- Makrozytäre Anämien ohne megaloblastäre Veränderungen im KM: aplastische Anämie (▶ 17.1.1), Diamond-Blackfan-Anämie (▶ 17.1.2), dyserythropoetische Anämie, Lebererkr.

Diagnostik
- **Anamnese u. klin. Unters.:** Fieber, chron. Infektionen, Ernährung (v. a. bei Sgl.), Ernährung der Mutter (bei gestillten Kindern), Herkunftsland (Thalassämie: Mittelmeerraum), Blutungen, Ikterus u. Gallensteine in der Familie (Hämolyse).
- **Labor:** BB mit MCV, MCH, MCHC, Reti, Ery-Morphologie u. -Durchmesser, Löslicher Transferrinrezeptor (sTfR), Leuko- u. Thrombo-Morphologie, Bili, LDH, osmotische Resistenz, Fe, Haptoglobin, Transferrin, Ferritin, CRP, Krea, Urinstatus, Test auf okkultes Blut im Stuhl.

Spezielle Fragestellungen
- Bei Hämolyseverdacht: Reti ↑, Bili ↑, Haptoglobin ↓, LDH ↑; direkter u. indirekter Coombs-Test.
- V. a. Hämoglobinopathien, Thalassämie: Hb-Elektrophorese.
- Beurteilung der Blutbildung: KM-Punktion (▶ 2.6).
- V. a. Enzymdefekte: Erythrozytenenzyme (G6PD, Pyruvatkinase, Hexokinase

17.1.1 Schwere aplastische Anämie (Panmyelopathie)

Definition Versagen der gesamten Hämatopoese mit starker Verminderung von Erys, Granulozyten u. Thrombos. Folgen: starke Blässe, Leistungsminderung, Infektionen, Blutungen.

Fanconi-Anämie
Ätiologie Aut.-rez. Vererbung.

Klinik Manifestationsalter 4.–12. Lj. Symptome: häufig Skelettfehlbildungen wie Daumen- u. Radiusaplasie o. -hypoplasie, Kleinwuchs, Nieren-, Urogenitalfehlbildungen, Café-au-lait-Flecken u. Mikrozephalie.

Diagnostik Zu Beginn meist Thrombopenie. Nachweis einer erhöhten Chromosomenbrüchigkeit mit Vermehrung des fetalen Hb. Ther. wie erworbene schwere aplastische Anämie.

Erworbene schwere aplastische Anämie
Ätiologie Ursachen sind Lösungsmittel, ionisierende Strahlen o. Virusinfektionen.

Klinik Schleichender Beginn mit Blutungen u. bakt. Infektionen mit Ulzera von Mundschleimhaut u. Rachen.

Diagnostik
- BB: Anämie, Leuko-, Thrombo-, Retikulozytopenie. Bei sehr schwerer aplastischer Anämie: Erniedrigung von Granulozyten (< 200/µl), Thrombos (< 20.000/µl), Retis ↓.
- KM-Biopsie: zur Diagnosesicherung (DD: Leukose). Befund: „leeres Mark".

Therapie
- Infektionsbehandlung: Breitbandantibiotika i. v., nichtresorbierbare Antibiotika, Antimykotika.
- Transfusionsbehandlung (▶ 17.5.1): bei Hb ≤ 6–8 g/dl.
- Suche nach HLA-identischem KM-Spender in der Familie.
- Bei neg. Suche immunsuppressive Ther.: ALG + Ciclosporin A + G-CSF + Methylprednisolon zur Verhütung einer Serumkrankheit nach ALG.

17.1.2 Aregeneratorische Anämien

Kongenitale hypoplastische Anämie Diamond-Blackfan
Manifestation im Sgl.-Alter. Isolierte Störung der Erythropoese im KM, Granulo- u. Thrombopoese normal. Keine Retis o. ↓. Transfusionsbedürftigkeit im Alter von 2–6 Mon. Mit Prednison bei ⅔ Remission erreichbar. Wenn Spender vorhanden: KMT.

Passagere aregeneratorische Anämie
Bei Sgl. o. KK nach Virusinfekt zunehmende Blässe. Hb-Abfall, keine Retis o. ↓ ↓. Meist spontane Remission, Ther. meist nicht erforderlich. Bei extremem Hb-Abfall Bluttransfusion (▶ 17.5.1). Häufig bei erster Nachunters. bereits Regenerationszeichen.

Aplastische Krisen bei hämolytischer Anämie
17.1.6. Durch Virusinfektionen, z. B. Parvovirus B19, bedingte Störung mit starkem Hb-Abfall.

17

17.1.3 Megaloblastische Anämie

Folsäuremangel

Physiologie der Folsäure Folsäureresorption erfolgt im gesamten Dünndarm. Der Erw.-Bedarf beträgt 100 µg/d. Der Bedarf des Kinds ist wachstumsbedingt höher.

Ätiologie Mangel in der Nahrung (MM, Kuhmilch enthalten adäquate Mengen, Ziegenmilch nicht), CED, aut.-rez. Defekt der intestinalen Resorption, Störung der Resorption durch Antikonvulsiva.

Klinik Reizbarkeit, Mangelgedeihen, chron. Diarrhö, thrombozytopenische Blutungen. Anämiesymptome (▶ 17.1). Häufigkeitsgipfel 4.–7. LM.

Diagnostik Makrozytäre Anämie, MCV > 100 fl. Erys variieren in Form u. Größe. Retis ↓. Oft Megaloblasten im peripheren Blut. Neutro- u. Thrombozytopenie v. a. bei lang dauernden Erkrankungen. LDH ↑. KM: hyperzellulär u. megaloblastisch, Neutrophile zeigen abnorm große Formen (Riesenmetamyelozyten).

Therapie Folsäure p. o. o. i. m. 1–5 mg/d. Innerhalb von 72 h hämatologische Antwort → Bluttransfusion deshalb nur bei schwerer Anämie.

Vitamin-B$_{12}$-Mangel

Physiologie des Vitamin B$_{12}$ Vit. B$_{12}$ wird im Magen an Intrinsic-Faktor (IF) gebunden u. im distalen Ileum über spez. Rezeptoren für IF-Cobalamin resorbiert.

Ätiologie Inadäquate Nahrungsaufnahme (vegane Ernährung), Mangelsituation auch bei gestilltem NG einer sich vegan ernährenden Mutter, mangelhafte IF-Sekretion im Magen, Defekt des Transportproteins Transcobalamin.

Klinik
- Symptome der juvenilen perniziösen Anämie: Anämie, Anorexie, Gereiztheit, rote, glatte u. schmerzhafte Zunge.
- Neurol. Symptome: Ataxie, Parästhesien, Hyporeflexie.

Diagnostik Makrozytäre Anämie, hypersegmentierte Granulozyten. Vit. B$_{12}$ i. S. ≤ 100 pg/ml, LDH ↑, Bili leicht ↑, keine AK gegen Parietalzellen bei Kindern. Schilling-Test!

Therapie Promptes Ansprechen auf Vit. B$_{12}$ (1 mg i. m.). Bei neurol. Symptomen 1 mg i. m. für mind. 2 Wo.

17.1.4 Eisenmangelanämie

17

Fehlendes Eisen für die Synthese von Hb führt zur häufigsten Bluterkr. des Sgl.- u. Kindesalters. Um eine pos. Eisenbilanz während der Entwicklung bis zum 15. Lj. zu sichern (Wachstum!), muss etwa 1 mg Eisen/d resorbiert werden.

Ätiologie
- Niedriges GG, perinatale Blutung.
- Alimentäre Ursachen: Ungenügende Zufuhr führt am häufigsten im Alter von 9–24 Mon. zur Anämie, selten vor dem 4.–6. Mon. Ernährungsanamnese: viel Milch, wenig Fleisch, vegetarisch?
- Blutverlust durch okkulte Blutung: Läsionen im GIT, rezidiv. Nasenbluten, Hypermenorrhö.

- Zöliakie, M. Crohn.
- Erhöhter Eisenbedarf.

Klinik Blässe, Adynamie, Appetitmangel, Entwicklungs- u. Gedeihstörungen. Bei Kindern selten sind Haut- u. Schleimhauterscheinungen (Mundwinkelrhagaden, Schleimhautatrophie von Zunge u. Ösophagus).

Diagnostik Mikrozytäre, hypochrome Anämie; Retis n o. ↑. MCV ↓, MCH ↓, MCHC ↓, Serumeisen ↓, Ferritin ↓, sTfR bei Fe-Mangel deutlich ↑, ohne Verfälschung durch bestehende Infektionen, Leberschädigungen o. maligne Erkr., Transferrin ↑, Eisenbindungskapazität ↑.

 Nach Ursache suchen.

Therapie Grundsätzlich oral mit Eisen(II-)Salzen, parenteral nur in indizierten Fällen (orale Aufnahme nicht möglich o. Resorptionsstörungen). Tagesdosis: 3–5 mg/kg KG elementares Eisen in 3 ED (z. B. Eisen(II)-glycin-sulfat-Komplex). Max. 100 mg/d bei KK, 200 mg/d bei großen Kindern. Ther.-Dauer 3 Mon. **NW:** Bauchschmerzen, Durchfall. Ggf. Verringerung der Dosis.

17.1.5 Hämolytische Anämien

Definition Hämolyse ist die vorzeitige Zerstörung von Erys. Als Folge der verkürzten Lebenszeit der Erys steigert das KM kompensatorisch seine Aktivität.

Klinik Anämie, Ikterus, Splenomegalie, bei lang dauerndem Verlauf Gallensteine. Infektionen können zu hämolytischen Krisen mit starkem Hb-Abfall führen.

Diagnostik Normochrome Anämie, MCHC ↑, Retis ↑ ↑. Bei NG Erythroblasten im BB, Ery-Morphologie (z. B. Sphärozyten, Fragmentozyten), Anisozytose, Polychromasie, indirektes Bili ↑, LDH ↑, Haptoglobin ↓ (nach Absättigung des Haptoglobins freies Hb i. U.). Erweiterte Diagn.: osmotische Resistenz (Normalbefunde: partielle Hämolyse bei < 0,5 % NaCl, komplette Hämolyse bei < 0,3 %), Hb-Analyse, Ery-Enzyme.

Hereditäre Sphärozytose (Kugelzellanämie)

Ätiologie Aut.-dom. vererbt (75 %) o. Neumutationen (25 %). Primärer Membrandefekt, verminderte Verformbarkeit der Erys, frühzeitige Zerstörung der Erys in der Milz.

Klinik
- Blässe, Ikterus, Splenomegalie.
- **Aplastische Krise:** starker Hb-Abfall durch verminderte Erythropoese, Retis ↓.
- **Hämolytische Krise:** nach Virusinfektion vermehrte Hämolyse, starke Zunahme des Ikterus u. der Anämie, Retis ↑.

Diagnostik
- **BB:** mikroskopischer Nachweis von Sphärozyten im Blutausstrich.
- **Herabgesetzte osmotische Resistenz:** Sphärozyten haben ein vermindertes Oberflächen-Volumen-Verhältnis u. können daher nur vermindert osmotisch schwellen.
- **MCHC:** in der Hälfte der Fälle auf > 36 g/dl erhöht.
- **Immunoadsorptionstest (ELISA):** nur selten notwendig, Bestimmung der Spektrinmenge mittels spez. AK.

17

Therapie Bei leichtem Verlauf keine Therapie. Wachstum u. körperl. Entwicklung kontrollieren. Bei schwerer Anämie Bluttransfusion (▶ 17.5.1). Teilsplenektomie erhöht Lebensdauer der Erys, beseitigt jedoch nicht die Kugelform. OP möglichst nicht vor dem 5. Lj.

Sichelzellanämie

Pathophysiologie Pat. sind Träger des sog. Sichelhämoglobins (HbS: in Globinkette an Position 6 Glutaminsäure durch Valin ersetzt). Rigide, kristallähnliche Polymerisate des HbS verursachen eine sichelförmige Gestalt der Erys.

Klinik Schwere chron. Hämolyse durch frühzeitige Zerstörung der deformierten Erys. Ischämische Veränderungen aufgrund Gefäßinfarzierung durch Erys. Zeichen der hämolytischen Anämie (s. o.) im Alter von 2–4 Mon. Nach dem 5.–6. Mon. Infarzierung von Knochen u. KM, Nieren-, Lungen- u. Milzinfarkte (Gefahr der „Autosplenektomie"), zerebrovaskuläre Verschlüsse mit Hemiplegie möglich.

Diagnostik Hb-Elektrophorese → Nachweis des HbS. Homozygote Pat. besitzen 80–90 % HbS. Hämolytische Anämie (s. o.). Blutausstrich mit typischen Targetzellen, Poikilozyten u. irreversiblen Sichelzellen.

Therapie Prävention von schweren KO. Bes. wichtig ist die Immunisierung gegen Pneumokokken, Haemophilus influenzae, Hepatitis B. Penicillin-G-Prophylaxe zur Verhütung der Pneumokokkeninfektion. Unverzügliche Antibiotikather. bei fieberhaften Erkr. bei jungen Kindern (lebensbedrohende bakt. Infektionen!). Symptomatische Schmerzther., i. v. Infusionen bei Dehydratation. Splenektomie bei wiederholten Episoden von Milzsequestration. KMT.

Methämoglobinämie

Erworbene Form

- Oxidation des Hb-Eisens zur Ferri-Form verursacht Methämoglobin (MetHb) ohne normale Funktion u. bedingt eine braune Farbe des Bluts (bei Konzentrationen > 1,5 g/dl Zyanose).
- Ursachen: Intoxikation, z. B. mit Nitrit. Sgl. in ersten Mon. bes. gefährdet.
- Ther.: Methylenblau als langsame i. v. Infusion: Sgl. 2 mg/kg KG, ältere Kinder 1,5 mg/kg KG.

Hereditäre Methämoglobinopathie Auffällig durch Zyanose (DD: Herzfehler), meist keine kardiorespir. Probleme, deshalb Ther. meist nicht erforderlich.

Thalassämie

Pathophysiologie Der vorliegende genetische Defekt verursacht eine Synthesestörung einer der Polypeptidketten des Globins mit Überschussbildung der normalen Kette.

Einteilung

- α-**Thalassämie:** Synthesestörung der α-Polypeptidketten des Globins, alle Hämoglobine betroffen.
- β-**Thalassaemia major:** Synthese der β-Ketten gestört. Schwere hämolytische Anämie.
- β-**Thalassaemia minor:** heterozygote Form. Mikrozytäre, hypochrome Anämie; Pat. fallen aufgrund der Ery-Indizes bei Routine-BB zufällig auf. Meist keine direkte Konsequenz; ggf. genetische Beratung.

Klinik Homozygote Form der β-Thalassaemia major beginnt als schwere hämolytische Anämie. Regelmäßige Bluttransfusionen sind notw. Inadäquate Transf sionsther. führt zur medullären u. extramedullären Hypertrophie des erythropoetischen Gewebes (Knochendeformitäten v. a. Gesichts- u. Hirnschädel). Bei β-Thalassaemia minor leichtere Symptome.

Diagnostik Hypochrome, mikrozytäre Anämie, bizarr geformte Poikilozyten u. Targetzellen, Erythroblasten peripher, unkonjugiertes Bili ↑, Serumeisen ↑, Hb-Elektrophorese: HbF (90 %, kein HbA). Messung der Lebereisenbelastung.

Therapie Regelmäßige EK-Transfusionen (15–20 ml/kg KG alle 4–5 Wo., Hypertransfusionsregime), Hb bei 10 g/dl halten. Gefahr der Hämosiderose. Regelmäßige Desferrioxamingaben zur Eisenelimination s. c. mittels Pumpe. Orale Präparate stehen auch im Kindes- u. Jugendalter bei Erfüllung definierter Ind.-Kriterien zur Verfügung. Bei erhöhter Transfusionsfrequenz Ind. zur Splenektomie prüfen. Markexpansion u. kosmetische Probleme, Herzdilatation u. Osteoporose werden minimiert. Infektionsprophylaxe wie bei Sichelzellanämie (s. o.). Kurative Ther. durch KMT.

Enzymdefekte
Ätiologie Verschiedene Enzymdefekte der Glykolyse o. des Pentosephosphatzyklus der Erys können hämolytische Anämien verursachen.

Pyruvatkinasemangel (PK)
- Aut.-rez. vererbt, variiert von schwerer neonataler hämolytischer Anämie bis milder Hämolyse.
- Diagn.: PK ↓.
- Ther.: falls nötig, Austauschtransfusion des NG, EK-Transfusion, Splenektomie bei gehäuften Transfusionen nach 5.–6. Lj.

Glukose-6-Phosphat-Dehydrogenase-Mangel
- Häufigste Erkr. des Pentosephosphatzyklus, X-chrom. vererbt. Zwei klin. Sy.: chron. hämolytische Anämie o. hämolytische Krisen nach Einnahme bestimmter Medikamente (Antipyretika, Sulfonamide), Verzehr der Favabohne o. nach viralen Infekten.
- Diagn.: Enzymbestimmung.
- Ther.: Auslöser vermeiden.

Erworbene hämolytische Anämien
Definition Immunhämolytisch bedingte Anämie durch pos. Coombs-Test charakterisiert, der Immunglobuline auf der Ery-Membran nachweist.

Morbus haemolyticus neonatorum
▶ 4.3.2. Isoimmunhämolytische Anämie durch transplazentaren Transfer mütterlicher AK gegen Erys des Fetus.

Autoimmunhämolytische Anämien
Ätiologie u. Pathophysiologie Abnorme AK gegen Erys. Bei Kindern selten. Wärmeautoantikörper meist ohne erkennbare Ursache o. bei bestimmten Grunderkr. (lymphoproliferative Erkr., SLE, Immundefekte o. nach Medikamenten). Kälte-AK bei Temperaturen < 37 °C aktiv. Neben idiopathischen Formen sek. Erkr. bei Infektionen (Mycoplasma pneumoniae, EBV).

Diagnostik Pos. Coombs-Test, Grunderkrankung.

Therapie Glukokortikoide bei Wärme-AK wirksam, bei Kälte-AK weniger effektiv. Kälteexposition vermeiden. Grunderkr. behandeln. Immunsuppressiva u. Plasmapherese.

17

Hämolytisch-urämisches Syndrom (HUS)

(▶ 8.3.5).

Ätiologie Meist nach einer Gastroenteritis durch E. coli (O157:H7). Auch durch Shigellen, Salmonellen, Campylobacter. Verotoxin verursacht initiale Endothelschädigung.

Klinik Enterokolitis mit blutigen Stühlen bei Kindern < 4 J. mit Fieber, Erbrechen, Bauchschmerzen, seltener Infektion der oberen Luftwege. Nach 5–10 d Blässe, Schwäche, Lethargie u. Oligurie.

Diagnostik AK-neg. hämolytische Anämie, Retis ↑, Thrombozytopenie, akutes Nierenversagen, Krea ↑, Harnstoff ↑, K⁺ ↑. Mäßige Hämaturie u. Proteinurie. Im Ausstrich Fragmentozyten. Gerinnungsstatus meist normal. Stuhl auf toxinbildende E. coli, serologischer Verotoxinnachweis.

Therapie

- Überwachung des Säure-, Basen- u. Flüssigkeitshaushalts, Gewichtskontrolle.
- ! Bei Überwässerung Gefahr der Enzephalopathie, evtl. Krampfanfälle.
- Antihypertensiva: Nifedipin 0,5–2,0 mg/kg KG in 4 ED p.o. u. (bei Bedarf), Propranolol 1,5–5,0 mg/kg KG p.o.
- Katabole Stoffwechsellage vermeiden.
- Bei Anurie: frühzeitige Verlegung in ein Kinderdialysezentrum zur Nierenersatzther. (Hämodialyse o. Peritonealdialyse, ▶ 8.7.1).
- Antibiotika nur bei septischem Verlauf.

17.1.6 Anämien als Begleiterkrankung

Anämie bei chronischen Erkrankungen

Definition Chron. pyogene Infektionen und Entzündungen; Malignome u. chron. Nierenerkrankungen. Heilung der Grunderkr. behebt die Anämie.

Klinik Meist moderate Anämie, Symptome durch Grunderkr. bestimmt.

Diagnostik Hb meist 6–9 g/dl, normochrome, normozytäre Anämie. Leichte Hypochromie u. Mikrozyten können vorkommen. Retis n o. ↓, Leukozytose. Fe i. S. ↓, EBK normal gesteigert, Ferritin i. S. oft ↑. KM: normale Zellularität.

Nierenerkrankungen

Ätiologie Anämie bei Urämie ist multifaktoriell bedingt: Erythropoietin ↓, KM durch tox. Metaboliten geschädigt, Ery-Lebensdauer vermindert.

Diagnostik Normochrome, normozytäre Anämie, Hb ↓, Retis ↓, Leukozytose, Thrombozytenzahl normal. KM: Hyperzellularität der myeloischen Elemente.

Therapie Rekombinantes, humanes Erythropoietin (rHuEPO) 50–150 IE/kg KG 3 ×/Wo. → prompter Reti-Anstieg. Außerdem Folsäure 1 mg/d (ist dialysierbar!) Fe 6 mg/kg KG/d.

 Ferritin i. S. bei ca. 100 ng/ml halten.

Lebererkrankungen

Ätiologie Anämie durch verkürzte Ery-Lebensdauer, Zellzerstörung durch Zirrhose, Sequestration bei Hypersplenismus (▶ 17.3.2), Fe-Verlust bei Ösophagusvarizenblutung, aplastische Anämie bei Hepatitis, Folsäuremangel.

Diagnostik   Leichte Makrozytose. KM makro- bis normoblastär, Targetzellen.

Therapie   Akute GIT-Blutung: Erys u. Thrombos transfundieren (▶ 17.5). Hypersplenismus → Splenektomie. Ösophagusvarizen (▶ 13.6.4).

Toxine
Ätiologie   Toxine von Sepsiserregern (Haemophilus influenzae, Staphylokokken, Streptokokken, Clostridien) können zur Hämolyse führen.

Diagnostik   Normozytäre, normochrome Anämie. Hb 8–11 g/dl. Reti n, Leukozytose. Fe i. S. ↓, EBK ↓, Ferritin i. S. ↑. KM: normal o. hyperzellulär.

Therapie   Behandlung der Grunderkr., ggf. EK-Transfusion (▶ 17.5.1).

Infektanämie

 Nach Eisenmangel häufigste Anämie des Kinds, bes. bei schweren u. lang dauernden bakt. u. viralen Infektionen.

Ätiologie   Mangelnde Erythropoietinbildung, Verkürzung der Ery-Lebensdauer mit unbekannter Ursache, Verschiebung des Fe in das RES mit Erniedrigung des Serum-Fe.

Diagnostik   Normo- bis hypochrome Anämie (Hb 8–10 g/dl), Fe ↓, EBK ↑, Transferrin ↑, Ferritin ↑ o. n, Retis ↓.

Therapie   Behandlung der Grundkrankheit, Eisenbehandlung nur bei nachgewiesenem Eisenmangel.

Blutungsanämie
Plötzlicher Blutverlust führt zunächst zu Kreislaufsymptomen, Hb-Abfall erst nach 1–3 d voll erkennbar. Nach 5–7 d Reti-Anstieg. Volumenersatz (▶ 3.2.2)! Chron. Blutverlust führt zur Eisenmangelanämie (▶ 17.1.4).

17.2 Polyzythämie (Polyglobulie)

Definition   Erhöhung von Ery-Zahl, Hb-Wert o. Hkt u. des totalen Ery-Volumens über die Altersnorm.

Ätiologie
- Polycythaemia vera: myeloproliferative Erkr., äußerst selten.
- Sek. Formen: Polyglobulie des NG. Hypoxisch bedingt; hormonal bedingt; relative Polyglobulie bei Dehydratation; Hämoglobinopathie.

Klinik   „Krebsrote" Farbe des NG. Zyanose, Hyperämie der Skleren u. Schleimhäute, Kopfschmerzen, Schwindel.

Diagnostik   Hb > 17 g/dl, Hkt > 50 %. Bei Polyzythämie des NG häufig Hb 22 g/dl, Hkt > 65 %.

Therapie   Bei ausgeprägter Polyglobulie (Hkt > 65 %, erhöhte Blutviskosität, Gefahr hypoxischer KO, Thrombose): Phlebotomie o. Austauschtransfusion mit 5 % Humanalbumin o. FFP (▶ 3.2.3).

17

17.3 Erkrankungen des leukozytären Systems

Akute Leukämie ▶ 18.4.

Neutrophilie (neutrophile Granulozyten)
Differenzialdiagnosen
- Akute bakt. Infektionen, Mykosen u. Parasitosen: Linksverschiebung mit Stabkernigen ↑, Eosinophilen ↑ o. tox. Granulationen. Oft Korrelation zwischen Höhe der Leukozytose u. Schwere der Infektion.
- Diabetische Ketoazidose, akute Blutungen, akute Hämolyse, Verbrennung, Frakturen, OP, Neoplasien.

Neutropenie
Definition Absolute Neutrophilenzahl < 1.500/µl. Wird aus Leukozytenzahl u. Diff.-BB (Neutrophile!) berechnet.

Differenzialdiagnosen
Transiente Neutropenie:
- Infektionen.
- Vit,-B_{12}- u. Folsäuremangel.
- Medikamentenbedingt: meist dosisabhängige KM-Schädigung o. haptenassoziierte Induktion antineutrophiler AK: Phenothiazine, halbsynthetische Penicilline, Zytostatika, Thyreostatika, Sulfonamide, Thiazide, ionisierende Strahlen. Erholung der Neutrophilen einige Tage nach Absetzen des Präparats.

Benigne chron. Neutropenie:
- Autoimmunneutropenie des Sgl.: meist zufällig gefunden, häufigste Form in ersten zwei Lj. Meist benigner Verlauf.
- Neutropenie bei primären Immundefekten.
- Neonatale Neutropenie durch Alloimmunisierung.

Kongenitale Neutropenien:
- Infantile Agranulozytose (M. Kostmann): schwere Neutropenie seit Geburt mit häufigen bakt. Infektionen.
- Zyklische Neutropenie: alle 18–21 d Reduktion der Neutrophilen mit Infektionen von Mundschleimhaut u. Haut, lebensbedrohliche Infektionen.
- Neutropenie mit Pankreasinsuff. (Shwachman-Sy., ▶ 13.7.2). Glykogenose I non-a (▶ 11.6.2).

Diagnostik u. Therapie
- Gezielte Erregersuche u. Antibiogramm.
- Antibakt. Prophylaxe: selektive Darmdekontamination mit Colistin 100.000 E/kg KG/d in 4 ED, Co-trimoxazol-Prophylaxe mit 5 mg/kg KG Trimethoprimanteil.
- Antimykotische Prophylaxe: Ampho-Moronal-Suspension 3–6 × 1 ml (je nach Alter)/d.
- Expositionsprophylaxe.
- Antibiotika u. weiteres Vorgehen bei Infektionen (▶ 6).
- G-CSF (5 µg/kg KG) zur Steigerung der Neutrophilen.
- In schweren Fällen Granulozytensubstitution von G-CSF-stimulierten Spendern

17.3.1 Infantile chronische Granulomatose

Definition X-chrom. u. aut. vererbt. Defekt des NADPH-Oxidase-Komplexe (meist Cytochrom-b-Defekt), der für die Produktion von Superoxidanionen

Wasserstoffperoxid aus O_2 verantwortlich ist („respiratory burst"). Chemotaxis, Phagozytose, Degranulation normal, Superoxidanionbildung defekt. Katalase-pos. Bakterien werden nicht eliminiert.

Klinik Rezidiv. Infektionen in den ersten 2 Lj., Lymphadenopathie der Hals-LK mit Einschmelzung, Hepatosplenomegalie, ekzematoide Dermatitis, Pneumonien, Organabszesse.

Differenzialdiagnosen
- **Leukozytenadhäsionsdefekte:** Membranglykoproteine defekt.
- **Granuladefekte der Neutrophilen:** z. B. Myeloperoxidasedefekt der azurophilen Granula.
- **Chediak-Higashi-Sy.:** Riesengranula schränken Beweglichkeit ein, Albinismus.
- **Defekte der Zellmotilität u. Chemotaxis:** Große Zahl von klin. Zuständen beeinflussen Chemotaxis.

Diagnostik
- DHR-Test mit Durchflusszytometrie (Fluoreszenzassay, der die Umwandlung von Dihydroxyrhodamin 123 [DHR] in Rhodamin 123 durch H_2O_2 misst).
- Bei Nachweis eines Defekts der Sauerstoffradikalenbildung: weitere Differenzierung in einen der molekularen Defekte.
- Nitroblau-Tetrazolium-Test (NBT-Test).

Therapie Prophylaxe mit Co-trimoxazol. γ-Interferon s. c. 0,05 mg/m² KOF 2–3 ×/Wo. Antibiotika nach Resistenz. Granulozytentransfusionen. KMT.

 Kell-Antigen bestimmen, da schwere Transfusionsreaktionen bei Pat. ohne Kell-Antigen beobachtet wurden.

17.3.2 Splenomegalie

Anatomie Die Milz wird erst bei 2–3-facher Vergrößerung tastbar. Eine weiche Milz ist bei 15 % der NG, 10 % der normalen Kinder u. bei 5 % der Adoleszenten tastbar. Grundsätzlich sollte jedoch jede vergrößerte Milz jenseits des Sgl.-Alters abgeklärt werden.

 Im Sgl.-Alter berücksichtigen, dass der Milzrand 1–2 cm unter dem Rippenbogen stehen kann, meist aber nur anstoßend tastbar ist.

Ätiologie
- Infektionen,
- hämatologische Erkr.,
- Malignome,
- Speicherkrankheiten,
- portale Stauung,
- Kollagenosen,
- kongenitale u. erworbene Milzzysten o. -abszesse.

Diagnostik
- Anamnese u. körperl. Unters., bei LK-Vergrößerung ▶ 18.1.
- Labor: BB mit Thrombos, CRP, Leberwerte, evtl. direkter Coombs-Test, Virusserologie, Sono Abdomen, CT, Milzszintigrafie.

17

Indikation zur Splenektomie   Teilsplenektomie möglichst nicht vor 5. Lj. → erhöhte Gefahr perakut verlaufender septischer Infektionen (oft letal) durch Pneumokokken, Meningokokken, Haemophilus influenzae. Vorherige Immunisierung! Ind. zur (Teil-)Splenektomie: Milzruptur, ausgeprägte Panzytopenie bei Hypersplenismus, hämolytische Anämie, chron. ITP bei starker Blutungsbereitschaft, Speicherkrankheiten.

> **Infektionsprophylaxe**
> - Infektionsprophylaxe: vor Splenektomie Impfung mit Pneumokokken-impfstoff. Nach OP mind. 2 J. Prophylaxe mit Penicillin: bis zum 9. Lj. 1 × 600.000 IE/d; ab 9. Lj. 1 × 1.200.000 IE/d p. o. Das Infektionsrisiko kann aber andauern, deshalb Prophylaxe möglicherweise länger notwendig.
> - Auch bei banalen Infektionen u. Fieber > 38 °C sofortige Unters. u. Behandlung.

17.4 Blutungskrankheiten

Einteilung
- **Koagulopathien oder plasmatische Gerinnungsstörungen:** durch Mangel an Gerinnungsfaktoren. PTT ↑ bei allen Faktormangelzuständen außer F VII, Quick ↓ bzw. INR ↑ (bei Mangel an F II, VII, X, V sowie Fibrinogen), Blutungszeit normal.
- **Thrombozytopenien u. -pathien:** durch Verminderung bzw. Funktionsstörungen der Thrombos. PTT n, Quick n, Blutungszeit oft ↑.
- **Vasopathien:** durch vermehrte Gefäßdurchlässigkeit bei intakter Gerinnungsfähigkeit des Bluts. PTT n, Quick n, Blutungszeit n.

Differenzialdiagnosen   (▶ Tab. 17.1, ▶ Tab. 17.2).

Tab. 17.1 Klinische Gesichtspunkte zur Differenzialdiagnose			
	Blutungsart	**Auslösung**	**Ursachen (Bsp.)**
Koagulopathien	Große, flächenhafte Blutungen, Suffusionen, Sugillationen, Muskelhämatome, Gelenkblutungen	Traumatisch, oft Mikrotraumen, gelegentlich spontan	Hämophilie A/B
Thrombozytopathien/ -penien	Feinste u. mittlere Blutungen an der Haut: Petechien u. Ekchymosen, profuse Schleimhautblutungen, Nasenbluten	Spontan Perioperativ, wenn Diagnose unbekannt	ITP, vWS.
Vasopathien	Petechien, z. T. konfluent	Spontan	Purpura Schönlein-Henoch (▶ 16.6)

Tab. 17.2 Differenzialdiagnose von Befundkonstellationen		
Testergebnis		**Interpretation**
Blutungszeit ↑	Thrombos ↓	Thrombozytopenie, evtl. Thrombopathie
	Thrombos n	Thrombo-, Vasopathie, vWS
Blutungszeit normal **Quick normal**	PTT ↑	Blutungsgefahr: F VIII ↓ (Hämophilie A), F IX ↓ (Hämophilie B), unfraktioniertes Heparin (therap. Dosis) Formen des vWS Keine Blutungsgefahr: F XII ↓, Präkallikrein-Mangel, HMW-Kinogen-Mangel, „passageres Lupusantikoagulans"
Quick ↓		Mangel an F II, V oder X, Fibrinogen ↓, Kumarinther., Vit.-K-Mangel, Leberzirrhose, Fibrinolysether., hohe Heparindosen, DIC, Hyperfibrinolyse
	PTT n	F-VII-Mangel
Thrombinzeit ↑	Meist kombiniert mit PTT ↑	Heparinther. (unfraktioniert)

Merke
Nicht alle Gerinnungsstörungen fallen durch pathol. Globaltests auf (z. B. leichte Fälle des vWS Typ 1 oder 2 oder der Hämophilie)!

17.4.1 Koagulopathien

Formen
- **Angeb. Formen:** vWS (häufigste Form), Hämophilien A u. B.
- **Erworbene Formen:** mangelhafte Bildung, vermehrter Verbrauch oder Hemmung. Ursachen: Lebererkr. (alle Faktoren ↓ außer F VIII, Quick ↓, PTT ↑). Vit.-K-Mangel, Phenprocoumon-Ther., NG, intestinale Vit.-K-Resorptionsstörungen. Verbrauchskoagulopathie (▶ 3.10; HUS, DIC, Kasabach-Merrit-Sy.).

Hämophilien A und B
Definition X-chrom. rez. vererbter Mangel an F VIII (Hämophilie A, 85 %) oder F IX (Hämophilie B, 15 %). Es erkranken nur männl. Genträger, weibl. sind Konduktorinnen. Bei 80 % pos. Familienanamnese, sporadische Fälle stellen neue Mutationen dar.

Klinik Blutungsneigung in Abhängigkeit vom Schweregrad der Hämophilie. Beginn mit Hämatomen u. flächenhaften Blutungen schon bei Sgl., dann Gelenk- u. Muskelblutungen bei fortschreitender motorischer Entwicklung, Hirnblutung sehr selten. Blutungstyp bei Hämophilie: Gelenk- u. Muskelblutung. Folgen sind degenerative Veränderungen mit Versteifung.

Verlauf ▶ Tab. 17.3.

17

Tab. 17.3 Verlaufsformen der Hämophilie		
Schweregrad	F-XIII-/-IX-Aktivität	Symptome
Schwere Hämophilie	< 1 %	Spontane u. posttraumatische Muskel- o. Gelenkblutung
Mittelschwere Hämophilie	1 bis < 5 %	Keine Spontanblutung
Milde Hämophilie	5 bis < 40 %	In Abhängigkeit von der Restaktivität milde bis nicht erkennbare Blutungsneigung. Operative Blutungen möglich

Differenzialdiagnosen Bei verlängerter PTT u. Ausschluss von Hämophilie A o. B Bestimmung der Faktoren V, XI erforderlich. Bei subnormalem F-VIII-Spiegel u. verlängerter PTT: Ausschluss des vWS!

Diagnostik
- Initial:
  - Bestimmung der Restaktivität von F VIII oder IX, Ristocetin-Cofaktor, vWF:AG. Bei phänotypisch milder Hämophilie A Ausschluss des vWS Typ 2N nur mit Multimerenanalyse möglich!
  - Genanalyse (bei schwerer Hämophilie A am häufigsten „Intron-22-Inversion" am X-Chromosom).
  - Screening auf virale Infektionen vor Behandlungsbeginn.
- Verlauf: regelmäßige Unters. zur Entdeckung plasmatischer Inhibitoren gegenüber F VIII oder IX bes. zu Beginn der Behandlung. Kontrolle der virologischen Parameter, Leberenzyme.

Therapie Ziele: Verhütung von Körperbehinderung, soziale Eingliederung.
- Prophylaktische Faktorensubstitution abhängig von Schweregrad u. Klinik. Faustregel bei schwerer Hämophilie: Beginn der prophylaktischen Faktorensubstitution nach der ersten Gelenkblutung. Bei mittelschwerer oder milder Hämophilie stellt die Bedarfssubstitution im Blutungsfall („on demand") eine Alternative zur Prophylaxe dar.
- Individuelle Dosierung in Abhängigkeit von Restaktivität von Faktor VIII/IX.
- Prophylaxe: 2–3 Substitutionen/Wo., jeweils 20–40 E/kg KG.
- Substitution bei Blutung:
  - Gelenkblutung: 20–40 E/kg KG (Initialdosis).
  - Lebensbedrohliche Blutung: 40–80 E/kg KG (Initialdosis).

Komplikationen durch Therapie
- **Kurzfristig:** allergische Reaktionen, lokal oder systemisch.
- **Mittelfristig:** Entwicklung von neutralisierenden AK (Hemmkörper) gegenüber exogen zugeführtem Faktor VIII o. IX. Gefahr innerhalb der ersten 100 Behandlungstage am größten!

Hemmkörperhämophilie: Bis zu 20 % der Pat. mit Hämophilie A werden durch die Bildung eines zirkulierenden Inhibitors refraktär gegenüber exogen zugeführtem Faktor VIII.
- **Klinik:** schwere Blutungen ohne Anstieg des F-VIII-Spiegels mit hohem AK-Spiegel („high responder"). Hemmung in „Bethesda-Einheiten" gemessen (1 Bethesda-Einheit ist die Hemmungsaktivität in 1 ml Plasma, die den F-VIII-Spiegel in 1 ml Normalplasma um 50 % reduziert).
- **Ther.:** Induktion einer Immuntoleranzther. mit hoch dosierter u. hoch frequenter Faktorensubstitution.

- Ther. von akuten Blutungen mit F-VIIa-Präparaten oder teilaktiviertem Pro-thrombinkonzentrat (FEIBA = factor eight inhibitor bypassing activity).

Von-Willebrand-Jürgens-Syndrom (vWS)

Ätiologie Häufigste angeb. Blutungskrankheit. Meist aut.-dom. Erbgang (einige Familien mit schweren Formen mit aut.-rez. Erbgang bekannt).

Physiologische Funktion des Von-Willebrand-Faktors (vWF): Adhäsion von Thrombos, Kollagenbindung, Bildung eines nichtkovalenten Komplexes mit F VIII, der diesen schützt.

Klinik Charakteristisch sind Schleimhautblutungen.

Diagnostik Am ehesten verlängerte Blutungszeit u. PTT, aber nicht zwingend. Alle Globaltests können normal ausfallen! Keine Gerinnungsdiagn. ohne gründliche Anamnese (Pat. u. Familie)! Spezielle vWF-Diagn.: vWF-Antigen (quantitativ), Ristocetin-Cofaktor (qualitativ), vWF-Multimeren-Analyse zur Bestimmung des Subtyps.

Subtypen ▶ Tab. 17.4.

Tab. 17.4 Befunde bei vWF-Subtypen					
Test	**Typ 1**	**Typ 2a**	**Typ 2b**	**Typ 2N**	**Typ 3**
vWF-AG	↓	n/↓	n/↓	n	Ø
Ristocetin-Cofaktor	↓	↓	↓	n	Ø
Multimere	↓	Große MM ↓	Große MM ↓	n	Ø
F VIII	n/↓	n/↓	n/↓	↓	↓↓
Thrombos	n	N	n/↓[2]	n	n
RIPA[1]	n/↓	n/↓	↑[2]	n	n

[1] Ristocetin-induzierte Plättchenaggregation
[2] Thrombos vermindert durch abnorme Bindungsfähigkeit großer Multimere bei Typ 2b

Therapie Bei Typ 1 u. teilweise auch bei Typ 2: DDAVP 0,4 µg/kg KG i. v. → ca. 2–4-facher Anstieg des F VIII:C/vWF-Komplexes. Blutungszeit verkürzt bzw. normalisiert sich. Vor elektiven operativen Eingriffen Testung erforderlich. DDA-VP bei Kindern < 4 J. kontraindiziert. Adjuvant Tranexamsäure (Antifibrinolytikum) lokal bei ZMK- oder HNO-Eingriffen.

Bei schweren Formen F-VIII-Konzentrat mit ausreichendem vWF-Gehalt oder FFP.

17.4.2 Thrombozytopathien

Definition Selten. Defekt der Adhäsion, Aggregation u. plättchenvermittelte Gerinnungsaktivität.

Einteilung

- **Kongenitale Formen:** Bernard-Soulier-Sy., Thrombasthenie Glanzmann.
- **Erworbene Formen:** überwiegend medikamentös bedingt (ASS, Antiphlogistika, Antihistaminika). Seltener bei Urämie u. Leberzirrhose.

Klinik Ähnlich wie bei Thrombozytopenie: Schleimhautblutung, Petechien.

Diagnostik Verlängerte Blutungszeit, verlängerte PFA-100-Zeit bei normaler plasmatischer Gerinnung (Quick, PTT).

Therapie Thrombozytentransfusion bei stärkeren Blutungen.

17.4.3 Thrombozytopenie

Normale Plättchenzahl 150.000–400.000/µl. Blutungen erst bei < 5.000–20.000/µl.

Kongenitale Thrombozytopenie

- **Wiskott-Aldrich-Sy.**: Ekzem, Thrombozytopenie, Immundefekt mit häufigen Infektionen, X-chrom. rez. vererbt.
- **Radiusaplasie-Thrombozytopenie-Sy.**: mit Herz- u. Nierenanomalien. Schwere Blutungen beim NG, keine Megakaryozyten im KM.
- **Amegakaryozytäre Thrombozytopenie:** globale Störung der Hämatopoese. Beginn mit Thrombozytopenie, später oft Panzytopenie.
- **Kasabach-Merrit-Sy.**: Thrombozytopenie mit kavernösem Hämangiom. Plättchen werden im Hämangiom zerstört. **Ther.:** OP.

Immunthrombozytopenie, idiopathische thrombozytopenische Purpura (ITP)

Akute ITP ist die häufigste Ursache einer kindl. Thrombozytopenie. Altersgipfel 2–6 J.

Ätiologie Immunologisch vermittelte Thrombozytopenie durch transiente AK gegen Epitope der Thrombozytenmembran, zumeist nach banalen Virusinfektionen auftretend.

Klinik 1–4 Wo. nach Virusinfektion akuter Beginn einer generalisierten Purpura mit asymmetrischen Hämatomen v. a. an den Beinen, Nasenbluten, selten GIT-Blutungen, extrem selten intrakranielle Blutung (< 1 % der Fälle).

Differenzialdiagnosen

- **Medikamentös ausgelöste Thrombozytopenie:**
  - dosisunabhängig, bei z. B. Phenytoin, Trimethoprim-Sulfamethoxazol, Sulfonamiden, Carbamazepin,
  - dosisabhängig durch Zytostatika.
- Infektionsbedingte Thrombozytopenie bei:
  - Sepsis,
  - konnatalen Infektionen.

Diagnostik Thrombos < 20.000/µl (in der „manuellen" mikroskopischen Thrombo-Zählung), Blutungszeit ↑, Leukos u. Hb n, im KM Megakaryozyten n oder ↑.

Spezielle Diagn.: Megakaryozytenkolonie bildender Assay (CFU-Meg), Bestimmung der Thrombopoietinkonzentration, molekulargenetische Analyse des Thrombopoietin-Rezeptors c-mpl nur bei amegakaryozytärer Thrombozytopenie

Therapie Sehr gute Prognose. Nach initialer Phase sistieren Blutungen meist, deshalb generell abwartendes Verhalten empfohlen. Keine Behandlung der niedrigen Thrombo-Zahl ohne Klinik! (Leitlinie: www.awmf.org).

- Lokale blutstillende Maßnahmen zuerst, z. B. bei Nasenbluten.
- Nur bei anhaltender Blutungsneigung im Bereich der Schleimhäute: Prednison 2 mg/kg KG/d bis zum Anstieg der Plättchenzahl u. dem Sistieren der Blutung (verbesserte Kapillarresistenz).
- Bei schweren anhaltenden Blutungen höhere Dosis möglich. Alternativ Immunglobuline: 400 mg/kg KG/d i. v. für 5 d induzieren bei vielen Pat. eine Remission, alternativ 1 g/kg KG/d für 1–2 d.
- Bei lebensbedrohlicher Blutung:
  - –1. IVIG 1,0 g/kg KG.
  - –2. Methylprednisolon 30 mg/kg KG i. v. über 30 Min.
  - –3. Zusätzlich Thrombozytenkonzentrate.
- Splenektomie: nur indiziert bei chron. Verlauf über 1 J. mit häufigen u. schweren Blutungen.

Neonatale Thrombozytopenie

- Infektionen (Röteln, CMV; Toxoplasmose; Bakterien v. a. gramneg.).
- Alloimmunthrombozytopenie: durch diaplazentar übertragene maternale IgG-AK, die gegen kindl. Thrombozytenantigene gerichtet sind.
- Autoimmunthrombozytopenie bei chron. ITP oder anderen Autoimmunerkr. der Mutter (SLE).
- Typische petechiale Blutungen einige Min. nach der Geburt.
- Ther.: i. v. Immunglobulin, Austauschtransfusion, evtl. Transfusion geeigneter Plättchen, Prednisolon bei Allo-AK.

17.4.4 Thrombotische Erkrankungen

Kongenitale Defekte

Zur Aufrechterhaltung eines hämostatischen Gleichgewichts im Normalfall u. gleichzeitig vorhandener Verfügbarkeit gerinnungsaktiven u. gerinnselauflösenden Potenzials bedarf es eines Systems, bei dem sich prokoagulatorische u. profibrinolytische plasmatische Faktoren die Waage halten. Bei Defizienz von Faktoren des profibrinolytischen Systems überwiegt das prokoagulatorische Potenzial mit einem gesteigerten Risiko der Thrombenbildung (Thrombophilie).

- **Antithrombinmangel:** AT blockiert die enzymatische Aktivität von Serinproteasen u. damit die Aktivierung einiger Gerinnungsfaktoren.
- Häufigkeit: selten, Erbgang aut.-dom. Ca. 1–4 % aller Thrombosepat. haben einen AT-Mangel.
- **Protein-C-Defekt:** Protein C hemmt in aktivierter Form die Gerinnung u. steigert die Fibrinolyse. Vit.-K-abhängige Synthese in der Leber. Aktiviertes Protein C (APC) hemmt Plasminogenaktivator-Inhibitor (PAI) u. führt so zur Erhöhung der fibrinolytischen Aktivität. Homozygoter Gendefekt führt zum Bild der Purpura fulminans (Behandlung mit Protein-C-Konzentrat). Heterozygotie führt zu keinem klin. einheitlichen Bild, Prävalenz des Defekts bei allen Thrombosepat. ca. 5 %. Cave: Nekrosen unter Marcumar-Ther.!
- **Protein-S-Defekt:** Protein S ist ein Kofaktor für den antikoagulatorischen Effekt von APC. Homozygotie führt ebenfalls zum Bild der Purpura fulminans, Heterozygotie wird bei 2–4 % aller Thrombosepat. gefunden.
- **APC-Resistenz:** Zu 95 % bedingt eine Punktmutation im Genom des Faktors V, der in seiner aktivierten Form (F Va) dann nur sehr wenig von APC

17

inhibiert werden kann. Die Mutation wird nach dem Ort ihrer Entdeckung auch F-V-Leiden-Mutation genannt. Die heterozygote Form ist mit 3–9 % in der Gesamtpopulation weitverbreitet u. an 20–40 % aller Thrombosen im Jugendalter beteiligt. Die Steigerung des Thromboserisikos wird mit dem Faktor 3–7 angegeben. Die homozygote Form ist seltener u. birgt ein wesentlich höheres Thromboserisiko.

- **Faktor VIII:** Prävalenz sehr hoher Faktor-VIII-Spiegel (> 90er-Perzentile in der Verteilungskurve von F-VIII-Konzentrationen im Normalkollektiv) unter Pat. mit Thrombose 19–25 %.
- **Prothrombinmutation G20210A:** Eine gesteigerte Prothrombinaktivität führt zu Thrombosen. Heterozygotie in Deutschland ca. 2–5 %. Thromboserisiko ca. 2–4 × gesteigert.
- **Lipoprotein-a-Erhöhung (LP[a]):** LP(a) kann mit Plasminogen kompetitiv interagieren, ohne dessen fibrinolytischen Eigenschaften zu besitzen.
- **Homozygote Hyperhomozysteinämie:** Homozygote MTHFR-Genmutation besitzt bes. Bedeutung bei der Entstehung einer art. Gefäßerkrankung.
- **NS:** Durch Verlust an AT über die Niere, verstärkte Aggregationsbereitschaft der Thrombos, Anstieg von Fibrinogen, F VIII:C/vWF-Komplex, F-V- u. F-VII-Aktivität u. Hypercholesterinämie kommt es bei 10–25 % der Pat. mit NS zu thrombembolischen KO.

Erworbene Formen
Ätiologie
- **Antiphospholipidsy. (Lupusantikoagulanzien):** Autoimmunphänomen z. B. bei SLE. Im Kindesalter außerordentlich selten. Passager auftretende Lupusantikoagulanzien im Kindesalter oft postinfektiös u. ohne Bedeutung für die Gerinnung (aPTT verlängert)!
- **Thrombembolien durch andere Risikofaktoren:**
  - Nabelarterien- u. Nabelvenenkatheter.
  - Vitien.
  - Disseminierte intravasale Gerinnung: bei septischen Erkrankungen.
  - Medikamente: L-Asparaginase.

Klinik
- **Art. Verschluss:** z. B. Schlaganfall. Kalte u. pulslose untere Extremität, myokardiale Infarzierung.
- **Venöser Verschluss:** z. B. tiefe venöse Thrombose, Lungenembolie, Nierenvenenthrombose.

Therapie
Antithrombotische Ther.: Bei akuter vitaler Gefährdung durch einen thrombotischen Gefäßverschluss oder drohendem Organverlust ist eine thrombolytische Ther. zu erwägen, ebenso bei einem katheterassoziierten Verschluss. Standardther. in allen anderen Fällen ist die Heparinisierung.

1. Heparine:
- Unfraktioniertes Heparin (UFH).
- Niedermolekulares Heparin (NMH).

Jede Heparinther. bedarf eines ausreichenden AT-Spiegels (> 80 %).

2. Thrombolytika:
- rekombinant gewonnener Gewebeplasminogenaktivator (rtPA),
- Urokinase,
- Streptokinase.

17.5 Transfusion von Blut und Blutprodukten

Die Hämother. ist oft zwingend erforderlich u. lebensrettend, birgt jedoch auch gewisse Risiken. Um diese zu minimieren, gibt es zahlreiche gesetzliche Bestimmungen.

Risiken der Hämotherapie:
- Induktion immunologischer Vorgänge durch Zufuhr körperfremder Antigene oder Übertragung immunkompetenter Zellen des Spenders oder spendereigener AK,
- Übertragung pathogener Mikroorgansimen,
- sonstige (nichtinfektiöse u. nichtimmunologische) Risiken.

Ind.-Stellung u. Einleitung der Transfusion von Blutprodukten obliegen nach vorheriger Aufklärung u. erteilter Einwilligung durch den Pat. bzw. der Eltern dem zuständigen Arzt. Nach der Transfusion das Behältnis mit dem Restblut u. dem Transfusionsbesteck steril abklemmen u. 24 h bei +4 ± 2 °C aufbewahren. Übereinstimmung von Konservennummer, angegebenem Empfänger u. Blutgruppenbefund sowie Alter der Konserve überprüfen.

- **Gesetzliche Grundlagen der Transfusionsmedizin:**
  - Gesetz zur Regelung des Transfusionswesens (Transfusionsgesetz, TFG): www.gesetze-im-internet.de/tfg/BJNR175200998.html.
  - Leitlinien zur Therapie mit Blutkomponenten und Plasmaderivaten. www.drk-blutspende.de/pdf/leitlinie.pdf.
- **Untersuchung des Empfängers:**
  - AB0-Blutgruppe, Rhesusformel, weitere Blutgruppenantigene (Kell-System), AK-Suchtest, direkter Antihumanglobulintest,
  - Virustiter vor 1. Transfusion.
- **Anforderungen an Blutkonserven:**
  - Eignungsunters. von Spender u. Konserve hinsichtlich übertragbarer Krankheiten,
  - AB0-Blutgruppe, Rhesusformel, weitere Blutgruppenantigene (Kell-System), AK-Suchtest, direkter Antihumanglobulintest,
  - Bedsidetest vor Transfusion von zellulären Blutkomponenten.

17.5.1 Erythrozytentransfusion

Ziel
Erythrozytentransfusionen verfolgen das Ziel, die O_2-Transportkapazität des Bluts bei ausgeprägter Anämie zu steigern u. sind Bestandteil der Volumenersatzther. im hämorrhagischen Schock.

Erythrozytenkonzentrate (EK)
Indikation u. Erfordernisse
- Ausgleich des Hb-Werts bei symptomatischer Anämie. Transfusionsvolumen ca. 15 ml/kg KG, max. Transfusionsgeschwindigkeit 5 ml/kg KG/h.
- Leukozytendepletion der EK zur Vermeidung von febrilen Transfusionsreaktionen, der Übertragung von Zytomegalieviren u. der Alloimmunisierung gegen HLA-Antigene.
- Bestrahlung der EK mit 25–30 Gy vor der Transfusion von NG u. immunsupprimierten Pat. zur Prophylaxe einer GvHD.

17

17.5.2 Thrombozytentransfusion

Herstellung   Die Präparation erfolgt nach Vollblutentnahme durch Zentrifugation. Ein effektiveres Verfahren stellt die Thrombozytenapherese mithilfe eines Zellseparators dar.

Indikationen u. Erfordernisse
- Thrombozytensubstitution ist bei Pat. mit Blutungen durch Thrombozytopenie o. abnormer Thrombo-Funktion indiziert. Auch ohne Blutung ist generell die prophylaktische Plättchentransfusion notwendig, falls ein Abfall unter $10 \times 10^9/l$ (= 10.000/µl) vorliegt u. der Pat. nicht an einer ITP leidet.
- Bei hereditären oder erworbenen qualitativen Thrombozytenstörungen sind Thrombozytensubstitutionen nur bei signifikanten Blutungen gerechtfertigt.
- Rasche Transfusion innerhalb von 30 Min.

17.5.3 Granulozytentransfusion

Herstellung   Die Gewinnung von Granulozyten ist durch Apherese nach vorausgegangener Mobilisierung des Spenders mit G-CSF oder Dexamethason möglich geworden. Rasche Transfusion.

Indikationen
- Protrahierte KM-Aplasie mit schwerer Neutropenie (< $0,5 \times 10^9/l$) u. schweren Infektionen, die nicht beherrschbar sind. Pat. mit seltenen kongenitalen Granulozytendefekten (septische Granulomatose).

17.5.4 Gefrorenes Frischplasma (FFP)

Die Transfusion von FFP ist für die Behandlung von Defekten plasmatischer Faktoren effektiv sowie zum Ausgleich eines gesteigerten Verbrauchs an Gerinnungsfaktoren (Sepsis).

Herstellung   FFP wird aus Vollblut nach Zentrifugation u. durch Apherese durch Einfrieren innerhalb von 6–8 h nach Entnahme hergestellt.

Indikationen u. Dosierung   Bei Blutungen durch globale Defizienz an Gerinnungsfaktoren.
Die Dosis zur Behandlung von Koagulopatien ist 10–15 ml/kg KG, danach 10 ml/kg KG alle 12 h (exakte Dosiseinstellung durch PT u. PTT).

17.5.5 Transfusionsreaktionen

Febrile, nichthämolytische Transfusionsreaktionen
- Zytokine von (zerfallenen) Spenderleukozyten wirken als Pyrogene (TNFα, IL-1).
- HLA-AK zudem mit Refraktärzustand auf Thrombozytentransfusion.
- Transfusionsassoziierte akute Lungeninsuff. (= TRALI), meist durch granulozytäre AK des Spenders ausgelöst.

Immunhämolytische Transfusionsreaktionen
- Sofortreaktion bei Blutgruppeninkompatibilität (AB0-System), wenn Isoagglutinine des Empfängers mit transfundierten Erys reagieren. Schockzustand,

Nierenversagen, Verbrauchskoagulopathie. Sofortiger Abbruch der Transfusion u. Schockther., ggf. Dialyse.
- Verzögerte Transfusionsreaktion bei Inkompatibilität anderer Blutgruppenmerkmale (Rh, Kell etc.). Fieber, Hb-Abfall, Ikterus.

Bakterielle Kontamination

Selten. Rascher Beginn mit schwerem Schüttelfrost, Fieber, Verwirrtheit. Schwere Verläufe mit Schock (Endotoxin), DIC u. Nierenversagen. **DD:** hämolytische Transfusionsreaktion.

 Management des Transfusionszwischenfalls
Jeden Transfusionszwischenfall schriftlich fixieren u. der Blutbank melden!
Rückgabe von transfundierter Konserve, Transfusionsbesteck u. kompletter Dokumentation an Blutbank.
- Transfusion stoppen.
- Venösen Zugang offen halten.
- RR u. Urinausscheidung messen.
- Blutentnahme (Nativ- u. Zitratblut), Blutkultur. Erneute Bestimmung von Blutgruppe des Empfängers u. Spenders, Kreuzprobe, Blutkultur von Empfänger/Spender, Serumparameter. Vitalparameter überprüfen, Glukokortikoide u. Antihistaminika verabreichen.
- Bei V. a. bakt. Verunreinigung der Konserve Sepsisbehandlung.
- Bei Hämolyse zusätzlich forcierte Diurese, ggf. Hämofiltration/Dialyse.
- Bei massiver Fehltransfusion totaler Blutaustausch, bei älteren Kindern partieller Blutaustausch.

Übertransfusion

Definition Akute Reaktionen auch durch Übertransfusion möglich. Bes. gefährdet sind Pat. mit Herzfehlern.

Klinik Tachy-, Dyspnoe durch Lungenödem, RR ↑, ZVD ↑.

Therapie Partieller Aderlass u. langsamer Ersatz des normalen Blutvolumens durch Frischplasma. Ther. der HI (▶ 7.3).

18 Onkologie

Hermann L. Müller

Trotz ihres hohen Anteils an den Todesursachen sind Krebserkr. bei Kindern relativ selten. In Deutschland werden jährlich etwa 2.000 Neuerkr. registriert. Malignome des Kinds unterscheiden sich in Bezug auf Histologie u. Prognose erheblich von denen des Erwachsenen. Die jährliche Inzidenzrate der malignen Tumoren für das Alter < 15 J. liegt bei ca. 14 pro 100.000 Einwohner. Annähernd alle Tumorentitäten werden im Rahmen von Therapieoptimierungsstudien der Fachgesellschaft für Pädiatrische Onkologie u. Hämatologie (GPOH) behandelt. Relative Häufigkeit der in Deutschland beobachteten Krebserkr. bei Kindern < 15 J.: Leukämien 34,6 %, ZNS-Tumoren 20,8 %, Lymphome 11,9 %, Tumoren des sympathischen Nervensystems 7,7 %, Weichteiltumoren 6,2 %, Nierentumoren 6,0 %, Knochentumoren 4,7 %, Keimzelltumoren 3,1 %, retikuloendotheliale Neubildungen 3,4 %, sonstige Diagnosegruppen 1,0 %.

18.1 Leitsymptome und Erstdiagnostik

18.1.1 Allgemeinsymptome

Abgeschlagenheit, Spielunlust, Appetitlosigkeit, Gewichtsverlust, subfebrile Temperaturen o. Fieber, Nachtschweiß, Schmerzen. Häufig sind die Kinder aber in gutem AZ. Lokale Kardinalsymptome beachten!

18.1.2 Diagnostik

Grundsätzlich bei allen Tumoren:
- BB, Leber- u. Nierenwerte, LDH, Harnsäure, Immunglobuline, Gerinnung, BSG, CRP, Virusserologie, Urinstatus,
- Bildgebung des Tumors (Sono, MRT), Rö-Thorax.

18.1.3 Tumoren des Nervensystems

▶ 12.9.

Klinik
- **Intrakranielle Tumoren:**
  - Kopfschmerzen, Nüchternerbrechen, Sehstörungen (Strabismus, Gesichtsfeldeinschränkungen). Bei Hemisphärentumoren: fokale Krampfanfälle als erstes Zeichen.
  - Bei fortgeschrittenem Stadium: Hirndrucksymptomatik, neurol. Ausfälle: Gang- u. Standunsicherheit, Ataxie, Nystagmus (speziell bei infratentoriellen Tumoren); Verhaltensauffälligkeiten (Reizbarkeit, Somnolenz, Persönlichkeitsveränderungen), Leistungsminderung, endokrine Ausfälle bei sellären/parasellären Tumoren (Hypothalamus-Hypophyse: Diab. insip. neurohormonalis, Gedeihstörungen).
- **Spinaltumoren:** Rückenschmerzen (Verstärkung bei Rumpfbeugen), paraspinale Muskelspasmen, spinale Deformitäten, Gangstörungen, Schwäche, Reflexveränderungen, Sensibilitätsstörungen, Sphinkterschwäche von Blase u. Mastdarm

Diagnostik
- Klin.-neurol. Befund, Augenhintergrund (Stauungspapille?).
- MRT (vor u. nach Gadoliniumgabe).

18

- Schädel-CT ohne Kontrastmittel (indiziert bei V. a. Tumorverkalkungen).
- MRT-Spektroskopie: zur DD von Hirnstammprozessen.
- MRT-Angio: bei speziellen operativen Fragestellungen.
- Tumormarker: Prolaktin, α-Fetoprotein, β-HCG i. S.
- **Cave: LP!** Einklemmungsgefahr bei Liquorzirkulationsstörung.
- Zytologische Unters. des Liquors erst postop. (Ausnahme: Diagnose eines sezernierenden Keimzelltumors durch Nachweis erhöhter Liquorkonzentrationen für α-Fetoprotein u. β-HCG. LP nach Ausschluss eines Hydrozephalus mittels Bildgebung).

18.1.4 Tumoren der Kopf-Hals-Region

Klinik
- **Rhabdomyosarkom:**
  - Hals: Weichteiltumor, Heiserkeit, Dysphagie.
  - Nasopharynx: Sinusitis, Schmerzen, Epistaxis, Dysphagie.
  - Nasennebenhöhlen: Sinusitis, einseitig verlegte Nasenatmung, Epistaxis.
  - Mittelohr: chron. Otitis media, Tumormasse im äußeren Gehörgang, periphere Fazialisparese.
  - Orbita: Protrusio bulbi, Strabismus, Doppelbilder.
- **Neuroblastom (▶ 18.6.2):** palpabler Tumor, Horner-Sy. (Miosis, Ptosis, Enophthalmus, Anhidrosis), Exophthalmus, Protrusio bulbi, supraorbitaler Tumor, Ekchymose, Doppelbilder, Strabismus.
- **Non-Hodgkin-Lymphom (NHL, ▶ 18.5.2):** vergrößerte LK, unilaterale Tonsillenhypertrophie, Schwellung des Kiefers, nasale Obstruktion, Hirnnervenlähmung.

Diagnostik Rhino- u. Otoskopie, Augenhintergrund, MRT vor u. nach Gadoliniumgabe, Rö-NNH, CT-Thorax, KM- u. Liquorunters., Biopsie aus LK u. Tumor, Katecholaminmetaboliten im Serum/Spontanurin (Vanillinmandelsäure u. Homovanillinsäure).

18.1.5 Mediastinaltumoren

Ätiologie NHL u. Hodgkin-Lymphome, T-ALL mit Mediastinaltumor, Neuroblastom.

Klinik Symptome zu Beginn diskret. Später Hustenreiz, gestaute Halsvenen, Ödem von Hals u. Gesicht, Dyspnoe, Dysphagie. Bei großen Tumoren bedrohliche Atemstörungen mit Stridor u. Zyanose.

Diagnostik Rö-Thorax, MRT, CT zum Nachweis pulmonaler Beteiligung, Katecholaminmetaboliten im Spontanurin/Serum, KM- u. Lumbalpunktion, Histologie.

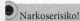 Narkoserisiko!

Komplikationen
- Ein großer Mediastinaltumor führt durch Kompression von Trachea, Bronchien u. Gefäßen zu einer bedrohlichen Insuff. von Atmung u. Kreislauf.

- Erhebliches Narkoserisiko bei der initialen diagn. Thorakotomie. Wenn möglich, Probeentnahme aus peripheren LK. Bei KM-Beteiligung kann die Diagnose durch KM-Punktion gesichert werden. Evtl. zytologische Diagnose aus Pleuraexsudat.
- Rasche Tumorprogression erfordert die frühzeitige Einleitung der Induktionstherapie.

18.1.6 Intraabdominale Tumoren

Klinik   Bauchtumoren werden oft zufällig durch die Eltern aufgrund einer Vorwölbung der Bauchdecken entdeckt. Bauchschmerzen treten meist erst spät auf u. sind durch die Tumorgröße mechanisch bedingt.

- **Wilms-Tumor** (▶ 18.6.1): Bauchtumor, RR ↑. Spätsymptom: Hämaturie.
- **NHL** (▶ 18.5.2): Oft in der Ileozökalregion gelegen. Bauchtumor mit Schmerzen, Erbrechen, Invagination, Aszites, GIT-Blutungen.
- **Neuroblastom** (▶ 18.6.2).
- **Hepatoblastom.**

Diagnostik
- Sono bei V. a. Wilms-Tumor, MRT, **CT** (Leber-, LK-Metastasen?),
- Katecholaminmetaboliten im Spontanurin o. Serum (DD Neuroblastom),
- α_1-Fetoprotein u. β-HCG i. S. (DD Hepatoblastom),
- KM-Punktion zur DD NHL, ALL.

18.1.7 Knochentumoren

Lokalisation   Meist Extremitäten betroffen (Osteosarkom ▶ 18.7.1, Ewing-Sarkom ▶ 18.7.2).

Klinik   Lokale Schmerzen (90 %), lokale Schwellung (50 %), Funktionseinschränkung (45 %); pathol. Fraktur, schnell wachsende lange Röhrenknochen am häufigsten befallen. Gelenkerguss, Rötung u. Überwärmung lenken den Verdacht häufig auf Osteomyelitis.

Diagnostik   Rö, CT, MRT (extraossärer Weichteilbefall, intramedulläre Tumorausdehnung), Skelettszinti, CT-Thorax.

18.2 Onkologische Notfälle

Einteilung
Onkologische Notfälle können verschiedene Ursachen haben u. danach in 3 große Gruppen eingeteilt werden:
- Kompression lebenswichtiger Organe durch den Tumor,
- pathol. Veränderungen des Bluts u. der Blutgefäße,
- schwere metab. Störungen.
In Anbetracht möglicher Notfälle sollten aus Gründen der Qualitätssicherung Diagn. u. Primärversorgung bei Diagnose immer in einem pädiatrisch-onkologischen Zentrum erfolgen!

18

18.2.1 Kompression lebenswichtiger Organe

Oberes Hohlvenensyndrom

Ätiologie   Kompression der V. cava superior durch Tumormassen im vorderen Mediastinum (Hodgkin-Lymphome o. NHL u. a.).

Klinik   Kurzatmigkeit, obere Einflussstauung mit Ödem u. Zyanose von Gesicht u. Hals.

Diagnostik   Rö-Thorax in 2 Ebenen, Echo. Zytologische Diagnose ggf. aus Pleuraerguss, ggf. Tumorbiopsie. Rascher Beginn der Chemotherapie.

Rückenmarkkompression

Ätiologie   Neuroblastom, Lymphom, Leukämie, Ewing-Sarkom.

Klinik   Rückenschmerzen, verstärkt durch Bewegung, motorische Schwäche u. Inkontinenz.

 Bei Kindern mit Rückenschmerzen ist eine sorgfältige neurol. Unters. obligat.

Diagnostik   MRT vor u. nach Gadoliniumgabe.

Therapie   Bei Verdacht nach MRT Dexamethason 1 mg/kg KG, Dekompressions-OP (Laminektomie), Chemo- u./o. Radiother je nach Sensitivität.

Intrakranieller Druck und Herniation

Ätiologie   Hirntumoren, intrakranielle Blutungen.

Klinik   Variiert abhängig vom Alter. Bei Sgl. Erbrechen, Lethargie, vorgewölbte Fontanelle, Verlust motorischer Fähigkeiten, Krämpfe u. Kopfumfangswachstum. Bei älteren Kindern sind Kopfschmerzen am häufigsten. Bei Herniation: Veränderung von Atmung, Pupillengröße u. -reaktivität, Augenbewegung u. motorischen Funktionen.

Diagnostik   MRT, Sono bei offener Fontanelle.

Therapie   Dexamethason 0,5–1 mg/kg KG Ladungsdosis, dann 0,25–0,5 mg/kg KG 4 ×/d. Zur Diurese Mannitol 20 %, 1–2 g/kg KG. 5 mg/kg KG/d Acetazolamid zur Reduktion der Liquorproduktion. Hyperventilation nach Intubation senkt den intrakraniellen Blutfluss. Antikonvulsiva (▶ 12.3.1). Bei Blutungsverdacht Thrombos (▶ 17.5.2) u. FFP (▶ 3.2).

Massive Hepatomegalie

Vor allem bei Stadium-IV-Neuroblastom bei Sgl. durch Tumorinfiltration. Verursacht mechanische Kompression des respir., kardiovaskulären, gastrointestinalen u. renalen Systems sowie DIC (▶ 3.10).
Ther.: niedrig dosiertes Cyclophosphamid. Chir. Vergrößerung der Bauchwand möglich.

18.2.2 Pathologische Veränderungen des Bluts und der Blutgefäße

18

Hyperleukozytose

Klinik   Sehr hohe Zahlen an leukämischen Blasten sind mit hoher Morbidität u. Mortalität verbunden (Tumorlyse!). Klin. signifikante Hyperleukozytosen liegen bei > 200.000/µl bei AML o. > 300 000/µl bei ALL. Es kommt zu Zirkulationsstörungen in Gehirn, Lungen u. anderen Organen durch Aggregatbildung.

Therapie Hydratation, Rasburikase bei Tumorlysesy., Allopurinol. Thrombo-Substitution (Risiko einer intrazerebralen Blutung hoch!). FFP u. Vit. K v.a. bei AML. Hb nicht > 10 g/dl (Blutviskosität!). Austauschtransfusion o. Leukapherese zur Senkung der Leukozytenzahl.

Leukopenie/Lymphopenie
Ätiologie Am häufigsten nach Zytostatikatherapie. Risiko einer Infektion mit Bakterien u. Pilzen bes. hoch bei absoluten Granulozytenwerten < 100/mm³ (▶ 18.3.1, ▶ 18.3.2).

Diagnostik Blutkulturen v.a. auch aus implantierten Kathetern, Kulturen aus allen infektionsverdächtigen Stellen; Rö-Thorax.

Therapie Empirisches Antibiotikaregime gegen grampos. u. gramneg. Erreger, Antimykose (▶ 18.3.3).

Gerinnungsstörungen
Ätiologie Bei Leukämien, bes. AML, Chemother., Sepsis.

Einteilung
- Thrombozytopenie: häufigste Ursache. Symptome: Petechien, Ekchymosen, Epistaxis.
- Verbrauch o. verminderte Produktion der Gerinnungsfaktoren: seltener. Symptome: Ekchymosen, Blutungen aus Punktionsstellen u. zerebrovaskuläre Ereignisse.

Therapie Thrombo-Konzentrate bei Werten < 20.000/µl o. manifesten Blutungen. Thrombo-Konzentrate werden mit 30 Gy (3.000 rd) bestrahlt, um transfusionsbedingte „GvHD" zu vermeiden. Leukozytenfilter verwenden zur Verhütung einer Sensibilisierung u. zur Prophylaxe einer CMV-Erkrankung. CMV-seroneg. Spender. Bei Reaktionen (Fieber, Exanthem, Rigor) während der Transfusion → Prämedikation. Bei schweren Erscheinungen Prednison.

Anämie

> Bei langsamem Absinken können Kinder Hb-Werte von 2–3 g/dl tolerieren. Ein akuter Blutverlust (Hb-Abfall um 5 g/dl) ist aber lebensbedrohlich.

Therapie
- Sehr niedrige Hb-Werte durch reduzierte Produktion: kleine Volumina von 3–5 ml/kg KG über 3–4 h transfundieren, um ein kongestives Herzversagen zu vermeiden.
- Akuter schwerer Blutverlust: sofortige rasche Ery-Transfusion. 10 ml/kg KG steigern den Hb um 3 g/dl. Bei starken Verlusten o. bei sehr kranken Kindern mit Tumoren sind in der Praxis 15–20 ml/kg KG erforderlich, um einen Anstieg um 3 g/dl zu erreichen.
- Moderate Anämie: Transfusionen erst bei Hb ≤ 7 g/dl notw. Prä-op. Hb von 10 g/dl anstreben.

Zerebrovaskuläre Ereignisse (TIA, Blutung)
Ätiologie Ursachen sind Hyperleukozytose, Koagulopathie, Medikamente (z. B L-Asparaginase, Cisplatin, MTX) u. Gefäßprozesse. Zerebrovaskuläre Verschlüss‹

gehen typischerweise mit plötzlicher Veränderung der Motorik o. der Sprache einher.

Diagnostik Sofortiges MRT des Gehirns mit Kontrastmittel (Blutung o. progressiver Tumor?), ggf. MRT-Angio.

Therapie Abhängig von der Diagnose.

18.2.3 Metabolische Notfälle

Tumorlysesyndrom

Definition Spontane o. behandlungsbedingte Tumornekrose mit Freisetzung von K$^+$, Phosphat u. AS. Dies führt zu Hypokalzämie, Hyperurikämie u. Nierenversagen.

Ätiologie Typischerweise vor o. bis zu 5 d nach Beginn der Ther. (v. a. bei Erkr. mit großen Tumormassen wie Burkitt-Lymphom o. T-ALL). Das Risiko ist gesteigert bei renaler Tumorparenchyminfiltration.

Klinik Harnsäure 10–15 mg/dl; unspez. Symptome wie Lethargie, Übelkeit o. Erbrechen. Nierenversagen erst bei Harnsäure ≥ 20 mg/dl.

Therapie Präventive Maßnahmen! Vor Beginn der Chemother. muss metab. Stabilität erreicht werden.

- Rasburikase (Enzym zur Umwandlung von Harnsäure in Allantoin): 1 × 0,2 mg/kg KG/d.
- Wichtigste Maßnahme ist die Initiierung u. Aufrechterhaltung eines hohen Urinflusses (100–250 ml/m^2 KOF/h): 3.000 ml/m^2 KOF/d (5 % Glukose in halbisotoner NaCl-Lsg.). Exakte Bilanzierung. Furosemid 1–10 mg/kg KG/d bei Ausfuhr < ⅔ Einfuhr, als Bolus o. Dauertropfinfusion. Initial kein Kaliumzusatz.
- Kontrolle von Na$^+$, K$^+$, Cl$^-$, Phosphat, Harnsäure, Krea alle 12–24 h.
- Ind. für Dialyse: K$^+$ > 6 mmol/l, Harnsäure > 10 mg/dl, Krea > 10-fachen Normalwert, Urämie, Phosphor > 10 mg/dl, Urinausscheidung < 50 ml/m^2 KOF/h trotz Furosemid 10 mg/kg KG/d.

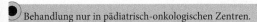 Behandlung nur in pädiatrisch-onkologischen Zentren.

18.3 Onkologische Therapie

Für nahezu alle Leukämie- u. Tumorentitäten im Kindesalter existieren Protokolle mit festgelegten Diagnose- u. Ther.-Verfahren (www.kinderkrebsinfo.de). Entwicklung u. Aktualisierung der Protokolle erfolgen im Rahmen prospektiver Therapieoptimierungsstudien (Koordination: Gesellschaft für Pädiatrische Onkologie u. Hämatologie, GPOH). Lokale Ther. wie OP o. Bestrahlung sind wichtige Komponenten für die meisten soliden Tumoren.

Prinzipiell beinhalten jedoch alle Ther.-Protokolle eine multimodale Behandlung, d. h. eine Komb. aus OP, Bestrahlung u. Chemotherapie. Ziel ist immer die Heilung der Kinder.

Die größten Heilungschancen sind während der initialen Ther. gegeben. Kinder mit V. a. maligne Erkr. sollten unverzüglich einem pädiatrisch-onkologischen Zentrum zur Diagn. u. Ther. zugewiesen werden.

18

18.3.1 Strahlentherapie

Ziel Primär kurative Absicht in Komb. mit Chemotherapie. Palliative Ind. bestehen zur Analgesie (▶ 18.3.4). Ionisierende Strahlen sind nach wie vor ein bedeutender Bestandteil der Krebsther. des Kinds. Im Rahmen der multimodalen Ther. konnten die Strahlendosen reduziert werden.

Therapie der akuten Nebenwirkungen Somnolenzsy. mit Übelkeit, Erbrechen, Appetitverlust, Schläfrigkeit, Gereiztheit. Lokale NW vom Bestrahlungsfeld abhängig.

- Übelkeit u. Erbrechen: Neuroleptika aus der Gruppe der Phenothiazinderivate (z. B. Chlorpromazin). Besser wirksam Ondansetron 5 mg/m² KOF p. o. alle 12 h.
- Erbrechen o. milde Hirndrucksymptome bei Schädelbestrahlung: Dexamethason 3 × 1–2 mg/m² KOF/d.
- Schleimhautulzera: Diagn. auf HSV, Pilze u. Bakterien. Mundspülungen.
- Bestrahlte Hautregionen während u. einige Zeit nach der Bestrahlung nicht mit Seife waschen, sondern möglichst vollständig trocken halten. Gefahr der Epidermolyse!
- Somnolenzsy.: ca. 6–7 Wo. nach der Schädelbestrahlung. Stark erhöhtes Schlafbedürfnis, Appetitlosigkeit, Spiellunst bis zur Lethargie, Fieber, evtl. Kopfschmerzen. EEG-Veränderungen u. Liquorpleozytose kommen vor. Spontane Erholung in 1–3 Wo., selten Dexamethason erforderlich. Aufklärung ist wichtig.

> **❗ Besonderheiten**
> - Vorsicht bei gleichzeitiger Verabreichung von Zytostatika, v. a. bei Actinomycin D u. Adriamycin, wodurch die Strahleneffekte verstärkt werden.
> - Granulo- u. Thrombozytopenie bei Großfeldbestrahlung (z. B. kraniospinale Bestrahlung bei Medulloblastom) können in seltenen Fällen zur Unterbrechung der Bestrahlung zwingen.

18.3.2 Chemotherapie

Grundregeln zur Durchführung der Zytostatikatherapie

- Frühzeitige Implantation eines zentralvenösen Verweilkathetersystems (Broviac/Hickman o. Port-System). Für periphere i. v. Inj. ist die Sicherung der exakten i. v. Lage obligat.
- Vor jeder Zytostatikagabe genaue körperl. Unters. u. Basisdiagn.: Infektionen, Nieren- u. KM-Funktion, BB, Thrombos, Krea.
- Aktuelles KG u. Körperlänge zur Berechnung der Körperoberfläche (bei Sgl. wird kg-bezogene Dosierung verwendet: 1 m² KOF = 30 kg, Nomogramm ▶ 29).
- Intrathekale Applikation in Sedierung (Dosierung nach Altersgruppen)

> **⚡ Sofortmaßnahmen bei Paravasat**
> Schwere Gewebsschäden u. Nekrosen nach lokaler paravenöser Inj. mit Dactinomycin, Daunomycin, Vincristin.
> Inj./Infusion sofort stoppen. Kanüle belassen u. versuchen, so viel wie möglich des Präparats zu aspirieren. Verdünnung des Zytostatikums durch Inj. von 3–5 ml 0,9 % NaCl-Lsg. versuchen. Eisumschläge u. Hochlagerung der Extremität. Chir. Intervention bzw. Fibrinklebenther. selten notwendig.

18

Probleme der Chemotherapie bei Säuglingen

Aufgrund alters- u. reifespez. Besonderheiten ergeben sich für eine Chemother. im Sgl.-Alter bes. Probleme u. Dosierungsvorschriften. Es wird auf die Empfehlungen in den Protokollen der entsprechenden Therapieoptimierungsstudien verwiesen.

Nebenwirkungen der zytostatischen Therapie

Allgemeine Toxizität Myelosuppression, Übelkeit, Erbrechen, Schleimhautulzera, Haarausfall, Gewichtsverlust.

Medikamentenspez. Toxizität

Prednison u. Dexamethason (Pred/Dexa): Cushing-Sy., Katarakt, diabetische Stoffwechsellage, Natriumretention, Kaliumverlust, Hypertonie, gastrointestinale Ulzera, Myopathie, Osteoporose, Infektionen, psychische Veränderungen (Euphorie o. Depression, bes. bei Dexa).

Vincristin (VCR): periphere Neuropathie (Verlust der MER, Parästhesie, Muskelschwäche), Obstipation, Ileus (für regelmäßigen Stuhlgang sorgen!), inadäquate ADH-Sekretion, zerebrale Anfälle, neuralgiforme Schmerzen.

D Versehentliche intrathekale Gabe infolge Verwechslung: Letale KO!

Adriamycin u. Daunorubicin (ADR/DNR): tiefe, schlecht heilende Gewebsnekrosen bei paravenöser Applikation, Phlebitis. Ausgeprägte orointestinale Schleimhauttoxizität. Allergische Reaktion mit Dermatitis u. Fieber. Kardiotoxizität: regelmäßige Kontrollen der Ventrikelfunktion erforderlich (Echokardiografie: FS-Ratio), Vermeidung von Spitzenkonzentrationen durch Infusion.

- Akute Form: kurz andauernd, reversibel, nicht dosisabhängig. Unspez. EKG-Veränderungen.
- Chron. Form: kongestives Herzversagen, später Beginn. Abhängig von kumulativer Dosis (> 450 mg/m² KOF). Irreversibel durch Zerstörung von Myofibrillen. Oft therapierefraktär.

L-Asparaginase (L-ASP): allergische Reaktion von leichter Hautrötung bis zur Urtikaria mit schwerem Bronchospasmus u. anaphylaktischem Schock (Alternativpräparat: Erwinia-Asparaginase, PEG-Asparaginase). Während Infusion ¼-stdl. RR- u. Pulskontrolle. Pankreatitis, Hyperglykämie, Blutungen u. thrombembolische KO. Plättchendysfunktion u. Enzephalopathie.

Cyclophosphamid (CYC): hämorrhagische Zystitis (prophylaktische Gabe von Mesna u. ausreichende Diurese). Inadäquate ADH-Sekretion, Nierentubulusschäden, Störung der Spermatogenese.

Ifosfamid (IFO): ähnlich wie CYC, insbes. Nephrotoxizität bis zum klin. Bild des Fanconi-Sy. (▶ 8.4.7), Neuro-, Kardiotoxizität.

Etoposid (VP 16): Nicht mit Glukose o. gepufferten Lsg. mit einem pH > 8 verdünnen! Infusion über 1 h, verdünnt mit 0,9-prozentiger NaCl-Lsg. im Verhältnis mind. 1 : 50. RR-Abfall bei zu schneller Infusion, allergische Reaktion, z. B. anaphylaktischer Schock. Periphere Neuropathie, Cholestase, hohes Risiko von Sekundärmalignomen.

Methotrexat (MTX): orointestinale Mukositis, Dermatitis (Exanthem, Erythem, Desquamation), Leber- u. Nierentoxizität, Pneumonitis, Enzephalopathie bei Hochdosisther. → regelmäßige Serumspiegelkontrollen u. Citrovorumfaktor-Rescue (Kalziumfolinat).

18

> **❗ Gefahr!**
> Fatale Überdosierung bei intrathekaler Gabe durch Verdünnungsfehler o.
> Entnahme aus falscher Ampulle (Ampullen/Infusionsflaschen von 5 mg [!]
> bis 5 g [!] im Gebrauch).

Cytosin-Arabinosid (ARA-C): starke orointestinale Schleimhauttoxizität, Enteritis, Darmwandnekrosen, Erythem, Fieber, Myalgie, Knochen- u. Gelenkschmerzen, Gesichts-Flush, Leberfunktionsstörungen, Konjunktivitis.

Actinomycin D (ACT-D): Gewebsnekrosen bei Extravasat, gastrointestinale Störungen (Übelkeit, Erbrechen, Diarrhö) u. Schleimhautulzerationen. Hepatotoxizität: Lebervenenverschlusskrankheit, Radiosensitizer.

Cisplatin (PLT): Nephrotoxizität (Verstärkung durch Aminoglykoside), Ototoxizität, Tetanie, Neurotoxizität, HUS (▶ 17.1.5), anaphylaktische Reaktion.

18.3.3 Supportivtherapie

Infektionsprophylaxe

Neben metab. Problemen sind die Myelo- u. Immunsuppression KO während der Therapie. Infektionen können deshalb lebensbedrohende Erkr. auslösen.

- Mund- u. Schleimhautpflege: Spülung mit desinfizierenden u. alkalisierenden Lsg., Kamillosan.
- Selektive Darmdekontamination: Colistin 100.000 IE/kg KG/d in 3–4 ED.
- Vermeidung von Pilzinfektionen: Amphotericin B: < 3 J.: 4 × 100 mg/d (4 × 1 ml); > 3 J.: 4 × 200 mg/d (4 × 2 ml).
- Pneumocystis-jiroveci-Prophylaxe: Co-trimoxazol (5 mg Trimethoprim-Anteil/kg KG/d in 2 ED an 2 d/Wo.) während der gesamten Intensivtherapie.
- Bei Varizellen-Kontakt: passive Immunisierung mit Varizellen-Hyperimmunglobulin innerhalb von 24 h (max. 72 h, 1 ml/kg KG i. v.). Später Aciclovir-Ther. (3 × 10 mg/kg/d).

Fieber bei Neutropenie

Definition Temperatur oral/rektal > 38,5 °C o. 4 × > 38,0 °C innerhalb von 24 h mit einem Abstand von jeweils mehr als 4 h. Neutrophile Granulozyten < 500/µl.

Ätiologie Neben gramneg. sind zunehmend grampos. Erreger von klin. Bedeutung. Pilze u. Protozoen v. a. bei lang dauernder Granulozytopenie u. Immunsuppression.

Diagnostik

- Kulturen: Blut (inkl. aller Katheterschenkel), Stuhl (inkl. Clostridium-difficile-Toxin), Urin. Abstriche von Rachen, Haut- u. Schleimhautläsionen, Anus.
- AK gegen Candida u. Aspergillus; Candida-Antigen-Titer. AK gegen HSV u. Zytomegalievirus (IgM, CMV-PCR, pp65).
- Virusisolierung aus Läsionen, Urin, Stuhl.
- Rö-Thorax, Sono des Abdomens.

Therapie Breite antibiotische Ther. notwendig!

- Initialther.: Pseudomonas aeruginosa einschließende Zweifachkomb. aus Acylaminopenicillin (Mezlocillin, Piperacillin) bzw. einem Cephalosporin (Ceftazidim, Cefepim) o. Carbapenem (Imipenem-Cilastin bzw. Meropenem u. einem Aminoglykosid (Gentamicin, Tobramycin, Amikacin). Spiegelkontrollen!

18

- Alternative zur Zweifachkomb.: aufgrund hoher Bakterizidie u. breitem Wirkungsspektrum Monother. mit Ceftazidim, Cefepim, Imipenem-Cilastin o. Meropenem (allerdings: Lücken bei koagulaseneg. Staphylokokken!).
- Routinemäßige Initialther. mit Glykopeptiden (Vancomycin, Teicoplanin) kritisch wegen Selektion resistenter Enterokokkenstämme.
- Bei länger als 48–72 h persistierendem Fieber, insbes. bei Verschlechterung des klin. Zustands, Initialther. modifizieren/erweitern: Zugabe von Glykopeptiden (Vancomycin, Teicoplanin). Spiegelkontrollen!
- Modifikation des Initialschemas bei Erregernachweis anhand des Resistogramms.
- Bei V.a. Anaerobier-Infektion: zusätzlich Clindamycin/Metronidazol.
- Bei weiterhin ausbleibender Entfieberung u. begründetem V.a. systemische Pilzinfektion i.v. Ther. mit Amphotericin B o. liposomales Amphotericin B u. evtl. 5-Fluorocytosin. Auf NW achten: Nephro-, Myelo- u. Hepatotoxizität, hohes Fieber.
- Ther.-Dauer: bis zur anhaltenden Fieberfreiheit u. Beginn der hämatopoetischen Regeneration.
- Bei Varizellen, Zoster, Herpes simplex: Aciclovir 1.500 mg/m² KOF/d in 3 ED p.i. (1 h) über 5–10 d, auf ausreichende Hydrierung achten.
- Systemische CMV-Infektion (Pneumonie): CMV-Hyperimmunglobulin (2 ml/kg KG/d) o. Standard-7-S-Immunglobulin 500 mg/kg KG über mehrere Tage plus Ganciclovir (10 mg/kg KG/d in 2 ED)

Substitution von Blutprodukten

- Prävention von Sensibilisierung u. Infektion: Leukozytenfilter der 3. Generation.
- Prävention einer GvHD: Alle Blutprodukte mit 30 Gy bestrahlen.
- Prävention der Übertragung von CMV: Leukozytenfilter. Bei KMT-Pat. CMV-seroneg. Spender verwenden.

Antiemetische Therapie

Beginn 0,5–1 h prätherapeutisch. Ondansetron 5 mg/m² KOF i.v. o. p.o. 2 ×/d, Dexamethason, Levomepromazin.

18.3.4 Schmerztherapie – palliative Therapie

Ca. 60–80 % aller onkologischen Pat. erleiden akut o. chron. starke Schmerzen. Bei Leukämiepat. sind viszerale Schmerzen häufig, bedingt durch Kapselspannung innerer Organe (z.B. Hepatosplenomegalie) u. Knochenschmerzen (KM-Infiltration). Schmerzen sind z.T. Folge der relativ aggressiven Behandlungsmaßnahmen (Chemo-, Radiother., postop.) u. diagn. Eingriffe. Daneben an tumorunabhängige Schmerzen denken.

Prinzipien der medikamentösen Schmerzther.:
- Ursachen klären.
- Möglichst kausal u. spez. therapieren.
- Ausreichende, individuelle Dosierung.
- Regelmäßige Gabe, nicht „bei Bedarf".
- Orale o. rektale Darreichung vor parenteraler Applikation.

18

- Stufenweiser Aufbau der Ther. (WHO):
  - Peripher wirkende Analgetika, z. B. Kodein, Tramadol.
  - Zentral schwach wirkende Analgetika, z. B. Opiate: Morphin, Morphin-sulfat-Retard Tbl. mit/ohne Adjuvanzien.
  - Einsatz von Co-Therapeutika: Kortikosteroide (bei Knochenschmerzen durch KM-Infiltrate, Nervenkompression o. Weichteilinfiltration), Anti-emetika, Spasmolytika (bei Spannungsschmerzen von Hohlorganen), Psy-chopharmaka (Antidepressiva, Neuroleptika).

Stufenplan zur Schmerztherapie
Schwach wirkende Opiate sind unzureichend. Stufenplan ▶ Tab. 18.1.

Tab. 18.1 Stufenplan zur Schmerztherapie	
Stufe	Medikamente
I	Morphinsulfat 0,5–1 mg/kg KG 2–3 ×/d
II	Komb. mit Metamizol 10 mg/kg KG 5 ×/d (**cave:** NW Agranulozytose) o. Paracetamol 10 mg/kg KG 5 ×/d mit/ohne Adjuvanzien: Kortikosteroide, Laxanzien. Dosiserhöhung des Morphinsulfat bis zur Schmerzfreiheit
III	Dauerinfusion mit Morphin: Beginn mit 0,05 mg/kg KG/h. Dosiserhöhung bis zur Schmerzfreiheit (auch möglich mit tragbarer Pumpe). Bis auf die mit La-xanzien zu behandelnde Obstipation sind alle anderen opiatinduzierten NW bei Kindern kaum zu beobachten, auch nicht bei sehr hohen Morphindosen

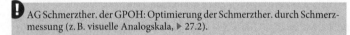 AG Schmerzther. der GPOH: Optimierung der Schmerzther. durch Schmerz-messung (z. B. visuelle Analogskala, ▶ 27.2).

Weitere Methoden zur Schmerzlinderung
- Lokale Strahlenther.,
- palliative Zytostatikather.,
- anästhesiologische Verfahren (rückenmarknahe Opioidgabe, neurolytische Blockade),
- osteosynthetische Maßnahmen (z. B. bei Wirbelkörpereinbrüchen),
- Physiother., z. B. Wärme-, Kältether., manuelle Ther.,
- Elektrostimulation (progressive Muskelrelaxation).

18.4 Akute Leukämien

18.4.1 Akute lymphoblastische Leukämie (ALL)

Mit 80–85 % der Fälle ist die ALL die häufigste Leukämieform des Kindes-alters.

Klinik
- Oft uncharakteristischer, protrahierter Beginn mit Knochenschmerzen, Bläs-se, Mattigkeit, Appetitmangel, Gewichtsabnahme (Leistungsknick!).
- Rezidivierende Infekte mit Fieber.

18

- Hämatome und/oder petechiale Haut- u. Schleimhautblutungen.
- Bei Beteiligung des ZNS (Meningeosis leucaemica): Kopfschmerzen, Übelkeit, (Nüchtern-)Erbrechen, evtl. Visusverlust, Hirnnervenlähmung.
- Mäßige o. starke Vergrößerung von LK, Milz und/oder Leber.
- Seltener: andere Organbeteiligungen wie Hoden-, Mediastinal- o. Nierenbefall, Infiltrate der Tränendrüsen (Mikulicz-Sy.) o. kutane Infiltrate.

Diagnostik
- BB: typische Trias mit Anämie, Thrombopenie, Granulozytopenie. Leukozyten oft n o. leicht ↑ (bei 20 % > 50.000/µl). Im Ausstrich zahlreiche o. auch nur wenige Lymphoblasten.
- Leberwerte, Krea, E'lyte, Phosphat, Harnsäure, LDH, Gerinnungsstatus, Virusserologie.
- KM: Bei jedem Verdacht KM-Punktion (▶ 2.6). Verdrängung der normalen Hämatopoese, uniformes Bild durch unreife Leukämiezellen.
- Zytomorphologie: Einteilung in 3 Gruppen (L_1–L_3) nach der FAB-Klassifikation (FAB: French-American-British). Einteilung nach Zellgröße, Kernform, Kernchromatin, Nukleoli, Anteil des Zytoplasmas, Vakuolen u. Basophilie des Zytoplasmas.
- Zytochemische Differenzierung: Peroxidase, Esterase, saure Phosphatase. Bedeutsam bei der DD zur AML: eindeutige Peroxidase nur bei AML.
- Immunologische Differenzierung: Unterscheidung durch Oberflächenmarker in C-ALL, T-ALL, prä-B ALL, B ALL.
- Zytogenetik: chromosomale Anomalien u. Translokationen in über 90 % der Fälle; t(4;11); t(9;22) [1]Ph-Chromosom; t(1;19), t(11;14)-T-Zellen; t(8;14)-B-Zellen.
- Rö-Thorax: Thymusvergrößerung evtl. mit Pleuraerguss bei T-ALL.
- Sono: Leber- u. Milzgröße, Niereninfiltrate, Hoden.
- LP: ZNS-Beteiligung.

Therapie Polychemother. nach einheitlichen Protokollen der GPOH. Ther. in pädiatrisch-onkologischen Zentren.
Studienzentralen für ALL: Kinderklinik der Universität Schleswig-Holstein Campus Kiel (BFM) u. der Universität Hamburg (CO-ALL).

Prognose Prognostische Faktoren: Alter < 2 J. u. > 10 J., L-Morphologie, Prednison-Response, Leukozyten > 50.000/µl, Mediastinaltumor, Translokationen: t(9;22), t(1;19), B- o. T-Zell-Leukämie. Minimal Residual Disease zu definierten Ther.-Zeitpunkten. Wahrscheinlichkeit des rezidivfreien Überlebens 85 %.

18.4.2 Akute myeloische Leukämie (AML)

Häufigkeit Ca. 15 % der Leukämieerkr.

Klinik Ähnlich wie ALL (▶ 18.4.1). Häufiger akuter Beginn, seltener LK-Schwellung, deutliche Leber- u. Milzvergrößerung, selten Gingivahypertrophie o. Parotisschwellung, solide leukämische Infiltrate an anderen Stellen. Bei einigen Formen schwere Blutungsneigung durch Hyperfibrinolyse o. Verbrauchskoagulopathie (Frühtodesfälle kommen vor).

Diagnostik
- BB: oft ausgeprägte Anämie u. Thrombopenie, Leukos meist deutlich erhöht (bis 100.000/µl u. mehr). Im Ausstrich myeloische Blasten. Auer-Stäbchen für Diagnose beweisend.

18

- KM: zytomorphologisch M_1–M_7 nach FAB-Klassifikation (Myeloblasten-, Promyelozyten-, Myelomonozyten-, Monozyten-, Erythro- u. Megakaryoblastenleukämie). M_4 u. M_5 (Myelomonozyten- u. Monozytenleukämie): 80 % aller AML-Fälle; M_3 u. M_6 (Promyelozyten- u. Erythroleukämie) selten.
- Zytochemie: Peroxidase- u. Esterasereaktion pos.
- Gerinnungsstatus: Quick, PTT, TZ, Fibrinogen, AT III, Plasminogen.
- Übrige Diagn.: wie bei ALL (▶ 18.4.1).

Therapie Polychemother., im Rahmen der AML-Studie der GPOH. Studienzentrale: Kinderklinik der MHH.

- Standard- u. High-Risk-Pat.: Unterschiede in der Behandlungsaggressivität.
- Behandlung in pädiatrisch-onkologischen Zentren.
- Bei HLA-identischem Geschwister: allogene KMT in 1. Remission (außer FAB-Typ M_3).
- Supportivther.: wie bei ALL (▶ 18.4.1).
- Häufige infektiöse KO in Phasen therapiebedingter protrahierter KM-Aplasie.

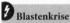

Blastenkrise
Vorsicht bei hoher Blastenzahl! Frühtodesfälle durch schwer zu beherrschende Blutungen (Plasminogenabfall!) u. Leukostasen in kleinen Gefäßen (Gehirn!). Zytoreduktion durch Blutaustauschtransfusion bei Leukos > 200.000/ μl. Thrombos mit Thrombo-Konzentraten über 50.000/μl u. Fibrinogen mit FFP über 1 g/l halten.

Prognose Wahrscheinlichkeit des rezidivfreien 5-Jahre-Überlebens ca. 50 %.

18.5 Lymphome

18.5.1 Morbus Hodgkin (HD)

Definition Von LK ausgehende neoplastische Erkr., die sich zunächst in LK u. Milz ausbreitet, im weiteren Verlauf aber auch andere Organe befällt, z. B. Lunge, Leber, KM u. Knochen (▶ Tab. 18.2). Das histologische Kardinalmerkmal ist die Reed-Sternberg-Zelle. Ihr Immunphänotyp variiert mit dem histologischen Subtyp (T- o. B-Marker). Es gibt 4 histologische Subtypen: noduläre Sklerose (50 %), Mischtyp (> 30 %), lymphozytenreicher Typ (10 %), lymphozytenarmer Typ (< 10 %).

Tab. 18.2 Klinische Stadieneinteilung des M. Hodgkin (Ann-Arbor-Klassifikation, 1971)

I	Befall einer einzelnen LK-Region (I) o. eines einzelnen extralymphatischen Organs o. Gebiets (I_E)
II	Befall von 2 o. mehr LK-Regionen auf gleicher Seite des Zwerchfells (II) o. lokalisierter Befall extralymphatischer Organe o. Gebiete u. einer o. mehrerer LK-Gruppen auf der gleichen Seite des Zwerchfells (II_E)
III	Befall von LK-Regionen auf beiden Seiten des Zwerchfells (III), kann begleitet werden von lokalisiertem extralymphatischem Organ- u. Gewebebefall (III_E) o. Milzbefall (III_S) o. beidem (III_{ES})

18

Tab. 18.2 Klinische Stadieneinteilung des M. Hodgkin (Ann-Arbor-Klassifikation, 1971) *(Forts.)*	
IV	Diffuser o. disseminierter Befall von einem o. mehreren extralymphatischen Organen o. Geweben mit o. ohne Befall von LK

Jedes Stadium wird in A- o. B-Kategorie unterteilt:
A: Fehlen definierter Allgemeinsymptome
B: Allgemeinsymptome: Gewichtsverlust > 10 % in den letzten 6 Mon., ungeklärtes Fieber > 38 °C, Nachtschweiß

Klinik Asymptomatische zervikale o. supraklavikuläre LK-Schwellung. ⅔ der Kinder haben mediastinale Beteiligung. **Cave:** tracheale o. bronchiale Kompression, obere Einflussstauung mit Reizhusten, Atemnot, Stauung der V. jugularis, Gesichtsödem. Primärer subdiaphragmatischer Befall sehr selten. Allgemeinsymptome bei 25–30 % der Kinder (B-Symptomatik): Fieber, Nachtschweiß, Gewichtsverlust haben prognostische Bedeutung.

Diagnostik
- Anamnese, klin. Unters. mit Größenangaben der einzelnen LK-Schwellungen, Leber- u. Milzgröße.
- BB, Transaminasen, LDH, Krea, Virusserologie (EBV, CMV, HSV, HHV-6, HIV), Toxoplasmose, Aspergillen, Bartonellen.
- LK-Biopsie.
- Bei V. a. Skelettbefall: Skelettszintigrafie.
- KM-Stanzbiopsie.
- Rö-Thorax, Sono, CT o. MRT von Thorax, Abdomen, Becken, PET-Szintigrafie.
- Auch bei eindeutigem Milzbefall ist keine Splenektomie erforderlich.

Therapie Nach derzeit gültigem Studienprotokoll (Studienzentrale: Univ.-Kinderklinik Halle): Polychemother. mit Vincristin, Prednison, Procarbazin, Adriamycin, Cyclophosphamid u. Etoposid in mehreren aufeinanderfolgenden Zyklen (Anzahl vom Stadium u. Risikogruppe abhängig). Radiatio in Abhängigkeit von Ther.-Gruppe u. Response (Einzelheiten im Studienprotokoll).

Prognose Wahrscheinlichkeit des krankheitsfreien Überlebens > 90 %.

18.5.2 Non-Hodgkin-Lymphome (NHL)

60 % der malignen Lymphome des Kinds sind hochmaligne NHL mit der Tendenz zur Leukämisierung. Entscheidend für Ther. u. Prognose ist die Klassifizierung in B- u. Non-B-Lymphome. Ein primär abdominales Lymphom ist mit großer Wahrscheinlichkeit ein B-Zell-Lymphom, ein mediastinales mit wenigen Ausnahmen ein T-Zell-Lymphom. Die NHL des Kindesalters sind gewöhnlich hochmaligne Tumoren mit 3 Subtypen.

Einteilung
- Lymphoblastische Lymphome (Vorläufer-T- u. Vorläufer-B-Zell-Typ),
- nichtlymphoblastische periphere B-Zell-Lymphome (Burkitt-Lymphome),
- großzellige anaplastische Lymphome (T-, B- u. Non-T-Non-B-Phänotyp),
- Stadieneinteilung nach St. Jude.

18

Klinik
- Uncharakt. Beginn mit Abgeschlagenheit, Gewichtsverlust, subfebrilen Temperaturen, schmerzlosen LK-Schwellungen.
- Symptome durch Lokalisation bestimmt. Abdomen (> 30 %), Mediastinum (26 %) u. Kopf- u. Halsregion (29 %).
  - Mediastinale Lokalisation: Pleuraerguss mit Atemnot u. Einflussstauung.
  - Abdomen: Symptome wie bei V. a. Appendizitis o. Invagination der Ileozökalregion.
  - KM-Befall: Thrombozytopenie, Anämie.
  - ZNS-Beteiligung: Kopfschmerzen, Hirndrucksteigerung u. Hirnnervenlähmungen.

Diagnostik
- BB, LDH, E'lyte, Harnsäure, Leber- u. Nierenwerte, Virusserologien, Gerinnung, Blutgruppe, CRP, Immunglobuline.
- KM-Unters. (Morphologie, Immunologie, Zytogenetik, Molekulargenetik).
- Liquor: Zytozentrifugenpräparate zur (Referenz-)Beurteilung der Zytomorphologie.
- Sono: Abdomen, LK, Nieren, Leber, Milz.
- Rö-Thorax, Rö verdächtiger Skelettabschnitte.
- MRT: Schädel, Thorax, Abdomen (in Abhängigkeit von Lokalisation).
- Histologie, Immunologie u. Zytologie von Biopsiematerial, Pleuraerguss o. Aszites.
! Thorakotomie bei großen Mediastinaltumoren mit Kompression von V. cava u. Trachea (oberes Hohlvenensy. ▶ 18.2.1).

Therapie Polychemother., Schädelbestrahlung, KMT, abhängig von Histologie u. Stadium, nach dem derzeitigen Protokoll der GPOH. Studienzentrale: Universitäts-Kinderklinik Gießen.

18.6 Häufige solide Tumoren

18.6.1 Wilms-Tumor (Nephroblastom)

Definition Hochmaligne Mischgeschwulst der Niere. Kongenitale Anomalien wie Harntraktanomalien, Hemihypertrophie o. sporadische Aniridie kommen vor. Durchschnittsalter 3 J.

Klinik Wichtigstes klin. Zeichen ist eine asymptomatische sichtbare Vergrößerung des Abdomens, die häufig schon von den Eltern beobachtet o. bei einer zufälligen Unters. entdeckt wird. Hypertonie bei 60 % der Pat. Andere Erstsymptome: Bauchschmerzen, Obstipation, Erbrechen, Fieber, gelegentlich Mikro- o. Makrohämaturie als Spätsymptom. Stadieneinteilung (▶ Tab. 18.3).

Tab. 18.3 Stadieneinteilung Wilms-Tumor

Stadium I	Tumor auf die Niere begrenzt
Stadium II	Nierenkapsel durchbrochen, regionale LK frei o. infiltriert
Stadium III	Tumor hat sich über die hilären LK hinaus ausgedehnt, einen Tumorthrombus in der V. cava gebildet o. wurde bei der OP perforiert
Stadium IV	Fernmetastasen gewöhnlich in Lunge u. Leber
Stadium V	Bilaterale Nierentumoren

Diagnostik Sono, MRT-Abdomen nativ u. Gadolinium, Rö-Thorax (2 Ebenen), bei V. a. Lungenfiliae: Spiral-CT des Thorax, Urinstatus, RR.

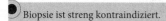 Biopsie ist streng kontraindiziert.

Therapie Präop. Chemother. zur Reduktion des Tumorstadiums. Damit bessere Operabilität bei der Tumornephrektomie. Für die Planung der postop. Ther. (Chemother., evtl. Bestrahlung) ist die intraoperativ festgestellte Tumorausdehnung maßgebend, außerdem die Histologie u. das Alter des Kinds. Die Behandlung erfolgt im Rahmen der Wilms-Tumor-Studie der SIOP/GPOH. Studienzentrale: Kinderklinik der Universität Homburg/Saar.

Prognose Die bedeutendsten prognostischen Faktoren sind histologischer Subtyp u. Stadium. Die Wahrscheinlichkeit des rezidivfreien Überlebens für Stadium I liegt bei > 95 %, für Stadium IV > 70 %. Pat. mit Rezidiven haben die ungünstigste Prognose.

18.6.2 Neuroblastom

Häufigkeit Häufigster extrakranieller Tumor des Kindesalters (8–10 % aller Tumoren); 90 % werden vor dem 5. Lj. diagnostiziert. Der Primärtumor ist auf den Grenzstrang u. das Nebennierenmark begrenzt. Metastasierung in KM u. Knochen, seltener in LK, Leber, ZNS u. Haut.

Pathologie Etwa 70 % der Tumoren gehen von sympathischem, paravertrebralem Grenzstranggewebe im Abdominalbereich, 20 % von entsprechendem Gewebe im thorakalen Bereich u. 50 % von der Nebenniere aus. Die Ausbreitung erfolgt in das umliegende Gewebe durch lokale Invasion u. über regionale LK. Hämatogene Metastasierung in KM, Knochen u. Leber findet sich häufig. Mit immunologischen Methoden können bei über 50 % Tumorzellen im peripheren Blut nachgewiesen werden. Die meisten Tumoren weisen primitive Neuroblastomzellen auf, während der Behandlung sind Tendenzen zur Ausreifung zu Ganglienzellen zu beobachten. Katecholaminmetabolite wie Vanillinmandelsäure (VMS) u. Homovanillinsäure (HVS) werden im Urin ausgeschieden u. haben als spez. Tumormarker große diagn. Bedeutung. Ungünstige Prognose: Nachweis von Amplifikation des N-myc-Onkogens, 1q-Deletionen im Tumorgewebe.

Klinik
- Uncharakt. Beschwerden wie Müdigkeit, Schwäche, Inappetenz, Gewichtsverlust, Erbrechen, Fieber, evtl. Knochen- o. Muskelschmerzen. Spezielle Symptome abhängig vom Sitz: große abdominale Raumforderung, Obstipation o. Durchfälle, evtl. Ikterus, RR ↑.
- ! LK gründlich untersuchen.
- ! Etwa 70 % der Pat. haben bei der Erstdiagnose bereits Metastasen.
- Sitz in der Orbita: Protrusio bulbi, periorbitale Hämatome.
- Ausbreitung zur Dura: Hirndruck.
- Bei Grenzstrangtumoren: Paresen durch intraspinale Ausbreitung, Horner-Sy. bei Sitz im oberen Thorax, neurol. Unters.!
- Stadieneinteilung (▶ Tab. 18.4).

18

Tab. 18.4 Stadieneinteilung Neuroblastom (INSS)	
Stadium I	Tumor auf eine Nebenniere o. sonstige Ursprungsstruktur begrenzt
Stadium II	Tumor über Ursprungsstruktur hinausgehend, aber nicht die Mittellinie überschreitend, evtl. regionaler LK-Befall
Stadium III	Tumor überschreitet Mittellinie, evtl. regionaler LK-Befall bds.
Stadium IV	Fernmetastasen in Knochen, Weichteilen, LK etc.
Stadium IVS	Wie Stadium I o. II, aber mit Fernmetastasen in Leber, Haut u./o. KM (ohne Knochenmetastasen), beschränkt auf das Sgl.-Alter, hohe Rate an Spontanregressionen

Diagnostik
- Labor: HVS u. VMS in Spontanurinprobe u. Serum. LDH, NSE, Ferritin (Parameter für Prognoseeinschätzung u. Einteilung in Risikogruppen). Außerdem: BB, Leber- u. Nierenfunktionsparameter, Krea-Clearance.
- Sono.
- Rö-Thorax, MRT von Thorax, Abdomen u. Becken.
- Szintigrafie: ^{131}MIBG-Szintigrafie (Metajodbenzylguanidin reichert sich in katecholaminproduzierenden Geweben an), Technetium-Skelettszintigrafie bei V. a. Knochenmetastasen.
- KM-Punktion an 4 Stellen zum Nachweis von Tumorzellen, Molekulargenetik.
- LP bei neurol. Symptomatik (Tumorzellen?).
- Histologie: mit Grading u. molekulargenetischer Unters. auf N-Myc-Amplifikation zur Prognoseeinschätzung.

Therapie Risikoadaptiert nach Stadium, molekulargenetischen Markern, Resektabilität, Histologie, LDH, Alter u. Allgemeinzustand. Wegen Stratifizierung der Ther. nach molekulargenetischen Markern auch bei eindeutiger Befundkonstellation (MIBG-pos., HVS u. VMS ↑) initiale Tumormaterialentnahme. Radikale primäre Tumorresektion, nur wenn ohne Risiko/Verstümmelung durchführbar. Zytostatische Ther.:
- Komb.-Chemother. aus alkylierenden Substanzen, Etoposid, Melphalan, Cisplatin, Vincaalkaloiden.
- Abwartendes Verhalten ohne Ther. bei Stadium IVs u. N-Myc-Negativität (hohe Rate an Spontanregressionen). Ggf. Vincristin, Adriamycin u. Cyclophosphamid zum „Anstoß der Regression".
- Bestrahlung eines nach Chemother. verbliebenen Resttumors.
- Bei Non-Response u. in Rezidivsituationen: MIBG-Ther., KMT.
- Behandlung im Rahmen der Neuroblastomstudie der GPOH. Studienzentrale: Univ.-Kinderklinik Köln.

Prognose Stadienabhängig. Für alle Stadien 65 % (5-Jahres-Überleben). Stadien 1 u. 2: 95 %, Stadium 3: 75 %, Stadium 4: 30–40 %.

18.7 Maligne Knochentumoren

18.7.1 Osteosarkom

Definition Seltener Tumor des Kindes- u. Adoleszentenalters. Der Häufigkeits gipfel liegt in der 2. Lebensdekade, im Alter des stärksten Wachstums. Das Osteo sarkom ist ein hochmaligner Spindelzelltumor, wobei die Tumorzellen extrazelluläres Osteoid produzieren. Bevorzugt ist der Sitz des Primärtumors in den Metaphysen der langen Röhrenknochen. Frühe Metastasierung ist charakteristisch.

Klinik Die häufigsten Symptome sind lokale Schmerzen u. Schwellung. Anamnestisch wird dies häufig mit einem Trauma in Verbindung gebracht. Klin. Unters.: lokale Schwellung, Rötung, Überwärmung, Bewegungseinschränkung. Nahezu 50 % der Tumoren liegen im Bereich des Kniegelenks.

Diagnostik
- Rö in 2 Ebenen: lytische o. sklerotische Destruktionen, unregelmäßige Knochenneubildung innerhalb des Knochens u. in den angrenzenden Weichteilen, Periostabhebung.
- MRT.
- Rö u. CT des Thorax zum Ausschluss von Lungenmetastasen.
- Drei-Phasen-Skelettszintigrafie.
- AP i. S. ↑ (Ausdruck der Produktion von pathologischem Osteoid).
- Diagnosesicherung durch offene Knochenbiopsie.

Therapie
- Chemother.: präop. Polychemother. mit Ifosfamid, Adriamycin, Cisplatin u. HD-MTX (hoch dosiertes MTX mit Folinsäure-Rescue). Ziel: Eradikation von okkulten Metastasen u. Tumorvolumenreduktion vor OP.
- OP: Amputation o. extremitätenerhaltende Resektion. Operatives Vorgehen abhängig von Lebensalter, Größe u. Ansprechen auf die Chemother. sowie Lokalisation u. Ausdehnung (Spezialabteilungen vorbehalten!). Histologische Unters. des Regressionsgrads.
- Behandlung nach Osteosarkom-Protokoll der GPOH. Studienzentrale: Olgahospital Stuttgart.

Prognose Abhängig von Tumorstadium u. Response (Regressionsgrad): 5-Jahres-Überleben: ca. 70 %.

18.7.2 Ewing-Sarkom

Definition Ewing-Tumoren (Ewing-Sarkom u. maligne periphere neuroektodermale Tumoren [mPNET]) sind nach den Osteosarkomen die zweithäufigsten Knochentumoren. Genetisches Merkmal: Translokationen t(11;22)(q24;q12), t(21;22)(q22,q12) o. t(7;22)(p22;q12) u. ihre spez. Genfusionstranskripte. Sie können auch in Weichgeweben vorkommen. Ca. 70 % der Pat. sind jünger als 20 J. Ewing-Sarkome sind klein- u. rundzellige Knochentumoren, die wahrscheinlich vom bindegewebigen Grundgerüst des KM ausgehen. Bevorzugter Sitz des Primärtumors: Diaphysen der langen Röhrenknochen, aber auch flache Knochen, Metastasierung in Lungen u. Skelettsystem (20–30 %).

Klinik Schmerzen, Schwellung im Bereich des primären Tumors u. Funktionsverlust sind die häufigsten Symptome.

Diagnostik
- Rö in 2 Ebenen, evtl. Zielaufnahme: lytische o. lytische u. sklerotische Knochenprozesse, zwiebelschalenähnliche Periostabhebung. Weichteilmassen sind typisch.
- MRT zeigt am deutlichsten die intramedulläre u. die Weichteilausdehnung. Der Weichteiltumor kann v. a. im Beckenbereich monströse Ausmaße aufweisen.

18

- CT: zur Beurteilung kortikaler knöcherner Läsionen.
- Rö/CT-Thorax: Ausschluss von Lungenmetastasen.
- Ganzkörper-Dreiphasen-Skelettszintigrafie mit ^{99m}Technetium.
- KM-Punktion.
- Diagnosesicherung: offene Knochenbiopsie.

Therapie 2 Ther.-Ziele: Eradikation des Tumors an der primären Lokalisation sowie seiner Metastasen u. Mikrometastasen, die nahezu alle Pat. aufweisen. Chemother. mit Vincristin, Adriamycin, Cyclophosphamid o. Ifosfamid, Actinomycin D u. evtl. Etoposid. Nach einer Behandlungsserie OP o. Bestrahlung (45–55 Gy). Danach Fortsetzung der Chemotherapie. Ther. erfolgt nach der kooperativen Ewing-Sarkom-Studie (EICESS). Studienzentrale: Univ.-Kinderklinik Münster.

Prognose Bei lokoregionaler Erkr.: 55–70 %; bei Fernmetastasierung (Stadium IV) o. Rezidiv: 15–20 % 5-Jahres-Überleben.

19 Dermatologie

Ulrich Mutschler

19.1 Untersuchungsverfahren

Anamnese Neben üblicher pädiatrischer Anamnese (▶ 1.1.1) zusätzliche Schwerpunkte:
- Ort u. Zeit der ersten Hauterscheinungen,
- begleitende Empfindungen (Schmerz, Juckreiz?),
- bisherige diagn. u. therap. Maßnahmen,
- familiäre, sodann Minimalformen u. a. Manifestationen der Atopie,
- verwendete Pflegemittel, Waschmittel, Kosmetika u. Kleidung,
- Tierkontakte u. Haustiere,
- Auslandsaufenthalte,
- Vorstellungen des Pat. bzw. der Eltern über Ursachen, Auslöser usw.,
- Blutsverwandtschaft der Eltern (Genodermatosen!).

Untersuchung und Befunderhebung

> Alle Körperregionen sorgfältig inspizieren (v. a. behaarter Kopf, Fußsohlen, Windelregion, Nägel), Befunde (▶ Tab. 19.1) ordnen u. mithilfe der Effloreszenzenlehre beschreiben.

Tab. 19.1 Differenzialdiagnosen häufiger Hautveränderungen

Befund	Mögliche Differenzialdiagnosen
Rötung (Erythem)	
Generalisiert	Meist infektiöser o. tox.-allergischer Natur (▶ 6.1.3); NG-Exanthem; Ekzemgruppe (▶ 19.5); Erythrodermien, Urtikaria, Exantheme (▶ 6.1.3, ▶ 16.1)
Umschrieben bzw. enger lokalisiert	Kontaktdermatitis; Dermatitis durch physikalische Reize; Erysipel; Mykose; Borreliose (▶ 6.4.1); Erythema exsudativum multiforme; Lichtdermatosen; fixes Arzneimittelexanthem; vaskuläre Nävi
Mit Ödem	Perniones (Frostbeulen); Dermatomyositis (▶ 12.10.5)
Rötung mit Schuppung	
Erythemato-squamöse Dermatosen (Schuppung oft besser mit Spatelschaben zu erkennen!)	Ekzemgruppe (▶ 19.5); Psoriasis; Dermatomykosen inkl. Pityriasis versicolor; seborrhoische Dermatitis; Pityriasis rosea; Erythrasma; Parapsoriasis-Gruppe
Schuppende Dermatosen ohne Rötung	Ichthyosen (▶ 19.2); lichenifizierte chron. Neurodermitis; Keratosis palmoplantaris
Hauterkr. mit Bläschen	Varizellen (▶ 6.5.25); Herpes simplex (v. a. im Gesicht u. an den Fingern) (▶ 6.5.10); Impetigo; akutes Ekzem; Erythema exsudativum multiforme (Maximalvariante); nach Parasitenbefall; dyshidrotisches Ekzem (v. a. an seitl. Fingerkanten); Zoster (▶ 6.5.25); Hand-Mund-Fuß-Krankheit (vgl. ▶ 6.5.3); Epidermolysis-bullosa-Gruppe; Lyell-Sy. (▶ 6.4.20)

Tab. 19.1 Differenzialdiagnosen häufiger Hautveränderungen *(Forts.)*

Befund	Mögliche Differenzialdiagnosen
Papulöse Hauterkrankungen	
Lokalisiert	Insektenstiche, Trombidiasis; Skabies; juvenile plane Warzen; Mollusca contagiosa; Lichen ruber; Acne infantum; Condylomata acuminata, Granuloma anulare; epidermale Nävi, Milien, Mastozytom
Mit Aussaat	Acrodermatitis papulosa u. akrolokalisiertes papulovesikuläres Sy. (Gianotti-Crosti); Urticaria pigmentosa; Langerhans-Zell-Histiozytose
Mit Keratose	Vulgärwarzen; Keratosis follicularis („reibeisenähnlicher Hautzustand")
Pustulöse Hauterkrankungen	
Generalisiert	Windpocken (▶ 6.5.25)
Umschrieben bzw. enger lokalisiert	Impetigo contagiosa; Akne; Follikulitis; Tinea, Kandidose; impetiginisiertes Ekzem; pustulöse Psoriasis, Stevens-Johnson-Sy., Pemphigus-Gruppe
Gruppiert	Herpes simplex, Zoster (▶ 6.5.25); IgA-lineare Dermatose, Dermatitis herpetiformis Duhring
Hauterscheinungen mit Juckreiz	
Lokalisiert bzw. umschrieben wie auch generalisiert	Neurodermitis; Skabies; Urtikaria (▶ 15.1); Epizoonosen; Nahrungsmittel- u. Arzneimittelintoleranzen (auch mit Pruritus sine materia); Austrocknungsekzem; Windpocken (▶ 6.5.25); Lichen ruber; intertriginöses Ekzem; Kontaktdermatitis; Sonnenbrand
Anogenital	Oxyuriasis (▶ 6.8.1), Streptokokken-Anitis
Randbetonte Dermatosen	
Verstärkte randständige Rötung, z.T. schuppend	Tinea; Borreliose (▶ 6.4.1); Erythema anulare centrifugum; Granuloma anulare; zirkumskripte Sklerodermie; Pityriasis rosea; Lupus erythematodes (▶ 16.4)
Lichenifizierte Dermatosen	
	Chron. Neurodermitis; chron. Kontaktekzem; chron. Läusebefall
Dermatosen mit Petechien, Purpura	
	Purpura Schoenlein-Henoch (▶ 16.6); M. Werlhof (ITP); M. Osler

- **Primäreffloreszenzen:** Fleck, Papel, Knoten, Tumor, Quaddel, Vesikel, Bulla, Pustel.
- **Sekundäreffloreszenzen:** Schuppe, Kruste, Erosion, Ulkus, Rhagade, Atrophie, Narbe, Nekrose, Lichenifikation (d.h. Verdickung u. Vergröberung der Haut).

Verteilung u. Anordnung der Effloreszenzen, Form, Farbe, Größe u. Konsistenz sind oft typisch für eine Dermatose („Anhiebsdiagnose")!

19

> Bei unklaren, nicht einzuordnenden Hauterscheinungen immer auch an Artefakte, Vernachlässigung o. Misshandlung (▶ 1.4.4) denken!

Spezielle dermatologische Untersuchungsverfahren

- Lupenvergrößerung/Mikroskop (z. B. Nissen? Filzläuse?): Haar mit anhaftendem Ei o. Laus abschneiden, mit Deckplättchen auf Objektträger fixieren.
- Pricktest, Intrakutan- u. Reibetest (▶ 15.1.2): Allergietest.
- Epikutantest: in Fachabteilung, z. B. bei V. a. Nickelallergie, Kontaktekzem.
- Patchtest: Allergietest bei atopischer Dermatitis.
- Hautbiopsie, -stanze, Exzisionsbiopsie: gemeinsam mit dermatologischer Fachabteilung.
- Nativer Pilznachweis: bei V. a. Dermatophyten. Desinfektion des Hautareals mit 70 % Alkohol, Schuppenmaterial mit scharfem Löffel am Rand entnehmen. Ca. 30 Min. in feuchter Kammer in 20 % Kalilauge Hornmaterial auflösen, dann mikroskopischer Nachweis von Pilzfäden möglich.
- Kultureller Nachweis von Pilzen u. anderen Erregern: Abstrich mit Watteträger, Ausstrich auf Kulturplatten o. Überimpfen von Schuppenmaterial.
- Milbennachweis: Von befallener Haut Tesafilmabrisspräparat mikroskopieren; o. direkt mit Auflichtmikroskopie.

19.2 Angeborene und erbliche Hauterkrankungen (Genodermatosen)

> Bes. bei Verhornungsstörungen o. Blasenbildung sowie bei fleckförmigen Veränderungen an Genodermatosen denken, v. a. wenn sie in den ersten Lebensmonaten auftreten.

19.2.1 Ichthyosen

Definition Heterogene Gruppe mit Verhornungsstörungen u./o. trockenschuppender Haut. Unterschiedliches Vererbungsmuster; Änderung der Symptome im Lauf des Lebens. Am häufigsten:

Ichthyosis vulgaris
Ätiologie u. Klinik Aut.-dom., öfter mit Atopie komb., Erstmanifestation im Sgl.-Alter, Lokalisation vorwiegend an Rücken, Streckseiten der Extremitäten u. Wangen; Aussparung der großen Beugen! Ähnliches Erscheinungsbild bei der X-chrom. Ichthyosis (Fehlen der Steroidsulfatase; nur bei Jungen, bei 20 % mit Kryptorchismus o. Hornhautveränderungen komb.).

Therapie Blande, pflegende, fettende Externa, u. U. mit 5 % Harnstoff o. NaCl, evtl. bei etwas älteren Kindern auch mit Keratolytika wie Salizylsäure kombiniert.

Ichthyosis-congenita-Gruppe
Ätiologie u. Klinik Heterogen, selten, meist aut.-rez., direkt bei Geburt erkennbar, evtl. z. T. anfangs mit Blasen o. Erythrodermie komb., im Verlauf stärkere Hyperkeratosen (bei Geburt leichtere Ausprägung als „Kollodium-Baby"; in extremer Form: „Harlekin-Fetus").

Therapie Bei Sgl. nur pflegende, blande Externa, später ab 1. Lj. dann mit Zusatz von 3–5 % Harnstoff, Milchsäure u. NaCl, häufige Öl- o. NaHCO$_3$-Bäder, bei älteren Sgl. u. KK Retinoide lokal (Isotretinoin 0,05 %) o. Acitretin p.o.; ggf. auch Antiseptika bei Fissuren usw.

❗ Keratolytika wie Salizylsäure extrem vorsichtig! Erst ab Kindergartenalter.

19.2.2 Hereditäre bullöse Epidermolysen, Epidermolysis bullosa congenita

Definition Uneinheitliche Gruppe seltener, genetisch bedingter Hauterkr. mit mechanisch bedingter Blasenbildung an Haut u. z.T. auch Schleimhäuten infolge Störung der epidermalen o. dermalen Kohäsion.

Klinik Nach Geburt bzw. ab frühem Sgl.-Alter an exponierten Körperstellen schon bei alltäglicher Belastung rezidiv. Blasenbildung, Erosionen, z.T. auch Narben u. Mutilationen. DD: infektiöse, immunologische, metab. o. physikalische Ursachen der Blasenbildung.

19.2.3 Incontinentia pigmenti (Bloch-Sulzberger-Syndrom)

Seltene, genetisch bedingte, X-chrom. vererbte Erkrankung. Bei Geburt zeigt sich eines der 3 Stadien: entzündl.-vesikulös, verrukös-akanthotisch bzw. im weiteren Verlauf z.T. bizarr geformte, scharf begrenzte, schiefergraue o. bräunliche kleinfleckige Pigmentierungen. Im Rahmen dieses neurokutanen Sy. können auftreten: Alopezie, Onychodystrophie, Zahnentwicklungsstörungen, Augenveränderungen, Störungen des ZNS (Anfälle, statomotorische Retardierung) sowie Skelettveränderungen (v.a. Kyphoskoliose, Hüftdysplasie).

19.2.4 Nävi („Flecken")

Definition Umschriebene, genetisch bedingte Fehlbildungen der Haut, überwiegend Hamartome, je nach klin. o. histologischem Befund weiter zu differenzieren.

Blutgefäßnävus

Diese Nävi werden weiter in vaskuläre Malformationen u. vaskuläre Tumoren unterteilt:

Vaskuläre Malformationen:

- **Naevus flammeus medialis:** überwiegend im Nacken („Storchenbiss" des NG). Blassen im Verlauf des 1. Lj. meist ab; insgesamt harmlos.
- **Naevus flammeus lateralis** (sog. „Feuermal"): gelegentlich mit zusätzlichen Fehlbildungen meningeal/zerebral. Im Gesicht als Teil des Sturge-Weber-Sy. (▶ 12.5.3), an Extremitäten Teil des Klippel-Trenaunay-Sy.; bei Verdacht weitere neuro- bzw. orthopädische Diagn. erforderlich.

Vaskuläre Tumoren:

- **Kapilläres planotuberöses Hämangiom** („Blutschwamm"): gutartiger Gefäßtumor, bei ca. 11 % aller Sgl., Herausbildung in ersten Lebenswo., oft rasches Wachstum. Meist Rückbildung im Schulalter zu erwarten, gelegentlich narbig o. kosmetisch unschön. Bei kritischer Lokalisation mit Funktionsbeeinträchtigung o. Ulzerationsgefahr, d.h. v.a. im Gesicht, im Windelbereich/intertriginös o. an Händen/Füßen sollte rasch frühe Kryokontakt-, Laser- o. operative Ther. eingeleitet werden. Wichtigste Möglichkeit ist aber Propranolol: 2(–5) mg/kg KG/d; zzt. noch off label use u. stat. Ersteinstellung (**cave** Hypoglykämie, Hypotonie u. Bronchospasmus); o. auch Embolisation zuführender Arterien. **Sonderform: Große kavernöse Hämangioendotheliome** disponieren zu einer seltenen, aber wichtigen KO, dem Kasabach-Merrit-Sy. (mit Gerinnungsstörung infolge Thrombozytensequestration u. Verbrauchskoagulopathie). Ther. des Kasabach-Merrit-Sy.: außer β-Blocker u. Steroiden auch Vincristin (0,05 mg/kg KG 1 ×/Wo. i.v. über 4–6 Mon.).

- **Epidermaler Nävus:** linear angeordnet, meist hyperkeratotisch. Auch als Naevus verrucosus bezeichnet.
- **Naevus sebaceus:** Talgdrüsen-Nävus, angeb., v.a. im Bereich des behaarten Kopfs, mit gelb-rötlicher Farbe. Gutartig, später evtl. OP v.a. aus kosmetischen Gründen.

Mastozytom
Bräunlicher Tumor. Pathognomonisch sind Quaddelbildung, Rötung u. Schwellung nach mechanischem Reiz (Darier-Zeichen). Selten auch multipel (als kutane Mastozytose) u. sehr selten generalisiert mit Befall innerer Organe.

Pigmentnävi
Z.T. bereits angeb. bräunliche bis schwarze Flecken u. Tumoren; große Vielfalt klin.-histologischer Erscheinungsformen. Speziell bei Kindern ist Ausprägung mit Riesenzellen bekannt (Nävus Spitz, sog. benignes juveniles Melanom). Weitere **Untergruppen:** sog. dysplastischer Nävuszellnävus mit intensiverer Farbe u. unregelmäßiger Begrenzung; behaarter Nävus (Naevus pigmentosus et pilosus, den Begriff „Tierfell-Nävi" wegen ungünstiger psychologischer Wirkung vermeiden!). Insbes. letztere können erhöhtes Melanomrisiko bergen.

> Alle pigmentierten Nävi sind dann suspekt, wenn sie asymmetrisch sind, dabei unregelmäßig begrenzt, unterschiedlich koloriert u. im Durchmesser zunehmen sowie noch dazu eleviert sind (sog. ABCDE-Regel).

Hyperpigmentierungen
Epheliden (= Sommersprossen); Lentigines; Café-au-Lait-Flecken: entstehen durch eine Vermehrung von Melanin bzw. von Melanozyten unter Bildung sichtbarer kleinerer o. größerer dunkler Flecken. Café-au-Lait Flecken sind unterschiedlich groß, scharf begrenzt, relativ häufig u. nehmen bis zum Schulalter zu. Sie können auch auf weitere Krankheitsbilder, v.a. sog. neurokutane Sy., verweisen (Neurofibromatose v. Recklinghausen Typ I, ▶ 12.5.3).

19.3 Hautveränderungen bei Neugeborenen

> Üblicherweise hat das reife NG eine geschmeidige, rötliche Haut, die im Laufe der ersten Lebenstage vielfältige, oft rasch wechselnde Erscheinungen zeigt. Zur Beruhigung der Eltern ist es wichtig, harmlose Veränderungen von ernsteren zu unterscheiden u. zu diagnostizieren.

Physiologische Veränderungen
- Schuppung: ab dem 2. LT oft stärker, keine Ther. erforderlich.
- Milien: weißlich-gelbliche kleine Papeln v. a. im Gesicht u. am Rumpf. Entsprechen Talg- u. Detritusansammlung, verschwinden spontan bis zur 3.–6. Lebenswo.
- Akneiforme Talgdrüsenhyperplasie: multiple, größere rötlich-gelbe Papeln infolge Stimulation der Talgdrüsen durch Schwangerschaftshormone, v. a. im Gesicht, am Stamm u. an den proximalen Extremitäten.
- Vaskuläre Phänomene: wie Cutis marmorata (v. a. bei Kältereiz), Harlekin-Phänomen u. Akrozyanose → Ausdruck einer anfänglich instabilen Vasoregulation.
- „Toxisches" NG-Exanthem: gutartiges, generalisiertes Erythem mit Papeln u. rotem Hof, bei ca. 50 % aller NG, v. a. in den ersten LT; rasch abheilend. Bei Persistenz u. Blasen-/Pustelbildung an Infektionen (Candidose, Pyodermie o. HSV-Infektion) denken!
- Epstein-Epithelperlen: median am harten Gaumen kleine, derbe weißliche Papeln, harmlos u. selbstlimitierend.
- „Mongolenfleck" (besser: Naevus fusco-coeruleus): findet sich meist bei afrikanischen, asiatischen o. südosteuropäischen Kindern. Unterschiedliche Ausdehnung u. Lokalisation, sehr oft sakral. Farbe dunkel-blaugrau o. schieferblau, deswegen gelegentlich Verwechslung mit Hämatom; harmlose konnatale Hauterscheinung mit langsamer Rückbildung in den ersten Lj.

Hautinfektionen bei NG
- **Impetigo o. Pyodermie** (▶ 19.8):
  - Bereits ab 2. LT auftretende bakt., meist Staphylokokken-Infektion, relativ typ. Bild mit Blasen auf teilweise gerötetem Grund, evtl. mit schweren ausgedehnten Hautablösungen.
  - Ther.: bei kleinflächigem Befall mit wässriger Eosin- (2 %) o. Methylrosanilin-Lsg. (0,5 %) lokal (▶ 19.16), systemisch Cephalosporine i. v. bzw. p. o., außerdem sind Handschuhpflege u. Isolierung angeraten.
- **Soorinfektion o. Candidose** (▶ 19.9): nicht selten. Ab 2. Lebenswo., oft Komb. von Mundsoor (weißliche Beläge in Wangentaschen) u./o. Windelsoor (▶ 19.4).
- Weitere wichtige konnatale Infektionen mit Hautsymptomen u. hoher Infektiosität:
  - Röteln (▶ 6.5.21): ab 1.–2. LT; Purpura mit Petechien u. bläulich-roten Flecken.
  - Herpes simplex (▶ 6.5.10): Ende der 1. Lebenswo.; ausgedehnter, vesikulöser Ausschlag.
  - Syphilis (▶ 6.4.12): große makulopapulöse Herde v. a. an distalen Extremitäten u. perioral.

19.4 Windeldermatitis

Definition   Entzündl. Reizung in der Windelregion, kommt bei fast allen Sgl. u. KK ein- o. mehrmals vor.

Ätiologie
- **Tox.-irritativ:** Kontakt mit alkalischem Urin u. Fäzes, bakt. Toxine u. Enzyme, relativer Luftabschluss u. Mazeration, verstärkt durch evtl. zu seltenes

Windelwechseln („Pflegefehler"). Außerdem zusätzlich mechanische Irritation.
- **Infektiös:** Als Windelsoor zusätzlich Superinfektion mit Candida albicans (typ. Aspekt mit randständiger Schuppung, Papeln u. Pusteln sowie Satellitenherden, evtl. mit Mundsoor) o. Befall mit gramneg. Bakterien.

Klinik Erscheinungsformen sind Rötung, Mazeration, Papeln, Erosionen u. ekzematöse Hautveränderungen.

> Bei schweren u. rezidiv. Formen immer an Vernachlässigung denken!

Differenzialdiagnosen Seborrhoische Dermatitis (▶ 19.6), seltener: Windelpsoriasis; Langerhans-Zell-Histiozytose, Acrodermatitis enteropathica (bei Zinkmangel), Wiskott-Aldrich-Sy. (▶ 17.4.3).

Therapie
- Prophylaxe mit häufigerem Windelwechsel, öfter nackt u. frei liegen lassen. Nur vorsichtig mit Öl reinigen; weiche Zinkpaste verwenden.
- Superinfektion evtl. schon prophylaktisch bekämpfen: In KMnO₄-Lsg. baden (1 ×/d, nur hochverdünnt = hellrosa, Kristalle toxisch), Pinseln max. 1 ×/d mit wässrigen Antiseptika (Eosin-/Methylrosanilin-Lsg.; ▶ 19.16). Cave: Sparsame Verwendung!
- Bei Soor: Nystatin-Paste o. Miconazol, zusätzlich zur Darmsanierung Nystatin-Suspension.

19.5 Atopisches Ekzem

Synonyme Neurodermitis, endogenes Ekzem, atopische Dermatitis, Säuglingsekzem u. a.; häufigste Hauterkr. bei Kindern, inkl. leichterer Fälle bis zu 12 % aller KK!

Ätiopathogenese Grundlage ist oft familiäre, also genetisch bedingte Atopie. Die wichtigsten Faktoren sind Störung der Barriereeigenschaften der Haut durch Defekt im Filaggrin-Gen, Sebostase, Störung der Immunregulation (chron. Entzündung mit Überwiegen der TH₂-Zellen), vermehrte Freisetzung von Mediatoren (führt zu Juckreiz) u. verstärkte Irritabilität der Haut einschließlich erhöhter Reagibilität auf vegetative u. psychische Einflüsse.
„Äußere" Auslöser (= Trigger) für die Erkr. bzw. einzelne Schübe sind v. a.:
- **Infekte:** lokale o. Allgemeininfektionen, u. U. auch Impfungen.
- **Lokale unspez. Irritation:** Überwärmung, Schwitzen, ungeeignete Kleidung (z. B. Wolle!), Kosmetika, falsche Hautpflege, Nahrungsmittelintoleranzen (v. a. Säuren) etc.
- **Allergien:** bei etwa 35 % (Sgl.) bzw. 3 % (KK) der schweren Ekzeme Mitauslöser, v. a. gegen Nahrungsmittel. Am häufigsten bzw. klin. relevant: Hühnerei- u. Milcheiweiß; später Weizen, Soja, Nüsse u. Hausstaubmilben, Pollen u. andere Aeroallergene. Viele angeschuldigte Allergene sind aber in den meisten Fällen nicht durch Tests einschließlich Provokation (oral, doppelblind) nachzuweisen.

Klinik
- **Hauptkriterien:** Juckreiz, chron.-rezidiv. Verlauf, typ. ekzematöse Effloreszenzen (im Schub exsudativ-nässend u. erosiv, bei chron. Verlauf infiltrativ-schuppend, häufige Exkoriationen durch Kratzen).

- **Nebenkriterien:** pos. Familienanamnese, weißer Dermografismus, Allergie-
neigung, trockene blasse Haut, hohes Serum-IgE, Dennie-Morgan-Unterlid-
falte, Rhagaden an Ohrläppchen u. Lippen.

Differenzialdiagnosen

- **Seborrhoische Säuglingsdermatitis:** geht evtl. voraus bzw. Übergang in atopisches Ekzem möglich. Unterschied: seborrhoische Dermatitis (▶ 19.6) bes.
im Windelbereich, früher in den Gelenkbeugen einschließlich Achseln, meist
3.–6. Mon., ohne Juckreiz. Atopisches Ekzem mehr im Gesicht, bei Sgl.
streckseitig an Unterarmen, -schenkel u. kaum im Windelbereich.
- **Psoriasis** (▶ 19.12).
- **Skabies:** bes. häufig Verwechslung des Begleitexanthems u. des postskabiösen
Exanthems (▶ 19.10.1) mit atopischem Ekzem.
- **Mykosen:** V. a. Soor. Auch das atopische Fußekzem (meist gesamte Großzehe
betroffen mit Ausstrahlung in die Umgebung) wird oft mit Fußpilz verwechselt (▶ 19.9).
- **Generalisierte Langerhans-Zell-Histiozytose** (Abt-Letterer-Siwe-Sy.): mehr
bräunlich, am Stamm u. Kopf sehr dicht stehend, gleichzeitig Petechien. Ge-
häuft therapieresistente Otitiden, Organbeteiligung.
- **Wiskott-Aldrich-Sy.:** gleichzeitig Thrombozytopenie (▶ 17.4.3) u. Immundefekt mit rezidiv. bakt. Infektionen.

Diagnostik   Atopisches Ekzem ist **klin. Diagnose!** Allergiediagn. nur bei entsprechender Anamnese sinnvoll, RAST allein nur mäßig zuverlässig (zeigt nur evtl.
Sensibilisierung an, ohne Kausalität zu beweisen), v. a. bei Nahrungsmitteln.
Pricktestung nur sinnvoll, wenn gleichzeitig Sofortreaktionen auf Aeroallergene
bestehen. Atopie-Patch-Test über 48 h mit 24 h Allergenkontakt ist zzt. noch
nicht standardisiert.

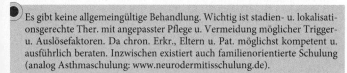

Eine routinemäßige Allergietestung ist unnötig u. führt bei schwach pos. o.
fehlbewerteten Befunden eher zu Verunsicherung!

Therapie

Es gibt keine allgemeingültige Behandlung. Wichtig ist stadien- u. lokalisati-
onsgerechte Ther. mit angepasster Pflege u. Vermeidung möglicher Trigger-
u. Auslösefaktoren. Da chron. Erkr., Eltern u. Pat. möglichst kompetent u.
ausführlich beraten. Inzwischen existiert auch familienorientierte Schulung
(analog Asthmaschulung: www.neurodermitisschulung.de).

- **Pflegende Lokalbehandlung = Basisther.:** bei sehr trockener Haut eher fettende Externa (Salben), bei irritierter Haut u. im Gesicht eher Cremes (Ö/W-
Emulsionstyp). Auch fett-feuchte Umschläge u. Teeaufschläge helfen. Über-
fettung kann zu verstärktem Schwitzen u. Verschlechterung führen, v. a. bei
KK o. bei akuter Exazerbation/Infektion: I. A. sind die üblichen Basiscremes
gut geeignet, z. B. Hydrophile Creme DAB, Basiscreme DAC. Harnstoffhaltige Zubereitungen (5–10 %) sind nur bei trockener Haut u. älteren Kindern
sinnvoll, werden im akuten Stadium eher schlecht vertragen u. Sgl. u. KK eher schlecht
vertragen („Hautbrennen"). Bei Infektverdacht zusätzlich u. frühzeitig lokale
Antiseptika; prophylaktisch Triclosan-Zusatz 1 o. 2 % (▶ 19.16).

19

- **Badezusätze:** zur Basispflege 1–2 ×/Wo. sinnvoll. Enthalten meist Soja-, Erdnuss- o. Mandelöl.
- **Glukokortikoide = antientzündl. Ther.:** Nur bei Exazerbation u. kurzfristig in eher niedriger Wirkstärke (Klasse 1/2) sinnvoll, im Gesicht u. intertriginös möglichst wenig u. kurz. Bevorzugte Präparate mit bestem therap. Index: Methylprednisolon, Hydrocortison-17-butyrat, Prednicarbat o. Mometason. Auch hier als Grundlage am besten eine Creme (▶ 19.16).
- **Topische Immunmodulatoren:** Die entzündungshemmenden Substanzen Pimecrolimus (1 % Creme) u. Tacrolimus (0,03 %, nur als Salbe) sind zurzeit erst ab dem 2 Lj. zugelassen. Von kritikloser Anwendung vor dem 2. Lj. o. intensiver Langzeitther. wird abgeraten. Einsatz v. a. bei Steroidresistenz o. -nebenwirkungsgefahr, Präparate recht teuer; Wirkungsstärke etwa wie Kortikoid Klasse 2.
- **Weitere nichtsteroidale Antiekzematika:** Bufexamac ist obsolet (Kontaktallergie!), Zusatz von Gerbstoffen u. Phytotherapeutika ist möglich, Polidocanol ist juckreizmildernd.
- **Antihistaminika:** Wirken nicht bei allen Kindern juckreizstillend, die älteren Präparate sind leicht bis stärker sedierend, z. B. Dimetinden, Clemastin. Die neueren Präparate (Cetirizin, Loratadin, Desloratadin, Levocetirizin) sind besser verträglich, aber nicht wirksamer u. erst nach dem 1. Lj. zugelassen. Dauerther. insgesamt aber wenig sinnvoll, am besten noch bei akutem Schub u. ggf. vorübergehend zur Nacht.
- **Diät:** Nur bei eindeutig, doppelblind nachgewiesener Nahrungsmittelallergie! Bei Intoleranz gegen Grundnahrungsmittel unbedingt Beratung durch Diätassistentin. Liste mit erlaubten u. zu meidenden Fertignahrungsmitteln aufstellen, ggf. für Ausgleich von Mineralstoffen u. Vitaminen sorgen. Pauschale Diäten sind unnütz u. sogar gefährlich wegen möglicher Mangelernährung u. psychosozialer Einschränkung. Blinde Eliminationsdiäten können über Placeboeffekt scheinbar Besserungen vortäuschen.
- **Klimather.:** Hochgebirgs- u. Seeklima haben über „Tapetenwechsel" u. Allergenarmut öfter pos. Effekt, v. a. wenn mit intensiver psychosozialer Betreuung u. Schulung vor Ort verbunden.
   Anm.: Stadiengerechte Ther. heißt: im akut-exsudativen Stadium Schwarztee-Umschläge u. wässrige antiseptische Lsg., im subakuten Stadium Lotionen u. Cremes mit höherem Wasseranteil, im chron. Stadium eher Salben mit höherem Lipidgehalt. Stufengerechte Ther. heißt: Grundlage ist immer Pflege, bei Exazerbation zusätzlich lokale antiinflammatorische u. antiseptische Maßnahmen, bei schweren Verläufen auch Antibiotika p. o., ggf. Aciclovir i. v. bei Herpes-Superinfektion, schwerste Verläufe ggf. auch Kortikoide o. Ciclosporin p. o. (aber DD bedenken).

UV-Fotother. wegen möglicher (DNA-)Schäden bei Kindern ungeeignet; Lichtther. ist erst nach der Pubertät bei schwerem Ekzem relativ indiziert (UV-A).

Fast alle Eltern suchen Hilfe bei Alternativmethoden. Keine pauschale Verurteilung, sonst schafft man keine Vertrauensbasis. Jedoch vor extremen u. auch kostspieligen Auswüchsen warnen. Sog. alternative Diagn. wie Bioresonanz, Elektroakupunktur, zytotox. Tests, Haar- u. Mineralanalysen sind erwiesenermaßen ungeeignet (vgl. u. a. Stiftung Warentest).

Komplikationen
- **Bakt. Superinfektion:** sehr oft, meist Staphylokokken, seltener Streptokokken o. andere Keime. Bei leichter Lokalinfektion desinfizierende Externa (▶ 19.16) o. Fusidinsäure, bereits vorbeugend auch hydrophobe Triclosan-Creme 2 % NRF 11.122; bei stärkerer Superinfektion o. jungen Sgl. zusätzlich systemisches Antibiotikum, z. B. Cefaclor (▶ 28).
- **Virale Superinfektion:**
  - Recht selten, jedoch ernst zu nehmen bei Befall mit HSV (Eczema herpeticatum): u. U. mit Fieber, oft stark ausgedehnte o. sogar generalisierte Bläschen (mit identischem Aspekt/Stadium im Gegensatz zu Varizellen).
  - Ther.: Aciclovir 15 mg/kg KG/d i. v. in 3 ED über mind. 5 d. Lokal Schüttelmixtur o. desinfizierende Externa, gefolgt von Basiscremes. Rezidive sind möglich.

Therapiebedingte KO: NW bei Steroiden sind bei adäquater Ther. selten geworden, werden von Eltern zu sehr gefürchtet. Mangel- u. Fehlernährung infolge zweifelhafter Diätmaßnahmen werden gelegentlich beobachtet (v. a. bei Kalzium, Eisen, Jod u. Folsäure).

19.6 Seborrhoische Säuglingsdermatitis

Definition Akute entzündl. Hauterkr. des jungen Sgl. im 1.–4. LM.

Ätiologie Unklar, jedenfalls häufig Superinfektion mit Malassezia furfur (lipophile Hefe) mit nachfolgender Verschlechterung.

Klinik Gelblich schuppende Hautrötung v. a. an Kopf, Hals, Achseln u. Windelregion. Isolierte Herde am Kopf im Volksmund „Gneis", fälschlich gelegentlich auch „Milchschorf". Insgesamt recht guter AZ des Kinds, selten Juckreiz. Prognose gut, da selbst ausheilend. Gelegentlich aber auch später Übergang in Neurodermitis o. Psoriasis. Bedeutung liegt in der DD zum akuten atopischen Ekzem u. zur unspezif. Windeldermatitis, wobei häufig erst der klin. Verlauf die Entscheidung bringt.

Therapie Kopfschuppen können meist mit Ölen (u. a. Babybene®) u. antiseborrhoischen Shampoos, sehr hartnäckige zusätzlich mit kurzfristigem 1 %-Salizylsäurezusatz entfernt werden, an der Haut z. B. Pflege mit blanden Externa (▶ 19.16). Bei prolongiertem Verlauf lokal imidazolhaltige Antimykotika wie Ketoconazol o. Clotrimazol; auch 1 % Hydrocortison-Creme.

19.7 Virale lokale Hauterkrankungen (Warzen)

Systemische Viruserkr. werden andernorts besprochen (▶ 6.5 u. Exantheme ▶ Tab. 6.2), hier daher nur die lokalen Infektionen mit Warzenviren.

19.7.1 Verrucae vulgares (Vulgärwarzen)

Definition u. Ätiologie Verhornende Papeln. Erreger sind humane Papillomaviren (HPV Typen 1, 2 u. 4).
Infektion erfolgt v. a. an verletzten o. feuchtwarmen Hautarealen, häufig erkennt man Streuung. Oft noch nach Mon. u. Jahren Spontanremission. Sehr lästig u. schmerzhaft sind plantar gelegene Warzen. Ähnlicher Verlauf bei **planen juvenilen Warzen,** die v. a. im Gesicht auftreten. Erreger sind hier HPV Typ 3.

Therapie Keratolytisch-virustatisch, z. B. Fluorouracil-Salizylsäure-Lsg. Bei Plantarwarzen zusätzlich mehrfach Pflaster mit 60 % Salizylsäure auftragen u. jeweils 24–48 h einwirken lassen, evtl. auch OP, Ätzen mit Säure-Lsg. o. Kryother. mit flüssigem Stickstoff. Weitere Alternative: Warzensalbe NRF 11.31 (Wirkstoff 1 % Dithranol).

19.7.2 Mollusca contagiosa (Dellwarzen)

Ätiologie u. Klinik Perlartige papulöse Effloreszenzen mit zentraler Eindellung, multiples, z. T. gruppiert wirkendes Auftreten v. a. bei KK; oft durch Schwimmbadbesuch übertragen; häufiger bei Atopikern (durch Kratzen disseminierte Inokulation). Erreger: DNA-Virus (MC-Virus).

Therapie Remission abwarten o. Kürettage, Kryo-, Laserther. in Lokal- o. Allgemeinanästhesie. Ebenfalls empfohlen: Kaliumhydroxid 5 % in Gelgrundlage, evtl. Warzensalbe NRF 11.31, 5-Fluorouracil-Salizylsäure-Lsg. o. auch Vitamin-A-Säure lokal.

19.8 Bakterielle Hauterkrankungen

> **Erreger**
> Die wichtigsten Erreger sind Staphylo. u. Streptokokken, gelegentlich auch gramneg. Keime (E. coli, Pseudomonas) u. Borrelien (▶ 6.4.1).

19.8.1 Impetigo contagiosa

Lokalisation Vor allem bei KK im Gesicht, seltener an Händen u. Genitoanalregion, häufig auch bei Prädisponierten (Atopiker; NG).

Erreger Meist Staphylokokken, gelegentlich auch Streptokokken (▶ 6.4.21).

Klinik Oberflächliche, rasch erodierte Blasen u. Pusteln mit honiggelben Krusten, perifokaler Rötung, häufig durch Schmierinfektion weiterverbreitet.

Therapie Feuchte Umschläge mit Antiinfektiva; Erythromycin p. o. o. Cephalosporine p. o., bei schwerem Verlauf i. v. Dosierung 50–100 mg/kg KG/d (bzgl. Lyell-Sy. ▶ 6.4.20).

19.8.2 Erysipel

Definition Oberflächliche Hautinfektion durch β-hämolysierende Streptokokken der Gruppe A. Häufig bei kleinen Verletzungen, Schrunden, Interdigitalmykosen. Bei zusätzlichem generalisiertem Exanthem als Wundscharlach bezeichnet (▶ 6.4.21).

Klinik Hochrote, scharf begrenzte Rötung u. Schwellung mit Druckschmerz u. Fieber, später Lymphangitis u. -adenitis.

Diagnostik Leukozytose, weitere Entzündungsparameter.

Therapie Lokal Antiinfektiva (▶ 19.16), zusätzlich Penicillin o. Cephalosporin p. o. o. i. v.; Sanierung der Eintrittspforten, z. B. einer Interdigitalmykose.

19.8.3 Follikulitis, Furunkel, Karbunkel

Definition Oberflächliche o. tiefe Infektion der Haarfollikel. Tiefere Formen heißen Furunkel, konfluierende Formen Karbunkel.

Erreger Meist Staph. aureus, gelegentlich auch Streptokokken, Pseudomonas, Proteus u. E. coli. Evtl. durch Okklusion, Kosmetika, Öle o. mechanische Irritation begünstigt u. sek. mit Bakterien besiedelt.

Klinik Pustel am Eingang des Haarfollikels, evtl. mit stärkerer perifollikulärer Entzündung.

19.9 Pilzerkrankungen (Mykosen)

Humanpathogene Pilze (▶ 6.6) werden durch das D-H-S-System weiter klassifiziert (Dermatophyten, Hefen, Schimmelpilze).

19.9.1 Soormykose, Candidose

Erreger Häufigste pathogene Hefe bei Kindern ist C. albicans. Tritt v. a. bei NG u. Sgl. auf, später eher begleitend bei antibiotischer Ther., Diab. mell., Immunsuppression, Ther. mit Kortikoiden usw.

Klinik
- Im Mund weiße, anfangs abwischbare Beläge (v. a. Wangen), nicht mit Milchresten verwechseln!
- Im Anogenitalbereich Rötung, Schuppung, Erosion mit z. T. kleinsten pustulösen Satellitenherden (▶ 19.4).
- Gelegentlich auch periungual (Finger), intertriginös o. in Mundwinkeln.

Cave
Generalisierung als Candidasepsis, v. a. bei FG o. Pat. mit AIDS!

Therapie Im Mund am besten wirksam Miconazol-Mundgel lokal, sodann zusätzlich Nystatin o. Amphotericin B als Suspension p. o. bei intestinalem Schleimhautbefall bzw. auch ergänzend bei stärkerem Windelsoor. Systemisch z. B. Fluconazol, Flucytosin, Miconazol o. (liposomales) Amphotericin B i. v. **Cave:** leber- u. nierentoxisch.
Bei schwer kranken, immunsupprimierten u. onkologischen Pat. sowie bei FG prophylaktische bzw. frühe antimykotische Ther. im Schleimhautbereich großzügig einsetzen.

19.9.2 Dermatomykose, Tinea

Lokalisation Bei SK überwiegen Pilzerkr. der Kopfhaare u. des Rumpfs (Tinea capitis bzw. corporis), später bei Jgl. v. a. Befall der Nägel, Fuß- u. Leistenregion.

Klinik
- Am Körper gerötete Herde mit randständig betonter Schuppung, z. T. kleine Vesikel u. Pusteln.
- Zentrifugale Ausdehnung mit Abheilung in der Mitte.

- Bei Befall der Haare sind diese abgebrochen; entzündl. u. schuppende Veränderungen in unterschiedlicher Stärke.
- Teilweise tiefe Vereiterungen. **Cave:** Fehldiagnose bakt. Infekt!
- Infektionsquellen: oft Tiere in Haus u. Stall, Geschwister o. Spielkameraden.

Therapie Nach Nativpräparat u. Kultur Imidazolderivate lokal; bei Haar- u. Nagelmykosen besser Ciclopiroxolamin-Lsg. u. zusätzlich systemisch über 6–10 Wo. Griseofulvin 10–20 mg/kg KG/d, besser über 4–8 Wo. Itraconazol 5 mg/kg KG/d p. o. o. Terbinafin 3–6 mg/kg KG/d p. o.; jedoch sind Letztere für Kinder offiziell nicht zugelassen u. müssen als Ther.-Versuch deklariert werden; Unterschrift der Eltern!

19.9.3 Pityriasis versicolor

Klinik Konfluierende rötlich-braune, schuppende Flecken an oberem Rumpf u. Oberarmen, bei ausgeprägter Sonnenbräune auch depigmentiert wirkende, schuppende Herde mit stärkerer Aktivität am Rand, v. a. bei SK u. Jgl.

Diagnostik Mit hobelnder Spatelbewegung deutlich vermehrte Schuppung auslösbar, Nativpräparat beweisend (Myzel der Hefe Malassezia furfur = Pityrosporon ovale).

Therapie Imidazolcreme lokal, zusätzlich Sanierung der gleichzeitig befallenen Haare (z. B. mit Ketoconazol-Lsg.).

19.10 Parasitäre Erkrankungen (Epizoonosen)

Insekten, Milben, Zecken führen durch Stiche, Bisse, Reizungen o. Übertragen von Mikroorganismen (Borrelien ▶ 6.4.1; FSME ▶ 6.5.5) zu Hautreaktionen unterschiedlichster Art. Vgl. Toxocariasis (▶ 6.8.5).

19.10.1 Skabies (Milbenbefall, Krätze)

Ätiologie Weibl. Krätzmilbe bohrt Gänge in die Epidermis u. legt dort Eier ab.

Klinik Papeln, gerötete Flecken, gelegentlich auch Pusteln v. a. an Beugeseiten der Handgelenke, Genitalregion, Zwischenfingerräume; bei Sgl. auch im Gesicht u. palmoplantar, bei KK am Rumpf u. plantar. Effloreszenzen werden aufgrund Juckreiz rasch zerkratzt, der häufig durch Bettwärme verstärkt wird. Sgl. reiben oft die Fußsohlen aneinander.

Diagnostik Nachweis der Milbe mikroskopisch nach Darstellung mit Nadel o. Lanzette bzw. nach Tesafilmabriss der darüber liegenden Haut. Rascher auch mit Auflichtmikroskopie.

Therapie
- Alle Familien- u. Wohngemeinschaftsangehörige behandeln!
- Vollbad; Wäsche tgl. wechseln u. waschen.
- Einreiben mit Permethrin-Creme 5 % (alle anderen Lokaltherapeutika sind schwächer wirksam o. toxikologisch bedenklich), über 8 h einwirken lassen, nach 1 Wo. am besten nochmals erneut anwenden, v. a. an Hand- u. Fußsohlen.
- Orale Ther. mit Ivermectin ist für Kinder noch nicht zugelassen.

- Zusätzliche Behandlung des Juckreizes mit Antihistaminika p. o. u. des post-skabiellen Ekzems (Hautirritation durch Kratzen, Austrocknung u. antiskabiöse Externa) mit Kortikoid-Creme.

 Hautveränderungen u. Juckreiz können noch lange persistieren, keine Pseudorezidive therapieren!

19.10.2 Pediculosis (Läusebefall)

Lokalisation   Kopflaus v. a. bei KK u. SK. Blutsaugendes Insekt, das seine Nissen (Eier) an Haaren befestigt. Kleider- u. Filzläuse (in Körperbehaarung inkl. Augenbrauen u. Wimpern) sind bei Kindern selten.

Klinik   Evtl. stärkerer Juckreiz mit nachfolgendem Kratzen, Ekzem u. Impetiginisierung der Kopfhaut.

Diagnostik   Penibles Durchsuchen aller Kopfhaare auf Nissen, mikroskopischer Beweis am abgeschnittenen Haar.

Therapie
- Chemisch wirksame Insektizide: Permethrin (Infectopedicul®) für ¾–1 h in frisch gewaschenem Haar einwirken lassen, ausspülen. Auch wirksam: Pyrethrum-Extrakte.
- Seit Neuestem mit ebenfalls guter Wirksamkeit u. Zulassung: dimeticonhaltige Externa (EtoPril®, NYDA® u. Dimet 20®, jeweils ca. 8 h einwirken lassen). Zusätzlich immer Entfernung der Nissen mittels spezieller Kämme, evtl. auch Haare kürzen. Mützen etc. waschen, alle Kontaktpersonen (Geschwister, Mitschüler usw.) mit untersuchen. Wiederzulassung zum Kindergarten usw. dann am Folgetag möglich nach 24 h mit Attest; Wdh. bei allen Präparaten wegen der Nissen nach 8–10 d sinnvoll.

19.10.3 Andere Epizoonosen

Formen   Flöhe, Tiermilben, Wanzen u. a. Insekten können zu Stichen führen. Teilweise gruppiert stehende, juckende Papeln, evtl. mit zentraler Punktblutung, Blase o. urtikarieller Reaktion sowie perifokaler Rötung.

Therapie   Juckreizstillende Kühlung, evtl. auch einmalig kortikoidhaltige Externa (▶ 19.16).

19.11 Akne

19.11.1 Acne vulgaris

 Acne (A.) vulgaris tritt bei fast allen Jgl. in unterschiedlicher Ausprägung auf, meist vom 12.–25. Lj. Auch leichte Verlaufsform kann psychische Belastung bedeuten. Herunterspielen wird dem Pat. nicht gerecht. Meist seborrhoischer Hauttyp.

19

Klinik Komedonen (Mitesser), Papeln u. Pusteln unterschiedlichen Ausmaßes. Kosmetische Folgeprobleme durch Narben u. Keloide. Lokalisation v. a. im Gesicht u. am oberen Stamm.

Therapie
- Da chron. Erkr., ausreichende u. wiederholte Information des Pat.
- Strenge Ernährungsvorschriften nicht indiziert, gesunde Mischkost mit niedrigem Anteil gesättigter Fettsäuren/konzentrierter KH sicher sinnvoll (aber kein absolutes Verbot von Schokolade, Nüssen o. Schweinefleisch).
- Immer Reinigung mit alkalifreiem Syndet, zusätzlich auch intermittierend sog. kosmetisches „Peeling" mit Gelpartikeln o. Alpha-Hydroxysäuren.
- Lokal bei A. comedonica u. leichter A. papulopustulosa:
  - 1. Wahl Komedolyse mit topischen Retinoiden (Vit.-A-Säure-Derivate) 1–2 ×/d bzw. Adapalen. Alternativ Azelainsäure lokal.
  - Bei stärkerer Ausprägung antiseptische u. sog. Schälbehandlung mit Benzoylperoxid (**cave:** Allergisierung; Bleichung von Kleidungsstücken), in niedriger Konzentration beginnen, am Gesicht nur vorsichtig bzw. gar nicht steigern (2,5–5–10 %, 1–2 ×/d). Sinnvolle Komb.-Partner mit Benzoylperoxid sind auch lokale Antibiotika, v. a. Erythromycin o. Clindamycin, als Gele (Duac Akne Gel®).
- Bei noch schwereren papulopustulösen Verlaufsformen Übergang auf orale Ther.:
  - Intern: Erythromycin, Doxycyclin o. Minocyclin (**cave:** Leber, Niere, Soor, Lebensalter, UV-Schutz).
  - Zusätzlich sinnvoll: Mitbehandlung durch erfahrene Kosmetikerin; milde UV-B-Bestrahlung.
- Sehr schwere Formen können auch durch Antiandrogene (Cyproteronazetat; nur bei Mädchen), sonst durch Isotretinoin 0,3–0,6 mg/kg KG über ca. 4 Mon. gebessert werden. Fachärztliche Mitbehandlung durch Gynäkologen bzw. Dermatologen! Unbedingt Antikonzeption bereits vor dem Einsatz; zusätzlich alle 4–6 Wochen Labor.

Akne kann auch durch diverse Medikamente (Steroide, INH, Vit. B_6, B_{12}, Brom, Jod, Antiepileptika), Kosmetika, Sonnenschutzmittel („Mallorca-Akne") u. Chemikalien (Öl, Fette, Chlorhydrokarbone, Teer usw.) hervorgerufen werden (Anamnese!).

19.11.2 Infantile Akne

Gelegentlich tritt Akne auch bei älteren Sgl. u. KK auf.

Ätiologie Mögliche Ursache können endokrinologische Erkr. wie hormonaktive Tumoren sein.

Klinik Vor allem Komedonen, Papeln u. Pusteln auf gerötetem Grund, vorwiegend im Gesicht an Wangen. Eher selten ist der Befall von Brust u. Rücken.

Diagnostik Labortest: Testosteron, DHEA, DHEA-Sulfat, LH u. FSH i. S.; bildgebende Verfahren.

Therapie Zunächst Reinigung mit Syndets; Vermeidung exogener Rückfettung. Bei schwerem Verlauf Einsatz lokaler Akne-Therapeutika s. o. (v. a. Tretinoin o.

Adapalen; evtl. Azelainsäure) bzw. bei therapieresistenten Fällen auch orale Retinoide (Isotretinoin 0,3–0,6 mg/kg KG/d über max. 3–6 Mon.).

19.12 Psoriasis (Schuppenflechte)

Definition Chron.-rezidiv., entzündl. Hauterkr. mit geröteten, silbrig-weiß
schuppenden Effloreszenzen. Genetische Disposition. Schubweiser Verlauf, erstes
Auftreten in Pubertät, gelegentlich schon früher, insbes. nach Infekten, Trauma,
OP.

Ätiologie T-Zell-vermittelte Autoimmunpathogenese mit erhöhten Interleukin-
werten (v. a. IL 12 u. 23).

Klinik
- **Chron.-stat. Form:** bevorzugt an den Streckseiten von Ellbogen u. Knien sowie Haargrenze u. Ohren, oft auch Nagelbefall (sog. Tüpfelnägel, Ölflecken,
  Onycholyse), fast immer Genitale (Peniswurzel, große Labien) sowie Analfal-
  te.
- **Eruptiv-exanthematische Form:** v. a. bei KK nach (Streptokokken-)Infekten
  mit disseminiert stehenden roten Papeln u. anschließender Schuppung am
  gesamten Rumpf u. an den proximalen Extremitäten.
- **Pustulöse Psoriasis:** mit sterilen Pusteln an Hand- u. Fußinnenflächen. Selten auch als generalisierte Form.
- **Arthropathische Psoriasis:** zusätzlich mit Gelenkbefall in typ. Muster
  (▶ 16.2).

Diagnostik Aspekt; Auslösen der speziellen Phänomene wie sog. Kerzenfleck-,
Letztes-Häutchen- u. Blutiger-Tau-Phänomen durch vorsichtiges Kratzen an einer Einzeleffloreszenz; bei unklaren Fällen (Erythrodermie) Histologie.

Therapie
- Ausschalten provozierender Faktoren zur Vermeidung des sog. Köbner-Ef-
  fekts (= isomorpher Reizeffekt) wie z. B. Traumen, Irritationen, Allergisie-
  rung.
- Milde, pflegende Behandlung v. a. der eruptiv-exanthematischen Form.
- Ggf. auch Kortikoide einsetzen, aber sehr zurückhaltend wegen Rebound-Ef-
  fekt.
- Chron. Form zunächst keratolytisch behandeln (Salizyl-Vaseline 3–5 %). Spä-
  ter dann hemmend auf die erhöhte Epidermopoese, z. B. mit Dithranol in
  steigender Dosierung, anfangs 0,05 %.
- Hautpflege mit Salben u. rückfettenden, salz- o. teerhaltigen Bädern.
- Behaarte Kopfhaut mit keratolytischen u. Cignolin enthaltenden Präparatio-
  nen, evtl. auch kurzfristig mit Kortikoiden therapieren, für den Haarboden
  Kopfwäsche mit Pyrithionzink o. Selensulfid.
- Abgestufte UV-Bestrahlungsbehandlung (bei Jgl.).
- Pos. Erfahrungen liegen mit externen Vit.-D$_3$-Analoga vor:
  – Für Kinder ab 6 J. ist Calcipotriol u. ab 12 J. Calcitriol-Salbe (1–2 ×/d) zu-
    gelassen.
  – In schweren Fällen werden experimentell auch MTX, Ciclosporin A, Fu-
    marate, Retinoide u. sog. Biologicals eingesetzt.
- Die Behandlung ist insgesamt sehr aufwendig, für Pat. u. Familie mitunter
  sehr belastend u. sollte v. a. anfangs o. bei stärkeren Rezidiven in/mit Fachab-
  teilung gemeinsam erfolgen.

19.13 Pityriasis rosea (Röschenflechte)

Definition Insbes. bei Jgl., unklare Ätiologie, vermutlich postinfektiös, evtl. nach Hautirritation. Nicht ansteckend. Insgesamt sehr reizbare, aber gutartige Dermatose, wichtig in der DD zu Psoriasis u. anderen Exanthemen. Nach neueren Unters. möglicherweise z. T. durch das HHV 7 ausgelöst.

Klinik Beginn meist mit sog. Primärmedaillon (ovaler erythematöser schuppender Einzelherd), später dann kleinere multiple erythrosquamöse Herde an Rumpf u. Extremitäten proximal mit sog. Schuppenkrause. Dauer bis zu ca. 6 Wo. u. mehr, gelegentlich leichter Juckreiz.

Therapie Blande Externa wie Lotio alba aquosa u. pflegende Cremes, bei Symptomen evtl. ganz kurzfristige schwache Steroide extern (Hydrocortison 1 %), Antihistaminika p. o. (z. B. Cetirizin, Loratadin, Desloratadin, Levocetirizin).

19.14 Erkrankungen der Mundschleimhaut

19.14.1 Habituelle benigne Aphthen

Ätiologie Blasenbildung. Solitäre o. multiple schmerzhafte Erosionen mit Blasenbildung u. Ulzerationen, ca. 1 Wo. andauernd. Oft unklare Ätiologie (Stress? Trauma? Allergie?), bei Mädchen häufiger, familiär offensichtlich teilweise gehäuft. Evtl. bei Fe-, Vit.-B_{12}-, Zink- o. Folsäuremangel sowie Malabsorptionssy.

Differenzialdiagnosen Stomatitis aphthosa; Varizellen (▶ 6.5.25); Hand-Mund-Fuß-Krankheit (▶ 6.5.3); Stevens-Johnson-Sy.; M. Behçet; Zöliakie (▶ 13.4.9); M. Crohn (▶ 13.4.7).

Therapie Betupfen mit Myrrhentinktur o. Chlorhexidin; Lokalanästhetika (Lidocain-Gel, auch komb. mit Kamillenextrakt) o. lokale Kortikosteroide als Haftsalbe o. Lutschpastillen; in sehr hartnäckigen Fällen auch Ciclosporin lokal.

19.14.2 Cheilitis angularis

Definition Entzündung der Lippen (Faulecke, Perlèche): z. T. nässende Rhagaden sowie Krusten bei chron. Entzündung der Mundwinkel. V. a. durch Staphylokokken u. C. albicans (vorwiegend bei Atopikern; Diab. mell. sollte ausgeschlossen werden). Gelegentlich als Hinweis auf Eisenmangel u. Hypovitaminosen.

Differenzialdiagnosen Allergische Cheilitis; (rezidiv.) Traumata (auch Nuckeln usw.); atopische Cheilitis; Einwirkung von Kälte u. UV-Licht.

Therapie 2 % Eosin-Lsg. (▶ 19.16); Panthenolsalbe; je nach mikrobiologischem Abstrichergebnis weitere Antiseptika/Antimykotika lokal.

19.14.3 Schleimhautgranulom und Schleimhautzyste

Definition Schwellung, meist nach Bagatelltrauma o. Biss; glasige, mit viskösem Schleim gefüllte zystische Schwellung, auch schon bei Sgl., rezidivfreudig.

Differenzialdiagnosen Quincke-Ödem; akutes Trauma.

Therapie Eröffnen mit Kanüle; evtl. OP. Ggf. je nach Befund Spontanremission abwarten.

19.14.4 Zungenveränderungen

- **Lingua geographica (Landkartenzunge):** scharf begrenzte, rasch wechselnde rote Bezirke, die kaum, selten o. mäßig schmerzhaft sind. Insgesamt harmlose Schleimhautveränderung, oft auch mit erscheinungsfreien Intervallen.
- **Lingua plicata o. scrotalis:** Schleimhautveränderung der Zunge mit vertieften Furchen. Meist harmlose Einzelfehlbildung, die jedoch zu lokalen (Candida-) Infekten prädisponiert. AuchTeilsymptom des Melkersson-Rosenthal-Sy.

19.15 Erkrankungen der Hautanhangsgebilde

19.15.1 Erkrankungen der Haare

Formen Am behaarten Kopf (inkl. Haarboden) können eine Vielzahl von Dermatosen auftreten: Psoriasis, Mykosen, Ekzeme, Seborrhö, Varizellen usw. Klin. wichtige Symptome sind „Haarausfall" u. übermäßige Behaarung (Hypertrichose, Hirsutismus).
Ruhe- u. Wachstumsphasen der Haare wechseln mit Lebensalter u. Jahreszeit. Längenwachstum: ca. 0,3–0,5 mm/d.

Alopecia areata

Definition Eine o. mehrere runde haarfreie Stellen („kreisrunder Haarausfall") mit erkennbaren Follikelmündungen, relativ scharf begrenzt, evtl. Fortentwicklung zu totaler bzw. universeller Alopezie (gesamter Kopf bzw. Körper befallen). Vermutlich Autoimmunerkr., oft wechselhafter Verlauf mit Progression o. Remission.
Wichtig ist Abklärung komb. Erkr.: Schilddrüsenerkr., M. Addison, Diab. mell., Immundefekte, Atopie. Häufiger sind zudem Nagelveränderungen zu beobachten.

Differenzialdiagnosen
- Traktionsalopezie (z. B. durch Zopf).
- „Liegeglatze" des Sgl. (bei anhaltender Rückenlage).
- Tox. Alopezie (Zytostatika, Thalliumintoxikation, Heparin).
- Diffuse Alopezie nach Fieber, OP, emotionaler Belastung; Hinweis auf Schilddrüsenerkr.
- Umschriebene Alopezie nach Tinea capitis, Sklerodermie (sog. Pseudopelade).
- Hypotrichosen isoliert o. im Rahmen von Sy.: ektodermale Dysplasie, Netherton-Sy., Menkes-Sy. usw.
- Trichotillomanie (zwanghaftes Haarausreißen): gelichtete Stelle mit „abgebrochenen", kurzen Haarschäften. Gewohnheitsmäßig o. unter emotionaler Anspannung werden Haare ab- bzw. herausgerissen, ähnlich wie Nagelbeißen zu werten u. zu therapieren.
- Haarschaftanomalien: sind mikroskopisch weiter zu differenzieren u. spez. Sy. zuzuordnen.

Therapie Zunächst abwartend. Lokal Kortikoide (als Lsg. o. Creme unter Folie), evtl. auch Versuch mit Zinksulfat p. o. (als Brause-Tbl.). Eine topische Minoxidil-, Dithranol- o. DPCB-Ther. kann bei Jgl. versucht werden.

Haarschaftanomalien

Pili torti, Trichorrhexis nodosa, Trichoschisis, Pili trianguli („Syndrom der un-kämmbaren Haare") u. v. a.

Oft genetisch bedingte Anomalien des Haarschafts. Können z. T. mikroskopisch weiter differenziert u. Sy. zugeordnet werden.

Hypertrichose

Definition Lokale o. vermehrte stärkere Behaarung, speziell bei Mädchen, mit noch weiblich angeordneter, aber vermehrter Terminalbehaarung.

Ätiologie Familiär bzw. genetisch bedingt; idiopathisch; z. T. durch Medikamente (Anabolika, Antiepileptika, Antihypertensiva, Kortikoide) o. lokal stimulierende Prozesse (z. B. Z. n. Fraktur) verursacht.

Hirsutismus

Definition Verstärkte Behaarung, die eher dem männlichen Typus entspricht, v. a. Gesicht u. Genitalbereich.

Ätiologie
- Oft physiologische Normvariante,
- medikamentös bedingt,
- Früh- o. Teilsymptom einer endokrinologischen o. Tumorerkr., z. B. AGS, er-höhter Androgenspiegel (exogen, endogen), Cushing-Sy. (▶ 10.5.1).

Diagnostik Labor: Testosteron, DHEA, DHEA-S, FSH, LH, Prolaktin; bildgebende Diagn.

19.15.2 Erkrankungen der Nägel

Nägel wachsen kontinuierlich ca. 0,5–1,2 mm/Wo. an den Fingern u. ca. 0,3–0,6 mm/Wo. an den Zehen. Die für die Praxis wichtigsten Erkr.:

Nagelinfektionen

Paronychie („Umlauf"), häufig durch Staphylokokken, gelegentlich durch Candida o. gramneg. Keime. Abstrich sinnvoll, Ther. mit antiseptischen Umschlägen u. Bädern wie z. B. Ethacridin, Polyvidon-Jod, Kaliumpermanganat, ggf. (bei Progression u. gestörtem Nachtschlaf) Inzisionen erforderlich. Nachbehandlung (wichtig): Ruhigstellung u. weitere topische Antiseptika/Bäder.

Nagelbeteiligung bei Dermatosen

Bei Allgemeinerkr. u. Vit.-Mangel: häufiger quer verlaufende Wachstumsstopplinien nach Beau-Reil. Bei Psoriasis Tüpfel- u. Ölnägel, bei Onychomykose verdickter u. aufgesplitterter Nagelrand, bei paronychalem Ekzem inhomogene Wachstumsstörung des Nagels.

Eingewachsene Nägel (Ungues incarnati)

Nicht selten. Ther.: geeignete Schuhe, adstringierende Fußbäder mit Gerbstoffen, evtl. chir. (Emmert-Plastik).

Erworbene Nageldystrophie

Durch habituelles o. häufiges Verletzen von Nagelmatrix u. Nagelhäutchen. Folge kleine Rillen u. Vertiefungen im mittleren Teil des Nagels.

DD: brüchige o. raue Nägel (Onychorrhexis/Trachyonychie, z. T. anlagebedingt)

Ther.: Komb. von Retinol, Zystin u. Gelatine als Kps. bzw. Pulver o. Biotin p.o. sowie lokal Nagelbalsam/-lacke führen zu gewisser Besserung.

Seltene angeb. Nagelanomalien
Z.T. im Rahmen von Sy. wie z.B. Pachyonychia congenita, familiäre Leukonychie, Löffelnägel, Nagel-Patella-Sy., Yellow-Nail-Sy. usw.

19.16 Therapeutische Richtlinien

Dermatologische Ther. besteht aus Wissen u. Fingerspitzengefühl. Bei unklarer Diagnose ist zurückhaltende, eher pflegende Behandlung besser als aggressive Maßnahmen. In der Lokalther. ist die „Grundlage", das Vehikel, genauso wichtig wie das Spezifikum. Auf akute nässende Läsionen am besten feuchte Umschläge, gefolgt von Lotionen u. Cremes. Bei rauen u. trockenen Hautzuständen sind fette Cremes u. Salben besser, Lösungen sind v.a. an behaarten Körperregionen gut geeignet. Im sog. Halbseitenversuch kann insbes. bei chron. Dermatosen der Pat. die beste Ther.-Form für sich mit herausfinden helfen. Wichtig sind immer auch ausreichende Mengen u. nachvollziehbare Applikationszeiten!

 Empfehlenswert sind die sog. Magistralrezepturen mit geprüften u. standardisierten Zusammensetzungen, die in den jeweiligen Arzneibüchern für Arzt u. Apotheker eindeutig festgelegt sind (NRF, DAB, DAC).

Blande und pflegende Externa
- **Stärker fettende Grundlagen** = Salben (bei schuppender u. trockener ekzematöser Haut): Vaselinum album (weißes Vaselin), Unguentum leniens DAB 10, Unguentum Cordes® (Fettcreme; Grundlage für weitere Rezepturen); hydrophobe Basiscreme NRF 11.104, ebenfalls Grundlage für weitere Rezepturen, z.B. mit Triclosan, Hydrocortison, Nachtkerzensamenöl, Glyzerin o. Dexpanthenol.
- **Weniger fettende Grundlagen:** Unguentum emulsificans aquosum DAB (Wollfett, Paraffin, Vaseline u. Wasser), Basiscreme DAC (ambiphil),
- **Öle** (zur Ablösung von Krusten o. Schuppen am behaarten Kopf): Oleum olivarum (Olivenöl), Salizyl-Öl 1 o. 2%; Babybene®.
- **Harnstoffhaltige Externa** (v.a. bei Ichthyosen, Ekzemen; 5–10%).
- **Badezusätze** (zur Rückfettung bei Ekzemen, Psoriasis usw): z.B. Ölbad mit Sojaöl o. Ölbad mit v.a. Erdnussöl (stärker fettend) o. mit Sojaöl plus juckreizstillendem Polidocanol o. Mandelölbad (Mandelöl plus dünnflüssigem Paraffin).
- **Pasten** (v.a. bei Windeldermatitis; allgemein zum Schutz der Haut vor Erosion, Irritation u. Mazeration): z.B. Pasta zinci u. Pasta zinci mollis DAB (letztere als weiche Zinkpaste besser streichfähig), Zinkoxid-Lebertran-Salbe oder Zinkoxid-Lebertran-Salbenspray.
- **Schüttelmixturen** (juckreizstillend, austrocknend, antiirritativ): z.B. Lotio alba aquosa (= Zinkschüttelmixtur NRF 11.22.) o. Lotion mit Gerbstoff (gut geeignet bei Varizellen).
- **Hautreinigungsmittel:** nicht alkalisch; möglichst neutral o. leicht sauer.
- **Therapeutika bei Schleimhautaffektionen:** Panthenol-Lsg. zum Pflegen, Lidocain-Gel (z.T. mit Kamille) zur Anästhesierung u. Pflege.

19

Lokale Antibiotika und Antiseptika

- **Chlorhexidin** als Mund- u. Rachendesinfiziens. Nicht bei FG o. NG.
- **Chlorhexidin-Creme** bei superinfizierten Ekzemen (hydrophile Chlorhexidinglukonat-Creme 1 % NRF 11.116).
- **Wässrige Eosin-2 %- o. Methylrosanilin-0,5 %-Lsg.** (NRF 11.95./11.69.) an Haut u. Schleimhäuten vielseitig verwendbar. **Cave:** bei zu häufiger Anwendung Hemmung der Epithelisierung, bei zu hoher Konzentration nekrotisierend.
- **Fusidinsäure,** z. B. in Creme, bei Staphylokokkeninfekten.
- **Kaliumpermanganat** (-konzentrat 1 % NRF 11.82., nur verdünnt: Kristalle ätzen!) als wässrige Lsg. für Voll- u. Teilbäder. **Cave:** färbt Wanne, Haut u. Nägel dunkel; Lsg. soll hellrosa sein.
- **Polyvidon-Jod 10 %** (Lsg. = NRF 11.16.; Salbe = NRF 11.17.): Bei Kindern nur kleinflächig anwenden. **Cave:** Jodbelastung.
- **Octenidin** als Haut- u. Schleimhautdesinfiziens u. zur Wundreinigung.
- **Sulfadiazin-Silber** bei Verbrennungswunden.
- **Hydrophobe Triclosan-Creme** 1 %, besser 2 % NRF 11.122, antiseptisch.

Lokale Kortikosteroide Antiekzematös u. antiproliferativ. **Cave** bei längerer Anwendung u. in Gesichts, Hals u. intertriginös. Oft reicht Anwendung 1 ×/d o. jeden 2. d, v. a. bei stärker wirkenden Präparaten. Meist als Salbe, Cremes u. auch Lotio/Milch verfügbar:

- **Schwach wirkende Kortikoide** (Kl. 1): z. B. Hydrocortison 1 %, Prednisolon.
- **Mittelstark wirkende Kortikoide** (Kl. 2; hier moderne Präparate mit dem besten therap. Index): Methylprednisolon, Hydrocortison-17-butyrat, Prednicarbat, Mometason,
- **Stark wirkende Kortikoide** (Kl. 3): Betamethasonvalerat, Diflucortolonpentanoat 0,1 %.
- **Sehr stark wirkende Kortikoide** (Kl. 4): Clobetasolpropionat.

Warzenmittel

- Lsg. mit 5-Fluorouracil u. Salizylsäure (Verrumal®).
- Pflaster mit 60 % Salizylsäure (Guttaplast®).
- Warzensalbe NRF 11.31; enthält u. a. Dithranol.
- Lsg. zum Auftragen mit Eisessig u. diversen Säuren (gegen Vulgär- u. Feigwarzen, nur vom Arzt anzuwenden).
- Kaliumhydroxid 5 % in Gelgrundlage v. a. g. Dellwarzen (Infectodell®).

Aktuelle Internetadressen

- Dia-Sammlung zu allg. dermatologischen, pädiatrisch-dermatologischen Diagnosen u. Neurodermitis (Universität Erlangen): www.dermis.net
- Netzwerk interdisziplinäre Päd. Dermatologie NipD: www.hautnet.de
- Zeitschrift für Pädiatrie und Dermatologie: www.springermedizin.de/paediatrie-hautnah.de
- Zeitschrift der Dt. Dermatologische Gesellschaft: www.wiley.com/bw/journal
- Dt. Dermatologische Gesellschaft: www.derma.de
- Für Patientenanfragen (Derm. Klinik TU München): www.derma-allergie.med.tu-muenchen.de

20 Augenerkrankungen

Herbert Renz-Polster

20.1 Leitsymptome und Differenzialdiagnosen

20.1.1 Lidschwellung und Orbitalödeme

(Schielen ▶ 20.3.1).
- **Lokal entzündlich:**
  - Konjunktivitis (▶ 20.3.4),
  - periorbitales Erysipel (schmerzhafte Rötung, oft Fieber), Orbitalphlegmone (AZ ↓, schmerzhaft eingeschränkte Bulbusmotilität, evtl. Proptosis),
  - Hordeolum („Gerstenkorn", Eiterpfropf am Lidrand),
  - Chalazion („Hagelkorn", derbe, lokale Vorwölbung des Lids),
  - lokal-allergische Reaktion, z. B. nach Insektenstich,
  - Sinusitis (v. a. Ethmoidalsinusitis; Ödem v. a. medial, ▶ 21.3),
  - Dakryozystitis (schmerzhaftes nasales Ödem, Sekretentleerung auf Druck),
  - Dakryoadenitis („Paragrafenform" des Oberlids),
  - Sinusthrombose (Exophthalmus, oft mit Augenmuskellähmungen),
  - selten Tenonitis (meist doppelseitig, mäßige Einschränkung der Bulbusmotilität, AZ nicht beeinträchtigt), Kontaktdermatitis, Herpes, Syphilis, okuläre Myositis, Zahn-/Zahnkeimabszess (evtl. Zahnschmerzen → Rö/CT), Parasiten (z. B. Filzlaus).
- **Lokal nichtentzündlich (stets beidseitig):** allergisch (z. B. Heuschnupfen), angioneurotisches Ödem (Familien-, Medikamenten-, Allergieanamnese, evtl. Larynxödem); langes Weinen; unmittelbar postpartal (physiologisch); nach Hustenanfällen (z. B. Pertussis).
- **Systemisch:** NS (▶ 8.3.1), Myxödem („teigiges" Ödem bei rauer, trockener Haut, ▶ 10.3.2), Herzinsuff. (▶ 7.3), Kollagenosen (z. B. Lupus erythematodes, ▶ 16.4), Serumkrankheit (Urtikaria, Arthralgien, Fieber), Infektionskrankheiten (Mononukleose, Röteln, Diphtherie, Scharlach), Trichinose (Muskelschmerzen, Eosinophilie), Parasitosen.
- **Traumatisch:** Fremdkörper? Verletzung? Orbitalfraktur?
- **Tumoren:** z. B. Hämangiome, Neuroblastom, lymphatische Leukämie.
- **Selten:** Hautemphysem (z. B. nach Läsion der Ethmoidalzellen o. nach Pneumothorax), Migräne, Glaukomanfall.

20.1.2 Leukokorie

Weißlich schimmernde Pupille als Hinweis auf krankhafte Prozesse der brechenden Medien. Unters. am besten im direkt auf die Pupille geleuchteten Licht (z. B. Taschenlampe).
- **Katarakt:** (▶ 20.3.3).
- **Intraokuläre Tumoren:** z. B. Retinoblastom – rascher Visusverfall, „amaurotisches Katzenauge"; genetisch bedingter Tumor; molekulargenetische Unters. möglich.
- **Retrolentale Fibroplasie:** ehemalige FG (▶ 20.3.7).
- Selten: persistierender primärer Glaskörper (PHPV), persistierende Pupillarmembran, Ablatio, Retinoschisis, intraokuläre Entzündung (z. B. Uveitis), exsudative Retinopathie (z. B. M. Coats), Z. n. Glaskörperblutung, chorioretinale Narben, Phakomatosen, Funduskolobome, Granulome bei Toxocariasis (▶ 6.8.5).

Jede Leukokorie umgehend abklären lassen (Auflicht, Spaltlampe, Echographie, bei Sgl. evtl. Narkoseunters.).

20.1.3 Exophthalmus

Ein- o. beidseitiges Hervortreten des Augapfels aus der Augenhöhle.

- **Tumoren:** Orbitatumor (z. B. Dermoidzyste, Rhabdomyosarkom), primär extraorbitale Tumoren mit orbitaler Beteiligung (Neuroblastom, Neurofibromatose, Lymphome, Metastasen, Leukämie).
- **Vaskulär (z. T. intermittierend):** Hämangiome, Lymphangiome, Sinusthrombose (Augenmuskellähmungen, Orbitalödeme, oft doppelseitig).
- **Entzündlich:** Orbitalphlegmone (▶ 20.3.5), Tenonitis, Myositis der Augenmuskeln.
- **Skelettanomalien/Dysrhaphien:** z. B. Kraniostenosen, Osteopetrosen, Enzephalozelen, diverse Fehlbildungssy. (z. B. Apert, Crouzon).
- **Blutungen:** Trauma (Orbitalhämatom), Hämophilie.
- **Endokrin:** M. Basedow (evtl. schon bei Geburt, in 10 % einseitig, ▶ 10.3.3).
- Selten: Kollagenosen, Hydrozephalus, Histiozytose.
- „Pseudoexophthalmus" bei infantilem Glaukom, starker Myopie, Oberlidretraktion.

20.1.4 „Rotes Auge"

Rötung des Auges durch Dilatation der Blutgefäße o. Blutungen. Grundsätzlich zu unterscheiden: **konjunktivale Injektion** (Dilatation der Bindehautgefäße: Konjunktiva hellrot bis flammend rot, Rötung meist von Peripherie ausgehend, einzelne Gefäße erkennbar), **ziliare Injektion** (Dilatation der irisversorgenden Gefäße: Rötung eher diffus, um Hornhautrand herum), **gemischte Injektion** (Mischbild beider Typen) u. **sklerale Injektion** (Dilatation der Blutgefäße der Lederhaut, bei oberflächlicher Lokalisation diffus rot, bei tiefer Lokalisation bläulich).
- **Konjunktivale Injektion:**
  - bakt. o. virale Konjunktivitis (teils ein-, teils beidseitig, oft mit Ödem der Bindehaut, Juckreiz u. Sekretbildung, ▶ 20.3.4), auch im Rahmen einer Orbitalphlegmone (▶ 20.3.5),
  - allergische Konjunktivitis (stets beidseitig, oft mit Tränen, Bindehautschwellung, serösem o. mukösem Sekret, praktisch immer mit Juckreiz; ▶ 15.1),
  - Irritationsbedingt durch Sonnenlicht, Zugluft, Wind, Austrocknung (etwa bei Sjögren-Sy.), chemisch (etwa bei Verätzungen, bei lokaler Anwendung von Kamillentee), mechanisch (z. B. durch Fremdkörper, Kontaktlinsen, Trichiasis bzw. Entropion),
  - bei systemischen entzündl. Erkr. z. B. viele Viruserkr. im Stadium der Virämie (z. B. EBV ▶ 6.5.14, Rhinoviren, Varizellen, RS-Viren ▶ 6.5.23), Masern, Toxic-Shock-Sy. (▶ 3.2.4), Kawasaki-Sy. (▶ 16.5), Reiter-Sy., Stevens-Johnson-Sy.
- **Ziliare o. gemischte Injektion:**
  - Keratitis (infektbedingt o. traumatisch, oft schmerzhaft),
  - Uveitis bzw. Iridozyklitis (oft mit Lichtscheu u. Miosis, Auge druckschmerzhaft),
  - Glaukomanfall (schwere Augenschmerzen o. Kopfweh),

- **Sklerale Injektion:**
  - Episkleritis (lokale Hyperämie o. diffuse Rötung, meist selbstlimitierender Verlauf),
  - Skleritis (etwa bei rheumatischen Erkr.: bläulich-rote Verfärbung, schmerzhafte, druckempfindliche Sklera).
- **Subkonjunktivale Blutung:** nach Trauma (auch Kindesmisshandlung ▶ 1.4.4, ▶ 24.3), Husten (bes. Keuchhusten), Pressen, bei Vaskulitis (z. B. Schoenlein-Henoch ▶ 16.6), sehr selten bei Blutgerinnungsstörungen.
- **!** Normalbefund beim Neugeborenen!
- **Sonstige:** z. B. hereditäre Ataxia teleangiektasia (konjunktivale Teleangiektasien), Pseudotumor cerebri (▶ 12.8).

20.2 Augenuntersuchung

20.2.1 Orientierende Augenuntersuchung

Problematik Viele Augenerkr. werden zu spät erkannt → bei jeder körperl. Unters. die Augen mit untersuchen! Im Vordergrund steht die Inspektion. Wertvolles Hilfsmittel: Taschenlampe. Jeden unklaren Befund fachärztlich abklären lassen! Erste genauere Unters. bei U2.

Anamnese Sehstörungen in der Familie (Schielen, Weit-/Kurzsichtigkeit), Frühgeburt, Z. n. O_2-Ther.

Befund (Insbes. beim Sgl.!).
- Kopfhaltung? Grobe Augenanomalien? (Bulbusgröße, Weite der Lidspalte, Rötung, Exophthalmus, Kolobom etc.).
- Spontanes Seh- u. Blickverhalten: Konjugierte Augenstellung? Folgen auf Licht o. Spielzeug? Konjugierte Augenbewegung?
- Brechende Medien klar (wichtig!)? Vorgehen: entweder mit direktem Ophthalmoskop o. Untersuchungsleuchte in dunklem Raum auf die eigene Nasenwurzel setzen. Wenn Pat. fixiert, leuchtet Augenhintergrund beidseits rot-orange, bei dunkelpigmentierten Sgl. auch silbrig-orange auf. Trübung der brechenden Medien zeigt sich als Schatten (nur solange das Kind die Lichtquelle fixiert → Übung erforderlich). Weniger sensitive Alternative: mit Untersuchungsleuchte direkt auf Pupille leuchten. Pupille leuchtet rot-orange auf. Evtl. vorhandene starke Trübungen schimmern weißlich auf (vgl. Leukokorie, ▶ 20.1).
- Zur Frage Amaurose: Nystagmus? Lichtreaktion (direkt, konsensuell)? Abwehrreaktion auf starkes Licht? Abwehrreaktion beim Abdecken eines Auges spricht für Sehschwäche des anderen Auges.
- Bei FG o. Z. n. O_2-Gabe (augenärztliche Unters.): Fundus, bei V. a. Sehschwäche evtl. PL-Visus („preferrential looking" Visus), VEP, Elektroretinogramm (ERG, Sedierung!).
- Ab 3. Mon.: orientierende Unters. auf Strabismus (▶ 20.3.1).
- Refraktionsbestimmung: nur dem Ophthalmologen möglich (Skiaskopie). An sich bei jedem Kind in jedem Lebensalter sinnvoll, zumindest bei Risikofaktoren (s. u.) u. Augenanomalien.
- Visusprüfung: erst ab U8 möglich (augenärztliche Untersuchung).

20.2.2 Augenärztliche Untersuchung

Notwendig bei folgenden Befunden:
- Jedes (auch minimale!) Schielen nach dem 3. LM.
- Fehlen, Asymmetrie o. sonstigen Veränderungen (z. B. dunkle Flecken) des roten Lichtreflexes.
- Risikofaktoren für Sehstörungen: Augenkrankheiten der Eltern (z. B. Schielen), FG, frühkindl. Hirnschaden, postnatale O_2-Ther., augennahe Hämangiome.
- Kopfschiefhaltung o. habituelles Abdecken bzw. Schließen eines Auges (V. a. Doppelbilder).
- Erhöhte Blendungsempfindlichkeit, häufiges Blinzeln, fehlende Fixation.
- Nystagmus (außer optokinetischer Nystagmus bei Objektverfolgung u. bei Nystagmus in Extremposition des Auges).
- Fehlende Lichtreaktion, fehlende Abwehrreaktion auf starkes Licht, mangelnde Hinwendung zu Tageslicht (Fenster!), fehlende Folgebewegung zu Mutter/Vater.
- Starke Entzündung („rotes" Auge), Leukokorie/Hornhauttrübung („weißes" Auge), Vergrößerung des Auges mit blauen Skleren („blaues" Auge).
- Augenanomalien wie Protrusion, Retraktion des Auges, Ptosis, Lagophthalmus usw.
- ! NG öffnen ihre Augen, wenn sie aufgerichtet o. schräg, von einer Hand auf dem Bauch unterstützt, über den Kopf des Untersuchers gehalten werden.
- ! Nicht jede Anisokorie (Ungleichheit der Pupillenweite) beim Sgl. ist pathol. – trotzdem frühzeitig fachärztlichen Rat suchen!

20.3 Krankheitsbilder

20.3.1 Strabismus (Schielen)

Formen
- **Strabismus paralyticus** (Lähmungsschielen): bei Krankheitsbildern mit Affektion der Augenmuskeln o. ihrer Nerven, z. B. Trauma, Hirndruck, Neuritiden, Myositis, Infekt (z. B. Enzephalitis), Intoxikation, neuromuskulären Störungen, evtl. Tumor.
- **Strabismus concomitans** (Begleitschielen): Schielen im eigentlichen Sinne. Multifaktoriell vererbt o. Folge einer Augenerkr. mit Behinderung des zentralen Sehens (Amblyopie, ▶ 20.3.2).
- ! Hinter einem Strabismus können sich andere Augenerkr. bis hin zum Retinoblastom verbergen!
- **Sonderform „akkommodatives" Schielen:** stets Innenschielen, zunehmender Schielwinkel bei Akkommodation. Meist 2.–3. Lj., i. d. R. vergesellschaftet mit Hyperopie. Mit Visuskorrektur oft ausgleichbar.

Definitionen
- **Heterophorie** = latentes Schielen: Schielen nur unter Stressbedingungen wie Müdigkeit, Krankheit. Meist ohne Krankheitswert. **Eso**phorie = einwärts; **Exo**phorie = auswärts.
- **Heterotropie** = manifestes Schielen; **Eso**tropie = einwärts (häufigste Schielform im Kindesalter); **Exo**tropie = auswärts.

20

- **„Pseudostrabismus"** (scheinbares Schielen z. B. bei Epikanthus, flacher Nasenwurzel).

Begleitschielen (Strabismus concomitans)

Pathophysiologie   Häufig als Mikrostrabismus (Schielwinkel < 5°, durch Inspektion praktisch nicht zu erkennen). Schielwinkel in alle Blickrichtungen etwa gleich groß. Entweder unilateral (immer mit demselben Auge) o. alternierend (beide Augen schielen abwechselnd: S. alternans). Prävalenz ca. 5 % der Bevölkerung. Bei familiärer Belastung ca. 5-faches Risiko (→ Anamnese). Entwicklung fast immer nach dem 3. LM, in 80 % vor Abschluss des 2. Lj.

Diagnostik   Während das Schielen des Sgl. oft großwinklig ist, ist das Schielen des KK oft kleinwinklig u. deshalb nur mit einiger Erfahrung u. Sachverstand zu erkennen! Die Anamnese mit Erfragung der Risikofaktoren ist deshalb entscheidend. Gezielte Untersuchungstests sind nur bei Erfahrung aussagekräftig. Fotometrische, rechnergestützte apparative Verfahren inzwischen verfügbar.

- **Anamnese** der Risikofaktoren: Familiäre Belastung (Schielrisiko des Kinds bis 40 %), FG, frühkindl. Hirnschaden?
- **Beleuchtungstest** (nur orientierend, bei Mikrostrabismus wenig sensitiv): Lichtquelle direkt unter das beobachtende Auge (bei Beobachtung mit beiden Augen auf die Nasenwurzel) halten → zentrales Hornhautreflexbildchen über der Pupillenmitte muss auf beiden Seiten symmetrisch mittig stehen. Erhöhung der Sensitivität durch gleichzeitigen Abdecktest (s. u.): Bei Abdecken des re. Auges darf sich die Stellung des li. Auges nicht ändern u. umgekehrt.
- **Brückner-Durchleuchtungstest** (gute Sensitivität): Mit Augenspiegel aus 50 cm Entfernung beide Augen beleuchten → beide Pupillen leuchten rot auf. Bei Schielen: hellerer Fundusreflex des schielenden Auges. Weitere Diagn. beim Augenarzt durch ophthalmoskopische Prüfung der fovealen Fixation, Bestimmung des Schielwinkels durch Prismenleiste o. Maddox-Kreuz.
- **Abdecktest:** häufig schon beim Sgl. durchführbar, bei kleinwinkeligem Schielen sensitiver als bloßer Beleuchtungstest.
- **Aufdecktest** bei latentem Schielen: Auge mehrere Sekunden abdecken. Nach Aufdeckung ist Einstellbewegung sichtbar

> Die Augen des Sgl. richten sich erst im 2.–4. Mon. nach einer gemeinsamen Achse aus. „Schielen" ist davor normal. Auch kann sich Schielen im ersten halben Jahr spontan zurückbilden. Trotzdem ab dem 2.(–3.) LM vom Facharzt abklären lassen.

Therapie   Möglichst frühzeitig! Ausgleich evtl. vorhandener Refraktionsfehler (Brillenverordnung); bei Amblyopie intermittierende Okklusion (Hautpflaster, Brillenfolien) des führenden (sehtüchtigen) Auges. Operative Behandlung bei konservativ nicht ausgleichbarem Strabismus zwischen 3. u. 5. Lj. Regelmäßige Amblyopienachsorge bis zum 14. Lj.

> Die resultierende Sehschwäche ist **nicht** von der Größe des Schielwinkels abhängig. Nicht mit einem scheinbar normalen Inspektionsbefund zufriedengeben!

20.3.2 Amblyopie

Definition Sehschwäche durch Störung der visuellen Entwicklung (hochsensitive Phase der Sehentwicklung: v. a. die ersten 2 Lj.). Häufigste kindl. Sehstörung; Prävalenz ca. 6 % bei Einschulung, i. d. R. einseitig. Klin. Bedeutung durch Verlust des räumlichen Sehvermögens mit Dyspraxie.

Ätiologie Hauptsächlich Strabismus (ca. 50 %, ▶ 20.3.1) u. Refraktionsanomalien mit Anisometropie (z. B. einseitiger Astigmatismus > 2,5 dpt., einseitige Hyperopie > 4,5 dpt.), aber auch alle anderen das zentrale Sehen beeinträchtigenden Veränderungen, z. B. Trübung der brechenden Medien (▶ 20.3.3), Retinaveränderungen, Hypoplasie des N. opticus, Formveränderungen der vorderen Augenabschnitte (z. B. Hämangiom, Ptosis). Frühzeitige Diagnose (U1–U6, spätestens U7!) u. Ther. sind entscheidend!

! Eine Amblyopie kann sowohl Ursache als auch Folge eines Strabismus sein u. umgekehrt!

! Faustregel: Amblyopie entsteht, wenn das zentrale Sehen länger als 1 Wo./Lj. unterbrochen ist.

Diagnostik Amblyopie kann sich präsentieren durch Visus ↓, Nystagmus, asymmetrischen roten Lichtfleck, Strabismus, Sich-Wehren eines Sgl. gegen Abdecken eines Auges.

Nur ein Teil der Amblyopieursachen sind durch kinderärztliche Unters. erfassbar! Für die Mehrzahl der Fälle gilt: „Arzt sieht nichts und Patient sieht nichts". Beim leisesten Verdacht augenärztliche Abklärung! Aufgaben des Kinderarztes: Anamnese zur Erfassung von Risikofaktoren (z. B. pos. Familiengeschichte), orientierende Augenunters. inkl. Visusbestimmung (▶ 20.2), Unters. auf Strabismus (▶ 20.3.1).

• Relativ leicht diagnostizierbare Ursachen: großwinkliger Strabismus (▶ 20.3.1), Ptosis, Medientrübungen, Nystagmus.

• Relativ schwer diagnostizierbare Ursachen: kleinwinkliger Strabismus (▶ 20.3.1), Refraktionsanomalien (bisher nur augenärztlich diagnostizierbar), Veränderungen in den hinteren Augenabschnitten.

Therapie Möglichst innerhalb der ersten 6 LM. Behandlung der zugrunde liegenden Erkr., z. B. Refraktionskorrektur (auch beim Sgl.), Behandlung des Strabismus. Wird Ther. zwischen 3. u. 6. LM begonnen, kann praktisch immer ein beidseits gleich gutes Sehvermögen erreicht werden, bis 4. Lj. noch häufig gute Ergebnisse, nach 8. Lj. schlechte Prognose.

20.3.3 Katarakt

Wegen weitreichender Konsequenzen jede Katarakt in Zusammenarbeit mit Ophthalmologen abklären. Bes. bei NG sofort therapieren!

Ätiologie 50–70 % der Katarakte bleiben ätiologisch ungeklärt.

• Beginn vorzugsweise im Sgl.-/KK-Alter:
  – genetisch bedingte Sy. u. Stoffwechselerkr. (Manifestation evtl. schon bei Geburt), z. B. Cockayne-Sy., M. Down, Galaktokinasemangel, Galaktosämie, Lowe-Sy., Noonan-Sy., Turner-Sy., Alport-Sy.,
  – Z. n. pränatalen Infektionen (Röteln, Varizellen, Herpes simplex, Toxoplasmose, Zytomegalie),

20

- andere Erkr., z. B. M. Niemann-Pick, retrolentale Fibroplasie, neonatale Hypokalzämie, PHPV (persistierender primärer Glaskörper ▶ 20.1, meist einseitig), Retinoblastom, Aniridie,
- bei unreifen NG (meist in der 2. Lebenswo., spontane Rückbildung).
- Beginn vorzugsweise in später Kindheit u. Jugend, z. B. Diab. mell., Pseudo-/ Hypoparathyreoidismus, myotone Dystrophie, Prader-Willi-Sy., Homozystinurie, Retinitis pigmentosa.
- Sonstige Ursachen, oft ohne spez. Manifestationsalter:
  - Aut.-dom. Formen (Familienanamnese).
  - Postnatale Infektion: Masern, Polio, Mononukleose, Lues, Windpocken, Hepatitis.
  - Medikamentös: Kortikosteroide, Chlorpromazin (reversibel), Vit.-D-Intoxikation.
  - Andere: atopische Dermatitis, Sklerodermie, sek. Katarakt bei Trauma, Strahlen, intraokuläre Entzündung, Glaukom, Netzhautablösung, Kolobomen u. Mikrophthalmus.

Klinik Dyspraxie („Ungeschicklichkeit"), Leukokorie (▶ 20.1), mangelnde Visusentwicklung, Strabismus (▶ 20.3.1), Nystagmus, Lichtscheu.

Diagnostik
- Auflicht (Leukokorie, ▶ 20.1); nur im fortgeschrittenen Stadium.
- Brückner-Durchleuchtungstest (▶ 20.3.1).
- Fachärztliche Unters.: Spaltlampe nach Pupillenerweiterung (bei Sgl. u. KK: Narkoseunters.).
- Wichtig ist die ätiologische Abklärung:
  - SS-, Geburts- (APGAR? GG?), Familien-, Medikamentenanamnese. Körperl. Stigmata, Augenanomalien?
  - Labor: Routinelabor, Ca^{2+}, BZ, Harnsäure, Säure-Basen-Status, Galaktose i. S., Serologie auf TORCH, EBV, Hepatitis, Lues, Guthrie-Test (Ausschluss Galaktosämie). Evtl. Erythrozytenenzymbestimmung auf Galaktokinase, Uridyltransferase.

Therapie Frühzeitige Linsenextraktion (bei kongenitaler einseitiger Katarakt in den ersten Lebenstagen, bei beidseitiger Katarakt in den ersten 4 Wo, sonst Gefahr der Amblyopie). Anschließend Versorgung mit Kontaktlinsen o. Kinderbrille. Nachbehandlung mit langfristiger, intermittierender Okklusion. Regelmäßige augenärztliche Kontrollen: Nachstar? Visusentwicklung?

20.3.4 Entzündungen der Bindehaut (Konjunktivitis)

Ätiologie u. Klinik
- **Neugeborene:**
  - Chlamydia trachomatis (Einschlussblenorrhö): meist am 5.–14. LT, variabler Verlauf, z. T. eitrig mit Lidschwellung, Pseudomembranen u. Hornhautbeteiligung. Gefahr der Narbenbildung. **Ther.:** Erythromycin oral für 2 Wo. (auch zur Prophylaxe einer Chlamydien-Pneumonie).
  - N. gonorrhoeae (Gonoblenorrhö): Manifestation am 2. o. 3. LT (geschwollene Lider mit Eiterretention). **Cave:** Hornhautschädigung u. -perforation. **Ther.:** häufige Irrigation mit NaCl 0,9 %, Ceftriaxon i. v. als Einmaldosis, alternativ Cefotaxim i. v.
  - Andere Erreger: Herpes simplex: häufig Beteiligung der Lider, evtl. mit Bläschen. **Ther.:** Aciclovir lokal u. systemisch. Staph. aureus (Verlauf wie

Einschlussblenorrhö): **Ther.:** z. B. Methicillin i. v. Pseudomonas aerugino-sa (selten, Beginn 5.–18. LT, eitriger Ausfluss, rasche Progredienz, evtl. Sepsis): **Ther.:** systemische u. lokale Antibiose.

- **Bakt.:** zumeist < 6. Lj.; typischerweise beidseitig (bei Pneumokokken jedoch meist einseitig), mukös-eitriges Sekret in der Lidspalte. Häufigste Erreger: nicht typisierbare Haemophilus influenzae, Streptococcus pneumoniae, Moraxella catarrhalis, Chlamydien, selten N. meningitidis, Borrelien. Fast immer selbstlimitierender Verlauf über ca. 5 d.
- **Viral:** meist milde u. begrenzt (20 % aller Konjunktivitiden sind durch Adenoviren bedingt u. dann recht dramatisch u. hochkontagiös). Pat. meist > 6 J. Meist in Herbst u. Winter; meist einseitig. Konjunktiva evtl. hämorrhagisch, evtl. mit deutlicher periorbitaler Schwellung. Evtl. im Rahmen einer Pharyngitis (konjunktivopharyngeales Fieber) o. als Keratokonjunktivitis (epidemica). Bei herpetischer Konjunktivitis häufig schwerwiegende Hornhautbeteiligung (→ Spaltlampenunters.).

! Nicht jede konjunktivale Reizung ist mikrobiell bedingt – auch an die anderen Ursachen des „roten Auges" (▶ 20.1) denken.

Diagnostik

- **Klin.:** konjunktivale Injektion, evtl. mit Chemosis, Tränen, teils seröse, teils eitrige Sekretbildung. Ektropionierung kann hilfreich sein (follikuläre Konjunktivitis bei Chlamydien, Allergien u. Conjunctivitis vernalis). Stets klare Abgrenzung zu Keratitis u. Iridozyklitis (beide mit ziliarer Injektion).
- **V. a. korneale Beteiligung o. Fremdkörper:** Fluorescein-Färbung u. Überweisung zum Ophthalmologen (Spaltlampenunters.).
- **Kultur:** Nur in Ausnahmefällen (schwerer Verlauf, Ther.-Resistenz) Abstrich entlang dem Unterrand der Lidspalte – das purulente Material im inneren Lidwinkel ist nicht geeignet! Ggf. Gram-Färbung (> 15 Granulozyten per Gesichtsfeld weisen auf bakt. Ätiologie hin).

Therapie Bei Konjunktivitis jenseits der NG-Periode zunächst blind antibiotisch, dann nach Kultur. Lokaltherapeutika: z. B. Chinolone (z. B. Gatifloxacin, Moxifloxacin), Gentamycin, Azithromycin. Bei der Applikation von Augentropfen häufige Gaben (Beipackzettel), stets beide Augen behandeln. Behandlungsdauer: 5(–7) d, wenn Rötung früher weggeht, noch 1–2 d weiterbehandeln. Bei Konjunktivitis durch Chlamydien orale Antibiose. Periorbitale Rötung, Schwellung u. Fieber können auf ein periorbitales Erysipel als KO hinweisen (Ther. ▶ 20.3.5). Kinder mit infektionsbedingter Konjunktivitis sollen bis zum Beginn der Antibiose keine Gemeinschaftseinrichtungen besuchen.

Nach einer Doppelblindstudie (Lancet. 2005; 366: 37–43) kann bei unkomplizierter akuter Konjunktivitis jenseits des Sgl.-Alters auf antibiotische Ther. verzichtet werden: Durch Behandlung wird der Verlauf lediglich um ⅓ Tag abgekürzt, bei gleicher Rate an KO. (Eine der Limitierungen des echten Lebens: Kindergärten verlangen bei Konjunktivitis i. d. R. ein Attest, dass die Erkr. behandelt wird.)

20.3.5 Periorbitales Erysipel und Orbitalphlegmone

Definition Bakt. Entzündung entweder des Gewebes vor dem orbitalen Septum periorbitales Erysipel = präseptale Phlegmone) o. des gesamten Orbitalraums Orbitalphlegmone = postseptale Phlegmone). Orbitalphlegmonen sind extrem komplikationsträchtig (z. B. Meningitis, Hirnabszess, Orbitalabszess, Sinus-caver-nosus-Thrombose) → klare Diagnosestellung u. frühzeitige Behandlung sind entscheidend!

Ätiologie
- Periorbitales Erysipel: bakt. Hautinvasion nach Lidtrauma, lokalen Lidinfektionen o. im Rahmen von oberen Luftwegserkrankungen. Typ. Erreger: Haemophilus influenzae, Streptokokken. Häufig. Prädilektionsalter: < 5 J. (typischerweise 1–2. Lj.).
- Orbitalphlegmone: bakt. Invasion des Orbitalraums v. a. bei Sinusitis, seltener nach penetrierendem Trauma. Selten. Prädilektionsalter: > 5 J.

Klinik   Leitsymptome für beide Erkr. sind die periorbitale Rötung u. Schwellung, meist mit Fieber u. reduziertem AZ.
- Periorbitales Erysipel: meist einseitige, schmerzhafte periorbitale Rötung/Schwellung, oft lila getönt; mit o. ohne eitrige Sekretion. Meist mit Fieber u. AZ ↓. Bulbusmotilität u. Visus erhalten, keine Proptosis.
- Orbitalphlegmone: wie periorbitales Erysipel. Oft schlagartiger Beginn. Konjunktiva geschwollen u. injiziert; schmerzhaft reduzierte Bulbusmotilität, evtl. mit Doppelbildern; Proptosis; evtl. mit Visuseinschränkung (weist auf begleitende Neuritis des N. opticus hin).

Diagnostik   Eine verlässliche Diagnose ist entscheidend! In allen Zweifelsfällen (z. B. wenn keine adäquate Unters. des Bulbus möglich) orbitales CT/MRT. Bei allen septischen Kindern, in unklaren Fällen o. bei klin. V. a. Orbitalphlegmone HNO-Konsil. Abstriche u. Blutkultur vor Ther.-Beginn.

Therapie
- Periorbitales Erysipel: bei älteren, nichtseptischen Kindern mit oralen Antibiotika (z. B. Augmentan); bei Sgl. o. septisch erscheinenden Kindern initiale i. v. Ther. (3.-Generation-Cephalosporin). Bei äußerer Lidverletzung zusätzlich Anti-Staphylokokken-Antibiotikum.
- Orbitalphlegmone: stat. Aufnahme; i. v. Antibiotika mit Anti-Staphylokokken-Aktivität. Bei Orbital- o. Subperiostalabszessen chir. Drainage.

20.3.6 Dakryostenose

Definition   Unvollständiges Öffnen der Hasner-Membran im unteren Tränen-Nasen-Gang. Sek. chron. wiederkehrende Konjunktivitis u. Dakryozystitis. Betroffen: junge Sgl.

Klinik   Epiphora (Überlaufen der Tränen aus der Lidspalte – oft intermittierend u. durch Infekte der oberen Luftwege ausgelöst), krustig-verklebte Lidränder v. a. morgens, Konjunktiva reizfrei o. nur minimal injiziert, bei sek. Dakryozystitis eitriges Sekret im nasalen Augenwinkel, auf Druck Entleerung von Eiter aus dem Tränen-Nasen-Gang.

Therapie   Meist selbstheilend, deshalb zunächst (½–1. Lj.) abwartende Haltung: häufiges Massieren des Tränensacks mit Zeigefinger u. Druck nach unten (Sprengung der Hasner-Membran), kurzfristig (1–2 Wo.) Versuche mit adstringierenden Augentropfen, bei stärkerer Superinfektion (konjunktivale Injektion, Lidschwellung) evtl. zusätzliche antibiotische Augentropfen. Ansonsten reicht das vorsichtige Auswaschen mit lauwarmem Leitungswasser aus, um Krusten aus der Lidern zu lösen. Nur bei hartnäckigen Rezidiven u. jenseits des 1. Lj.: Spülung u. Sondierung des Gangs (in Narkose; **cave:** Narbenbildung!). Ultima Ratio: OP.

20.3.7 Retinopathia praematurorum

Definition   Netzhauterkr. der FG. Risikofaktoren sind Länge u. Konzentration der O_2-Gabe, geringes Gestationsalter (gestörte Ausdifferenzierung der unreifen Netzhautgefäße) sowie perinatale Morbidität. Fast ausschließlich bei FG mit GG < 1.500 g, in über 80 % spontane Rückbildung. Häufigkeit 0,7–0,9 % der FG. Entwicklung des Vollbilds im 1.–4. LM (▶ Tab. 20.1).

Tab. 20.1 Stadien der Frühgeborenenretinopathie	
Stadium	**Charakteristika**
I	Weiße, flache Demarkationslinie in Netzhautniveau zwischen vaskularisiertem Zentrum u. avaskulärer Peripherie
II	Demarkationslinie wird prominent, bildet sich zur vaskularisierten Leiste um
III	Präretinale Gefäßneubildungen bis in den Glaskörperraum, Netzhautblutungen, -ödeme, Glaskörperblutungen u. -trübungen
IV	Bindegewebsproliferation mit traktionsbedingter partieller Netzhautablösung

20

Diagnostik   Funduskopie in der 6. Wo. p. p. (aber nicht vor einem postmenstruellen Alter von 31 Wo.) bei Risikokindern (Gestationsalter < 32 Wo., unabhängig von zusätzlicher O_2-Gabe sowie bei FG zwischen 32 u. 36 Wo., wenn postnatal > 3 d O_2 gegeben wurde). Bei Veränderungen regelmäßige Kontrollen (alle 1–3 Wo., abhängig von der Schwere der Progression).

Therapie   Koagulationsther. der neovaskularisierten Zonen ab Stadium III. Bei eingetretener Ablatio evtl. netzhaut- u. glaskörperchir. Maßnahmen.

 Prophylaxe: Genaue Dosierung der O_2-Ther. bei NG u. Monitoring von pO_2 u. SaO_2!

Literaturhinweis: Leitlinie Augenärztliche Screening-Untersuchungen von Frühgeborenen, http://www.awmf.org.

21 HNO-Erkrankungen

Stephan Illing

21.1 Untersuchungstechniken

Otoskopie Inspektion von Gehörgang u. Trommelfell mit Otoskop. Es sollten mind. 2 Größen von Ohrtrichtern vorhanden sein (für Sgl. u. größere Kinder). Der Gehörgang ist beim Sgl. relativ gerade, daher Inspektion des Trommelfells auch mit kleinem Trichter problemlos möglich. Bei größeren Kindern zum Geradeziehen des Gehörgangs Ohrmuschel nach hinten anheben.
„Gesunde" Seite zuerst anschauen! Das Kind wehrt sich dann weniger, weil es nicht zuerst gleich weh tut.

Rhinoskopie Benötigt werden Nasenspekulum u. Lichtquelle (HNO-Spiegel). Spekulum in die eine Hand, mit der anderen Hand den Kopf des Pat. fassen. Spekulum schräg von unten einführen, aufspreizen u. dann durch Führen des Kopfs Nasenhöhle inspizieren. Am Ende das Spekulum in leicht geöffnetem Zustand entfernen.
Spekulum nicht zu breit spreizen, da es sonst schmerzhaft ist. Nasenmuscheln u. Septumschleimhaut nicht berühren, da sehr schmerzhaft.

Racheninspektion Mit Lampe u. Spatel. Bei ängstlichen, aber kooperativen Kindern kann auf den Spatel ggf. verzichtet werden. KK beißen oft beharrlich die Zähne zusammen. Spatel vorsichtig zwischen die Zähne bringen u. behutsam vorschieben, bis das Kind kurz würgen muss u. dabei den Mund weit öffnet. Man hat **einmal** die Chance, die gesamte Mundhöhle kurz zu inspizieren.

21.2 Rhinopharyngitis

Epidemiologie Häufigste Infektionskrankheit bei Kindern, in vielen Fällen komb. mit anderen Atemwegssymptomen („oberer Atemwegsinfekt").

Erreger Meist Viren (RS, Adeno, Coxsackie, ECHO, Parainfluenza u. a.). Bakt. Infektionen meist durch Haemophilus influenzae (nicht Typ B), Pneumo-, Streptokokken, Moraxella u. a.

Klinik
- Zu Beginn meist wässriges, später eitrig-grünliches Sekret. Rötung im Rachen mit Schmerzen u. Schluckbeschwerden, evtl. auch Hustenreiz. Ansonsten allg. Infektzeichen, meist nur geringes Fieber.
- Bei Sgl. Trinkschwäche durch behinderte Nasenatmung.
- Bei KK nicht selten auch hohes Fieber.

Differenzialdiagnosen
- Allergische Rhinitis (keine eigentlichen Infektzeichen!).
- Chron. Rhinitis bei vergrößerten Adenoiden.
- Nasale Fremdkörper.
- Blutiger Schnupfen bei jungen Sgl.: Lues.
- Selten: Tumoren, Polypen, Immundefekt (IgA-Mangel), Liquorrhö.

Therapie
- Bei älteren Kindern keine Ther. nötig, evtl. abschwellende Nasentropfen für einige Tage (z. B. Xylometazolin, Konzentration für die jeweilige Altersstufe beachten!)
- Bei Sgl.: Sekret absaugen, abschwellende Nasentropfen kurz vor der Mahlzeit geben. **Cave:** Intoxikation mit Koma durch Xylometazolin u. a. bei jüngeren Sgl. auch bei normaler Dosierung möglich.

21.3 Sinusitis

Entwicklung der Nasennebenhöhlen

- Siebbeinzellen sind bereits bei Geburt angelegt. Infektionen bes. im 1. Lj.
- Kieferhöhlen sind bei Sgl. nur spaltförmig vorhanden, radiologisch meist ab ca. 5. Lj. nachweisbar, voll entwickelt bis zur Vorpubertät. Infektionen kommen auch vor vollständiger Ausbildung vor, sind dann aber radiologisch nicht sicher zu diagnostizieren, meist jedoch erst nach 4. Lj.
- Stirnhöhlen ab 6.–8. Lj. entwickelt. Infektion meist erst ab 10. Lj.

Klinik Nicht immer sicher hinweisend. Der zugrunde liegende Infekt bestimmt die Hauptsymptome. Bei Sinusitis maxillaris lokale Rötung, Druckschmerzen. Bei Infektion der Siebbeinzellen Rötung u. Schwellung zur Nasenwurzel hin. KO: Übergreifen auf andere Seite ist Alarmzeichen. Ausgeprägte Zellulitis der Orbita mit Übergang in Abszess kann zur Erblindung führen. **Cave:** Sinusvenenthrombose.

Diagnostik Rö, bei älteren Kindern u. V. a. Sinusitis maxillaris auch Sono.

Therapie

- Bei fieberhaft eitriger Sinusitis antibiotisch mit Ampicillin, Co-trimoxazol, Cefaclor.
- Emser Salz o. abschwellende Nasentropfen (Wirkung gleichwertig).
- Punktionen o. Spülungen sollten bei Kindern Ausnahme sein.
- ! Bei Sgl. entwickelt sich aus einer Sinusitis ethmoidalis evtl. eine Meningitis!

Ein Übergang in eine chron. Sinusitis ist möglich, v. a. wenn lokale Abflusshindernisse wie anatomische Abweichungen o. Fremdkörper bestehen. Außerdem bei CF (▶ 14.6), Immundefekten, PCD-Sy. (▶ 14.7).

Bei akuten Allergien der Atemwege (Pollen- o. Milbenallergie) sind v. a. die Schleimhäute der Kieferhöhlen fast immer geschwollen. Wenn keine Lokalsymptome vorliegen, besteht kein Anlass zu spez. Diagn. o. Ther.

21.4 Otitis media

Definition Seröse o. eitrige ein- o. beidseitige entzündl. Erkr. des Mittelohrs. Meist Sekundärinfektion bei Nasen-Rachen-Infekt, aufsteigend über die Tuba Eustachii bzw. als Folge einer Belüftungsstörung.

Erreger V. a. Pneumokokken, Haemophilus influenzae, Moraxella, Streptokokken, Pseudomonas (dann lang dauernde meist grünliche Sekretion), ferner Viren.

Klinik

- Klopfende o. stechende Ohrenschmerzen (nach Perforation nachlassend), Fieber, Kopfschmerzen, LK-Schwellung. Bei Sgl. oft nur uncharakt. Zeichen wie Trinkschwäche, Unruhe.
- Rötung des Trommelfells, zu Beginn oft nur am Rand. Fehlender Reflex. Bei purulenter Otitis auch kissenartige Vorwölbung u. Gefäßinjektion. Nach Perforation rahmiger Eiter, meist keine Einsicht mehr möglich, bei viraler Otitis auch Trommelfelleinziehung u. -rötung.
- Bei Mastoiditis Rötung u. Schwellung hinter der Ohrmuschel bzw. im Mastoidbereich.

Diagnostik
- Otoskopie: Rötung, Trübung, Lichtreflex, Vorwölbung, Eiter.
- Bei Perforation Sekret zur Bakteriologie, bes. bei Rezidiv o. langwierigem Verlauf.
- BB, Entzündungszeichen. Bei V. a. Mastoiditis Rö (Schüller-Stenvers-Aufnahme) bzw. MRT/CT, ggf. Hörtest.

Therapie Ind. zur Antibiose: Sgl. < 6 Mon., in den ersten 3 Lj. mit beidseitiger Otitis, bei Perforation/Otorrhö, bei reduz. AZ u. hohem Fieber in allen Altersstufen, bei Grunderkr. bzw. Immundefekten.
- Antibiotika, z. B. Amoxicillin 7 d o. Cephalsporin o. nach Antibiogramm,
- Schmerzbekämpfung, z. B. mit Ibuprofen od. Paracetamol,
- Parazentese bei KO o. mangelndem Ther.-Erfolg nach 48–72 h.

Komplikationen
- Meningitis, Hirnabszess: Sgl. sind bes. gefährdet.
- Mastoiditis: fortschreitende Infektion aus der Paukenhöhle in die (teils noch nicht) pneumatisierten Räume des Felsenbeins. Verschlechterung meist ab ca. 2 Wo. nach Beginn der Otitis, also eigentlich in der Abheilungsphase. Klin. sind Rötung u. Schwellung hinter dem Ohr bes. wichtig: Dort auch Druckschmerz. Das Ohr kann abstehen. Subfebrile Temperatur bis hohes Fieber. Bei Sgl. oft nur unspez. Krankheitszeichen. Nach rechtzeitiger Antibiotikather. sehr selten.
- Chron. Otitis mit Erguss, Hörstörung, fakultativ Perforation mit chron. Otorrhö: Ther. durch HNO-Arzt konservativ o. operativ.

> **Antibiotika bei Mastoiditis**
> Bei Mastoiditis hoch dosiert Antibiotika i. v., am besten nach Antibiogramm, außerdem Antrotomie/Mastoidektomie. Immer HNO-Arzt hinzuziehen.

21.5 Otitis externa

Ätiologie Ursache sind bakt. u. virale Infektionen, aber auch Superinfektion bei Manipulationen o. Fremdkörpern.

Klinik u. Diagnostik
- Diffuse o. umschriebene Rötung u. Schwellung im Gehörgang, meist zunächst Juckreiz, oft erhebliche Schmerzen (Tragusdruckschmerz). Evtl. Schwerhörigkeit bei Verlegung des Gehörgangs.
- Diagnosestellung durch Otoskopie. Abstrich entnehmen!

Therapie Sorgfältige Reinigung des Gehörgangs, evtl. Spülung mit körperwarmem Wasser durch HNO-Arzt; bei größeren Kindern lokale desinfizierende Ther.; bei Sgl. systemisch antibiotisch.

21.6 Tonsillitis

Erreger Bakterien (bes. Streptokokken) u. Viren (EBV, Coxsackie u. a.).

> Die Unterscheidung bakt. – viral ist klin. nicht möglich!

Klinik Halsschmerzen, Schluckbeschwerden (bei Sgl. Trinkschwäche), Fieber, LK-Schwellung. Bei der Inspektion Rötung, Stippchen, Schwellung, Beläge auf den Tonsillen.

Bes. Formen, die auf bestimmte Erreger hinweisen:

- **Scharlach** (A-Streptokokken, ▶ 6.4.21): Tonsillitis, düsterrote Färbung von Gaumensegel u. Zunge („Himbeerzunge"). Exanthem nicht immer vorhanden!
- **Herpangina** (Coxsackie-A-Viren, ▶ 6.5.3): Tonsillen u. Gaumenbögen gerötet, mit wasserhellen bis linsengroßen Bläschen bzw. Ulzera.
- **Mononukleose** (EBV-Virus, ▶ 6.5.14): Tonsillen oft sehr stark vergrößert; weißlich/gelbliche festhaftende Beläge. Ausgeprägte Lymphadenitis.
- Selten: Angina bei Agranulozytose (schmierige Ulzera u. Nekrosen), Diphtherie (▶ 6.4.6), Plaut-Vincent-Angina (meist einseitig, leicht blutende schmierige Beläge), Soorangina.

Diagnostik Streptokokken-Schnelltest, ggf. Abstrich (bei KK auf pathogene Keime, > 4 J. nur auf Streptokokken). Im unkomplizierten Normalfall keine Virusserologie.

Therapie
- Bei obstruierenden Tonsillen Monitorüberwachung/O$_2$Sättigung.
- Bis zum Ausschluss einer Streptokokkeninfektion u. bei Sgl. immer antibiotisch mit Penicillin, alternativ Cephalosporin.
- Bei älteren Kindern u. laborchemischem Hinweis auf Virusinfektion kann zugewartet werden.
- Ansonsten symptomatische Ther.: fiebersenkend, analgetisch, Halswickel.
- Tonsillektomie: Ind.-Stellung durch HNO-Arzt.

Komplikationen Spez. Sekundärerkr., je nach Erreger, bes. bei Streptokokken (▶ 6.4.21). Selten lokale KO: Peritonsillarabszess mit Kieferklemme, Schluckbeschwerden, anhaltendem Fieber, Verdrängung der Tonsille → Ther. durch HNO-Arzt.

Tonsillektomie Ind.:
- gehäufte bakt. Tonsillitiden (> 3/J.) o. chron. Tonsillitis,
- KO (lokal, systemisch),
- behinderte Mundatmung mit obstruktiven Apnoen u./o. alveolärer Hypoventilation,
- V. a. Malignom.

Besonderheiten:
- Tonsillektomie immer stationär. Gefährliche plötzliche Nachblutung nach ca. 1 Wo. nicht vorhersehbar.
- Tonsillotomie (mit Belassung der Tonsillenkapsel) hat geringeres Nachblutungsrisiko, aber abhängig von der Methodik (Laser bzw. „heiße" Methode hat höheres Blutungsrisiko).

21.7 Adenoide

Definition Rachenmandelhyperplasie (adenoide Vegetationen).

Ätiologie Ursache sind chron. bzw. rezidiv. Infektionen mit nachfolgender Hyperplasie des lymphatischen Gewebes.

Klinik Offener Mund bzw. Mundatmung, näselnde Sprache, Schnarchen u. unruhiger Schlaf. Inspektion: Schleim-Eiter-Straße an der Rachenhinterwand. Begleitend oft LK-Schwellung im Kieferwinkel. Rezidiv. Otitiden durch Obstruktion der Tubenöffnung, evtl. auch Schwerhörigkeit durch mangelnde Belüftung des Mittelohrs u. Sekretstau (▶ 21.8).

Diagnostik Inspektion durch HNO-Arzt; Hörtest.

> **❗** Obstruktive Apnoen werden bei Kindern oft lange übersehen. Die Kinder können durch kloßige Sprache, chron. Müdigkeit u. gelegentlich auch Schluckbeschwerden auffallen. Zur Diagn.: nächtliche Pulsoxymetrie o. Polygrafie.

Therapie Adenotomie bei länger dauernder Symptomatik bzw. Hörstörung, rezidiv. Serotympanon, überwiegender Mundatmung. Ind. kann relativ großzügig gestellt werden. OP erfolgt bei sonst gesunden Kindern ambulant. Nachblutungen u. KO sind extrem selten.

21.8 Serotympanon

Definition Akuter o. chron. Tubenmittelohrkatarrh.

Ätiologie
- Akut durch Nasen-Rachen-Infekte u. Verlegung der Tubenöffnung mit nachfolgender Störung der Mittelohrbelüftung u. Unterdruck im Mittelohr,
- chron. durch Adenoide, bei Allergikern, bei CF o. Ziliendyskinesie (PCD), selten anatomisch bedingt o. durch Tu.

Klinik Hörstörung; Schmerzen sehr wechselnd, oft keine. Inspektion: retrahiertes Trommelfell, evtl. Sekretspiegel o. Blasen.

Therapie Behandlung der Grundkrankheit; abschwellende Nasentropfen nur kurzzeitig, eher Versuch mit topischem Steroid über einige Wochen. Analgetika, z. B. Paracetamol, nach Bedarf. Ohrentropfen sind sinnlos. Bei chron. Serotympanon ggf. Parazentese u. Einlage eines Paukenröhrchens.

> Abgrenzung zur Otitis media nicht immer einfach! Bei Sgl. im Zweifel Otitis vermuten u. antibiotisch behandeln. Bei älteren Kindern ist die Gefährdung bei abwartendem Verhalten nicht so groß.

21.9 Fremdkörper

> Fremdkörper im HNO-Bereich sind naturgemäß klein, meist auch rund, z. B. kleine Perlen, Schrauben, Spielzeugteile, aber auch Nahrungsmittel wie Erbsen u. Linsen. Bei Letzteren Quellneigung beachten. Auch andere Fremdkörper können sich bei längerer Liegezeit verändern.

21.9.1 Nasenfremdkörper

Auftreten Finden sich am ehesten bei KK, die bei spielerischen Manipulationen Perlen, kleine Spielzeugteile, Erbsen u. andere Nahrungsbestandteile in die Nase bringen. Beim Versuch, den Fremdkörper selbst zu entfernen, stößt ihn das Kind meist weiter in den unteren Nasengang hinein, wo er sich verkeilen kann.

Klinik Bei kurzer Liegezeit außer der (einseitigen) Atembehinderung keine wesentlichen Symptome, sonst meist einseitige eitrige Rhinitis, evtl. sogar blutig.

Therapie Ausschneuzen bei Verschluss der freien Seite. Gelingt dies nicht, Extraktionsversuch mit stumpfen Häkchen. Vorher abschwellende Nasentropfen u./o. 1-prozentige Lidocain-Lsg. Pinzetten sind ungeeignet! Evtl. Extraktion in Narkose, v. a. bei älteren Fremdkörpern (Rhinolithen).

21.9.2 Gehörgangsfremdkörper

Auftreten Finden sich in allen Altersstufen. Bei KK meist Spielmaterial (Perlen etc.), bei älteren Kindern bis Erw. häufig „Instrumentenreste" nach unsachgemäßen Reinigungsversuchen (Streichholz, Büroklammer etc.). Zeruminalpfröpfe entstehen ebenfalls überwiegend durch Störung der Selbstreinigung (bei Verwendung von Wattestäbchen u. anderen Instrumenten).

Klinik
- Druckgefühl o. Schmerzen im Gehörgang; Abgang von Schorf o. blutigem Sekret, Otitis externa mit sichtbaren Entzündungszeichen; Schwerhörigkeit.
- Fremdkörper, die ohne Gewalt eingedrungen sind, kommen nur bis zum Isthmus. Dahinter findet man nur Fremdkörper, die von fremder Hand o. durch missglückte Extraktionsversuche dorthin gelangt sind.
- Die Diagnose wird durch Inspektion gestellt.

Therapie
- Mechanische Entfernung mit Kürette, Sauger, Ohrhäkchen o. Ausspülen des Gehörgangs mit körperwarmem (!) Wasser.
- Bei festsitzenden o. älteren Fremdkörpern ist eine Kurznarkose nötig.
- Entfernung von Insekten auch durch Einträufeln von Öl u. anschließendem Ausspülen.

Fehlerquellen
- Entfernungsversuche mit Pinzette erhöhen die Perforationsgefahr für das Trommelfell! Statt ungeeigneten Extraktionsversuchen lieber HNO-Arzt einschalten.
- An Verletzungen des Trommelfells durch Schlag aufs Ohr, evtl. Sturz aufs Wasser sowie durch Manipulation bzw. Fremdkörper denken. Versorgung durch HNO-Arzt.

21.10 Nasenbluten

Meist harmlos, nur sehr selten Ursache einer Massenblutung.

Ätiologie
- Nasenbohren (Irritation des Locus Kiesselbachi, eines Gefäßgeflechts am vorderen Nasenseptum), Fremdkörper, Rhinitis u. andere Infekte, Trauma.
- Seltener Polypen, Gerinnungsstörungen u. andere hämatologische Erkr., Frakturen; sehr selten Tumoren.

- Nasale Blutungen aus anderen Quellen (z. B. Ösophagusvarizen) kommen bei Kindern praktisch nicht vor.

Diagnostik
- Inspektion: Blutung aus der Nase, Hinweise auf lokale Ursache, Blut auch an der Rachenhinterwand (bei liegendem Kind o. rückwärts geneigtem Kopf).
- Weitere Unters. gezielt: Puls u. RR, BB, Gerinnung, Thrombos, Rö.

Therapie
- Ruhe bewahren.
- Blut nicht herunterschlucken, sondern ausspucken lassen.
- Nasenflügel der blutenden Seite für ca. 10 Min. an das Septum pressen bei sitzender Position u. leicht nach vorn geneigtem Kopf.
- Kalte Umschläge/Eiskrawatte in den Nacken (→ lokale Vasokonstriktion).
- Bei Blutung aus dem vorderen Nasenabschnitt Tamponade mit salbehaltigem Gazestreifen über ca. 4 h. Auch nicht blutende Seite tamponieren, um Gegendruck zu erzeugen. Nach Tamponadeentfernung evtl. lokalisierte Ätzung des blutenden Gefäßes durch HNO-Arzt.
- Blutung aus dem hinteren Nasenabschnitt mit Ballonkatheter o. pneumatischem Nasentubus tamponieren (durch HNO-Arzt). Tamponade nicht länger als 2–3 d belassen, da sonst irreversible Schleimhautschädigung möglich ist.

Bei Nasenbluten wird oft Blut verschluckt → Teerstühle bzw. Nachweis von Blut im Stuhl möglich.

21.11 Schwerhörigkeit, Hörminderung

Fehlbildungen mit Ohrbeteiligung (▶ 25.2).

Definitionen
- Periphere Hörstörung: Ursache in Hörorgan o. Schallleitung.
- Zentrale Hörstörung: zerebrale Ursache (→ Neurologie).

Ätiologie
- Genetisch bei ca. 0,1 % der NG: meist aut.-rez., aber auch dom. o. mitchondrial vererbte Formen. Abklärung durch Pädaudiologen u. Humangenetiker.
- Als Bestandteil eines übergeordneten Sy. (mehrere 100 Sy. mit Hörstörung!).
- Pränatal erworben: meist durch Infektionen wie Rötelnembryopathie, konnatale Lues, Toxoplasmose, Zytomegalie, selten andere Ursachen.
- Perinatal erworben: Asphyxie; Unreife, dadurch Kochleablutung; Kernikterus.
- Postnatal erworben: Meningitis (Pneumokokken!) o. Enzephalitis als relativ häufige Ursache! Mumps, Masern, Otitis media u. andere Auslöser sehr selten.
- Tox.: Ototox. Medikamente u. Substanzen spielen bei Kindern praktisch keine Rolle. Infrage kommen u. a. Aminoglykoside, Zytostatika (Cyclophosphamid, Cisplatin), Streptomycin.

Vorübergehende Hörstörungen:
- Tubenventilationsstörungen bei Serotympanon o. Otitiden.
- Trauma: Knalltrauma, Verletzungen etc. Chron. Lärmtrauma (Diskotheken, MP3-Player etc.) erst bei längerer Einwirkung von Lautstärken über ca. 90 dB.
- Fremdkörper, Zeruminalpfropf.

Klinik
- Sgl.: keine Reaktionen auf Geräusche. Stummheit o. verzögerte bzw. atyp. Sprachentwicklung.
- Sgl.–KK: verzögerte Sprachentwicklung, Pseudodebilität, Aggression, motorische Unruhe etc.
- SK: Unaufmerksamkeit, „Konzentrationsschwäche", scheinbares Desinteresse, Leistungsabfall.

 Einseitige Schwerhörigkeit o. Taubheit behindert normale Sprachentwicklung nicht, bewirkt ggf. aber Gleichgewichtsstörung.

Diagnostik
Prinzip:
- Abklärung von Hörstörungen so früh wie möglich: UNHS = universelles NG-Hörscreening mit geeigneter Methodik (OAE/BERA = AABR, flächendeckend verwirklicht, ▶ 4.2.7).
- 25 % der kindl. Hörstörungen entwickeln sich später.
- Nur bei Früherkennung u. Frühther. (Beginn vor dem 6. LM) ist eine adäquate Sprachentwicklung möglich.
- Risikopat. (FG, Z. n. Asphyxie, pränatale Infektionen, genetische Belastung, intrauterine Drogenbelastung) mit TEOAE/AABR untersuchen.
- Ind. zum Hörtest im späteren Alter: Meningitis, Enzephalitis, Paukenerguss, Ther. mit ototox. Medikamenten (Aminoglykoside), SHT u. bei klin. Hinweisen auf Schwerhörigkeit.

Methoden:
- Audiometrie mit verschiedenen, dem Alter des Kinds angepassten Methoden.
- OAE: von der Mitarbeit unabhängig, daher ab NG-Alter u. bei sedierten o. beatmeten Pat. durchführbar, auch als Screeningmethode geeignet. Sensitivität 100 %, Spezifität 90 %.
- BERA (entspricht im Prinzip den AEP bzw. AABR; ▶ 12.2.1). Einzige echte objektive qualitative u. quantitative Messmethode zum Nachweis einer Hörstörung.
- Reflexaudiometrie (bei NG, Sgl.): Reaktion auf akustischen Reiz wird registriert: nicht sehr zuverlässig, evtl. auch Fehlinterpretation durch Übertragung von Körperschall, z. B. bei Schlagen mit der Hand auf die Unterlage.
- Tympanometrie (Impedanzmessung) bei V. a. Mittelohrschwerhörigkeit, z. B. bei chron. Otitis, Sekretretention.

Ergebnisse:
- Geringgradiger Hörverlust: –25 bis –40 dB.
- Mittelgradiger Hörverlust: –40 bis –60 dB.
- Hochgradiger Hörverlust: –60 bis –90 dB.
- Hörrestigkeit/Taubheit: –90 dB u. mehr.

Therapie
- Je nach Ursache u. Grunderkr.
- Bei Notwendigkeit von Hörgeräten Anpassung u. Kontrollen durch Pädaudiologen.
- Kriterium für die gute Funktion sind Toleranz bzw. freiwillige Benutzung durch das Kind u. eine mehr o. weniger ungestörte Sprachentwicklung. Für hörgeschädigte Kinder stehen zahlreiche Spezialeinrichtungen zur Schulung u. permanenten Betreuung zur Verfügung.

- Ind. für Kochleaimplantate: Hörverlust > 90 dB, 6-monatiger Trageversuch von Hörgeräten unter logopädischer Ther. erfolglos. Bei frühzeitiger Versorgung (< 6. Lj.) kann in vielen Fällen ein gutes Sprachverständnis erreicht werden.

Umgang mit hörgeschädigten Kindern auf Station
- Umgang mit dem Hörgerät erklären lassen (Anlegen, Einschalten, Regeln, Funktionskontrolle, Batteriewechsel), ebenso praktische Probleme beim jeweiligen Kind.
- Hörgeräte so oft wie möglich tragen lassen.
- Ind. zur Mitaufnahme einer vertrauten Person großzügig stellen.

21.12 Sprachstörungen

Physiologische Sprachentwicklung (▶ 1.2.2, ▶ Tab. 1.5).

Häufig komb. u. in Zusammenhang zu sehen mit Stimm- u. Schluckstörungen.

Ätiologie
- Genetische Faktoren.
- Hirnschädigung:
  - pränatal, z. B. durch Infektionen,
  - peripartal, z. B. Asphyxie,
  - postpartal, z. B. Meningitis, Enzephalitis, Trauma.
- Teilsymptom einer geistigen Entwicklungsstörung: z. B. Chromosomendefekte, Stoffwechseldefekte etc.
- Periphere Hörstörung, seltener auch Sehstörung.
- Defekte der Sprachorgane: Spaltbildungen, schwere Kiefer- u. Zahnfehlstellungen, Makroglossie.
- Milieueinflüsse: Bei erheblicher sozialer Deprivation kommt es zu einer Sprachentwicklungsstörung. Bei jedem Kind gibt bis zum gewissen Maß die Sprache das Milieu wieder, in dem es aufwächst!
- Psychische Störungen: Autismus, Psychosen.

Klinik
- Sprachentwicklungsstörungen (Wortschatzdefizite, Dysgrammatismus).
- Artikulationsstörungen (Stammeln, Dyslalie: bis ca. 3. [evtl. 4.] Lj. physiologisch) o. audiogen (bei Hörstörung).
- Resonanzstörung (Näseln): „geschlossen" bei Adenoiden, Fremdkörpern, verengter Nasenhaupthöhle, „offen" bei fehlendem Gaumensegelschluss, z. B. bei Gaumenspalte, Paresen des Gaumensegels.
- Stottern: Der Redefluss ist durch Wiederholungen o. Blockierungen bzw. fehlerhafte Atmung gestört. Stottern entsteht in 70–90 % bis zum 8. Lj. Diagn. u. Ther. durch erfahrenen Therapeuten! Bei ungeeigneter Ther. Möglichkeit der Verschlechterung!
- Poltern: hastiger, zerfahrener Redefluss mit schwer verständlicher Spontansprache durch Auslassung von Lauten, Silben u. Wörtern, Zusammenziehen von Silben u. längeren Wörtern, Umstellungen etc., dabei dysrhythmische Sprechatmung u. mangelnde Konzentrationsfähigkeit.

Diagnostik
- Eigen-, Familien- u. Sozialanamnese, neurol. u. ggf. entwicklungsneurol. Unters. (▶ 1.2.3).
- Spezielle Diagn. (Hörtest, verschiedene Sprachtests) durch Pädaudiologie.

Therapie
- Logopädische, kindgemäße, meist spielerische Ther. unter Einbeziehung der Eltern.
- Bei schweren Störungen Sprachheilkindergarten u. -schule.
- Die Sprache soll bis zur Einschulung altersgemäß entwickelt sein! Bei späterem Behandlungsbeginn ist die sprachsensible Entwicklungsphase des Kinds verpasst.

21

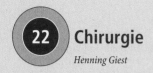

22 Chirurgie

Henning Giest

22.1 Allgemeine Vorbereitung auf eine Operation

22.1.1 Formalitäten

Indikation   Chir. Eingriffe benötigen eine rechtfertigende Indikation. Die Ind.-Stellung muss von dem Arzt vorgenommen werden, der für die Durchführung verantwortlich ist. Die Ind. ist von der zugrunde liegenden Krankheit abhängig u. darf nicht durch eine mögliche Geringfügigkeit des Eingriffs beeinflusst sein. Bei elektiven Eingriffen müssen Richtigkeit u. Fortbestand der Ind.-Stellung bei der Aufnahme des Kinds überprüft werden. Ggf. sofort Rücksprache mit dem vorgesehenen Operateur nehmen.

Einwilligung   Die für die OP-Einwilligung erforderliche Aufklärung muss mehrere Bestandteile aufweisen:
- Diagnoseaufklärung (Erörterung der Sicherheit),
- Behandlungsaufklärung (auch über Alternativen),
- Risikoaufklärung (auch selten eintretende Ereignisse),
- Verlaufsaufklärung (Vorgaben über nötige Nachbehandlung).

Der **Zeitpunkt** der Aufklärung muss das mögliche Risiko berücksichtigen:
- Schwerwiegende, risikoreiche OP: Erst- o. Wiederholungskontakt mit dem Arzt. Nur dann 24 h vor OP ausreichend, wenn früher bereits besprochen.
- Risikoarme Eingriffe: 24 h vorher.
- Kleine risikoarme Eingriffe: Vorabend.
- Notfalleingriff: unmittelbar.
- Nicht rechtswirksam: nach dem Eingriff (außer für das Verhalten nach der OP).

Bei Kindern ist Einwilligung der Sorgeberechtigten einzuholen (nachfragen, wer Sorgerecht hat, z. B. minderjährige Eltern, unverheiratete Paare; ▶ 1.4.6). Bei getrennt lebenden Paaren muss Einwilligung beider Eltern vorliegen, im Zweifelsfall auch bei kleinen Eingriffen bestätigen lassen.

Jgl. ab dem 14. Lj. können selbst in OP einwilligen, wenn unter Berücksichtigung von Art u. Schwere des konkreten Eingriffs von Einsichts- u. Urteilsfähigkeit auszugehen ist. Ansonsten ist ebenfalls Einwilligung der Eltern einzuholen.

Der **Inhalt** der der Einwilligung zugrunde liegenden Aufklärung muss schriftlich fixiert werden. Aushändigen von Vordrucken reicht nicht aus. Das persönliche Gespräch muss durch handschriftliche Eintragungen transparent gemacht werden (ggf. mit Skizze).

In gleicher Weise ist auch Aufklärung durch den **Anästhesisten** mit dem Ziel einer Narkoseeinwilligung erforderlich. Hierbei werden
- die Narkosefähigkeit festgestellt (Unterlagen zu Begleiterkr. erforderlich),
- das Narkoseverfahren festgelegt,
- Maßnahmen zur postop. Schmerzther. erörtert.

22.1.2 Vorbereitung des Patienten

- **Alle Krankenunterlagen im Vorfeld besorgen u. bereithalten:** alte Akten, Rö-Bilder, aktuelle Laborwerte.

> • **Bei größeren Eingriffen:** Intensivstation frühzeitig informieren u. Nachbeatmungsplatz reservieren.

Anamnese Allgemeines ▶ 1.1.1.

Bes. wichtige Fragen:
- Jetzige Beschwerden (seit wann, wie häufig)?
- Derzeitige Medikation (z. B. Antikonvulsiva, ADHS-Medikation, Kortikoide/ Antihistaminika, Kardiaka, ASS).
- Vor- o. Begleiterkr.:
  - Allergien,
  - Arzneimittelunverträglichkeiten,
  - Blutungs- u. Hämatomneigung,
  - Pseudokrupp o. Asthma bronchiale,
  - Epilepsien,
  - neuromuskuläre Erkr.,
  - Diab. mell. o. andere Stoffwechselerkr.,
  - Herzfehler.
- Vorausgegangene OP, Bluttransfusionen, Narkosezwischenfälle, auch bei Verwandten,
- Vollständiger Impfschutz (Tetanus)?
- Letzter Kontakt mit Infizierten (z. B. Varizellen)?
- Bei Notfall-OP Zeitpunkt der letzten Nahrungsaufnahme.

Klinische Untersuchung
- Präop. vollständige Untersuchung.
- Infekte der oberen Luftwege mit dem Anästhesisten besprechen.
- Hautveränderungen im OP-Gebiet bei elektiven Eingriffen mit dem Operateur besprechen.

Labor Auf die routinehafte Labordiagn. kann bei planbaren kinderchir. Eingriffen verzichtet werden. Details sollten in Klinikprotokollen festgelegt sein.
Entscheidend für die Erfassung operativer u. anästhesiologischer Risiken ist im Kindesalter die ausführliche u. gezielte Anamnese.
- Gerinnung bei V. a. Koagulopathie (Anamnese!) u. ggf. vor Periduralkatheteranlage zur postop. Schmerztherapie.
- Großes BB nur bei V. a. Trimenonanämie u. bei relevanter Transfusionsind. in Abhängigkeit vom operativen Eingriff.
- Blutgase bei relevanter pulmonaler o. kardialer Erkr., aber auch nach häufigem Erbrechen.
- CRP als Entzündungsparameter verwendbar. Deutliche Erhöhung ist KI für einen Wahleingriff.
- E'lyte bei Ileus/Diarrhö/Erbrechen zur gezielten Substitutionsther.
- BZ, Krea, Abstriche, Urinstatus (sofern zur chir. Diagn. erforderlich).
- Blutgruppe bei Transfusionswahrscheinlichkeit mit Bereitstellen von Fremdblutkonserven im Depot.
- Bei Lebererkr. Transaminasen, CK (Hinweis auf Risiko maligner Hyperthermie).

Nahrungskarenz
- Prinzipiell ist in allen Altersgruppen vom Sgl.- bis zum SK-Alter bis 2 h vor Narkosebeginn das Trinken klarer Flüssigkeit (Cola, Tee, Saft, Wasser) gestattet.

- Sgl. können 4 h vor einer OP gestillt werden bzw. Flaschennahrung trinken.
- Nahrungskarenz für feste Nahrung vom KK-Alter aufwärts 6 h vor Narkose.
- Bei Notfall-OP im Sgl-Alter Mageninhalt mit Sonde abziehen.
- Größere Kinder werden unter Notfallbedingungen nach Unfällen nicht nüchtern, da die Magenentleerung nur stark verzögert erfolgt. Ein Abwarten der Nüchternzeiten ist daher sinnlos.
- Bei schlechtem klin. Zustand erfolgt die präop. E'lyt- u. Flüssigkeitssubstitution mit angepassten Infusionslösungen parenteral.

Darmentleerung Nicht bei jeder OP erforderlich. Wichtig bei Eingriffen intra- u. retroperitoneal, bes. bei Kolonchirurgie. I. d. R. Klysma am Vorabend, ggf. am Morgen des OP-Tags ausreichend. Nur bei großen Koloneingriffen Durchführung analog Vorbereitung Koloskopie (▶ 13.2.4). Fast Track verzichtet auf Vorbereitung.

Prämedikation Wird vom Anästhesisten festgelegt. Wichtigstes Ziel ist ein gut sediertes Kind, bei dem die Narkose stressfrei eingeleitet werden kann.
- Sgl. < 6 Mon. erhalten i. d. R. keine Prämedikation.
- Prämedikation oral, nasal o. rektal ca. 20 Min. vor Narkoseeinleitung.
- **Beispiele:**
  - **Benzodiazepine sind „Goldstandard":** Midazolam 0,5 mg/kg KG oral/rektal.
  - Opioide zur Analgesie, z. B. 0,2 mg/kg KG Piritramid s. c.
  - Nichtsteroidale Antiphlogistika, Paracetamol, Midazolam unter Beachtung der Tageshöchstdosis u. Altersbeschränkungen.
  - Postop. Management planen: PCA o. Regionalanästhesie.

22.2 Postoperative Übernahme

Fragen an Anästhesisten u. Operateur:
- Art, Dauer des Eingriffs; intraop. Befunde u. KO.
- Lage von zentralen Venenkathetern, art. Zugängen, Drainagen? Rö-Bilder geben lassen. Drainage unter Sog? Wie viel?
- Periop. Antibiotikagabe? Postop. Weiterführung sinnvoll?
- Ab wann Nahrung, Mobilisation?
! Mitgegebene Papiere auf Vollständigkeit überprüfen (OP-Kurzbericht, Narkoseprotokoll mit postop. Verordnungen u. Empfehlungen).
! Nicht gebrauchte EK mitnehmen; auf Übereinstimmung mit Konservennummern auf Begleitschein der Blutbank überprüfen.

22.3 Auf der Station

Postoperative Routineuntersuchung (schriftlich dokumentieren)
- Pat. wach, ansprechbar?
- Atemfrequenz; Dyspnoe, Stridor; seitengleiche Lungenbelüftung?
- HF; Rekapillarisierung; RR-Kontrolle. Ggf. Monitor.
- Hydratationszustand? Infusionsplan schreiben.
- Temperatur (bes. bei NG u. Sgl.).
- Überwachung des Pat. durch Pflegepersonal festlegen (z. B. in den ersten 2 h postop. viertelstündlich RR-, Puls- u. Pupillenspielkontrolle sowie 2-stündl. Temperaturkontrolle). Pulsoxymetrie obligatorisch.

- Schmerzmedikation mit der postop. Analgesie im OP u. Aufwachraum abstimmen u. schriftlich fixieren (▶ 27).

Laborwerte Art u. Zahl der Kontrollen abhängig von Grundkrankheit, Schwere des Eingriffs u. klin. Zustand des Pat.

Routineprogramm nach größeren o. längeren Eingriffen (wie großer Bauch-OP): BGA, großes BB, E'lyte, ggf. Gerinnung.

Technische Untersuchungen
- Rö-Thorax (nach thorakalen Eingriffen, zur Dokumentation der Position von Kathetern, Drainagen u. Tubus). Ebenso bei Anlage zentraler Venenkatheter.
- Registrierung des art. u./od. zentralen Venendrucks.

Lagerung
- Halb sitzende Lagerung nach Thoraxeingriffen.
- Schräglagerung mit erhöhtem Oberkörper bei Peritonitiden (Fowler).
- Bei weitgehender Immobilisierung Antidekubitusbett bestellen.
- Schienung von Extremitäten zur Sicherung von venösen Zugängen.
- Befestigung von Kathetern am Körper, nicht am Bett.
- Fixierung von Kindern am Bett muss die Ausnahme sein.

Lagerung ist auch Schmerzlinderung.

Schmerzmittel postoperativ
- Nach kleineren Eingriffen peripher wirksame Analgetika, z. B. Paracetamol (wird jedoch zunehmend infrage gestellt), Ibuprofen; selten Metamizol. Dosierung (▶ 27).
- Nach größeren Eingriffen zentral wirksame Analgetika (Morphinderivate). Dabei Monitorüberwachung.
- Anästhetika/Analgetikagabe über liegenden Regionalanästhesiekatheter mit Anästhesie absprechen.

Postop. geplant u. vorausschauend Schmerzmedikamente geben; möglichst mit altersangepasster Schmerzerfassung wie Skalen arbeiten. Bes. kleine Kinder können ihre Schmerzen nur durch Unruhe zeigen, dann erst Analgetika u. nicht Sedativa verabreichen. Patientengesteuerte Analgesie erst bei größeren Kindern möglich.

Flüssigkeitsbedarf und Nahrungsaufbau
- Allgemeines ▶ 9.1.
- Nach Bauch-OP erhöhter Flüssigkeitsbedarf, bei Peritonitis stark erhöht (Infusionsmenge unter Beachtung von Urinausscheidung u. ZVD festlegen). Verluste über offene Magensonde einberechnen.
- ! Kaliumzusatz zur Infusion erst nach dem postop. Wasserlassen.
- ! Frühzeitig postop. in Absprache mit dem Operateur mit oraler Flüssigkeitszufuhr (Tee) beginnen, i. v. Zufuhr dann entsprechend reduzieren.
- ! Übelkeit, Erbrechen (PONV – Post Operative Nausea and Vomiting) häufig nach Eingriffen im Kopfbereich, Oberbauch, nach Einleitung mit Opioiden: Dimenhydrinat 1–2 mg/kg KG max. 4 ×/d als Suppositorium.

Oligurie und Anurie   Kreislaufsituation u. Hydratationszustand abklären.
- Bei Hypotonie: ZVD? Ggf. Volumenzufuhr steigern o. Katecholamine geben (▶ 3.2.2).
- Bei Nieren- u. Herzgesunden liegt fast immer ein prärenales Versagen durch Flüssigkeitsmangel vor.
- Bei normalem Hydratationszustand o. Ödemen: Furosemid geben (Dosierung niedrig beginnen, erst dann Dosierungsrahmen ausschöpfen); wiederholte niedrige Dosen nach Wirkung titrieren. Serumeiweiß überprüfen u. ggf. ausgleichen.
- Bei Harnverhalt durch Ultraschall Blasenfüllung verifizieren: Bei voller Blase Katheter o. ggf. auch Carbachol 50–100 µg als ED s. c. Auch physikalische Ther. ausschöpfen.

Drainagen
- Fördern sie?
  - Wenn nicht, bei Thoraxdrainagen in kurzfristigen Abständen auskultieren u. ggf. an der Drainage „spielen" o. anspülen. Atemsynchrone Bewegungen der Flüssigkeitssäule beweisen Durchgängigkeit.
  - Drainageschläuche nicht durchhängen lassen u. nicht zu lang wählen.
  - Wenn Thoraxdrainage länger nicht gefördert hat → Sono-Kontrolle. Wenn kein Erguss nachweisbar u. klin. Zustand des Pat. gut ist, Drainagen für 6 h abklemmen, danach Rö-Thorax. Ist kein Erguss/Pneumothorax zu sehen, Drainage ziehen.
  - Bei Redon-Drainage Vorhandensein des Sogs überprüfen.
- Evtl. Drainageverlust ersetzen (z. B. Ringer). E'lyt- u. Eiweißgehalt von Sekreten beachten (▶ 5.5.3).
- Beschaffenheit der Drainageflüssigkeit:
  - **Blutig:** Frische Blutung im OP-Gebiet? Operateur informieren, kurzfristige BB- u. RR-Kontrollen durchführen. Unterscheidung Blut – blutiges Sekret schwierig, ggf. Hkt im Sekret bestimmen.
  - **Trüb:** Bei Thoraxdrainagen an Chylothorax denken (entsteht erst nach einigen Tagen). Im Labor klären: Chylomikronen. Andernfalls eitrige Sekretion wahrscheinlich.

Verbandswechsel   Erster Verbandswechsel u. Wundbeurteilung möglichst durch Operateur je nach postop. Verlauf. Verbandswechsel stressen die Kinder u. sollten nur notwendigerweise durchgeführt werden. Durchnässte Verbände wechseln u. nicht verstärken (Nachblutung? Fistel? Wunddehiszenz?). Operateur informieren.

Als Verbandsmaterial nur bei trockenen Wunden Pflasterverbände benutzen, sonst saugfähige Gazekompressen. Auf evtl. vorhandene Drainagen, Laschen achten, ggf. mit Sicherheitsnadeln sichern.

22.4 Übersicht über kinderchirurgische Erkrankungen

▶ Tab. 22.1.

Tab. 22.1 Typische Erkrankungen und OP-Termine in der Kinderchirurgie

Erkrankung	OP im Alter von	Stationär (d)	Diagnostik	Therapie (OP)
Kopf, Hals und Wirbelsäule				
Hydrozephalus (▶ 12.8)	Sofort bei Hirndruck, sonst nach Diagn.	14	Sono, CT, MRT, Liquor, Kopfumfangskurve; Augenfundus	Shunt
Enzephalozele	Nicht überhäutet: sofort Überhäutet: 3–4 Wo.	14–21	Sono/CT/MRT	Verschluss, evtl. bei Hydrozephalus vorher Shunt
Meningozele (▶ 12.5.1)	Offen: sofort Überhäutet: 1–3 Mon.	14–28	Sono, Rö-Thorax, MRT (WS, Schädel)	Verschluss
Steißteratom	Sofort	5–21	Sono, AFP Serum	Resektion mit Steißbeinspitze
Kraniostenose	5–6 Mon.	14	Schädel-CT	Kraniektomie im Bereich der betreffenden Nähte
Pilonidalsinus	6 Mon.	1, amb.	Klinik	Ovaläre Exzision
LKG-Spalte	Ab 3 Mon. (in schweren Fällen auch früher)	14–21	Klinik	Gaumenplatte; Gaumen-Kiefer-Plastik; Lippenverschluss
Ranula	Sofort	1	Klinik	Exzision der Retentionszyste
Zungen-, Oberlippenbändchen	6–12 Mon.	1, amb.	Klinik	Durchtrennung, Exzision des Ansatzes
Ohranhängsel/-fisteln	6–12 Mon.	1, amb.	Klinik	Exzision
Abstehende Ohren	Ab 6 J.	1, amb.	Klinik	Anthelixplastik
Mediane u. laterale Halszyste	Ca. 3 J.	1, amb.	Klinik	Exstirpation, möglichst vor einer Infektion
Lymphangioma (Hygroma) colli	1–6 Mon. Zeitpunkt des Auftretens	3–7	Klinik, Sono, MRT	Exstirpation, Instillation, Lasertherap., meist mehrere Sitzungen nötig

22

Tab. 22.1 Typische Erkrankungen und OP-Termine in der Kinderchirurgie *(Forts.)*

Erkrankung	OP im Alter von	Stationär (d)	Diagnostik	Therapie (OP)
Thorax				
Lobäremphysem des NG	Bei Symptomatik sofort	7	Rö-Thorax, CT	Resektion des Lappens
Kongenitale zystisch-adenomatoide Malformation (CCAM)	Bei Symptomatik sofort, jedoch spontane Rückbildung möglich	7	Rö-Thorax, CT	Atypische Resektion, Lappenresektion
Zwerchfelldefekt (▶ 4.5.5, Enterothorax)	Nach Stabilisierung	7–21	Rö-Thorax	Laparotomie, Verschluss mit/ohne Patch, Thorakoskopie
Ösophagusatresie (▶ 22.5.1)				
• Typ III B Vogt	Sofort, jedoch kein Notfall	12–21	Rö (evtl. mit Kontrastmittel), Suche nach Begleitfehlbildungen (Herz, Schädel, Nieren, WS)	Thorakotomie, Anastomose Fistelverschluss; bei zu großer Distanz zweizeitige OP
• Typ II Vogt		Bis 6 Mon.		
Zwerchfellrelaxation	Sofort	14–21	Rö-Thorax	Zwerchfelldoppelung, MIC
Trichterbrust	Ab 10 J. Pectus-bar ex 3 J. nach OP	14–18	Rö-Thorax mit Kontrastmittelband; CT; Lufu	OP nach Nuss, alternative Technik nach Ravitch
Bauchdecke				
Laparoschisis (Gastroschisis) (▶ 22.5.2)	Sofort	10 d bis Monate	Klinik Suche nach Begleitfehlbildungen	Steril feucht einpacken, enge Bruchpforte weiten, Rechtsseitenlage, primärer o. sek. Verschluss, primäre Repo möglich, Silo
Omphalozele (▶ 22.5.2)	Sofort	14 d bis 3 Mon. je nach Defektgröße	Bei sehr großem Defekt: Suche nach Begleitfehlbildungen	Bauchdeckenverschluss, Silasticsilo bei sehr großen Zelen mit Lebervorfall
	Sofort	5–7	Klinik; Sono, pH-Bestimmung	Laparotomie, MIC, Resektion

Tab. 22.1 Typische Erkrankungen und OP-Termine in der Kinderchirurgie *(Forts.)*

Erkrankung	OP im Alter von	Stationär (d)	Diagnostik	Therapie (OP)
Nabelbruch (▶ 22.7.2)	Ab 6 J., große Nabelbrüche früher	Amb. o. 1	Klinik	Faszienverschluss
Epigastrische Hernie	Sofort	Amb. o. 1–2	Klinik, Sono	Faszienverschluss
Leistenhernie (▶ 22.7.1)	Nach Diagnose	1	Klinik	Offene Herniotomie, MIC
Hydrozele (▶ 22.7.1)	Ab 3 J.	Amb.	Klinik, Sono, Diaphanoskopie	Durchtrennung des Proc. vag. perit., Fensterung
Urachuszyste/-fistel	3 Mon.	2–5	Klinik, evt. MCU; Sono, pH-Bestimmung	Bauchwandrevision, MIC, Urachusresektion
Blasenekstrophie	Einzeitige OP ab 7. d	14–28	Rö-Thorax-Abdomen, Sono Nieren, IVP, MCU	Verschluss der Blase mit/ohne Beckenosteotomie, Penisaufbau
Abdomen				
M. Hirschsprung (▶ 13.5.2)	Kolostoma sofort bei KO, sonst Korrektur mit 3 Mon.	5–14	Rektum-Stufen-PE (Enzymhistochemie), Rektomanometrie, ggf. Kolonkontrasteinlauf	Transanale Rektosigmoidektomie nach De la Torre (bei ausgedehnten Formen mit Laparoskopie)
Analatresie (▶ 22.5.3)				
• Hohe Form	Sofort, Deszendostomie o. primäre Korrektur	7–21	Klinik, Sono. Suche n. Fehlbildungen. Fö im Hängen, MCU, Zystoskopie, MRT	Deszendostomie
• Tiefe Form		5		MiniPSARP
• Mittlere/hohe Form	Sofort o. nach präliminärer Kolostomie	7–21	Kolostogramm	PSARP nach Peña, laparoskopisch nach Georgeson

22

Tab. 22.1 Typische Erkrankungen und OP-Termine in der Kinderchirurgie *(Forts.)*

Erkrankung	OP im Alter von	Stationär (d)	Diagnostik	Therapie (OP)
• Kloakale Fehlbildung	Sofort o. nach präliminärer Kolostomie	14–21	Häufig Hydrometrokolpos	Posteriore sagittale Anorektovaginourethrolastik
Analprolaps	Nach Versagen der konservativen Ther.	3	Grundleiden?	Sklerosierung, Rektumpexie
Analfistel nach perianalem Abszess	Sofort	1	Klinik, Endoskopie (M. Crohn?)	Fistel-/Abszessspaltung
Gallengangsatresie (▶ 13.6.2)	6–8 Wo.	21–28	Sono, Labor, Histologie, hepatobiliäre Sequenzszintigrafie	Hepatoportoenterostomie nach Kasai. Evtl. später Lebertransplantation
Pylorushypertrophie (▶ 13.3.3)	Sofort	2–3	Sono, BGA, E'lyte	Pylorotomie nach Weber-Ramstedt, MIC
Meckel-Divertikel-KO (▶ 22.7.7)	Sofort	2–7	Klinik, Tc-Szinti	Meckel-Resektion, MIC
Pankreaspseudozyste (post-traumatisch)	Sofort o. nach 3 Mon.	28	Sono, CT	Perkutane Drainage, Zystojejunostomie
Dünndarmatresie/-obstruktion (▶ 22.5.5)	Sofort	7–21	Rö-Abdomen (nativ)	Laparotomie; Anlage zweier, getrennter Enterostomien. OP der Grunderkr.
Mekoniumileus (▶ 14.6)	Sofort	21–28	Fehlender Mekoniumabgang, Rö-Abd., CF-Diagn.	Laparotomie, Ileum-Anus-praeter, Bishop-Koop-Anastomose
Appendizitis (▶ 22.7.6)				
• Akut; perforiert	Sofort	3–7–14	Klinik, Sono	Appendektomie, MIC
• Perityphlitischer Abszess	Bei klin. Verschlechterung	5–7–14	Sono	Konservative Ther. möglich, Intervallappendektomie umstritten

Tab. 22.1 Typische Erkrankungen und OP-Termine in der Kinderchirurgie *(Forts.)*

Erkrankung	OP im Alter von	Stationär (d)	Diagnostik	Therapie (OP)
Invagination (▶ 13.4.1)	Sofort	2–4	Klinik, Sono	Hydrostatische/pneumatische Reposition; bei Nichtgelingen o. Ileus: OP
Stumpfes Bauchtrauma				
• Kreislauf stabil	Konservativ	7–14	Klinik, Sono, Labor, Urinstatus	Konservativ
• Schock, Blutung	Sofort	14–21		Laparotomie. Versorgen der Blutung
Nieren und ableitende Harnwege				
Hydronephrose des NG (▶ 8.2.5)	Sofort bei Niereninsuff., sonst nach Nachweis einer Akkumulationskurve im Szintigramm	3–7	Sono, MCU, Szintigramm mit 6 Wo.	Perkutane Nierenbeckendrainage; Ureterokutaneostomie; Zystostoma
Ureterabgangsstenose (▶ 8.2.5)	6 Wo. bis 3 Mon.	3–5	Sono, Szintigramm mit 6 Wo, MCU fakultativ	Pyeloplastik nach Anderson-Hynes, MIC
Ureterostiumstenose, Megaureter mit/ohne Reflux (▶ 8.2.5)	Ab 6 Mon.; je nach Progredienz/KO	10	Sono, Szintigramm mit 6 Wo, MCU	Ureterneueinpflanzung, ggf. Ureter-modellage
Vesikorenaler Reflux (▶ 8.2.5)	3 J.	1–10	Sono, Szintigramm mit 6 Wo, MCU	Antirefluxplastik (endoskopisch, laparoskopisch, offen)
Urolithiasis (▶ 8.10)	Sofort bei Obstruktion o. Infektion	5	Sono, i. v. Urogramm	ESWL, perkutane Litholapaxie, Pyelotomie
Hufeisenniere	Nur bei Harntransportstörung	8–10	Sono, i. v. Urogramm, Szinti Uro-MRT	Pyeloplastik, Durchtrennen der Parenchymbrücke fakultativ

22

Tab. 22.1 Typische Erkrankungen und OP-Termine in der Kinderchirurgie (Forts.)

Erkrankung	OP im Alter von	Stationär (d)	Diagnostik	Therapie (OP)
Urethralklappen				
• Vesikale Ableitung	Sofort	5–7	Sono, MCU, Szintigramm mit 6 Wo.	Katheter, Zystostoma perkutan o. Vesikostomie
• Klappenresektion	Sofort o. verzögert			Transurethrale Resektion, Kutaneostomie
• Ureterneueinpflanzung (▶ 8.2.5)	Nach 1–3 J.			Politano-Leadbetter, Cohen
Genitale				
Hodenhochstand (▶ 22.7.4)	Ab ½ J. bis zum Ende des 1. Lj.	1–2, amb.	Klinik, Sono, MRT nicht erforderlich	Orchidopexie, Laparoskopie o. laparoskopische Orchidopexie
Bauchhoden				
Phimose (▶ 22.7.5)	Bei Harnverhalt sofort, sonst nach der Pubertät. Viel seltener erforderlich als durchgeführt	1, amb.	Klinik (**cave:** physiologische Phimose)	Sparsame o. komplette Zirkumzision, Präputialplastik
Meatusstenose (bei Hypospadie, nach ZiZi)	Sofort	1–3, amb.	Klinik, Uroflow, Sono	Plastische Meatotomie
Hypospadie	0,5–1,5 J.	1–10	Klinik, Sono	Plastische Korrektur nach Snodgrass
Epispadie	4–5 J.	14	Klinik, Sono	OP nach Ransley

Tab. 22.1 Typische Erkrankungen und OP-Termine in der Kinderchirurgie *(Forts.)*

Erkrankung	OP im Alter von	Stationär (d)	Diagnostik	Therapie (OP)
Haut				
Hämangiome	< 6 Mon. dringlich > 6 Mon. elektiv	3–21	Klinik, Doppler	Laser; Exzision, Kryother., Propranolol!
Nävi (ausgedehnte; Tierfellnävi)	Ab 6 Mon.	4–7	Klinik	Exzision, evtl. mit Expander u. Hauttransplantation
Dermoide, Fibrome	Ab 3 Mon.	1, amb.	Klinik	Exstirpation
Skelett und Weichteile				
Hexadaktylie	1–6 Mon.	1	Klinik	Abtragung 6. Finger
Pollex flexus	6 Mon.–1 J.	1	Klinik	Ringbandspaltung
Syndaktylie	1–3 J.	3	Klinik, Rö	Trennung, Z-Plastik u. Hauttransplantation

22.5 Chirurgische Notfälle des Neugeborenen

Zwerchfellhernie (▶ 4.5.5), nekrotisierende Enterokolitis (▶ 4.4.5).

Perioperative Probleme
Unabhängig von der Grunderkr. beachten:
- **Hypothermie:** OP unter gutem Wärmemanagement (OP-Saal-Temperatur, Bear-Hugger) durchführen, Atemgase anwärmen, postop. Wärmebett o. Inkubator. Durch anhaltende Hypothermie Bradykardie, Hypoxie.
- **Hypoxie:** Anstieg des pulmonalen Gefäßwiderstands mit Gefahr der Entwicklung einer PPHN. Daher Kontrolle durch Pulsoxymeter u. BGA.
- **Metab. Azidose, Hypoglykämie, Hypokalzämie:** keine langen Fastenperioden, nach letzter Mahlzeit i. v. Zufuhr von 5–10 % Glukose mit E'lyten.

22.5.1 Ösophagusatresie

Formen In fast 90 % obere Atresie mit unterer Fistel = Typ 3b nach Vogt (▶ Abb. 22.1).

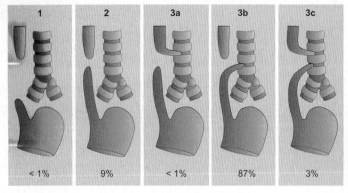

Abb. 22.1 Ösophagusatresie-Formen (nach Vogt) [L157]

Diagnostik
- Stopp bei Ösophagussondierung mit dicker Sonde, dünne Sonden können sich aufrollen.
- Rö-Thorax mit liegender Sonde, evtl. mit 1–2 ml wasserlöslichem Kontrastmittel (hinterher abziehen).
- Echokardiografie zum Ausschluss einer re. deszendierenden Aorta.

Vorgehen
- Oberkörper in Bauch- o. Linksseitenlage hochlagern. Dicke Ablaufsonde (Replogle) in den oberen Blindsack legen, mit geringem Sog.
- Keine Maskenbeatmung, kein Rachen-CPAP, um Überblähung des Magens zu vermeiden. Intubation so lange wie möglich hinauszögern. Falls doch nötig, Tubus über den Bereich der Fistel hinausschieben.
- OP möglichst innerhalb 24 h nach Diagnosestellung nach Ausgleich von Körpertemperatur, Hypoglykämie, Azidose.

- Tracheobronchoskopie bei luftleerem Abdomen (DD Typ 2 o. 3a).
- Nach Verschluss der ösophagotrachealen Fistel u. primärer Anastomosierung der Ösophagusstümpfe parenterale Ernährung für 2 d, Ernährung über die liegende Sonde nach Rücksprache mit Operateur.
- Bei Typ 2 Anlegen eines Gastrostomas, Ernährung über Stoma ab 3./4. d postop.
- Nach 8–10 d Kontrastmittelschluck zur Anastomosendarstellung.
- Gelegentlich postop. Bougierungen erforderlich (nicht vor Ablauf von 3 Wo.).
! Assoziierte Fehlbildungen (VACTERL-Assoziation, ▶ 25.4.10) ausschließen; Echokardiografie.

22.5.2 Laparoschisis (Gastroschisis) und Omphalozele

Definitionen
Laparoschisis: Bauchwanddefekt mit Vorfall von Darm, Magen, Milz, Hoden, Ovar (nicht Leber) **neben** dem Nabel; häufig mit abdominalen Fehlbildungen (Malrotation, Darmatresie).
Omphalozele: Eingeweidevorfall evtl. mit Leber durch einen großen Bruchsack der Nabelschnur, häufig mit extraabdominellen Fehlbildungen.

22

 Wegen der zunehmenden Darmwandveränderungen wird bei der Gastroschisis heute eine Sectio in der 35.–37. SSW nach Induktion der Lungenreifung angestrebt.

Vorgehen
- Magenablaufsonde legen.
- Torsion u. Strangulation der Darmschlingen beseitigen u. mit einem sterilen Foliensack einpacken. Evtl. Bruchpforte digital erweitern.
- Rechtsseitenlagerung (Gefahr des Leberprolapses mit Abknicken der V. cava inf.).
- Kind warm halten, da Wärmeverlust über exponierte Eingeweide.
! Keine Maskenbeatmung! Bei respir. Insuff. primäre Intubation.
- Intensivmedizinisches Management zur frühestmöglichen chir. Versorgung.
- Echokardiografie, Sono Abdomen u. Schädel (assoziierte Fehlbildungen häufig!), ggf. Chromosomenanalyse.
! Bei Omphalozele an EMG-Sy. (Wiedemann-Beckwith-Sy., ▶ 25.4.8) denken, Hypoglykämiegefahr!
- Bei der Laparoschisis schrittweise Reposition des Darms im Inkubator möglich, sonst OP mit Dehnung der Bauchdecken o. Einnähen eines Patches.
- Bei großen Defekten provisorischer Verschluss mit Silasticsilo; nach einigen Tagen definitiver Verschluss möglich.
! Begleitfehlbildungen beachten.

Komplikationen Ausgedehnte Verwachsungen, prolongierte Passagebehinderung des Darms, prolongierte parenterale Ernährung, Kurzdarm.

22.5.3 Analatresie und anorektale Fehlbildungen

Formen

! Je nach Geschlecht unterschiedliche Erscheinungsform (▶ Abb. 22.2).
• Häufig Fisteln zum Damm, Harnröhre bei Knaben, Vestibulum o. Vagina bei
  Mädchen, Blase.

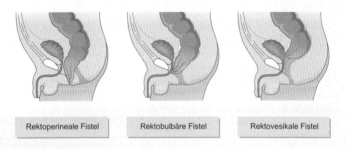

Rektoperineale Fistel   Rektobulbäre Fistel   Rektovesikale Fistel

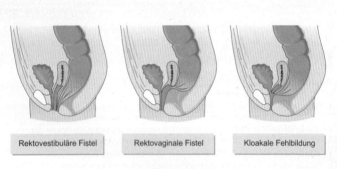

Rektovestibuläre Fistel   Rektovaginale Fistel   Kloakale Fehlbildung

Abb. 22.2 Formen der Analatresie [L157]

Diagnostik

• Sono des Blindsacks früh postnatal, nach 24 h Rö in Kopftieflage (Wangen-
  steen).
• Harnwegsdiagn.: Sono, MCU, Zystoskopie, ggf. Zystometrie.

> Bei hohen Atresien an Fehlbildungen des Spinalkanals denken (MRT).

Vorgehen

• Besteht zusätzlich eine perineale o. vestibuläre Fistel, diese mit Bougies dila-
  tieren, damit Stuhlentleerung möglich wird. Klysmen.
• Ohne o. mit höher gelegener Fistel Kolostomie o. primäre Korrektur.
• Bei Fistel in die Harnwege (Knaben o. Kloaken) Kolostomie mit getrennt aus-
  geleiteten Darmschenkel im deszendosigmoidalen Übergang (HWI) o. primäre Korrektur.

- Primäre, definitive Korrektur, derzeit überwiegend durch posteriore sagittale Anorektoplastik (PSARP) nach Peña, anstreben. Sek. Korrektur durch laparoskopische OP bei hohen Atresieformen möglich.

! Bei Mädchen muss an kloakale Fehlbildungen gedacht werden (Endoskopie).

Komplikationen
- Narbige Analstenose. Regelmäßige Bougierungen erforderlich.
- Obstipation vorwiegend bei tiefen Stenosen. Konservative Ther. einleiten.
- Inkontinenz. Häufiger, je höher die Atresieform. Überlaufkontinenz bei Obstipation beachten, Bowel-Management mit retrograden Darmspülungen sowie anterograde Darmspülung über ein Malone-Stoma o. perkutanen Chait-Trapdoor-Katheter.

22.5.4 Duodenalileus

Definition Duodenalstenose o. -verschluss durch intrinsische o. extrinsische Ursachen.

Ursachen
- Intrinsische Ursachen: Atresie, Stenose, Membran, Pancreas anulare.
- Extrinsische Ursachen: Darmdrehstörungen, Ladd-Bänder, Gefäßanomalien, Duplikatur, Volvulus.

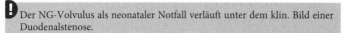

! Der NG-Volvulus als neonataler Notfall verläuft unter dem klin. Bild einer Duodenalstenose.

Klinik
- Gallig tingiertes Erbrechen o. Reflux über die Magensonde, nicht gallig bei Verschluss oral der Papille.
- Eher eingefallenes Abdomen. Lediglich Oberbauch vorgewölbt (Magen, Bulbus).

Diagnostik
- Pränatale Diagn. möglich (Double Bubble).
- Postnatale Sono u. Abdomen im Hängen.

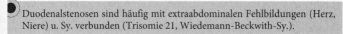

Duodenalstenosen sind häufig mit extraabdominalen Fehlbildungen (Herz, Niere) u. Sy. verbunden (Trisomie 21, Wiedemann-Beckwith-Sy.).

Therapie
- Duodeno-Duodenostomie, Duodenoplastik, Duodeno-Jejunostomie,
- Duodenalmembranresektion, -inzision, Membransprengung,
- endoskopische Membranresektion,
- Ladd-OP.

22.5.5 Neugeborenenileus

Ursachen
- Darmatresien,
- Mekoniumperitonitis (intrauterine Perforation),

- M. Hirschsprung (Zuelzer-Wilson-Sy.),
- Mekoniumileus.

Begleitfehlbildungen selten, aber häufige Begleitfehlbildung bei der Laparoschisis.

Klinik
- Erbrechen primär o. nach ersten Fütterungsversuchen,
- prominentes Abdomen (Flanken- u. Skrotal-/Labienödem u. -rötung bei Perforation).

Diagnostik
- Pränatale Diagn. möglich (Polyhydramnion, dilatierter Darm),
- Spiegelbildung u. Luftverteilung je nach Höhe des Stopps im Rö-Abdomen,
- Kontrasteinlauf (Mikrokolon, Mekoniumpfropf, Rotationsstörungen).

Therapie
- Resektion u. Darmanastomosierung als
  - End-zu-End-Anastomose,
  - End-to-Back-Anastomose,
  - Bishop-Koop-Anastomose (Oral-End- zu Aboral-Seit-Anastomose mit Stoma des aboralen Schenkels),
  - Santulli-Anastomose (Oral-Seit- zu Aboral-End-Anastomose mit Stoma des oralen Schenkels),
  - doppelläufiges Enterostoma,
- 24–48 h Karenz je nach postop. Darmmotilität,
- Nach Sistieren des Refluxes über die Magensonde orale Zufuhr.

22.6 Kinderchirurgische Notfälle jenseits der Neugeborenenperiode

22.6.1 Stumpfes Bauchtrauma

Letalität 5–15 %. Häufigkeitsgipfel mit Eintritt ins Schulalter (Verkehrsunfälle!). Beteiligte Organe: Milz, Niere, Leber, Pankreas, Mesenterium u. Darm, Zwerchfell (absteigende Häufigkeit).

Besonderheiten im Kindesalter Große blut- u. wasserreiche, parenchymatöse Organe; relativ lockere Verankerung; geringer Schutz durch nicht sehr muskelstarke Bauchdecken. Weicher Thorax schützt Oberbauchorgane wenig. Auch bei geringer Bauchwandprellung kann bereits das Bild eines akuten Abdomens entstehen u. eine Magen-Darm-Atonie eintreten.

Bei unklaren Angaben immer an Kindesmisshandlung denken!

Klinik
- Bei massiver Blutung: Schock.
- Bei langsamer Blutung: Peritonismus, Atonie des Magen-Darm-Trakts.
- Lokale o. organferne Schmerzangaben (z.B. Schulterschmerz) bei Milzruptur!
- Schnell Beeinträchtigung der Atmung (Kind = Bauchatmer)!

Vorgehen
- Stationäre Überwachung. Erfahrenen Chirurgen dazuholen.
- Stabilisierung der Kreislaufverhältnisse: großlumiger i. v. Zugang.
- Blutgruppe, Kreuzblut, BB, Hkt, Hb, BGA (Astrup), Amylase, GPT, Urinstatus.
- Abdomen-Sono: Suche nach freier Flüssigkeit bzw. Organrupturen.
  - Bei Schock u. reichlich freier Flüssigkeit: Laparotomie.
  - Bei stabilen Kreislaufverhältnissen u. geringen/mäßigen Flüssigkeitsmengen in der Bauchhöhle: konservativ vorgehen, auch bei V. a. auch bei nachgewiesener Organruptur (Leber, Milz, Niere).
- Rö: Abdomen im Stehen o. Linksseitenlage bei V. a. Perforation im Intestinum.

❗ Darmperforationen werden häufig erst verzögert manifest.

- Bei Makrohämaturie Ausscheidungsurogramm: wenn keine Ausscheidung o. Ureterabriss → Nierenfreilegung.
- Peritoneallavage bei gutem Sono nicht mehr nötig!
- Milz möglichst unter allen Umständen erhalten (ggf. auch Teilerhaltung des oberen o. unteren Milzpols) wegen der Gefahr der Pneumokokkensepsis nach Splenektomie.
- Falls Milzentfernung nicht zu vermeiden, Penicillin 3 × 100.000 IE/d u. Pneumokokkenimpfung!
- Pankreasverletzungen können relativ blande verlaufen u. noch nach mehreren Wo. zur Ausbildung von Pseudozysten führen. Große Pseudozysten können perkutan unter Sono-Kontrolle drainiert werden u. trocknen schließlich aus.

22.6.2 „Akutes Skrotum"

Definition Zusammenfassender Begriff für akut auftretende krankhafte Zustände des Hodensacks u. seines Inhalts (DD ▶ Abb. 22.4). Dazu gehören die
- Hodentorsion,
- Hydatidentorsion,
- Epididymitis,
- idiopathisches Skrotalödem.

Die Häufigkeit des Auftretens zeigt eine deutliche Altersabhängigkeit, die hinweisend, jedoch nicht beweisend ist (▶ Abb. 22.3).

Hodentorsion
Klinik
- Unmittelbar einsetzender starker Schmerz einer Skrotalhälfte, in Leistenkanal u. das Abdomen ausstrahlend. Klinik ausgeprägt bei Adoleszenten, bei jüngeren Kindern selten, aber auch klin. nicht so eindrucksvoll. Schon intrauterin Hodentorsion möglich, dann Klinik postnatal weniger dramatisch, lediglich derbe Hodenvergrößerung.
- Vegetative Symptome wie reflektorisches Erbrechen u. Übelkeit.
- Hoden steht höher im Skrotum, ist geschwollen. Begleithydrozele durch Exsudation, Rötung u. Schwellung der Skrotalhaut, oft auch auf die Gegenseite übergreifend. Hoden hochgradig druckdolent, Schmerz verstärkt sich beim Anheben des Hodens (Prehn-Zeichen).

Differenzialdiagnosen Neben den o. g. Diagnosen auch Orchitis (z. B. nach Mumps), Hodenschwellung nach Trauma, inkarzerierte Leistenhernie (▶ 22.7.1),

Hydrozele (▶ 22.7.1), Hodentumoren, Varikozele, alle weiteren Formen des akuten Abdomens (▶ 13.1.1).

Mitunter klin. schwierig (▶ Abb. 22.3, DD ▶ Abb. 22.4). Sono mit FKDS ermöglicht fast immer genaue Differenzierung u. ist sofort durchzuführen.

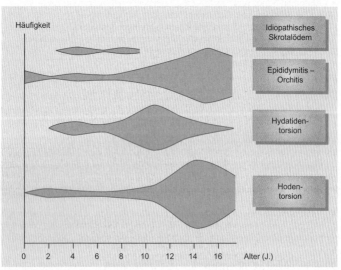

Abb. 22.3 Altersabhängigkeit der Häufigkeit akut auftretender krankhafter Zustände des Skrotums [L157/L106]

Diagnostik
- Genaue klin. Unters. wichtig,
- Sono (Abdomen, Hoden, Leistenregion) mit Duplexsonografie, Farbcodierung,
- Laborwerte inkl. Urinstatus.

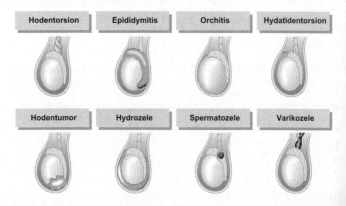

Abb. 22.4 Differenzialdiagnose der Hoden- bzw. Nebenhodenschwellung [L106]

Bei Sgl. u. Kindern sind trotz normaler Durchblutung des Hodens nur bei optimaler Geräteeinstellung u. -technik Farbsignale in der Duplexsonografie zu sehen.

Therapie
- Bei Adoleszenten kann bei kurzer Anamnese die Detorsion unter Sono mit Duplexsonografie versucht werden. Bei Drehen des Hodens nach außen schlagartige Schmerzfreiheit, Tiefersinken u. Durchblutung des Hodens (FKDS).
- Bei jedem V. a. Hodentorsion ist die sofortige, notfallmäßige Hodenfreilegung die Ther. der Wahl. Jede unklare Schwellung des Skrotalinhalts im Kindesalter ist bis zum Beweis des Gegenteils als Torsion aufzufassen. Bei Adoleszenten ist der Hoden bei offensichtlicher Nekrose zu entfernen (Infertilität), bei Sgl. kann er nach Detorsion belassen werden. Zweizeitige Pexie der Gegenseite wird empfohlen.

Prognose Schädigung des germinativen Epithels schon nach 2 h, Nekrose der samenbildenden Strukturen nach < 6 h, der Leydig-Zwischenzellen < 12 h. Reperfusion u. Ausmaß der Nekrose können nur bei Freilegung des Hodens beurteilt werden.

Hydatidentorsion
Definition Reste des Müller-Gangs am Nebenhoden u. Samenstrang als Hydatiden (▶ Abb. 22.4).

Klinik
- Ebenfalls plötzlicher Beginn, aber weniger heftig, keine vegetativen Symptome.
- Schwellung weniger stark ausgeprägt.
- Häufig durchscheinender, kleiner, bläulicher, druckschmerzhafter Tumor am Nebenhodenkopf (blue dot sign).
- Klinik wird von der Größe der Hydatide bestimmt.

Diagnostik Sono zeigt normale Hodenstruktur mit Hyperperfusion im Nebenhodenkopf u. Begleithydrozele.

Therapie Bei sicherer Diagnose konservativ. Nur bei erheblicher Klinik operative Entfernung erforderlich. Symptomatik geht nach einigen Tagen vollständig zurück.

Idiopathisches Skrotalödem
Ätiologie Unklares Geschehen. Vaskulitis wird als Ursache angesehen. Parallelen zur Fournier-Gangrän des Erw. werden postuliert.

Klinik Relativ rasch einsetzende dolente Schwellung einer Skrotalhälfte, oft auf ipsilaterale Leistengegend u. Perineum übergreifend. Die Schwellung beschränkt sich auf die Haut, der Skrotalinhalt ist völlig unbeeinträchtigt.

Diagnostik
- Klinisch.
- Sono zeigt lediglich verdickte Skrotalhaut. Binnenstrikturen u. deren Durchblutung sind unauffällig.

Therapie Beobachtung. Rückbildung in wenigen Tagen. Ggf. Antiphlogistika.

Epididymitis

Definition Entzündungen des Nebenhodens. Im Kindesalter selten. Genese häufig viral. Bakt. Entzündungen eher bei Fehlbildungen o. Fehlfunktionen der ableitenden Harnwege.

Klinik
- Ähnliche Klinik wie bei Hydatidentorsion, nur allmählicher Beginn der Symptomatik,
- Nebenhoden insgesamt dolent geschwollen (▶ Abb. 22.4).

Diagnostik
- Sono zeigt vergrößerte, hyperperfundierte Epididymis. Begleithydrozele oft mit Binnenechos (Fibrinfäden) versehen.
- Laborwerte mit Urinuntersuchung.

Therapie
- Antibiotische Ther. bei V. a. bakt. Infektion. Sonst Antiphlogistika.
- Operative Freilegung nur bei diagn. Unsicherheit o. Abszess.

22.6.3 Wundversorgungen

Formen Offene Wunden sind meist Bagatellverletzungen u. können ambulant versorgt werden. Man unterscheidet Schürf-, Schnitt-, Platz-, Riss-, Quetsch- u. Bisswunden. Stichwunden u. Pfählungsverletzungen sind selten, jedoch schwer zu beurteilen.

Schürfwunden

Betreffen nur die oberflächlichen Hautschichten. Wundverband bei Blutungen o. Sekretionen unter Verwendung von Fettgaze o. Salben. Tetanusschutz erfragen!

Schnittwunden

Klaffende Wunden müssen fachgerecht versorgt werden. Prüfung auf Unversehrtheit tiefer liegender Strukturen (z. B. Nerven o. Sehnen). Versorgung möglichst innerhalb der ersten 6 h, max. 12 h durchführen. Adäquate Analgesie durchführen.
Versorgungsformen:
- Pflaster o. Steril-Wundverschlussstreifen: nur oberflächliche, nicht klaffende Wunden in Regionen ohne mechanische Beanspruchung.
- Akrylatkleber: Nichtblutende, nichtklaffende, oberflächliche Wunden in Regionen ohne mechanische Beanspruchung. **Cave:** Akrylatkleber werden auf die adaptierte Wunde gegeben u. versiegeln die Wundfläche, ohne die Tiefe zu adaptieren. Sekret kann nicht abfließen u. infiziert sich.
- Klammer: klaffende Wunden ohne Verletzung darunter liegender Strukturen an kosmetisch untergeordneten Regionen (z. B. behaarter Kopf).
- Naht: alle anderen Wunden. Eine einzelne Naht kann in Oberflächenanästhesie, ohne Infiltrationsanästhesie vorgenommen werden. Mehrere Nähte je nach Alter u. Lokalisation in Infiltrations-, Leitungs- o. Allgemeinanästhesie. Nahtmaterial nach Bedarf: z. B. Gesicht 6 × 0 monofil; Kopf 4 × 0 o. 3 × 0, da gleichzeitig Blutstillung bezweckt wird.

Platzwunden, Risswunden, Quetschwunden

Anteil zerstörten Gewebes größer als bei Schnittwunden in der Reihenfolge der Nennung. Je nach Ausmaß der Gewebszerstörung ist ein Débridement als Friedrich-Wundausschneidung nötig. Keine Ausschneidung an kosmetisch relevanten Stellen (Augenbraue, Lippe). Je nach Ausmaß an Ruhigstellung denken. Ruhigstellung ist Schmerzther.! Übrige Versorgung in Anlehnung wie bei Schnittwunden.

Bisswunden

Meist durch Hunde, andere Haustiere (Katzen, Nager) seltener. Bisswunden sind primär inokulierte Wunden. Menschenbisswunden haben das humanpathogene Erregerspektrum! Es liegt hier typischerweise eine Komb. von Stich- u. Quetschwunden vor.

Infektionen
- 85 % bakt. Besiedelung einer Bissverletzung,
- 15–20 % manifeste Infektion innerhalb von 24–72 h,
- bes. Gefährdung bei Verletzungen an der Hand (bradytrophes Gewebe), Katzenbissen (tiefe scharfe Stichkanäle), Menschenbissen (Antibiotikaresistenzen).

Infektionsrisiko
- Hoch: Stich-Quetschwunden; Kinder < 2 J.; Lokalisation im Gesicht (periorbital!), an Händen, Füßen; Wunden älter als 12–24 h; verschmutzte Wunden.
- Gering: großflächige Lazerationen; Lokalisation an Skalp, Ohr, Lippe.

Therapie
- Dokumentation (Beschreibung, Skizze, Foto) wegen häufiger juristischer Konsequenzen.
- Lokale Wundspülung (ausgiebig, auch Stichkanäle, auch unter Druck).
- Wundverschluss: im Gesicht fast immer primär. Möglicherweise adaptierend nähen, um Sekretabfluss zu ermöglichen. Bei V. a. Infektion Nähte legen u. für sek. Wundverschluss vorbereiten.
! Bei Tollwutverdacht immer offene Wundbehandlung. Meldepflicht an das Veterinäramt, das dann ggf. Quarantäne des Tiers veranlasst. Tollwut ist durch die Impfung von Haus- u. Wildtieren (Köder) aus Deutschland fast verschwunden. Sonst Tollwutimmunisierung u. -impfung
- Immobilisierender Verband (Schiene, Gips, Cast); Hochlagerung.
- **Antibiose:** primär, prophylaktisch-sek. gezielt nach Bakteriologie/Resistogramm.
- Tetanus: bei fehlendem o. unklarem Impfschutz aktive u. passive Immunisierung.

22.7 Häufige kinderchirurgische Erkrankungen

Hypertrophe Pylorusstenose (▶ 13.3.3), Invagination (▶ 13.4.1), M. Hirschsprung (▶ 13.5.2).

22.7.1 Leistenhernie und Hydrozele

Formen Im Kindesalter fast ausschließlich indirekte **Leistenhernien** durch Offenbleiben des Processus vaginalis peritonei. 1–3 % aller Kinder, häufiger bei FG. Mögliche Inhalte des Bruchsacks: Netz-, Darmanteile, Peritonealflüssigkeit, Anteile des inneren weiblichen Genitales, Hoden (= sog. intravaginaler Leistenhoden). Die kindl. **Hydrozele** ist meist eine mit Peritonealflüssigkeit gefüllte Leistenhernie u. kommuniziert mit der Bauchhöhle.

Klinik u. Diagnostik

- Durch Husten, Pressen, Schreien provozierbare Vorwölbung inguinal (▶ Abb. 22.5).
- Diaphanoskopie. Ggf. Sono u. Doppler bei DD Hydrozele u. Hodentorsion.

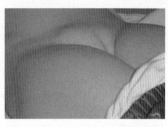

Abb. 22.5 Leistenhernie [T532]

Inkarzeration: Häufig werden Sgl. u. KK erst durch einen inkarzierten Leistenbruch symptomatisch: massive Schwellung vor dem äußeren Leistenring bis zum Skrotum bzw. bis zu den großen Labien. Schmerzen u. Schreien, Nahrungsverweigerung, Erbrechen, Ileussymptomatik.

Hydrozele: Prall-elastische, schmerzlose Skrotalschwellung.

Therapie Bei Inkarzerationsdauer < 8 h Repositionsversuch unter Sedierung (z. B. Midazolam 0,2–0,4 mg/kg KG rektal) fast immer erfolgreich, ggf. in der Wanne. Kopftieflage, Geduld haben, Darminhalt u. Darmwandödem unter kontinuierlichem Druck verringern, erst dann ist eine Reposition möglich. Bei Erfolg rasche elektive OP, sonst Notfall-OP.

 Während der Inkarzeration sind die Hodengefäße komprimiert, Gefahr der Hodenatrophie.

OP-Ind.:

- Elektiv bei Diagnose einer Leistenhernie u. nach manuell reponiertem Bruch.
- Dringend bei Ovarvorfall (ohne Repositionsversuch).
- Absolut bei Inkarzeration nach misslungenem Repositionsversuch.
- **Hydrozelen:** Etwa 30 % bilden sich bis zum 3. Lj. spontan zurück. Vorherige OP nur bei Beschwerden o. extremer Größe. KI: Bruchbänder, Bandagen, Hydrozelenpunktion.

22.7.2 Nabelhernie, supraumbilikale Faszienlücke

 Der Nabelbruch ist von der supraumbilikalen Faszienlücke abzugrenzen.

Klinik

Nabelbruch: Vorwölbung des Nabels mit unterliegender Lücke. Bei Lücken Rückbildung meist im 1. Lj., weiter auch bis zur Pubertät möglich.

Supraumbilikale Faszienlücke: Kurz o. weiter entfernt vom Nabel in der Mittellinie besteht eine tastbare Lücke mit prolabierendem präperitonealem Fett.

Diagnostik

- Inspektion, ggf. beim Pressen, Schreien.
- Palpation.
- Sono.

Nabelhernien inkarzerieren äußerst selten, nur bei großem Bruchsack.

Therapie
Nabelbruch:
- OP im Sgl.-Alter nur bei großen o. zur Inkarzeration neigenden Nabelhernien.
- Bei kleinen Lücken OP ab dem 6. Lj. o. bis zur Pubertät warten.
- ! Nabelhernien machen selten Bauchschmerzen, die keine Ind. zur OP sind (Placebooperation).

Supraumbilikale Faszienlücke:
- Supraumbilikale Faszienlücken sollen bei Diagnosestellung operiert werden.
- Prolabierendes Fett inkarzeriert u. macht Beschwerden, Tendenz zur Größenzunahme.

22.7.3 Varikozele

Definition Erweiterung der venösen Gefäße des Plexus pampiniformis = Varizen (▶ Abb. 22.4).

Vorkommen
! Bei präpubertärer Varikozele immer an einen Nierentumor (auch Hydronephrose) denken!
- I. A. mit Beginn o. während der Pubertät auftretend, vorwiegend linksseitig.

Klinik
- 0. Grad: Reflux in den Plexus pampiniformis lediglich unter farbcodierter Duplexsonografie sichtbar. Klin. inapparent.
- 1.Grad: varikös veränderte Venen lediglich tastbar, nicht sichtbar.
- 2. Grad: präpubertär variköse Venen tastbar u. eben sichtbar.
- 3. Grad: Tieferstehen des Hodens u. deutlich sichtbare Venenkonvolute.
- Hodenhypotrophie, Druckgefühl im betroffenen Hoden, selten Schmerzen.

Komplikationen ohne Therapie Schädigung der germinativen Strukturen durch Überwärmung. Beide Hoden sind betroffen, deshalb droht Infertilität. Trotz Chirurgie irreversibel. Jedoch nur 30 % der Varikozelenträger werden infertil. Fertilität bei Pubertierenden nicht prüfbar. Deshalb ist prophylaktische OP erforderlich!

Therapieoptionen
- 1.: Interventionsradiologische, retrograde Sklerosierung o. Embolisation.
- 2.: Antegrade Sklerosierung durch Injektion in die V. testicularis am Leistenkanal.
- 3.: Subinguinale mikrochir. Varikozelenligatur. Mit Mikroskop werden nur die Venen ligiert, Arterie u. Lymphgefäße bleiben intakt.
- 4.: Laparoskopische Clippung der Vasa testicularia o. der V. testicularis.
- 5.: Offene Ligatur der Vv. testicularia (Bernardi) o. der Vasa testicularia (Palomo).

Hohe Durchtrennung des gesamten Gefäßstrangs hat weniger Rezidive, jedoch Stauungshydrozele möglich.

22.7.4 Maldescensus testis (Hodenhochstand)

Hodendystopie, Kryptorchismus, Retentio testis und Maldescensus testis

Formen
- Retentio testis inguinalis (Leistenhoden).
- Retentio testis abdominalis (Bauchhoden, im deutschsprachigen Raum = Kryptorchismus).

- Gleithoden: Hoden lässt sich kurzfristig ins Skrotum hinabziehen, gleitet aber sofort wieder nach oben zurück, wobei hier nicht der Kremasterzug ursächlich ist.
- Hodenektopie (Fehlwanderung des Hodens nach Durchtritt durch den Leistenkanal). Der Hoden kann sich am Oberschenkel, Damm o. auch Penisschaft befinden.
- Anorchie, infolge primärer Hodenagenesie/Hypoplasie o. nach intrauteriner Torsion (= vanishing testis syndrome).
- Pendelhoden: Hoden durch den Zug des Kremastermuskels wechselnd zwischen Skrotum u. Leistenring nachweisbar; Normvariante. Entscheidend ist die überwiegende Position des Hodens im Skrotum (auch von Eltern beobachten lassen!).

Komplikationen ohne Therapie   Infertilität, maligne Entartung (5-fach höher), Hodentorsion.

Klinik
- Ein- o. beidseitig leere, evtl. hypoplastische Skrotalfächer.
- Um einen Pendelhoden auszuschließen, sollte eine warme Umgebungstemperatur vorliegen, das Kind entspannt liegen, der Leistenkanal von laterokranial nach mediokaudal ausgestreift werden. Jede Berührung von Oberschenkelinnenseite o. Skrotalhaut löst den Reflex aus. Deshalb Daumen u. Zeigefinger erst auf den Skrotaleingang legen, dann palpieren.
- Lage u. Größe des Hodens dokumentieren (Sono).

Diagnostik   Bei bes. Fragestellungen: Sono; Inhibin B i. S./Hormonstatus i. S. mit HCG-Stimulation bei beidseitigem Kryptorchismus; Chromosomenanalyse; MRT (Abdomen, Becken); Laparoskopie.

Therapie   Eine Hormonbehandlung wird in vielen Ländern nicht mehr akzeptiert (geringe Erfolgsquote, teuer, möglicher schädigender Einfluss).
Operative Ther.: bei unvollständigem Deszensus, Ektopie o. Begleithernie u. bei sek. Hodenhochstand: Orchidolyse u. Orchidopexie.
OP-Technik nach Schoemaker:

> Voraussetzung für eine operative Hodenverlagerung ist die Lokalisation des Hodens mindestens im Leistenkanal. Sonst Laparoskopie!
> - **Orchidolyse:** dabei distale Durchtrennung des Gubernaculum testis.
> - **Funikulolyse:** Präparation des Samenstrangs bis weit nach retroperitoneal unter Schonung des Samenleiters u. des Gefäßstrangs.
> - **Orchidopexie:** Bildung einer subkutanen Tasche zwischen Skrotalhaut u. Tunica dartos mit Einbettung des Hodens. **Alternativ:** perkutane, transskrotale Fixation des Hodens durch eine o. zwei Nähte. Verlagerung unter Spannung führt zu Hodenatrophie o. Rezidiv, dann besser 2-zeitige OP.
> - **Bei Abdominalhoden:** laparoskopische Suche des Hodens. Bei extrem hypoplastischem Hoden bzw. Hodenrudiment (vanishing testis) ggf. Exstirpation. Mobilisation des Hodens ggf. unter Durchtrennung der Vasa spermatica (Fowler-Stephens). Laparoskopisch ist die Mobilisation des Samenstrangs u. Hodens sehr übersichtlich durchzuführen u. der Hoden auch zu pexieren.

> Die definitive Position des Hodens im Skrotum muss mit dem 1. Geburtstag erreicht sein, egal ob auf konservativem o. operativem Weg!

22.7.5 Phimose

Definition Vorhautverengung. Unfähigkeit, die Vorhaut über die Eichel zurück-zustreifen. Zu unterscheiden von Vorhautverklebungen.

Physiologisch:
- Feste Verklebung der Vorhaut mit der Eichel im Sgl.-Alter. Lösung allmäh-lich bis zur Pubertät. Große interindividuelle Unterschiede.
- Enger, vulnerabler Vorhautring, der die Retraktion verhindert bis zum 2.–3. Lj., aber auch noch bis zur Pubertät.
- Leichte Rötung der Präputialöffnung (ammoniakalische Reizung).
- Leichte Ballonierung der Vorhaut bei der Miktion.
- Retentionszysten von Vorhautepithelien u. deren gelegentliche Infektion.

Pathologisch:
- Vernarbungen der Präputialöffnung durch mechanische Beanspruchung o. rezidiv. Infektionen,
- Lichen sclerosus et atrophicus,
- Fortbestehen der Vorhautverklebungen o. -verengungen über die Pubertät hinaus,
- Miktionsbehinderungen.

Therapie
Eine Salbenbehandlung (Kortikoide, Östriol) ist vielfach beschrieben, aber un-nötig.

Operative Ther.:
- Ind.: strittig. Nur die pathol. Konditionen gelten als medizinische Indikation. Phimose nach der Pubertät. Rituelle Zirkumzisionen sind problematisch zu rechtfertigen, da für die Einwilligung durch die Eltern eine OP dem Wohl des Kinds dienen muss, sind aber nach neuester Gesetzeslage rechtskonform.
- KI: Phimose ohne Miktionsbehinderung vor der Pubertät, floride Balanitis, kongenitale Anomalien des äußeren Genitales, insbes. Hypospadien (über-schüssiges Präputialgewebe stellt ideales autologes Material zur plastischen Rekonstruktion dar).
- Vorhautverklebungen lösen sich spontan bis zur Pubertät.
- OP-Techniken: Anästhesie bei allen Formen: Allgemeinnarkose.
  - Partielle Zirkumzision,
  - totale Zirkumzision,
  - Vorhauterweiterungsplastik.
- KO: Nachblutung ist die häufigste KO; Abrutschen der Plastibell-Glocke; Rezidiv (bei ungenügender Resektion des inneren Vorhautblatts). Meatusstenose nicht selten. Verletzung von Glans o. Urethra eher selten durch technische Fehler.

Paraphimose

Nur möglich bei relativer Vorhautenge. Nach Retraktion des Präputiums wird die Reposition vergessen o. ist schmerz-haft u. wird deshalb unterlassen (▶ Abb. 22.6). Dadurch Stauung des Lymphabflusses u. ödematöse Schwel-lung von Glans u. distalem Präputium mit zunehmenden Schmerzen bis zur Miktionsbehinderung (Nekrosen sind bei Kindern nicht beschrieben).

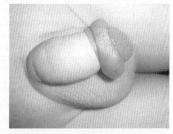

Abb. 22.6 Paraphimose [T532]

Therapie Lokalanästhetikum (als Spray, Gel o. Peniswurzelblock). Reposition durch gleichmäßige, manuelle Kompression des Glansödems u. gleichzeitigen Zug auf den Vorhautring. Geduld haben! Bei Versagen Wdh. der manuellen Reposition in Narkose. Ultima Ratio: dorsale Inzision des Vorhautrings in gleicher Narkose.

22.7.6 Appendizitis

> Das Zeitintervall zwischen Beginn der Symptomatik u. Perforation ist umso kürzer, je jünger der Pat.

Klinik, Diagnostik u. Differenzialdiagnosen (▶ 13.4.4). Heute sonografisch fast 100-prozentig darstellbar (▶ Abb. 22.7).

Therapie

Konservative Ther.: Bei zunächst unklaren Situationen konservativ abwartende Ther.: Bettruhe, lokale Wärme, wenn Enteritis angenommen wird (keine Eisblase: verzögert Entscheidung u. verschleiert Symptomatik), Nahrungskarenz, Klysma ex juvantibus (Obstipation häufigste Bauchschmerzursache). Sono kann in geübter Hand entscheidendes diagn. Mittel sein. Häufig verur-

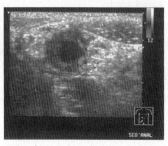

Abb. 22.7 Sonografie: Appendizitis [T532]

sacht eine Lymphadenitis eine appendizitische Symptomatik.
Viele appendizitisverdächtige Situationen bessern sich innerhalb von 24–48 h.
Bei perityphlitischem Abszess ist bei gutem AZ eine konservative Ther. möglich. Voraussetzung: Abszess bildet sich unter konservativer Ther. zurück (sonografische Verlaufskontrollen) u. klin. Befund bessert sich innerhalb von 3–4 d. Dann Intervall-Appendektomie nach 4–6 Mon. möglich, nur bei nachgewiesenem verbliebenem Kotstein erforderlich.
Operative Ther.: Ind. zur Appendektomie sollte heute aufgrund einer sicheren Diagnose gestellt werden. Unnötige Appendektomien können vermieden werden.
- Absolute (Notfall-)Ind.:
  - Bei klin. V. a. eitrige bzw. perforierte Appendizitis.
  - Bei sich vergrößerndem perityphlitischem Abszess.
  - Bei akutem Abdomen, Zeichen eines Ileus o. einer diffusen Peritonitis.
- Elektive Ind. nach konservativer Behandlung eines perityphlitischen Abszesses („Intervall-Appendektomie").
- Relative Ind. bei rezidiv. Bauchschmerzen (chron. Appendizitis) mit fortbestehenden Beschwerden nach Ausschlussdiagnostik.
OP-Technik:
- Laparoskopische Appendektomie ist Methode der Wahl.
- Offene Appendektomie über Wechsel- o. Pararektalschnitt.
! Die Verfügbarkeit laparoskopischer OP-Technik entscheidet nicht über die Indikation.

22.7.7 Meckel-Divertikel

Definition Echtes Divertikel des präterminalen Ileums als Rudiment des embryonalen Ductus omphaloentericus. Häufigkeit: 2 %.

Klinik Symptome erst bei Auftreten möglicher KO: Meckel-Divertikulitis. Ulkusblutung durch ektope Magenschleimhaut. Perforation. Karzinoid bei ektopem APUD-Zellgewebe. Invagination mit Ileus. Strangulation, Abknickung o. Volvulus mit Ileus.

Diagnostik
• Sono.
• Technetium-Szintigrafie bei Blutungen: ^{99m}Tc-Pertechnetat wird von den Parietalzellen der Magenschleimhaut aufgenommen u. zeigt sich als zusätzlicher Speicherungsherd neben Magen u. Harnblase (Einsatz nur bei wiederholten, nicht zu akuten Blutabgängen).

Therapie Ind. zur Exzision: symptomatisches Meckel-Divertikel. Jedes intraop. (auch zufällig) gefundene Meckel-Divertikel, z. B. bei Appendektomien.

23 Orthopädie und Traumatologie

Thomas Wirth

23.1 Kinderorthopädie

23.1.1 Wichtige Osteochondrodysplasien

Die Gruppe der Osteochondrodysplasien ist eine extrem umfangreiche Gruppe genetisch bedingter Erkr. des Achsenskeletts, die mit unterschiedlich ausgeprägten Wachstums- u. Entwicklungsstörungen einhergehen. Für viele Skelettdysplasien konnte der genetische Defekt identifiziert werden, was eher zu einer noch stärkeren Diversifizierung geführt hat. In diesem Kap. → bes. wichtige Erkr. (▶ Tab. 23.1).

Tab. 23.1 Einteilung der Osteochondrodysplasien

Gruppe	Erkrankungen	Beispiele
Wachstums- u. Entwicklungsstörungen des Achsenskeletts	Frühletale Osteochondrodysplasien	Achondrogenesis, thanatophore Dysplasie
	Epiphysär	Epiphysäre u. spondyloepiphysäre Dysplasien, M. Trevor
	Die Fuge betreffend u. metaphysär	Achondroplasie, metaphysäre u. spondylometaphysäre Dysplasien
	Diaphysär	Progressive diaphysäre Dysplasie (Camurati-Engelmann), Melorheostose
Fehldifferenzierung u. Differenzierungsstörung von Knochen- u. Knorpelgewebe	Erkr. des Knochens mit fehldifferenziertem intraossärem Gewebe	Fibröse Dysplasie, McCune-Albright-Sy., Neurofibromatose
Metabolische Anomalien der Knochendichte	Osteochondrodysplasien mit vermehrter Knochendichte, Hyperostosen	Osteopetrose, frühe u. späte Form; Pyknodysostose
	Osteochondrodysplasien mit verminderter Knochendichte	Osteogenesis imperfecta

Achondroplasie

Epidemiologie   Häufigste Skelettdysplasie, bereits mit der Geburt erkennbar. Inzidenz 1,3/100.000–1,5/10.000 Lebendgeburten. Dysproportionierter Zwergwuchs.

Genetik   Aut.-dom. Vererbung. Fehlfunktion des Fibroblast-Growth-Factor-Receptor(FGFR)-Gens.

Klinik   Dysproportionierter Zwergwuchs mit weitgehend normaler Rumpflänge u. verkürzten Extremitäten. Typ. Kopfform mit vergrößertem Schädel, Balkonstirn u. Sattelnase. Dreizackhand u. Tendenz zu varischen Beinachsen. Neigung zu engem Spinalkanal u. lumbaler Hyperlordose. Nicht selten kyphotische Knickbildungen der WS. Keine Intelligenzminderung.

Diagnostik   Klin. Erscheinungsbild, molekulargenetische Diagn., charakt. Rö-Befunde.

Orthopädische Therapie Im Wachstumsalter Korrektur der Beinachsdeformitäten. Extremitätenverlängerungen durch Kallusdistraktion möglich. Im Erw.-Alter oft Dekompression des engen Spinalkanals nötig.

Osteogenesis imperfecta

Klassifikation Nach klin. u. genetischen Kriterien: Typ I–X (nach Sillence, ergänzt durch Glorieux u. a.).

Klinik Die teils extreme Minderung von Knochendichte u. -qualität durch quantitative u./o. qualitative Defizite in der Kollagen-I-Bildung führt zu hoher Frakturgefährdung u. progressiver Verbiegung der langen Röhrenknochen u. Wirbelkörperfrakturen. Oft blaue Skleren (fakultativ), Kleinwuchs (fakultativ), Kyphoskoliose (fakultativ), Dentinogenesis imperfecta.

- Typen I, IV–VII: moderate Formen mit mäßiger Knochenbrüchigkeit o. spontaner Verformungskraft der Knochen. Abhängig vom Typ blaue Skleren. Selbstständige Gehfähigkeit erreichbar.
- Typ II: schwerste Form mit intrauterin o. peripartal erlittenen Frakturen. Intrakranielle Blutungen, Rippenfrakturen. Meist nicht überlebensfähig.
- Typ III, VIII–X: sehr schwere Betroffenheit mit extremer Knochenbrüchigkeit u. höchster spontaner Verformungskraft der Knochen bereits nach der Geburt. Starker Minderwuchs. Rollstuhlpflichtig.

Diagnostik Klin. Erscheinungsbild, molekulargenetische Diagn., charakt. Rö-Befunde mit unterschiedlich alten Frakturen u. Verformungen der Knochen.

Therapie
- **Konservativ:** i. v. Gabe von Bisphosphonaten, Rüttelplatte, Physiother., orthopädische Hilfsmittel (Steh-/Gehapparate, Orthesen, Rollstuhl).
- **Operativ:** Frakturbehandlung durch intramedulläre Schienungen, Deformitätenkorrektur u. Frakturvermeidung durch Teleskopnagelung.

23.1.2 Arthrogryposis multiplex congenita

Definition Sehr heterogener Symptomenkomplex mit multiplen angeb. Gelenkkontrakturen.

Klinik Typ. Nebeneinander von Gelenkkontrakturen in Extensionsstellung (Strecktyp) o. Beugestellung (Flexionstyp) in oft sehr variabler Ausprägung mit parallel existierenden Muskelatrophien. Formen: klassische tetramele Form, nicht seltene distale Form. Keine Querfältelung über den Gelenken.
Oft angeborene Klump- od. Plattfüße, Hüft- od. Kniegelenkluxationen, Hand-/Fingerfehlstellungen.
Meist normale Intelligenz.

Diagnostik Bewertung von Klinik u. Einordnung aller Symptome u. Fehlstellung. Rö-Befunde. EMG, in seltenen Zweifelsfällen Muskelbiopsie.

Differenzialdiagnose Myositis ossificans congenita, Larsen-Sy., diastrophische Dysplasie, kongenitale Synostosen, Myopathien, kongenitale Ankylosen.

Therapie Ziel: Gehfähigkeit u. Selbstständigkeit für alltägliche Verrichtungen.
- **Konservativ:** KG (auf neurophysiologischer Basis, manuelle Ther.), Ergother., Gipsredressionen, Orthesen, Steh- u. Gehapparate. I. d. R. als Ergänzung für operative Ther.

- **Operativ:** Individuelle Ther.-Konzepte; offene Repositionen der Knie- u. Hüftgelenke, operative Fußkorrekturen, Lösung von Kontrakturen, Muskelversetzungen, evtl. Korrekturosteotomien.

! Langwierigkeit u. Komplexität der Behandlung immer herausstellen.

23.1.3 Erkrankungen der Wirbelsäule

Skoliose

Definition Verbiegung der WS in der Frontalebene mit gleichzeitiger Wirbelkörperrotation.

Ätiologie In der Mehrzahl ($\approx$ 90 %) idiopathisch mit Präferenz des weibl. Geschlechts (weibl. : männl. 4 : 1). Weitere Ursachen: kongenital, neuromuskulär, syndromal.

Klinik Nach Erkr.-Aalter unterschieden: Sgl.-, Early-Onset-, juvenile u. Adoleszentenskoliose. Nach dem Krümmungsort kommen Thorakal- (meist re. konvex), Thorakolumbal- u. Lumbalskoliose vor.

Diagnostik
- **Klin. Befund:** Schulter-, Beckenasymmetrie, asymmetrische Taillendreiecke, Rippenbuckel, Lendenwulst. Bewertung der Abweichung vom Lot, von der Flexibilität der Krümmung u. des sagittalen Profils.
- **Rö:** WS-Ganzaufnahme in 2 Ebenen (Messung des Cobb-Winkels).
- **MRT** bei linkskonvexen Thorakalskoliosen, Fehlbildungsskoliosen, V. a. intraspinale Läsion.

Therapie In die Ther. fließen Krümmungsausmaß, Progredienz u. bei neuromuskulären Skoliosen zusätzlich Rumpfbalance o. Vitalkapazität (Muskeldystrophie) ein. Rapide Progredienz im 1. Lebensjahrzehnt (Fehlbildungsskoliosen, Early-Onset-Skoliose) erfordert besondere meist operative Ther.
- Idiopathische Skoliosen bis 20° Cobb: KG.
- Idiopathische Skoliosen mit 20°–50° Cobb: Cheneau-Korsettbehandlung (23 h/d) bis Abschluss des Wachstums in Komb. mit KG. Stat. physiotherap. Intensivther. Sehr einfühlsame Ther.-Führung besonders wichtig.
- Idiopathische Skoliosen > 50° Cobb: operative Ther. in Abhängigkeit von Krümmungstyp u. -lokalisation.

Morbus Scheuermann

Definition Wachstumsstörung der Grund- u. Deckplatten der BWS u. LWS mit Entwicklung einer zunehmend rigiden Kyphose unklarer Ätiologie (Synonym: Adoleszentenkyphose).

Klinik Initial uncharakt. Rückenschmerzen, progrediente Entwicklung eines Rundrückens, der seine anfängliche Flexibilität zunehmend verliert, u. kompensatorisch Entstehung einer Lordose der LWS. Mit zunehmender Versteifung gehen die Schmerzen weg.

Diagnostik Klin. Unters. oft nicht richtungweisend. **Rö** (▶ Abb. 23.1): Klassisch sind Schmorl-Knötchen, Randleistenhernien sowie Keilwirbel (mind. 3 Keilwirbel). Bei isolierten Grund- u. Deckplattenunregelmäßigkeiten Zurückhaltung bei Diagnosestellung.

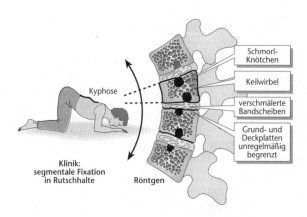

Abb. 23.1 Klinik und radiologische Veränderungen bei M. Scheuermann [L157]

Therapie
- Leichte Formen mit Gesamtkyphosewinkel bis 50°: KG, Rückendisziplin.
- Kyphoseprogredienz o. Gesamtkyphosewinkel > 70°: aufrichtendes Rumpfkorsett. Abschulung erst 1–2 J. nach Wachstumsabschluss!
- Kyphosen > 80° u. fehlende Flexibilität u. Progredienz im Korsett: aufrichtende operative Ther. erwägen (selten nötig).

Muskulärer Schiefhals

Definition Fixierte Schiefstellung des Kopfs mit Neigung zur erkrankten Seite u. Rotation zur Gegenseite auf dem Boden einer Verkürzung des M. sternocleidomastoideus (Synonym: Torticollis).

Ätiologie Bindegewebige Verkürzung des M. sternocleidomastoideus, am ehesten postpartal als Folge einer Einblutung in den Muskel.

Klinik Schiefhaltung des Kopfs mit Neigung zur erkrankten u. Drehung zur Gegenseite. Bewegungseinschränkung der HWS (Neigung, Rotation). Initial tastbar Verdickung u. Verhärtung des Muskels. Bei persistierenden Fehlstellungen strangförmige Verkürzung des Muskels, Entwicklung einer Gesichtsasymmetrie o. -skoliose.

Differenzialdiagnosen
- Akuter Schiefhals (posttraumatisch, Blockierung, Muskelhartspann). Ther.: manuelle Ther., physikalische Ther., Antiphlogistika, Zervikalstütze.
- Kongenital: Fehlbildungen, Blockwirbel, Assimilationsstörungen, Klippel-Feil-Sy.
- Okulärer Schiefhals (z. B. Augenmuskelparesen).
- Grisel-Sy. (entzündl. u. tumoröse Erkr. des Nasen-Rachen-Raums).
- Tumoren in hinterer Schädelgrube o. Hirnstammbereich.
- Torticollis spasmodicus.

Therapie
- Frühzeitig konsequente KG auf neurophysiologischer Grundlage (z. B. Vojta) u. auch manuelle Ther.
- Gegensinnige Lagerungsther. u. Förderung der „ungeliebten" Seite durch gezielte Reizeinwirkung.

- Bei Persistenz operative Ther. durch mono- o. besser (effizienter) biterminale Tenotomie des M. sternocleidomastoideus.

23.1.4 Erkrankungen der Hüfte

Hüftdysplasie und angeborene Hüftluxation

Ätiologie u. Pathogenese Endogene Faktoren: Hüftreifungsstörung mit multifaktorieller genetischer Disposition u. familiärer Häufung. Mädchen : Jungen = 4 : 1. Häufiger bei Beckenendlage, Mehrlingsgeburten. Beidseitigkeit in ca. 40 %. Spontanverlauf: Aus initialer Dysplasie wird Hüftluxation. Langfristig Entwicklung einer Dysplasiekoxarthrose.

Differenzialdiagnose
- Teratologische Hüftluxation (Luxation präsent bei Geburt),
- neuromuskuläre Erkr. (Zerebralparese, MMC),
- Arthrogrypose, Syndrome (z. B. Larsen-Sy.),
- im Rahmen u. als Folge eitriger Koxarthritis.

Diagnostik Hüftdysplasie ist die häufigste kongenitale Gelenkerkrankung. In unseren Regionen Erkr.-Häufigkeit von 5 : 1.000 NG, mit regionalen Unterschieden. Durch sorgfältige klin. NG-Unters., v. a. aber durch das gesetzliche sonografische NG-Screening ist Frühdiagnose möglich. Das dysplastische Hüftgelenk ist anfangs meist klin. unauffällig.
- **Klin. Verdachtsmomente** der schweren Dysplasie o. Luxation:
  - Instabilitätszeichen: Ortolani- (Aus-Einrenk-Phänomen) o. Barlow-Zeichen (Einrenkphänomen luxierbarer Hüften), oft nur in den ersten Lebenstagen positiv.
  - Abspreizbehinderung: kein Frühzeichen, oft erst ab 3. LM feststellbar. Entsteht durch erhöhte Spannung der Hüftadduktoren. **Cave:** Luxation bds.
  - Beinlängendifferenz mit Oberschenkelverkürzung. **Cave:** Luxation bds.
  - Faltenasymmetrie (Gesäß, Oberschenkel): unsicheres Zeichen, oft überbewertet.

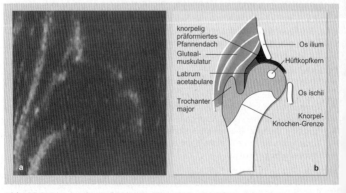

knorpelig präformiertes Pfannendach
Glutealmuskulatur
Labrum acetabulare
Trochanter major
Os ilium
Hüftkopfkern
Os ischii
Knorpel-Knochen-Grenze

Abb. 23.2 Sonografie Hüfte, 3 Wo. alter Sgl.: a) Hüfttyp Ia nach Graf mit guter knöcherner Überdachung des Hüftkopfs und übergreifendem knorpeligem Pfannendach. Der Hüftkopfkern ist noch nicht erkennbar [T552]. b) Schemazeichnung von a [L157]

- **Sono** der Säuglingshüfte ist die wichtigste Unters. zum Ausschluss/Nachweis einer Hüftgelenkdysplasie.
  - Sonografisches NG-Screening: sofort nach Geburt bei bekannten Risikofaktoren (pos. Familienanamnese, Beckenendlage, klin. instabiles Gelenk); mit der U3 (4.–6. Wo.) bei allen.
  - Sonografische Stadieneinteilung der Säuglingshüfte nach Graf (▶ Tab. 23.2). Die standardisierte Befunderhebung berücksichtigt knöcherne u. knorpelige Formgebung. Es müssen dargestellt werden: knöcherner Erker, knöcherner Unterrand (Os ilium), knorpeliger Erker, Labrum acetabulare (▶ Abb. 23.2). Messung von α- u. β-Winkel beeinflusst die Klassifikation des entsprechenden Hüfttyps. Außerdem ist dynamische Unters. mit Druck u. Zug aufschlussreich.
  - Sono kann auch zur Stellungskontrolle reponierter Hüftgelenke im Gips o. in der Abspreizschiene verwendet werden.

Tab. 23.2 Morphologische Klassifikation von Ultraschallbefunden der Hüfte (nach Graf)

Typ		Knöcherne Formgebung	Knöcherner Erker	Knorpeliger Erker
Ia (jedes Lebensalter) (▶ Abb. 23.2)	Ausgereifte Hüfte	Gut	Eckig	Übergreifend
Ib (jedes Lebensalter)		Gut	Meist geschweift („stumpf")	Übergreifend
Physiologische Verknöcherungsverzögerung altersgemäß	IIa plus	Ausreichend	Rund	Übergreifend
IIa Mit Reifungsdefizit (bis 3. LM)	IIa minus	Mangelhaft	Rund	Übergreifend
IIb Verknöcherungsverzögerung		Mangelhaft	Rund	Übergreifend
IIc Gefährdete o. kritische Hüfte (jedes Lebensalter)		Mangelhaft	Rund bis flach	Noch übergreifend
IId Hüfte am Dezentrieren (jedes Lebensalter)		Hochgradig mangelhaft	Rund bis flach	Verdrängt
Dezentrierte Gelenke III		Schlecht	Flach	Nach kranial verdrängt, ohne Strukturstörung
IV		Schlecht	Flach	Nach kaudal verdrängt

- **Rö:** Beckenübersicht. Nur bei spät erkannten Hüftdysplasien o. zur Kontrolle therapierter Hüftdysplasien. Klassifikation nach Tönnis in 4 Typen. Messung des AC-(Pfannendach-)Winkels, bei älteren Kindern des CE(Centrum-Ecken)-Winkels. Nach dem 1. Lj. Rö unentbehrlich.
- **MRT:** Zur Stellungskontrolle reponierter Hüftgelenke im Gips, sonst nur zu speziellen Fragestellungen wie Hüftkopfnekrose o. Labrumläsion.

Therapie Ther.-Form, -dauer u. -ergebnis hängen vom Schweregrad der Dysplasie u. vom Beginn der Ther. ab. Es gilt: je früher Diagnose u. Ther., desto milder u. kürzer die Behandlung.

- Dysplasie mit stabilen Hüften (IIa bzw. IIa minus bis IIc) im 1. Lj.: Abspreizbehandlung mit Spreizhose o. Hüftbeugeschiene. Instabile Hüften des NG können so auch therapiert werden. Ther.-Dauer bis zum Erreichen eines Hüfttyp I. Rö-Aufnahme des Beckens mit ca. 1 J.
- Hüftdysplasie mit instabiler Hüftsituation: Retention des Hüftgelenks in Becken-Bein-Gips o. geeigneter Abspreiz-Beuge-Schiene (z. B. Pavlik-Bandage, Hoffmann-Daimler-Schiene).
- Hüftluxation im 1. Lj.: geschlossene Reposition (Pavlik-Bandage, manuell, über Overhead-Extension) u. Retention im Becken-Bein-Gips (Fettweis-Gips) o. in Pavlik-Bandage. Ausbehandlung erfolgt dann in Abspreiz- o. Beugeschiene.
- Hüftluxation mit gescheiterter geschlossener Reposition u. nach dem 1. Lj.: offene Reposition, ggf. in Komb. mit (verkürzender) varisierender Derotationsosteotomie u./o. Pfannendachplastik. Ausbehandlung in Fettweis-Gips u. Schienen.
- Restdysplasie: je nach Alter u. Befund (AC-Winkel, CE-Winkel) Pfannendachplastik, einfache od. 3-fache Beckenosteotomien.

Coxitis fugax

Definition Abakterielle, Tage bis wenige Wo. im Anschluss an viralen Infekt auftretende, mit Gelenkerguss verknüpfte flüchtige Entzündung des Hüftgelenks. Altersgipfel: 3.–7. Lj.

Klinik Nach typ. Anamnese (kurz zurückliegender Virusinfekt) akut einsetzende Hüftgelenk- u. gelegentlich Kniegelenkschmerzen, hinkendes Gangbild. Oft Unwille, das betroffene Bein zu belasten. Schonhaltung des Oberschenkels in Hüftflexion; schmerzhafte Bewegungseinschränkung, v. a. in Innenrotation. Keine allg. Krankheitszeichen.

Differenzialdiagnosen Septische Koxitis, Schenkelhalsosteomyelitis (krankes Kind, Fieber, hohes Infektlabor → Notfall), M. Perthes, JIA u. andere Arthritiden, Lyme-Arthritis, Leukämie.

Diagnostik Anamnese u. Klinik (krank wirkendes Kind?); Sono Hüfte im Seitenvergleich, Entzündungslabor, v. a. CRP. Rö nur bei rezidiv. Beschwerden o. Zweifel an Diagnose Coxitis fugax, insbes. hohem Entzündungslabor u. auffälligem BB.

Therapie Entlastung, Antiphlogistika, Belastungsaufbau nach Klinik. Besserung innerhalb 10 d.

Morbus Perthes

Definition Ischämische Nekrose des Hüftkopfs ungeklärter Ursache. Altersgipfel 5.–7. Lj., Altersspektrum 3.–12. Lj. Beidseitigkeit in 10–20 %.

Klinik   Rezidiv. Hüft- o. Knieschmerzen, Hinken, Innenrotationsschmerz, Leistendruckschmerz, rasche Ermüdbarkeit, Bewegungseinschränkung von Innenrotation u. Abduktion.

Differenzialdiagnosen   Coxitis fugax, eitrige Koxarthritis, JIA, epiphysäre Dysplasie (beidseitig).

Diagnostik
- **Rö:** Beckenübersicht u. axiale Aufnahme. Dokumentation des stadienhaften Verlaufs. Klassifikation der Schwere (nach Catterall → Nekroseausdehnung, nach Herring → lateraler Pfeiler). Beschreibung der radiologische Risikofaktoren (Lateralisierung, laterale Verkalkung, Subluxation).
- **MRT:** Frühdiagnose, derzeit ohne große Relevanz für Ther.-Entscheidungen.
- **Sono:** Ergussdiagn., Messung der Kopflateralisierung.

Therapie
- Konservativ (< 6 J., keine Kopfrisikozeichen): Entlastung, konsequente Physiother., Reduktion axialer Belastung.
- Operativ (> 6 J., Kopfrisikozeichen): Containment-Ther. durch Varisationsod. Beckenosteotomien o. beides in Komb.

Epiphyseolysis capitis femoris
Definition   Abgleiten der Hüftkopfepiphyse nach dorsokaudal in der Adoleszenz.

Klinik
- Körperl. Erscheinungsbild: für chron. u. Acute-on-chronic-Fälle adipöse Konstitution. Beidseitigkeit in 50–70 %. Erkr.-Alter 9–14 J. (Mädchen), 11–16 J. (Jungen).
- Akute Form: plötzliche Leisten- o. Knieschmerzen meist ohne adäquates Trauma. Bein kann nicht mehr belastet werden. Bein in Außenrotationsstellung, starker Bewegungsschmerz.
- Chron. Form: eher diskrete Knieschmerzen u. schleichend sich verschlimmernde Bewegungseinschränkung des Hüftgelenks. Kaum primäre Hüftschmerzen. Zunehmende Außenrotationshaltung des Beins. Klassischerweise pos. Drehmann-Zeichen.
- Acute-on-chronic-Form: wie akute Form, aber mit diskreten Knie- o. Hüftbeschwerden am Beginn der Anamnese.
- Stabile Form: alle Erkr. mit belastbarem betroffenem Bein.
- Instabile Form: alle Erkr., bei denen das betroffene Bein nicht belastet werden kann.

Diagnostik
- **Rö:** Beckenübersicht u. beide Hüften axial mit Messung des Abrutschwinkels.
- **Sono:** Nachweis des Gelenkergusses bei akuten u. Acute-on-chronic-Fällen.

Therapie   Bei der akuten u. Acute-on-chronic-Form muss immer Hämarthros entlastet werden. Eine (Teil-)Reposition darf nur vorsichtig erfolgen (**cave:** Hüftkopfnekrose). Diese Erkr.-Form ist Notfallind. mit möglichst zeitnaher Versorgung. Überbrückung bis zur OP durch Längsextension u. Bettruhe.
Für die chron. Form existieren nach Abrutschausmaß gestaffelte operative Ther. mit Schrauben- o. Drahtfixation in situ, ggf. mit intertrochantärer o. subkapitaler Korrekturosteotomie. Prophylaktische Fixation der Gegenseite wird sehr empfohlen.

23

23.1.5 Erkrankungen des Fußes

Bei allen kongenitalen Fußfehlstellungen (▶ Abb. 23.3) muss nach Begleitfehlbildungen des Bewegungsapparats (Hüfte, WS), aber auch der Nieren u. ableitenden Harnwege sowie anderen kongenitalen Anomalien gesucht werden.

Angeborener Hackenfuß (Pes calcaneus)

Definition Sehr häufige flexible nichtstrukturelle Fußfehlstellung mit vermehrter Dorsalextension des Fußes. Fußrücken kann vorderem Unterschenkel anliegen. Einschränkung der Plantarflexion, Ferse in Normalposition.

Differenzialdiagnose Talus verticalis.

Therapie I. d. R. Spontankorrektur, selten manuelle Redression u. in Einzelfällen Gipsredression erforderlich.

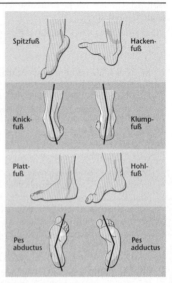

Abb. 23.3 Fußdeformitäten [L157]

Angeborener Plattfuß (Talus verticalis, Tintenlöscherfuß)

Definition Teilfixierte strukturelle Fußdeformität mit Luxation des Talonavikulargelenks, Fersenhochstand, Dorsalextension u. Abduktion des Vorfußes; konvexe Fußsohle.

Differenzialdiagnose Hackenfuß, Talus obliquus (Talus in Plantarflexion reponierbar), schwerer Knick-Senk-Fuß.

Therapie Beginn mit Gipsredression in Plantarflexion u. Vorfußadduktion. Später minimalinvasives Verfahren mit Achillotenotomie u. Reposition des Talonavikulargelenks o. peritalare Arthrolyse mit großzügigem Kapsel-Release u. Tenotomien aller zu kurzer Sehnen des Fußes. Schienenbehandlung u./o. Einlagen im Verlauf.

Knick-Senk-Fuß (Pes calcaneovalgus)

> Die Entwicklung des kindl. Fußes zeigt Wandel vom initialen physiologischen Knick-Senk-Fuß zu Laufbeginn über zunehmenden Aufbau des Längsgewölbes bis zur normalen Fußform des Erwachsenen. Daraus ergeben sich Schwierigkeiten, den noch normalen vom pathol. Knick-Senk-Fuß abzugrenzen.

Definition Flexible, der normalen Fußentwicklung nicht folgende, persistierende Abflachung des Längsgewölbes mit verstärkter Valgusstellung der Ferse u. deutlicher Vorfußabduktion.

Ätiologie Erworbene Deformität, Fußmuskelschwäche, Bandlaxizität, konstitutionell, Übergewicht, neuromuskuläre Grunderkr., M. Down, Marfan-Syndrom.

Differenzialdiagnose Talus verticalis, Serpentinenfuß, rigider Knick-Senk-Fuß.

Therapie
- Fast immer konservativ durch Muskeltraining, Sprungübungen, Abwarten der physiologischen Fußentwicklung.
- Nur bei sehr schweren o. schmerzhaften Knick-Senk-Füßen: Einlagen; bei neuromuskulären Füßen Orthesen.
- Bei Ther.-Resistenz konservativer Maßnahmen u. zunehmender Fehlstellung in Einzelfällen operativ durch Arthrorisen, extraartikulärer Arthrodese (Grice) o. Kalkaneusverlängerung (Evans), selten Korrekturarthrodesen.

Kongenitaler Sichelfuß (Pes adductus)
Definition Flexible, nichtstrukturelle Fußfehlstellung mit vermehrter Adduktion des Vor- u. Mittelfußes u. normaler Fersenposition.

Differenzialdiagnose Metatarsus primus varus (strukturelle Deformität), Hallux varus congenitus, Kletter-, Klump-, Serpentinenfuß (Ferse in Valgus). Innenrotationsgang bei vermehrter Schenkelhalsantetorsion o. Unterschenkelinnentorsion.

Therapie Häufig Spontankorrektur, Besserung durch Stimulation der Fußmuskulatur durch Bestreichen des lateralen Fußrands, manuelle Redression u. in seltenen schweren Fällen Gipsredression.

Kongenitaler Klumpfuß (Pes equinovarus adductus et supinatus)
Definition Angeb. strukturelle unterschiedlich rigide teilfixierte Fußdeformität in der Komb. Spitzfuß, Vorfußadduktion, Supination, Fersenvarus u. Hohlfuß.

Epidemiologie Häufigkeit ca. 1 : 1.000 NG, männl. : weibl. 2 : 1, Beidseitigkeit in 50 %.

Differenzialdiagnose Klumpfußhaltung (vollständig flexibel), erworbener Klumpfuß bei neuromuskulären Erkr., Ballenhohlfuß.

Therapie
- Konservative Ther. nach Ponseti: kombinierte manuelle Redression mit spezieller serieller Gipsredression u. Achillotenotomie zur Spitzfußkorrektur u. 3-jähriger nächtlicher Applikation einer Fußabduktionsorthese.
- Schwere Fälle (mit der Ponseti-Methode erfolglos behandelte Füße): konventionelle operative Ther. durch stadien- u. deformitätsabhängige Behandlung → Achillotenotomie mit posteriorem Release o. posteromedialem Release o. komplettem peritalarem Release über zirkulären Cincinnati-Schnitt.
- Rezidiv: 20–40 %, bes. bei sehr schweren rigiden Füßen → erneute Ponseti-Behandlung nach Originalprotokoll plus Tibialis-ant.-Transfer, knöcherne Eingriffe wie Kuboidkeilosteotomie u. additive Cuneiforme-mediale-Osteotomie o. Kalkaneusosteotomien.

Spitzfuß (Pes equinus)
Definition Teilfixierte Fußfehlstellung mit Achillessehnenverkürzung u. Unfähigkeit, die Ferse auf den Boden zu setzen.

Ätiologie Idiopathisch o. habituell ohne erkennbare Ursache, infantile Zerebralparese u. andere neuromuskuläre Erkr., Lähmungsspitzfuß.

Differenzialdiagnose Meist Abgrenzung komplexerer, aber eher mild ausgeprägter zusätzlicher Deformitäten wie Knick-Senk-, Klump-, Ballenhohlfuß.

23

Therapie
- Konservativ: Physiother. (neurophysiologische Grundlage, manuelle Ther.), serielle Ther.-Gipse, Botulinustoxin A.
- Operativ: verschiedene Formen der Gastroknemius-/(Soleus-)Dissektion, z. B. nach Vulpius, Strayer o. Baumann, Achillessehnenverlängerung (**cave:** Überkorrektur v. a. bei beidseitiger OP!), Sehnentransfer bei Lähmungsfuß.

23.2 Traumatologie

23.2.1 Besonderheiten der Frakturen im Wachstumsalter

Die radiologische Beurteilung kindl. Frakturen ist durch das teilweise knorpelig angelegte Skelett u. die sich zu unterschiedlichen Zeiten entwickelnden Knochenkerne u. Ossifikationszentren erschwert. Abhilfe kann Nutzung der Sono für die Frakturdiagn. schaffen (z. B. Radiusköpfchen).

Frakturtypen
Unter Berücksichtigung der spez. Beschaffenheit des kindl. Knochens, der Beziehung der Fraktur zur Wachstumsfuge u. des Alters des Kinds werden bestimmte Frakturtypen definiert.
- **Wulstfraktur:** metaphysäre, in spongiösem Knochen stattfindende Stauchungsfraktur mit geringer Dislokationsneigung.
- **Grünholzfraktur:** Knochenverbiegung mit unvollständiger Fraktur der Kortikalis, die sich nur unilateral konvexseitig beim Biegen aufspleißt (wie ein junger Trieb eines Baums).
- **Bowing-Fracture:** plastische Verbiegung eines Knochens ohne Nachweis einer Fraktur. Kommt auch mit Begleitverletzungen vor, z. B. als Monteggia-Verletzung.
- **Wachstumsfugen betreffende Frakturen** (Typ Salter I–V, Aitken I–IV), ▶ Abb. 23.4.
- **Übergangsfrakturen:** Fugen betreffende Frakturen in der Übergangszeit zwischen Adoleszenz u. Erw.-Alter bei eintretendem Fugenschluss. Am häufigsten an distaler Tibia.
- **Avulsionsverletzung:** epiphysäre od. apophysäre knöcherne Bandausrisse.

	Epiphysenlösung		Epiphysenfraktur		Epiphysen-stauchung
Salter	I	II	III	IV	V
Aitken	0	I	II	III	IV

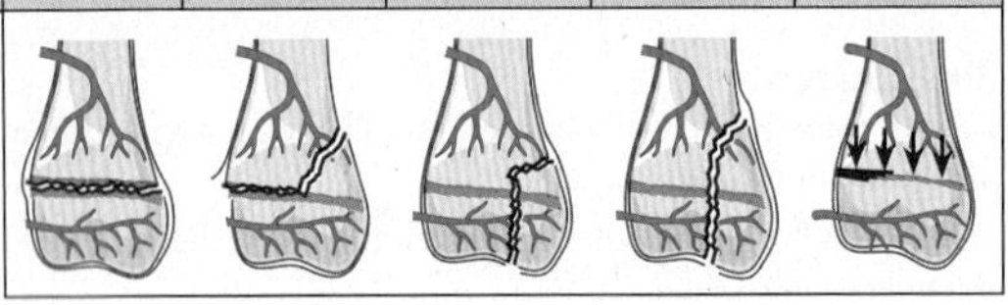

Abb. 23.4 Klassifikation der Epiphysenverletzungen (nach Salter u. Aitken) [L106]

Therapie kindlicher Frakturen

Das Ther.-Prinzip berücksichtigt: kindgerechte Behandlung, minimalinvasiv, frühfunktionelle Nachbehandlung.

Konservativ: Reposition u. Gipsimmobilisation.

- So bald wie möglich nach dem Unfall. Frisch verunfallte Kinder sind nie nüchtern.
- Schonende alters- u. kindgerechte Reposition in Analgosedierung o. Allgemeinnarkose.
- Aufwendige o. schwierige Repositionsmanöver immer in Allgemeinnarkose.
- Bei Grünholzfrakturen Fraktur der noch intakten Kortikalis anstreben, aber nicht unbedingt erzwingen.
- Ruhigstellung in sehr sorgfältig u. konsequent anmodelliertem gespaltenem zirkulärem Gipsverband. Auf frakturspez. Stellung der Extremität im Gips unbedingt achten.
- Vermeidung von Stellungsverlusten u. Nachrepositionen. Sehr instabile Frakturen lieber zusätzlich durch Osteosynthesematerial stabilisieren.

Operativ: Geschlossene Reposition u. perkutan o. minimalinvasiv eingebrachte Kirschner-Draht-kanülierte Zugschrauben o. Prévot-Nagel-Osteosynthesen als primär anzustrebende Verfahren.

Fixateur externe bei offenen Frakturen mit hohem Verschmutzungsgrad. Keine Gewindegänge in den Wachstumsfugen. Schraubenhälse o. Kirschner-Drähte kreuzen die Fuge so senkrecht wie möglich.

Offene Reposition möglichst in minimalinvasiver Technik bei irreponiblen o. Gelenkfrakturen unter Nutzung der gleichen Osteosyntheseverfahren. Plattenosteosynthesen nur in Einzelfällen.

- Dislozierte u. undislozierte hüftgelenknahe Frakturen (Schenkelhals, Hüftkopf).
- Fast alle die Wachstumsfuge betreffende Frakturen (Salter II–IV). Exakte Reposition u. Rekonstruktion von Fuge u. Gelenkfläche obligat.
- Konservativ nicht reponierbare o. nicht retenierbare dislozierte Frakturen.
- Schaftfrakturen:
  - Femur ab 3. Lj., Unterschenkel/Unterarm ab 5. Lj. zur gipsfreien Frühmobilisation,
  - polytraumatisierte Pat. (Pflegeerleichterung, fehlende Kooperation).
- Pathologische Frakturen.
- Dislozierte knöcherne Bandausrisse.
- Pseudarthrosen.
- In schwerer irreversibler Fehlstellung verheilte Frakturen.

Unmittelbare Verlaufskontrolle:

- Kontrolle von Sensibilität, Durchblutung u. Motorik in der Phase der frischen Verletzung,
- Stellungs- u. Rö-Kontrollen nach Reposition o. Osteosynthese, bei abrutschgefährdeten Frakturen nach 5–7 d, sonst nach 14 d, dann nach erwarteter Zeit der Konsolidierung (4–6 Wo.),
- Mobilisation der Extremität bei frühfunktioneller Behandlung sofort unter schmerzadaptierter Belastung,
- Gipsabnahme u. Vollbelastung nach Frakturkonsolidierung, auch nachweisbar durch druckindolente ehemalige Frakturzone,
- Funktionskontrolle nach 2–4 Wo,
- Metallentfernung nach 4 Wo. (Kirschner-Drähte Finger u. distaler Radius) o. 8–10 Wo. (Kirschner-Drähte) u. 6 Mon. (Unterarm, Ober-/Unterschenkel).

23

Frakturheilung und Remodellierungsphänomene im Wachstumsalter

- Es gilt: je jünger das Kind u. je näher die Fraktur in der Nähe einer potenten Wachstumsfuge, desto höher das Korrekturpotenzial von verbliebenen Fehlstellungen.
- **Sagittale u. frontale Achsenfehler:** Bis zum 10. Lj. können sich auch anfänglich schwere Achsfehler komplett spontan korrigieren. Sagittale Achsknicke korrigieren besser als frontale. Obere Extremität zeigt mehr Remodelling als die untere.
  - Obere Extremität: Achsenfehler bis 30° können am distalen Radius u. am proximalen Humerus hingenommen werden, der proximale Radius verzeiht nur 10°, der Radiushals höchstens 20°. Der distale Humerus hat praktisch kein Remodellierungspotenzial.
  - Untere Extremität: Proximales Femur hat kein Korrekturpotenzial, Femurschaft 20°–30° je nach Alter, distales Femur u. proximale Tibia 20°, distale Tibia nur geringe Achskorrektur möglich.
- **Seitverschiebung:** Außer am proximalen Radius kann eine Verschiebung um Schaftbreite in allen Skelettabschnitten bis zum 10–12. Lj. ausgeglichen werden.
- **Rotationsfehler** in geringem Ausmaß können korrigiert werden, gröbere Drehfehler bleiben aber bestehen. Bei Reposition ist daher korrekte Einstellung der Rotation sehr wichtig.
- **Verkürzung:** Durch reaktiv verstärktes Längenwachstum kann ein nicht vorhersehbarer Längenausgleich einer in Verkürzung geheilten Fraktur eintreten.
- **Verlängerung:** Iatrogene Fehlstellung ohne Möglichkeit der Spontankorrektur.

Komplikationen

- **Überschießendes Längenwachstum:** Durch Stimulation der benachbarten Wachstumsfugen kann es insbes. bei Schaft- u. etwas weniger bei metaphysären Frakturen zu einem Längenplus des Knochens bis zu 2 cm kommen.
- **Vorzeitiger Wachstumsfugenverschluss:** Die Fugen betreffende Frakturen, v. a. Salter II, III, IV u. V in ansteigender Häufigkeit, können zu vorzeitigem Wachstumsstopp durch Verschluss der Epiphysenfuge u. zu teils massiver Verkürzung des Extremitätenabschnitts führen.
- **Schiefwachstum:** Entsteht durch asymmetrische Fugenstimulation (z. B. proximale Tibia) o. exzentrischen u. unvollständigen vorzeitigen Fugenverschluss.

Längerfristige Verlaufskontrollen

Schaftfrakturen der unteren Extremität müssen über mind. 1 J. auf Entstehung einer Beinlängendifferenz überprüft werden. Empfohlen ist Rö-Bild beider Oberschenkel mit Becken im Stehen (Femurfraktur) o. eine Ganzbein-Standaufnahme beidseits (Unterschenkel) nach Ablauf eines Jahrs. Bei Längendifferenzen Kontrollen bis zum Wachstumsabschluss.

Die Wachstumsfuge betreffende Frakturen müssen klin. auf Längendifferenzen u. Achsfehlstellungen u. radiologisch auf kompletten o. partiellen vorzeitigen Fugenverschluss untersucht werden. Deshalb auch regelhafte Rö-Kontrollen nach ½, 1 u. 2 J. Bei V. a. vorzeitigen Fugenschluss frühzeitig MRT-Abklärung.

23.2.2 Spezielle Therapie kindlicher Frakturen

▶ Tab. 23.3.

Tab. 23.3 Spezielle Therapie kindlicher Frakturen

Fraktur-lokalisation	Konservative Therapie	Operative Therapie	Dauer der Ruhigstellung, Entlastung (in Wo.)		
			< 5 J.	5–10 J.	> 10 J.
Wirbelsäule					
HWS	Schanz-Krawatte, Halo-Weste	Crutchfield-Schlinge	–	6	6–8
BWS/LWS	Aufrichtende Rumpforthese	Bei instabilen Frakturen u./o. Lähmungen ventrale u./o. dorsale Fusion	2–6	4–6	6–12
Obere Extremität					
Humeruskopf	Gilchrist-Verband, Desault-Verband	Retrograde Prévot-Nagelung (Kirschner-Drähte)	0–2	0–3	0–3
Subkapitaler Humerus	Gilchrist-Verband, Desault Verband	Retrograde Prévot-Nagelung	0–2	0–3	0–3
Humerus-schaft	Gilchrist-Verband, Desault-Verband	Intramedulläre Prévot-Nagelung	0–2	0–4	0–4
Humerus suprakondylär	Nicht disloziert: Oberarmgips in Pronation u. Hyperflexion	Kirschner-Drähte, antegrade Prévot-Nagelung	3–4	4–6	4–6
Condylus radialis	Nicht disloziert: Oberarmgips in Neutralstellung	Kirschner-Drähte, Hohlschraube	3–4	4–6	4–6
Ellbogen-luxation	Ohne Begleitverletzung: Reposition, Oberarmgips	I. d. R. Ther. der Begleitverletzungen	2–3	3–4	3–4
Epicondylus ulnaris	Nicht disloziert: Oberarmgips in Neutralstellung	Offene Reposition, Kirschner-Drähte	3–4	4–6	4–6
Olekranon	Oberarmgips in Neutralstellung	Kirschner-Drähte, Zuggurtung	2–4	3–4	3–4
Radius-köpfchen	Dislokation < 20°: 10 d Oberarmgips in Neutralstellung	Intramedulläre Drahtung (Métaizeau)	0–2	0–2	0–2
Monteggia-Fraktur	Reposition u. Oberarmgips	Intramedulläre Drahtung (Morote), Prévot-Nagelung	0–2	0–4	0–6

23

Tab. 23.3 Spezielle Therapie kindlicher Frakturen *(Forts.)*

Fraktur-lokalisation	Konservative Therapie	Operative Therapie	Dauer der Ruhigstellung, Entlastung (in Wo.)		
			< 5 J.	5–10 J.	> 10 J.
Obere Extremität					
Unterarm-schaft	Reposition u. Oberarmgips	Intramedulläre Drahtung (Morote), Prévot-Nagelung	0–3	0–4	0–6
Distaler Unterarm	Reposition u. Oberarmgips	Kirschner-Drähte, intramedulläre Drahtung	3	3–6	4–6
Distaler Radius	Reposition u. Unter-/Oberarmgips	Kirschner-Drähte	3	3–6	4–6
Handwurzel (Skaphoid)	Unterarmgips mit Daumeneinschluss	Ggf. Herbert-Schraube	–	–	6
Mittelhand	Unterarmgips mit Fingereinschluss, Intrinsic-plus-Stellung	Intramedulläre Drähte, Kirschner-Drähte	–	0–4	0–6
Finger	Alu-Schiene, 2- bis 3-Finger-Gipsschiene	Kirschner-Drähte	2–4	2–4	3–4
Untere Extremität					
Becken: Os pubis, Os ischii, Os ilii	Bettruhe, frühzeitige Mobilisation unter Teilentlastung	–	0–2	0–3	0–3
Becken: Iliosakralgelenk, Symphyse	Bettruhe, Extension	Ggf. Fixateur externe, Verschraubung	–	3–6	4–6
Traumatische Femurkopfepiphysenlösung	–	Arthrotomie, offene Reposition, Kirschner-Drähte	2–4	4–6	4–6
Schenkelhals	Becken-Bein-Gips	Kirschner-Drähte, Zugschrauben	2–4	4–6	4–6
Proximales Femur	Reposition, Becken-Bein-Gips	Retrograde Prévot-Nagelung (Fixateur externe)	2–4	2–4	2–6
Femurschaft	Reposition, Becken-Bein-Gips	Retrograde Prévot-Nagelung (Fixateur externe)	2–4	2–4	2–6

23

Tab. 23.3 Spezielle Therapie kindlicher Frakturen *(Forts.)*

Fraktur-lokalisation	Konservative Therapie	Operative Therapie	Dauer der Ruhigstellung, Entlastung (in Wo.)		
			< 5 J.	5–10 J.	> 10 J.
Untere Extremität					
Distales Femur	Reposition, Oberschenkelgips	Antegrade Prévot-Nagelung, Kirschner-Drähte (Fixateur externe)	2–4	2–4	2–6
Patella	Oberschenkeltutor	Zuggurtung	2–4	3–4	4–6
Knöcherner vorderer Kreuzbandausriss	Oberschenkelgips in angenäherter Streckstellung	Arthroskopisch assistierte Refixation (Schrauben, Kirschner-Drähte)	2–4	4–6	4–6
Proximale Tibia	Oberschenkelgips in Extension u. Varus	Kirschner-Drähte, Zugschrauben	2–4	3–4	4–6
Tibiaschaft	Reposition, Oberschenkelgips	Antegrade Prévot-Nagelung, (Fixateur externe)	2–4	2–4	2–6
Distale Tibia u. Übergangsfrakturen	Reposition, Unterschenkelgips	Kirschner-Drähte, Zugschrauben	2–4	2–4	2–6
Knöcherner fibulotalarer Bandausriss	Unterschenkelgips	Offene Reposition, Kirschner-Drähte	2–4	4–6	4–6
Talus/Kalkaneus	Unterschenkelgips	Kirschner-Drähte, Zugschrauben	2–4	4–6	4–6
Mittelfuß	Unterschenkelgips	Intramedulläre Stabilisierung, Kirschner-Drähte	2–4	4–6	4–6
Zehen	Pflasterzügelverband, Unterschenkelgehgips	Kirschner-Drähte	1–2	2–3	2–4

23

23.2.3 Wichtige Luxationen

Radiusköpfchensubluxation (Pronatio, Chassaignac)

Definition Schmerzhafte Radiusköpfchensubluxation nach axialem Zug am Unterarm o. Handgelenk aus unterschiedlichsten Ursachen.

Anamnese Altersprädilektion 1–4 J.
Klassisch: Typ. axialer Zug an Arm o. Handgelenk.

Klinik Schmerzen u. Schonung des Ellbogengelenks o. oft des ganzen Arms. Es kommt zu Subluxation des Radiusköpfchens u. zu Einklemmung des Lig. anulare radii. Unterarm u. Handgelenk werden proniert gehalten.

Diagnostik Klassische Anamnese u. typ. Armhaltung mit richtungweisendem Untersuchungsbefund. Rö-Bild nur bei persistierendem Schmerz nach Reposition o. begleitendem Trauma. Ggf. Sono.

Therapie Das Ellbogengelenk wird fixiert u. das Handgelenk gefasst. Der Unterarm wird im Ellbogen gebeugt u. supiniert. Man spürt ein typ. Klicken als Repositionserfolg. Das Kind muss Ellbogen dann schmerzfrei bewegen können (▶ Abb. 23.5). Bei persistierendem Schmerz u. erfolgtem Frakturausschluss Oberarmgips für 2 d mit anschließender Reevaluation nach Gipsabnahme.

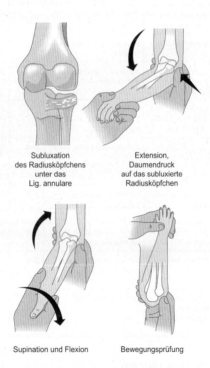

Subluxation des Radiusköpfchens unter das Lig. annulare

Extension, Daumendruck auf das subluxierte Radiusköpfchen

Supination und Flexion

Bewegungsprüfung

Abb. 23.5 Reposition Radiusköpfchensubluxation [L106]

Traumatische und habituelle Patellaluxation

Definition Fast immer nach lateral luxierende Patella auf dem Boden eines Traumas o. (bei vorbestehender Dysplasie von Patella o. femuropatellarem Gleitlager) eines Bagatelltraumas o. auch spontan mit Kontusion der medialen Patellafacette u. der lateralen Femurkondyle u. Ruptur des Lig. patellofemorale mediale.

Anamnese   Direkter Schlag auf das Kniegelenk von medial ohne spontane Repositionstendenz (akut traumatisch) o. in Verbindung mit Kniegelenkdistorsion o. Bagatelltrauma (posttraumatisch rezidiv., habituell) o. spontan (habituell).

Klinik

- **Erstereignis:** vor Reposition Verformung der Kniegelenkskontur, starke Schmerzen, Bewegungsunfähigkeit des Gelenks. Nach Reposition schmerzhafte Bewegungseinschränkung, Schwellung des Kniegelenks mit blutiger Ergussbildung.
- **Wiederholungsereignis:** spontane Reposition mit nachfolgender mäßiger Schwellung u. schmerzhafter Bewegungseinschränkung.

Diagnostik

- **Rö:** Kniegelenk a. p. u. lateral, ggf. Patellatangentialaufnahme.
- **MRT:** Hämarthros, Flake-Fraktur der medialen Patellafacette o. der lateralen Femurkondyle, freier Gelenkkörper, Ruptur des Lig. patellofemorale mediale o. des medialen Retinakulums.

Therapie

- **Akut:** Reposition der Patella in Analgosedierung, dann Immobilisierung.
- **Konservativ:** Oberschenkelgipstutor o. immobilisierende Knieschiene für 4 Wo. Schmerzadaptierter Belastungsaufbau, Kräftigung der Oberschenkelmuskulatur.
- **Operativ:** im akuten Fall bei freiem Gelenkkörper, Flake-Frakturen o. nachgewiesener Ruptur des Lig. patellofemorale mediale durch Arthroskopie mit Refixation der Gelenkkörper o. Knorpelflakes u. Naht o. Rekonstruktion des Ligaments. Im Rezidivfall laterales Release, Rekonstruktion des Lig. patellofemorale mediale, Distalisierung des M. vastus medialis u. ggf. weichteilige o. knöcherne Versetzung des Ansatzes des Lig. patellae (z. B. OP nach Elmslie).

23

24 Kinder- und Jugendpsychiatrie und -psychotherapie

Marc Dupont

24.1 Einführung

- Psychische, psychosomatische u. Verhaltensstörungen sind immer auch Beziehungsstörungen, d. h., das Symptom steht nicht nur für sich selbst, sondern signalisiert gleichzeitig dem Gegenüber, dass „etwas nicht stimmt", dass notwendige Entwicklungsaufgaben nicht erfüllt werden können.
- Die Genese der Störungen ist multifaktoriell, es gibt also i. d. R. ein genetisches „Entgegenkommen", in der Biografie liegende, psychosoziale Schwierigkeiten **und** einen aktuellen Konflikt, der zur Vorstellung des Kinds o. Jgl. führt.
- Entsprechend ist die Ther. multiprofessionell, mehrdimensional, in der Differenzial-Ind. schwierig u. im Zweifel unter Einbezug eines Fachmanns zu stellen.

24.2 Suizidalität

ICD-10: X84. Suizidversuch : vollendeter Suizid = 31 : 1. Im Kindesalter sehr selten, hohes Wdh.-Risiko, deshalb steht „Rezidivprophylaxe"an erster Stelle.
- Kinder o. Jgdl., die einen Suizid versuchen, haben sich häufig schon längere Zeit mit den konkreten Möglichkeiten des Suizidversuchs befasst u. auch darüber gesprochen.
! Suiziddrohungen immer ernst nehmen.

> Wdh.-Risiko bei Jgl. beträgt 10 %. 1 % der Jgl., die einen Suizidversuch begehen, stirbt innerhalb von 2 J. durch einen vollendeten Suizid!

Ätiologie Neg. Erlebnisse mit Institutionen (Schule, Kontakt mit Polizei), Beziehungs- u. Selbstwertprobleme, Vernachlässigung, Gewalterfahrung, Substanzmissbrauch. Häufigeres Auftreten bei psychiatrischen Störungen wie Depressionen, Störungen des Sozialverhaltens u. Persönlichkeitsstörungen.
Häufigste Methode ist die Intoxikation mit Medikamenten.

Klinik **Alarmsymptome:** Vereinsamung, Grübeln, Teilnahmslosigkeit, Leistungsabfall u. Weglauftendenzen; Suizidversuch unbedingt ernst nehmen!

Diagnostik
- Auslösende u. prädisponierende Faktoren klären. Inneres Modell für suizidales Verhalten? Psychiatrische Störung?
- Überlegungen des Pat. als Krise erkennen, Beziehungen (wieder) herstellen, alternative Problemlösungen gemeinsam mit Pat., Eltern u. ggf. weiteren Hilfesystemen (Jugendamt, Beratungsstellen) entwickeln.

> **Ernsthafte suizidale Absicht**
> Suizidhandlung wurde ausgeführt, während der Betroffene allein war. Der Zeitpunkt wurde so gewählt, dass ein Auffinden kaum möglich gewesen wäre. Es wurden Vorbereitungen in Erwartung des Tods getroffen, z. B. bestimmte Personen von der Suizidabsicht informiert o. ein Abschiedsbrief hinterlassen.
> **Cave:** Auch ein appellativer Suizidversuch kann akzidentell gelingen. Im Zweifel immer Kinder- u. Jugendpsychiater hinzuziehen.

Therapie Beratung, Stärkung der Problemlösungsfähigkeiten der Jgl., Maßnahmen zur Rückfallprophylaxe (auch im Umfeld), ggf. Psychother., stat. kinder- u. jugendpsychiatrische Krisenintervention, evtl. Herausnehmen aus dem Umfeld.

24.3 Traumata und Reaktionen auf Traumata

Kindesmisshandlung (▶ 1.4.4), sexueller Missbrauch (▶ 1.4.5, ▶ 10.7.2).

24.3.1 Kindesmisshandlung

ICD-10: Y04.

Ätiologie Misshandelnde Eltern haben selbst oft Gewalt- o. Deprivationserfahrungen gemacht. Hinzu kommen Alkohol- u. Drogenkonsum sowie aktuelle belastende Lebensumstände bei den Eltern, die sich im Rahmen subjektiver Überforderung als Gewalt äußern.

- **Battered-Child-Sy.** (▶ 1.4.4).
- **Münchhausen-Stellvertreter-Sy. (Münchhausen-by-Proxy-Sy.):** I. d. R. Mütter erfinden o. erzeugen bei ihrem Kind (Stellvertreter) körperl. Symptome (falsche anamnestische Angaben, die medizinische Interventionen induzieren; Manipulation mit Hervorrufen von Symptomen, z. B. Verunreinigung v. Spritzen → sek. Infektionen).
- **Kindesvernachlässigung:** Entbehrung von Nahrung, Kleidung u. Unterkunft, häuslicher Regeln u. Aufsicht, Mangel an emotionaler Zuwendung, Mangel an kognitiver Stimulation.
- **Emotionaler Missbrauch:** Eltern verhalten sich feindselig gegenüber dem Kind, senden doppelte Botschaften, Zurückweisung, Liebes- u. Aufmerksamkeitsentzug, inkonstantes Verhalten mit Drohungen, unangemessenen Forderungen u. Wunscherfüllungen oder sie „nutzen" ihre Kinder übermäßig, um sich sich selbst zu stabilisieren: Paternalisierung.

Klinik u. Vorgehen ▶ 1.4.4, ▶ 10.7.

24.3.2 Sexueller Missbrauch

ICD-10: Y05.

Definition Erzwungenes sexuelles Verhalten u./o. sexuelle Aktivität zwischen einem Kind u. einem Erw. Angaben über Häufigkeit schwanken sehr, da hohe Dunkelziffer und unscharfe Begriffsdefinition.

 Die Kinder bzw. Jgl. können u. dürfen nicht verantwortlich gemacht werden!

Klinik u. Vorgehen ▶ 1.4.5.

Therapie Oberstes Ziel: Schutz des Kinds/Jgl. vor weiteren Missbrauchserlebnissen, ggf. unter Einbezug von Jugendhilfe u. Kinder- u. Jugendpsychiatrie. Dabei sollte das ärztliche Handeln eher durch präventive u. therap. Überlegungen als strafrechtliche Maßnahmen bestimmt sein.

24.4 Verhaltens- und emotionale Störungen

24.4.1 Hyperkinetische Störung

ICD-10: F90.0–9.

Definition   Aufmerksamkeitsstörungen mit Hyperaktivität (ADHS), Impulsivität u. leichter Erregbarkeit. Meist Beginn vor dem 6. Lj. (Jungen : Mädchen = 3–9 : 1). Mind. 6 Mon. bestehend.

Ätiologie   Erbliche Disposition und psychozoziale Belastung. Betroffene haben oft nicht gelernt, Wünsche, Ideen u. Konflikte in der Fantasie zu regulieren, sondern müssen sie unmittelbar ausagieren; fehlende Mentalisierung.

Klinik
Die Symptome treten situationsübergreifend u. (fast) ständig auf.
- Ausgeprägte, ungehemmte Überaktivität, Unruhe, Reizhunger, motorische u. emotionale Impulskontrolle ↓, Frustrationstoleranz ↓, selektive Aufmerksamkeit ↓, Ablenkbarkeit ↑, Aufmerksamkeitsdauer ↓.
- Gehäuft Unfälle (z. B. durch Nichterkennen von Gefahrenquellen).
- Schulleistungsstörungen,
- Soziale Isolation, gehäuft Koexistenz von ADHS u. Teilleistungsstörungen (Lese- u. Rechtschreibschwäche), Störung des Sozialverhaltens, motorischen Entwicklungsbeeinträchtigungen u./o. Störung der Sprachentwicklung.

Differenzialdiagnosen   Normale Reifungsvariante, hirnorganisches Psychosy., Oligophrenie, Manie, Deprivationssy., Psychosen, akute u. chron. Intoxikationen, Tics, Chorea, tief greifende Entwicklungsstörungen.

Diagnostik   Eigen- u. Familienanamnese, prä-, peri- o. postnatale Entwicklung, Verhaltensbeobachtungen zu Hause und in der Schule, testpsychologische Untersuchungen, Vorstellung bei Kinder- u. Jugendpsychiater.

Therapie   Beratung u. Schulung von Kind, Eltern, Schule, ggf. Psychother. o. Stimulanzien in Komb. mit Psychotherapie. Atomoxetin stellt Alternative dar. Die medikamentöse Ther. sollte nur durch Kinder- u. Jugendpsychiater o. durch Kinder-/Nervenärzte mit störungsspez. Kenntnissen erfolgen.

Prognose   Aufmerksamkeitsstörungen können bis ins Erw.-Alter bestehen bleiben. Bei gleichzeitiger Störung des Sozialverhaltens hohes Risiko für eine dissoziale Entwicklung u./o. Substanzmissbrauch.

24.4.2 Störung des Sozialverhaltens

ICD-10: F91.0–9.

Ätiologie   Der Einfluss der Umgebungssituation ist größer als der der genetischen Disposition: Psychische Störungen/Kriminalität der Eltern, Erziehungspraktiken mit Wut u. Ärger gegenüber dem Kind, Mangel an elterlicher Wärme. Neutrale Äußerungen anderer Personen werden von aggressiven Kindern häufig als Angriff fehlinterpretiert.

Klinik
- **Jüngere Kinder:** oppositionell-trotzige Störung (häufige Temperamentsausbrüche, rechthaberisch, gezieltes Ärgern anderer, leicht reizbar, wütend u. vorwurfsvoll).

- **Ältere Kinder:** oppositionelles Verhalten, Regel- u. Gesetzesverstöße bis hin zu gezielter Sachbeschädigung, Körperverletzung u. Grausamkeit, häufiges Schuleschwänzen.
- **Begleitende Merkmale:** psychiatrische Symptome (Hyperaktivität, Depressionen, Angst), Ausbildungsversagen (schlechte Schulabschlüsse), wenig tragfähige Beziehungen.

Therapie Beratung, soziale Unterstützung, Verhaltensmodifikation bei Kind und Eltern (Jugendhilfe), Behandlung der Begleiterkr., z. B. ADHS.

Prognose Schlechter bei frühem Beginn, hoher Anzahl störungsspez. Symptome, situativer Durchgängigkeit, begleitender Hyperaktivität, psychischer Erkr. der Eltern.

24.4.3 Angstsyndrome

Psychische Störung mit der höchsten Prävalenz bei Kindern u. Jgl. (ca. 10 %).

Ätiologie
- Belastende Umweltfaktoren wie Trennungserfahrung (z. B. Krankenhausaufenthalt), Erkr. o. Verlust von Beziehungspersonen (Tod, Scheidung).
- Verhaltenshemmung, unsicherer Bindungsstil, Erziehungsstil mit großer Kontrolle u. wenig Feinfühligkeit.
- Familiär gehäuftes Auftreten.
- Eltern können adaptiv o. pathol. Modellfunktion für die Art der Angstbewältigung haben.

Klinik Körperl. Symptome: HF ↑, Schwitzen, Erröten, Erblassen, Kälte- o. Hitzewallungen, trockener Mund. Aufmerksamkeit gesteigert.

Unterformen
Trennungsängstlichkeit (ICD-10: F93.0) Unrealistische Ängste der Kinder, dass ihren Eltern etwas zustoßen könnte, Sorgen um Krankheiten o. unvorhersehbare Umstände. Widerstand o. Verweigerung, die Schule zu besuchen, abendliche Trennungsprobleme, die zu Einschlafstörungen führen können o. auch Schlafen im eigenen Zimmer verhindern.

Generalisierte Angststörung (ICD-10: F41.1) Sorgen um die Zukunft, früheres Verhalten u. persönliche Kompetenzen. Anspannung, mangelnde Entspannungsfähigkeit, niedriges Selbstwertgefühl u. somatische Beschwerden.

Panikstörung (ICD-10: F41.0) Parosysmale, schwere Angstattacken ohne Auslöser von meist nur kurzer Dauer.

Spezifische Phobien (ICD-10: F40.0–9 o. F93.1)
- Angst vor Tieren, am häufigsten (2.–4. Lj.),
- Furcht vor Dunkelheit o. Fantasiefiguren (4.–6. Lj.),
- Furcht vor Tod o. Krieg (häufig bei Jgl.),
- soziale Phobie,
- „klassische" Phobien vor Brücken, Spinnen etc.

Therapie
Akut Beruhigung, 1 : 1-Betreuung, ggf. räumliche Veränderung. Weiterhin Beratung von Kind u. Eltern, ggf. Psychotherapie. Bei schwerster akuter Symptomatik nur im stat. Bereich vorübergehend Benzodiazepine, evtl. selektive Serotonin-Reuptake-Inhibitoren.

24

24.4.4 Depressionen

ICD-10: F32.0–9.

Ätiologie
- Genetisch im Sinne einer Neurotransmitterstörung.
- Psychosozial: Deprivation, ungünstige Familienverhältnisse, widrige Lebensereignisse, Selbstwirksamkeit u. -vertrauen gering ausgeprägt, erlernte Hilflosigkeit, Überforderung von schwach begabten Kindern.
- Bei Sgl. mögliche Auslösung eines Depressions-Sy. durch Trennung von geliebter Bezugsperson u. anschließend inkonstanten Beziehungsangeboten.

Klinik
- **Allgemein:** traurige Grundstimmung, Freudlosigkeit, Antriebsstörungen, Angst, Gehemmtheit u. Rückzugstendenzen, niedriges Selbstwertgefühl, Selbstvorwürfe, Hilflosigkeit, Schuldgefühle, Hoffnungslosigkeit, Konzentrationsstörungen, Vergesslichkeit, Unruhezustände, Kontaktschwäche, Aggressivität, Enuresis, Schlafstörungen, Mutismus, Weinen, Weglaufen, Erziehungs- u. Schulschwierigkeiten.
- **KK:** psychosomatische Symptome, z. B. Schlafstörungen, Schreien, Appetitstörungen, Nabelkoliken, motorische Stereotypien, Kopfschmerzen.
- **SK:** traurige Grundstimmung, ängstlich-gereizte Unsicherheit, Spiel- u. Lernhemmung, Konzentrationsstörungen, verminderte Aufmerksamkeit u. Ausdauer, Nasch-, Fett- o. Magersucht, Zündeln.
- **Ältere SK u. Jgl.:** vermehrtes Grübeln, Minderwertigkeitsgefühle, Bedrücktsein, psychosomatische Beschwerden, Kopfschmerzen, Suizidgedanken u. -versuche.

Differenzialdiagnosen   Eisenmangelanämie, Schilddrüsenerkr., Zöliakie.

Therapie   Immer mehrdimensional: Psychother., Elternberatung, Heilpädagogik, evtl. Milieuänderung, Antidepressiva.

24.4.5 Anorexia nervosa

ICD-10: F50.0.

Definition   Absichtlich herbeigeführter Gewichtsverlust. Beginn der Erkr. zwischen 9. u. 18. Lj. (Mädchen : Jungen = 10 : 1).

Ätiologie   Familienstörung (Beziehungs- u. Bindungsstörung), hohe Leistungsorientierung, Kommunikationsprobleme.
- **Psychodynamische Sicht:** Ablösungsproblematik, Abwehr sexueller Bedürfnisse, Kontrolle der körperl. Triebe, Autonomiekonflikt.
- **Verhaltenstherapeutische Sicht:** Körperwahrnehmungsstörungen, kognitive Defizite u. ungünstige Problemlösestrategien.

Auslösende Faktoren   Belastende Familienereignisse, Schlüsselerlebnisse in der Peergroup, kulturelle Faktoren (hochentwickelte Industrieländer bes. betroffen, „weibl. Schönheitsideal").

Klinik   Körperschemastörungen mit neg. Kognitionen („ich bin zu dick"), Einschränkung der Nahrungsaufnahme, fehlende Krankheitseinsicht, übermäßiges Sporttreiben, evtl. Einnahme von Appetitzüglern o. Abführmitteln, selbstinduziertes Erbrechen, Einläufe o. Diuretika. Endokrine Störung: Amenorrhö, verzögerte o. gehemmte Pubertätsentwicklung bei frühem Beginn.

Somatische Folgeerscheinungen Untergewicht (mind. 15 % unter Idealgewicht, BMI < 17,5 kg/m². Altersperzentile zu berechnen z. B. über www.mybmi.de; Normalwerte ▶ Abb. 29.12), endokrine Störungen (Amenorrhö), internistische Erkr. (Hypotonie, Bradykardie, Ödeme, Hypothermie), Lanugobehaarung, Haarausfall, trockene Haut, Zahnschäden. Laborveränderungen (Hypoglykämie, Leuko- u. Thrombozytopenie, Krea ↑, Harnstoff ↑, Transaminasen ↑, Bili gesamt ↑, Amylase ↑, E'lyt-Verschiebungen möglich durch selbstinduziertes Erbrechen, Laxanzien- u. Diuretikamissbrauch, insbes. Hypokaliämie), Bradykardie.

Differenzialdiagnosen Organische Erkr. (▶ 13.1.8, Malabsorption, Nierenerkr., Hirntumoren, Malignome), andere psychisch bedingte Essstörungen (Depression, Vergiftungswahn).

Diagnostik Anamnese, Fremdanamnese, Familiendiagn., körperl. Unters., Labor, EKG, kraniales MRT.

Therapie
Ind. zur stat. kinder- u. jugendpsychiatrischen Behandlung:
- Gewichtsverlust > 25 %,
- somatische KO (Hypotonie, Bradykardie o. Arrhythmie, E'lyt-Verschiebungen),
- gleichzeitiges Vorliegen von Depressionen, Suizidgefährdung,
- statische pathol. Familieninteraktion, soziale Isolation,
- eingeschränkte körperl. u. kognitive Leistungsfähigkeit,
- Scheitern amb. Maßnahmen.

Ind. zur stat. pädiatrischen Behandlung:
- Kardiale KO (z. B. Bradykardie, Herzrhythmusstörungen, Perikarderguss) o. erhebliche E'lytstörungen (z. B. gravierende Hypokaliämie).
- Sondenernährung dann indiziert, wenn es unter kinder- u. jugendpsychiatrischen stat. Bedingungen nicht gelingt (selbst bei 1 : 1-Zuwendung, hochkalorischer Ernährung), eine Gewichtszunahme zu erreichen o. wenn andere schwerwiegende körperl. Beeinträchtigungen (z. B. kardiale KO) vorliegen.

Allgemeine Therapiemaßnahmen:
- Psychother., Familienther., Ernährungsberatung und -steuerung.
- Bei Komorbidität mit Depression, Zwängen u. Angst ggf. Gabe selektiver Serotonin-Reuptake-Inhibitoren.
- Substitution von E'lyten bei ausgeprägten Verschiebungen, evtl. Eiweiß- u. Vit.-Präparate.

Prognose Mortalität ≈ 2 %, Heilung 68–83 %, 20 % chron. Verlauf.
- Prognostisch ungünstig: zu rasche Gewichtszunahme bei stat. Pat., Erbrechen, Essanfälle, Chronizität u. prämorbide Störungen.
- Prognostisch günstig: gute Eltern-Kind-Beziehung, frühzeitige Diagn. u. Ther.

24.5 Schulbezogene Probleme

24.5.1 Schulreife

Probleme Auswahl der Schulform; neue, evtl. schwierige soziale Beziehungen (Lehrer, Mitschüler); identische Leistungsbewertung bei unterschiedlichen Lernvoraussetzungen; Überforderung, auch durch unangemessenen Ehrgeiz der Eltern.

Schulfähigkeitsuntersuchung
- Hör- u. Sehprüfung.
- Prüfung von Visuomotorik, Zeichenfertigkeit, differenzierter optischer Wahrnehmung.
- Erfassen des geistigen, seelischen, sozialen, motorischen u. sprachlichen Entwicklungsstands sowie umschriebener Entwicklungsrückstände.
- Wichtige Voraussetzungen für eine erfolgreiche Einschulung sind die sozialen Fertigkeiten des Kinds.

 Im Zweifelsfall ist Zurückstellen besser als das Risiko des Versagens. Alternativen zur Einschulung erwägen: Kindergärten mit Vorschulbildung, Schulkindergärten, Vorklassen. Bei Teilleistungsschwäche o. Wahrnehmungsstörungen spez. Förderung (z. B. Ergother., Psychomotorikgruppe, Frostig-Ther.).

24.5.2 Vermeiden des Schulbesuchs

Formen
- Schulangst (ICD-10: F40.1, Furcht vor Bewertungsvorgängen o. Beziehungsprobleme in der Schule), häufig zusätzliche Phobie.
- Schulphobisches Verhalten (ICD-10: F93.0, Angst, von zu Hause wegzugehen), häufig zusätzliche depressive Verstimmung, Trennungsangst, familiäre Interaktionsprobleme.

Klinik
- Verweigerung des Schulbesuchs, körperl. Beschwerden (Kopf-, Bauchschmerzen, Schwächegefühl, Übelkeit) ohne organpathol. Befund.
- Körperl. Beschwerden treten an Schultagen auf.
- Kinder halten sich in der Nähe der Eltern auf, gehen weniger gern zu anderen Kindern.
- Bei Jgl. zusätzlich sozialer Rückzug.

Differenzialdiagnosen   Schuleschwänzen mit u. ohne Störung des Sozialverhaltens.

Therapie   Wichtigstes Ziel: möglichst bald Rückführung in den Schulalltag, evtl. Familienther. u./o. stat. Aufnahme in Kinderpsychiatrie.

24.6 Substanzmissbrauch und Sucht

ICD-10: F1x.1 & F1x.2.

Wichtige Risikofaktoren
- Geringes Selbstwertgefühl, psychische Komorbidität, gestörte Impulskontrolle u. Aggressivität, „Sensation-Seeking",
- männl. Geschlecht, soziale Beeinträchtigung der Herkunftsfamilie, familiäre Häufung (z. B. Risiko für Söhne alkoholkranker Väter bis zu 10 × höher),
- Suchtgedächtnis (Veränderung des internalen Belohnungssystems durch chron. Einnahme des Suchtmittels, im jugendlichen sich entwickelnden Gehirn bes. ausgeprägt u. entsprechend gefährlich).

Epidemiologie   Rauchen: 15 % der 12–15-Jährigen, 43 % der 16–19-Jährigen, Jungen ≈ Mädchen. Cannabis: (regelmäßiger. Konsum): 3 % der 12–19-Jährigen,

Jungen > Mädchen. Alkohol: 9 % der 16–17-Jährigen, Missbrauch, zusätzl. 6 % abhängig, Jungen > Mädchen.

Da durch entsprechende Züchtungen die Wirkstoffkonzentration im Cannabis in den letzten Jahren extrem zugenommen hat, ist der Umstieg auf sog. harte Drogen nicht mehr „nötig", deren Konsum entsprechend deutlich rückläufig.

Sonderform: Binge-Drinking („Koma-Saufen"), > 50 % der 16–17-Jährigen, bei somatisch erforderlicher Ther. ▶ 3.4.4, darüber hinaus nach Klinikentlassung spez. Beratung über Schulbehörde, sozial-psychiatrischen Dienst o. Jugendhilfe (regional sehr unterschiedlich). **Wichtig:** anschließend Rückmeldung an detoxifizierende Klinik!

Symptome Zur Diagnose einer Sucht o. eines Substanzmissbrauchs gehören neben den durch das Agens direkt hervorgerufenen Symptomen
* Interesselosigkeit, Leistungsabfall, zunehmende soziale Desintegration und Aggressivität, mittelfristig Entwicklungsverzögerung ggf. Beschaffungskriminalität,
* Craving u. Toleranzentwicklung.

Bei Jgl. sind schwere körperl. Veränderungen u. Entzugssymptome sehr selten u. kein Parameter für den Schweregrad der Erkr.!

Sonderform: PC-Missbrauch/Internetsucht (ICD-10: F63.x): sog. nichtstoffgebundene Abhängigkeit. Missbrauch 15 % der 14–16-Jährigen, Abhängigkeit 5 %, Mädchen > Jungen (!), Vorgehen s. u.

Bahnung der Therapie Im Ggs. zur suchtmittelzentrierten Ther. bei Erw. ist bei Jgl. die Fokussierung auf den Jgl. selbst **in seinem sozialen System** unabdingbar. Somit frühzeitige Überweisung an spezialisierte Kinder- u. Jugendpsychiater/Ambulanzen ggf. unter Einbeziehung der Jugendhilfe.

24.7 Rechtliche Fragen

* Bei Kindeswohlgefährdung durch Erziehungsberechtigte kann das Familiengericht über § 1666 BGB das Sorgerecht o. Teile desselben (Gesundheitsfürsorge, Aufenthaltsbestimmungsrecht) entziehen o. auch gefährdenden Personen verbieten, Kontakt zum Kind aufzunehmen. Der diesbezügliche Schutzauftrag der Jugendhilfeinstitutionen ist über den § 8a SGB VIII geregelt.
* Ist bei der Kindeswohlgefährdung Gefahr im Verzug, kann das Jugendamt über § 42 KJHG das Kind in Obhut nehmen, ggf. auch in einer Klinik, allerdings nur mit deren Zustimmung.
* Bei **erheblichem** eigen- o. fremdgefährdenden Verhalten eines Kinds beantragen Sorgeberechtigte sog. freiheitsentziehende Maßnahmen beim Familiengericht, das über § 1631b BGB den **Sorgeberechtigten** genehmigt, ihr Kind auch gegen dessen Willen z. B. in einer Klinik unterzubringen. Dieser Antrag muss stattfinden, sobald das Kind über den sog. natürlichen Willen verfügt, i. d. R. also mit Beginn des 8. Lj. Sind Sorgeberechtigte nicht kooperativ o. erreichbar, können freiheitsentziehende Maßnahmen auch kurzfristig durch Polizei/Ordnungsamt nach den jeweiligen bundeslandspez. PSychKGs o. deren Äquivalente erfolgen.

25 Medizinische Genetik

Stephanie Spranger

25.1 Grundlagen

Bis zu 15% der Pat. einer Kinderklinik, 1–2% aller NG haben eine genetisch bedingte Erkr. (Begriffsdef. ▶ Tab. 25.1, Vererbungsmuster ▶ Tab. 25.2). Dazu zählen:

- Dysmorphie- o. Fehlbildungssyndrome,
- Stoffwechselerkr. (▶ 11.1), Mukoviszidose (▶ 14.6),
- neurol. Erkr., einschließlich Muskelerkr. (▶ 12.10),
- Erkr. des Skelettsystems, z.B. Achondroplasie, Osteogenesis imperfecta (▶ 23.1.1),
- Phakomatosen (▶ 12.5.3),
- Hämophilie (▶ 17.4),
- Hauterkr., z.B. Ichthyosis (▶ 19.2),
- Erkr. der Sinnesorgane (Auge ▶ 20.3, Hörstörungen ▶ 21.11),
- Tubulopathien (▶ 8.4).

Tab. 25.1 Begriffsdefinitionen Genetik

Begriff	Definition
Allel	Verschiedene Zustandsformen von Genen am selben Genort
Chromosomen-mosaik	Gleichzeitiges Vorkommen von Zelllinien mit verschiedenen Karyotypen bei einem Individuum (z.B. 45,X- u. 46,XX-Zellen beim Turner-Sy.)
Deletion	Verlust eines Chromosomenstücks
Karyotyp	Diploider Chromosomensatz eines Individuums definiert durch Chromosomenzahl, -form u. -größe. Der lange Arm der Chromosoms. wird mit q, der kurze Arm mit p abgekürzt
Karyotyp-beispiele	• 46,XX = numerisch u. strukturell unauffälliger weibl. Karyotyp • 46,XY = numerisch u. strukturell unauffälliger männl. Karyotyp • 45,X = Monosomie X • 47,XY,+21 = numerisch auffälliger, strukturell unauffälliger männl. Karyotyp mit 1 zusätzl. Chromosom 21 (= freie Trisomie 21 bei einem Jungen o. Mann) • 46,XX,del(5)(p23) = numerisch unauffälliger, strukturell auffälliger weibl. Karyotyp mit einer terminalen Deletion des kurzen Arms (p) von einem Chromosom 5 • 46, XX.ish/(del) 22q11.2 (DXS75x1) (TUPLE1x1) = numerisch unauffälliger weibl. Karyotyp, bei dem durch zusätzliche Untersuchungen (FISH = Fluoreszenz-In-situ-Hybridisierung) mit der in der Klammer angegebenen Probe in der vor der Klammer angegebenen Region (22q11.2) eine Mikrodeletion nachgewiesen werden konnte (es sollten 2 Signale sein, hier war aber nur 1 nachweisbar = X1)
Monosomie	Fehlen eines Chromosoms im diploiden Chromosomensatz
Penetranz	Durchschlagkraft eines Gens. Anteil in %, mit dem sich ein dominantes o. homozygot rez. Gen im Phänotyp des Trägers manifestiert
Translokation	Strukturelle Chromosomenaberration. Anheftung eines Chromosomenstücks o. eines ganzen Chromosoms an ein anderes
Balancierte Translokation	Austausch von Chromosomenstücken zwischen 2 Chromosomen ohne Substanzverlust

Tab. 25.1 Begriffsdefinitionen Genetik *(Forts.)*

Begriff	Definition
Unbalancierte Translokation	Translokation mit Verlust o. Zuwachs von Chromosomenstücken. Oft Folge einer balancierten Translokation bei einem Elternteil
Translokations-trisomie	Überzähliges Chromosom ist an ein anderes angeheftet
Freie Trisomie	Zusätzliches Chromosom liegt unabhängig von anderen vor

Tab. 25.2 Vererbungsmuster (Erbgänge ▶ Abb. 25.1)

Vererbungsmodus	Charakteristika	
Autosomal-dominant (aut.-dom.)	Def.	Krankheit manifestiert sich bei Heterozygotie der Gene. Übertragung des „kranken" Gens erfolgt i. d. R. von einem betroffenen Elternteil auf die Kinder. Sporadische Fälle beruhen auf Neumutation
	Bsp.	• Neurofibromatose von Recklinghausen (▶ 12.5.3) • Tuberöse Hirnsklerose (▶ 12.5.3) • Marfan-Sy. (▶ 25.4.9), Achondroplasie (▶ 23.1.1)
	!	Bei Vorliegen einer aut.-dom. Erkr. nicht automatisch von einem Wdh.-Risiko von 50 % ausgehen, kann Neumutation sein. Eltern genau nach Mikrosymptomen untersuchen, an unterschiedliche Penetranz denken. Bei einer Neumutation beträgt das Wdh.-Risiko dagegen nicht 0 %, da ein Keimzellmosaik vorliegen kann. → Wdh.-Risiko 1–5 %
Autosomal-rezessiv (aut.-rez.)	Def.	Nur homozygote Genträger erkranken, d. h., genotypisch Heterozygote sind phänotypisch meist gesund. Heterozygote Elternpaare haben für jedes Kind ein Erkr.-Risiko von 25 %
	Bsp.	CF (häufigste aut.-rez. Erkr., ▶ 14.6) Viele Stoffwechselerkr. (z. B. Phenylketonurie, ▶ 11.5.1) Dysmorphiesyndrome (z. B. Smith-Lemli-Opitz-Sy., ▶ 25.2)
	!	An mögliche molekulargenetische Untersuchung weiterer Angehöriger denken!
X-chromosomal rezessiv (X-chrom. rez.)	Def.	Manifestation des Leidens fast ausschließlich bei Männern, da sie das „krank machende" Gen auf dem X-Chromosom durch das Y-Chromosom nicht ausgleichen können. Frauen sind im heterozygoten Zustand meist gesund
	Bsp.	Hämophilien A u. B (▶ 17.4.1) Muskeldystrophie Typ Duchenne/Becker (▶ 12.10.4) X-chrom. geistige Behinderung (▶ 25.4.7)
	!	Heterozygote Mädchen können z. T. klin. erfasst werden (z. B. CK-Erhöhung bei Muskeldystrophie Duchenne) **Cave:** bei einer Sonderform der X-chrom. geistigen Behinderung, dem Fragilen-X-Sy. Hier können heterozygote Mädchen u. U. betroffen u. gesunde Großväter Überträger sein (Prämutation)

25

Tab. 25.2 Vererbungsmuster (Erbgänge ▶ Abb. 25.1) *(Forts.)*		
Vererbungsmodus	**Charakteristika**	
X-chromosomal dominant (X-chrom. dom.)	Def.	Heterozygote Frauen u. hemizygote Männer erkranken
	Bsp.	Vit.-D-resistente Rachitis (Phosphatdiabetes, ▶ 8.4.4)
	!	Bestimmte X-chrom. dom. Erkr. führen bei Jungen zum intrauterinen Tod, z.B. Incontinentia pigmenti
Multifaktoriell	Def.	Krankheit entsteht durch Zusammenwirken von mehreren Genen u. Umweltfaktoren
	Bsp.	Atopien (▶ 15.1) Neuralrohrverschlussstörungen (▶ 12.5) Diab. mell. (▶ 10.1); LKG-Spalte
	!	Prognose u. Wdh.-Risiko hängen sehr von der Anzahl weiterer Betroffener in der Familie ab (▶ Tab. 25.3)

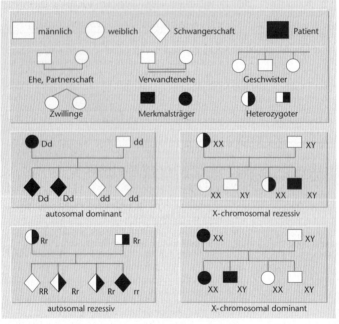

Abb. 25.1 Schema Erbgänge und genetische Symbole [L157]

Tab. 25.3 Wiederholungsrisiko häufiger multifaktorieller Erkrankungen

Erkrankung des Kinds	Wiederholungsrisiko bei einem betroffenen Kind
Spina bifida	Bis 4 %
LKG-Spalte	Bis 4 %
Klumpfuß	Bis 3 %
Hüftluxation	Söhne bis 1 %, Töchter bis 7 %
Asthma	10 % für Asthma, 25 % für Heuschnupfen, 4 % für Neurodermitis
Heuschnupfen	25 % für Heuschnupfen, 6 % für Asthma, 3 % für Neurodermitis
Neurodermitis	7 % für Neurodermitis, 20 % für Heuschnupfen, 6 % für Asthma

25.2 Leitsymptome von Dysmorphiesyndromen

Bei den Dysmorphie-Fehlbildungssy. ist die Zuordnung zu einem bestimmten Krankheitsbild nicht leicht (Leitsymptome ▶ Tab. 25.4). Oft wird dann die Diagnose „Dysmorphiesyndrom unklarer Genese" gestellt. Die genaue Zuordnung der Störung zu einem definierten Krankheitsbild ist jedoch aus verschiedenen Gründen wichtig:
- Die richtige Ther. hängt davon ab (z. B. bei Stoffwechselstörungen wie Smith-Lemli-Opitz-Sy.).
- Überflüssige technische Untersuchungen bleiben dem Pat. erspart.
- Die Prognose für den Pat. kann gestellt werden (Überleben, geistige u. körperl. Entwicklung).
- Das Wdh.-Risiko für weitere Nachkommen kann den Eltern genannt werden.

Tab. 25.4 Leitsymptome von Fehlbildungssyndromen

Anomalie	Fehlbildungssyndrome
Anomalien des Gesichts	
Erster Eindruck ist oft, das Kind sieht „komisch" aus. Diesen Eindruck konkretisieren, Auffälligkeiten genau beschreiben	
Nach oben außen laufende Lidachsen	Down-Sy. (▶ 25.4.1)
Nach unten außen laufende Lidachsen	Wolf-Sy. (partielle Deletion des kurzen Arms eines Chromosoms 4: SGA, prominente Stirn, Hakennase, LKG-Spalte, Herzfehler, Klitorishypertrophie, Mikrozephalie), Noonan-Sy., Cri-du-Chat-Sy. (partielle Deletion des kurzen Arms eines Chromosoms 5: SGA, Larynxhypoplasie, typ. „Miauen", Herzfehler); Noonan-Sy. (▶ 25.4.5; DD)
Hypertelorismus (weiter Augenabstand)	Wolf-Sy., Noonan-Sy. (▶ 25.4.5, DD), Potter-Sequenz (▶ 25.4.11)
Hypotelorismus (enger Augenabstand)	Pätau-Sy. Holoprosenzephalie-Sy.

25

Tab. 25.4 Leitsymptome von Fehlbildungssyndromen *(Forts.)*

Anomalie	Fehlbildungsyndrome
Anomalien des Gesichts	
Kurze Lidspalten	Alkoholembryofetopathie (▶ 25.5), Edwards-Sy. (▶ 25.4.2), Dubowitz-Sy. (Kleinwuchs, Mikrozephalie, Ekzem, abstehende Ohren)
Synophrys (in der Mitte zusammengewachsene Augenbrauen)	Cornelia-de-Lange-Sy. (Kleinwuchs, Mikrozephalus, dichte Augenbrauen, lange Wimpern, hohes Philtrum, schmale Oberlippe, kleine Hände u. Füße)
Prominente Nase	Rubinstein-Taybi-Sy. (breite Endphalangen der Daumen u. Großzehen, Herzfehler, Nierenfehlbildungen, Mikrozephalie), Seckel-Sy. (= Vogelkopfzwergwuchs, hochgradige intrauterine Wachstumsretardierung, Mikrozephalie)
Makroglossie	Wiedemann-Beckwith-Sy. (▶ 25.4.8), angeborene Hypothyreose, Mukopolysaccharidosen
Verstrichenes Philtrum	Alkoholembryofetopathie (▶ 25.5)
Langes Philtrum	Cornelia-de-Lange-Sy. (s. o.), Valproat, embryofetopathische maternale PKU
Tief sitzende Ohren	Noonan-Sy., Rubinstein-Taybi-Sy. (s. o.), Edwards-Sy. (▶ 25.4.2), Down-Sy. (▶ 25.4.1), Wolf-Sy.
Präaurikuläre Fisteln	Cat-Eye-Sy. (Iriskolobom, antimongoloide Lidachsenstellung, Analatresie, Lungenvenenfehlmündung, Nierenanomalien), Goldenhar-Symptomenkomplex (Gesichtsasymmetrie, Mandibulahypoplasie, WS-Anomalie, Herzfehler), Wolf-Sy. (s. o.)
Mikrognathie	Edwards-Sy. (▶ 25.4.2), Turner-Sy. (▶ 25.4.5), Wolf-Sy., Cat-Eye-Sy. (s. o.), Cornelia-de Lange-Sy., Seckel-Sy. (s. o.)
Tiefer Haaransatz	Turner-Sy. (▶ 25.4.5), Noonan-Sy. (▶ 25.4.5, DD)
Dünnes Haar	Ektodermale Dysplasie (Hautatrophie, Schweiß-/Talgdrüsenhypoplasie), Menkes-Sy. (Kupferstoffwechselstörung mit hypopigmentierten, brüchigen Haupthaaren, geistigem u. körperl. Entwicklungsrückstand)
LKG-Spalte	Pätau-Sy., Wolf-Sy., Antiepileptikaembryofetopathie
Grobe Gesichtszüge	Mukopolysaccharidosen
Extremitätenfehlbildungen	
Polydaktylie	Pätau-Sy., Laurence-Moon-Bardet-Biedl-Sy., Smith-Lemli-Opitz-Sy. (Mikrozephalie, Ptosis, nach oben gerichtete Nasenlöcher, Syndaktylie der 2. u. 3. Zehe, Hypospadie)
Syndaktylie	Apert-Sy. (Kraniosynostose, Turmschädel, Exophthalmus, Löffelhände), Smith-Lemli-Opitz-Sy. (s. o.), Cri-du-Chat-Sy. (s. o.)
Sandalenlücke	Down-Sy.
Vierfingerfurche	Down-Sy., Cornelia-de-Lange-Sy. Smith-Lemli-Opitz-Sy.
Gelenkkontrakturen	Arthrogrypose (▶ 23.1.2), Potter-Sequenz (▶ 25.4.11)

25

Tab. 25.4 Leitsymptome von Fehlbildungssyndromen *(Forts.)*

Anomalie	Fehlbildungsyndrome
Extremitätenfehlbildungen	
Abnorme Gelenk-beweglichkeit	Ehlers-Danlos-Sy. (Bindegewebsstörung mit hyperelastischer Haut, hypertrophe Narben, Suffusionen, Hernien, Megalokornea, Spontanrupturen von Gefäßen), Marfan-Sy.
Extremitätenhypoplasie	Varizellenembryofetopathie (▶ 6.5.27), Amnionbänder
Radiusaplasie	Edwards-Sy. (▶ 25.4.2), VACTERL-Assoziation (▶ 25.4.10), Roberts-Sy. (Mikrozephalie, Kleinwuchs, Phokomelie, Daumenhypoplasie, Kontrakturen, Makropenis, Klitorishypertrophie), Holt-Oram-Sy. (variable Fehlbildungen der oberen Extremitäten u. Herzfehler)
Klein-/Großwuchs, Adipositas	
Kleinwuchs, proportioniert	Down-Sy., Turner-Sy., Noonan-Sy. (▶ 25.4.5, DD), Rubinstein-Taybi-Sy. (s. o.), Seckel-Sy. (s. o.), Silver-Russel-Sy. (prä- u. postnataler Kleinwuchs, relativ großer Hirnschädel, Asymmetrien)
Kleinwuchs, disproportioniert	Achondroplasie (aut.-dom., Makrozephalus, Lendenlordose, im Sgl.-Alter Muskelhypotonie, ▶ 23.1.1), Knorpel-Haar-Hypoplasie (aut.-rez., überstreckbare Gelenke; feines, spärliches Haar, Immundefekt), Leri-Weill-Sy (Madelung-Deformität)
Großwuchs	Marfan-Sy., Homozystinurie, Klinefelter-Sy., Syndrom des Fragilen X im Kindesalter
Adipositas	Prader-Willi-Sy. (▶ 25.4.6), Laurence-Moon-Bardet-Biedl-Sy., Down-Sy.
Innere Fehlbildungen	
Gallengangsatresie	Alagille-Sy. (mit Pulmonalstenose, Schmetterlingswirbel)
Herzfehler	(▶ 7.4, ▶ 7.5, ▶ 7.6)
Nierenfehlbildungen	Embryopathia diabetica, VACTERL-Assoziation, Cat-Eye-Sy. (s. o.), Edwards-Sy. (▶ 25.4.2), Turner-Sy. (▶ 25.4.5), Prune-Belly-Sy. (Hypoplasie der Bauchwandmuskulatur, Nierendysplasie, Megaureteren, Meatusstenose, Kryptorchismus), Klippel-Feil-Sy. (Fusion u. Hypoplasie von HWK mit sek. neurol. Ausfällen, asymmetrischem Gesicht, Nierenagenesie), Wolf-Sy. (s. o.)
Omphalozele	Wiedemann-Beckwith-Sy. (▶ 25.4.8)
Ösophagusatresie	VACTERL-Assoziation, CHARGE-Sy., Edwards-Sy., DiGeorge-Sy. (Thymushypoplasie, Hypokalzämie, Herzfehler, hypoplastische Mandibula)
Neurol. Auffälligkeiten	
Mikrozephalie	Angeb. Infektionen (▶ 25.5), Alkoholembryofetopathie, maternale PKU, Pätau-Sy. (▶ 25.4.3), Edwards-Sy. (▶ 25.4.2), Wolf-Sy., Rubinstein-Taybi-Sy., Seckel-Sy., Smith-Lemli-Opitz-Sy., Cri-du-chat-Sy.
Geistige Behinderung	S. o.; Mikrozephalie u. Fragiles-X-Sy. (▶ 25.4.7)
Myelomeningozele	Valproatembryopathie, Edwards-Sy.

25

Tab. 25.4 Leitsymptome von Fehlbildungssyndromen *(Forts.)*	
Anomalie	**Fehlbildungsyndrome**
Neurol. Auffälligkeiten	
Krampfanfälle	Stoffwechselerkr. (▶ 11.1), Sturge-Weber-Sy. (Naevus flammeus im Trigeminusbereich), tuberöse Hirnsklerose (White Spots u. Angiofibrome), Neurofibromatose v. Recklinghausen (Café-au-Lait-Flecken u. Neurofibrome)
Erlernte Fähigkeiten ↓	Speichererkr., z. B. Lipofuscinose
Muskelhypotonie	M. Werdnig-Hoffmann (▶ 12.10.1), Muskeldystrophie Duchenne (▶ 12.10.4), Down-Sy., Prader-Willi-Sy., Zellweger-Sy. (peroxisomale Stoffwechselstörung: Hepatomegalie, polyzystische Nieren, Gesichtsdysmorphien)

> Zur Diagnosefindung ist die genaue Beobachtung u. Beschreibung auch von kleinen äußeren Auffälligkeiten u. inneren Fehlbildungen entscheidend. Humangenetiker zurate ziehen!

Humangenetiker
- kennen die neuesten Möglichkeiten molekulargenetischer Diagn. u. können auch die erforderliche Familienuntersuchung koordinieren,
- erkennen die Mikrosymptome bei Eltern,
- beraten die Eltern bei weiter bestehendem Kinderwunsch.

> Insbes. bei der Komb. von Fehlbildungen mit neurol. Auffälligkeiten o. geistiger Behinderung nach weiteren Symptomen suchen, um das Krankheitsbild zuordnen zu können.

25.3 Vorgehen bei Verdacht auf genetisch bedingte Erkrankung

Die Rahmenbedingungen der ärztlichen Tätigkeit im Kontext von genetischer Beratung u. Diagn. werden vom Gendiagnostikgesetz (GenDG) geregelt, das am 1.2.2010 in Kraft trat. Es regelt die Anforderungen an zulässige genetische Untersuchungen u. genetische Analysen u. beschränkt deren Anwendbarkeit. Ziel des Gesetzes ist es, die mit der Untersuchung menschlicher Eigenschaften verbundenen möglichen Gefahren von genetischer Diskriminierung zu verhindern u. gleichzeitig die Chancen des Einsatzes genetischer Untersuchungen für den einzelnen Menschen zu wahren.

Zur genetischen Diskriminierung gehört die Benachteiligung eines Menschen aufgrund seiner genetischen Disposition, z. B. Träger einer Mutation, die zur Huntington-Krankheit führt.

Das GenDG regelt auch Fragen, die den Versicherungsbereich u. das Arbeitsleben betreffen, sowie Abstammungsgutachten. Genetische Forschung u. PID (Präimplantationsdiagn.) sind davon ausgeschlossen.

25

Wichtigster Punkt des Gesetzes ist der Arztvorbehalt. Genetische Diagn. darf nur vom Arzt vorgenommen werden. Neben der schriftlichen Einwilligung in die Untersuchung nach Aufklärung ist dabei das Konzept genetische Beratung, Diagn., genetische Beratung festgelegt.

25.3.1 Anamnese

- **SS- u. Geburtsanamnese** zur Abgrenzung genetischer gegenüber exogener Ursachen: Medikamente? Alkohol? Drogen? Strahlenexposition? Akute Erkr. während SS? Chron. mütterliche Erkr., z. B. Diab. mell., Epilepsie? Vorausgegangene Aborte? Blutungen in der SS? Kindsbewegungen normal? Oligohydramnion? Polyhydramnion? Geburtsmodus?
- **Kindliche Anamnese:** Apgar, Nabelschnur-pH, GG? Ernährungsschwierigkeiten? Gehäufte Infektionen? Meilensteine? Knick in der Entwicklung?
- **Familienanamnese:** Stammbaum über mind. 3 Generationen. Familiäre Häufung von Aborten, Totgeburten, ungeklärten Todesursachen? Bei auffälligen Fehlbildungen nach familiärer Häufung fragen, evtl. Familienmitglieder zur Untersuchung einbestellen; Blutsverwandtschaft?

Selbsthilfegruppe
Bei sehr vielen seltenen, v. a. genetischen Erkr. bietet das Kindernetzwerk gegen eine geringe Gebühr Hilfe durch Vermittlung von Kontaktadressen u. Literatur:
- Kindernetzwerk e. V., Tel. 0 60 21/1 20 30, www.kindernetzwerk.de.
- Informationen auch über: www.orpha.net.

25.3.2 Diagnostik

Chromosomenanalyse
Materialgewinnung
- **Aus Vollblut:**
  - I. v. Blutentnahme in **steriles, heparinisiertes** Röhrchen. Röhrchen anschließend sofort ins humangenetische Labor geben.
  - Ind.: V. a. numerische u. strukturelle Chromosomenaberration.
- **Aus Fibroblasten** (Hautbiopsie): Ind. ist Abklärung eines chromosomalen Mosaiks, Karyotypuntersuchung post mortem.

Indikationen Geistige Behinderung mit/ohne faziale Dysmorphien u. Fehlbildungen, Kleinwuchs, fehlende Pubertätsentwicklung, Großwuchs, Symptomenkomb. unklarer Ursache (Dysmorphien u. Fehlbildungen).

Molekular-zytogenetische Untersuchungen
Hauptsächlich Fluoreszenz-in-situ-Hybridisierungen (= FISH); Heparinblut.

Indikationen
- V. a. Mikrodeletionssy.; zur näheren Abklärung unklarer zytogenetischer Befunde (z. B. Markerchromosom). Bei dieser Methode werden submikroskopische Veränderungen nachgewiesen, indem die Metaphase mit fluoreszierenden DNA-Sonden hybridisiert wird, die spez. für spezielle Chromosomenab-

25

schnitte sind. Bei der Anforderung für eine FISH-Untersuchung muss deshalb in jedem Fall die Verdachtsdiagnose mitgeteilt werden.
- V. a. Subtelomerrearrangierung: bei geistiger Retardierung u. fazialen Dysmorphien u. unauffälligem Karyotyp.

Molekulargenetische Untersuchungen
Aus Vollblut in EDTA Röhrchen. Direkter Nachweis der Genmutation (z. B. CF).

Welche DNA-Untersuchung wo in Deutschland durchgeführt wird, kann in jedem/r humangenetischen Institut/Praxis erfragt o. auf der Internetseite des Berufsverbands Deutscher Humangenetiker e. V. eingesehen werden (unter → Diagnostikanbieter): www.BVDH.de.
Zudem bietet auch orphanet eine Adressenliste an (z. T. auch für europäische Labore).

Biochemische Untersuchungen
▶ 11.1.

Materialgewinnung Aus Urin: Screening auf Stoffwechseldefekte der organischen Säuren, AS, Mukopolysaccharide.
Aus Fibroblasten (Hautbiopsie):
- lysosomale Enzyme bei V. a. Mukopolysaccharidosen,
- Nachweis des Enzymdefekts bei V. a. Gangliosidosen, Sphingomyelinosen, metachromatische Leukodystrophie,
- Kollagenanalyse.

Ergänzende Untersuchungen
Bei Verdachtsdiagnose zur Verifizierung der Diagnose gezielt durchführen. Verdachtsdiagnose auf Konsilschein festhalten! Sonst wird u. U. nicht zielgerichtet untersucht.
- Ophthalmologisches Konsil (Glaukom bei Rötelnembryopathie, Korneatrübung bei Mukopolysaccharidosen, Linsenluxation bei Marfan-Sy., Choroideaangiom bei Sturge-Weber-Sy., Liss-Knötchen bei Neurofibromatose v. Recklinghausen, kirschroter Fleck bei Lipidosen),
- Nieren-Sono (Tumoren bei tuberöser Hirnsklerose, Anomalien bei Klippel-Feil-Sy., Nierenagenesie bei Turner-Sy., Zysten, Tumoren),
- Echokardiografie (Aneurysma bei Marfan-Sy., AV-Kanal bei Down-Sy.),
- Rö-Aufnahmen von Extremitäten u. Schädel, z. B. bei Achondroplasie,
- EEG, CCT, MRT, EMG, NLG bei neurol. Auffälligkeiten,
- Fotodokumentation.

25.4 Häufige Fehlbildungs- und Retardierungssyndrome

25.4.1 Down-Syndrom

Häufigste Chromosomenanomalie, 1 : 650 Lebendgeborene.

Karyotyp Meist freie Trisomie 21 (95 %), Mosaik mit normalen Zellen (ca. 2 %), Translokationstrisomie (ca. 3 %). Risiko, ein Kind mit freier Trisomie 21 zu bekommen, steigt mit Alter der Mutter (z. B. mit 35 J. 0,5 %, mit 40 J. 2 %). Bei Vorliegen einer balancierten Translokation eines Elternteils Wdh.-Risiko ca. 10 % (bei 21/14-Translokation).

Klinik
- **Fazies:** flaches Gesicht, nach oben außen laufende Lidachsenstellung, relative Makroglossie, Epikanthus medial, tief liegende Nasenwurzel; kleine, im oberen Teil abgewinkelte Ohrmuschel.
- **Auge:** helle Iris mit kleinen, weißen Flecken (= Brushfield Spots). Kolobome, Strabismus, Nystagmus, Glaukom.
- **Extremitäten/Skelettsystem:** Kleinwuchs, Brachyzephalus, kurze, plumpe Hände, Vierfingerfurche, kurze Mittelphalanx des V. Fingers. Abstand zwischen I. u. II. Zehe ↑ (Sandalenfurche). Gelenkbeweglichkeit ↑.
- **Innere Organe:** Herzfehler (ca. 50 % der Fälle, meist Septumdefekte, AV-Kanal). Stenosen/Atresien des Verdauungstrakts. Immunschwäche mit gesteigerter Infektanfälligkeit, Neigung zu Malignomen (Leukämien). Beim Mann Hypogonadismus, Infertilität, Frauen meist fertil. Hernien. Obstipationsneigung.
- **Neurologie, Psychologie:** Im NG- u. KK-Alter Muskelhypotonie; IQ < 50; fehlendes abstraktes Denken; Nachahmungstrieb. Können einfache Arbeiten im Haushalt o. in geschützten Werkstätten ausführen. Kinder meist heiter, froh, anschmiegsam, selten aggressiv; tapsiger Gang.

Verlauf Abhängig von Schwere der inneren Fehlbildungen u. Ausprägung der Immunschwäche. Inzidenz von M. Alzheimer erhöht.

Diagnostik
- Konventionelle Chromosomenanalyse,
- Schnelltest auf Trisomie 21 (Interphase-FISH-Diagn.), über Nacht.

Therapie Operative Korrektur der inneren Fehlbildungen, frühzeitig KG, Beratung u. Unterstützung der Eltern.

Selbsthilfegruppe
Information über Selbsthilfegruppen, Elternvereinigungen, Frühförderung:
- Bundesvereinigung Lebenshilfe für geistig Behinderte e. V., Tel. 0 64 21/49 10, www.Lebenshilfe.de.
- Arbeitskreis Down Syndrom e. V., Tel. 05 21/44 29 98, www.Down-Syndrom.org.

25

25.4.2 Edwards-Syndrom

Häufigkeit 1 : 5.000 Lebendgeburten. Überwiegen des weibl. Geschlechts.

Karyotyp Meist freie Trisomie 18, selten Mosaike. Risiko steigt mit Alter der Mutter.

Klinik
- Pathologische Schwangerschaft: vorzeitige Blutungen, Hydramnion.
- SGA.
- **Fazies:** vorgewölbte, dreieckige Stirn; kurze, meist nach unten außen laufende Lidachsenstellung, Mikrostomie, Epikanthus, Mikrognathie, verstrichenes

Philtrum; LKG-Spalte; tief sitzende, dysplastische Ohren.
- **Auge:** Korneatrübung, Katarakt, Glaukom.
- **Extremitäten/Skelettsystem:** schmaler Schädel mit prominentem Hinterhaupt. Fingerbeugekontrakturen mit Überlappen des II. u. V. Fingers über den III. bzw. IV. Finger (▶ Abb. 25.2). Radiusaplasie, kurze, dorsalflektierte Großzehen, vorstehender Kalkaneus, verstrichenes Fußgewölbe, Syndaktylien, hypoplastische Nägel.

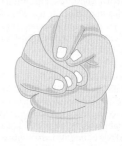

Abb. 25.2 Fingerhaltung bei Edwards-Syndrom [L157]

- **Innere Organe:** Herzfehler; Nierenanomalien (Hydronephrose, Nierenzysten), Malrotation des Darms, Ösophagusatresie, Omphalozele, Inguinalhernie, Analatresie.
- **Neurologie:** zunächst Muskelhypotonie, später Muskelhypertonie.
- **ZNS:** Myelomeningozele, Hydrozephalus, Holoprosenzephalie, Krampfanfälle.

Verlauf Kaum psychomotorische Entwicklung. 90 % sterben ohne intensivmedizinische Maßnahmen in den ersten Lebenswochen.

Differenzialdiagnosen Alkoholembryofetopathie (▶ 25.5).

Diagnostik
- Konventionelle Chromosomenanalyse,
- Schnelltest auf Trisomie 18 (Interphase-FISH-Diagn.).

Therapie Keine.

> **Selbsthilfegruppe**
> **Kontaktstelle** für Eltern betroffener Kinder: LEONA e. V., Tel. 0 44 21/74 86 69, www.leona-ev.de.

25.4.3 Pätau-Syndrom

Häufigkeit 1 : 5.000 Lebendgeburten.

Karyotyp Meist freie Trisomie 13, selten Translokationstrisomie.

Klinik
- SGA.
- **Fazies:** Mikrophthalmie o. Anophthalmie, LKG-Spalte, fliehende Stirn, nach oben außen laufende Lidachsenstellung, tief sitzende, dysplastische Ohren, Mikrognathie.
- **Haut:** narbige Skalpdefekte entlang der Sagittalnaht, V-förmiges Stirn-/Oberlidhämangiom.
- **Auge:** Iriskolobom, Choroideakolobom, Katarakt, Hypoplasie des N. opticus.
- **Extremitäten/Skelettsystem:** Hexadaktylie, Fäustchenstellung der Finger, hyperkonvexe Nägel, prominenter Kalkaneus.
- **Innere Organe:** Herzfehler, Nierenfehlbildungen (polyzystische Nieren), Omphalozele, Malrotation des Darms, Kryptorchismus, Hypospadie.

- **Neurologie:** Muskelhypertonie, selten Muskelhypotonie.
- **ZNS:** Holoprosenzephalie, Kleinhirnanomalien, Krampfanfälle.

Verlauf Kaum psychomotorische Entwicklung; 90 % sterben im 1. Lj.; Überlebende sind blind, gehörlos, haben Epilepsie.

Diagnostik
- Konventionelle Chromosomenanalyse,
- Schnelltest auf Trisomie 13, über Nacht.

Therapie Keine.

Selbsthilfegruppe
Kontaktstelle für Eltern betroffener Kinder: LEONA e. V., Tel. 0 44 21/74 86 69, www.leona-ev.de.

25.4.4 Klinefelter-Syndrom

Häufigkeit 1 : 1.000 aller männl. NG.

Karyotyp Numerische Chromosomenaberration XXY, selten XXXY, XXXXY o. Mosaike.

Klinik
- **Fazies:** unauffällig.
- **Extremitäten/Skelettsystem:** Großwuchs, bei Adulten zusätzlich Stammadipositas. Große Hände u. Füße.
- **Gonaden:** fehlendes pubertäres Penis- u. Testiswachstum; Hypogonadismus mit Tubulussklerose, Aspermie u. ungenügender Testosteronproduktion. Unterentwickelte Pubes-/Bart- u. Axillarbehaarung.
- **Gynäkomastie.**
- **Neurologie:** IQ kann unterdurchschnittlich, aber auch normal sein. Verspätete motorische u. sprachliche Entwicklung u. Verhaltensauffälligkeiten können auftreten.

Verlauf Skoliose, Osteoporose, Diab. mell.

Differenzialdiagnosen Marfan-Sy. (▶ 25.4.9).

Diagnostik Chromosomenanalyse, Hormonanalyse (hypergonadotroper Hypogonadismus, ▶ 10.2.4).

Therapie Vorstellung beim Kinder- bzw. Erw.-Endokrinologen, u. a. zur Hormonther.

Selbsthilfegruppe
Deutsche Klinefelter-Syndrom-Vereinigung e. V., Tel. 07 00/99 94 79 99, www.klinefelter.org.

25.4.5 Ullrich-Turner-Syndrom

Häufigkeit 1 : 2.500 aller weibl. NG.

Karyotyp Monosomie X. Sehr häufig Mosaike, da Verlust des X- o. Y-Chromosoms meist nach der Befruchtung auftritt. Nicht vom Alter der Mutter abhängig. Kein erhöhtes Wdh.-Risiko.

25

Klinik

- **Fazies:** nach unten außen laufende Lidachsenstellung, Epikanthus, Ptose, Strabismus, abfallenden Mundwinkeln, Mikrognathie, abstehenden Ohren (▶ Abb. 25.3).
- **Haut:** Hand- u. Fußrückenödeme beim NG, multiple Nävi.
- **Extremitäten/Skelettsystem:** Kleinwuchs, kurzer Hals mit Pterygium colli, tiefer Haaransatz. Schildthorax mit breitem Mamillenabstand; Verkürzung der IV. Metakarpalia u. Metatarsalia.
- **Gonaden:** Gonadendysgenesie (bindegewebige Ovarien); präpubertär normales, kindliches äußeres Genitale; primäre Amenorrhö.
- **Innere Organe:** Herzfehler (ISTA, aberrierende große Gefäße), Nierenanomalien.
- **Neurologie:** Normaler IQ, Schwierigkeiten beim abstrakten u. räumlichen Denken können auftreten.

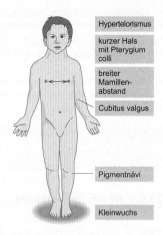

Abb. 25.3 Ullrich-Turner-Syndrom [L157]

Differenzialdiagnosen

- Noonan-Sy. (aut.- dom. vererbtes Fehlbildungs-Retardierungs-Sy. beider Geschlechter ohne Chromosomenaberration mit typ. „Turnerfazies", Lymphödemen, Pulmonalstenose, Kleinwuchs).
- Klippel-Feil-Sy. (kurzer, breiter Hals mit tiefer Haargrenze u. überschüssigen Nackenfalten aufgrund von Fehlbildungen der HWS).

Diagnostik   Chromosomenanalyse, Hormonbestimmung (hypergonadotroper Hypogonadismus, ▶ 10.2.4).

Therapie

- Operative Korrektur der Herz- u. Nierenfehlbildungen,
- psychologische Betreuung wegen Kleinwuchs u. Infertilität,
- regelmäßige kardiologische Betreuung (Aortenaneurysma),
- frühzeitige Vorstellung beim Kinderendokrinologen.

> **Selbsthilfegruppe**
> Deutsche Ullrich-Turner-Syndrom-Vereinigung e. V., Tel. 0 22 47/75 97 50, www.turner-syndrom.de.

25.4.6 Mikrodeletionssyndrome

Definition   Mikrodeletionssy. sind Erkr., bei denen ein lichtmikroskopisch oft nicht sichtbarer Stückverlust spezieller Chromosomenregionen vorliegt.

- !Spezielle kleine Deletionen können durch FISH-Untersuchungen erkannt werden. Bei dieser Laboranforderung muss der Verdacht gezielt geäußert werden. Durch die relativ neu in der Routinediagn. verankerte Array-CGH werden dagegen Mikrodeletionen u. Mikroduplikationen über das gesamte Genom detektiert. Letztlich entspricht die Array-CGH vom Prinzip einer hochauflösenden Chromosomenanalyse, wenn sie auch molekulargenetisch durchgeführt wird. Das Auflösungsvermögen ist mittlerweile bei ungefähr 200 kb Imbalance. Nicht immer ist der Befund eindeutig, da manche Deletionen/Duplikationen auch familiäre Normvarianten darstellen können. Punktmutationen einzelner Gene werden mit der Methode nicht erfasst.

Mikrodeletionssyndrom 22q11.2

Definition Bekannteste u. häufigste (Häufigkeit ca. 1 : 2.000–1 : 3.000) Erkr. ist das Mikrodeletionssyndrom 22q11.2, das auf einen Stückverlust in der Region 22q11.2 auf dem Chromosom 22 zurückzuführen ist. Dadurch kommt es zur Haploinsuffizienz der dort lokalisierten, z. T. noch nicht identifizierten Gene.

Syn.: CATCH 22; **C** = cardiac defect (meist trunkale Herzfehler), **A** = abnormal face (Hypertelorismus, Telekanthus, kleines Kinn, bulböse Nase), **T** = Thymushypoplasie (T-Zell-Defekt), **C** = cleft palate (auch submukös o. nur Gaumensegelinsuff.), **H** = Hypokalzämie (aufgrund eines Parathormonmangels).

Klinik Die Symptomenkomb. kann unterschiedlich sein. Je nachdem, welches Symptom Leitsymptom ist, werden die Erkr. auch wie folgt bezeichnet:
- **DiGeorge-Sy.:** T-Zell-Defekt u. Hypokalzämie.
- **Velokardiofaziales Sy.** (Sphrintzen-Sy.): nasale Sprache (Gaumensegelinsuff, submuköse Spalte?), auffälliges Gesicht (Telekanthus, bulböse Nase).
- **Takao-Sy.** (= conotruncal anomaly face syndrome): Herzfehler mit Gesichtsdysmorphien.

Die geistige Retardierung ist milde, z. T. besteht sie nur in einer diskreten Entwicklungsverzögerung. Bei Diagnosestellung sollte das Kind, falls noch nicht geschehen, kardiologisch u. endokrinologisch betreut werden. In den meisten Fällen ist die Mikrodeletion neu aufgetreten (ca. 80 %), nur in 20 % der Fälle bereits bei den Eltern vorhanden.

> **Selbsthilfegruppe**
> Kinder mit **D**eletions**S**yndrom-22q11 e.V., Tel. 0 83 79/13 50, www.kids-22q11.de.

25

Prader-Willi-Syndrom (PWS)

Definition Fehlen des paternalen Anteils eines bestimmten Bereichs des Chromosoms 15, entweder durch eine Mikrodeletion, durch eine maternale, uniparenterale Disomie o. durch Imprintingdefekte. Das PWS ist eine „Imprintingerkrankung", das Gen ist noch nicht genau bekannt.

Klinik
- **Fazies:** mandelförmige Augen, schmale Stirn.
- **Extremitäten/Skelettsystem:** Kleinwuchs, kleine Hände u. Füße.
- **Innere Organe:** Adipositas, Diab. mell. ab der 2. Lebensdekade.
- **Gonaden:** bei Jungen hypoplastisches Skrotum, Mikropenis, Kryptorchismus.
- **Neurologie:** Mikrozephalie. Als NG Muskelhypotonie, kaum vorhandener Saug- u. Schluckreflex (Sondenernährung), Besserung der Hypotonie im Lauf der ersten Lj., später psychomotorischer Entwicklungsrückstand, Krampfanfälle.

Verlauf Schwer beeinflussbare Adipositas, dadurch Sekundär-KO.

Differenzialdiagnosen Laurence-Moon- o. Bardet-Biedl-Sy. (aut.- rez., Stamm-adipositas, Retinitis pigmentosa, Polydaktylie, Genitalhypoplasie, geistiger Entwicklungsrückstand).

Therapie Diät, KG. Vorstellung beim Kinderendokrinologen (Wachstumshormontherapie).

> **Selbsthilfegruppe**
> Prader Willi Syndrom Vereinigung Deutschland e.V., Tel. 0 51 41/37 43 27, www.prader-willi.de.

25.4.7 Fragiles-X-Syndrom (Martin-Bell-Syndrom)

Häufigkeit u. Vererbung Häufiger Grund für eine geistige Behinderung. Häufigkeit wurde lange überschätzt: ca. 1 : 8.000 Jungen.

Der Vererbungsmodus ist kompliziert. An sich geschlechtsgebundene Erkr., die deswegen auch mehr Männer als Frauen betrifft. Ursache ist eine brüchige Stelle am langen Arm des X-Chromosoms. Auf molekulargenetischer Ebene findet man dort eine Amplifikation von CGG-Trinukleotidsequenzen. Von der Anzahl der Trinukleotidwiederholungen hängt das Ausmaß der klin. Symptome ab. In einem Normalkollektiv findet man 6–54 CGG-Wiederholungen, bei klin. auffälligen Pat. mehr als 200 (Vollmutation). 52–200 Wdh. werden als Prämutation bezeichnet. Aus der Prämutation kann sich bei Weitergabe durch die Mutter eine Vollmutation beim Kind entwickeln.

Klinik Meist hohes Geburtsgewicht, fehlende Sprachentwicklung.
- **Fazies:** längliches Gesicht, hohe Stirn, vorstehender Unterkiefer, große, abstehende Ohren.
- **Extremitäten/Skelettsystem:** im Kindesalter Hochwuchs, überstreckbare Gelenke, auffallend teigige Hände.
- **Innere Organe:** Aortenbogendilatation, Mitralklappenprolaps.
- **Genitale:** ab Pubertät Hodenvergrößerung.
- **Neurologie:** Im Kindesalter Hyperaktivität, verzögerte Sprachentwicklung, Autismus, Epilepsie. IQ < 60.

Diagnostik Molekulargenetischer Nachweis der Trinukleotidsequenzen (Vollmutation mehr als 200). Durch die Vollmutation kann das Gen (FMR1-Gen) nicht mehr abgelesen werden. Spezielle Anforderung, wird nicht bei der Array-CGH erfasst.

 Bei Bestätigung der Verdachtsdiagnose Familienuntersuchung veranlassen.

> **Selbsthilfegruppe**
> Interessengemeinschaft Fragiles-X e.V., Tel. 03 81/29 64 23 75, www.frax.de.

25.4.8 Wiedemann-Beckwith-Syndrom

Synonym Exomphalos-Makroglossie-Gigantismus-Sy. Meist sporadisch, selten a. d.

Klinik

- LGA.
- **Fazies:** Makroglossie, kleiner Oberkiefer, Weichteilfalten unterhalb der Augen, Kerbenohren, kapilläres Hämangiom über der Glabella (▶ Abb. 25.4).
- **Skelettsystem:** akzelerierte Skelettentwicklung, evtl. Hemihypertrophie.
- **Innere Organe:** Viszeromegalien, Omphalozele (▶ 22.5.2), postnatal Hypoglykämie, Polyglobulie, erhöhtes Tumorrisiko (Wilms-Tumor, NNR-Karzinom).

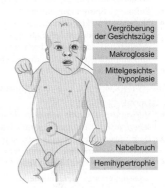

Abb. 25.4 Wiedemann-Beckwith-Syndrom [L157]

Verlauf

- Gute Prognose nach Überwinden der postnatalen Adaptationsschwierigkeiten.
- Wachstums- u. Entwicklungsbeschleunigung wird allmählich ausgeglichen.
- In den ersten Lj. ¼–½-jährl. Abdomen-Sono zur Tumorfrüherkennung.

Differenzialdiagnosen NG diabetischer Mutter (▶ 4.3.6).

Diagnostik Unterschiedliche molekulargenetische Ursachen, u. a. Duplikation des distalen Teils vom kurzen Arm von Chromosom 11 bzw. uniparentale Disomie 11.

Therapie Bei ausgeprägter Makroglossie Reduktionsplastik erwägen. Im NG-Alter auf Hypoglykämien achten. Regelmäßige Sono-Kontrolle des Abdomens (bei bestimmten Mutationen erhöhtes Tumorrisiko).

Selbsthilfegruppe
Vermittlung von Kontaktadressen über: Kindernetzwerk e. V., Tel. 0 60 21/1 20 30, www.kindernetzwerk.de.

25

25.4.9 Marfan-Syndrom

Definition Aut.-dom. vererbte, generalisierte Bindegewebserkr.

Klinik Symptome können bei den Betroffenen sehr unterschiedlich ausgeprägt sein.

Hauptbefunde:

- ektope Linse, meist bilateral u. nach temporal oben,
- Dilatation der Aorta ascendens,
- Aortendissektion (Aorta ascendens),
- Duraektasie.

Nebenbefunde:

- Auge: Myopie, Netzhautablösung, flache Kornea.

- Kardiovaskulär: Mitralklappenprolaps, Kalzifizierung der Mitralklappe, abdominales Aortenaneurysma, Dysrhythmien, Endokarditis.
- Pulmonal: Spontanpneumothorax, restriktive Lungenerkr.
- Skelettsystem: Hochwuchs, Arachnodaktylie (kleiner Finger u. Daumen einer Hand können das andere Handgelenk umspannen), Skoliose, Lordose, Spondylolisthesis, asymmetrischer Pectus excavatum, hoher Gaumen, Zahnstellungsanomalien, überstreckbare Gelenke.
- Haut: Hernien, Striae distensae.

Differenzialdiagnosen Homozystinurie, Klinefelter-Sy., einige Ehlers-Danlos-Sy.

Diagnostik
- Verwandter 1. Grads betroffen: Beim Pat. müssen 2 Organsysteme betroffen sein o. mind. 1 Hauptsymptom vorliegen.
- Kein Verwandter 1. Grads betroffen: Beim Pat. müssen Symptome des Skelettsystems, von mind. 2 anderen Systemen u. ein Hauptbefund bestehen.
- Evtl. molekulargenetischer Test (3 Gene sind bekannt).

Therapie u. Verlauf Ursächliche Ther. nicht möglich. Wichtig ist das rechtzeitige Erkennen u. Behandeln der begleitenden Störungen.
- Engmaschige kardiologische Kontrollen. Endokarditisprophylaxe bei Aorten- u. Mitralklappeninsuff., evtl. Einnahme von β-Blockern.
- Konservativ-orthopädische Korrekturmaßnahmen.
- Augenärztliche Kontrollen (Netzhautablösung).

Selbsthilfegruppe
Deutsche Marfan-Hilfe e. V., Tel. 07 00/22 33 40 00, www.marfan.de.

25.4.10 VACTERL-Assoziation (VATER-Assoziation)

Definition Meist sporadisch. Variable Assoziation von Fehlbildungen von WS, Enddarm, Trachea u. Ösophagus, Extremitäten, Herz u. Nieren. Mind. 3 der Hauptsymptome sind für die Diagnosestellung ausreichend.

Klinik
V = **v**ertebral defects, A = **a**nal atresia, C = **c**ardiac anomalies, TE = **t**rachea-**e**sophageal fistula, R = **R**adiusdysplasia o. -aplasia, **r**enal anomalies, L = **l**imb anomalies. Zusätzlich können Fehlbildungen der unteren Extremität, Syndaktylie der Finger, Ohranomalien, Omphalozele, Zwerchfellhernie, LKG-Spalte auftreten.

Differenzialdiagnosen Holt-Oram-Sy. (radiale Fehlbildungen, Septumdefekte, aut.-dom. erblich), Fanconi-Anämie (▶ 17.1.1), TAR-Sy. (aut.-rez. erblich, Thrombozytopenie mit radialen Fehlbildungen, die Daumen sind bei dieser Erkr., anders als bei anderen Erkr. mit radialen Fehlbildungen, allerdings immer vorhanden).

25.4.11 Potter-Sequenz

Definition Fehlende bzw. mangelhafte fetale Urinproduktion durch Nierenagenesie, Nierendysplasie, Obstruktion der ableitenden Harnwege. Dadurch Oligohydramnion mit Kompression des Fetus u. daraus resultierenden typ. Fehlbildungen. Vorkommen sporadisch. Selten aut.-dom. Erbgang mit einseitiger Nierenagenesie u. kontralateraler Nierendysplasie.

Klinik
- **Fazies:** „Potter Face" mit greisenhaftem Gesichtsausdruck. Hypertelorismus, Epikanthus, Mikrognathie, Ohrmuscheldysplasie, abgeflachte Nasenwurzel.
- **Innere Organe:** Lungenhypoplasie, Nierenveränderungen (s. o.).
- **Extremitäten/Skelett:** Gelenkkontrakturen, Klumpfüße, Wirbelfehlbildungen.

Verlauf Abhängig vom Grad der Lungenhypoplasie; meist infauste Prognose.

25.5 Teratogene Noxen und Infektionen

25.5.1 Alkoholembryofetopathie (fetale Alkoholspektrumstörung)

Epidemiologie Die Alkoholembryofetopathie ist eine der häufigsten Ursachen angeb. mentaler Retardierung. Der Schweregrad ist abhängig von der absoluten Menge u. Dauer des Alkoholkonsums während der SS u. insbes. davon, ob die Mutter alkoholkrank ist.

Klinik
- SGA.
- **Fazies** (▶ Abb. 25.5): kurze Lidspalten, Ptose, verstrichenes Philtrum, schmales Lippenrot, Mikrognathie, LKG-Spalte, Epikanthus, kurzer Nasenrücken.
- **Innere Organe:** Herzfehler, Nierenfehlbildungen.
- **Extremitäten:** Kleinwuchs, Endphalangen- u. Nagelhypoplasie.
- **Neurologie:** Mikrozephalus, im NG-Alter Muskelhypotonie, Hyperexzitabilität, später Hyperaktivität, Konzentrations- u. Lernstörungen. Mentale Retardierung unterschiedlicher Ausprägung. Abschätzung des Grads der Behinderung nach dem Majewski-Score.

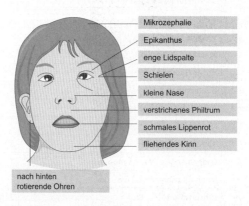

Mikrozephalie
Epikanthus
enge Lidspalte
Schielen
kleine Nase
verstrichenes Philtrum
schmales Lippenrot
fliehendes Kinn
nach hinten rotierende Ohren

Abb. 25.5 Alkoholembryofetopathie [L157]

25

Differenzialdiagnosen Trisomie 18 (▶ 25.4.2).

Therapie KG, Frühförderung.

Diagnostik u. Beurteilung Die in der Tabelle (▶ Tab. 25.5) aufgeführten Symptome sind nur bei anamnestisch begründetem V. a. pränatale alkoholtox. Schädigungen im Kontext dieses Scores zu bewerten; jedes einzelne Symptom ist vieldeutig. Eine nachhaltige Schädigung des Gehirns mit neuropsychologischen Ausfällen kann auch ohne äußere Symptome auftreten. Früher wurde der Majewski-Score als alleiniges diagnostisches Werkzeug herangezogen. Mittlerweile ist bekannt, dass es auch schwere Verlaufsformen einer Alkoholembryopathie gibt ohne äußere Auffälligkeiten. Gute Informationen auf der Homepage: FAS-World (www.fasworld.de).

Tab. 25.5 Majewski-Score zur Beurteilung der Alkoholembryofetopathie

	Symptome	Punktzahl
Allgemein	Intrauteriner Kleinwuchs	4
	Mikrozephalie	4
	Statomotorische u. mentale Retardierung	2/4/8
	Hyperaktivität	4
	Muskelhypotonie	2
Dysmorphie-zeichen	Epikanthus	2
	Ptosis	2
	Blepharophimose	2
	Verkürzter Nasenrücken	3
	Tiefe Nasolabialfalten	1
	Schmale Lippen	1
	Mandibulahypoplasie	2
	Hoher Gaumen	2
	Gaumenspalte	4
Extremitäten	Auffällige Handfurchen	3
	Klinodaktylie V	2
	Kamptodaktylie	2
	Endphalangen-/Nagelhypoplasie	1
	Supinationshemmung der Füße	2
	Hüftluxation	2

25

Tab. 25.5 Majewski-Score zur Beurteilung der Alkoholembryofetopathie *(Forts.)*

	Symptome	Punktzahl
Innere Organe	Herzfehler	4
	Genitalanomalien	2/4
	Harnwegsanomalien	4
	Sakralgrübchen	1
	Hernien	2
Schädigungs-grad	I	10–29
	II	30–39
	III	> 39

25.5.2 Weitere teratogene Noxen und Infektionen

(▶ Tab. 25.6).

Tab. 25.6 Teratogene Noxen und Infektionen

Noxe/Infektion	Symptome
Alkohol	Klinik u. Beurteilung s. o.
Phenytoin in Komb. mit Barbituraten	Hypotrophie, Mikrozephalie, geistiger u. körperlicher Entwicklungsrückstand, hypoplastische Nägel, Gesichtsdysmorphie, LKG-Spalte, Herzfehler
Valproat	Neuralrohrdefekte
Virusembryopathie, z. B. Röteln	Mikrozephalie, Hydrocephalus internus, Katarakt, Mikrophthalmus, Herzfehler
Virusfetopathie, z. B. Zytomegalie	Hypotrophie, Mikrozephalie, Chorioretinitis, bei Varizellen zusätzlich Hypomelie, Hirnfehlbildung, Herzdilatation; bei Zytomegalie zusätzlich Hepatosplenomegalie
Syphilisfetopathie	Bullöser, vesikulärer Hautausschlag an Handinnenflächen u. Fußsohlen, Sattelnase, später spindelförmige Auftreibung der Röhrenknochen mit Bewegungseinschränkung
Parasitäre Fetopathie, z. B. Toxoplasmose	Hydrozephalus, intrazerebrale Verkalkungen, Retinopathie
Diabetes mellitus der Mutter (schlecht eingestellt)	Herzfehler, eng gestelltes Kolon, kaudale Regressionsdefekte (Sakralagenesie, urologische Fehlbildungen)
PKU der Mutter	Mikrozephalie, Herzfehler, Skelettfehlbildungen
Amnionbänder	Unilaterale Extremitätenfehlbildungen, Enzephalozele, Gesichtsspalten

25

26 Referenzbereiche und Differenzialdiagnosen pathologischer Laborparameter

Martin Claßen

26.1 Serum und Plasma

Bei allen Laborparametern zunächst Referenzbereiche für die Methode u. das jeweilige Labor beachten, unter Berücksichtigung der Altersgruppe! In manchen Labor-EDV-Programmen sind Normalwerte für Kinder nicht korrekt hinterlegt!

AFP (α-Fetoprotein)	NG: 15.000–83.000 (FG bis 170.000) ng/ml (µg/l); Kinder/Erw.: < 5 ng/ml (µg/l); Abfall auf Erw.-Werte innerhalb des 1. Lj.
ALT	Alanin-Aminotransferase s. GPT
Albumin	s. Eiweißelektrophorese
Aldosteron	Liegende Abnahme: NG < 7 d: 7–175 ng/dl; Sgl.: 5–90 ng/dl; 1. Lj. 7–54 ng/dl; 2.–10. Lj. 3–35 ng/dl; 10.–15. Lj. 2–22 ng/dl; Erw.: 3–16 ng/dl; Werte abhängig von Tageszeit, Körperhaltung, E'lyt-Aufnahme; zur richtigen Interpretation gleichzeitig Na^+ u. K^+ im Blut u. 24-h-Urin messen. Diuretika u. Abführmittel 3 Wo. vor dem Test absetzen (ng/dl × 0,0277 = nmol/l)

↑ Conn-Sy. (▶ 10.5.2) ACTH-Überproduktion (▶ 10.5) Nephrotisches Sy., (▶ 8.3.1)., Bartter-Sy. (▶ 8.4.3) Leberzirrhose (▶ 13.6.4) HI (▶ 7.3)	↓ Akute Nebenniereninsuff. (Nebennierenapoplexie nach schwerem Geburtsverlauf); perakute Infektionen mit Nekrosen u. Blutungen der NNR, z. B. Waterhouse-Friderichsen-Sy. (▶ 6.4.13), chron. Nebennniereninsuff. (kongenitaler Hypoaldosteronismus; adrenogenitales Salzverlust-Sy.), M. Addison (▶ 10.5.3)

Ammoniak NH₃	NG < 144 µmol/l; Sgl. 18–74 µmol/l; Kinder/Erw.: 17–55 µmol/l µg/dl = µmol/l × 1.703

↑ Abnahmefehler (langes Stauen, lange Lagerung der Probe); Defekte der Harnstoffzyklusenzyme; Störungen der Transportmechanismen von Harnstoffzyklusmetaboliten; sek. bei organischen Azidurien; Reye-Sy.; transienter Hyperammonämie des NG; massive Leberzellinsuff.; portokavalem Shunt; Valproat-Ther. (▶ 13.6.1)

α-Amylase	Werte stark von Methode (pankreasspez. ca. 5–59 % der gesamten Amylase) abhängig, 20–220 U/l bzw. < 3,7 µkat/l

↑ Akute o. chron. rezidiv. Pankreatitis im Schub; Bauchtrauma, Mumps; Niereninsuff.; Verbrennungen; Parotitis	↓ Mukoviszidose (▶ 14.6); Shwachman-Sy.; Pankreasinsuff. (▶ 13.7.2)

26

Anionenlücke	Natrium – (Chlorid + Bikarbonat): 7–16 mval/l
	↑ Bei Erhöhung organischer Säuren (z. B. Urämie, Laktat, Acetat, Salicylat, ▶ 9.6)
α₁-Antitrypsin	Kinder/Erw.: 90–190 mg/dl (0,9–1,9 g/l)

	↑ Akute Entzündungen	↓ α₁-Antitrypsin-Mangel (▶ 13.6.3) (**Cave:** Niedrig normaler Spiegel schließt Mangel nicht aus – Phänotypisierung besser!)
AST	Aspartat-Aminotransferase s. GOT	
Bilirubin	**Direkt:** NG: < 1 mg/dl (< 17 µmol/l), 1 Mon.–Erw.: 0–0,4 mg/dl (0–7 µmol/l); **Gesamt:** FG: Nabelschnur: < 2 mg/dl (34 µmol/l), < 24 h: 1–6 mg/dl (17–100 µmol/l), 1–2 d: 6–8 mg/dl (100–140 µmol/l), 3–5 d: 10–12 mg/dl (170–200 µmol/l); Termingeborene: Nabelschnur: < 2 mg/dl (34 µmol/l), < 24 h: 2–6 mg/dl (34–100 µmol/l), 1–2 d: 6–7 mg/dl (100–120 µmol/l), 3–5 d: 4–12 mg/dl (70–120 µmol/l); 1 Mon.–Erw.: < 1 mg/dl (< 17 µmol/l); Ther. bei neonataler Hyperbilirubinämie ▶ 4.3.2, ▶ 4.1.1, DD der neonatalen Hyperbilirubinämie (▶ 4.1.1); DD der Hyperbilirubinämien im Kindesalter (▶ 13.1.6) mg/dl × 17,1 = µmol/l	
Blutgasanalyse	▶ Tab. 26.1	

Tab. 26.1 Blutgasanalyse

	Nabel-schnurvene	Nabelschnur-arterie	10 Min. post partum arteriell	Sgl., KK, Erw. arteriell
pH	≥ 7,30	≥ 7,24	≥ 7,20	7,35–7,45
pCO₂ (mmHg)	35–50	35–50	38–53	32–47
Standard-bikarbonat (mmol/l)	20	20	15–20	22–28
BE (mmol/l)	≥ –4	≥ –7	≥ –10	–3,5 bis +2,5
pO₂ (mmHg)	≥ 27	≥ 16	≥ 50	80–108

* Umrechnung: mmHg × 0,1333 = kPa
DD respir. Azidose/Alkalose (▶ 9.6); DD metab. Azidose/Alkalose (▶ 9.6)

BSG	1. Wert < 10 mm/h; 2. Wert < 20 mm/h (nach Westergren)
	↑ Infektionen; Anämien; Entzündungen; maligne Erkr. / ↓ Polyglobulie; Kortikosteroidther.

26

C3-Komplement	60–180 mg/dl (0,6–1,8 g/l)	↓ Angeborener C3-, C4-Mangel; Autoimmunerkr.; LE; Sepsis; GN
C4-Komplement	7–40 mg/dl (0,07–0,4 g/l)	
Calcium Ca²⁺	**Gesamt:** NG: 6,8–12 mg/dl (1,7–3 mmol/l); Kinder/Erw.: 8,4–11 mg/dl (2,1–2,74 mmol/l). Niedrigere Werte können bei Hypalbuminämie normal sein; **cave:** Langer venöser Stau verfälscht Ergebnis. **Ionisiert (freies Ca²⁺):** NG: 4,3–5,1 mg/dl (1,07–1,27 mmol/l), Kinder/Erw.: 4,48–4,92 mg/dl (1,12–1,23 mmol/l); ↑ durch Azidose, ↓ durch Alkalose	
	↑ Primärer, sek. Hyperparathyreoidismus; transienter neonataler Hyperparathyreoidismus; Hypo-, Hyperthyreose; Medikamente (Vit. A, D, Thiazide); Knochentumoren, -metastasen; Immobilisierung; Phosphatmangel; Sarkoidose	↓ Hypokalzämie des NG (▶ 4.3.4); Hypokalzämie des Kinds (▶ 9.4) An begleitende Hypomagnesiämie denken!
Cl⁻ (Chlorid)	95–112 mmol/l	
	↑ Diarrhö, renal tubuläre Azidose	↓ Länger dauerndes Erbrechen; hypochlorämische Alkalose (▶ 9.6.2); Chloriddiarrhö; Diuretika; Lakritzabusus
Cholesterin	s. Lipide	
Cholinesterase (CHE)	37 °C: 3,9–11,5 kU/l (65–215 µkat/l) (Butyrylcholin – bei anderen Substraten differente Normalwerte!).	
	↑ Diab. mell., Fettleber, nephrotisches Sy. (▶ 8.3.1); exsudative Enteropathie	↓ Lebererkr.; Leberzellinsuff. (▶ 13.6.4); hereditärer Pseudocholinesterasemangel; Malnutrition
Cortisol	s. Kortisol	
C-reaktives Protein (CRP)	< 6 mg/l Normalwertbereich bei manchen Testkits different	
	↑ Akut-Phase-Protein, reagiert schneller als BSG; Verlaufsparameter akuter Entzündungen; DD virale, bakt. Infektion (ggf. Procalcitonin!)	
CK (Kreatinkinase)	s. Kreatinphosphokinase	
Cystatin C	NG: 1,37–1,89 mg/l, Sgl 0,73–1,17 mg/l, > 1 J. 0,51–0,95 mg/l. Besser als Kreatinin zur Abschätzung der GFR (▶ 8.1.3)	

26

Eisen	NG: 63–201 µg/dl; Sgl.: 28–155 µg/dl; Kinder/Erw.: 22–168 µg/dl (9–27 µmol/l); toxisch > 300 µg/dl; erhöhte Werte bei hämolytischem Serum! µg/dl × 0,1791 = µmol/l	
	↑ Vermehrte Eisenzufuhr (medikamentös, Bluttransfusionen); erhöhte Eisenresorption; bei chron. gesteigerter Erythropoese; gestörte Eisenverwertung (z. B. perniziöse Anämie, aplastische Anämie, Bleivergiftung; Hämochromatose)	↓ Eisenmangel (▶ 17.1.4); Infekte; Entzündungen (Ferritin u. Transferrin zusätzlich bestimmen!)
Eiweißelektrophorese	▶ Tab. 26.2	

Tab. 26.2 Eiweißelektrophorese

	NG		Sgl./KK		Kinder/Erw.	
	Absolut g/l	Relativ %	Absolut g/l	Relativ %	Absolut g/l	Relativ %
Gesamteiweiß	46–68	–	48–76	–	60–83	–
Albumin	32–45	60–65	33,1–52,2	63–68	35,2–50,4	60–63
α_1-Globulin	1,1–2,5	2–5	0,9–2,9	2–5	1,2–3,9	2–5
α_2-Globulin	2,6–5,7	7–10	3,8–10,8	9–11	4,3–9,3	8–10
β-Globulin	2,5–5,6	2–16	3,5–7,6	7–14	4,1–11,4	8–14
γ-Globulin	3,9–11	13–22	2,9–12,1	5–19	5,8–15,2	10–23

Fettsäuren, freie	s. Lipide	
Ferritin	NG: 110–503 µg/l; Sgl. 4–405 µg/l, 2–13 J. 2–63 µg/l; Erw. weibl.: 6–81 µg/l, Erw. männl.: 30–233 µg/l	
	↑ Hämochromatose, Hämophagozytose. Entzündungen (dann löslicher Transferrinrezeptor besser)	↓ Eisenmangel
Fructosamin	1,66–3,10 mmol/l Glykosylierungsparameter zur Kontrolle einer Diabetesther. (▶ 11.1)	
Gallensäuren (gesamt)	Nüchtern: 0,3–2,3 mg/l (0–6 µmol/l); 2 h postprandial: 1,8–3,2 mg/l	
	↑ Cholestase; Hepatitis; Hepatopathie	↓ Verminderte ileale Rückresorption (Resektionen, M. Crohn, Zöliakie)
Gesamteiweiß	▶ Tab. 26.2	

26

Glukose (nüchtern)	FG: 20–60 mg/dl (1,1–3,3 mmol/l); NG: 30–60 mg/dl (1,7–3,3 mmol/l); Sgl.: 50–90 mg/dl (2,8–5,0 mmol/l); Kinder/Erw.: 60–105 mg/dl (3,3–5,8 mmol/l). Oraler Glukosetoleranztest (▶ 11.1) mg/dl × 0,0555 = mmol/l Referenzwerte im Plasma um ca. 10 % höher Glukose im Liquor > 50 % des Serumwerts	
	↑ Hyperglykämie des NG (▶ 4.3.4); zu hohe parenterale Zufuhr; postop.; Diab. mell.; Wachstumshormonüberschuss; M. Cushing; Pankreatitis	↓ Hypoglykämie des NG; Nesidioblastose (▶ 4.3.4); zu hohe Insulinzufuhr im Rahmen der Diabetesther.; Stoffwechselstörungen der KH-Verwertung; Reye-Sy. (▶ 13.6.1); Wachstumshormonmangel
GLDH	37 °C: NG: < 9,8 U/l; Sgl.: < 6,4 U/l; Kinder/Erw. männl. < 7,0 U/l (< 120 nkat/l), weibl. < 5,0 U/l (< 80 nkat/l)	
	↑ Bei Hepatopathie, V. a. bei Perfusionsstörungen; nach Schock u. Reanimation, Stauungsleber, bei Rechtsherzversagen, Leberzellschäden/-nekrosen	
GOT AST	37 °C: NG < 110 U/l (< 1,85 µkat/l), Sgl.: < 82 U/l (< 1,35 µkat/l); 1–12 J.: < 48 U/l; Erw.: männl. < 50 U/l (< 0,85 µkat/l), weibl. < 35 U/l (< 0,60 µkat/l)	
	↑ Leber-, Herz-, Muskelerkr., Hämolyse (▶ 13.1.7)	
GPT ALT	37 °C: NG < 49 U/l (< 3,7 µkat/l), Sgl.: < 56 U/l (< 0,95 µkat/l), 1–12 J.: < 39 U/l (< 0,65 µkat/l), Erw.: männl. < 50 U/l (< 0,85 µkat/l), weibl. < 35 U/l (<0,60 µkat/l)	
	↑ Leber-, Herz-, Muskelerkr. (▶ 13.1.7)	
γ-GT	37 °C: FG/NG: < 222 U/l (< 3,8 µkat/l), Sgl bis 6 LM.: < 204 U/l (< 3,4 µkat/l), 7. LM–12 J.: < 34 U/l (< 0,6 µkat/l), ab 13 J/Erw.: m: < 60 U/l (< 1,0 µkat/l), w: < 40 U/l (< 0,65 µkat/l)	
	↑ Lebererkrankungen mit Cholestase (besser als AP) (▶ 13.1.7); konjugierter Ikterus mit normaler γ-GT bei M. Byler/PFIC	
Hämoglobin A_{1C} (HbA$_{1c}$)	1–5 J. 2,1–7,7 %; 5–16 J. 3,0–6,2 %; Erw. < 6,6 % Glykosylierungsparameter zur Kontrolle einer Diabetesther. (▶ 11.1)	
Hämoglobin, freies	Plasma: < 20 mg/l; Serum: < 400 mg/l	↑ Bei Hämolyse (auch abnahmebedingt); körperl. Aktivität (bis 30-fach!)
Haptoglobin	NG: nicht nachweisbar; danach 0,02–2,7 g/l	
	↑ Als Akut-Phase-Protein bei Entzündungen	↓ Hämolytische Anämien (▶ 17.1.5); Anämien mit ineffektiver Erythropoese (z. B. Thalassämie) (▶ 17.1.5)

26

Harnsäure	Kinder u. weibl. Erw.: 2–6 mg/dl (120–360 μmol/l); männl. Erw.: 3,6–8,2 mg/dl (214–488 μmol/l)	
	↑ Tumoren, Leukosen, zytostatische Ther.; verminderte renale Ausscheidung bei Niereninsuff. (▶ 8.7.2), Diuretika. Glykogenose Typ I (▶ 11.7.3); Lesch-Nyhan-Sy.; Gicht	↓ Allopurinolther.; hereditäre Störungen des Purinmetabolismus
Harnstoff	NG: 6,6–41 mg/dl (1,1–6,8 mmol/l); Sgl./KK: 12–48 mg/dl (2,0–7,2 mmol/l); Kinder/Erw.: 18–48 mg/dl (3,0–8,0 mmol/l) (Umrechnung in Harnstoff-N: × 0,46)	
	↑ Nierenerkr. mit Verminderung der GFR um mehr als 50 %; Katabolismus; Exsikkose; Proteinüberschussernährung	↓ Harnstoffsynthesestörung; Leberinsuff.; Eiweißmangelernährung
HDL-Cholesterin	s. Lipide	
Immunglobuline	▶ Tab. 26.3	

Tab. 26.3 Immunglobuline (IgA, IgG, IgG-Subklassen, IgM)

	IgA (g/l)	IgG (g/l)	IgG$_1$ (mg/dl)	IgG$_2$ (mg/dl)	IgG$_3$ (mg/dl)	IgM (g/l)
1–3 Mon.	0,06–0,58	2,7–7,8	167–447	28–157	4–23	0,12–0,87
4–6 Mon.	0,10–0,96	1,9–8,6	143–390	23–115	4–72	0,25–1,20
7–12 Mon.	0,36–1,65	3,5–11,8	190–543	26–221	10–80	0,36–1,04
1–2 Lj.	0,36–1,65	5,2–10,8	281–692	30–343	10–88	0,72–1,60
2–5 Lj.	0,45–2,2	5,0–14,4	310–835	46–468	10–111	0,40–2,00
5–10 Lj.	0,65–2,6	5,7–14,1	380–989	100–534	12–129	0,55–2,10
> 10 Lj.	0,9–4,5	7,7–18,0	405–1112	128–586	23–142	0,6–2,8

↑ Infektionen; chron. entzündl. Prozesse, Autoimmunität

↓ Humorale Immundefekte, IgA-Mangel, IgG-Subklassen-Mangel (▶ 15.2.3)

IgE	NG: < 1,5 kU/l; Sgl./KK: < 50 kU/l; Kinder < 100 U/ml; Erw.: < 200 kU/l ↑ Atopie, Parasiten, Hyper-IgE-Sy.	
INR	▶ 26.3	
Insulin (nüchtern)	NG 1,5–18 mU/l; danach 8–24 mU/l (Glukose parallel bestimmen; C-Peptid zum Abschätzen der körpereigenen Produktion versus Substitution)	
	↑ Nesidioblastose; Insulinom	↓ Diabetes Typ 1
Interleukin 6	NG < 50 ng/l, danach < 15 mg/l. Früher Indikator für bakt. Infektionen, Sepsis wahrscheinlich bei > 150 ng/l	

26

K$^+$ (Kalium)	NG: 3,6–6,1 mmol/l, Kinder/Erw.: 3,6–5,5 mmol/l; erhöhte Werte bei hämolytischem Serum	
	↑ Hyperkaliämie (▶ 9.3.2)	↓ Hypokaliämie (▶ 9.3.1)
Kalzium	s. Calcium Ca^{2+}	
Kortisol (8 Uhr morgens)	NG: 1–25 µg/dl (28–690 nmol/l); Sgl.: 3–6 µg/dl (83–166 nmol/l); Kinder/Erw.: 7–27 µg/dl (190–740 nmol/l)	
	↑ Cushing-Sy. (▶ 10.5.1). **Cave:** einzelne normale Werte bei Cushing-Sy. möglich; zirkadiane Rhythmik gestört. (24-h-Urin!); Stress	↓ Nebennierennekrose des NG nach traumatischer Geburt, Waterhouse-Friderichsen-Sy.; adrenogenitales Salzverlust-Sy. (▶ 10.5.4); M. Addison (▶ 10.5.3); hypothalamische Störungen (▶ 10.5.5)
Kreatinin	NG: < 1,2 mg/dl (< 106 µmol/l), bis 5. Lj.: < 0,5 mg/dl (< 44 µmol/l), bis 10. Lj.: < 1,0 mg/dl (< 88 µmol/l); > 10 J.: < 1,2 mg/dl (< 106 µmol/l)	
	↑ Nierenerkr. mit Einschränkung der GFR um ca. 50 %; Muskelzerfall	↓ Pat. mit wenig Muskelmasse (z. B. bei Kachexie), Muskeldystrophie: besser Cystatin C
Kreatin-phospho-kinase (CK)	37 °C: NG: < 712 U/l (< 11,9 µkat/l); bis 6. LM: < 295 U/l (< 4,9 µkat/l); Kinder < 228 U/l; 7–17 J männl.: < 270 U/l (< 4,5 µkat/l); weibl.: < 154 U/l (< 2,55 µkat/l); Erw. männl.: < 190 U/l (< 3,15 µkat/l), weibl.: < 170 U/l (< 2,85 µkat/l)	
	Kommt in Skelett-, Herz-, glatter Muskulatur u. Gehirn vor. Differenzierung durch Bestimmung der Isoenzyme möglich: **CK-BB:** Vorkommen überwiegend im Gehirn **CK-MB:** Vorkommen überwiegend im Herzmuskel (normal < 6 % der Gesamt-CK bzw. < 6 U/l). Höhere Spezifität bzgl. kardialer Ischämie hat **Troponin T** **CK-MM:** Vorkommen überwiegend in der Skelettmuskulatur ↑ Affektionen der quergestreiften Muskulatur (Muskeldystrophien, Dermatomyositis, i. m. Injektionen, nach generalisierten Krampfanfällen, nach chir. Eingriffen, nach Sport); ZNS-Erkr. (Enzephalitis, Meningitis, nach SHT); Herzmuskelerkr. (nach Herzkatheteruntersuchung, nach Schock, Defibrillation u. Herzmassage, Perimyokarditis)	
Laktat	4,5–20 mg/dl (0,5–2,2 mmol/l); **Cave:** NG können am 1. LT erhöhte Werte haben! Erhöhte Werte bei langem venösem Stau, lange schreiendem Kind!	
	↑ Hypoxie; Infektionen; Schock; Defekte des Pyruvatstoffwechsels (▶ 11.5); Organoazidurien; Aminoazidopathien; Glykogenose Typ I	

26

Laktat-dehydrogenase (LDH)	37 °C: 1–6 d: < 1.732 U/l (< 28,9 µkat/l); Sgl.: < 1.100 U/l (< 18,3 µkat/l); 2–3 Lj. < 850 U/l (< 14,2 µkat/l); 4–12 Lj. < 764 U/l (< 12,7 µkat/l); Erw.: < 250 U/l (< 4,2 µkat/l)
	↑ Artefizielle Hämolyse der Probe; hämolytische Anämien; pernizi-öse Anämie; Lebererkr.; Myopathien; EBV-Infektion; Leukämien; Tumoren
LDL-Cholesterin	▶ Tab. 26.4
Lipase	Kinder < 128 U/l; Erw. < 170 U/l (stark methodenabhängig)
	↑ Akute u. chron. rezidiv. Pankreatitis im Schub (▶ 13.7.1)
Lipide (Nüch-ternwerte)	**Gesamt:** < 1 g/l (Ind.: Kontrolle bei parenteraler Fettzufuhr). Un-tergruppen ▶ Tab. 26.4

Tab. 26.4 Lipide Untergruppen (Hyperlipoproteinämien ▶ 11.7)

	Sgl.		KK		SK/Erw.	
	mg/dl	mmol/l	mg/dl	mmol/l	mg/dl	mmol/l
Cholesterin	53–192	1,4–5,0	45–189	1,15–4,8	114–170 (200)*	3,1–5,2
Freie Fett-säuren	–	0,5–1,6	–	0,6–1,5	–	0,2–1,1
Triglyzeride (nüchtern)	30–99	(0,34–1,12)	–	–	40–163	0,46–1,86

* Gesamtcholesterin > 200 mg/dl Ind. zu weiterer Diagn. (▶ 11.7).
mg/dl × 0,0259 = mmol/l
HDL-Cholesterin: 38–84 mg/dl (0,9–2,15 mmol/l) – nicht atherogen!
LDL-Cholesterin: 63–140 mg/dl (1,6–3,6 mmol/l) – atherogen!
Gesamtcholesterin ↓ bei retardierten Kindern – V. a. Smith-Lemli-Opitz-Sy. Choleste-rin ↑ auch bei Cholestase, nephrotischem Syndrom

Methämo-globin	< 3 % des totalen Hb	
Magnesium (Mg^{2+})	0–6 d 0,48–1,05 mmol/l; SK 0,60–0,95 mmol/l; Frauen 0,77–1,03 mmol/l, Männer 0,73–1,06 mmol/l mmol/l × 2,4 = mg/dl	
	↑ Exzessive Zufuhr (Infusio-nen, magnesiumhaltige Ant-azida – V. a. bei Niereninsuff.)	↓ Hypomagnesiämie des NG (▶ 4.3.4) Malabsorption u. gastrointestinale Verluste; vermehrte renale Ausschei-dung (Tubulusschaden, Medikamen-te); Hyperthyreose; Hyper- u. Hypo-parathyreoidismus
Natrum (Na$^+$)	130–145 mmol/l	
	↑ Hypertone Dehydratation (▶ 9.2.1) Hyperhydratation (▶ 9.2.2)	↓ Hypotone Dehydratation (▶ 9.2.1) Hyperhydratation, z. B. bei Herz- o. Niereninsuff.; Diuretika

26

Osmolalität	Serum: 275–295 mosmol/kg Wasser
pH	s. Blutgasanalyse
Phenylalanin	NG: 1,2–3,4 mg/dl (70–210 µmol/l), danach: 0,8–1,8 mg/dl (50–110 µmol/l)
	↑ Phenylketonurie; Tyrosinämie
Phosphat (PO_4^{3-})	NG: 5,0–9,6 mg/dl (1,6–3,1 mmol/l); Sgl. 5,0–7,7 mg/dl (1,6–2,5 mmol/l), ab KK bis Erw. 2,8–4,6 mg/dl (0,9–1,5 mmol/l)

	↑ Exzessive Phosphatzufuhr; Phosphatfreisetzung bei erhöhtem Zelluntergang (z. B. Zytostatikather.); Niereninsuff. (▶ 8.7); Hypoparathyreoidismus	↓ Phosphatdiabetes; renales Fanconi-Sy. (▶ 8.4.7); Hyperparathyreoidismus; Malabsorption; Rachitis (▶ 5.6.1); respir. Alkalose

Phosphatase, alkalische (AP) (gesamt)	37 °C: NG: < 725 U/l (< 18 µkat/l); 2–12 Mon.: < 1.107 U/l (< 18,4 µkat/l); 2–12. Lj. < 720 U/l (< 12 µkat/l); 13–17 J. männl.: < 936 U/l (< 15,6 µkat/l), weibl.: < 448 U/l (< 7,4 µkat/l); Erw.: männl.: < 270 U/l (< 4,5 µkat/l), weibl.: < 240 U/l (< 4 µkat/l)
	↑ Knochenerkr. (z. B. Rachitis ▶ 5.6.1); Lebererkr. mit Cholestase (▶ 13.6.2, ▶ 13.6.3); transitorische Hyperphosphatämie (▶ 5.6.2)
Phosphatase, saure (SP)	NG: 10–58 U/l, Sgl. 11–45 U/l; Kinder/Erw.: 10–29 U/l
	↑ M. Gaucher; M. Niemann-Pick; Knochenerkr. (z. B. Metastasen)
Pyruvat (venös)	3,5–8,8 mg/dl (0,04–0,1 mmol/l)
	↑ Hämolytisches Serum!? Pyruvatdecarboxylasemangel; Pyruvatcarboxylasemangel (▶ 11.4)
Renin	Plasmareninaktivität 0,50–1,74 ng/l × s (nach 2 h liegender Position morgens)

	↑ Renale Hypertonie, Phäochromozytom	↓ Primärer Hyperaldosteronismus, Cushing-Sy.
Somatomedin C	Alters- u. methodenabhängig; höchste Werte in der Pubertät	↓ Wachstumshormonmangel (basal sensibler als STH-Bestimmung)

Testosteron	Präpubertär Jungen: 5–15 ng/dl (0,17–0,5 nmol/l); Mädchen 3–12 ng/dl; Erw: männl.: 350–900 ng/dl (12–31 nmol/l); weibl.: 15–55 ng/dl (0,52–1,9 nmol/l)
Thyreoidea-stimulierendes Hormon (TSH)	NG bis 4 d: 1,0–38,9 mU/l, 2.–20. Wo.: 1,7–9,1 mU/l, Kinder/Erw.: 0,3–3,5 mU/l

	↑ Hypothyreose (▶ 10.3.2); Hypophysentumor	↓ Hyperthyreose (▶ 10.3.3); Übersubstitution

Thyroxin (T_4)	**Gesamt:** NG: 81–233 µg/l (105–300 nmol/l), Kinder/Erw.: 55–113 µg/l (71–145 nmol/l) **Freies:** NG: 13–33 ng/l (17–42 pmol/l), Kinder/Erw.: 9–17 ng/l (12–23 pmol/l)

26

Transferrin	NG: 1,4–2,9 g/l; Kinder/Erw. 1,74–3,4 g/l	
	↑ Eisenmangel (▶ 17.1.4)	↓ Infekt- o. Tumoranämie (▶ 17.1.6); Hämochromatose
Trijodthyro-nin (T₃)	**Gesamt:** 1,16–2,35 µg/l (1,8–3,6 nmol/l) **Freies:** 3,5–6 µg/l (5,4–9,1 pmol/l)	
Troponin T	0–0,1 µg/l	↑ Bei Herzmuskelschäden (Ischämie, Trauma)
Vitamin A	0,3–0,8 mg/l (1–2,8 µmol/l)	↓ Vit.-A-Mangel (▶ 5.6.2)
Vitamin D	25-Hydroxy-Vit. D: 10–50 ng/ml (24–120 nmol/l) ↓ Rachitis, V. a. Vit.-D-Mangel (▶ 5.6.2) 1,25-Dihydroxy-Vit. D: 48–144 pmol/l	
Vitamin E	5–18 mg/l (12–42 µmol/l)	↓ Vit.-E-Mangel (▶ 5.6.2) Pankreas-insuffizienz
Wachstums-hormon, (STH, GH)	Basal bis 4 ng/ml Stimuliert: 10–40 ng/ml ng/ml × 46,5 = pmol/l	↓ Wachstumshormonmangel, Hypo-physenerkr. Nur Werte unter Stimulation sind für einen Mangel beweisend
Zink	0,64–1,2 mg/l (9,8–18,5 µmol/l)	
	↑ Exzessive Zufuhr	↓ Chron. Diarrhöen; geringe Zufuhr bei TPN; Acrodermatitis enteropathica

26.2 Blutbild und Differenzialblutbild

Rotes BB ▶ Tab. 26.5, weißes BB ▶ Tab. 26.6.

26

Tab. 26.5 Normalwerte des roten Blutbilds

Alter	Erys	Retis	Hb	MCV	HbE = MCH	MCHC	Hkt
	Mio./µl	‰ Erys	g/dl	µm³	pg	g/dl	%
1. LT	5,4 (4,5–6,5)	42 (13–65)	15,2–23,5	98–122	33–41	31–35	44–65
2.–6. LT	5,3 (4,4–6,1)	30 (10–50)	15,0–24,0	94–135	29–41	31–35	50–70
2 Wo.	5,0 (3,0–5,5)	8 (3–13)	12,7–18,7	84–128	26–38	24–36	42–62
4 Wo.	4,7 (3,9–5,3)	8 (3–13)	10,3–17,9	82–126	26–38	26–34	31–59
2 Mon.	4,5 (3,7–5,0)	8 (3–15)	9,2–15,0	81–121	24–36	26–34	30–54
3 Mon.	3,8 (3,2–4,3)	19 (10–35)	9,6–12,8	77–113	23–36	26–34	31–43
5.–7. Mon.	4,2 (3,8–5,0)	8 (3–13)	10,1–12,9	73–109	21–33	26–34	32–44
8.–10. Mon.	4,8 (4,0–5,3)	8 (3–13)	10,5–12,9	74–106	21–33	28–32	35–43
1 J.	4,9 (4,2–5,5)	8 (3–13)	10,7–13,1	74–102	23–31	28–32	35–43
2–6 J.	5,0 (4,3–5,5)	5 (1–13)	10,8–14,3	72–88	23–31	32–36	31–43

26

Tab. 26.5 Normalwerte des roten Blutbilds *(Forts.)*

Alter	Erys	Retis	Hb	MCV	HbE = MCH	MCHC	Hkt
7–12 J.	5,1 (4,5–5,5)	5 (1–13)	11,9–14,7	69–93	22–34	32–36	33–43
13–17 J., männl.	5,4 (4,8–5,7)	5 (1–13)	–	–	–	–	39–47
13–17 J., weibl.	5,0 (4,3–5,5)	5 (1–15)	–	–	–	–	36–44
Erw., männl.	5,4 (4,8–5,9)	3 (1–14)	14,0–17,5	–	80–96	28–33	33–36
Erw., weibl.	4,8 (4,3–5,2)	6 (1–14)	12,3–15,3	–	80–96	28–33	33–36

MCV = mittleres Volumen der einzelnen Ery, HbE = MCH = Mittlerer Hb-Gehalt der einzelnen Ery, MCHC = Mittlere Hb-Konzentration der einzelnen Erys

s. DD der Anämien (↓ Ery-Zahl u./o. ↓ Hb, ↓ Hkt), (▶ 17.1)
MCV ↓, MCH ↓ bei Eisenmangel, Infekten, Tumoren, FG-Anämien u. Thalassämien (bei etzteren Quotient MCV/Ery in Mio./µl < 13, bei Eisenmangel > 13!)
Reti ↑ u. MCHC ↑ bei normalem MCV u. MCH: V. a. Sphärozytose
MCV ↑, MCHC ↓, MCH ↑ bei Folsäure- u. Vit.-B$_{12}$-Mangel, aplastischen Anämien, Diamond-Blackfan-Anämie

26

Tab. 26.6 Normalwerte des weißen Blutbilds (▶ Abb. 26.1)

	Sgl.		Kinder		Erw.	
Leuko-zyten	9.000–15.000/µl 9–15 × 10⁹/l		8.000–12.000/µl 8–12 × 10⁹/l		4.000–9.000/µl 4–9 × 10⁹/l	
Granulozyten (Polymorphkernige)						
	%	Absolut	%	Absolut	%	Absolut
Neutro-phile	25–65	2.250–9.750/µl 2,25–9,75 × 10⁹/l	35–70	2.800–8.400/µl 2,8–8,4 × 10⁹/l	55–70	2.200–6.300/µl 2,2–6,3 × 10⁹/l
Stab-kernige	0–10	≤1.500/µl ≤0,15 × 10⁹/l	0–10	≤1.200/µl ≤0,12 × 10⁹/l	3–5	120–450/µl 0,12–0,45 × 10⁹/l
Segment-kernige	22–65	2.250–9.750/µl 2,25–9,75 × 10⁹/l	25–65	2.000–7.800/µl 2–7,8 × 10⁹/l	50–70	2.000–6.300/µl 2–6,3 × 10⁹/l
Eosino-phile	1–7	90–1.050/µl 0,09–0,11 × 10⁹/l	1–5	80–600/µl 0,08–0,6 × 10⁹/l	2–4	80–360/µl 0,08–0,36 × 10⁹/l
Basophile	0–2	≤300/µl ≤0,03 × 10⁹/l	0–1	≤120/µl ≤0,12 × 10⁹/l	0–1	≤90/µl ≤0,09 × 10⁹/l
Mononukleäre						
Mono-zyten	7–20	630–3.000/µl 0,63–3,0 × 10⁹/l	1–6	80–720/µl 0,08–0,72 × 10⁹/l	2–6	80–540/µl 0,08–0,54 × 10⁹/l
Lympho-zyten	20–70	1.800–10.500/µl 1,8–10,5 × 10⁹/l	25–50	2.000–6.000/µl 2–6 × 10⁹/l	25–40	1.000–3.600/µl 1–3,6 × 10⁹/l
DD der Leukozytose (▶ 17.3, ▶ 18.4); DD Neutropenie (▶ 17.3)						
Thrombozyten						

NG: 100–250.000/mm³; ältere Kinder: 200–350.000/mm³;
DD: Thrombozytose u. Thrombopenie (▶ 17.4)

26

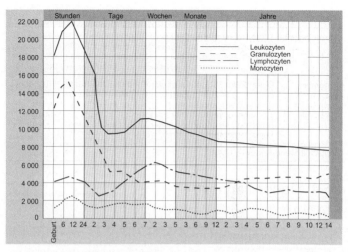

Abb. 26.1 Leukozytenwerte [L157]

26.3 Gerinnung

▶ Tab. 26.7.

Tab. 26.7 Gerinnung	
Antithrom-bin III	NG: 0,39–0,93 U/ml, Kinder/Erw.: 0,79–1,31 U/ml. Kofaktor von Heparin ↓ Disseminierte intravasale Gerinnung (▶ 3.10); Lebererkr., selten kongenitaler Mangel
D-Dimere	20–400 µg/l ↑ Hyperfibrinolyse, Schock, Gewebeschädigung; DIC (▶ 3.10)
Fibrinogen	< 6 Mon.: 1,6–4,6 g/l, > 6 Mon.: 1,56–4 g/l
	↑ Infektionen („Akute-Phase-Protein")　　↓ DIC; Leberinsuff.
Gerinnungs-faktoren	▶ 17.4.1, ▶ 3.10
INR	Thromboplastinzeit
Partielle Thrombo-plastinzeit (PTT)	NG: 45–70 s; Kinder/Erw.: 28–40 s Globaltest des „Intrinsic"-Systems. Überwachung der Heparinther. (Soll: 1,5–2,5-facher Normwert). Keine Blutentnahme aus zentralem Zugang o. am gleichen Arm der Heparininfusion! ↑ Mangel o. Inhibition von Faktor I, II, V, VIII, IX, X, XI, XII. V.-Wille-brand-Sy.; Heparinther.

26

Tab. 26.7 Gerinnung *(Forts.)*	
Thrombinzeit	17–24 s (abhängig von Reagenz); Überwachung von Heparinther. u. Fibrinolyse (Soll: 2- bis 4-facher Normalwert). Keine Blutentnahme aus zentralem Zugang o. am gleichen Arm der Heparininfusion! ↑ Hypo-/Afibrinogenämie, Heparin- o. Fibrinolysether., DIC (▶ 3.10)
Thrombo-plastinzeit nach Quick (TPZ). INR	Quick: NG: > 55 %, Kinder/Erw.: 70–100 %; INR: NG: 0,53–1,62; Kinder/Erw.: 0,64–1,17; Globaltest des „Extrinsic"-Systems; Überwachung einer Kumarinther. ↓ Mangel o. Inhibition von Faktoren I, II, V, VII, X. Vit.-K-Mangel; Lebererkr.: sensitiver Parameter für Syntheseleistung (▶ 13.6.4) Kumarintherapie: Angestrebt werden INR-Werte 2–4,0 je nach Ind.

Von-Willebrand-Faktor (▶ 17.4.1)

26.4 Liquordiagnostik

▶ Tab. 26.8.

Tab. 26.8 Liquordiagnostik		
Albumin-quotient Liquor/Serum	FG: < 50 × 10^3; NG: < 25 × 10^3; 1 Mon. 15 × 10^3 ab 6. LM 5 × 10^3 ↑ Schrankenstörung: Enzephalitis, Meningitis, Tumoren, Blutungen Zu ergänzen durch Immunglobuline G, A, M im Liquor u. Serum zur Diagnose einer intrathekalen Immunglobulinproduktion (Meningitis, MS, Enzephalitis)	
Eiweiß	NG: 15–130 mg/dl (0,15–1,3 g/l), Kinder/Erw.: 10–50 mg/dl (0,1–0,5 g/l)	
	↑ Bakt. > virale Meningitis u. Enzephalitis; Hirnabszess; Stoppliquor bei Blockade des Liquorflusses; MS	
Erys	NG: abhängig vom Geburtsmodus < 120/µl, Kinder/Erw.: 0/µl	
	↑ Subarachnoidalblutung; Artefakte durch Punktion	
Glukose	38–65 mg/dl (2,1–3,6 µmol/l); Soll <⅔ aber > ½ des BZ	
	↑ Virusmeningitis (▶ 6.3.2)	↓ Bakt., Pilzmeningitis (▶ 6.3.2)
Laktat	0,8–1,9 mmol/l	
	↑ Bakt. Meningitis (▶ 6.3.2); Atmungskettendefekte; neurometab. Erkr. (▶ 11.5, ▶ 12.11)	
Leukos	NG: abhängig vom Geburtsmodus: < 50 Zellen/µl; Kinder/Erw.: < 5 Zellen/µl; davon bei NG max. 58 %, bei älteren Kindern 0 % Segmentkernige	↑ Bakt. > virale Meningitis. Bei viraler Meningitis nur im Anfangsstadium segment-kernige Granulozyten, später Lymphozyten

26

26.5 Urinwerte

▶ Tab. 26.9.

Tab. 26.9 Urinwerte	
Amylase	Sgl.: 10–110 U/l, Kinder/Erw.: 10–160 U/l (besser Amylase-Krea.-Quotient, weil von Diurese unabhängig)
	↑ Pankreatitis; Bauchtrauma; Mumps; Verbrennungen; Parotitis
Ca^{2+}	< 4 mg/kg KG/d (< 0,1 mmol/kg KG/d); FG: > 8–20 mg/dl. Im Spontanurin Ca^{2+}-Krea-Quotienten (g/g) bestimmen (< 0,2) (▶ 8.10)
Cl⁻ (Chlorid)	40–220 mmol/d; abhängig von Chloridaufnahme, Serum-Cl⁻, Diuretika
Cu^{2+} (Kupfer)	< 40 µg/d (< 0,6 µmol/d); 0,36–7,56 mg/mol Krea
	↑ M. Wilson; Lebererkr. mit Cholestase; Kupferintoxikation
Erys	< 3/µl (Zählkammer); < 10/µl (Streifentest) ↑ (▶ 8.1.5)
Hb	< 300 µg/l ↑ Nach körperl. Belastung, bei Infektion, massiver Hämolyse, Erythrozyturie
K⁺	2,5–125 mmol/d; Ausscheidung abhängig von Kaliumzufuhr, Serumkalium, Serum-pH, Aldosteron
Krea-Clearance	Altersabhängig (▶ 8.1.3)
Leukos	< 10/µl (Zählkammer); < 20/µl (Streifentest); ↑ ▶ 8.1.3
Na⁺	40–120 mmol/d; abhängig von Natriumzufuhr, Verlusten, Serumnatrium, Nierenfunktion (▶ 8.1.3)
Osmolalität	50–600 mosmol/kg Wasser. Werte ≥ 850 mosmol/l (Sgl. > 600) nur unter Durstbedingungen, bei Exsikkose o. hoher ADH-Sekretion
PO_4^{3-} (Phosphat)	0,5–1,8 g/d (16–58 mmol/d); FG: > 6–15 mg/dl (▶ 8.1.3)
Protein	< 0,1 g/m² KOF/d (ggf. ergänzen durch Markerproteine Albumin, $α_1$-Mikroglobulin u. IgG ▶ 8.1.6)
	↑ Nephritis, nephrotisches Sy., Fieber; Nierenvenenthrombose; Orthostase (▶ 8.1.6)
Urobilin/Urobilinogen	Neg., nachweisbar bei hämolytischen Anämien u. Lebererkr.

26

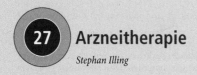

27 Arzneitherapie

Stephan Illing

27.1 Antipyrese

Fieberursachen/Abklärung (▶ 6.1.1).

Indikationen zur Antipyrese Maßnahmen sind indiziert bei Unwohlsein bzw. physischer Beeinträchtigung.

Methoden der Antipyrese
- **Physikalisch:** Wadenwickel, Kühlelemente dienen zur Senkung der Kerntemperatur. Voraussetzungen sind eine gute periphere Durchblutung u. ein stabiler Kreislauf. Viele fiebernde Kinder sind zu warm angezogen u. zugedeckt. Korrektur dieser gut gemeinten elterlichen „Schutzmaßnahmen" hilft auch schon, die Temperatur zu senken.
- **Medikamentös:** Erste Wahl ist Paracetamol, zweite Wahl Ibuprofen (in manchen Kliniken auch umgekehrt), dritte Wahl ASS o. Metamizol, sehr selten bestehen Ind. für weitere Substanzen.

Antipyretika
- **Ibuprofen:**
  - Alterstufen: **ab 3 Mon.**
  - Dosis: 4–**10** mg/kg KG/ED alle (6–)**8** h, Tagesmaximaldosis bei Sgl. u. KK 20–30 mg/kg, bei älteren Kindern 40 mg/kg.
  - „Standarddosis": Sgl. 2–3 ml Saft 2 %; KK 1 Supp. 125 mg; SK 200–400 mg.
  - KI: Analgetikaintoleranz; Hypertonie; Niereninsuff.; SLE u. Kollagenosen; Porphyrien, CED; Ulzera in der Anamnese. Vorsicht bei jugendlichen Asthmatikern.
  - NW: gastrointestinale Ulzera; Exantheme u. andere Überempfindlichkeitsreaktionen; Leberfunktionsstörungen; selten Hyperkaliämie.
  - Interaktionen: Digoxinspiegel ↑; Diuretikawirkung ↓ u. Hyperkaliämie; Phenytoinspiegel ↑; MTX-Toxizität ↑; Antikoagulanzien: erhöhte Blutungsgefahr.
  - Packungsgrößen: Saft: 20/40 mg/ml; Tbl. mit 200/400/600 mg u. a.; Supp. 125/600 mg.
- **Paracetamol (= Acetaminophen):**
  - Alterstufen: keine Altersbeschränkung.
  - Dosis: 10–**20**–(35) mg/kg KG rektal o. oral, alle 4–6 h. Tagesmaximaldosis 50–75 mg/kg KG nicht überschreiten.
  - „Standarddosis": Sgl. 125 mg, KK 250 mg, SK 500 mg.
  - KI: Leberschäden, Glukose-6-phosphat-Dehydrogenase-Mangel, vorgeschädigte Niere.
  - NW: insgesamt selten bei normaler Dosierung, sehr selten pseudoallergische Reaktionen mit Bronchospasmus/Asthma. Gelegentlich Kopfschmerzen, Hautrötungen, Übelkeit; die unkontrolliert hoch dosierter Dauerther. auch Organschäden. Häufige Anwendung von Paracetamol erhöht langfristig das Asthmarisiko.
  - Interaktionen: Bei Substanzen, die Leberenzyme induzieren (z. B. Phenytoin, Phenobarbital, Carbamazepin), erhöhte Lebertoxizität; Zidovudin erhöht Neutropenierisiko; zusätzliche Risiken bei Langzeitanwendung.
  - Packungsgrößen: Saft: 20/40 mg/ml; Tbl. 500 mg; Supp.: 125/250/500 mg.
- **Acetylsalicylsäure (ASS):**
  - Alterstufen: ab 6 Mon.
  - Dosis: 10–**15** mg/kg KG oral, max. alle 4 h; Dosierung bei rheumatischen Erkr. (▶ 16), bei Kawasaki-Sy. (▶ 16.5).

27

- „Standarddosis": 1–3 J.: 100 mg; 4–6 J.: 200 mg; SK 250–500 mg.
- KI: bei Sgl. zurückhaltend. Glukose-6-phosphat-Dehydrogenase-Mangel; Analgetikaintoleranz; Nierenschäden; Leberfunktionsstörungen; HI, CED.
- NW: gastrointestinale Blutung, Thrombozytenfunktionsstörung, selten Intoleranz, **cave:** jugendliche Asthmatiker; Reye-Sy., bes. bei Virusinfekten (Varizellen?!), u. zahlreiche weitere organspez. NW.
- Interaktionen: Digoxinspiegel ↑ Diuretikawirkung ↓; MTX-Toxizität ↑. Kortikoide: erhöhtes Risiko gastrointestinaler Blutungen. Valproat: Wirkung verstärkt u. erhöhtes Blutungsrisiko.
- Packungsgrößen: Tbl. mit 75/100/250/500 mg.
- **Metamizol (= Novaminsulfon):**
  - Altersstufen: ab 3 Mon.
  - Dosis: 5–**10**–15 mg/kg KG oral, max. alle 4–8 h. Tagesdosis max. 45 mg/kg.
  - „Standarddosis": Sgl. 2 Tr.; KK bis 10 Tr.; SK 15–20 Tr.
  - KI: Überempfindlichkeit gegen Pyrazolone; Störungen der KM-Funktion; Glukose-6-phosphat-Dehydrogenase-Mangel; Porphyrie; Nierenfunktionsstörungen. Vorsicht bei Jgl. mit Asthma.
  - NW: Agranulozytose (Risiko geringer als noch vor einigen Jahren angenommen, < 1 : 100.000); fixes Arzneimittelexanthem; Nierenfunktionsstörungen; (pseudo)allergische Reaktionen; Lyell-Syndrom.
  - Interaktionen: keine wesentlichen. Theoretisch ähnlich den anderen Antipyretika.
  - Packungsgrößen: Tr.: 500 mg/ml; Tbl. mit 500 mg.

27.2 Schmerztherapie

Schmerzdefinition/Stärke   Schmerz ist eine subjektive Empfindung, die individuell sehr unterschiedlich wahrgenommen wird. Dieselbe Maßnahme o. Erkr. kann daher zu sehr unterschiedlichen Schmerzäußerungen führen. Die relative Stärke u. Lokalisation des Schmerzes kann erst ab dem Grundschulalter angegeben werden. Zur Verdeutlichung kann eine Smiley-Skala mit li. liegendem Neutralpunkt verwendet werden.

Bei älteren Kindern u. Jgl. kann die Einordnung nach einer Skala von 1 bis 10 erfolgen. Die subjektive Schmerzwahrnehmung ist individuell sehr unterschiedlich u. wird auch durch psychische Kofaktoren erheblich beeinflusst.

Akute Schmerzen
- Verletzungen u. Verbrennungen: je nach Schweregrad Ibuprofen, Paracetamol (PCM), Opioide.
- Infektionen (Otitis, Weichteilinfektionen, Stomatitis aphthosa etc.), die mit lokalen Schmerzen verbunden sind: Ther. wie bei Fieber: Ibuprofen, PCM, selten andere.
- Koliken u. funktionelle Bauchschmerzen: I. d. R keine pharmakologische Schmerzther.; Verhaltensther. u. entspannende Verfahren nach Ausschluss diätetisch behandelbarer Ursachen (z. B. Disaccharidintoleranz); DD Subileus/Ileus/Invagination/Appendizitis nicht übersehen.
- Nieren- u. Gallenkoliken: PCM reicht oft nicht aus. Opiate bes. bei Koliken der Harnwege problematisch; Komb. mit Spasmolytikum oft sinnvoll.

27

- Diagn. o. therap. Eingriffe (LP, KM-/Leber-/Nierenpunktion, Endoskopien etc.): Sedierung steht im Vordergrund (s. u.). Bei Punktionen auch lokale Schmerzther. mit Lidocain/Prilocain.
- Postop. Schmerzen: je nach Schwere des Eingriffs PCM, Opiate. Schmerzther. mit Anästhesie gemeinsam besprechen, besondere Gesichtspunkte bei den einzelnen Eingriffen/Altersstufen beachten.

Chronische und rezidivierende Schmerzen
- Entzündl. Reaktionen unterschiedlicher Genese: je nach Ursache Ibuprofen, Naproxen, selten Opiate.
- Rheumatologische Erkr. (▶ 16).
- Migräne/Spannungskopfschmerz (▶ 12.4).

Tumorschmerzen   Schmerzther. in der Onkologie (▶ 18.3.4).

Analgetika
- **Nichtopioide:**
  - Ibuprofen: Dosierung s. o. (▶ 27.1); Ibuprofen hat eine höhere analgetische Potenz als PCM.
  - Paracetamol: Dosierung s. o. (▶ 27.1).
  - Diclofenac: ab 6 J.; 2 mg/kg KG/d in 2–3 Dosen; bei Jgl. 1–2 mg/kg KG/d; Tbl./Retard-Tbl., Drg. u. Kps. in diversen Dosierungen. Hauptsächlich gastrointestinale NW; Ulzera; Exantheme; selten Nephropathie.
  - Indometacin: **1,5**–2–4 mg/kg KG/d; Dos.: 3–4; Saft mit 5 mg/ml; Supp. mit 50/100 mg; Tbl./Drg. mit 25/50/75 mg.
  - Naproxen: 10–20 mg/kg KG/d, Dos.: 2; max. 1.500 mg/d; Tbl. 250/500/1.000 mg, Saft 250 mg/5 ml (Import).
  - Metamizol: Dosierung s. o. (▶ 27.1); ggf. auch 4 × 10 mg/kg i. v. o. als DTI.
- **Opioide:**
  - Morphin: 0,05–**0,1** mg/kg KG i. v. 2–6 stdl.; auch als Dauerinfusion verwendbar (10–100 μg/kg/h) sowie peridural, rektal, s. c. u. spinal; Tr.: 5 mg/20 mg/ml; Tbl. 10/20 mg; Ampullen in verschiedenen Dosierungen.
  - Tramadol: 0,5–**1,5**–2 mg/kg KG i. v., max. 8 mg/kg KG/d, DTI 0,1–0,5 mg/kg/h; ab 1 J.! Auch oral u. rektal zu verwenden; Amp.: 50 mg/ml; Tr. 100 mg/ml; Tbl. 50 mg.
  - Fentanyl: 0,5–2–**5**–15 μg/kg KG i. v., kontinuierlich 2–**10**(–25) μg/kg KG/h; auch transdermal bzw. über Schnuller etc. möglich. Kurze Wirkdauer. Zur Anästhesie wesentlich höhere Dosierung!
  - Pethidin: **0,5**–1 mg/kg KG/Dosis, max. alle 3 h, max. 50 mg/ED; Tr.: 2 bzw. 4 mg/Tr.; Amp.: 50 mg/ml.
  - Piritramid 0,05–0,1 mg/kg KG/ED, max. alle 6–8 h.

Palliativtherapie   Neben der reinen Schmerzther. u. ggf. Sedierung sind je nach Grunderk., Alter des Pat., Prognose u. weiteren Faktoren weitere Gesichtspunkte bzw. therap. Prinzipien von Bedeutung:
- Atmung: Schmerzther. kann gleichzeitig atemdepressiv wirken; ggf. O_2-Ther.
- Ernährung: evtl. Zufuhr von Nährstoffen mittels PEG, wenn nicht (mehr) geschluckt werden kann o. das Essen extrem anstrengt.
- Flüssigkeitszufuhr: Ausreichend Flüssigkeit ist bis ins Finalstadium sinnvoll u. notwendig. Entscheidung, ob eine DTI nötig ist o. andere Wege schonender sind (Anleitung zum schluckweisen Trinken, Sonde, PEG).
- Psychosoziale Unterstützung: In Kinderkliniken, die chron. schwer kranke Pat. betreuen, sollte eine etablierte psychosoziale Betreuung von Pat./Angehörigen u. Personal existieren.

27

Palliativmaßnahmen sind i. d. R. im Team zu besprechen u. im Konsens anzuordnen. Die Einbeziehung des (jugendlichen) Pat. u. der Angehörigen in die Entscheidung über Umfang u. Art der palliativen Ther. sollte selbstverständlich sein, wobei ein Vorschlag über eine schonende u. menschenwürdige Ther. von den Behandlern vorgelegt werden muss.

27.3 Sedierung

❗ Manche Analgetika haben auch eine sedierende Wirkung, aber nicht alle Sedativa wirken auch analgetisch, daher niemals beim sedierten Pat. Analgesie vergessen!

Indikationen
- Beatmung,
- Ruhigstellung bei gefährdeter Wundheilung (z. B. OP einer Ösophagusatresie, bei Brandverletzungen),
- Immobilisierung,
- in Abhängigkeit von Alter, Art u. Länge des Eingriffs bei unangenehmen diagn. o. therap. Eingriffen (z. B. CCT, MRT, Leberpunktion, Endoskopie, LP u. KM-Punktion in der Onkologie etc.).

Kontraindikationen KI bzw. Anlässe besonderer Vorsicht:
- akutes Abdomen.
- fraglich meningitische Kinder bis zur vollständigen diagn. Abklärung,
- Schädelprellung (leichtes SHT).

Sedativa
- Propofol: Bolus (1–)**2,5**–3,5(–5) mg/kg KG i. v., kontinuierlich 3–**5**–12 mg/kg KG/h; je nach Dosis Sedierung (1–4 mg/kg/h) bis Narkose (6–12 mg/kg/h).
  - Schneller Wirkungseintritt, kurze Wirkdauer: ruhige Lage für ca. 30 Min. nach einmaliger Bolusgabe. Erst ab 3 J. zugelassen („keine Erfahrung"), nicht zur Langzeitsedierung.
  - NW: Hypotonie, Krampfanfälle, Bradykardie. Injektion evtl. schmerzhaft (evtl. 0,5 mg/kg KG Lidocain zusetzen).
- Midazolam: **0,1** mg/kg KG i. v., bzw. 0,05–**0,1**–0,5 mg/kg KG/h; oral 0,3–0,7 mg/kg KG, rektal 0,3–0,7 mg/kg KG (eine weitere Präparation ist nur zur bukkalen Anwendung bei Krampfanfällen zugelassen).
  - Bes. geeignet zur Prämedikation u. Sedierung bei diagn. u. therap. Eingriffen.
  - Bei NG Krampfanfälle, daher erst ab 4. LM einsetzen!
- Ketamin: Sedierung 0,25–**0,5**–1 mg/kg KG i. v. als Bolus, DTI 0,2 mg/kg KG/h bei Spontanatmung (Narkose Bolus 1–**3** mg/kg KG i. v., DTI 2–**5** mg/kg KG/h). **Cave:** Laryngospasmus; RR-Anstieg; Albträume in der Aufwachphase.
- Phenobarbital: 3–**5**–10 mg/kg KG i. v., oral 7–10–20 mg/kg KG/d. Lang wirkend, daher bes. geeignet als zusätzliches Medikament bei der Langzeitsedierung bzw. wenn die antikonvulsive Wirkung benötigt wird.
- Diazepam: 0,2–**0,5**(–1) mg/kg KG i. v.; zur Sedierung bei gleichzeitiger antikonvulsiver Wirkung gut geeignet.
- **❗ Cave:** Atemdepression.
  - Bei NG sehr lange Halbwertszeit.

27

- Chloralhydrat: 10–30 mg/kg KG ED, max. alle 6–8 h.
- Promethazin: 0,1–**0,5–1**(–2) mg/kg KG/ED i. v. o. oral, bis 6-stdl., max. oral: 40 mg = 40 Tr.
- Clonidin: 0,5–2 µg/kg KG/h v. a. in der Weaning-Phase zur Reduktion atemdepressiver Sedativa und Analgetika.

Praktische Hinweise
- Einverständnis: Auch wenn die Aufklärungsanforderungen an eine Sedierung nicht so hoch sind wie bei einer Narkose, sollte das Einverständnis der Sorgeberechtigten bzw. der jugendlichen Pat. eingeholt werden. Dies kann gleichzeitig mit der Aufklärung über den Eingriff selbst erfolgen.
- Eine Entlassung darf frühestens erfolgen, wenn die Wirkung des Sedativums gänzlich abgeklungen u. eine abschließende Untersuchung erfolgt ist. Bei kleineren Kindern Verhaltensmaßnahmen mit Eltern besprechen. Jgl. erklären, dass die Verkehrstüchtigkeit etc. beeinträchtigt sein kann.

> ❗ Alle sedierten Pat. sind mittels Pulsoxymeter (ggf. zusätzlich Herz-/Atem-Monitor) kontinuierlich zu überwachen + Dokumentation!

27.4 Antibiotikatherapie

Allgemeine Prinzipien der Antibiotikatherapie
- Ind. klären: Viele antibiotische Behandlungen in Kinderkliniken werden mit „weicher" Ind. vorgenommen, sind also unnötig.
- Für die meisten Erkr. reicht eine kleine Palette von Substanzen: Mehr als 90 % aller Antibiotikabehandlungen in der Kinderklinik lassen sich mit ca. 5–6 Substanzen bestreiten.
- Außer in bedrohlichen Notfällen zunächst bakt. Diagn., wenn sinnvoll o. nötig (▶ 6.2)!
- Für schwere Infektionen (Meningitis, Sepsis, NG-Infekt.) gibt es in allen Kliniken festgelegte Schemata. Von diesen Richtlinien sollte man nur in gut begründeten Einzelfällen abweichen. Änderungen dieser Schemata erfolgen aufgrund der speziellen Resistenzlage, Häufung von Infektionen mit „Problemkeimen" o. aufgrund wissenschaftlicher Fortschritte (klinikinterne Absprache!).

Welches Antibiotikum wann? Ein erheblicher Anteil (ca. ¾) der stat. aufgenommenen Kinder bekommt eine antibiotische Behandlung. Diese variiert selbstverständlich je nach Erkr., Alter, vermutlichem Erreger u. anderen Gesichtspunkten. Dosierungen für jede Altersstufe unter dem Substanznamen (▶ 28).
Häufige bzw. wichtige Ind. zur Antibiotikather. sind:
- Otitis media (▶ 21.4),
- Sinusitis (▶ 21.3),
- Pneumonie (▶ 14.3.4), bei NG (▶ 4.4.4).
- Lymphadenitis DD (▶ 6.1.2),
- Meningitis (▶ 6.3.2), bei NG (▶ 4.4.3),
- Sepsis (▶ 6.3.1), bei NG (▶ 4.4.2),
- Endokarditis (▶ 7.8.1),
- Harnwegsinfekt (▶ 8.9),
- Unklares Fieber = FUO DD (▶ 6.1.1).

Unspezifische häufige Nebenwirkungen der Antibiotikatherapie
- **Durchfälle** kommen bes. häufig bei oralen Penicillinen u. deren Abkömmlingen vor. Wässrig-blutige Durchfälle, teils mit glasigem Schleim, deuten auf Clostridium-difficile-Kolitis hin (pseudomembranöse Kolitis), am häufigsten nach Chinolonen, insgesamt selten bei Kindern.
- **Bauchschmerzen** kommen gehäuft bei Makroliden vor, gelegentlich kombiniert mit Durchfall. Die prokinetische Wirkung der Makrolide tritt nur bei niedriger nichtantibiotisch wirksamer Dosis auf, bei „Normaldosis" Induktion einer chaotischen Mobilität, daher Bauchschmerzen.
- **Erbrechen:** gehäuft bei Makroliden, aber auch allen anderen Substanzen.
- **Exantheme:** sind v. a. bei jüngeren Kindern sehr häufig (bis zu 5 %, bei gleichzeitiger Virusinfektion auch deutlich darüber). Nicht jedes Exanthem als „Allergie" bezeichnen, echte Allergien mit anaphylaktischer Sofortreaktion auf Antibiotika sind sehr selten, am ehesten noch bei Pat. mit sehr häufiger Antibiose (z. B. Endokarditisprophylaxe, CF o. Ä.).
- Besonders bei Sgl. kommt es häufig zu sek. **Mykosen** (Soorüberwucherung im Darm u. nachfolgende Anogenitalmykose). Daher v. a. bei längerer parenteraler Behandlung darauf achten u. evtl. Nystatin ansetzen. Mykosen kommen ferner bei vorübergehend o. dauerhaft immuninkompetenten Pat. vor sowie bei allen Kindern mit hoch dosierter/kombinierter i. v. Antibiose.

Praktische Tipps
- **Spiegelkontrollen:** Aminoglykosiden, Vancomycin (geringe therap. Breite). Normalerweise „Talspiegel", also Abnahme vor der nächsten zeitgerechten Injektion.
- **Eingeschränkte Nierenfunktion:** Meist sind die Antibiotika niedriger zu dosieren. Spezielle Informationen einholen!
- **Sinnvolle Dosierung:** Bei der Verordnung auf Station möglichst an Packungsgrößen halten, bei allen Dosierungen gibt es Spielräume (z. B. ED 520 mg bei 500-mg-Ampulle unwirtschaftlich u. medizinisch sinnlos, unnötige Belastung des Pflegepersonals!).
- **Umsetzen von i. v. Medikation auf oral:**
  - Dosierungsrichtlinien beachten: Einige Substanzen (Cefuroxim!) werden oral niedriger dosiert, andere gleich!
  - Gesamt-Ther.-Dauer festlegen u. dokumentieren.
  - Dosiergenauigkeit: Messlöffel sind schlechter als Messbecher o. Spritzen. Auflösung der Säfte oft fehlerhaft (schäumende Säfte lassen sich nur in mehreren Schritten bis zum Eichstrich auffüllen). Ohne Schütteln sedimentiert so viel Substanz, dass nach 8 h schon weniger als 10 % gegeben werden, wenn man das Schütteln vergisst!
- **Rezeptieren** in der Ambulanz/bei Entlassung (▶ 1.1.5):
  - Gebräuchliche Präparate, die in der Dienstapotheke wahrscheinlich vorrätig sind!
  - Immer Substanzname auf das Rezept, nicht ein bestimmter Handelsname.
  - Menge ausrechnen, die benötigt wird.
  - Signatur (Dosisangabe) gehört auf das Rezept.

27.5 Stillen und Medikamente

27

Allgemeines Prinzip ist die strenge Ind.-Stellung bei jeglicher medikamentöser Ther. während der Stillzeit. Bei chron. Erkr. der Mutter muss prinzipiell eine Beratung bzgl. der Ther. und der Stillmöglichkeit erfolgen (▶ Tab. 27.1).

Tab. 27.1 Medikamente und Stillen

Substanz	Übertritt in MM	Kommentar/Effekt beim Kind	Stillen
+ = tritt über, – = tritt nicht o. nicht wesentlich über, ? = nicht genau bekannt; KI = Kontraindikation, ? = unbekannt, lieber auf Stillen verzichten, E = erlaubt, SP = Stillpause, Ü = Überwachung des Kinds, kann dann gegeben werden			
Analgetika/Antiphlogistika			
Acetylsalicylsäure	+	Keine wesentlichen NW, nur bei sehr hoher mütterlicher Dosis metab. Azidose	Ü
Diclofenac	(+)	Einzeldosen erlaubt	Ü
Ibuprofen	–	Kein Effekt	E
Morphin, Pethidin	+	Kumulationsgefahr, Atemdepression	Ü
Pentazocin	+	Bei einmaliger Dosis kein Effekt	Ü
Phenylbutazon	+	Kumulationsgefahr, beim Sgl. relativ hohe Konz.	KI
Piroxicam	+	Geringer Übergang, kein Effekt bekannt	Ü
Paracetamol	+	Bei niedriger Dosis kein Effekt, bei hoher Dosis Kumulation/ Beeinträchtigung der Leberfunktion denkbar	Ü
Indometacin	?	Evtl. Krampfanfälle	KI
Propyphenazon	?	Evtl. Hämolyse, wenig bekannt	KI
Metamizol	?	Wenig untersucht, Zyanoseanfälle!	Ü
Antiallergika			
Antihistaminika	+	Zentralnervöse Wirkungen beim Sgl. denkbar, bei zwingender Notwendigkeit Antihistaminika mit kurzer HWZ einsetzen	KI/Ü
Antiarrhythmika/Kardiaka			
Digoxin	+	Konz. beim Sgl. etwa 10 % der Mutter	Ü
Procainamid	+	Kumulationsgefahr, Effekte nicht bekannt	Ü
Sotalol	+	Bradykardie, Hypotonie	Ü
Verapamil	+	Kumuliert in der Milch, Konz. beim Kind bis ⅓ der Mutter	Ü
Antiasthmatika			
Theophyllin	+	Evtl. tox. Spiegel beim Sgl., Kumulationsgefahr wegen längerer HWZ!	KI

27

Tab. 27.1 Medikamente und Stillen *(Forts.)*

Substanz	Übertritt in MM	Kommentar/Effekt beim Kind	Stillen
Betamimetika: Terbutalin	+	In der MM hohe Spiegel, aber beim Kind kein Effekt nachzuweisen	Ü
! Andere Betamimetika nicht untersucht, wahrscheinlich ähnlich zu beurteilen; inhalative Betamimetika sind mit hoher Wahrscheinlichkeit harmlos!			
Ketotifen	+	Müdigkeit, Trinkschwäche	Ü
Inhalative Steroide	–	Kein Effekt	E
Antibiotika			
Aminoglykoside (Amikacin, Gentamicin, u. a.)	–	Übergang nur in Spuren	E
Cephalosporine			
Cefadroxil	+	Kumulationsgefahr, wenig tox.	Ü
Cefalexin, Cefuroxim, Ceftazidim	+	Geringe Konz. in der MM	Ü
Cefazolin, Cefotaxim, Cefotiam	–	Sehr geringer Übertritt	E
Chloramphenicol	+	Bei Sgl. therap. o. tox. Spiegel möglich!	KI
Penicilline			
Amoxicillin, Ampicillin	+/–	Geringer Übergang, Effekte unwahrscheinlich	Ü
Penicillin G u. V	–	Kein wesentlicher Übergang	E
Tetrazykline	+	Relativ hohe MM-Konz., Durchfälle u. Einbau in Knochensubstanz	KI
Gyrasehemmer	?	Wegen denkbarer Schädigungen auf Knorpel sicherheitshalber nicht geben	KI
Makrolide u. sonstige			
Erythromycin	+	Kumuliert, therap. Konz. beim Sgl.!	Ü/KI
Azithromycin	+	Keine Daten	KI
Clarithromycin	+	Keine Daten	Ü
Roxithromycin	(+)	Keine Effekte zu erwarten	E
Clindamycin	+	Hohe Konz., Effekte unklar	KI
Lincomycin	+	Hohe Konz., Effekte unklar	KI
Nitrofurantoin	–	Kein Effekt	E
Sulfonamide			
Sulfamethoxazol	+	Sehr hohe MM-Konz., Kumulation beim NG, bei Sgl. unter Überwachung möglich	KI

27

Tab. 27.1 Medikamente und Stillen *(Forts.)*

Substanz	Übertritt in MM	Kommentar/Effekt beim Kind	Stillen
Trimethoprim	+	Kumuliert, Konz. höher als bei der Mutter!	KI
Sulfasalazin	+/–	Nur sehr geringe Konz.	Ü
Metronidazol	+	Kumuliert beim Sgl., höhere Konz. als bei der Mutter, Effekte unklar	KI/Ü
Tuberkulostatika			
Dihydrostreptomycin, Pyrazinamid	–	Kein wesentlicher Übergang	E
INH, PAS, Rifampicin, Streptomycin	+	Keine eindeutigen Effekte bekannt	Ü
Antidepressiva siehe Psychopharmaka			
Antiemetika			
Metoclopramid	+	Bereits in geringen Konz. zentralnervöse Symptome beim Kind möglich	Ü
Dimenhydrinat	?	Kein Effekt bei Einzelgaben	E
Antiepileptika			
Alle Substanzen	+	Müdigkeit u. leichte zentralnervöse Störungen beim Kind möglich	Ü
Antihypertonika			
Methyldopa	+/–	Kein Effekt	E
Propranolol	+	RR-Senkung möglich, Bradykardie	Ü
Rauwolfia-Alkaloide	+	Hypersekretion, Atemdepression, Apathie bei NG	KI
Clonidin	+	Hohe MM-Konz., Effekt unbekannt, Angaben widersprüchlich!	Ü/KI
Captopril, Enalapril	–	Sehr geringe MM-Konz., gut vertretbar	E
Minoxidil	+	Hohe MM-Konz.!	KI
Hydralazin, Dihydralazin	(+)	Sehr geringe MM-Konz., gut vertretbar	E
Antihypotonika	–	Keine Wirkungen bekannt	E
Antikoagulanzien			
Heparin	–	Kein Effekt	E
Warfarin	–	Kein Effekt nachgewiesen	E
Cumarine	+/–	Beeinflussung der Gerinnung möglich, evtl. Blutungen	KI/Ü

27

Tab. 27.1 Medikamente und Stillen *(Forts.)*			
Substanz	Übertritt in MM	Kommentar/Effekt beim Kind	Stillen
Antimykotika			
Systemische (orale, i. v. Antimykotika, alle Substanzen)	+	Effekte weitgehend unbekannt	?
Lokale	–	Keine Effekte	E
Antiphlogistika siehe Analgetika			
Antitussiva			
Ambroxol, Bromhexin	+	Keine Probleme bekannt	E
Codein	+	Hohe Konz. der Milch, bei niedriger Dosierung vorübergehend unbedenklich, evtl. Atemdepression	Ü/KI
Diuretika			
Alle Präparate: Dehydratationsrisiko, evtl. Laktationshemmung!			
Amilorid	+	Geht über, Wirkung unbekannt	KI
Chlortalidon	+	Lange HWZ, Wirkung auch beim Sgl.	KI
Triamteren	+	Keine ernsten NW	Ü
Furosemid	+	Verdrängung von Bili vom Albumin	Ü
Hydrochlorothiazid	+	Verdrängung von Bili vom Albumin	Ü
Kontrastmittel			
Jodhaltige K.	+	Stillpause von 24–48 h empfohlen	Ü
Laxanzien			
Bisacodyl	(+)	Darmtätigkeit des Sgl.	KI
Phenolphthalein	+	Darmtätigkeit des Sgl.	KI
Sennoside u. a. pflanzl. Laxanzien	(+)	Durchfälle beim Sgl.	KI
Lactulose	–	Keine NW	E
Leinsamen u. a. Quellmittel	–	Unbedenklich	E
Magen-Darm-Therapeutika			
Cimetidin, Ranitidin	+	Kumulationsgefahr	KI
Antazida	–	Keine NW	E
Dimeticon	–	Keine NW	E
Metoclopramid	+	ZNS-Wirkung	Ü
Mund-/Rachentherapeutika	–	Unbedenklich	E

27

Tab. 27.1 Medikamente und Stillen *(Forts.)*

Substanz	Übertritt in MM	Kommentar/Effekt beim Kind	Stillen
Narkosegase			
Sevofluran	+	Z. B. Atemdepression → 24 h Stillpause!	KI
Psychopharmaka			
Antidepressiva			
Amitriptylin	+	Effekt nicht eindeutig bekannt	Ü
Imipramin	+	Effekt unklar	Ü
Lithiumsalze	+	E'lyt-Verschiebungen, zentrale Wirkung?	KI
Citalopram (u. andere Serotonin-Wiederauf-nahmehemmer)	+	ZNS-Symptome, Erregbarkeit	Ü/KI
Tranquillanzien			
Diazepam, Bromazepam, Clobazam u. a. Benzodia-zepine	+	Schläfrigkeit, zentrale NW, bei NG verstärkter Ikterus	KI
Lorazepam, Lormetaze-pam	+/–	Geringer Übertritt	Ü
Hypnotika			
Chloralhydrat	+/–	Sedierung	Ü
Neuroleptika			
Haloperidol	+	Extrapyramidale Symptome	Ü
Phenothiazine	+	Kumulation, ZNS-NW	KI
Radionuklide			
Technetium	+	Stillpause, Abpumpen u. Verwerfen 12 h	Ü
Jod131	+	Längere Abgabe an MM: Abstillen empfohlen	KI
Rhinologika			
Orale Sympathomimeti-ka u. Komb. mit Antihist-aminika	+/–	Unterschiedliche Effekte	Ü
Lokal abschwellende Nasentropfen	–	Kein Effekt	E
Röntgenkontrastmittel (jodhaltige)	+	Stillpause 48 h, ggf. Kontrolle der Schilddrüsenparameter beim Kind	KI

27

Tab. 27.1 Medikamente und Stillen *(Forts.)*

Substanz	Übertritt in MM	Kommentar/Effekt beim Kind	Stillen
Schilddrüsentherapeutika			
Jod	+	Starker Übertritt! In normaler Supplementierungsdosis unproblematisch, in hoher Dosis kontraindiziert. Ggf. Kontrolle der Schilddrüsenparameter beim Kind	KI/Ü
Carbimazol, Methimazol	+	Hypothyreose	KI
Thiouracil	+/–	Geringer Übertritt, kein Effekt	Ü
Thyroxin	+	Physiologisch, keine NW	E
Schlafmittel siehe Psychopharmaka			
Sexualhormone			
Ovulationshemmer	+	Dosen meist niedrig	Ü
Gestagene			
Cyproteronacetat	+	Relativ hohe MM-Dosis	KI
Andere Gestagene	+/–	Wahrscheinlich unbedenklich	Ü
Medroxyprogesteron	+	Kumuliert	KI
Androgene	+	Effekte nicht eindeutig	KI
Östrogene			
Estradiol	+	Relativ hohe MM-Dosis	Ü
Andere Östrogene	+/–	Wahrscheinlich unbedenklich	Ü/E
Zytostatika u. Immunsuppressiva	+/–	Aus prinzipiellen Gründen wegen Spätwirkungen (Kanzerogenität) i. d. R. Stillhindernis	KI
Rauschgifte u. Suchtmittel			
Äthylalkohol	+	Geringere Toleranz, zentrale NW, Hypoglykämien	Ü/KI
Marihuana/ Haschisch	+	Übergang über Milch u. direkt v. Rauch, kumuliert stark! Neurol. Schäden	KI
Nikotin	+	Atemwegserkr., Atopiegenese	KI
Kaffee	+	Unruhe	Ü
Tee siehe Theophyllin			E/Ü

27

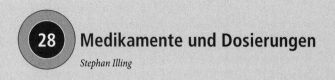

28 Medikamente und Dosierungen

Stephan Illing

28

Tab. 28.1 Medikamente und Dosierungen

Dosierung (ND: NG-Dosis, **S:** Sgl.-Dosierung, **K:** Kinderdosierung, **E:** Erw.-Dosierung, **MD:** max. Dosis); **/kg KG:** pro Kilogramm Körpergewicht
! = Besonderheiten/Hinweise (z. B. KI bei NG, Sgl. etc.), häufige KO, gegenseitige Beeinflussung (NW/KI)

Substanz	Dosierung	Packungsgröße (ML l, mg/ml etc.)	Indikation
Acetylcystein (= ACC)	**ND:** 50 mg/d, Dos.: 2 **S:** 100 mg/d, Dos.: 2 **K:** 300–400 mg/d, Dos.: 2 **E:** 600 mg/d, Dos.: 1–3 **MD:** 1.200 mg/d, aber hohe therap. Breite	Saft 20 mg/ml Tbl./Brausetbl. etc. 100/200/600 mg	Mukolytikum, Ind. V. a. bei CF; Antidot bei Paracetamolintoxikation
Acetylsalicylsäure	10–**15** mg/kg KG oral, max. alle 4 h Thrombozytenaggregationshemmer: 3–5 mg/kg KG/d in 1 Dosis Dosierung bei rheumatischen Erkr. (▶ 16), bei Kawasaki-Sy. (▶ 16.5)	Tbl. mit 30, 50, 75, 100, 250, 500 mg	Schmerzther., Antipyrese
	! Gastrointestinale Blutung, Thrombozytenfunktionsstörung, selten Intoleranz (**cave:** jugendliche Asthmatiker) **Cave:** Reye-Sy. bes. bei Virusinfekten (Varizellen?!). **KI:** bei Sgl. zurückhaltend; Glukose-6-phosphat-Dehydrogenase-Mangel		
Aciclovir	**ND:** 30 mg/kg KG/d, Dos.: 3 **K, E:** 15 mg/kg KG/d bei Herpes, 30 mg/kg KG/d bei Herpesenzephalitis, Varizellen-KO	Suspension 40 mg/ml, Tbl. 250/500 mg, Ampulle 250/500 mg	Virustatikum bei Herpes simplex, Varizellen
	! Bei Immundefizienz verdoppelte Dosis: 3 × 10 mg/kg KG bzw. 500 mg/m² KOF; **Cave:** Nekrosen bei schneller Infusion o. paravenöser Gabe!		
Adenosin	0,05 mg/kg KG initial (schnell i. v.), Dosissteigerung in 0,05-Schritten bis 0,25 mg/kg KG/Dosis	Fl. mit 6 mg	Antiarrhythmikum
Adrenalin	Reanimation: 0,01 mg/kg KG/ED, bei ausbleibendem Erfolg 0,1 mg/kg KG, intratracheal 0,1 mg/kg KG	Ampulle 1 mg/ml	**Cave:** Verdünnungsfehler!

Tab. 28.1 Medikamente und Dosierungen (Forts)

Substanz	Dosierung	Packungsgröße (ML l, mg/ml etc.)	Indikation
Allopurinol	2–10–20 mg/kg KG/d **MD:** 900 mg/d	Tbl. 100/200/300 mg	Harnsäurenephropathie u. a.
Amiodaron	I. v. 2–5 mg/kg KG über 30 Min., dann 10–20 mg/kg KG/d als Dauerinfusion Orale Dauerth. 10 mg/kg KG/d, nach 8 d Dosisreduktion um ca. 50 %	Amp. 150 mg, Tbl. 100/200 mg	Antiarrhythmikum; Spiegelkontrolle
Amoxicillin	**S:** 50–100 mg/kg KG/d p. o./i. v. Dos.: 3–4 **K:** 50–100(–200) mg/kg KG/d p. o./i. v. Dos.: 3–4 **E:** 25–50(–100) mg/kg KG/d p. o./i. v. Dos.: 3–4 **MD:** 6 g/d	Saft: ˙ ml = 50 mg/Packung mit 100 ml u. a.	Otitiden, Pneumonien, andere Infektionen, mit Einschränkung bei Sepsis, dann besser in Komb.
	! Exantheme bei 5 % der Pat., bei EBV-Infektion 95 %; gastrointestinale Symptome; Allergien sehr selten		
Amoxicillin + Clavulansäure (β-Lactamase-Hemmstoff)	**S:** 30–40 mg/kg KG/d Dos.: 3 p. o. **K:** 30–50(–60) mg/kg KG/d Dos.: 3 p. o. **E:** 30–50(–60) mg/kg KG/d Dos.: 3 p. o. **MD:** 3 g/d	Saft/forte-Saft: 1 ml = 25/50 mg Amoxicillin	Ähnlich Amoxicillin; bei Staph. aureus
	! **Cave:** Dosierung manchmal auf Gesamtsubstanz bezogen (Verhältnis 4 : 1 ; sinnvoller ist die Angabe bezogen auf Amoxicillin wie hier!); relativ teuer! Siehe Amoxicillin; selten hepatotoxisch		
Amphotericin B	**S:** 4 × 100 mg **K, E:** 4 × 200 mg	Suspension 100 mg/ml, Tbl. 100 mg	Antimykotikum
	! Bei systemischen Mykosen i. v. Gabe (ND 0,01 mg/kg KG/d initial bis 0,4 mg/kg KG/d nach 4 d; ab 3 Mon. 0,25 mg/kg KG/d initial bis 1 mg/kg KG/d nach 4 d), als Infusion über 6 h. Liposomales Amphotericin B: Startdosis 1 mg/kg KG/d, um 1 mg/kg KG steigern bis max. 3(–7,5) mg/kg KG/d ! Lichtgeschützte Perfusorspritze/Leitung; hepato- u. nephrotoxisch!		

Tab. 28.1 Medikamente und Dosierungen *(Forts)*

Substanz	Dosierung	Packungsgröße (ML I, mg/ml etc.)	Indikation
Ampicillin	**S:** 50–120 mg/kg KG/d i. v. (p. o.) Dos.: 2–4 **K:** 50–100 mg/kg KG/d i. v. (p. o.) Dos.: 4 **E:** 50–100 mg/kg KG/d i. v. (p. o.) Dos.: 4 **MD:** 15 g/d	Amp. ab 500 mg	Wie Amoxicillin
	! Siehe Amoxicillin; bei Sepsis/Meningitis Dosis evtl. auch 300–400 mg/kg KG/d, Dos.: 6, aber inzwischen weitgehend verlassen; Endokarditis 200 mg/kg KG/d		
Atropin	**0,01–0,025 mg/kg KG ED** **MD:** 0,5 mg	Ampullen mit 0,25/0,5/1,0/2,0/(100) mg	Vor OP u. Endoskopien; als Antidot (100-mg-Ampulle)
Azathioprin	**K/E:** 1–3 mg/kg KG/d; (Startdosis **3–5** mg/kg KG/d)	Tbl. 25/50 mg	Immunsuppressivum bei Autoimmunerkr.
	! Hämatologische, hepatische u. gastrointestinale NW; nach Transplantation höhere Dosis		
Azithromycin	**S:** – **K:** 10 mg/kg KG in 1 Dosis **E:** 500 mg in 1 Dosis **MD:** 1.000 mg/d	Trockensaft 30 ml (5 ml = 200 mg)	Makrolidantibiotikum mit langer Halbwertszeit
	Dauer der Ther. nur 3 Tage! Gabe 1 h vor o. 2 h nach dem Essen!		
Aztreonam	**S** (ab 1 Mon.) u. **K:** 90–120 mg/kg KG/d Dos.: 3–4 **E:** 1–2 g/ED Dos.: 3–4 **MD:** 8 g/24 g	Inj.-Fl. mit 0,5 g/1 g/2 g	Reserveantibiotikum bei gramneg. Keimen, bes. bei schweren Infektionen
	! NG bis 1 Mon.: 60 mg/kg KG/d Dos.: 2		

28

Tab. 28.1 Medikamente und Dosierungen *(Forts)*

Substanz	Dosierung	Packungsgröße (ML l, mg/ml etc.)	Indikation
Budesonid	**KK:** 0,5–1 mg inhalativ o. 2 × 1 bis 2 × 2 Hübe zu 50 µg **K:** 2 × 1 bis 2 × 2 Hübe zu 200 µg	Dosieraerosol mit 50 µg/200 µg, Inhalationslsg.: 0,5/1,0 mg/2 ml	Topisches Steroid bei Asthma etc.
	! Bei CED als Klysma (1 × 1 mg) o. Kps. (3 × 3 mg)		
Captopril	**Einschleichen! Start 0,1 mg/kg KG** **Bis 20 kg:** 2–3 mg/kg KG/d, Dos.: 2–3 **Ab 20 kg:** 25–50 mg/m² KOF/d, Dos.: 2–3	Tbl. 6,25/12,5/25/50/100 mg	ACE-Hemmer, Antihypertensivum
	! NW: Reizhusten, Elektrolytstörungen, Nierenversagen, bei NG Krämpfe. **Cave:** bei Aortenstenose u. Nierenarterienstenose kontraindiziert		
Carbamazepin	**K:** (15–)**20**–25 mg/kg KG/d, Dos.: 3–4 (2 bei Retard-Tbl.). Langsamer Dosisaufbau über 3–4 Wo.	Tbl. zu 150/200/300/400/600mg, Saft mit 20mg/ml	Antikonvulsivum
	! NW: Müdigkeit; Exantheme; gastrointestinale Symptome, v.a. Übelkeit; Thrombopenie, Leukopenie; Transaminasenanstieg		
Cefaclor	**S:** 20–**40** mg/kg KG/d p.o. Dos.: 3 **K:** 20–**40**(–50) mg/kg KG/d p.o. Dos.: 3 **E:** 20–**40**(–50) mg/kg KG/d p.o. Dos.: 3 **MD:** 4 g/d	Saft/forte Saft/Tropfen: 1 ml = 25/50/50 mg OP 100 ml	Bakt. Atemwegsinfektionen, HWI etc.
	! Dosis kann bei schweren Infektionen verdoppelt werden. Wenig Beeinflussung durch Nahrungsaufnahme		
Cefadroxil	**S:** 50 mg/kg KG/d p.o. Dos.: 2 **K:** 50 mg/kg KG/d p.o. Dos.: 2 **E:** 30(–50) mg/kg KG/d p.o. Dos.: 2 **MD:** 4 g/d	Saft/forte Saft: 1 ml = 50/100 mg. OP je 60 u. 100ml	Atemwegs- u. andere Infektionen, Staph.-Infekt. der Haut
	! Bei jungen Sgl. nicht sehr gebräuchlich. Kaum Beeinflussung durch Nahrungsaufnahme. Bei Streptokokken-Angina evtl. nur ½ Dosis, bei schweren Infektionen auch höhere Dosen		

Tab. 28.1 Medikamente und Dosierungen *(Forts.)*

Substanz	Dosierung	Packungsgröße (ML, I, mg/ml etc.)	Indikation
Cefalexin	**S:** (25-)50–100 mg/kg KG/d Dos.: 3–4 **K:** (25-)50–100 mg/kg KG/d Dos.: 3–4 **E:** (15-)30–60 mg/kg KG/d Dos.: 2–4 **MD:** 4 g/d	Saft/Sirup/Tr.: 1 ml = 50/50/100 mg. OP 60/120 ml; 10 ml Tr.	Atemwegs- u. andere Infektionen, v. a. der Weichteile
	! Dosis kann evtl. weiter erhöht werden. Evtl. Kreuzallergie zu Penicillinen		
Cefepim	**I.v.** 100–**150** mg/kg KG/d, Dos.: 3 **MD:** 6 g/d	0,5/1/2 g Trockenpulver für i. v. Lsg.	Reserveantibiotikum
Cefixim	**S:** > 1 Mon.; 8 mg/kg KG/d p. o. Dos.: 1 **K:** 8(–12) mg/kg KG/d p. o. Dos.: 1(–2) **E:** 6 mg/kg KG/d p. o. Dos.: 1–2 **MD:** 400 mg/d	Trockensaft: 1 ml = 20 mg; OP mit 50 u. 100 ml	Atemwegs- u. andere Infektionen, HWI. Nicht wirksam gegen Staphylokokken
	! Aufteilung in 2 Dosen sollte bevorzugt werden		
Cefotaxim	**S:** 100 mg/kg KG/d i. v. Dos.: 2–3 **K:** (50-)**100**(–200) mg/kg KG/d i. v. Dos.: 3–4 **E:** 50–**100**(–200) mg/kg KG/d i. v. Dos.: 3–4 **D:** 12 g/d	Inj.-Fl. zu 500/1.000/2.000 mg	Schwere (systemische) Infektionen, Meningitis

! 200 mg/kg KG/d bei Meningitis, alle Altersstufen, 4–6 Dosen/d (bei Erregernachweis u. Antibiogramm ggf. auf preiswerteres Antibiotikum umstellen!); erhöht Toxizität von Aminoglykosiden u. Schleifendiuretika

Tab. 28.1 Medikamente und Dosierungen *(Forts.)*

Substanz	Dosierung	Packungsgröße (ML l, mg/ml etc.)	Indikation
Cefpodoxim	**S:** 8–12 mg/kg KG/d, Dos.: 2 **K:** 5–10 mg/kg KG/d, Dos.: 2 **E:** 200–400 mg/d, Dos.: 2 **MD:** 400 g/d	50/100/200 ml 5 ml = 40 mg Filmtbl. zu 100 mg	Ähnlich wie Cefuroxim (s. u.)
! Einnahme mit der Mahlzeit			
Ceftazidim	**S:** Bis 2 Mon.: 25–60 mg/kg KG/d, ab 2 Mon. 50–100 mg/kg KG/d Dos.: 2 **K:** 30–100 mg/kg KG/d i. v. Dos.: 2–3 **E:** 30–80 mg/kg KG/d i. v. Dos.: 2–3 **MD:** 6 g/d, bei CF 9 g/d bei CF (100–)200 mg/kg KG	Inj.-Fl. zu 500/1.000/2.000 mg	Schwere Infektionen, bes. durch Pseudomonas
! Auch i. m. Injektion möglich. Chloramphenicol stört die Wirkung			
Ceftibuten	**S:** > 3 Mon. 9 mg/kg KG/d, Dos.: 1 **K:** 9 mg/kg KG/d, Dos.: 1 **E:** 400 mg/d, Dos.: 1 **MD:** 400 mg/d	60 ml Saft/forte Saft 5 ml = 90/180 mg	HWI, Otitis
! Einnahme mit der Mahlzeit			
Ceftriaxon	**S:** (< 2 Wo.: max. 50 mg/kg KG/d) > 2 Wo.: 20–80 mg/kg KG/d Dos.: 1 **K:** 20–80 mg/kg KG/d Dos.: 1 **E:** 20–40(–80) mg/kg KG/d Dos.: 1 **MD:** 4 g/d	Ampullen mit 500/1.000 mg	Schwere Infektionen, Meningitis; Borreliose

! Bei Meningitis Dosis auf 100 mg/kg KG/d erhöhen! Die i. m. Injektion ist schmerzhaft, nur mit Lokalanästhetikum (spezielle Handelsform, kaum für Kinder)!

28

Tab. 28.1 Medikamente und Dosierungen *(Forts)*

Substanz	Dosierung	Packungsgröße (ML I, mg/ml etc.)	Indikation
Cefuroxim	**S:** > 3 Mon.: 30–**100** mg/kg KG/d i. v. Dos.: 3; (> 3 Mon. 20–30 mg/kg KG/d p. o. Dos.: 2) **K:** 30–**100** mg/kg KG/d i. v. Dos.: 3/**25** mg/kg KG/d p. o. Dos.: 2 **E:** 30–60(–100) mg/kg KG/d i. v./(5–)10(–30) mg/kg KG/d p. o. Dos.: 3(–4) **MD:** oral 2 g/d; i. v. 6 g/d	Ampullen mit 250/750/1.500 mg; Saft: 1 ml = 25 mg	Breites Ind.-Spektrum, v. a. Pneumonien; gut knochengängig
! NG: nur 2 Dosen, untere Dosierungsangabe. Bei Meningitis bis zur doppelten Dosis			
Chloralhydrat	10–30 mg/kg KG ED, max. alle 6–8 h	Rektiole mit 600 mg/3 ml	Sedativum
! Cave: Atemdepression bei jungen Sgl., höhere Dosen zur tiefen Sedierung 50(–100) mg/kg KG max. alle 4 h, nur mit Monitoring			
Chloramphenicol	**ND:** 25 mg/kg KG/d in 1 Dosis **S:** Ab 4 Wo. **50**–60 mg/kg KG/d i. v./p. o. Dos.: 4 **K:** 50–**80** mg/kg KG/d i. v./p. o. Dos.: 4 **E:** 50–**80** mg/kg KG/d i. v./p. o. Dos.: 4 **MD:** 3 g/d	I. v.: 1 Amp. = 1.000 mg = 5 ml; Saft: 1 ML = 4 ml = 100 mg	Gut liquorgängig, daher bei Meningitiden, wenn Routinether. versagt; Typhus abdominalis
! Bei NG/Sgl. Grey-Sy. (Kreislaufversagen, aplastische Anämie) möglich, auch später evtl. KM-Schäden, Exantheme, Neuritiden. Gesamtdosis 700 mg/kg KG bzw. 2 Wo. Ther.-Dauer nicht überschreiten! Für NG besondere Dosierungsrichtlinien!			
Cimetidin	**I. v.: 10**–20 mg/kg KG/d, Dos.: 4 **Oral: S, KK:** 20 mg/kg KG/d, Dos.: 4 **K, E:** 15–30 mg/kg KG/d, Dos.: 4 **MD:** 1.600 mg/d	Amp.: 200/400 mgTbl. 200/400/800 mg	H₂-Blocker/Ulkusther./-prophylaxe
Ciprofloxacin	**K:** (ab 3. Lj.): (20–)**25**(–30) mg/kg KG p. o. Dos.: 2 **E:** 500–1.500 mg/d, Dos.: 2 **MD:** 1.500 mg/d	Saft: 5 % = 50 mg/ml, 10 % = 100 mg/mlTbl. zu 100/250/500/750 mg	Pseudomonasbesiedelung bei CF, ggf. auch bei vergleichbaren Ind.

Tab. 28.1 Medikamente und Dosierungen *(Forts)*

Substanz	Dosierung	Packungsgröße (ML l, mg/ml etc.)	Indikation
Clarithromycin	**S:** > 6 Mon. **10–15** mg/kg KG/d, Dos.: 2 **K:** 10–**15** mg/kg KG/d, Dos.: 2 **E:** 500–1.000 mg/d, Dos.: 2 **MD:** 1.000 mg/d	Susp. 60/100 ml 5 ml = 125 mg	Atemwegsinfekte, H. pylori
! Komb. mit Terfenadin evtl. kardiotoxisch			
Clindamycin	**S:** > 3 Mon. 40 mg/kg KG/d, Dos.: 3 **K:** 20–**40** mg/kg KG/d, Dos.: 3 **E:** 10–**25** mg/kg KG/d, Dos.: 3–4 **MD:** 1.800 mg (oral)	Tbl. mit 75/150/300 mg, Saft mit 15 mg/ml	Antibiotikum, bes. gut knochengängig u. bei HNO-Infektionen. Gut wirksam gegen Staph. aureus
Clonazepam	**Notfalldosis i. v.: 0,1**–0,2–0,5 mg/kg KG/ED Oral: Dauerther. (▶ 12.3.1, ▶ 12.3.2, ▶ 12.3.3)	i. v. Lsg.: 1 mg/ml, Tbl. 0,25/1/2 mg, Lsg. 0,1 mg/Tr.	Antikonvulsivum, auch im Notfall
Clonidin	**I. v.:** Richtdosis Entzug 0,5–**1,5**–2,5 µg/kg KG/h (Perfusor) **Oral:** 5–10(–30) µg/kg KG/d, Dos.: 3	i. v.: 0,15 mg/ml, Tbl. 0,075/0,1/0,15/0,3 mg	Antihypertonikum; Entzug; Glaukom
Codein	**0,5**–1 mg/kg KG 4–6-stdl.	Tr.: 0,24 mg/ml, unterschiedliche Dosierung bei Saft!	Antitussivum
! **Cave:** Atemdepression, Obstipation bis Subileus; kontraindiziert bei Asthma; Hypersekretion; CF			
Co-trimoxazol (Sulfamethoxazin [SMZ] u. Trimethoprim [TMP], Verhältnis 5 : 1)	**S:** > 2 Mon.! 4–8(–12) mg/kg KG/d p. o. Dos.: 2 **K:** 4–8(–12) mg/kg KG/d p. o. Dos.: 2 **E:** 4–7 mg/kg KG/d p. o. Dos.: 2 **MD:** 320 TMP/d	Sirup für Kinder/Erw.: 1 ml = 8 mg TMP + 40 mg SMZ/16 mg TMP + 80 mg SMZ. (u. a.)	Breites Ind.-Spektrum, V. a. HWI, bakt. Atemwegsinfekt., Weichteilinfekt; Dauerprophylaxe
! Alle Dosen sind auf den Trimethoprim-Anteil bezogen! Gabe nach der Mahlzeit. Bei Langzeitther. (HWI) 2 mg/kg KG/d in 1 Dosis. Bei Pneumocystis ggf. doppelte Dosis. **NW:** Bei 5 % Exantheme, pseudoallergische Reaktionen); i. v. immer als Kurzinfusion über 1 h!			

28

Tab. 28.1 Medikamente und Dosierungen *(Forts.)*

Substanz	Dosierung	Packungsgröße (ML l, mg/ml etc.)	Indikation
Deferoxamin	Eisenintoxikation: oral 20–40 mg/kg KG/d, Dos.: 1–2 Langzeitther.: i. v./s. c. 40 mg/kg KG/d	Trockensubstanz zur Auflösung 0,5g/2,0 g	Chelatbildner zur Eisenelimination
Desmopressin	Parenteral: **S:** 0,1 µg/d **K:** 0,4–1,0 µg/d Nasal: **S:** 1 µg/d, **K:** 5–20 µg/d Oral: 0,2–1,2 mg/d (individuell steigern)	Amp.: 4 µg/ml; Tbl. 0,1/0,2 mg Nasal: 10 µg/0,1 ml = 1 Sprühstoß (nicht bei Enuresis anwenden)	Antidiuretisches Hormon bei ADH-Mangel, zentralem Diab. insip.
	! Lsg. zur intranasalen Gabe in verschiedenen Dosierungen, bei Diab. insip., nicht bei Enuresis		
Dexamethason	**Meningitis:** 0,15 mg/kg KG/ED, 4 ×/d über 4 d, erste Dosis 15 Min. vor dem Antibiotikum. Notfallther.: 0,5 mg/kg KG/d in 2 Dosen über 3 d	I. v. Lsg. 2/3/4/5/8/40/100 mg	Kortikosteroid
Diazepam	0,2–**0,5**–1 mg/kg KG i. v., max. 10 mg Krampfanfall bei Fieber: 0,3–0,5 mg/kg KG rektal; Status epilepticus (▶ 12.3)	I. v. Lsg. 5 mg/ml, Rektiole 5/10 mg, Tbl. 2/5/10 mg, Tr. 0,5 mg/Tr.	Antikonvulsivum, Sedativum
	! Zur Sedierung bei gleichzeitiger antikonvulsiver Wirkung gut geeignet. Bei Fieberkrampf auch als Klysma für die häusliche Anwendung **Cave:** Atemdepression. Bei NG sehr lange HWZ		
Digoxin	**Akutther.** (paroxysmale supraventrikuläre Tachykardie): 0,3 mg/m² KOF Digitalisierung (▶ 7.3)	Amp. 0,2/0,25/0,4/0,5 mg Tr.: 0,25 mg in 15 Tr.	▶ 7.3
Dihydralazin	I. v.: 0,1–**0,4**(–1) mg/kg KG/ED, max. 4–8-stdl. Oral: 0,5–**2**–5 mg/kg KG/d, Dos.: 3–4	Amp. 25 mg Tbl. 25/50 mg	Antihypertonikum bei nephrogener Hypertonie

Tab. 28.1 Medikamente und Dosierungen *(Forts)*

Substanz	Dosierung	Packungsgröße (ML, I, mg/ml etc.)	Indikation
Dimenhydrinat	I.v.: 1–2 mg/kg KG/ED 6–8-stdl. KK: 40 mg 1–2 ×/d SK: 70 mg 1–2 ×/d (5 mg/kg KG/d)	Supp. mit 40/70 mg, Amp. 60/100 mg	Antiemetikum
! Zahlreiche weitere Dosierungen als Supp., Sirup, Tbl., Drg. u. i. v. Lsg.			
Dimetinden	Faustregel: 1 Tr./kg KG/ED i. v.: 0,05–0,1 mg/kg KG als ED	Tr.: 1 rr g/20 Tr.; i. v.: 4 mg/ml	Antihistaminikum mit So- fortwirkung
! Hohe therap. Breite, daher im Notfall Dosis eher höher wählen			
Doxycyclin	S + K: Siehe Bemerkungen E: 2 (1. d 4) mg/kg KG/d Dos.: 1 (1. d 2 mg) MD: 200 mg/d	Saft: 1 ml = 10 mg, Kps./Tabs zu 100 mg	Mykoplasmen (bei Kin- dern max. 1 Wo.!)
! Bei Kindern < 8 J. u. Schwangeren sehr zurückhaltend einsetzen: Zahnverfärbung, Schmelzhypoplasie!			
Erythromycin- Äthylsuccinat	S: 45 mg/kg KG/d p.o. Dos.: 3 K: 40–60 mg/kg KG/d p.o. Dos.: 3 E: 30(–50) mg/kg KG/d p.o. Dos.: 3 MD: 2 g/d	Saft: 1 ml = 40 mg OP = 100 ml; Forte Saft 1 ml = 80 mg OP = 100 ml	Bes. Atemwegsinfekt., z. B. Pneumonien. Bei Pertussis u. Mykoplasmen 1. Wahl. (bei Legionellen, Chlamydien)
! Cave: verschiedene Saft-Konz.! NW s. Erythromycin: Estolat			
Erythromycin: Estolat	S: 30–50 mg/kg KG/d p.o. Dos.: 2 K: 30–50 mg/kg KG/d p.o. Dos.: 2 E: (bis 60 mg/kg KG/d) p.o. Dos.: 2 MD: 1,6 g/d	Saft: verschiedene Konz.	Wie Erythromycin-Äthyl- succinat
! Einnahme während der Mahlzeit. Erhöht Spiegel von Theophyllin, Carbamazepin, Digoxin, Ciclosporin! Kumuliert in MM. NW: Exantheme; GIT-Symptome; selten Cholestase, evtl. auch bei NG, daher in den ersten Mon. selten anzuwenden; i. v. schlecht vertragen, Venenreizung!			

Tab. 28.1 Medikamente und Dosierungen *(Forts.)*

Substanz	Dosierung	Packungsgröße (ML I, mg/ml etc.)	Indikation
Fentanyl	0,5–2–5(–15) µg/kg KG/ED i.v., kontinuierlich 1–10(–25) µg/kg KG/h	Amp.: 0,05 mg/ml	Neuroleptikum/Narkose bzw. Sedierung
! Gabe auch transdermal bzw. über Schnuller etc. möglich. Kurze Wirkdauer. Zur Anästhesie wesentlich höhere Dosierung!			
Flecainid	I.v.: **0,5**–1 mg/kg KG/ED über 10 Min. Dauerther.: 0,1–**0,2**(–0,5) mg/kg KG/h Oral: 3–6 mg/kg KG/d, Dos.: 2–3	Amp.: 50 mg; Tbl. 50/100 mg	Antiarrhythmikum
Flucloxacillin (penicillinasefestes Penicillin)	S: (50–)100 mg/kg KG/d p.o. Dos.: 3; (40–)80 mg/ kg KG/d i.v. K: **50**–(100) mg/kg KG/d p.o./i.v. Dos.: 3 E: 30–50(–100) mg/kg KG/d p.o./i.v. Dos.: 3 **MD:** 8 g/d	Saft/mite-Saft: 1 ml = 50/25 mg; OP = 100 ml	Staphylokokken-infektionen
! Wie Penicillin; Endokarditis 200 mg/kg KG/d (max. 8 g/d)			
Fluconazol	**Mukositis** (Schleimhautcandidiose): 2–3 mg/kg KG/d, Dos.: 1 **Systemische Candidiose:** 6(–12) mg/kg KG/d **MD:** 400 mg/d	Amp. 100/200/400 mg; Saft 5 mg/ml; Kps. 50/100/150/200 mg	Antimykotikum
! Keine Zulassung im 1. Lj. **Cave:** Leberschädigung. Bei vitaler Ind. in den ersten 2 Lebenswo.: 1 Dosis alle 3 d, 3. u. 4. Wo. alle 2 d 3 mg/kg KG/d			
Fosfomycin	ND: 50–**100** mg/kg KG/d, Dos.: 2 S: > 4 Wo. **200**–250 mg/kg KG/d, Dos.: 3 K: 100–**200**(–300) mg/kg KG/d, Dos.: 3 E: 100–**200** mg/kg KG/d, Dos.: 3 **MD:** 15 g/d	Inj.-Fl. 2/3/5 g	Staph. aureus, Osteo-myelitis

Tab. 28.1 Medikamente und Dosierungen *(Forts)*

Substanz	Dosierung	Packungsgröße (ML I, mg/ml etc.)	Indikation
Furosemid	**Alle Altersstufen:** 0,5–1 mg/kg KG als ED (bis max. 2 mg/kg KG), Tagesdosis max. 10–15 mg/kg KG	Amp. mit 2/4/25 ml, jeweils 10 mg/ml; Tbl. 40 mg	Diuretikum mit relativ hoher therap. Breite; i. v. Lsg. auch zur oralen Gabe geeignet
! Bes. Dosierung bei Niereninsuff., BPD, renaler Hypertonie, nephrotischem Sy., hypertensiver Krise			
Ganciclovir	**I.v.:** Perinatal 10 mg/kg KG/d, Dos.: 2 postnatal 5 mg/kg KG/d, Dos.: 2 CMV-Pneumonie: 10–15 mg/kg KG/d, Dos.: 2	Trockensubstanz zur Inj. 500 mg; Kps. 250 mg	Virustatikum (CMV)
Gentamicin	**S:** 2–**5** mg/kg KG/d i. v. (i. m.) Dos.: 2 **K:** 2–**5** mg/kg KG/d i. v. (i. m.) Dos.: 3 **E:** 2–3(–5) mg/kg KG/d i. v. (i. m.) Dos.: 3 **MD:** 360 mg/d	Amp. zu 10/40/80/120 mg	Gramneg. Keime, u. a. Pseudomonas; Sepsis, auch bei NG
! Am 3. d Spiegelkontrolle, ggf. Dosisanpassung; Ther. 7–10 d; nephro-, oto-, hepatotox.			
Glukagon	0,01–**0,03**–0,1 mg/kg KG/ED, max. 1 mg β-Blocker-Intoxikation: Bolus 0,05 mg/kg KG, dann Infusion 0,07 mg/kg KG/h	Trockensubstanz 1 mg	Ther. d. Hypoglykämie, β-Blocker-Intoxikation
Haloperidol	Ab 3 J., Initialdosis: 0,025–0,05 mg/kg KG/d, Erhaltungsdosis 0,15–0,3 mg/kg KG/d, Dos.: 2	Lsg. 2/10 mg/ml; Tbl. 1/2/4/5/10/20 mg	Neuroleptikum
! Antiemetikum in der Onkologie: i. v. Lsg. mit 5 mg/ml: 0,005–0,025 mg/kg KG/h als Dauerinfusion			

28

Tab. 28.1 Medikamente und Dosierungen (Forts)

Substanz	Dosierung	Packungsgröße (ML I, mg/ml etc.)	Indikation
Heparin	**Vollheparinisierung:** **S:** Bolus 50 IE/kg KG, Erhaltung 20–25 IE/kg KG/d (500–600 IE/kg KG/d) **K (> 1 J.):** Bolus 100 IE/kg KG, Erhaltung 20–30 IE/kg KG/h (250–400–800 IE/kg KG/d) **Low-Dose:** 50–**100**–200 IE/kg KG/d, Dos.: 2–3	Amp. 5.000/7.500/10.000/12.500/20.000 IE u. a., 200 IE als Import	Antikoagulans; bei Vollheparinisierung soll die PTT um das 1,5–2,5-Fache verlängert werden, bei Low-Dose PTT 60–90s anzustreben
Heparin (Dalteparin)	200 IE/kg KG s. c., Dos.: 1–2 (therap. bei Thrombose)	Fertigspritzen 2.500/5.000 IE	Antikoagulans
Heparin, niedermolekular (Enoxaparin)	**< 2 Mon.:** therap. 3 mg/kg KG/d, prophylaktisch 1,5 mg/kg KG/d in 1 Dosis s. c. **> 2 Mon.:** therap. 2 mg/kg KG/d, prophylaktisch 1 mg/kg KG/d in 1 Dosis s. c.	Fertigspritzen 20/40/60/80/100 mg; 1 mg = 100 IE	Antikoagulans
Hydrocortison	**AGS/Dauerther.:** **12**–20 mg/m² KOF/d, Dos.: 3 **Notfallther.:** bis zu 10 mg/kg KG/ED bis 4-stdl.	Mischampullen 100/250/500/1.000 mg	Kortikosteroid
Ibuprofen	**Ab 6 Mon.:** 20–30 mg/kg KG/d in 3–4 Dosen bzw. 4–10 mg/kg KG/ED	Saft: 20 mg/ml; Tbl. mit 200/400/600 mg u. a.	Analgetikum u. Antirheumatikum
! Gastrointestinale Ulzera; Interaktionen mit anderen Medikamenten			
Imipenem (+ Cilastatin)	**S:** > 3 Mon.! 60 mg/kg KG/d als Kurzinfusion, Dos.: 4 **K:** 50–**60** mg/kg KG/d als Kurzinfusion, Dos.: 4 **E:** (30–)**50**(–60) mg/kg KG/d als Kurzinfusion, Dos.: 4 **MD:** 4 g/d	Infusionsflaschen zu 250 u. 500 mg	Schwere Infektion. Meist Ersatzantibiotikum bei Sepsis u. Resistenz gegen gängige Antibiotika
! Dosierung bezogen nur auf Imipenem (Verhältnis Imipenem/Cilastatin 1 : 1)			

Tab. 28.1 Medikamente und Dosierungen *(Forts)*

Substanz	Dosierung	Packungsgröße (ML I, mg/ml etc.)	Indikation
Indometacin	**K:** 1,5–**2**–4 mg/kg KG/d; Dos.: 3–4 Spezielle Dosierung bei persistierendem Ductus Botalli bei FG (▶ 7.4.3)	Saft m t 5 mg/ml; Supp. mit 50/100 mg; Tbl./Drg. mit 25/50/75 mg	Analgetikum u. Antirheumatikum; zum Duktusverschluss bei FG
Ketamin	**Zur Sedierung** 0,25–**0,5**–1 mg/kg KG i. v. als Bolus, DTI 0,2 mg/kg KG/h bei Spontanatmung **Zur Narkose** Bolus 1–3 mg/kg KG i. v., DTI 2–5 mg/kg KG/h	Amp. mit 5/10/25/50/100 mg	Anästhetikum
! Bes. sinnvoll bei Notfällen/Verletzungen, v. a. wenn anschließend eine Narkose durchzuführen ist Cave: Albträume sowie Halluzinationen in der „Aufwachphase"; nicht bei Hirndruck!			
Linezolid	**I. v./oral:** 20 mg/kg KG/d, Dos.: 2 **MD:** 1.200 mg/d	Infusicnslsg. 600 mg; Tbl. 600 mg	Antibiotikum (z. B. für MRSA); keine Kinderzulassung
Lorazepam	**K:** i. v. 0,05–0,1 mg/kg KG als ED Oral: 0,05 mg/kg KG als ED	Amp. 2 mg = 1 ml; Tbl. 0,5/1/2,5 mg	Sedierung u. Anxiolyse
Meropenem	**ND:** 60–80 mg/kg KG/d, Dos.: 3 **S:** ab 3 Mon. 30–**60**(–120) mg/kg KG/d i. v. Dos.: 3 **K:** 30–**60** mg/kg KG/d i. v. Dos.: 3 **E:** 3 × **1**(–2) g **MD:** 6 g/d	Fl. mit 250/500/1.000 mg	Schwere Infektionen mit gramneg. Erregern, insbes. Pseudomonas
Metamizol	5–**10**–15 mg/kg KG oral, max. alle 4 h	Tr.: 50 J mg/ml; Tbl. mit 500 mg	Analgetikum u. Antipyretikum (als Reservemedikament)

28

Tab. 28.1 Medikamente und Dosierungen (Forts.)

Substanz	Dosierung	Packungsgröße (ML l, mg/ml etc.)	Indikation
Methimazol (=Thiamazol)	**ND:** initial 1 mg/kg KG/d, Dos.: 3, Dosisreduktion nach 10 d **S, K:** initial 0,3–0,5 mg/kg KG/d, Dos.: 2–3, Erhaltungsdosis 0,2–0,4 mg/kg KG/d, Dos.: 1–2	Tbl. 5/10/20 mg; Inj.-Lsg. 40 mg/ml	Thyreostatikum
! Selten, aber bedrohlich: KM-Depression; KI: Sgl.			
Metoclopramid	**K:** **0,1** mg/kg KG/ED, max. 3–4 x/d (S/KK: 0,2–0,4 mg/kg KG/d in 4 ED; nicht zugelassen)	Tr.: 4 mg/ml; Supp mit 10/20 mg; Tbl. mit 10 mg	Antiemetikum, das auch in der Ther. des gastroösophagealen Refluxes eingesetzt wird
Metronidazol	**S:** 15–30 mg/kg KG/d; Dos.: 2 **K:** 15–30 mg/kg KG/d; Dos.: 4	Tbl. 250/400/500 mg, Infusionslsg. 500 mg/100 ml	Anaerobierinfektionen, pseudomembranöse Kolitis, M. Crohn, Amöbiasis, Trichomonaden; HP-Gastritis
! Dosis jeweils für Anaerobierinfektion; Parasitosen (Trichomonaden, Amöben, Lamblien) abweichende Dosisempfehlungen!!			
Midazolam	**I.v.: 0,1–0,4** mg/kg KG/ED, DTI 0,1–0,5 mg/kg KG/h **Oral:** 0,3–0,7 mg/kg KG/ED, max. 15 mg **Rektal:** 0,3–0,7 mg/kg KG/ED, max. 15 mg	Amp.: 5 mg/ml; Tbl. 7,5 mg	Sedativum/Narkotikum
! Bes. geeignet zur Prämedikation u. Sedierung bei diagn. u. therap. Eingriffen. Wasserlöslich. Heparin sowie Nieren- u. Leberinsuff. erhöhen Blutspiegel. Bei NG Krampfanfälle. Immer Monitoring. Schnellsedierung möglich mit 0,1 mg/kg KG unverdünnt in jedes Nasenloch; Lsg. zur oralen dosisgerechten Gabe über Klinikapotheke anfertigen lassen			

Tab. 28.1 Medikamente und Dosierungen *(Forts.)*

Substanz	Dosierung	Packungsgröße (ML I, mg/ml etc.)	Indikation
Morphin	**S:** 0,05–**0,1**–0,2 mg/kg KG i. v. 4–6-stdl. **K: 0,1**–0,2 mg/kg KG i. v./i. m. bis 4-stdl., DTI 10–100 µg/kg KG/h Oral: 0,2–0,5 mg/kg KG/ED max. 4-stdl.	Tr.: 5 mg/20 mg/ml; Tbl. 10/20 mg; Amp. in verschiedenen Dosierungen	Analgetikum/Sedativum
	! Auch als Dauerinfusion verwendbar sowie peridural, rektal, s. c. u. spinal		
Naloxon	Opiatantagonisierung für alle Altersstufen: i. v.: **0,01** mg/kg KG/ED, max. alle 2–3 Min. DTI: 2–**5**–30 µg/kg KG/h	Amp.: 0,4 mg/ml sowie 0,04/2 ml für NG	Opiatantagonist
Naproxen	**K:** 10–20 mg/kg KG/d, Dos.: 2 **MD:** 1.500 mg/d	Tbl. 250/500/1.000 mg, Saft 250 mg/5 ml (Import)	Antirheumatikum, Analgetikum
Neostigmin	**Myasthenie:** 0,01 mg/kg KG/ED i. m. alle 4 h, bei Lebensgefahr i. v.; oral 0,3 mg/kg KG/ED alle 4 h **Paralytischer Ileus:** 0,01 mg/kg KG i. v. verdünnt über 1–2 h	Inj.-Lsg.: 0,5 mg/ml	Paralytischer Ileus, Myasthenia gravis u. a.
	! Bei Myasthenia gravis spezielle Dosis zur Diagn. (Sgl. 0,05 mg/ED i. m., K ca. 0,3–0,5 mg/ED i. m., E 0,022 mg/kg KG/ED i. m.). Bei der Antagonisierung nichtdepolarisierender Muskelrelaxanzien mit gleichzeitiger Gabe von Atropin Dosis höher als bei Myasthenie (Richtwert 0,025 mg/kg KG/ED)		
Nifedipin	**Hypertensive Krise:** **i. v.:** initial 0,5–1(–4) µg/kg KG/ED; DTI mit **0,01**–0,03 mg/kg KG/h bzw. **0,2**–0,5 µg/kg KG/Min. **Oral:** initial 0,05–**0,3**–0,5 mg/kg KG/ED, max. alle 30 Min. Dauerther.: 0,25–3 mg/kg KG/d; Dos.: 3–4 (bzw. 1–2 bei Retardpräparaten)	Kps. 5/10 mg; Tr.: 20 mg/ml; i. v. Lsg. 5 mg/50 ml	Antihypertensivum (u. Ther. der Achalasie)
	! Retardpräparat darf zwecks exakter Dosierung geteilt werden, Rest verwerfen weger Lichtschutz!		

Tab. 28.1 Medikamente und Dosierungen (Forts)

Substanz	Dosierung	Packungsgröße (ML l, mg/ml etc.)	Indikation
Nitrofurantoin	**S:** – **K:** 5 mg/kg KG/d p. o. Dos.: 3 **E:** 5 mg/kg KG/d p. o. Dos.: 3 **MD:** 300 mg/d	Saft: 1 ml = 10 mg; Tr.: 1 Tr. = 5 mg	Vor allem HWI, meist als Dauerther.
! Dauerther. zur Rezidivprophylaxe bei HWI mit 2,5 mg/kg KG/d in 1 Dosis; **NW:** Exantheme, hepatotox., KM-Depression; Neuropathien/neurotox.; selten Lungenfibrose; bei NG/Sgl. < 3 Mon. hämolytische Anämie, daher KI!			
Nystatin	**ND:** 300.000 E/d, Dos.: 3–6 **S:** 300.000–800.000 E/d, Dos.: 3–6 **K:** 1,6–2,4 Mio. E/d, Dos.: 4	Suspension: 100.000 E/ml; Tbl. 0,5 Mio. E	Antimykotikum, bes. bei Candida-Besiedelung des GIT
Omeprazol	**Oral:** 0,25–**0,5**–1 mg/kg KG/d; Dos.: 1–2; **MD:** 40 mg/d **i. v.:** **0,25**–0,5 mg/kg KG in 1 Dosis, max. 20 mg HP-Eradikation ▶ 13.3.4	Kps. 10/20/40 mg; Trockensubstanz zur Infusion: 40 mg	Ulkusther., HP-Eradikation; Refluxösophagitis
Ondansetron	5 mg/m²/ED 15 Min. vor Chemother., anschließend oral alle 12 h, Dosis individuell nach Fachinfo/klinikinternem Schema (ca. 4–5 mg/m²/ED)	Amp. 4/8 mg in 2/4 ml; Tbl. 4/8 mg	Antiemetikum bei Chemo-/Strahlenther.
Oxacillin (penicillasefestes Penicillin)	**S:** > 3 Mon.: 60–80(–120) mg/kg KG/d i.v./i.m. Dos.: 3 **K:** 60–100(–120) mg/kg KG/d Dos.: 4–6 **E:** (30–)60 mg/kg KG/d Dos.: 4–6 **MD:** 4 g/d	Inj.-Fl. zu 500/1.000 mg	Gut gewebegängig; bei Staphylokokkeninfektion
! NG/Sgl. bis 3 Mon.: 40(–60) mg/kg KG/d in 2 Dosen; NW wie Penicilline			
Paracetamol	10–**20** mg/kg KG rektal o. oral, alle 4–6 h, Tagesmaximaldosis 50–75 mg/kg KG	Saft: 20/40 mg/ml; Tbl. 500 mg; Supp.: 125/250/500 mg	Antipyrese, Analgetikum
! NW selten bei normaler Dosierung. KI: Leberschäden, Glukose-6-phosphat-Dehydrogenase-Mangel			

Tab. 28.1 Medikamente und Dosierungen *(Forts.)*

Substanz	Dosierung	Packungsgröße (ML I, mg/ml etc.)	Indikation
Penicillin G (= Benzylpenicillin)	50.000–250.000 E/kg KG/d; 4–6 ED i.v. Endokarditis 150.000–250.000 E/kg KG/d i.v.	0,5/1,0/3,0/5,0/10,0 Mega	Wie Penicillin V
Penicillin V (= Phenoxymethylpenicillin)	**S:** (40–)50–60.000 IE/kg KG/d p.o. Dos.: 3–4 **K:** 50–60.000 IE/kg KG/d p.o. Dos.: 3–4 **E:** 28–50.000 IE/kg KG/d p.o. Dos.: 3–4 **MD:** 5 Mio. IE/d	Saft in unterschiedlicher Dosierung u. Packungsgröße!	Streptokokken- u.a. Infektionen, bes. durch grampos. Erreger
	! 100.000 IE = 65,53 mg; 100 mg = 152.600 IE; Faustformel zur Kontrolle bei Oralpenicill nen: Tagesmenge in ml ≤ kg KG		
	! Gabe 1 h vor der Mahlzeit! Nichtenzymatische Harnzucker- u. Urobilinogenwerte evtl. falsch pos. **NW:** Allergien (selten!)		
Pentazocin	**K, E: 0,5** mg/kg KG/ED, max. alle 4–6 h **MD:** 320 mg/d	Amp.: 30 mg/ml; Kps. u. Supp. 50 mg	Analgetikum
Pethidin	**0,5–1** mg/kg KG/Dosis, max. alle 3 h **MD:** 50 mg/ED	Tr.: 2,4 mg/Tr.; Amp.: 50 mg/ml	Analgetikum (Opioid)
Phenobarbital	(3–)5(–10) mg/kg KG/d; Dos.: 3 Sättigung mit bis zu 20 mg/kg KG/d, 2. d 10 mg/kg KG/d	Tbl. 15(=100 mg; Amp.: 200 mg/ml	Antikonvulsivum/ Sedativum; Wirkspiegel 10–30 mg/l
	! Lang wirkend, daher bes. geeignet als zusätzliches Medikament bei Langzeitsedierung, bzw. wenn antikonvulsive Wirkung benötigt wird		
Phenprocoumon	Initialdosis für 2 d: 0,2–0,3 mg/kg KG/d, 3. d 0,15 mg/kg KG/d, jeweils in 1 Dosis Erhaltungsther.: 0,02–0,1 mg/kg KG/d	Tbl. 3 mg	Antikoagulans (Vit.-K-Antagonist)

! Dosierung nach Quick-Wert, Ziel 15–30 % (INR ca. 2,5–4).
- Bei zu niedrigem Quick ohne Blutungen vorübergehendes Absetzen/Dosisanpassung
- Bei leicht Blutungen u. Quick ↓ **oral** Vit. K (5–10 Tr.)
- Bei schweren Blutungen Prothrombinkomplex

Tab. 28.1 Medikamente und Dosierungen *(Forts)*

Substanz	Dosierung	Packungsgröße (ML l, mg/ml etc.)	Indikation
Phenytoin	ND: 4–8 mg/kg KG/d, Dos.: 2 S: 8–12 mg/kg KG/d, Dos.: 2 K: 5–6 mg/kg KG/d, Dos.: 2 E: 4–5 mg/kg KG/d, Dos.: 2 Sättigungsphase 1. d 15 mg/kg KG/d in 4 Dosen	Susp. 6 mg/ml; Tabl 100 mg; Amp. 250 mg in 5 ml/750 mg in 50 ml	Antikonvulsivum; Wirkspiegel 5–20 mg/l
	! Im Status epilepticus (▶ 12.3) i. v. Bolus 3–5–15 mg/kg KG, dann 15 mg/kg KG/d als DTI über 24 h, 2. u. 3. d 10–15 mg/kg KG/d in 3 Dosen Inj.-Lsg. nur mit Aqua dest. verdünnen! Nicht über ZVK etc. geben!		
Piperacillin	S: 180 (100–200) mg/kg KG/d i. v. Dos.: 2–3 K: 200–300 mg/kg KG/d i. v. Dos.: 2–3 E: 100–200(–300) mg/kg KG/d i. v. Dos.: 2–4 MD: 18 g/d	1/2/3/4 g	Ersatzantibiotikum bei Problemkeimen, evtl. in Komb.
Piperacillin + Tazobactam	K: 150–240 mg/kg KG/d i. v. Dos.: 3 E: 100–200 mg/kg KG/d i. v. Dos.: 3 MD: 16 g/d Berechnung jeweils nach Piperacillin-Anteil	Fl. mit 2/4 g Piperacillin-Anteil	Ersatzantibiotikum bei Problemkeimen, evtl. in Komb.
Prednison	2–5 mg/kg KG/d, Bolus 5 mg/kg KG; unterschiedliche Dosierung je nach Ind. u. Dauer der Ther.	Tbl. 1/5/20/50 mg; Supp. 30/100 mg	Kortikosteroid
Prednisolon	1–2–5 mg/kg KG/d, Bolus 5 mg/kg KG; unterschiedliche Dosierung je nach Ind. u. Dauer der Ther.; i. v. Startdosis bis 10 mg/kg KG	Amp. 10/25/50/100/250/1.000 mg; Tbl. 1/2/2,5/5/20/50 mg	Kortikosteroid
Promethazin	0,1–0,5–1(–2) mg/kg KG/Dosis i. v. o. oral, bis 6-stdl. MD oral: 40 mg = 40 Tr.	Tr. 20 mg/ml; Amp.: 50 mg/2 ml; Drg. 10/25/100 mg	Sedativum mit antiallergischer Wirkung

! Cave: Auch Lsg. mit anderer Dosierung im Handel!

Tab. 28.1 Medikamente und Dosierungen *(Forts)*

Substanz	Dosierung	Packungsgröße (ML I, mg/ml etc.)	Indikation
Propafenon	**I. v.: 0,5**–1 mg/kg KG/ED (langsam!), (max. 2 mg/ kg KG!), DTI 4–7–15 µg/kg KG/**Min. bzw. 0,25**–**0,4**– 1 mg/kg KG/h bzw. 5–**10**–20 mg/kg KG/d **Oral:** 8–**10**–20 mg/kg KG/d, Dos.: 3 **MD:** 600 mg/d	Amp. 70 mg in 20 ml; Tbl. 150/300 mg; Drg. 10 mg	Antiarrhythmikum
! Cave: RR-Abfall, ggf. (vorherige) Gabe von 2–5 ml/kg KG Plasma			
Propofol	1–**2**–5 mg/kg KG i. v., kontinuierlich 3–**5**–12 mg/ kg KG/h Sedierung: 1–4 mg/kg KG/h Narkose: 6–12 mg/kg KG/h	Amp.: (20 ml): 10/20 mg/ml	Sedativum/Narkotikum
! Schneller Wirkungseintritt, kurze Wirkdauer. Erst ab 3 J. zugelassen ("keine Erfahrung"), nicht zur Langzeitsedierung (Azidose). NW: Hypotonie, Krampfanfälle, Bradykardie. Injektion evtl. schmerzhaft (evtl. 0,5 mg/kg KG Lidocain zusetzen)			
Propranolol	**ND:** 0,05–0,15 mg/kg KG i. v., 3×/d **S, K:** i. v. **0,01**–**0,1** mg/kg KG (max. 1 mg) Jeweils Akutther.! Monitorkontrolle! **Oral:** 1–**5**–8 mg/kg KG/d, Dos.: 3	Amp.: 1 mg/ml; Tbl. 10/20/25/40 mg u. a.; Saft 1 mg/ml (import)	β-Blocker; bei tachykarden Rhythmusstörungen, Hypertonie, großen Hämangiomen u. a.
Rifampicin	**ND:** 10 mg/kg KG/d **S (> 3 Mon.):** 10–**20** mg/kg KG/d, Dos.: 1 **K:** 10–**20** mg/kg KG/d, Dos.: 1–2 **E:** max. 600 mg/d	Sirup: 20 mg/ml; Tbl. 150/300/450/600 mg	Tuberkulostatikum
! Auch zur Umgebungsprophylaxe bei Meningokokken/HIB. Cave: Teratogen			

Tab. 28.1 Medikamente und Dosierungen *(Forts)*

Substanz	Dosierung	Packungsgröße (ML l, mg/ml etc.)	Indikation
Roxithromycin	**S:** (4–7 mg/kg KG/d, Dos.: 2) **K:** 5–7 mg/kg KG/d, Dos.: 2 **E:** 300 mg/d, Dos.: 1–2 **MD:** 300 mg/d	10/20 Beutel à 50 mg; Film-Tbl. zu 150 u. 300 mg	Ersatzantibiotikum bei Problemkeimen, evtl. in Komb.
Salbutamol	Inhalationslsg.: 0,1–0,15 mg/kg KG/ED in NaCl 0,9 % 2 ml; Faustregel 1 Tr./Lj./ED, mind. 3, max. 20 Tr., max. alle 4 h	Inhalationslsg.: 5 mg/ml; Dosieraerosol 0,1 mg/Dosis	β-Mimetikum v. a. zur Akutther. bei Asthma
! I.v. Ther. bei Status asthmaticus (▶ 14.4.3): zahlreiche andere Präparate mit teils abweichenden Dosierungen. Orale Ther. mit Retard-Kps. obsolet			
Sotalol	**I. v.:** 0,2–0,5–1,5 mg/kg KG/ED (langsam spritzen!) **Oral:** 1–5 mg/kg KG/d, Dos.: 2–3 **MD:** 480 mg/d	Amp. 40 mg/4 ml; Tbl. 80/160 mg	Antiarrhythmikum
Spironolacton	Startdosis (5 d): 3–5 mg/kg KG/d, Dos.: 1–2 Erhaltung: 2–3 mg/kg KG/d, Dos.: 1–2	Tbl. 25/50/100 mg	Diuretikum (Ther. bei Hyperaldosteronismus in anderer Dosierung)
Teicoplanin	**S:** 1. d: 16 mg/kg KG, ab 2. d 8 mg/kg KG/d **K:** initial 3 Dosen mit 10 mg/kg KG mit jeweils 12 h Abstand, danach 10 mg/kg KG/d in 1 Dosis **E:** 1. d: 400 (max. 800) mg, danach 200 (max. 400) mg/d	Inj.-Fl. mit 100 mg/200 mg/400 mg	Schwere Infektionen durch grampos. Erreger, bes. multiresistente Staphylokokken
! Nephro- u. ototox.! Bei pseudomembranöser Enterokolitis auch orale Gabe			

Tab. 28.1 Medikamente und Dosierungen (Forts.)

Substanz	Dosierung	Packungsgröße (ML I, mg/ml etc.)	Indikation
Theophyllin	Apnoe-Ther.: (initial 6 mg/kg KG) 4 mg/kg KG/d, Dos.: 4–6 Status asthmaticus: Bolus 3–6 mg/kg KG über 30 Min., DTI 5–10–20 mg/kg KG/d	Amp.: 200 mg/10 ml; Tr.: 104 mg/ml = 24 Tr.	Antiasthmatikum, Apnoe-Ther.
! Cave: Geringe therap. Breite! Wirkspiegel 10–20 µg/ml; zahlreiche Handelspräparate in teils abweichender Dosierung! Bei der Asthmather. weitgehend obsolet			
Thiopental	Narkose: (2–)5(–10) mg/kg KG i. v., davon ↑ schnell als Bolus, Rest langsam nach Effekt Sedierung: 3–5(–10) mg/kg KG/h	Amp.: 0,5/1 mg in 20 ml	Verwendung vorwiegend zur Narkoseeinleitung/Intubationsvorbereitung
! Bei SHT, Sedierung bei Z. n. Reanimation, Ultima-Ratio-Ther. bei Status epilepticus gilt: die Sedierungsdosis. Thiopental wirkt nicht analgetisch, daher adäquate Schmerzther.!			
Tobramycin	S: 2–4 mg/kg KG/d i. v./i. m. Dos.: 1 K: 5–7,5–10 mg/kg KG/d i. v. Dos.: 1 E: 5–8 mg/kg KG/d i. v. Dos.: 1 MD: 400 mg/d Jeweils Kurzinfusion 30–60 Min.	Amp. zu 20/40/80 mg	Gramneg. Keime, v. a. Pseudomonas; Sepsis
! Bei CF u. Pseudomonasinfektion auch Inhalation mit 2 × 80–160–300 mg; bei CF u. Pseudomonasbesiedelung K 10 mg/kg KG/d, E 8 mg/kg KG/d 1 ×/d. als Kurzinfusion (1 h). NW: nephro-, neuro-, ototox.; Spiegelkontrolle nach 3. Dosis! 8-h-Spiegel (< 5 µg/ml), Talspiegel < 1 µg/ml			
Tramadol	0,5–1,5(–2) mg/kg KG i. v., max. 8 mg/kg KG/d, DTI 0,1–0,5 mg/kg KG/h Oral (> 1 J.): 1–2 mg/kg KG/Dosis MD: 400 mg/d	Amp.: 50 mg/ml; Tr. 100 mg/ml; Tbl. 50 mg	Analgetikum
! Cave: Tropfengröße je nach Galenik unterschiedlich, daher Dosis/Tr. präparatabhängig!			

28

Tab. 28.1 Medikamente und Dosierungen *(Forts.)*

Substanz	Dosierung	Packungsgröße (ML I, mg/ml etc.)	Indikation
Trimethoprim	**S:** (> 3 Mon): 6 mg/kg KG/d, Dos.: 2 **K:** 6 mg/kg KG/d, Dos.: 2 **E:** 300 mg/d: Dos.: 2 **HWI-Prophylaxe:** 1–2 mg/kg KG/d, Dos.: 1 **PCP:** Bes. Dosierung	Saft: 10/20 mg/ml; Tbl. 50/100/150/200/300 mg	Chemother. bes. bei HWI; Pneumocystis-Infektion; Salmonellose
Ursodeoxycholsäure	10–15–25 mg/kg KG/d, Dos.: 2–3 Bei CF u. Hepatopathie Dauerther.: 25 mg/kg KG/d	Kps. 250 mg; Tbl. 150 mg; Saft 50 mg/ml	Cholestase-Ther./biliäre Zirrhose
Valproinsäure	20–30 mg/kg KG/d, Dos.: 2–4, max. 120 mg/kg KG/d Einschleichende Ther. mit zunächst 5–10 mg/ kg KG/d, dann alle 5 d um 5 mg/kg KG/d erhöhen (▶ 12.3.1)	Amp.: 100 mg/ml; Saft: 60 mg/ml; Tbl. 150/300/500/600 mg	Antikonvulsivum nur für die Dauerther.
Vancomycin	**S:** 20–40 mg/kg KG/d Dos.: 2–3 **K:** 40–60 mg/kg KG/d i. v. Dos.: 4 **E:** 40–60 mg/kg KG/d i. v. Dos.: 4 **MD:** 3 g/d	Amp. zu 500 mg	Staph. epidermidis, MRSA, pseudomembra- nöse Kolitis (oral)
	! Wird oral kaum resorbiert; als Kurzinfusion, venenreizend! Oto- u. nephrotox.		
Verapamil	2–5–7,5 mg/kg KG/d oral, Dos.: 3 I. v. praktisch nicht mehr in Verwendung wegen Ge- fahr der irreversiblen Asystolie	Tbl.: 40/80/120 mg; Amp.: 2,5 mg/ml	Antiarrhythmikum (Kalzium- antagonist), z. B. bei supra- ventrikulärer Tachykardie
Voriconazol	i. v./oral: 1. d 12 mg/kg KG/d, Dos.: 2, ab 2. d 8 mg/ kg KG/d, Dos.: 2 **MD:** 400 mg/d als Dauerther.	Saft 40 mg/ml, Film-Tbl. 50/200 mg, i. v.: Fl. mit 200 mg	Systemisch wirksames Antimykotikum
	! Hepatotox.! Interaktion u. a. mit Steroiden (Wirkung massiv erhöht) Suspension wird besser resorbiert als Tbl. I. v. nur als Kurzinfusion über 2 h!		

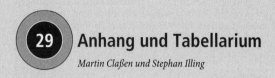

29 Anhang und Tabellarium

Martin Claßen und Stephan Illing

Es sind verschiedene Somatogramme üblich, die sich in Zeitpunkt der Datenerhebung, untersuchtem Kollektiv und Zahl der Pat. unterscheiden. Meist einigt man sich innerhalb einer Region auf einen Satz von Perzentilenkurven. Forschungen der WHO zufolge unterscheiden sich bei optimaler Nährstoff- und Gesundheitsversorgung Wachstum und Gedeihen in den verschiedenen Erdteilen nur

29

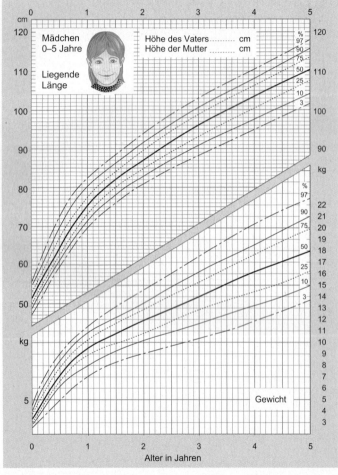

Abb. 29.1 Somatogramm Mädchen bis 5 J. nach Brandt und Reinken [L157]

wenig. Insofern können die Standardkurven der WHO besonders dann benutzt werden, wenn spezifische Kurven für Immigranten nicht zur Verfügung stehen.

! Für Kinder mit Syndromen (Trisomie 21, Turner-Syndrom, Noonan-Sy.) gibt es spezielle Perzentilenkurven!

WHO-Perzentilen www.who.int/childgrowth/standards/en.

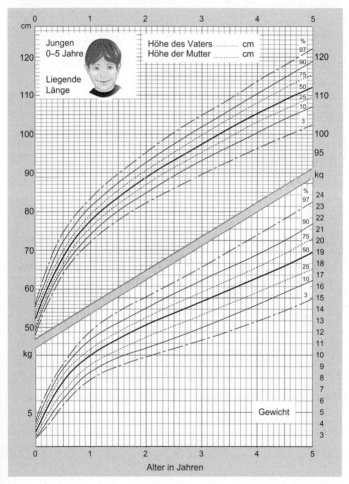

Abb. 29.2 Somatogramm Jungen bis 5 J. nach Brandt und Reinken [L157]

29

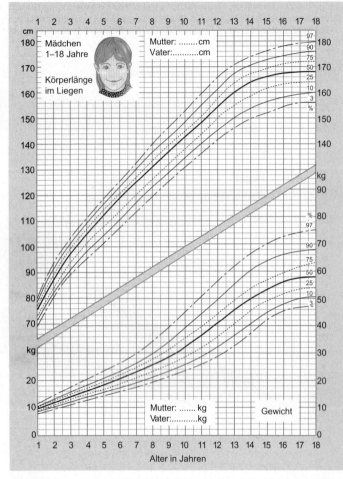

Abb. 29.3 Somatogramm Mädchen bis 18 J. nach Brandt und Reinken [L157]

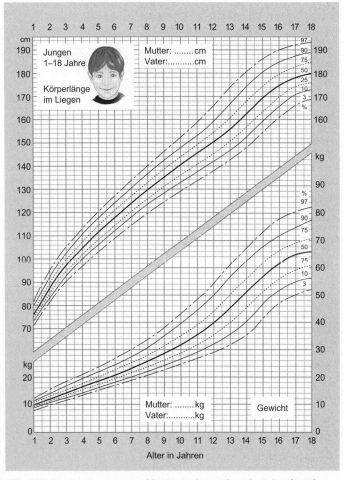

Abb. 29.4 Somatogramm Jungen bis 18 J. nach Brandt und Reinken [L157]

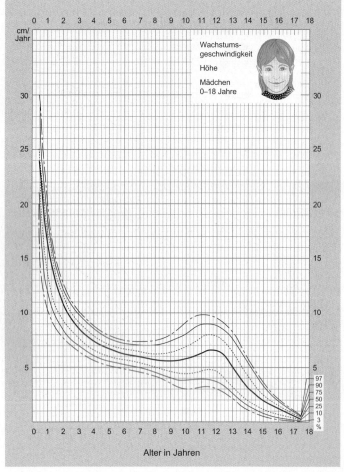

Abb. 29.5 Wachstumsgeschwindigkeit Mädchen nach Brandt und Reinken [L157]

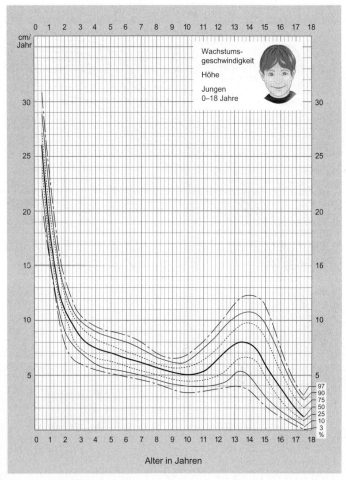

Abb. 29.6 Wachstumsgeschwindigkeit Jungen nach Brandt und Reinken [L157]

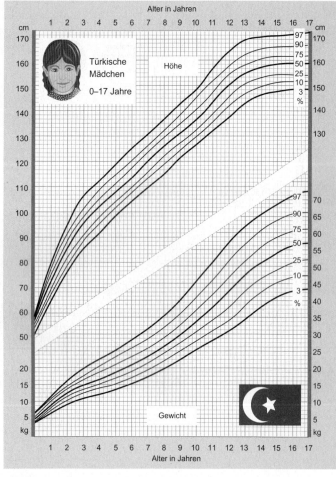

Abb. 29.7 Somatogramm türkische Mädchen nach Aksu/Neyzi [L157]

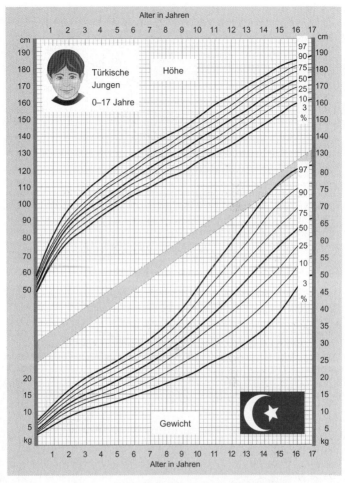

Abb. 29.8 Somatogramm türkische Jungen nach Aksu/Neyzi [L157]

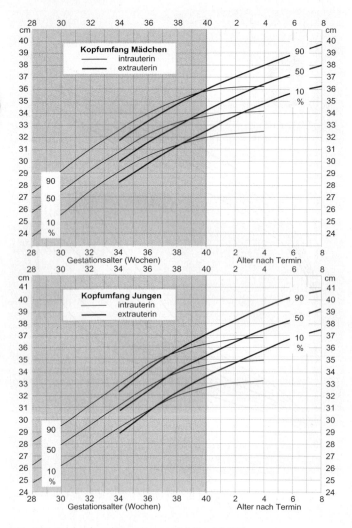

Abb. 29.9 Kopfumfang (FG und junge Säuglinge) [L157]

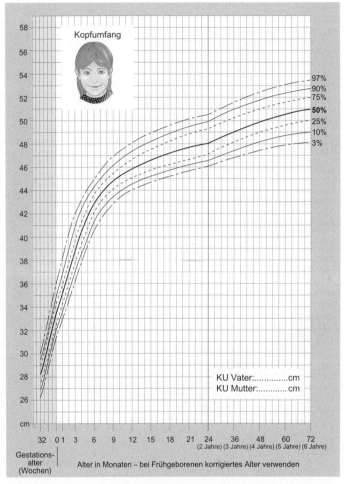

Abb. 29.10 Kopfumfang Mädchen (bis 72 Mon.) nach Brandt und Reinken. Bei FG korrigieren: Die Monate, die das Kind zu früh geboren wurde, werden vom Lebensmonat abgezogen (Beispiel: FG 32 SSW, Alter 8 Mon. → = 6 Mon.) [L157]

29

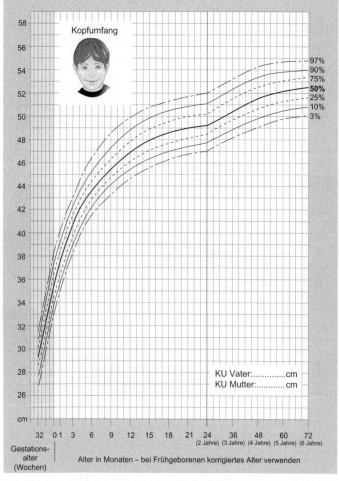

Abb. 29.11 Kopfumfang Jungen (bis 72 Mon.) nach Brandt und Reinken. Bei FG korrigieren: Die Monate, die das Kind zu früh geboren wurde, werden vom Lebensmonat abgezogen (Beispiel: FG 32 SSW, Alter 8 Mon. → = 6 Mon.) [L157]

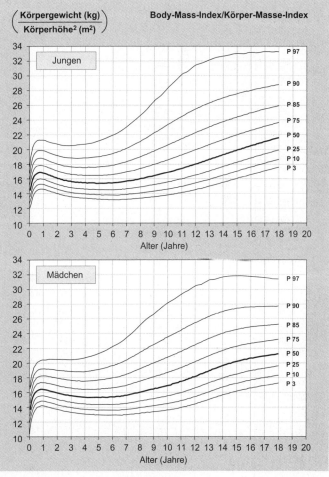

Abb. 29.12 Körper-Masse-Index(BMI)-Perzentilen nach Kromeyer-Hauschild et al. [L157]

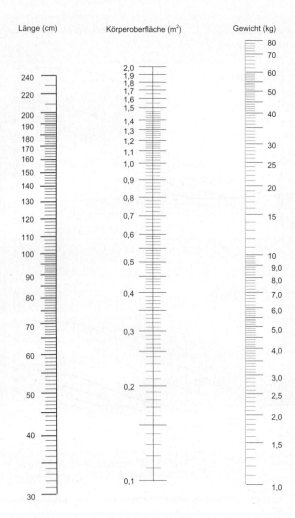

Abb. 29.13 Nomogramm zur Bestimmung der Körperoberfläche [L157]

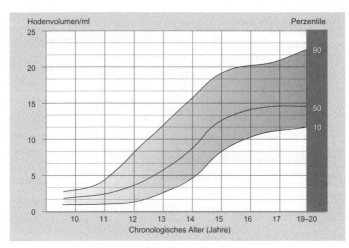

Abb. 29.14 Hodenvolumen [L157]

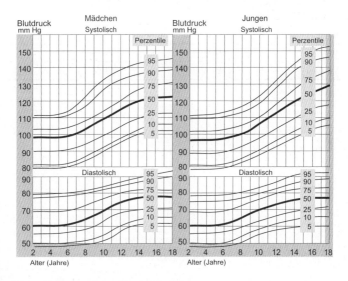

Abb. 29.15 Blutdruck-Normalwerte [L157]

Tab. 29.1 Tolerable Grenzen für Herzfrequenz

Alter	Wachzustand	Schlafzustand	Bei Anstrengung/Fieber
NG	100–180	80–160	< 220
1 Wo.–3 Mon.	100–220	80–200	< 220
3 Mon.–2. Lj.	80–150	70–120	< 200
2.–10. Lj.	70–110	60–90	< 200
> 10. Lj.	55–90	50–90	< 200

Tab. 29.2 Tolerable Grenzen für Atemfrequenz

Alter	Wachzustand	Schlafzustand
NG	50–60	40–50
6–12 Mon.	58–75	22–31
1.–2. Lj.	30–40	17–23
2.–4. Lj.	23–42	16–25
4.–6. Lj.	19–36	14–23
6.–8. Lj.	15–30	13–23
8.–10. Lj.	15–31	14–23
10.–12. Lj.	15–28	13–19
12.–14. Lj.	18–26	15–18

29

Index

Index

Weitere Titel der Reihen Klinikleitfaden und Facharzt*

Titel	Aufl.	ET	ISBN	€ (D)	€ (A)	sFr
Klinikleitfaden-Reihe						
Allgemeinmedizin	7.	2014	978-3-437-22445-4	74,99	77,10	101,–
Anästhesie	6.	2010	978-3-437-23891-8	44,95	46,30	61,–
Ärztl. Bereitschaftsdienst	3.	2009	978-3-437-22421-8	46,95	48,30	63,–
Chirurgie	5.	2010	978-3-437-22452-2	49,95	51,40	67,–
Chirurgische Ambulanz	3.	2009	978-3-437-22941-1	48,99	50,40	66,–
Dermatologie	3.	2010	978-3-437-22301-3	59,95	61,70	81,–
Gynäkologie Geburtshilfe	8.	2013	978-3-437-22214-6	49,99	51,40	67,–
Innere Medizin	12.	2014	978-3-437-22295-5	46,99	48,40	63,–
Intensivmedizin	8.	2013	978-3-437-23762-1	44,99	46,30	61,–
Kardiologie	5.	2014	978-3-437-22282-5	46,99	48,40	63,–
Labordiagnostik	4.	2009	978-3-437-22232-0	48,99	50,40	66,–
Leitsymptome Differenzialdiagnosen	1.	2009	978-3-437-24890-0	29,99	30,90	41,–
Med. Rehabilitation	1.	2011	978-3-437-22406-5	44,95	46,30	61,–
Nachtdienst	4.	2012	978-3-437-22271-9	39,99	41,20	54,–
Neurologie	4.	2009	978-3-437-23142-1	44,99	46,30	61,–
Notarzt	6.	2010	978-3-437-22463-8	44,95	46,30	61,–
Orthopädie Unfallchirugie	7.	2013	978-3-437-22473-7	49,99	51,40	67,–
Palliative Care	4.	2010	978-3-437-23312-8	48,99	50,40	66,–
Psychiatrie Psychotherapie	5.	2013	978-3-437-23147-6	42,99	44,20	58,–
Schmerztherapie	1.	2005	978-3-437-23170-4	38,95	40,10	53,–
Sonographie Common Trunk	2.	2011	978-3-437-22403-4	39,95	41,10	54,–
Sonographie Gastroenterologie	1.	2012	978-3-437-24920-4	39,95	41,10	54,–
Urologie	3.	2003	978-3-437-22790-5	34,99	36,–	47,–
Facharzt-Reihe						
Geburtsmedizin	2.	2012	978-3-437-23751-5	119,–	122,40	160,–
Gynäkologie	1.	2008	978-3-437-23915-1	69,99	72,–	94,–
Hämatologie Onkologie	2.	2011	978-3-437-21212-3	109,–	112,10	147,–
Nephrologie	1.	2008	978-3-437-23900-7	49,95	51,40	67,–
Orthopädie Unfallchirugie	1.	2011	978-3-437-23300-5	79,99	82,30	108,–

* Stand Oktober 2013, Preisänderungen vorbehalten

Notfallwegweiser